TRAITÉ PRATIQUE

DES

MALADIES DE L'UTÉRUS

ET DE SES ANNEXES

TRAITÉ PRATIQUE

DES

MALADIES DE L'UTÉRUS

ET DE SES ANNEXES

PAR

AUG. NONAT,

MÉDECIN DE LA CHARITÉ,

Agrégé libre de la Faculté de médecine de Paris, Chevalier de la Légion d'honneur,
Membre de la Société médicale des hôpitaux, de la Société médicale de la Seine,
de la Société médicale d'émulation, etc.

Avec figures intercalées dans le texte.

PARIS

ADRIEN DELAHAYE, LIBRAIRE-ÉDITEUR

PLACE DE L'ÉCOLE-DE-MÉDECINE, 23.

1860

PRÉFACE.

Je veux me borner, dans cette préface, à dire pourquoi, dans quel but et dans quel esprit j'ai conçu et écrit cet ouvrage.

Adonné depuis longues années à l'étude des affections utérines, je n'ai pas tardé à être frappé des incertitudes, des imperfections et des lacunes que présentait cette branche de la pathologie, malgré les nombreux et importants travaux dont elle a été l'objet depuis la moitié du dernier siècle. Tel est le motif qui m'a conduit à entreprendre des recherches sur ce difficile sujet.

Le but que je me suis surtout proposé a été de mettre de l'ordre là où régnait la confusion, de jeter quelque lumière sur les points les plus obscurs, de donner au diagnostic plus de précision, de déterminer, aussi rigoureusement que possible, le rôle et la valeur nosologique de chaque variété de lésions, de marquer nettement l'action réciproque des affections utérines et péri-utérines, de signaler les influences sympathiques qu'elles exercent sur le reste de l'organisme, et, en définitive, de formuler des indications plus rationnelles et d'instituer une thérapeutique plus efficace.

Pour atteindre ce but, j'ai commencé par reviser et soumettre à un contrôle sévère ce qu'avaient fait nos devanciers ; j'ai successivement appliqué les méthodes les plus accréditées en gynécologie, et bientôt j'ai été forcé de reconnaître l'insuffisance de ces méthodes, dans un certain nombre de cas. Jusque-là les auteurs s'étaient occupés à peu près exclusivement des maladies propres de l'utérus, et avaient donné une importance exagérée, les uns aux engorgements du corps de cet organe, les autres aux lésions du col ; ceux-ci au catarrhe utérin, ceux-là aux déviations. Si ce n'est dans l'état puerpéral, on avait presque complétement négligé l'étude des lésions des tissus voisins. De là, les imperfections et les lacunes dans la nosologie utérine ; de là, les erreurs dans le diagnostic ; de là, les incertitudes et les mécomptes dans la thérapeutique.

Le jour où l'observation clinique vint nous révéler la fréquence des lésions péri-utérines, et le rôle considérable qu'elles jouent dans la pathologie de la femme, même en dehors de l'état puerpéral, la gynécologie entrait dans une phase nouvelle ; toute obscurité s'évanouissait pour nous, et la solution des problèmes, restés jusqu'alors insolubles, devenait plus facile.

Une fois cette inconnue dégagée et cette lacune comblée, je pus embrasser plus sûrement l'étude des affections propres de l'utérus, et les envisager sous un point de vue tout nouveau. C'est alors que j'entrepris sur la métrite interne et ses complications, sur les granulations intra-utérines, sur la métrorrhagie, sur les déviations, sur l'hématocèle péri-utérine, etc., une série de recherches cliniques, dont l'effet principal a été, comme je l'ai dit plus haut, de préciser la valeur pathologique de chacune de ces lésions, et d'asseoir sur des bases plus solides le traitement qui leur convient.

Je me propose de développer dans cet ouvrage le résultat de mes longues investigations. C'est assez dire qu'il a été conçu dans un esprit éminemment pratique. Éloignant avec soin toutes les conceptions purement théoriques, évitant aussi un luxe d'érudition inutile, je me suis attaché à ne consigner que des faits rigoureusement observés et à n'émettre que des assertions sanctionnées par l'expérience. Tout en tenant compte de ce qui avait été vu et dit par les autres, j'ai consulté surtout mon expérience personnelle et je me suis principalement inspiré de ce que j'avais constaté et vérifié un grand nombre de fois.

Dans la première partie de ce livre, on trouvera l'exposé didactique des affections de l'utérus et de ses annexes. J'ai accordé de très longs développements à l'histoire, jusqu'à présent trop négligée, de la métrite interne et du phlegmon péri-utérin chroniques. La thérapeutique de ces affections laissait beaucoup à désirer et ne se trouvait formulée nulle part d'une manière précise et complète. Je lui ai consacré un chapitre spécial et très étendu. J'ai cru nécessaire d'entrer à ce sujet dans des détails très circonstanciés et presque minutieux ; car le traitement que je propose est tellement nouveau, tellement opposé à la pratique généralement suivie, que je devais prévenir les critiques exagérées et les récriminations mal fondées. Déjà quelques esprits prévenus, mal informés sans doute, ou n'ayant pris qu'une idée très imparfaite de ma méthode, m'ont accusé de pousser jusqu'à l'abus les émissions sanguines. Pour toute réponse, je les invite à lire les articles de ce livre consacrés au traitement général des phlegmasies utérines et péri-utérines ; ils pourront se convaincre que je n'ai pas recours à la saignée d'une manière indifférente et en quelque sorte arbitraire ; ils verront que j'ai subordonné son emploi à des indications formelles, à des règles précises et déterminées. Si, au début de ma pratique, il m'est arrivé quelquefois de dépasser les bornes, c'est que je n'avais pas encore trouvé les moyens puissants dont je dispose aujourd'hui pour triompher de certains cas de métrite interne, dont l'opiniâtreté faisait et fait encore le désespoir des médecins.

Je me suis longuement étendu sur la description des phénomènes nerveux (crises hystériformes, paralysies, névralgies, etc.), sympathiquement liés aux phlegmasies utérines et péri-utérines. Il était utile d'appeler l'attention des praticiens sur la fréquence et la nature de ces phénomènes, dont le point de départ est trop souvent méconnu et qui sont journellement la source des erreurs les plus regrettables.

L'hématocèle a été aussi de ma part l'objet d'une étude toute particulière. Cette affection, dont la connaissance date seulement de quelques années, présentait encore dans son histoire plusieurs points à élucider. Je crois être parvenu à mettre plus de précision dans le diagnostic et à tracer d'une manière plus nette les indications thérapeutiques.

J'ai également insisté, plus que ne l'avaient fait les auteurs qui m'ont précédé, sur les rétrécissements utérins et sur les granulations intra-utérines.

Enfin, j'ai émis quelques vues nouvelles sur la métrorrhagie et j'ai particulièrement fait ressortir les rapports de cette affection avec la métrite interne et le phlegmon péri-utérin chroniques. Je crois avoir complété ainsi l'étude des métrorrhagies symptomatiques, qui n'avait été jusqu'à présent qu'ébauchée.

La deuxième partie de ce livre comprend plus de cent observations, choisies parmi un très grand nombre, que j'ai recueillies moi-même, ou qui ont été recueillies sous mes yeux, avec un zèle auquel je me plais à rendre hommage, par plusieurs de mes élèves, et spécialement par MM. Joseph Boyer, Coffin, Bogros, Margerie, Linas, Cestan, Trotignon, Prost, Dupuy, Pineau, Letellier, Beaumetz-Dujardin, Bisson et Descroizilles. J'aurais pu disséminer ces faits dans le corps de l'ouvrage, et les citer à l'occasion des maladies auxquelles ils se rapportent; mais j'ai mieux aimé les réunir par séries à la suite des généralités, afin, d'une part, de ne pas interrompre la description nosographique, et, d'autre part, de placer les principaux documents sous les yeux du lecteur, et de lui permettre ainsi de les embrasser dans leur ensemble, de mieux les comparer entre eux, de saisir plus facilement leurs analogies et leurs différences et d'assister, pour ainsi dire, aux diverses phases de mes recherches.

Si, dans certaines observations, j'ai cru devoir citer le nom de quelques-uns de mes confrères, ce n'est point pour jeter le blâme sur leur pratique; c'est uniquement pour prouver combien les opinions que je professe s'éloignent en certains points des idées généralement admises, et combien étaient insuffisantes ou inefficaces les médications ordinaires, même entre les mains des praticiens les plus éminents.

Si je n'avais obéi qu'à un intérêt personnel, j'eusse déjà publié depuis longtemps cet ouvrage. Mais j'ai cru qu'il était plus sage de suivre ce précepte de Laennec : « Ne vous hâtez pas de publier vos travaux, de peur de rendre le public confident de vos erreurs ! » Ce n'est donc qu'après quatorze ans de sérieuses études et de persévérantes recherches que je me suis décidé à faire connaître le résultat de mes investigations sur les maladies de l'utérus et de ses annexes. Désirant avant tout fonder une œuvre utile à la science et à l'humanité, j'ai attendu que le temps m'eût permis de vérifier souvent les mêmes faits, et qu'une longue expérience eût apporté son contrôle aux vérités que je voulais propager.

Je m'estimerai heureux si le public médical daigne accueillir avec bienveillance le fruit de mes veilles et de mes labeurs, et je considérerai comme ma plus douce récompense s'il peut puiser dans ce livre quelques documents utiles.

Je ne terminerai pas sans adresser ici mes sincères remercîments à M. le docteur Linas, dont le concours m'a été si utile pour la rédaction de cet ouvrage.

A. NONAT.

Paris, ce 16 décembre 1859.

ERRATUM.

Page 8, dernière ligne, *au lieu de* pathologie interne, *lisez* pathologie utérine.

TRAITÉ PRATIQUE

DES

MALADIES DE L'UTÉRUS

ET DE SES ANNEXES.

HISTORIQUE.

Avant de tracer le tableau des affections utérines, nous croyons qu'il est intéressant et utile d'esquisser brièvement l'histoire de cette importante portion de la pathologie ; d'initier le lecteur aux difficultés de ses débuts, à la lenteur de son évolution ; de lui montrer par quelle suite de pénibles progrès et de laborieuses conquêtes la médecine est enfin parvenue à posséder sur ce ténébreux sujet des notions plus précises, des connaissances qui laissent peu à désirer. Dans ce coup d'œil rapide, nous signalerons les acquisitions successives de la science, nous rendrons, autant que possible, à chacun selon ses œuvres, faisant, comme il convient, la part du passé et celle du présent, et fixant surtout avec une stricte impartialité ce qui revient de mérite à tous ceux qui ont coopéré à l'œuvre commune.

Les livres hippocratiques traitent assez longuement des maladies de l'utérus. On y trouve certaines choses exactes sur les déviations et les déplacements; mais c'est l'inflammation de la matrice qui paraît avoir surtout attiré l'attention du père de la médecine. On peut même dire que, pour l'école de Cos, là était presque toute la pathologie utérine. Encore ne faudrait-il pas s'imaginer qu'Hippocrate ait connu la métrite comme nous la connaissons de nos jours, et qu'il en ait distingué les variétés que nous établirons plus tard. La description qu'il donne de l'inflammation utérine se rapporte à l'organe tout entier, et s'applique uniquement à la phlegmasie des femmes en couches. Dans ce chapitre, les accidents puerpéraux ont été retracés avec une admirable précision ; la métro-péritonite surtout, la fièvre puerpérale de quelques auteurs, s'y trouve décrite à merveille. On regrette qu'Hippocrate n'ait pas su discerner les lésions qui appartiennent en propre à l'utérus de celles qui ont pour siége les tissus voisins. Nous verrons qu'il faudra l'observation de bien des siècles pour faire cesser cette confusion.

Hippocrate paraît avoir entrevu la paralysie symptomatique des maladies utérines. N'est-ce pas elle en effet qu'il faut voir désignée dans ce membre de phrase : « *Si ex partu crus ab uteris claudum factum fuerit, ab uteris ad coxam declinantibus....* » (*De morb. mulier.*, lib. I, n° 16.)

Galien exprime le même fait, et dans des termes à peu près semblables : « *Quibus uteri inclinatio est, in coxam dolorem transire, et crus ipsum, quod è regione est, per incessum claudicare.* » (*De loc. affect.*, lib. VI, c. 5.)

Seulement c'est à tort qu'Hippocrate et Galien rattachent toujours cette paralysie à une déviation de la matrice ; nous verrons plus tard quel est le point de départ le plus fréquent de ces sortes de paralysies, quand nous tracerons leur histoire complète.

Comme si les livres hippocratiques avaient dit le dernier mot sur les affections utérines, les auteurs des siècles suivants, les médecins de l'antiquité et du moyen âge se sont contentés de répéter à ce sujet les traditions de l'école de Cos. Paul d'Égine, dans son chapitre intitulé *De inflammatione uteri* (c. LXIV, lib. III), décrit la phlegmasie aiguë de l'utérus, à laquelle il fait jouer, à l'exemple d'Hippocrate, un rôle immense, et qu'il considère comme la cause des déviations et des déplacements. Il signale sa terminaison possible par suppuration et par induration, *cum duritiâ*. C'est ainsi que Lisfranc se trouvait devancé de bien des siècles par Paul d'Égine, dans l'histoire de l'engorgement utérin. Quelques auteurs modernes ont même voulu voir là la première indication des phlegmons péri-utérins. C'est une erreur ; car il est clair que dans tout ce chapitre, il n'est question que de la matrice, et nullement de ses annexes. Que si l'on voulait faire remonter jusqu'à Paul d'Égine le mérite de cette découverte pathologique, on ferait mieux d'en chercher les traces dans le chapitre LXVIII, *De scirro et duritie*. On verrait que Paul d'Égine y insiste sur des inflammations de la *vulve* (*vulvæ*) qui ne se sont terminées ni par résolution, ni par suppuration, mais qui ont donné lieu à une induration qu'il appelle *squirrhe*. « Cette induration, *non douloureuse à la pression*, doit être attaquée, dit-il, dans le principe, par des émissions sanguines, des cataplasmes, etc. » Quant à nous, nous trouvons les termes dont se sert le médecin grec, tellement vagues, tellement équivoques, que nous craindrions de forcer l'interprétation et de lui faire dire autre chose que ce qu'il a voulu exprimer, en accordant qu'il a parlé le premier des engorgements péri-utérins.

Rhazès a reproduit, dans un style obscur et confus, les idées de Paul d'Égine sur l'inflammation et l'induration de la matrice. Dans son chapitre *De ulceribus matricis*, il est dit que les ulcères peuvent se terminer par la suppuration, qui affaiblit les femmes, puis les fait mourir. A coup sûr, il est ici question du cancer de la matrice. Mais, nous le répétons, il règne une telle confusion, une telle obscurité dans les descriptions de Rhazès, qu'il est difficile d'y démêler quelque chose de précis. D'ailleurs, il paraît se soucier assez peu de l'étiologie, de la symptomatologie et du diagnostic. Tout semble avoir été écrit surtout en vue du traitement.

Avicenne n'est pas beaucoup plus clair que Rhazès. Comme lui, il traite assez longuement *de ulceribus et apostematibus*. Mais il a le mérite d'avoir essayé de jeter quelque jour sur l'étiologie des phlegmasies utérines. Déjà Avicenne reconnaît qu'il existe des inflammations indépendantes de l'état puerpéral : il n'insiste point là-dessus ; mais il parle, en termes assez précis, de l'influence des troubles menstruels sur le développement des maladies de matrice, des phénomènes sympathiques et des accidents nerveux qui les compliquent souvent.

Fernel (liv. VI, chap. xv) parle de squirrhes, de phlegmons et d'abcès de l'utérus, sans rien ajouter à ce qu'en a dit Paul d'Égine.

Baillou, en traitant du prolapsus utérin, dit peut-être le premier mot de l'hématocèle péri-utérine : « *Circum uterum ipsum, copia sanguinis cogi potest, quâ tandem erumpente, relaxatis præ humiditate ligamentis, uterus procidit.* » Dans cette phrase, le mécanisme du prolapsus utérin est expliqué d'une manière impossible, sans doute ; mais l'hématocèle s'y trouve signalée, ce nous semble, on ne peut plus nettement.

Forestus (1563) a longuement écrit touchant les maladies des femmes (*De mulierum morbis*). Il s'étend beaucoup sur les troubles de la menstruation et les affections diverses qu'ils peuvent entraîner. Son chapitre de l'inflammation de matrice n'est qu'un long et savant commentaire des idées de Paul d'Égine sur le même sujet. Forestus entre dans de curieux développements à propos de la phlegmasie utérine terminée par abcès. Dans la description qu'il donne de la tumeur, de la marche, des symptômes de l'affection, il est aisé de voir qu'il s'agit, dans la plupart des cas, d'une lésion développée, non point dans l'utérus lui-même, mais dans son voisinage. Il est bien évident que, de nos jours, on aurait rapporté, soit au phlegmon péri-utérin, soit à l'hématocèle, la majeure partie des tumeurs dont parle Forestus. On trouve, enfin, dans cet auteur, des renseignements assez vagues sur les ulcérations utérines. Les descriptions qu'il donne se rapportent plus spécialement au cancer ulcéré, les moyens d'investigation auxquels on avait recours de son temps ne permettant guère de saisir des lésions moins importantes et moins prononcées, telles que les granulations et les simples érosions du museau de tanche.

Les ulcères de la matrice ont été mieux étudiés par Rivière que par ses prédécesseurs. Le médecin de Montpellier décrit non-seulement les diverses formes admises de nos jours, mais même il comprend, à l'exemple des anciens, sous le nom d'ulcères, les tumeurs abcédées des organes génitaux. A ce propos, il décrit, à ne pas s'y méprendre, les tumeurs phlegmoneuses des fosses iliaques et leurs différentes terminaisons par rupture dans la vessie, le vagin, le rectum, etc. Il insiste, pour le traitement, sur l'emploi des émissions sanguines.

Fr. Hoffmann (tome Ier, part. II) commente avec une remarquable érudition et une grande justesse de jugement les chapitres d'Hippocrate et de Paul d'Égine sur l'inflammation de la matrice.

Avec Morgagni commence une ère nouvelle pour la médecine. Bien des ténèbres devaient être dissipées par le flambeau de l'anatomie pathologique; mais, comme les affections utérines ne sont pas de celles qui se terminent ordinairement par la mort, elles ne profitèrent pas au même degré que les autres maladies des lumières répandues par les immortels travaux de Morgagni. Cependant les accidents puerpéraux, au lieu d'être tous confondus et rapportés uniquement, et d'une manière vague, à une inflammation de l'utérus, furent distingués et séparés suivant l'organe ou la partie d'organe malade, suivant le siége précis du travail inflammatoire. C'est ainsi que Morgagni rapporte des cas d'ovarite et une observation très remarquable de phlegmon iliaque, chez une femme morte trente et un jours après les couches (*epist.* XLVI, art. 27 et 28). Morgagni semble avoir entrevu les engorgements chroniques des ligaments larges, quand il parle, d'après Albertus, son maître, d'une tumeur du bas-ventre amenée à résolution par l'emploi du chamæpitys; et, d'après Valsalva, de tumeurs prétendues cancéreuses, dont la marche avait pu être enrayée par des saignées répétées quatre fois par an. (*epist.* XXXIX, art. 35).

Morgagni a connu et décrit les tumeurs fibreuses, qu'il prenait pour des cancers.

Les symptômes qui accompagnent les accidents puerpéraux ont été assez clairement décrits par Mauriceau. Cet auteur signale aussi sous le nom de *squirrhe* ce que Lisfranc désignera plus tard sous le nom d'engorgement partiel de l'utérus. « J'ai vu, dit

Mauriceau, plusieurs femmes avoir, durant trois ou quatre mois entiers, en suite de leur accouchement ou d'un avortement, des squirrhes phlegmoneux de tout un seul côté de la matrice et des parties voisines de l'aine, où elles ressentaient une extrême douleur, etc.... J'ai aussi vu quelques-unes de ces tumeurs apostumer au dehors. » Il faudrait être bien aveugle pour ne pas reconnaître dans cette description les phlegmons péri-utérins.

Mauriceau signale encore un fait important : c'est que les flueurs blanches viennent souvent de la matrice ; et il recommande de ne pas recourir mal à propos, comme beaucoup de médecins, aux injections et aux remèdes astringents, mais de faire d'abord l'évacuation du corps par la saignée, les purgatifs et autres remèdes convenables ; plus tard viendront les injections. Il est impossible de dire des choses plus justes touchant le traitement qui convient à la métrite interne.

Dans Nicolas Lepois, on lit la phrase suivante : « *Si longiori tempore menses supprimantur, nullamque medicus vacuationem mulieri promoveat, tumor aliquis in ilibus exoritur, ostendens ex internis partibus quamdam esse inflammationem.* » Les phlegmons péri-utérins ne sont-ils pas là clairement désignés ?

Astruc, dans son *Traité des maladies des femmes*, s'étend sur l'inflammation de la matrice et sur l'inflammation de l'ovaire, qui, selon lui, est presque toujours la suite de la première.

On lit aussi dans Delamotte et dans Ledran des observations intéressantes de tumeurs phlegmoneuses des fosses iliaques.

Mais il faut arriver à Puzos et à Levret pour trouver sur ce sujet des recherches vraiment utiles. Ces deux auteurs ont étudié avec un très grand soin les tumeurs qui se développent, à la suite des couches, autour de l'utérus et dans l'excavation pelvienne. Puzos en a donné d'une manière claire et précise les caractères, les symptômes, l'évolution, la marche et le traitement. On regrette que cet observateur, entraîné par ses préoccupations humorales, ait admis une explication si grossière pour le mécanisme de la formation de ces tumeurs. On sait qu'il les considérait comme une sorte de produits métastatiques résultant du transport du lait des mamelles vers l'utérus. C'est pourquoi il les désignait sous le nom de *dépôts laiteux*. Et pourtant, chose étonnante! il blâme l'emploi unique des apozèmes et des émollients dans le traitement de ces dépôts, et il préconise l'usage des émissions sanguines répétées, et à haute dose, qui, suivant lui, sont seules capables de prévenir la terminaison par suppuration.

Deleurye en 1777, dans son *Traité d'accouchements*, Doublet, en 1779, Gastelier, en 1812, reproduisent les idées et les théories de Puzos, sans y rien ajouter.

Gardien, en 1824, proteste contre la dénomination de dépôts laiteux employée par les auteurs précédents; il établit que ces tumeurs ne sont pas formées par le lait lui-même, comme le croyait Puzos, mais qu'elles dépendent toujours de l'inflammation de quelque partie qui détourne les humeurs de leur direction naturelle et les attire vers le point irrité.

Gardien consacre un long chapitre à la métrite, qui, d'après lui, est l'inflammation du tissu propre de l'utérus ; il la distingue en aiguë et en chronique ; il admet qu'elle peut se développer en dehors de l'état puerpéral, et que le travail inflammatoire dont la matrice est le siége se propage quelquefois aux ligaments larges.

La période de l'histoire des affections de la matrice que nous venons de traverser, et qui s'étend de Levret à Gardien, est remarquable en ce que la pathologie utérine semble être le privilége exclusif des accoucheurs. Aussi n'est-il pas surprenant que ces auteurs, suivant, du reste, en cela l'exemple des anciens, se soient occupés tout particulièrement des maladies de l'utérus consécutives à l'accouchement.

Pour ceux qui liront attentivement les pages qui précèdent, il est clair que la pathologie utérine n'est guère sortie jusqu'à présent des traditions hippocratiques. Pour mieux se convaincre de ce que nous avançons là, on n'aura qu'à parcourir l'ouvrage de Nauche, intitulé *Des maladies propres aux femmes*, et qui résume d'une manière très complète l'état de la science à son époque. Disons cependant que Nauche n'est pas un simple historien qui se contente de rapporter ce qu'il tient de ses devanciers ; c'est encore un praticien habile, un observateur judicieux qui, ajoutant aux notions déjà acquises les résultats de sa propre expérience, a certainement le mérite d'avoir fait des affections utérines une étude plus approfondie, plus exacte qu'on ne l'avait fait avant lui. L'auteur débute par des considérations physiologiques d'un grand intérêt sur les fonctions de la matrice, sur l'importance de son rôle dans la vie de la femme et sur les sympathies étroites qui unissent cet organe au reste de l'économie.

Il aborde ensuite les lésions mécaniques ou déplacements de la matrice, qu'il ne considère comme sérieux et ne méritant de fixer l'attention des praticiens, que lorsqu'ils sont poussés trop loin. Il indique tous les moyens usités de son temps pour les combattre.

Dans la seconde partie de son livre, consacrée aux phlegmasies des organes propres aux femmes, on trouve la métrite décrite avec détail. Nauche la divise en inflammation de la membrane séreuse ou péritonéale de la matrice ; inflammation du tissu propre, et inflammation du tissu muqueux. Ces deux dernières formes de métrite peuvent être aiguës ou chroniques. La métrite interne chronique, donnant toujours lieu à des pertes blanches plus ou moins abondantes, est désignée sous le nom de *catarrhe utérin*. Nauche admet que l'écoulement leucorrhéique peut venir non-seulement de l'utérus, mais encore des trompes et des ovaires. C'est une maladie rarement simple ; elle est le plus souvent unie à une affection spécifique, à un vice dartreux, rhumatismal, scrofuleux, ou compliquée de quelques troubles digestifs. Nous dirons plus tard ce qu'il faut penser d'une pareille doctrine, en même temps que nous nous expliquerons sur le prétendu catarrhe utérin. Quoi qu'il en soit, Nauche a le mérite d'avoir insisté, des premiers, sur la nécessité de distinguer la métrite suivant le siége de l'inflammation, et d'avoir appelé l'attention des médecins sur l'écoulement leucorrhéique et sur la phlegmasie de la surface interne de l'utérus.

Mais il faut arriver à Récamier pour voir la pathologie interne sortir un peu du chaos où elle est demeurée jusqu'alors ensevelie. Rompant hardiment avec les traditions du passé; remettant en honneur l'usage du spéculum, depuis longtemps négligé et même tombé dans l'oubli; appliquant à l'étude des lésions utérines les différents modes d'exploration qui nous sont familiers aujourd'hui, cet illustre praticien ouvre une voie nouvelle et donne le signal d'une importante révolution médicale, d'où sortira la pathologie utérine telle qu'elle existe de nos jours et telle que nous essayerons de la présenter dans cet ouvrage. Esprit entreprenant, audacieux même, Récamier ne se contente pas de ce que lui apprennent ses yeux par le spéculum et ses doigts par le toucher; il veut pénétrer, en quelque sorte, jusque dans les profondeurs de l'utérus, et il ne craint pas de porter des instruments dans la cavité de cet organe, dont aucun médecin, avant lui, n'avait osé franchir l'orifice externe dans l'état de vacuité. Récamier fit donc pour l'utérus vide ce que Levret, près d'un siècle auparavant, avait fait pour l'utérus chargé du produit de la conception. Grâce à ses tentatives hardies, il jeta quelque jour sur le diagnostic si obscur des maladies de la matrice; il précisa quelques-unes de ses altérations; il vulgarisa l'étude, à peine ébauchée, de la métrite interne, et il émit sur cette affection des idées neuves et justes. Il fit connaître les granulations intra-utérines, et découvrit ainsi une source fréquente de métrorrhagies opiniâtres qui faisaient auparavant et qui font même encore, de nos jours, le désespoir de beaucoup de praticiens.

Il remania la thérapeutique comme il avait fait de la séméiologie. C'est là surtout qu'il déploya une hardiesse qui surprit beaucoup ses contemporains et qui fait encore trembler quelques médecins de nos jours. Conséquent avec ses idées pathologiques, Récamier imagina d'aller attaquer le mal jusqu'en son foyer. Dans les cas de métrite interne simple, il porta des modificateurs jusque sur la muqueuse enflammée; dans les cas de granulations intra-utérines, il introduisit dans le corps de la matrice un instrument destiné à racler la surface malade, à détacher et à ramener au dehors les excroissances morbides: cet instrument, c'est la *curette*. C'est encore à Récamier que l'on doit l'emploi des topiques divers dans le vagin, pour combattre la métrite (cataplasmes, sachets).

Mais Récamier ne borna pas ses investigations à la matrice même ; il étudia aussi les maladies de ses annexes, et c'est à lui que revient l'honneur d'avoir donné la première observation authentique d'hématocèle péri-utérine, sous le titre de *tumeur sanguine du bassin.*

Tandis que Récamier réformait, en quelque sorte, la pathologie utérine, un autre praticien d'un immense talent et d'une grave autorité s'efforçait de la ramener dans la voie des anciennes doctrines. Lisfranc croyait peu à la métrite interne : il a dit et il a écrit des choses fort justes sur la leucorrhée ; mais, à ses yeux, cet écoulement n'était pas un produit d'inflammation, c'était un simple flux, un catarrhe utérin ; il retombait dans les idées de Nauche. Mais Lisfranc avait remis en honneur l'opinion surannée des engorgements de la matrice. C'est là le point de départ de sa doctrine et la base de sa thérapeutique. Pour lui, presque toute la pathologie utérine se résume dans le mot *engorgement.*

L'engorgement est tantôt général, tantôt partiel. Il est rarement simple ; le plus souvent il s'accompagne d'un déplacement de l'organe. Ce déplacement doit même se produire tôt ou tard ; car il est, suivant Lisfranc, le résultat mécanique et nécessaire de l'engorgement, l'utérus se portant du côté où l'entraîne la portion la plus épaisse et la plus lourde. Ainsi, l'engorgement est-il général, la matrice est déplacée suivant son axe vertical, elle descend dans le vagin ; il y a procidence. Mais elle s'incline en avant, en arrière, à droite et à gauche, suivant que l'engorgement est antérieur, postérieur ou latéral.

Avec de telles idées, Lisfranc devait être peu enclin à adopter la thérapeutique instituée par Récamier, et à mettre en usage la cautérisation intra-utérine ; aussi la proscrivit-il d'une manière presque absolue. On le voyait quelquefois porter le nitrate acide de mercure sur la surface externe du museau de tanche, quand celui-ci était le siége d'altérations anciennes et rebelles. C'est surtout à un traitement général, en rapport avec ses idées nosologiques, que Lisfranc imagina d'avoir recours, et il institua une méthode rationnelle dont il retira parfois d'excellents effets. A ce qu'il prenait pour des engorgements utérins, il opposa les évacuants et les dérivatifs, les émissions sanguines et les fondants. Il commençait par les saignées générales à petite dose ; et comme il avait remarqué que la fluxion menstruelle amenait presque à coup sûr une recrudescence dans les accidents, c'était surtout à la suite des règles, et dans le but de détruire les effets de la congestion utérine consécutive, qu'il prescrivait sa petite saignée révulsive. Il employait quelquefois aussi les cataplasmes, les vésicatoires et souvent les pommades résolutives sur le bas-ventre ; il recommandait la diète et le repos ; puis il achevait le traitement par l'administration interne de l'iodure de potassium et des préparations de ciguë.

Lisfranc, grâce à ce traitement, obtint de beaux succès et réussit même là où d'autres avaient échoué. Si l'adage latin « *Naturam morborum ostendunt cürationes* » est vrai, Lisfranc avait donc raison, et, avec lui, toute l'antiquité. Lisfranc avait raison et tort tout ensemble. Je m'explique. Il avait raison de croire, dans l'immense majorité des cas, à l'existence d'un engorgement et de recourir à la méthode antiphlogistique ; mais il avait tort de placer l'engorgement dans le tissu propre de l'utérus. Nous dirons plus tard que les engorgements partiels de cet organe n'existent point, et que les tumeurs que Lisfranc plaçait ainsi dans une des parties de la matrice appartiennent au tissu cellulaire ambiant. Le chirurgien de la Pitié était donc dans le vrai quant à la nature de la lésion, il ne se trompait que sur le siége de l'engorgement ; mais il a eu l'immense mérite de concevoir et d'appliquer une méthode de traitement fort rationnelle : c'est ainsi qu'il faisait, qu'on nous permette de le dire, de la prose sans s'en douter.

En 1832, M. Duparcque publia un livre recommandable, intitulé *Traité théorique et pratique sur les altérations organiques, simples ou cancéreuses, de la matrice*. Dans cet ouvrage il insiste beaucoup sur les engorgements du corps de l'utérus, et surtout sur ceux du col, dont il distingue plusieurs variétés. Il conseille les émissions sanguines, et en particulier l'application de sangsues sur le col de la matrice. On voit que M. Duparcque développe des doctrines qui ne s'éloignent guère de celles de Lisfranc.

Cependant les idées de Lisfranc et celles de M. Duparcque ne furent pas accueillies avec beaucoup de faveur ; elles furent même réprouvées par un grand nombre de praticiens. Elles rencontrèrent surtout un rude adversaire en M. Velpeau. Ce chirurgien nia les engorgements utérins d'une manière absolue ; et ce que Lisfranc leur rapportait, il l'attribua aux déplacements de la matrice. L'éminent professeur fit une étude très soignée des changements de direction de l'organe, et il crut pouvoir affirmer que les tumeurs que Lisfranc regardait comme des engorgements partiels n'étaient pas autre chose que la saillie du corps de l'utérus, infléchi ou dévié tantôt en avant, tantôt en arrière, d'autres fois sur les côtés. M. Velpeau, comme Lisfranc, méconnut les engorgements péri-utérins. Il admit, mais comme rare et très exceptionnelle, la métrite interne chronique ; pour lui aussi, la leucorrhée était un simple catarrhe. Mais les altérations du museau de tanche fixèrent très sérieusement son attention ; il étudia particulièrement la métrite granuleuse du col, à laquelle il fit jouer un grand rôle dans les affections de la matrice.

M. Velpeau préconisa les moyens mécaniques, et particulièrement la ceinture hypogastrique, contre les déplacements de l'utérus. Nous verrons dans la suite quels sont les avantages et les dangers de ces moyens, qui paraissent si simples au premier abord. M. Velpeau avait songé à redresser la matrice par une sonde de caoutchouc introduite dans le corps de l'organe, mais il n'a pas donné suite à ses expériences. Nous verrons que d'autres sont allés plus loin, et ont réalisé, sur une grande échelle, l'idée du savant chirurgien de la Charité. Contre les granulations du col, il employa la cautérisation au nitrate d'argent. A la leucorrhée, il opposa l'emploi prolongé des injections astringentes, et surtout la décoction de roses de Provins dans du vin. Enfin, il combattit les douleurs avec de larges vésicatoires sur le bas-ventre, plus rarement avec des ventouses scarifiées.

Amussat émit des idées peu différentes de celles de M. Velpeau. Il fit aussi jouer un grand rôle aux déviations utérines et à la métrite granuleuse du col ; mais il fut plus hardi en thérapeutique. Voyant l'innocuité des instruments introduits dans la cavité utérine par Récamier, il essaya de redresser mécaniquement la matrice déviée, de la replacer et de la maintenir dans son axe normal au moyen d'une tige rigide introduite dans l'intérieur de l'organe. Mais les premiers essais d'Amussat furent funestes, et ce sage praticien s'empressa de renoncer à un procédé qu'il considérait comme dangereux pour les jours mêmes des malades. Nous verrons bientôt jusqu'à quel point fut suivie cette leçon de prudence donnée par Amussat.

M. Ricord, dans un Mémoire lu en 1832 devant l'Académie de médecine, insiste beaucoup sur l'origine des écoulements blancs chez la femme. Il les distingue suivant qu'ils viennent de la surface vaginale, de la muqueuse qui recouvre le museau de tanche ou de l'intérieur même de l'utérus. Dans le même travail, il s'occupe avec soin des engorgements du col et des diverses espèces d'ulcérations et de végétations dont cette partie de l'organe peut devenir le siége. Enfin, il indique les moyens thérapeutiques généraux et locaux qui lui semblent les plus propres à triompher de ces lésions. Il partage, pour le traitement général, les idées que Lisfranc cherchait à propager.

Dans le courant de la même année, et quelques mois après M. Ricord, M. Hervez de Chégoin communiqua à la même compagnie savante un Mémoire où il traitait de quelques déplacements de la matrice et des pessaires les plus convenables pour y remédier. Dans ce travail, l'auteur donne d'excellents préceptes sur le traitement des déviations utérines, et fait connaître les nouveaux pessaires qu'il a imaginés pour corriger ces lésions, sans nuire aux fonctions de l'organe ou sans leur apporter d'entraves.

A peu près vers la même époque, l'Académie de médecine entendait la lecture d'un travail de M. Mêlier, ayant pour titre : *Considérations pratiques sur le traitement des maladies de la matrice*. En ce temps-là, Récamier venait de remettre en honneur le spéculum, et il s'efforçait d'en vulgariser l'usage. M. Mêlier se fait l'avocat de cet utile instrument, et développe les meilleurs arguments pour démontrer la nécessité de l'exploration directe dans les affections utérines. Il y ajoute d'excellents préceptes sur la manière de se servir du spéculum et d'en tirer le meilleur parti possible. Puis il entre dans de longs et intéressants détails sur le traitement des maladies de matrice par les topiques immédiats, et, en particulier, par les bains du col de l'utérus. Il conseille de traiter la matrice malade comme on le ferait d'une partie extérieure; d'appliquer sur le col des cataplasmes demi-liquides, des topiques divers, des plumasseaux de charpie, des pommades qu'on renouvellera chaque jour, s'il le faut, ou tous les deux jours. Bien avant que M. Aran préconisât les pansements laudanisés du col utérin, M. Mêlier avait imaginé et mis en usage, dans les cas semblables et dans le même but, l'application du cérat opiacé. D'ailleurs, M. Mêlier reconnaît, avec une franchise qui l'honore, que, déjà avant lui, Bayle, dans l'article CANCER du *Dictionnaire des sciences médicales*, avait parlé d'appliquer des topiques sur le col de l'utérus ; que Chaussier et beaucoup d'accoucheurs avaient porté la belladone sur cet organe dans les cas de rigidité du col ; que Dupuytren, après avoir pratiqué la cautérisation du col de la matrice, introduisait et laissait dans le vagin des bourdonnets de charpie ; que M. Guillon avait recommandé, dans les métrites chroniques, des cataplasmes liquides introduits dans le vagin à l'aide d'une seringue spéciale; qu'enfin M. Guilbert avait conseillé d'appliquer des sangsues immédiatement sur le col utérin. Tout cela est fort exact; mais il n'en reste pas moins à M. Mêlier le mérite d'avoir généralisé et vulgarisé, mieux qu'on ne l'aurait fait avant lui, la médication topique dans les affections utérines, et d'en avoir soigneusement posé les indications.

L'auteur termine son Mémoire par une savante dissertation sur le catarrhe utérin, qu'il appelle encore état catarrhal ou phlegmasique de la muqueuse du col utérin. Il insiste beaucoup sur l'influence que cet état exerce sur le développement d'autres maladies, et cherche à établir que si la leucorrhée n'est souvent qu'un symptôme d'affections diverses, bien souvent aussi elle devient, à son tour, la cause des maladies les plus graves qu'elle engendre en se prolongeant. Contre le catarrhe utérin, il préconise les *injections directes* dans la matrice, dans le double but de combattre l'état inflammatoire de la membrane muqueuse du col, et de la débarrasser des mucosités qui s'y amassent (*Mémoires de l'Académie royale de médecine*, t. II, 1833).

La métrite est longuement décrite dans l'ouvrage de Dugès et Boivin, qui admettent aussi l'engorgement général ou partiel du tissu propre. Ils décrivent à part et assez longuement la métrite granuleuse du col. L'ovarite occupe aussi une place importante dans ce livre; mais il est clair que, sous le nom d'*ovarite*, ils confondent très souvent l'ovarite proprement dite et le phlegmon des ligaments larges.

De 1835 à 1839, des travaux importants ont été publiés sur les tumeurs phlegmoneuses des fosses iliaques par Dance, Ménière, Husson, Téallier; par MM. Lebâtard, Piotay et Grisolle. Mais il est à remarquer que ces auteurs n'ont rien dit du phlegmon péri-utérin, et qu'ils ont peu parlé des engorgements limités aux ligaments larges.

Vers l'année 1837, les altérations du col utérin, sur lesquelles M. Velpeau avait appelé récemment l'attention des praticiens, furent soigneusement étudiées, à l'hôpital de Lourcine, par MM. Robert, Huguier et Michon. Ces trois chirurgiens s'appliquèrent à bien discerner et à classer méthodiquement les diverses variétés d'ulcérations et de granulations; ils en précisèrent la nature, le siége anatomique et le mode d'évolution.

Dès lors, il fut possible de mieux déterminer l'emploi des moyens que ces lésions réclamaient. L'école de Lourcine vanta outre mesure les applications de sangsues sur le col de la matrice, puis les cautérisations légères. On avait commencé par cautériser timidement avec le nitrate d'argent. Nous avons vu que Lisfranc se servait quelquefois aussi du nitrate acide de mercure. Mais M. Gendrin ne craignit pas de porter sur le col utérin la potasse caustique de Vienne. Son exemple rencontra quelques imitateurs. Filhos trouva le moyen de solidifier ce caustique puissant et d'en faire des crayons cylindriques faciles à manier, dont Amussat vulgarisa l'usage.

Puis vint M. Jobert, qui, dans les cas de lésions rebelles avec engorgement du col, conseilla et employa la cautérisation au fer rouge.

M. P. Dubois considère les inflexions, la chute, les déviations de l'utérus, l'engorgement et les érosions simples ou granuleuses comme des phénomènes accessoires, et le plus souvent étrangers à la symptomatologie des affections utérines chroniques. Les éléments primitifs et fondamentaux de ces maladies, soit au point de vue de la symptomatologie, soit au point de vue des indications thérapeutiques, ce sont, suivant lui, l'augmentation de la coloration, de la chaleur et surtout de la sensibilité de l'utérus, modifications accompagnées d'une hypersécrétion muqueuse et purulente ; c'est, en un mot, une phlegmasie utérine, et presque dans tous les cas, une phlegmasie catarrhale. Suivant M. Dubois, cette phlegmasie et ses effets sont, le plus souvent, bornés à la région cervicale de l'utérus ; toutefois il reconnaît qu'elle peut franchir cette limite, se développer dans le corps de l'organe, pénétrer plus ou moins profondément dans ses éléments anatomiques, et en accroître le volume et la densité, c'est-à-dire en produire l'engorgement. M. Dubois ne fait que répéter les idées émises seize ans avant lui par M. Mêlier.

Plus tard, M. P. Dubois signala et décrivit une affection nerveuse de l'utérus, ou plutôt des organes génitaux, à laquelle il fit jouer un grand rôle. C'est une hyperesthésie, une sensibilité très vive, tantôt étendue à toute la surface interne des voies génitales, tantôt limitée à la portion vaginale du col utérin, toujours accompagnée d'une coloration rouge des tissus, sans aucune tuméfaction. Lisfranc décrivait les mêmes phénomènes sous le nom d'*état nerveux* de l'utérus.

M. Malgaigne a beaucoup insisté aussi sur les névralgies utérines, et spécialement sur celles du col, dont il fait dépendre une grande partie des douleurs qu'éprouvent les femmes atteintes de quelque affection utérine. Contre ces sortes de névralgies, M. Malgaigne propose et pratique la section d'une des lèvres du museau de tanche, quelquefois même des deux, soit avec le bistouri, soit, et de préférence, avec des ciseaux mousses. M. Malgaigne professe que les déplacements et les déviations de l'utérus sont susceptibles d'amener des troubles assez graves dans la santé des femmes ; il fait grand cas de la ceinture hypogastrique et la prescrit dans les antéversions, qu'il considère avec raison comme les plus fréquentes des déviations.

En 1840, M. Vidal (de Cassis) a publié un Mémoire intitulé : *Essai sur le traitement méthodique des affections utérines*, dans lequel il reprend les idées déjà émises par M. Mêlier, et rapporte un certain nombre d'observations ayant pour but de démontrer le parti avantageux qu'on pourrait tirer des injections intra-utérines dans certaines maladies de la cavité de cet organe.

Hourmann a signalé les dangers de cette pratique. Il a communiqué à l'Académie de médecine une observation de métro-péritonite survenue à la suite d'une injection de feuilles de noyer dans l'utérus.

Dans la séance du 9 octobre 1849, M. Hervez de Chégoin donne lecture à l'Académie de médecine d'un rapport sur un Mémoire de M. le docteur Baud, ayant pour titre : *Déviations et engorgements de l'utérus; nouveau moyen de les guérir*. M. Baud soutenait, dans ce travail, que presque toutes les maladies de la matrice sont sous l'influence d'un état général, et que l'état local ne doit être considéré que comme un état passif, un état secondaire ; que souvent les déplacements, les douleurs si vives et si rebelles de l'appareil génital disparaissent avec les changements apportés dans la constitution par un traitement hygiénique et médicamenteux convenable. M. Baud, reconnaissant aussi que les déviations de la matrice persistent quelquefois malgré toutes les médications générales, avait imaginé un instrument pour remédier à celle des déviations qu'il croyait la plus commune, l'antéversion.

M. Gibert professe depuis longtemps des idées analogues à celles que M. Baud a développées dans son Mémoire, et pense qu'il est plus important de combattre l'état général que l'état local chez les femmes malades ; il veut surtout qu'on tienne grand compte des diathèses lymphatique, dartreuse, scrofuleuse, syphilitique, qui, selon lui, provoquent souvent ou entretiennent la leucorrhée.

En 1846, j'entrepris à mon tour une étude clinique des affections utérines. Jusqu'alors les médecins s'étaient préoccupés surtout des altérations mêmes de la matrice ; quelques-uns avaient signalé et décrit les maladies dont l'ovaire peut être le siége ; Récamier, nous l'avons vu, avait cité la première observation d'épanchement sanguin dans l'excavation pelvienne ; un grand nombre de travaux avaient été publiés sur les phlegmons et les abcès des fosses iliaques. Depuis Puzos, l'attention des praticiens était fixée sur les engorgements du tissu cellulaire des ligaments larges, consécutifs à l'accouchement ; Nauche, Dugès et Boivin, Lisfranc et d'autres encore, ajoutèrent des documents utiles à l'œuvre de Puzos. Mes premières recherches, exécutées à l'hôpital Cochin, dans un service où étaient reçues des femmes récemment accouchées, venant de la Maternité, mes premières recherches, dis-je, eurent naturellement pour objet les phlegmons puerpéraux des ligaments larges. Mais je ne tardai pas à m'apercevoir qu'indépendamment des phlegmons décrits par Puzos, Dugès et Boivin, et qui suivaient immédiatement les couches, affectaient assez souvent une marche aiguë et se terminaient quelquefois par la suppuration, il existait encore d'autres engorgements, à marche lente, insidieuse, à évolution latente, et n'ayant presque pas de tendance à suppurer. Ces tumeurs phlegmoneuses qui, comme les premières, suivent très souvent les couches, mais qui ne se manifestent qu'un assez long temps après, de sorte qu'on les en croirait indépendantes, ces tumeurs qui peuvent aussi se développer en dehors de l'état puerpéral, et sous l'influence de causes que nous étudierons plus tard, fixèrent désormais mon attention d'une manière toute spéciale. Un de mes internes, M. Boyer, en fit le sujet de sa thèse inaugurale (20 janvier 1848). Dans le courant de l'année 1850, je fis à l'hôpital Cochin des leçons sur les phlegmons des ligaments larges, qui ont été reproduites par la *Gazette des hôpitaux*.

Puis, poussant plus loin mes investigations, je retrouvai des engorgements de la même nature non-seulement dans les replis des ligaments larges, à une certaine distance de l'utérus, mais tout auprès de l'organe, dans presque tous les points du tissu cellulaire qui l'environne, en avant, en arrière et sur les côtés.

Jusqu'alors j'avais admis, à l'exemple de Lisfranc, quoique avec une certaine répugnance, les engorgements partiels de l'utérus. M. Velpeau les repoussait comme nous l'avons dit; mais il les remplaçait par les déviations utérines qui ne me paraissaient guère rendre un compte satisfaisant des phénomènes et des accidents observés chez les malades. La découverte des *phlegmons péri-utérins* (c'est ainsi que je les désignai dès l'origine) mettait un terme à toutes mes incertitudes. Ainsi se trouvait expliquée l'erreur de Lisfranc; il devenait évident pour moi, désormais, que les engorgements, que ce chirurgien plaçait dans une des parois utérines, avaient en réalité leur siége dans le tissu cellulaire ambiant. C'est sous mon inspiration que M. le docteur Martin, un de mes élèves, présenta, le 10 décembre 1851, une thèse intitulée : *Des phlegmons du tissu cellulaire péri-utérin.*

En 1852, je continuai mes recherches à l'hôpital de la Pitié, et je fis, pendant trois années consécutives, des leçons publiques sur les maladies de l'utérus et de ses annexes, et, en particulier, sur les engorgements inflammatoires des ligaments larges et du tissu cellulaire qui entoure immédiatement la matrice. Je prie le lecteur de ne pas perdre de vue ces détails et ces dates qui serviront dans la suite à juger une importante question de priorité.

L'étude des phlegmons péri-utérins devait me conduire bien naturellement à celle des collections sanguines du petit bassin. De bonne heure, j'ai cherché à discerner les caractères propres de ces deux variétés de tumeurs, afin de pouvoir en établir le diagnostic différentiel. Deux thèses importantes ont été publiées sur l'hématocèle rétro-utérine par deux de mes élèves, M. Cestan (juillet 1854) et M. Prost (novembre 1854). Plus récemment (11 juin 1857) M. Gallardo, s'inspirant de quelques idées nouvelles qu'une étude plus attentive de l'hématocèle m'avait permis d'émettre, a présenté sur le même sujet une dissertation inaugurale, où il donne à l'hématocèle le nom de *péri-utérine*, sous lequel je la désignais déjà depuis longtemps pour exprimer son analogie de siége avec les tumeurs phlegmoneuses.

En même temps que je faisais de persévérantes recherches sur les tumeurs phlegmoneuses péri-utérines, je ne négligeais point l'étude des phlegmasies propres à l'utérus lui-même. J'ai déjà dit comment j'avais été amené à rejeter, à nier d'une manière absolue les prétendus engorgements partiels, admis par Lisfranc ; mais je m'assurai pourtant que le tissu propre de la matrice est susceptible quelquefois de s'engorger en totalité. Dans le cours de cet ouvrage j'aurai l'occasion de décrire cette forme d'engorgement. Je vérifiai l'exactitude des idées de Récamier sur la métrite interne, et j'acquis la conviction que cette affection est plus commune que ne le pensait ce grand praticien et même qu'on ne l'admet généralement de nos jours. Nauche, Récamier, Lisfranc, M. Velpeau, avaient enseigné d'excellentes choses relativement à la leucorrhée ; ils en avaient surtout indiqué les caractères d'une manière satisfaisante ; mais ce qu'ils avaient dit touchant son origine et sa nature me paraissait douteux. Une étude longue et attentive de la métrite interne m'a conduit à rejeter ce que ces auteurs ont désigné sous le nom de *catarrhe utérin*, et à reconnaître qu'un écoulement blanc, venant de la cavité utérine, est toujours le produit d'une phlegmasie de la muqueuse qui tapisse cet organe.

Je me suis attaché, plus que ne l'avaient fait mes devanciers, à découvrir et à fixer les signes différentiels de la métrite interne du col et de la métrite interne du corps. Depuis longtemps j'ai insisté sur la coexistence fréquente de la métrite et des phlegmons péri-utérins et sur l'étroite solidarité qui lie ces deux affections : j'en ai déduit, pour le traitement, des conséquences importantes et qui seront exposées dans la suite.

Les complications de la métrite ont été encore l'objet de ma sérieuse attention. Je me suis appliqué à démontrer que les affections utérines et péri-utérines éveillaient souvent dans tout l'organisme les sympathies les plus variées et les plus extraordinaires, et que beaucoup de troubles de l'innervation, névralgies, paralysies, crises hystériformes, généralement considérés comme essentiels ou comme dépendant d'une lésion des centres nerveux, étaient liés à une inflammation de la matrice ou de ses annexes. J'ai cherché à déterminer les caractères auxquels on pouvait reconnaître la véritable origine de ces accidents et les distinguer de ceux qui sont étrangers aux affections du bas-ventre.

Cherchant à réduire les lésions mécaniques de l'utérus à leur véritable rôle, et les dégageant avec soin des lésions vitales qu'elles compliquent souvent, je me suis élevé avec force, dès le principe, contre l'abus des moyens mécaniques proposés dans le traitement des affections utérines.

Enfin, je crois avoir été des premiers à proclamer cette importante vérité, que les maladies de l'utérus et de ses annexes ne s'observent pas exclusivement chez les femmes mariées, avec ou sans enfants, et qu'on les rencontre aussi, avec moins de fréquence, il est vrai, chez les jeunes filles vierges.

Dès le début de mes recherches, j'avais été frappé de la confusion, de l'obscurité, des incertitudes qui régnaient surtout dans la thérapeutique des affections utérines; et un de mes soins les plus assidus a été de jeter quelque jour sur cette espèce de chaos. Traitement général et traitement local, j'ai tout revisé, tout soumis à l'épreuve du contrôle expérimental. Une longue observation m'a appris quel avantageux parti on peut tirer des émissions sanguines dans la métrite interne et dans les phlegmons péri-utérins : j'ai donc adopté la méthode de Lisfranc, mais en la généralisant, en l'assujettissant à des règles nouvelles, en lui faisant subir enfin les modifications dont l'observation m'avait démontré l'utilité. Le cathétérisme utérin, l'emploi de la curette de Récamier, les cautérisations intra-utérines et le choix des caustiques à employer, toutes ces questions ont été de ma part le sujet d'études persévérantes et d'applications multipliées. On verra plus tard avec quel soin je me suis appliqué à poser nettement les indications et les contre-indications qui se rattachent à l'emploi de ces moyens. Enfin, le traitement des complications était si imparfait, laissait tellement à désirer, qu'on peut dire, sans exagération, que les accidents sympathiques des maladies utérines faisaient le désespoir des praticiens tout aussi bien que des malades. J'ai trouvé dans la cautérisation transcurrente avec le fer rouge un remède énergique, presque toujours infaillible contre ces douleurs atroces et rebelles, ces paralysies opiniâtres qui compliquent la métrite interne ou les phlegmons péri-utérins et qui, le plus souvent, survivent à la phlegmasie qui leur a donné naissance.

Mes opinions et mes recherches sur ces différents points de la pathologie utérine ont déjà reçu quelque publicité. On les trouvera consignées dans les dissertations inaugurales de plusieurs de mes élèves, et nommément de MM. Delage (*Sur les granulations intra-utérines et l'emploi de la curette*, — 27 août 1856), Esnaut (*Sur les paralysies symptomatiques de la métrite et du phlegmon péri-utérin*, — 26 août 1857), Vallin (*Des paralysies sympathiques des maladies de l'utérus et de ses annexes*, — 11 février 1858), Letellier (*De la métrorrhagie symptomatique*, — 25 février 1858).

Il y avait déjà plusieurs années que je m'occupais de l'étude des phlegmons péri-utérins, quelques-uns de mes élèves avaient publié des travaux sur ce sujet, M. Boyer en 1848 et M. Martin en 1851 ; j'avais même fait à la Pitié des leçons publiques sur ce genre d'affections, lorsqu'un de mes confrères, ayant enfin reconnu l'existence d'une lésion qu'il avait d'abord formellement niée, s'attribua tout l'honneur de la découverte pathologique. Je ne veux point vider cette question de priorité ; j'y reviendrai en traitant de l'histoire des phlegmons péri-utérins, et le lecteur pourra juger entre Valleix et moi.

Une étude à laquelle ce savant praticien a plus spécialement attaché son nom, et qui a été l'objet de ses plus attentives recherches, c'est celle des déviations utérines. Déjà Kiswich, en Allemagne, M. Simpson, en Écosse, avaient essayé de relever l'espèce de discrédit dans lequel ces sortes de lésions étaient tombées en France et de leur rendre l'importance si contestable dont elles avaient joui naguère. Ces deux médecins éminents, revenant aux idées primitivement professées par M. Velpeau, par Amussat, allant même au delà de ce qu'avaient enseigné ces maîtres habiles, poussèrent jusqu'à l'exagération peut-être le rôle des déviations utérines dans la pathologie de la femme. Redresser l'utérus, lui rendre sa direction normale, telle était pour eux la grande indication thérapeutique et comme le résumé de leur méthode de traitement. Ils exhumèrent donc les moyens mécaniques depuis longtemps délaissés, tirèrent de l'oubli les instruments de M. Velpeau et d'Amussat, et en imaginèrent de nouveaux.

Séduit par les dehors brillants de la nouvelle méthode, et surtout par les succès annoncés d'outre-Manche, Valleix préconisa l'emploi des *pessaires* ou *redresseurs intra-utérins*, et en fit sur ses malades des applications nombreuses. Tout était merveille dans le traitement des déviations utérines, lorsque M. Broca vint lire à l'Académie de médecine, dans la séance du 31 janvier 1854, une observation de mort survenue à la suite de ce genre de cathétérisme. Dans la séance suivante, M. Cruveilhier communiqua un cas semblable. L'émotion fut grande à l'Académie et dans le monde médical. Dans les séances du 11 et du 12 avril suivant, Valleix vint lui-même, au sein de l'Académie, plaider la cause des redresseurs intra-utérins et présenter la défense de la méthode dite de Simpson. Valleix avait déjà traité, disait-il, 108 cas de déviations par le pessaire intra-utérin, et il n'avait observé qu'une fois des signes de péritonite partielle, qui n'avaient pas tardé à disparaître. Cinq fois, il avait vu se produire un phlegmon péri-utérin, mais sans suites sérieuses : « Quelquefois, ajoutait-il, le traitement amène des métrorrhagies, des attaques d'hystérie et des accès fébriles passagers. » En réunissant à ces faits les cas communiqués par MM. Maunoir, Piachaud, Gaussail, Caradec, Broussonnet, Lediberder, Valleix trouvait que sur 153 applications du redresseur, il n'y avait eu que six fois de véritables accidents, toujours combattus avec succès. Et il concluait que de tous les moyens applicables aux déviations utérines il n'en existait pas d'aussi efficace, d'aussi exempt de tout danger que le redresseur intra-utérin. L'Académie chargea une commission, composée de MM. Robert, Huguier et Depaul, d'étudier la question et de prononcer sur les travaux de Valleix, de M. Cruveilhier et de M. Broca.

M. Depaul, dans les séances du 16 et du 28 mai, donna lecture d'un long et remarquable rapport qui se terminait par la conclusion suivante : « Les faits qui ont été produits pour démontrer l'efficacité du traitement par les redresseurs intra-utérins ont été mal interprétés : — Ces instruments doivent être proscrits parce qu'ils sont inutiles, impuissants à produire les effets qu'on en attend et qu'ils font courir aux malades les dangers les plus sérieux. »

Alors s'engagea une mémorable discussion qui dura près de quatre mois. Les pessaires intra-utérins trouvèrent peu de sympathies dans la docte assemblée. M. Malgaigne monta le premier à la tribune, et, dans une première oraison, déclara que les conclusions du rapport étaient trop absolues, qu'il fallait laisser à l'expérience et au temps le soin de décider sur l'opportunité du nouveau traitement. A un mois de là, il prononça un second discours, dans lequel il fulmina contre le redresseur une écrasante péroraison. MM. Huguier, Velpeau, Dubois et Ricord, tout en reconnaissant les dangers de ce moyen, déclarèrent, mais timidement, que le pessaire intra-utérin pouvait être utile s'il était convenablement appliqué, et qu'il n'y avait pas encore lieu d'en condamner l'usage dans la pratique. MM. Amussat, Moreau, Gibert, Hervez de Chégoin, Cazeaux, Robert et Piorry se prononcèrent formellement contre la méthode de Simpson. M. Depaul, malgré sa verve et son éloquence, ne put pas entièrement sauver ses conclusions. L'Académie décida :

1° Que les observations communiquées par MM. Broca et Cruveilhier, jointes à celles plus nombreuses que possède la science, prouvent que l'application du pessaire intra-utérin peut donner lieu à des accidents sérieux, et même quelquefois à la mort ; 2° que, dans les cas, rares d'ailleurs, où cet instrument a paru produire des résultats avantageux, il n'est pas prouvé qu'il ait toujours agi en redressant l'utérus.

L'Académie constatait simplement des faits évidents pour tout le monde ; mais elle ne concluait pas. Relativement à l'utilité ou aux dangers du redresseur, elle ne se prononçait point ; elle laissait la question irrésolue.

Cependant la discussion avait servi à quelque chose. Chaque orateur était venu exposer à la tribune ses opinions, sa doctrine sur les affections de la matrice ; de sorte que nous vîmes quel était de nos jours le bilan de la science sur ce difficile sujet. Hélas! l'inventaire ne fut guère du goût de M. Malgaigne. L'éloquent professeur, voyant que chacun de ses collègues n'avait fait que répéter absolument les idées émises dans la discussion de 1849, déclara qu'il n'avait été accompli aucun progrès depuis cette époque, et s'écria avec désespoir : « La pathologie utérine n'a pas fait un pas depuis cinq ans ; c'est toujours le même chaos, les mêmes obscurités ! »

Une pareille déclaration n'était pas encourageante ; cependant elle a stimulé notre zèle, et nous avons pensé qu'il était de notre devoir de faire connaître ce qu'une longue pratique nous avait appris sur les maladies de l'utérus et de ses annexes. Heureux si nos efforts aboutissent à jeter quelque lumière dans un sujet si obscur !

Pour achever cette esquisse historique, nous devons signaler quelques travaux importants publiés de nos jours. En France, MM. Nélaton, Laugier, Denonvilliers et Richet ont fait d'utiles recherches sur l'hématocèle péri-utérine : et des thèses intéressantes ont été présentées sur le même sujet par quelques-uns de leurs élèves. Nous devons à M. Gosselin des études consciencieuses sur les phlegmons péri-utérins.

A l'étranger, il faut citer principalement les noms de M. Simpson (d'Édimbourg), dont il a été question à propos des pessaires intra-utérins; Bennett, qui n'a fait qu'apporter en Angleterre les idées des maîtres éminents dont il avait recueilli les enseignements en France ; Kiwisch et Mayer qui se sont occupés surtout des déplacements et des moyens d'y remédier ; enfin Scanzoni, qui a publié dernièrement un ouvrage, remarquable surtout par les développements que l'auteur a donnés à l'étude des lésions anatomiques.

Je n'ai pas la prétention d'avoir tracé un historique complet de la pathologie utérine. Je n'ai voulu signaler que les travaux qui avaient été faits sur les affections dont il est plus particulièrement question dans cet ouvrage, et qui me paraissent aussi les plus importantes au point de vue pratique, tant à cause de leur fréquence qu'à cause des ressources dont l'art dispose pour les améliorer ou les guérir.

FIG 1.

Page 27.

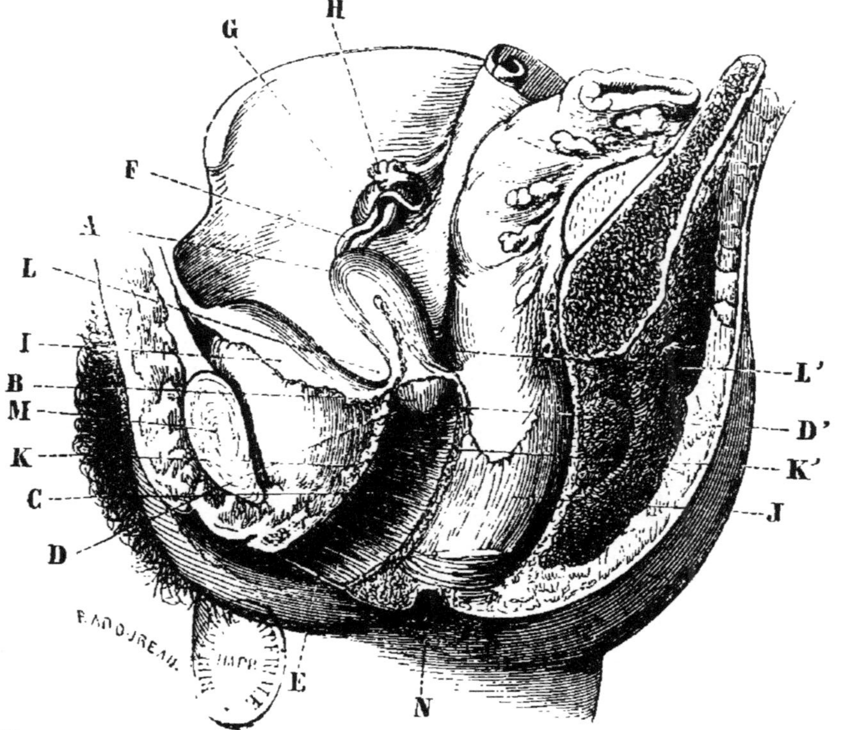

A. Corps de l'utérus.
B. Col de l'utérus.
C. Conduit vaginal.
D. Cul-de-sac vaginal antérieur.
D'. Cul-de-sac vaginal postérieur.
E. Orifice vulvaire.
F. Trompe utérine.

G. Ovaire.
H. Pavillon de la trompe.
I. Vessie.
J. Rectum.
K. Cloison vésico-vaginale.
K' Cloison recto-vaginale.

L. Cul-de-sac péritonéal antérieur ou vésico-utérin.
L' Cul-de-sac péritonéal postérieur, rétro-utérin ou utéro-rectal.
M. Symphyse des pubis.
N. Anus.

PROLÉGOMÈNES.

ARTICLE PREMIER.

CONSIDÉRATIONS SOMMAIRES SUR L'ANATOMIE ET LA PHYSIOLOGIE DE L'UTÉRUS ET DE SES ANNEXES.

Je ne me propose pas ici de décrire avec détails l'utérus et ses annexes ; je veux tout simplement rappeler certaines notions qui peuvent aider l'intelligence des faits pathologiques que nous exposerons plus loin. On trouvera, d'ailleurs, la description détaillée et complète de ces organes dans les traités d'anatomie de MM. Cruveilhier, Sappey, Richet, Jarjavay, etc.

Nous n'avons pas besoin de faire ressortir toute l'importance des données de l'anatomie et de la physiologie pour l'étude de la pathologie. Comment, en effet, se former une idée juste, précise, des changements imprimés par les maladies à nos organes et à leurs fonctions, si l'on ignore quelles sont les conditions de l'état normal ?

Entrons donc immédiatement en matière.

§ Ier. — Anatomie.

L'utérus est l'organe de la gestation. Il est aux ovaires ce que la vésicule biliaire est au foie, ce que la vessie est aux reins ; il reçoit le produit de la conception et lui sert de réceptacle, jusqu'à ce qu'il ait acquis assez de force pour supporter la vie extérieure.

Il est situé dans l'excavation pelvienne, sur la ligne médiane, entre la vessie et le rectum ; il s'y trouve maintenu, de chaque côté, par les ligaments ronds et par les ligaments larges, auxquels il est comme suspendu. Libre à sa partie supérieure, il est embrassé inférieurement par le vagin (fig. 1).

L'utérus est dirigé de haut en bas et d'avant en arrière, de sorte que son axe se confond avec celui du détroit supérieur du bassin. Il existe, pourtant, une déviation oblique de haut en bas et de droite à gauche qui paraît tenir à la présence du rectum sur le côté gauche du bassin et qui est si fréquente qu'on la considère comme normale.

Les connexions de l'utérus sont très lâches et très extensibles; il en résulte que cet organe flotte, pour ainsi dire, dans l'excavation pelvienne et qu'on ne saurait lui assigner un axe fixe, ainsi que M. Cruveilhier le fait observer avec raison; aussi peut-il exécuter, dans tous les sens, des mouvements plus ou moins étendus. Cela nous explique pourquoi cet organe subit des changements dans sa position normale, sans qu'il s'ensuive aucun accident. Les viscères, qui l'entourent, nécessitaient cette mobilité : la vessie est-elle remplie, elle repousse sans inconvénient l'utérus en arrière; si des matières fécales sont accumulées dans le rectum, l'utérus se trouve porté en avant sans douleur; des tumeurs peuvent le déjeter impunément soit d'un côté, soit d'un autre. Mais c'était surtout à cause de la grossesse qu'il fallait à l'utérus la possibilité de se développer et de se mouvoir dans tous les sens.

Quel est normalement l'axe propre de la matrice? Jusque dans ces dernières années, on admettait que l'utérus était droit; mais, dans une excellente thèse (1853), M. Boullard a soutenu que cet organe est le plus souvent infléchi en avant, chez le fœtus, les jeunes filles vierges et les femmes mariées, sans enfants; mais que cette antéflexion, qu'il considère comme la règle, disparaît ordinairement après la gestation. Nous ne saurions nous ranger entièrement à cette opinion. D'une part, nous pensons, avec M. Depaul, que la majorité des cas d'antéflexion, cités par M. Boullard et observés par lui à l'amphithéâtre, pouvaient bien dépendre d'un effet cadavérique; d'autre part, nous avons constaté un trop grand nombre de fois l'antéflexion sur des femmes ayant eu des enfants, pour pouvoir admettre que cette disposition prétendue native de l'utérus soit corrigée par la grossesse, comme le veut l'auteur de la thèse précitée.

Si l'on considère l'utérus dans les différents âges, on verra qu'il a un volume très variable. Dans l'âge de la puberté, au moment où il a pris tout son développement normal, ses dimensions sont les suivantes :

Hauteur	67 à 81	millimètres.
Largeur du fond.......	35 à 40	—
Épaisseur	17	—

Son poids varie entre 46gr,87 et 62gr,59.

FIG. 2.

Page 29.

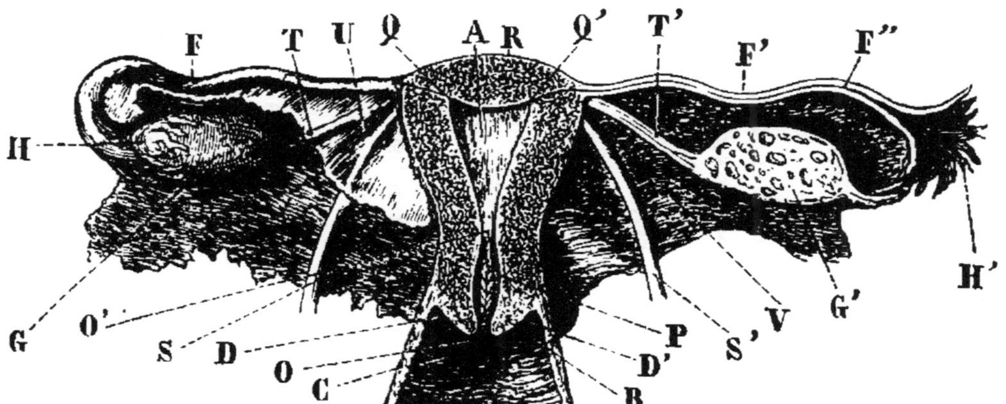

A. Cavité du corps utérin.
B. Col utérin.
C. Paroi vaginale postérieure.
D D'. Cul-de-sac utéro-vaginal.
F F' Trompes utérines droite et gauche.
F''. Conduit de la trompe utérine.
G. Ovaire droit.
G'. Ovaire gauche incisé.
H. Pavillon droit de la trompe appliqué sur l'ovaire.
H'. Pavillon gauche libre et incisé.
O. Orifice du museau de tanche ou utéro-vaginal.
O'. Orifice cervico-utérin.
P. Cavité du col utérin ou cervicale.
Q Q'. Orifice des trompes utérines.
R. Paroi supérieure ou bas-fond de l'utérus.
S S'. Ligaments ronds.
T T'. Ligaments de l'ovaire.
U. Feuillet antérieur du ligament large droit.
V. Feuillet postérieur du ligament large gauche.

L'utérus a été souvent comparé à une poire aplatie d'avant en arrière. On peut encore le considérer comme formé de deux cônes dont les sommets se touchent et dont les bases sont opposées. A l'union des deux cônes existe un étranglement plus ou moins prononcé qui divise l'organe en deux parties : l'une supérieure, qui est le corps; l'autre inférieure, le col.

Le péritoine, après avoir tapissé la vessie, se réfléchit sur la face antérieure du corps de la matrice en formant le cul-de-sac antérieur et les ligaments vésico-utérins; puis il s'applique sur le bas-fond de l'organe, descend sur sa face postérieure, passe sur la partie supérieure du vagin et se réfléchit de nouveau vers le rectum, en formant le cul-de-sac postérieur et les ligaments recto-utérins (fig. 1).

Le cul-de-sac péritonéal antérieur descend moins bas que le postérieur : aussi, dans son quart inférieur, la face antérieure de l'utérus est-elle unie à la vessie par un tissu cellulo-vasculaire assez lâche (cloison vésico-utérine), qui joue un grand rôle dans les circonstances nombreuses où l'utérus vient à subir des déplacements, soit en haut, soit en bas, et qui n'est pas d'une moindre importance dans certaines opérations chirurgicales où il est nécessaire d'attirer en bas la matrice.

Le péritoine, après avoir coiffé, pour ainsi dire, l'utérus, réunit ses deux feuillets sur les côtés de la matrice et forme ainsi deux replis connus sous le nom de ligaments larges, qui vont gagner les parois latérales du bassin. Les feuillets de ces ligaments sont séparés l'un de l'autre par un tissu cellulaire très lâche et par un grand nombre de vaisseaux sanguins. La texture cellulo-vasculaire de ce tissu nous aidera à comprendre la fréquence et la nature des congestions qui s'y développent (fig. 2).

D'après ce que nous venons de dire, on voit que l'utérus n'affecte avec le rectum aucun rapport immédiat. Aussi, des engorgements inflammatoires ne peuvent se développer entre l'utérus et le rectum que par suite du refoulement du cul-de-sac péritonéal postérieur.

Enfin, par son extrémité inférieure, le col de la matrice fait dans le vagin une saillie variable suivant les sujets. Cette partie saillante est désignée sous le nom de *museau de tanche*. La membrane muqueuse du vagin, en se réfléchissant sur le museau de tanche, forme les culs-de-sac vaginaux distingués par les noms d'antérieur, postérieur et latéraux.

Chez la femme qui n'a pas eu d'enfants, le museau de tanche est petit, allongé, conique et percé d'un orifice presque circulaire, tellement étroit qu'au toucher on sent à peine une petite dépression centrale. Mais chez les femmes qui ont eu des enfants, la saillie est plus considérable et présente une fente transversale d'une longueur moyenne de 4 à 5 millimètres. Les deux lèvres qui constituent cet orifice sont rugueuses et découpées, après un ou plusieurs accouchements; il existe de petits sillons qui s'irradient assez régulièrement autour de l'orifice et qui ne peuvent pas être confondus avec les sillons irréguliers qui accompagnent certaines affections organiques.

En général, la lèvre antérieure est plus courte et plus épaisse que la lèvre postérieure ; mais il arrive, cependant, quelquefois qu'elle s'allonge et s'étend au-devant de la lèvre postérieure, de façon à donner au museau de tanche l'aspect d'un bec de flûte. Dans l'état normal, l'orifice utéro-vaginal regarde en bas et en arrière, et la saillie que fait le col dans le vagin est de 9 à 11 millimètres, en avant, et de 14 à 16 millimètres, en arrière. La distance du museau de tanche à la vulve est le plus ordinairement entre 7, 8, 9, 10 centimètres. Mais il est utile de noter ici que, parfois, l'extrémité du col utérin ne proémine pas dans le vagin, de sorte que les culs-de-sac sont complétement effacés, et que le conduit vaginal se termine en infundibulum.

Le museau de tanche présente une consistance molle, mais variable, et dont on ne peut se faire une idée que par le toucher.

Il est, en général, d'une teinte blanc-rosée. Le col s'injecte, devient plus volumineux et prend une coloration plus foncée à l'époque des règles et pendant la grossesse. Ces changements sont utiles à connaître, et ne doivent pas être confondus avec un état pathologique.

L'utérus est creusé d'une cavité qui communique avec le vagin par l'orifice utéro-vaginal. Cette cavité présente, vers la réunion de son tiers antérieur avec ses deux tiers postérieurs, une espèce de resserrement qui la divise en deux parties : cavité du corps et cavité du col. Cette coarctation, entourée d'une sorte de sphincter musculaire, est susceptible d'augmenter ou de diminuer dans les affections utérines. Les effets de ce sphincter sont bien mis en évidence lorsque l'on introduit dans l'utérus des porte-caustiques. Par suite de la contraction des parois, on éprouve souvent une grande résistance pour retirer ces instruments. Dans l'état normal, le diamètre du conduit cervico-utérin est fort étroit et admet à peine l'extrémité de la sonde utérine, qui offre environ un centimètre de circonférence.

La cavité du corps utérin, à peine assez grande pour contenir une fève de marais, présente la forme d'un triangle, dont les côtés sont convexes en dedans. A chacun de ses angles se trouve un orifice; l'un inférieur, orifice cervico-utérin, fait communiquer le col avec le corps; les deux autres, si étroits qu'ils admettent à peine une soie de sanglier, occupent les cavités infundibuliformes que présentent les angles supérieurs de l'utérus et représentent les orifices des trompes (fig. 2).

Les parois de la cavité du corps ont une épaisseur variable suivant que la femme a eu ou n'a point eu d'enfants; cependant cette épaisseur ne dépasse guère 6 à 7 millimètres, à l'état normal, dans les points où elle est la plus considérable.

La cavité du col est une espèce de canal fusiforme de 25 à 34 millimètres de longueur, aplati d'avant en arrière et un peu plus large dans son milieu qu'à ses extrémités. Ses faces antérieure et postérieure présentent des reliefs disposés à la manière d'une feuille de fougère. Ces rugosités, connues sous le nom d'arbre de vie, disparaissent après un ou plusieurs accouchements (fig. 2).

« Près de l'orifice vaginal, on trouve des follicules larges à épithélium cylindrique et à fond lobé. Ces follicules offrent l'aspect de petites vésicules transparentes et se rencontrent aussi bien, quoique moins nombreux, dans le reste du col et dans le corps. Seulement, dans cette dernière cavité, ils sont tubuleux et flexueux. Ils sécrètent normalement un liquide muqueux, très visqueux, qui s'épaissit quelquefois et forme des concrétions globuleuses. Ces follicules, que Naboth avait pris pour des œufs, sont connus dans la science sous le nom d'*œufs de Naboth* (Robin). »

L'utérus se compose d'un tissu propre ou musculaire, d'une membrane externe péritonéale, d'une membrane interne muqueuse, de vaisseaux et de nerfs.

Le tissu propre est d'un blanc grisâtre, très dense, très résistant et contractile. Il est composé de fibres musculaires présentant un réseau tellement inextricable que l'œil n'aperçoit, hors de l'état de gestation, qu'une masse analogue à du tissu fibreux et traversée par un grand nombre de vaisseaux. Mme Boivin, et plus récemment M. Deville, ont fait une étude très soignée de la direction des fibres musculaires de la matrice. On n'y rencontre aucune trace de tissu cellulaire; cependant quelques anatomistes, et parmi eux M. Jobert, en admettent dans le col. M. Caventou n'a pu retirer de gélatine du tissu musculaire des parois du col.

La membrane externe ou péritonéale est très adhérente au tissu de l'utérus sur la ligne médiane; elle lui est très lâchement unie au niveau du col et des bords de l'organe.

La membrane interne est la continuation de la muqueuse du vagin, qui pénètre dans la cavité du col et jusque dans la cavité du corps. Au col, elle offre une épaisseur d'un millimètre environ et adhère fortement au tissu musculaire. Elle a été niée dans le corps, où elle est, au contraire, fort épaisse, de 2 à 6 millimètres (Robin). Elle est lisse, rosée, molle, sans villosités et tapissée d'épithélium cylindrique. Elle est surtout formée de follicules flexueux, et présente une grande vascularité et un réseau capillaire qui ne diffère en rien de celui des autres muqueuses. Elle est composée, d'après M. Robin : 1° d'éléments fibro-plastiques; 2° de tissu cellulaire; 3° de quelques fibres de noyau ; 4° de matière amorphe unissante; 5° de glandes; 6° de vaisseaux capillaires nombreux. Des mucosités plus ou moins abondantes la lubrifient sans cesse.

Deux ordres d'artères arrivent à l'utérus : les utéro-ovariennes, fournies par l'aorte ou les émulgentes ; les utérines fournies, par l'artère hypogastrique. Les premières s'anastomosent largement avec les secondes sans pénétrer dans le col. Dans l'état de gestation, toutes les artères, et surtout les utérines, prennent un grand développement et présentent des flexuosités considérables.

Les veines acquièrent aussi un grand calibre dans la grossesse, et sont appelées sinus utérins. Elles augmentent également dans les diverses maladies qui occasionnent l'hypertrophie de l'utérus. Ces veines sont très nombreuses et se distribuent comme les artères, sans être toutefois aussi flexueuses.

Les vaisseaux lymphatiques sont superficiels et profonds. Ceux du col se jettent dans les ganglions pelviens ; ceux du corps dans les ganglions prévertébraux. Pendant la grossesse, ils prennent un grand volume, et Cruikshank assure qu'ils peuvent acquérir celui d'une plume d'oie dans la lymphangite utérine : j'ai pu souvent le constater. Quelques lymphatiques du col utérin pénètrent dans les ganglions du pli de l'aine, et cela nous explique pourquoi, dans certaines affections de l'utérus, il existe un engorgement des ganglions inguinaux.

Les nerfs viennent du plexus hypogastrique et du plexus lombo-aortique. Le réseau inextricable de ce plexus ne permet pas de distinguer si ces nerfs émanent du système cérébro-spinal ou du système ganglionnaire. Les nerfs de l'utérus sont en très petit nombre, et il n'existe pas de véritable plexus utérin, les filets n'étant ni assez nombreux, ni assez fréquemment anastomosés pour former des mailles dans lesquelles on puisse voir quelque chose d'analogue à un plexus. Robert Lee parle cependant de nombreux ganglions utérins, et il décrit des plexus qui accompagnent et environnent les vaisseaux dans la grossesse.

Ces nerfs sont très petits, très fins ; et l'observation, quoi qu'on en ait dit, démontre qu'ils n'augmentent pas pendant la gestation.

Existe-t-il des nerfs dans le col? C'est là une question sur laquelle les anatomistes ne sont point d'accord. Haller et Smellie regardent le col de l'utérus comme très sensible. M. Velpeau partage leur avis, et, selon lui, les branches sacrées fourniraient des rameaux qui se distribuent au col. Snow Beck prétend que c'est là un fait contraire à l'évidence anatomique. M. Robert Lee a fait représenter un plexus nerveux au niveau du museau de tanche, et il admet dans le col un plexus fort riche. M. Jobert entreprit sur ce point des recherches qu'il communiqua à l'Académie des sciences en 1841. Il nie formellement la disposition des plexus indiquée par Robert Lee et affirme n'avoir jamais vu de nerfs dans la partie vaginale du col utérin. En cela, il est d'accord avec Lisfranc, qui refuse au col toute sensibilité.

MM. Boullard et Hirschfeld ont parfaitement démontré que le col n'est pas privé de nerfs. Le premier admet, avec M. Jobert, que le col de l'utérus est loin de recevoir tous les nerfs qui semblent se diriger vers lui; mais qu'il est pénétré par des filets très fins qui se ramifient dans ses deux lèvres. Il a pu même suivre un de ces filets dans la lèvre antérieure. M. Hirschfeld a trouvé aussi des nerfs dans le col utérin, et il les fait naître du système de la vie organique et de celui de la vie de relation, mais surtout du premier.

Du reste, l'observation physiologique démontre, d'une manière indubitable, que le col est peu sensible dans l'immense majorité des cas, tout à fait insensible dans d'autres.

Sur les parties latérales de l'utérus, et dans l'épaisseur des ligaments larges, on trouve les annexes de cet organe : les ovaires et leurs ligaments, les trompes avec leurs pavillons et les ligaments ronds (Fig. 2).

Ces différentes parties sont réunies par un tissu cellulaire très lâche, très élastique et traversé par un grand nombre de vaisseaux artériels, veineux et lymphatiques. C'est grâce à ce tissu que les replis du péritoine peuvent se séparer l'un de l'autre, glisser l'un sur l'autre et permettre le développement progressif de l'utérus, pendant la gestation. Ces deux replis s'élèvent ou s'abaissent avec la matrice; leurs rapports respectifs sont changés à chaque instant; c'est ainsi que dans la grossesse, ils vont se loger dans les fosses iliaques. Cette disposition anatomique peut servir à nous expliquer le développement de l'inflammation du tissu cellulaire de la fosse iliaque, à la suite des couches; il y a une simple propagation de l'inflammation du tissu cellulaire des ligaments larges au tissu cellulaire de la fosse iliaque, avec lequel il est en rapport immédiat. Rien de semblable n'arrive en dehors de la grossesse; car, dans l'état de vacuité, le tissu cellulaire pelvien ne répond plus à celui des ligaments larges.

§ 2. — Physiologie.

On peut diviser la vie de la femme en trois phases bien distinctes : une première, pendant laquelle la femme n'est pas encore apte à la reproduction ; une deuxième, caractérisée par le développement et l'exercice de la faculté reproductrice ; une troisième, enfin, où la femme perdant toute aptitude à la génération, est morte, pour ainsi dire, à la vie de l'espèce.

La première période correspond à l'enfance et à la première moitié de l'adolescence. Rien encore ne révèle à la jeune fille le rôle qu'elle doit jouer dans l'affaire importante de la reproduction. Les organes, qui doivent y concourir, sont à peine apparents et contrastent même par l'exiguïté de leurs formes avec les appareils, bien plus développés, de la vie individuelle.

Mais à un âge assez bien déterminé et qui varie, dans nos climats, entre quatorze et seize ans, ces organes, jusqu'alors rudimentaires, acquièrent un rapide accroissement. « La nature, dit Roussel, travaille à mettre la femme en état de se reproduire et à donner aux organes qui doivent servir à cette œuvre importante le degré de perfection qu'elle exige. » Une révolution manifeste s'opère alors dans le physique et le moral de la femme. « Tout annonce que l'économie animale s'ébranle et acquiert une nouvelle énergie. La matrice et ses annexes, paisibles, solitaires, comme endormis chez la jeune fille, vont sortir peu à peu de cette espèce d'indifférence apathique et devenir désormais un foyer de sensibilité, un centre d'action et de vitalité qui vont maîtriser toutes les autres parties de l'organisme. Enfin, comme le dit un ingénieux écrivain, la jeune fille, qui jusque-là n'était, en quelque sorte, qu'un être équivoque et sans sexe, devient femme par sa physionomie et par toutes les parties de son corps.

Aux changements locaux qui indiquent une modification particulière dans les propriétés vitales du système utérin, se joignent une foule d'autres phénomènes qui attestent l'influence générale de la matrice. Nous n'insisterons point sur les sensations diverses, les phénomènes nerveux, les troubles variés des fonctions de nutrition, qu'on observe chez la jeune fille qui devient pubère. Buffon, Roussel, Virey, ont tracé d'une manière à la fois exacte et saisissante le tableau de la puberté chez la femme.

Frissons, douleurs lombo-abdominales, pesanteur dans l'hypogastre, sentiment de malaise et de lassitude, céphalalgie, vertiges, éblouissements, dépravation du goût, accélération et plénitude du pouls, oppression légère, palpitations, face décolorée, regards abattus, bâillements et pandiculations, toux spasmodique, voix rauque et sonore, inquiétude vague, susceptibilité extrême, agitation involontaire, sensibilité excessive, tendance aux pleurs et à la tristesse, etc., etc., tels sont, en général, les phénomènes qui annoncent l'établissement définitif de la puberté chez la femme; tels sont les signes précurseurs d'une fonction nouvelle, importante désormais entre toutes, de celle qui atteste que la jeune fille est devenue femme, et qui révèle au dehors, de la manière la moins équivoque, son aptitude à devenir mère. Cette fonction, c'est la menstruation.

Théorie de la menstruation. — Sans nous arrêter aux théories nombreuses, bizarres ou vraisemblables, dont l'éruption menstruelle a fourni le prétexte dans l'antiquité ou dans les temps modernes, exposons de suite et sommairement la théorie généralement adoptée de nos jours. Depuis les immortels travaux d'Harvey, de Graaf, de Baer, de MM. Coste, Négrier, Pouchet, Carus, Purkinje, Bischoff, Wagner, Valentin, etc., il n'est plus douteux que l'homme, ainsi que le reste des animaux, ne procède d'un œuf. Les ovaires sont les organes sécréteurs et dépositaires des ovules. Ceux-ci préexistent à la fécondation et se développent sans elle, ainsi qu'on a pu s'en convaincre en ouvrant des femelles de mammifères qui n'avaient point encore eu d'accouplement ou de femmes mortes sans avoir jamais connu le commerce des hommes. Nous n'avons pas besoin de rappeler que l'ovule est contenu dans une petite poche membraneuse, désignée sous le nom de vésicule de Graaf, qui proémine à la surface de l'ovaire. Au moment où une de ces vésicules est, pour ainsi dire, mûre, elle se distend, se rompt et laisse tomber un ovule, dont s'empare le pavillon de la trompe et qui chemine, à travers ce dernier canal, jusque dans la cavité utérine. Ce travail ne s'opère pas sans qu'il en résulte, autour de lui, une assez énergique réaction. Tout l'appareil générateur de la femme, et spécialement l'utérus, devient alors le siége d'une congestion active que les physiologistes ont justement comparée à l'orgasme qui a lieu, à l'époque du rut, dans les organes sexuels des mammifères.

Cette fluxion se termine habituellement par une hémorrhagie critique qui constitue les *règles*.

Le sang des règles provient, ainsi que Bichat l'a bien établi le premier, des vaisseaux de la membrane muqueuse utérine, très tuméfiée en ce moment. Il se fait jour, non pas au travers des parois vasculaires (les globules de sang ne traversent nulle part les parois des vaisseaux), mais par de petites déchirures ou gerçures microscopiques (J. Béclard). Cette hémorrhagie n'est ni exclusivement artérielle, comme on le prétendait, ni exclusivement veineuse ; elle est capillaire, c'est-à-dire à la fois veineuse et artérielle. Quelquefois on a vu le flux sanguin provenir de la surface du vagin, chez certaines femmes qui n'avaient point d'utérus ou dont la cavité de cet organe était entièrement oblitérée.

Telle est, en abrégé, la théorie actuelle de la menstruation, connue encore sous le nom de *théorie de l'ovulation spontanée* ou *de la ponte périodique*.

La menstruation ne consiste donc pas seulement dans un écoulement périodique de sang par la vulve, ainsi qu'on l'enseignait autrefois, ainsi que bien des gens du monde le croient encore aujourd'hui. Pour le physiologiste, pour le médecin, c'est une fonction complexe, constituée par tous les éléments que nous venons d'énumérer : maturité d'un ovule, rupture de la vésicule de Graaf, chute de l'ovule dans le pavillon, sa migration vers l'utérus à travers les trompes, fluxion sanguine dans les organes pelviens, et, finalement, hémorrhagie critique. Le plus important de ces phénomènes, le phénomène capital, essentiel, c'est la ponte ou la séparation de l'œuf de la vésicule de Graaf. L'hémorrhagie n'est qu'un signe accessoire. Aussi la voit-on manquer chez des femmes fécondes et qui deviennent ainsi mères sans jamais avoir été réglées. Cependant, si vous interrogez ces femmes, vous constaterez que presque toutes ont ressenti les symptômes caractéristiques de la congestion utéro-ovarique, à des époques régulières, correspondant au moment de l'ovulation spontanée. Il est si peu nécessaire que la déplétion sanguine s'opère par le vagin, qu'il est un certain nombre de personnes chez lesquelles le flux utéro-vaginal est remplacé par l'hémorrhagie d'un autre organe, une hémoptysie, une hématurie, une épistaxis, une hémorrhagie cutanée, dites supplémentaires. On connaît plusieurs exemples de femmes qui n'ont été réglées qu'après une ou plusieurs grossesses.

Ainsi, tous ces faits n'ébranlent en rien la théorie développée plus haut et ne témoignent en aucune façon contre l'influence et la nécessité de la menstruation dans l'œuvre de la reproduction.

Ainsi comprise, la menstruation caractérise essentiellement la deuxième phase de la vie de la femme, que nous pourrions nommer, pour cette raison, *période menstruelle* ou *génitale*.

La durée de cette période est très variable, étant subordonnée à mille influences diverses, telles que les climats, les races, le milieu social, les mœurs, les tempéraments, etc.

Nous avons dit que, dans nos climats, la menstruation s'établissait, en moyenne, entre quatorze et seize ans. Suivant M. Raciborski, les âges au-dessous de dix ans et au-dessus de vingt ans doivent être regardés comme exceptionnels. Il mentionne néanmoins une fille réglée à huit ans, sept à neuf ans, deux à vingt et un ans, une à vingt-cinq ans.

Des exceptions plus extraordinaires ont été rapportées par les auteurs, témoin ce fait publié dans les *Annales d'hygiène* (t. X, p. 181) par M. le docteur Le Beau, de la Nouvelle-Orléans. Il s'agit d'une enfant née avec tous les signes extérieurs de la puberté, tels qu'ils existent ordinairement chez une fille de treize ou quatorze ans. Les règles parurent à trois ans et coulèrent ensuite, tous les mois, pendant trois jours. Van-Swieten rapporte aussi avoir vu une fille réglée dans le premier mois de sa vie et nubile à sept ans. M. Velpeau cite, dans son *Traité d'accouchement*, l'exemple d'une jeune fille dont les règles ont paru pour la première fois à dix-huit mois, et ont continué, depuis, à se montrer régulièrement. Ceux qui voudraient connaître les cas curieux de ce genre qui sont disséminés dans les archives de la science pourront consulter le Mémoire de Dezeimeris, dans le journal *l'Expérience*, t. II, p. 12.

On a rapporté aussi des faits extraordinaires de menstruation retardée, tels que des exemples de femmes réglées pour la première fois à trente, quarante, quarante-deux ans avec tous les symptômes ordinaires. Mais il ne s'ensuit pas, même dans ces cas exceptionnels, que la puberté ait attendu, pour paraître, l'éruption tardive des règles. La puberté a des signes qui l'annoncent même en l'absence de celui qui sert le plus ordinairement à la démontrer (Cerise).

La première menstruation est d'autant plus précoce qu'on s'avance plus vers le midi ; elle est plus tardive à mesure qu'on s'éloigne de l'équateur. Dans la Barbarie, dans l'Égypte, dans l'Inde, dans la Turquie, dans les îles océaniennes, dans le Brésil, les femmes sont réglées vers l'âge de huit à dix ans. En Danemark, en Suède, en Norwége, en Laponie, en Sibérie, les femmes ne sont nubiles que de dix-huit à vingt ans.

On admet que la race exerce une influence sur le moment de la première éruption menstruelle. Mais il est bien difficile d'apprécier exactement quelle est la part qui lui appartient. Les recherches de M. Raciborski à ce sujet tendraient à démontrer néanmoins que le changement de climat n'altérerait pas l'habitude physiologique du pays d'origine relativement à l'époque de la puberté. Ainsi les femmes anglaises, nées aux Indes, sont généralement réglées vers l'âge de quinze ans, comme si elles étaient nées en Angleterre et qu'elles n'eussent jamais quitté leur pays.

L'influence de la civilisation a été particulièrement étudiée par

M. Brierre de Boismont. Il résulterait de ses relevés statistiques que les règles apparaissent dans les capitales plus tôt que dans les villes secondaires, et dans celles-ci plus tôt que dans les campagnes.

On a noté aussi que, toutes circonstances égales d'ailleurs, le nombre des menstruations tardives est moins considérable chez les riches que chez les pauvres (Raciborski, Brierre de Boismont).

M. Raciborski, étudiant l'influence du tempérament et de la constitution, a trouvé que la menstruation est plus précoce chez les femmes robustes, pléthoriques et nerveuses, que chez les sujets délicats, mous et lymphatiques.

L'écoulement des règles, quoique soumis à des intervalles périodiques, n'est cependant pas toujours très régulier. Il se manifeste souvent tous les mois, et jour pour jour, mais on remarque que les époques menstruelles ont généralement une certaine tendance à avancer. Des observations prises sur un grand nombre de femmes permettent de fixer ce retour périodique à vingt-huit jours en moyenne. Mais il y a un grand nombre d'exceptions. Quelques femmes sont réglées tous les quinze jours, d'autres ne le sont guère que toutes les six semaines (J. Béclard).

Il est peu de femmes chez qui l'approche des règles ne s'annonce par quelques signes avant-coureurs. En général, ce sont des phénomènes de réaction légère qui indiquent l'étroite sympathie qui lie tout l'organisme à l'utérus et la subordination du reste de l'économie à cet organe. Exceptionnellement, cette réaction va jusqu'à provoquer un petit mouvement fébrile. Mais voici ce qu'on observe le plus communément :

« Un ou deux jours avant l'apparition de l'écoulement, les parties génitales externes, c'est-à-dire la vulve, les grandes et les petites lèvres, le clitoris, la muqueuse vaginale, présentent une légère tuméfaction, une injection vasculaire prononcée, une chaleur plus vive, qui s'étendent jusqu'au col de la matrice. Les lèvres du museau de tanche sont tuméfiées, légèrement ramollies; son orifice est quelquefois entr'ouvert et élargi transversalement. »

Les mamelles augmentent de volume et deviennent très sensibles au toucher.

La femme éprouve une douleur gravative, obtuse dans les lombes et aux aines, un sentiment de pesanteur dans le bassin et au fondement, des lassitudes dans les membres, principalement aux aines et aux jambes.

Chez quelques femmes il survient des troubles nerveux, des gastralgies, des crises hystériformes, de l'insomnie, des palpitations, de la céphalalgie, etc.

Les menstrues apparaissent, et, à mesure que le sang s'écoule, on voit, en général, diminuer cette exaltation vitale et se dissiper les symptômes de congestion.

« La durée du flux menstruel est très variable. Tantôt il ne dure que deux ou trois jours, tantôt il se prolonge pendant une semaine. Le premier liquide qui s'écoule par la vulve est un mucus plus ou moins coloré par le sang; peu à peu ce liquide se colore davantage, et bientôt il est composé de sang à peu près pur. Puis la quantité du liquide diminue d'abondance; sa couleur devient moins foncée, et l'évacuation menstruelle se termine ordinairement par l'écoulement d'un mucus plus ou moins épais. » (Jules Béclard.)

Le sang des règles est aussi pur, aussi riche en globules que celui qui coule dans les vaisseaux. Il ne présente d'autres différences qu'une proportion un peu moindre de fibrine, ce qui fait qu'il ne se coagule point ou que son coagulum est petit et moins solide que celui du sang extrait par une large ouverture. Suivant M. Gendrin, il ne devient coagulable que lorsque les menstrues se changent en hémorrhagie morbide. Ce qui confirme surtout cette opinion, c'est que le sang qui s'est amassé dans l'utérus et dans le vagin, chez les jeunes filles imperforées, et qui s'écoule, après l'incision de la membrane qui le retenait, noirâtre et poisseux, n'est ordinairement pas coagulé. Ce sang, n'a par lui-même, aucune des qualités malfaisantes ou merveilleuses que la plupart des auteurs anciens lui avaient accordées et que le vulgaire lui attribue encore aujourd'hui.

On ne saurait assigner une mesure précise à la quantité de l'écoulement menstruel : témoins les résultats si différents obtenus par Hippocrate (20 onces), par Freind, par Astruc (8 à 10 onces), par Haller (6 à 8 onces), par Dehaen (3 ou 4 onces), etc. Les mêmes influences qui font varier l'époque de l'apparition de la puberté semblent agir aussi sur la quantité du flux menstruel, et dans un sens analogue : tels sont le climat, le tempérament, le genre de vie et toutes les circonstances accidentelles capables de faire varier chaque jour les dispositions du même individu. On peut dire, d'une manière générale, que la quantité des règles doit être augmentée par toutes les causes capables de produire sur l'appareil génital un excès de congestion, soit qu'elles agissent directement par une excitation locale, soit qu'elles agissent d'une manière éloignée en accélérant la circulation générale et en déterminant un surcroît d'activité dans toute l'économie.

Quoi qu'il en soit, on peut évaluer, en moyenne, la proportion de l'écoulement cataménial à 250 grammes.

« L'écoulement menstruel, dit Roussel, est le signe et, pour ainsi dire, la mesure de la santé. » C'est, en effet, une fonction capitale, essentielle chez la femme, dans la période de la vie que nous étudions. Deux circonstances seulement peuvent suspendre physiologiquement le cours de la menstruation : c'est la grossesse et l'allaitement.

La grossesse est, pour ainsi dire, le complément de la menstruation ; c'est l'ovulation fécondée et portée jusqu'à ses dernières limites d'évolution.

Il n'est pas besoin de rappeler qu'elle consiste dans le développement de l'ovule imprégné par le fluide séminal, et qu'on en distingue deux variétés : la grossesse normale, qui a pour siége la cavité même de la matrice ; la grossesse anormale ou extra-utérine, qui consiste dans l'évolution irrégulière et incomplète de l'embryon, hors de la cavité de l'utérus, soit dans le conduit tubaire, soit dans l'ovaire même, soit enfin dans la cavité du péritoine.

En général, les règles sont et demeurent supprimées pendant neuf mois que dure la gestation, et aussi pendant tout le temps de la lactation. Cependant cette loi souffre quelques exceptions, et il est un certain nombre de femmes qui continuent à être réglées, soit pendant les premiers mois, soit même pendant toute la durée de la grossesse et de l'allaitement. Toutefois, il est un fait remarquable, qu'on observe chez un certain nombre de femmes dont la menstruation se supprime pendant la gestation, c'est un ensemble de phénomènes qui indiquent qu'il s'opère, à l'époque habituelle de leurs règles, une congestion sanguine vers les organes pelviens. Cette fluxion, lorsqu'elle est trop active, peut devenir une cause d'avortement : le médecin doit y prendre garde.

Hors l'état de grossesse et de lactation, il est nécessaire qu'une femme, qui est dans l'âge de la menstruation, soit réglée et, autant que possible, qu'elle le soit régulièrement; sinon l'on devra soupçonner qu'il existe ou un vice de conformation, ou un état pathologique de l'utérus ou de quelqu'un des autres organes générateurs.

Nous avons déjà dit précédemment que, chez certaines femmes, la déplétion cataméniale, au lieu de se faire par la vulve, s'opérait par un autre organe ; nous avons ajouté que ces hémorrhagies, dites supplémentaires, avaient lieu le plus souvent par la muqueuse des voies aériennes, soit par la surface interne des narines, soit par celle des bronches. On trouve aussi, dans les auteurs, des cas où le sang a fait éruption par la muqueuse gastrique, la muqueuse rectale et même la surface cutanée, l'ombilic, la pulpe des doigts, les oreilles, etc.

Ces différentes manifestations du flux cataménial ont été, dans la grande majorité des cas, compatibles avec une santé satisfaisante. Cependant on ne peut s'empêcher de considérer ces faits comme des anomalies, et il est du devoir du médecin de tenter quelques efforts pour rappeler les menstrues vers leurs voies naturelles.

Les vices de conformation, qui sont le plus souvent un obstacle à l'écoulement des règles par la vulve, sont : l'oblitération ou l'imperforation de l'orifice utérin, l'absence ou l'atrésie du vagin, et enfin l'obstruction complète de l'ouverture vulvaire par une membrane hymen imperforée. Dans les cas de ce genre, le sang menstruel, ne pouvant s'écouler au dehors, s'accumule derrière l'obstacle, distend l'organe creux dans lequel il est emprisonné et y forme, à la longue, une tumeur plus ou moins volumineuse, dont la présence détermine des troubles fonctionnels divers. Une opération chirurgicale devient alors nécessaire pour donner issue au liquide ainsi amassé.

En même temps que les organes de la génération s'éveillent et entrent en fonction chez la jeune fille pubère, en même temps commence pour elle une nouvelle phase pathologique. Dès lors, en effet, la femme devient tributaire de toutes les maladies qui ont leur source dans un dérangement ou un trouble quelconque des fonctions utéro-ovariennes. Nous verrons, plus tard, à l'occasion de l'étiologie, que les affections utérines ou péri-utérines ne sont pas uniquement le triste privilége des femmes qui s'adonnent aux rapports sexuels, mais qu'elles peuvent atteindre aussi, et même qu'elles atteignent assez souvent les jeunes filles vierges, à partir du moment de la puberté.

Après avoir traversé la période que nous venons de décrire assez au long, la femme cesse d'être menstruée; dès lors elle n'est plus apte, en général, à la reproduction, ni sujette aux maladies qui dérivent de la menstruation.

Cette troisième période de la vie de la femme est désignée sous le nom de ménopause, âge de retour, époque critique.

De même que la puberté ne commence pas au même âge pour toutes les femmes, de même aussi la disparition des menstrues s'effectue plus tôt ou plus tard chez les unes que chez les autres. Ici encore, les différences paraissent tenir aux influences du climat, de la race, du genre de vie, de la constitution, etc.

Dans nos contrées, l'âge critique arrive généralement de la quarantième à la cinquantième année. On admet que les femmes sont réglées, en moyenne, pendant trente ans, de sorte qu'il est permis de dire que l'époque de la cessation des règles est en raison de l'époque de leur apparition.

Toutefois, les exceptions à cette règle ne sont pas très rares dans la science. Ainsi on a vu le flux menstruel se prolonger jusqu'à soixante, soixante et dix, soixante et quinze et quatre-vingts ans, et la fécondité se conserver en même temps. Orfila citait dans ses cours une femme qui eut sept enfants, devint enceinte du premier à quarante-sept ans, accoucha du dernier à soixante, fut réglée jusqu'à quatre-vingt-dix-neuf ans, et mourut à cent-quatorze ans. Lisfranc a vu plusieurs fois les règles disparues dès l'âge de trente-cinq ans, et il a donné des soins à des femmes réglées jusqu'à soixante-cinq ans et au delà (Menville).

Il est quelques femmes chez qui cette suppression définitive s'accomplit sans trouble, sans ébranlement notable de la santé. Mais il en est aussi, et en grand nombre, pour qui cette révolution ne s'opère point sans une perturbation plus ou moins marquée de l'équilibre physiologique. Ce n'est point ici le lieu de passer en revue tous les désordres locaux et généraux, physiologiques ou intellectuels dont la ménopause peut devenir le signal, et qui ont valu à cette époque l'épithète de *critique*. Qu'il nous suffise de rappeler que c'est à partir de cet âge que les femmes sont plus particulièrement sujettes aux lésions organiques de la matrice.

On a vu des femmes cesser d'être réglées, comme d'ordinaire, à quarante-cinq ou cinquante ans, et chez qui la menstruation se rétablissait à soixante, soixante et dix et même quatre-vingts ans. Haller cite un bon nombre d'exemples de cette nature. Saxonia parle d'une religieuse chez qui le flux menstruel se rétablit à cent ans et continua jusqu'à cent trois ans. Fabrice de Hilden rapporte un fait semblable. Presque toujours le flux sanguin qui survient alors n'est qu'une hémorrhagie dépendant d'une lésion organique de l'utérus. Aussi, les médecins ont de tout temps regardé les longues menstruations et leur renouvellement à un âge avancé comme étant de très mauvais augure (Menville).

Après ces considérations anatomiques et physiologiques, qui nous ont paru indispensables pour l'intelligence parfaite et l'interprétation de l'étiologie, du mode de développement et du diagnostic des maladies de l'utérus et de ses annexes, nous allons faire connaître sommairement les différents procédés d'exploration de ces organes. Ce sera, en quelque sorte, le complément et, tout ensemble, la première mise en œuvre des notions d'anatomie qui ont été exposées plus haut.

ARTICLE SECOND.

MÉTHODES D'EXPLORATION DE L'UTÉRUS ET DE SES ANNEXES.

Avant de commencer l'étude des affections de l'utérus, il est nécessaire d'exposer les différents modes d'exploration de cet organe et de ses annexes. Nous traiterons successivement du toucher, de l'examen au spéculum et du cathétérisme utérin.

Pour procéder à ces divers examens, la malade doit être couchée sur le dos, le siége plus élevé que le reste du corps, les jambes écartées, les cuisses fléchies sur le bassin et les jambes sur les cuisses, afin de mettre dans le relâchement les muscles de la paroi abdominale.

§ 1er. — Du toucher.

Le toucher peut se pratiquer par le vagin, le rectum et l'hypogastre. On se sert tantôt d'un doigt, tantôt de plusieurs, et le plus souvent du doigt indicateur, que l'on enduit d'un corps gras (huile, cérat).

1° *Toucher vaginal.* — Après avoir écarté les lèvres de l'orifice vulvaire, on introduit doucement le doigt dans le vagin, et l'on va tout de suite à la recherche du col de l'utérus. Chemin faisant, on constate l'état des parois vaginales, leur température, leur sensibilité et leur degré d'humidité. Au fond du cul-de-sac vaginal, le doigt rencontre d'abord la lèvre antérieure du museau de tanche ; il faut porter le doigt en arrière et déprimer un peu la paroi recto-vaginale pour saisir la lèvre postérieure et la totalité du col. Le doigt mesure ordinairement la distance qui sépare le col de la vulve : elle est, nous l'avons dit, de 7 à 8 centimètres ; mais cette distance est variable, même dans l'état normal, et quelquefois elle peut aller jusqu'à 9 et 10 centimètres. Le col se reconnaît à sa saillie conique dans le vagin, à sa consistance plus ferme que les parties voisines, à sa dépression centrale qui constitue l'orifice externe ou utéro-vaginal du museau de tanche, à sa surface lisse et douce dans l'état normal, à tous les caractères enfin que nous avons indiqués dans nos considérations anatomiques. Le doigt explorateur devra parcourir soigneusement toutes les parties du col utérin, en apprécier le degré de température et de sensibilité, l'état de la surface, la forme, le volume, la consistance, tant d'une manière absolue que d'une manière relative, et pour chacune des lèvres en particulier.

Dans l'état sain, la température du col ne diffère point de celle des parties voisines; sa sensibilité est peu marquée, le plus souvent obtuse; dans beaucoup de cas elle paraît nulle, plus rarement on la trouve exaltée. Le volume du col est très variable : petit chez les jeunes filles, il augmente chez les femmes plus âgées et surtout chez celles qui ont eu des enfants; il peut alors devenir double ou triple de celui de la jeune fille. Son diamètre antéro-postérieur et transversal est, en moyenne, de 3 centimètres. Toutefois, le volume du col, hors de l'état pathologique, ne saurait être fixé d'une manière bien précise; c'est l'expériencequi apprendra au médecin à distinguer les engorgements de cette partie de la matrice.

On pourra considérer le col utérin comme malade toutes les fois que, par le toucher, on constatera une élévation de sa température, une exaltation de sa sensibilité, une modification de sa surface et de ses diamètres.

Le toucher vaginal permet de vérifier le degré de mobilité de l'utérus. En général, le doigt soulève cet organe avec facilité. Si l'on éprouve une sensation anormale de pesanteur, c'est qu'il existe un état pathologique.

On peut encore avec le doigt, en suivant le col et refoulant le cul-de-sac vaginal, explorer la face antérieure du corps utérin dans une étendue de 2 centimètres environ, très rarement, néanmoins, d'une manière complète. Le toucher vaginal ne permet point, dans l'état normal, d'explorer la paroi postérieure de l'utérus, dont on ne peut suivre que la partie inférieure, la plus voisine du col.

Par le toucher, on s'assure de l'état des ligaments larges, s'ils sont libres et peu sensibles, s'ils le sont également des deux côtés, etc. Enfin, il est possible de reconnaître la présence des matières fécales dans le rectum, et de se prémunir ainsi contre la confusion que l'on pourrait faire entre les tumeurs stercorales et les tumeurs développées autour de l'utérus ou dans ses annexes.

Si la malade est debout, le toucher vaginal permettra de mieux apprécier le poids et le degré d'abaissement de l'utérus. Il est des femmes qu'il est indispensable de toucher dans cette position ; ce sont celles dont l'utérus est très relevé dans l'état normal et chez qui le doigt ne peut atteindre le col dans la position couchée. Il faut dire que ces cas sont fort rares.

2° *Toucher rectal.* — Le toucher rectal est beaucoup moins important que le toucher vaginal ; cependant il est utile d'y recourir dans un certain nombre de cas, soit pour compléter le premier examen, soit pour chercher de nouveaux éléments de diagnostic. Par ce mode d'exploration on peut, en effet, sentir le corps de l'utérus, mesurer à peu près son volume et son poids, apprécier sa sensibilité. Mais c'est surtout dans les lésions qui ont pour siége la face postérieure de cet organe ou qui sont placées entre la matrice et le rectum que ce procédé offre de grands avantages. Il permet de reconnaître directement la présence des matières fécales dans l'intestin, et d'éviter, de cette manière, de graves méprises.

Autant que possible, on s'abstiendra de ce mode d'exploration, à cause de la répugnance qu'il inspire aux malades. Cependant, pour des motifs qu'il est inutile d'indiquer, il doit remplacer le toucher vaginal chez les jeunes filles, à moins que des circonstances sérieuses et de la plus haute importance n'autorisent le médecin à agir autrement, ce qu'il ne fera jamais qu'avec le consentement de la malade et de ses parents. Tels sont les principes qui nous ont toujours servi de guide, soit à l'hôpital, soit en ville.

3° *Toucher hypogastrique.* — Seul, le toucher hypogastrique nous permet d'apprécier la sensibilité des parois de l'abdomen et des organes logés dans le ventre, la tension de ces parois et le degré de résistance qu'elles présentent, leur température, etc. De plus, il nous fait reconnaître la présence de tumeurs dans la cavité abdominale.

Mais c'est surtout en combinant ces différents modes d'exploration qu'on arrive parfois à donner au diagnostic une extrême précision.

a. — En portant le doigt dans le vagin et en appuyant de la main restée libre sur l'hypogastre, on saisit les organes contenus dans la cavité du bassin, et l'on arrive ainsi à mesurer avec assez d'exactitude le volume de l'utérus, à reconnaître sa direction et son degré de mobilité, surtout chez les femmes maigres ; on peut s'assurer aussi qu'en dehors de l'utérus, sur les parties latérales, les ligaments larges sont libres et ne renferment aucun noyau d'engorgement. En effet, dans l'état normal, les deux doigts peuvent se rencontrer à travers la paroi vaginale et la paroi du bas-ventre, suffisamment refoulées. Toutefois, il ne suffit pas que les deux doigts se touchent en un point pour en conclure qu'il n'existe pas d'engorgement ; il est nécessaire encore de porter l'exploration sur toutes les parties de la cavité pelvienne que le doigt peut atteindre. C'est faute de n'avoir pas procédé avec ces précautions minutieuses que des tumeurs placées au voisinage de l'utérus ont dû échapper à plus d'un observateur distingué.

A l'aide du toucher vaginal et du toucher hypogastrique réunis, on peut encore constater l'existence et la direction des divers déplacements de la matrice sans le secours du cathétérisme utérin. Aussi, nous ne réservons l'usage de la sonde que pour quelques cas exceptionnels et dans lesquels elle est impérieusement indiquée ; car l'introduction d'un corps étranger dans l'utérus n'est pas toujours exempte d'inconvénients. Nous partageons, à cet égard, l'opinion de MM. Bennett et Scanzoni.

b. — On pratique le toucher vaginal et le toucher rectal réunis en portant simultanément, soit l'index dans le vagin et le médius dans le rectum, soit le pouce dans le vagin et l'index dans le rectum. Ce mode d'exploration est particulièrement utile pour mesurer le degré d'épaisseur et de densité de la cloison recto-vaginale et des tumeurs situées entre la matrice et le gros intestin.

§ 2. — Examen au spéculum.

Les différents modes d'exploration que nous venons d'exposer sont assurément d'une haute importance. Il en est encore un autre qui ne doit pas être négligé, car il peut rendre d'éminents services non-seulement dans le diagnostic, mais encore dans le traitement des affections utérines. Nous voulons parler du spéculum.

Le spéculum, dont il existe plusieurs variétés, est, en général, un instrument cylindrique, composé d'une ou de plusieurs pièces et qui, introduit dans le vagin, permet de voir et d'observer les parois vaginales et le col de l'utérus.

Les anciens paraissent s'être servis du spéculum ou d'un instrument analogue; mais il était tombé dans l'oubli lorsque Récamier le remit en usage. Le spéculum qu'il employa, et que l'on emploie encore aujourd'hui, est un tube ayant la forme d'un cône tronqué, long de 14 à 16 centimètres, muni d'un embout, destiné à rendre son introduction plus facile. On en fabrique en métal, en bois, en porcelaine, en verre et en caoutchouc; les plus usités sont ceux de métal et ceux de bois. Le *speculum uteri*, dont on se

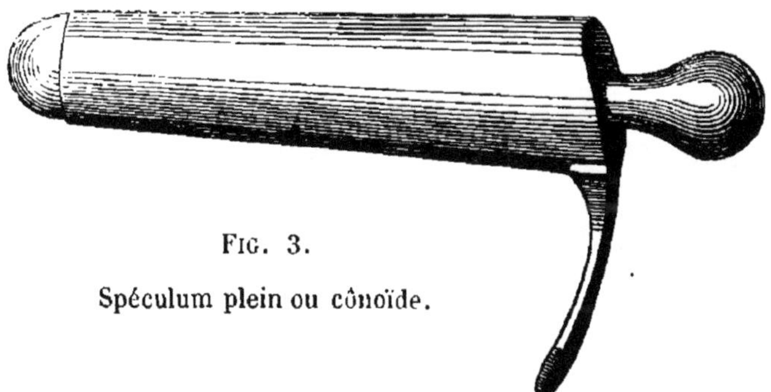

FIG. 3.
Spéculum plein ou cônoïde.

servait avant Récamier, consistait en une pince à plusieurs branches qu'on introduisait toutes fermées dans le vagin et qui, en s'écartant les unes des autres, mettaient la matrice à découvert.

Dupuytren fit adapter à l'extrémité libre du spéculum de Récamier une tige qui lui sert de manche (fig. 3).

Cet instrument est généralement difficile à introduire, et les douleurs qu'il fait naître, malgré les plus grandes précautions, ont provoqué des modifications importantes dans sa construction.

D'abord on diminua ses dimensions, puis on employa des spéculums à deux valves, concaves en dedans, et donnant par leur rapprochement un conoïde complet. Les deux valves sont soutenues et réunies par une ou deux charnières ; une tige graduée, fixée à l'un des manches et traversant l'autre dans une mortaise, permet, au moyen d'un anneau mobile, de leur donner le degré d'écartement convenable (fig. 4).

Mme Boivin a eu, la première, l'idée des spéculums brisés, dont

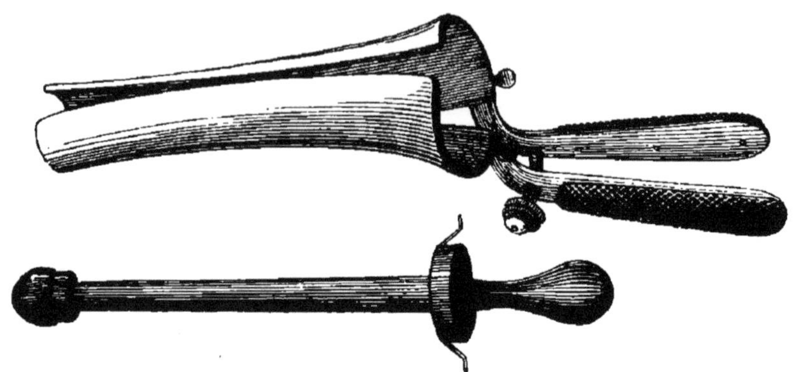

FIG. 4.

Spéculum bivalve.

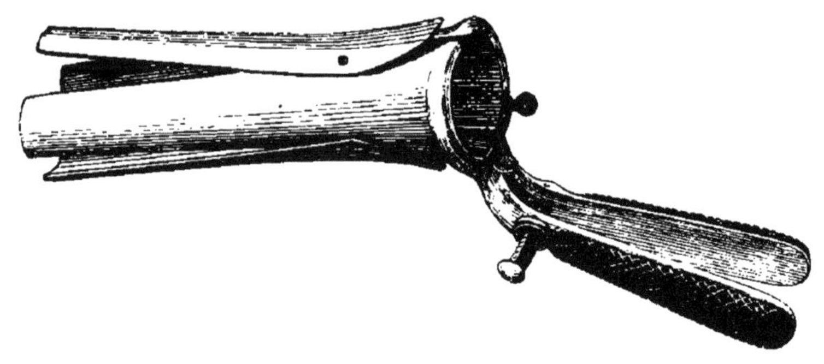

FIG. 5.

Spéculum quadrivalve.

les pièces mobiles s'écartent à volonté. Elle a imaginé, en outre, des spéculums percés de trous pour pouvoir explorer les parois vaginales.

Lisfranc, MM. Guillon, Ricques, Jobert, Ricord, Charrière, ont fait subir diverses modifications à ce genre d'instruments.

Enfin, il existe des spéculums trivalves, quadrivalves (fig. 5). Il y a une variété de spéculum trivalve dans laquelle l'une des branches peut se démonter et se retirer au moyen d'une double coulisse. On met ainsi à nu la paroi vaginale.

M. Ségalas et M. Colombat ont proposé d'adapter au spéculum un réflecteur qui éclairât davantage la cavité vaginale; mais avec une simple lumière, placée devant une cuiller d'argent, on obtient les mêmes résultats.

M. Désormeaux a inventé un instrument destiné à explorer la surface interne du col utérin. Il se compose d'un tube assez étroit pour pouvoir pénétrer dans l'intérieur de la matrice. Une fois introduit, l'extrémité externe est mise en rapport avec une petite lampe munie d'un réflecteur qui projette les rayons lumineux jusque dans la cavité du col, avec assez de clarté pour permettre à l'observateur d'en apprécier les divers états. Cet instrument, que l'auteur a nommé *utéroscope*, est fort ingénieux; mais je ne pense pas qu'il ait jamais de grandes applications.

Le spéculum ne peut donner que certains renseignements relatifs aux parties qu'il met en évidence. Il permet d'étudier les lésions développées à la surface interne du vagin, sur le museau de tanche et autour de l'orifice utéro-vaginal : couleur, injection, forme, dimensions, granulations, érosions, ulcérations, etc.

On peut même reconnaître les divers genres de déplacements que le col de l'utérus a pu subir, et la source des flueurs blanches, s'il en existe, ainsi que leur nature et leurs diverses qualités.

Mais il ne faut pas demander davantage au spéculum. Autrement on s'exposerait à tomber dans de graves erreurs. Ainsi, il ne peut rien nous apprendre sur la situation du corps, sur son volume et sa consistance; il ne nous indiquera rien sur les tumeurs qui se développent autour de la matrice.

Le spéculum, comme nous l'avons déjà dit, n'est pas seulement utile pour nous révéler certaines affections de l'utérus; il nous permet encore de porter dans le vagin ou sur le col des agents thérapeutiques, caustiques, calmants, propres à combattre les lésions de ces parties, en même temps qu'il protége les tissus voisins. Enfin, il est d'un grand secours dans différentes opérations chirurgicales qui se pratiquent sur l'utérus ou sur les parois du vagin.

Pour introduire le spéculum, la malade doit être couchée sur le dos, le siége rapproché du bord du lit, les deux jambes écartées et soutenues par deux aides ou par deux chaises, les cuisses fortement fléchies sur le bassin et les jambes sur les cuisses, la tête basse.

Le spéculum plein, muni de son embout et enduit d'un corps gras, est introduit dans le vagin. Disons qu'il sera toujours utile de déterminer préalablement la position de l'utérus, à l'aide du toucher vaginal, afin de mieux diriger l'instrument et d'arriver plus sûrement sur le col. On pousse lentement le spéculum jusqu'à ce qu'il ait atteint le col de la matrice. Alors on retire l'embout, et l'on aperçoit le museau de tanche qui ne tarde pas à se présenter au fond de l'instrument et à s'engager dans l'ouverture demeurée libre. Cette manœuvre est assez facile lorsque l'utérus est dans sa position normale ; mais il n'en est plus ainsi toutes les fois que cet organe a subi quelque déviation. On éprouve souvent alors de grands embarras et, dans certains cas même, il devient impossible de saisir le col. Une fois le museau de tanche engagé dans le spéculum, il est nécessaire de le nettoyer, d'enlever avec du coton les mucosités qui peuvent le couvrir.

Le spéculum bivalve, plus facile à manier que le conoïde, s'introduit comme lui, avec les mêmes précautions, et toujours muni de son embout. Seulement, lorsqu'on a dirigé l'instrument sur le col et retiré l'embout, on écarte doucement les deux valves et presque aussitôt le col s'engage.

Comment déterminer maintenant si le spéculum a dépassé le col ou s'il est près de l'atteindre? Quand on ne se sert pas d'un embout, on voit, à mesure que le spéculum chemine, les replis du vagin s'effacer peu à peu au-devant de l'instrument ; mais quand il est arrivé près du col, l'un des replis, celui qui correspond à la partie de l'organe qui se présentera la première, disparaît entièrement. Si le col est dans l'axe du vagin, les deux replis disparaissent à la fois. En ce moment on écarte les deux valves, et le museau de tanche se trouve engagé.

Si, après avoir introduit le spéculum muni de son embout, on retire celui-ci vers le milieu ou les deux tiers du vagin, on voit se produire les mêmes effets que précédemment.

Supposons qu'après avoir retiré l'embout, on aperçoive au fond du spéculum, au lieu du museau de tanche, une surface lisse et unie, on en conclura que l'instrument a dépassé le col de l'utérus, soit en avant, soit en arrière, soit sur les côtés. Il faut alors retirer doucement le spéculum, jusqu'à ce qu'il se forme un pli de la muqueuse vaginale. Ce pli indiquera sûrement la position du col et servira de guide à l'instrument. On peut dire, d'une manière générale, que le col est toujours opposé au pli vaginal. Ce pli est-il en avant, le col sera en arrière ; il faudra baisser l'extrémité interne du spéculum. Le pli est-il en arrière, le col sera en avant ; on redressera légèrement l'instrument, etc.

Comment embrasser le col utérin avec un spéculum bivalve ? Si le col est en arrière, il arrive souvent, lorsqu'on écarte les valves de l'intrument, que l'une d'elles repousse l'organe en haut et en arrière; il est alors difficile de le saisir.

Le col est-il en avant, même inconvénient ; quand on écarte les valves, on repousse en haut le col, qui s'éloigne de plus en plus. Rien de plus simple que la manœuvre qui permet de faire pénétrer le col, quelle que soit sa position, dans le champ du spéculum. Elle consiste à introduire le spéculum bivalve dans le vagin, de sorte que l'une des valves soit à gauche, l'autre à droite, en arrivant près du museau de tanche. Il en résulte que les deux valves peuvent passer facilement l'une à gauche, l'autre à droite du col, qui se trouve ainsi compris entre elles. Alors on imprime un demi-mouvement de rotation au spéculum, de manière que l'une des valves se place en arrière, l'autre en avant ; et l'organe est saisi. Si le col se trouvait à droite ou à gauche, en dirigeant obliquement l'instrument, on arriverait de la même manière à le saisir.

Les spéculums trivalves et quadrivalves s'introduisent de la même manière; mais ils permettent de saisir plus facilement le col que les spéculums pleins, car on peut écarter beaucoup plus les parois du vagin. Aussi, doivent-ils être employés de préférence au spéculum bivalve, toutes les fois que les parois vaginales sont dans un tel état de relâchement, qu'elles s'introduisent entre les valves du spéculum et masquent le col utérin d'une manière plus ou moins complète. On les emploiera aussi dans les cas où le col est très volumineux. On reproche à ces spéculums de pincer et de blesser les parois du vagin : ce reproche peut être fondé quand ces instruments sont introduits par des mains inexpérimentées ; mais entre des mains exercées, de semblables accidents ne se produisent jamais. Toutefois, sauf les cas que nous venons d'indiquer, on fera mieux de recourir, en général, au spéculum bivalve dont le maniement est plus facile et l'application moins douloureuse.

Il importe de faire observer qu'il ne convient pas de se servir à tout propos du spéculum. Ce mode d'exploration déplaît toujours aux malades ; et l'on doit le réserver pour les cas où son emploi est absolument nécessaire. Il est, en outre, des circonstances qui en contre-indiquent l'usage. A moins de circonstances impérieuses, on devra s'en abstenir chez les filles vierges ; quand on sera forcé d'y recourir, on ne devra le faire qu'avec le consentement de la malade et de la famille.

L'état inflammatoire, les douleurs, certaines lésions du vagin, de l'utérus et de ses annexes, peuvent être aussi une contre-indication du spéculum, dans des cas que nous aurons soin de spécifier dans la suite.

Les dimensions de l'instrument seront toujours en rapport avec l'âge de la malade et l'état des organes génitaux. Ainsi, l'application d'un spéculum bivalve ordinaire est très douloureuse, insupportable même chez les femmes qui ont eu de nombreux enfants, tandis qu'un spéculum d'un plus fort calibre pénètre sans douleur.

§ 3. — Cathétérisme utérin.

Indépendamment du toucher et de l'examen au spéculum, on peut être obligé quelquefois d'avoir recours au cathétérisme utérin. Les deux premières méthodes nous donnent sans doute des renseignements très précieux sur ce qui concerne l'utérus et ses annexes ; mais elles ne nous apprennent rien et ne peuvent rien nous apprendre sur la surface interne de cet organe. Comment, en effet, à l'aide du toucher et du spéculum, apprécier les dimensions du conduit utérin et le degré de sensibilité de sa surface interne? Cela n'est pas possible; et la sonde utérine pourra seule nous l'apprendre.

On pratique le cathétérisme utérin, soit avec la sonde de Simpson, soit avec l'hystéromètre de M. Huguier.

La sonde de Simpson consiste en une tige métallique munie d'un manche. Cette tige est recourbée à son extrémité libre, qui se termine par un bouton d'un centimètre de circonférence. La face inférieure ou postérieure est convexe et creusée d'une rainure transversale placée à 6 centimètres et demi du bouton terminal, et qui sert à marquer la profondeur normale de la cavité utérine. La face antérieure ou supérieure est graduée en centimètres. Elle est plane dans presque toute son étendue; elle est arrondie vers son extrémité libre; sa longueur est de 15 centimètres. Elle porte un anneau mobile ou curseur, destiné à indiquer le point correspondant à l'orifice utéro-vaginal, quand la sonde a pénétré jusqu'au fond de l'utérus (fig. 6).

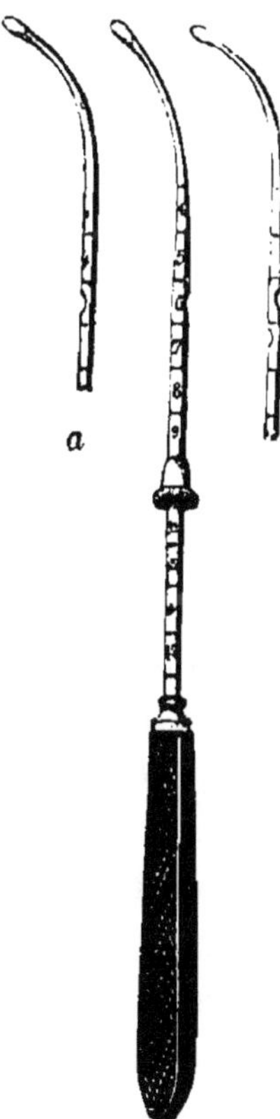

FIG. 6.

Nous avons apporté une très légère modification à cette sonde en transportant la rainure transversale sur la face antérieure de l'instrument, dans le but de la rendre plus facilement accessible au doigt indicateur (fig 6, *a*).

L'hystéromètre de M. Huguier ne diffère de la sonde de Simpson qu'en ce que le curseur est mû au moyen d'une tige qui traverse le manche et glisse dans une gouttière, creusée sur la face convexe de l'instrument.

Avant de porter une sonde dans la cavité utérine, il est une précaution nécessaire, indispensable, et sur laquelle nous ne saurions trop appeler l'attention des praticiens, c'est de bien s'assurer qu'il n'existe point un commencement de grossesse. Dans le doute, on devra s'abstenir et ajourner jusqu'à ce que toute incertitude soit dissipée. Nous croyons devoir rappeler ici que la suppression des règles n'est pas un signe suffisant pour faire présumer la grossesse, de même que la persistance de l'écoulement menstruel ne suffit pas pour établir que la matrice est dans l'état de vacuité, certaines femmes continuant à être réglées pendant le cours de leur grossesse, ainsi que nous l'avons dit dans nos considérations physiologiques.

Pour pratiquer le cathétérisme, la malade doit être placée comme pour l'examen au spéculum ; mais il est fort important que son siége soit bien d'aplomb et n'incline ni d'un côté ni de l'autre.

On peut introduire la sonde sans le spéculum ou avec l'aide de cet instrument. Mais, dans tous les cas, il faut, au préalable, déterminer soigneusement la position et la direction de la matrice ; car les manœuvres varieront suivant ces circonstances. Nous allons décrire ici le procédé à suivre dans l'état normal. Quant aux diverses modifications du manuel opératoire, nous les indiquerons en traitant des lésions qui les réclament.

1° *Sans le spéculum.* — On porte d'abord le doigt indicateur de la main gauche dans le vagin pour aller à la recherche de l'orifice utéro-vaginal ; puis, avec la main droite, on introduit dans le vagin la sonde, dont la face plane regarde en haut ou en avant ; et l'on fait glisser la face convexe le long de l'indicateur gauche qui sert de guide à l'instrument ; quand le bouton terminal est parvenu jusqu'à l'orifice du museau de tanche, on pousse lentement la sonde dans le conduit utérin, en abaissant graduellement le manche, de manière que le bouton se porte en haut et en avant dans la direction de l'axe de l'utérus.

Dans les cas où aucun obstacle ne vient gêner la marche de l'instrument, rien de plus simple que cette manœuvre ; mais il peut arriver que la sonde soit arrêtée par les lacunes de la surface interne du col utérin. Alors il est nécessaire d'imprimer des mouvements légers de va-et-vient pour dégager l'instrument et lui permettre de franchir l'obstacle. Parvenue à l'orifice cervico-utérin, la sonde peut y provoquer une contraction spasmodique qui l'empêche de passer outre. Il ne faut pas la faire pénétrer de force, mais il faut attendre quelques instants ; le spasme cesse bientôt, et l'instrument entre sans de grands efforts dans la cavité du corps utérin. Nous reviendrons sur ces particularités en traitant des rétrécissements et des déviations.

2° *Avec le spéculum.* — On se servira du spéculum : 1° quand le col utérin est tellement élevé que le doigt ne peut pas l'atteindre facilement ; 2° lorsque le col est si petit et son orifice si étroit que l'index devient insuffisant pour guider la sonde.

Une fois l'instrument introduit dans l'orifice utéro-vaginal, on retire ordinairement le spéculum et l'on achève l'opération comme il vient d'être dit.

Le cathétérisme développe dans l'utérus des sensations variables suivant le degré de sensibilité individuelle. En général, l'orifice utéro-vaginal se montre insensible. Quand l'instrument traverse le conduit cervical, les malades n'accusent qu'une sensibilité fort obscure ; mais, le plus souvent, des douleurs vives se font sentir dès que la sonde atteint l'orifice cervico-utérin. Ces douleurs diminuent à mesure que l'instrument s'avance dans la cavité du corps ; parfois elles se réveillent lorsqu'on touche le fond de cette cavité.

Des accidents nerveux variés, en général fugaces et passagers, des crises hystériformes, des vomissements, etc., peuvent être la conséquence de cette opération.

On a vu quelquefois, comme à la suite du cathétérisme uréthral, survenir de véritables accès fébriles intermittents.

Au moyen de la sonde utérine, on peut mesurer la profondeur de l'utérus, la longueur du col, les dimensions du conduit utéro-vaginal, la mobilité, la direction de l'organe.

Mais, en raison des accidents que le cathétérisme peut provoquer, il ne faut y recourir qu'avec une grande réserve et dans les cas où l'utilité de son emploi est bien démontrée.

Chemin faisant, nous trouverons l'occasion de revenir plus au long sur les avantages et les inconvénients de ce moyen qui est, suivant les circonstances, un mode d'exploration ou une méthode de traitement.

PREMIÈRE PARTIE

DES AFFECTIONS UTÉRINES ET PÉRI-UTÉRINES.

CHAPITRE PREMIER.

DE LA MÉTRITE.

DÉFINITION. — La métrite est l'inflammation de l'utérus.

DIVISIONS. — Cette inflammation peut être partielle ou générale, aiguë ou chronique, simple ou compliquée.

La métrite partielle se distingue en métrite externe, métrite interne et métrite parenchymateuse.

ÉTIOLOGIE.—Les causes de la métrite étant à peu près les mêmes, quel que soit son siége, quelle que soit sa forme, nous allons les étudier d'une manière générale, avant d'aborder l'histoire de chacune des divisions qui viennent d'être établies. Nous éviterons ainsi bien des redites inutiles et des répétitions fastidieuses.

Causes prédisposantes. — L'âge est, sans contredit, la première des causes prédisposantes des phlegmasies utérines. Son influence ne saurait être contestée ; et c'est un point sur lequel tous les auteurs sont d'accord. Pour se faire une idée de la fréquence de la métrite aux différentes époques de la vie, il suffira de jeter un coup d'œil sur ce tableau, qui donne les âges de 300 malades, non point au début de la métrite (dont il est généralement difficile de fixer la date), mais au moment où elles se sont présentées à notre observation.

De 10 à 15 ans	De 15 à 20 ans	De 20 à 25 ans	De 25 à 30 ans	De 30 à 35 ans	De 35 à 40 ans	De 40 à 45 ans	De 45 à 50 ans	De 50 à 55 ans	De 55 à 60 ans
2	33	77	78	47	36	13	11	2	1

Ce résultat n'est-il pas en parfaite harmonie avec les conditions physiologiques de l'utérus dans les différents âges? Que se passe-t-il, en effet, chez la femme, depuis la naissance jusqu'à la vieillesse?

Ainsi que nous l'avons dit dans nos généralités physiologiques, pendant toute l'enfance, l'utérus n'a aucune fonction à remplir ; il sommeille, pour ainsi parler, dans une complète inactivité, et aucun phénomène ne vient révéler encore son existence.

Mais, à l'époque de la puberté, les organes générateurs deviennent tout à coup le siége d'une vitalité considérable ; et, par un développement rapide, ils sortent de l'état rudimentaire où ils étaient demeurés durant les premières années de la vie. En même temps que s'établit la menstruation, la jeune fille entre dans une phase nouvelle ; une révolution s'opère en elle, qui lui annonce son aptitude à devenir mère. La fluxion physiologique, dont l'utérus va être périodiquement le foyer, peut devenir le point de départ d'une congestion morbide et, par suite, de l'inflammation même de l'organe.

Il suffit de regarder notre tableau pour se convaincre aisément que les phlegmasies utérines ont leur maximum de fréquence, de quinze à quarante-cinq ans, c'est-à-dire pendant ce que nous avons appelé la période menstruelle ou génitale de la vie de la femme. Et, dans cette période, quel est l'âge où la femme est le plus exposée à la métrite? C'est de vingt à trente ans, c'est-à-dire à l'âge où ses fonctions génératrices s'accomplissent avec le plus d'activité, où les rapports sexuels sont le plus fréquents et où les grossesses sont le plus nombreuses.

Puis, avec l'époque critique et la cessation du flux menstruel, l'utérus perd son activité fonctionnelle, il rentre pour ainsi dire dans le repos ; et son inflammation redevient très rare. Il est aisé de suivre sur notre tableau cette sorte de déclin de l'aptitude aux phlegmasies utérines, qui s'opère progressivement de trente à soixante ans.

Quoi qu'il en soit, n'oublions pas que la métrite, pouvant se rattacher, ainsi que nous allons le voir, à bien d'autres causes que la menstruation, se montre encore aux diverses époques de la vie. L'âge agit à la manière de toutes les causes prédisposantes ; il n'exerce d'influence que sur le degré de fréquence de la maladie.

Il serait bien difficile d'apprécier d'une manière exacte l'influence que peut avoir le tempérament sur la genèse des phlegmasies utérines. Cependant, il est certain que les femmes douées d'un tempérament lymphatique et celles dont le sang est appauvri y sont plus exposées que les femmes qui jouissent d'un tempérament sanguin : ce qui semble pouvoir s'expliquer par les troubles ou l'irrégularité de la fonction menstruelle chez les premières.

Il n'est pas aussi bien établi que la métrite soit plus commune chez les femmes blondes que chez les autres, quoi qu'en aient dit quelques auteurs.

Certaines femmes, sans qu'on en connaisse exactement la cause, et par conséquent, en raison de leur idiosyncrasie, paraissent plus disposées que d'autres à contracter la métrite.

Nous n'affirmerions pas que la métrite soit héréditaire ; mais nous avons vu des faits extraordinaires qui peut-être nous autorisent à admettre, pour certains cas, ce que nous appellerions volontiers une disposition organique, une aptitude de famille. Ainsi, nous avons donné nos soins à la fois à la mère et à la fille, à deux ou trois sœurs, etc. Sans doute, il n'y a point là d'hérédité au même titre que pour la phthisie, la scrofule, le cancer, etc. ; mais nous ne sommes pas non plus de ceux qui voudraient n'y voir autre chose que de simples coïncidences.

La métrite frappe indistinctement toutes les femmes, à quelque rang de la société qu'elles appartiennent et quelle que soit leur profession. Toutefois, on ne saurait nier qu'elle ne soit plus commune chez les indigentes, qui subissent souvent la double influence de la misère et du vice, et chez les femmes dont la vie est trop molle ou trop sédentaire.

Le régime alimentaire habituel des femmes est-il sans influence sur l'apparition de la métrite ? Envisagée d'une manière générale, il faut convenir que l'alimentation peut agir comme une cause prédisposante sur le développement de cette inflammation, ainsi qu'elle agit sur le développement de toutes les phlegmasies, c'est-à-dire en imprimant à la constitution des modifications désavantageuses qui la rendent plus accessible aux agents morbifiques. Mais existe-t-il des aliments qui exercent une action particulièrement nuisible sur l'utérus ? Quelques auteurs l'ont affirmé ; et, parmi ces aliments, ils ont signalé surtout le café au lait, qui occasionne de la leucorrhée, sans que l'usage isolé du café et du lait produise les mêmes effets. L'écoulement leucorrhéique détermine à son tour une inflammation de la muqueuse interne et externe du museau de tanche. Lisfranc a beaucoup insisté sur ce point, qu'il est important de noter, en vue de la médecine préventive. En traitant de la prophylaxie des phlegmasies utérines, nous reviendrons sur le régime qui convient aux femmes, et particulièrement aux jeunes filles.

L'abus des substances stimulantes, et particulièrement de celles qui portent plus volontiers leur action sur les organes génitaux, comme les emménagogues, ou de certaines pratiques, comme les injections vaginales, les bains de siége, les pédiluves, pourra quelquefois provoquer vers l'utérus une fluxion dangereuse.

Nous signalerons encore comme pouvant avoir une certaine influence sur le développement des phlegmasies utérines, l'usage des vêtements qui exercent une trop grande constriction autour du corps. Il est incontestable que l'abus des corsets trop serrés ne peut qu'amener une gêne de la circulation fatale aux organes renfermés dans l'excavation pelvienne.

Les troubles de la circulation générale, dépendant d'une affection organique du cœur, ne nous paraissent pas exercer sur la production de la métrite une influence très marquée, attendu que, parmi les nombreuses observations que nous avons recueillies, cette lésion n'existait que dans deux ou trois cas. Encore pouvait-il n'y avoir qu'une simple coïncidence. Mais si les maladies organiques du cœur ne sont pas capables de faire naître la phlegmasie utérine, elles peuvent l'aggraver ou la rendre plus rebelle, plus réfractaire au traitement, par l'état de congestion qu'elles provoquent ou qu'elles entretiennent vers l'utérus comme vers les autres viscères.

Les affections de l'estomac peuvent, en déterminant des troubles de nutrition et l'appauvrissement du sang, occasionner une leucorrhée qui, à son tour, irritera et enflammera la muqueuse du col utérin.

Doit-on accorder quelque part d'influence à certaines diathèses, telles que la diathèse tuberculeuse, la diathèse herpétique, la diathèse scrofuleuse, le vice rhumatismal? Cette influence, si elle existe, est peu démontrée, et même jusqu'ici nous n'avons pas souvent observé la métrite chez les femmes tuberculeuses.

Telles sont les causes prédisposantes qui agissent avec le plus d'activité et dont l'action est le mieux connue. Il en est d'autres, dont l'étude est plus difficile à faire et qui n'ont pas, au même degré, fixé l'attention des praticiens; nous ne ferons que les signaler. Nous voulons parler du séjour dans les grandes villes, des climats tempérés et des saisons froides, qui passent, avec raison, pour exercer une certaine part d'influence sur le développement de la métrite.

Causes déterminantes. — Les causes occasionnelles de la métrite sont fort nombreuses et très variées; nous ne nous arrêterons que sur les plus importantes.

Et ici nous retrouvons encore la menstruation, que nous avons déjà vu figurer, à propos des âges, parmi les causes prédisposantes. La fluxion sanguine qui s'opère, chaque mois, vers l'utérus, peut, dans quelques circonstances, et sous l'influence de causes accessoires qu'il n'est pas toujours facile de déterminer, prendre le caractère d'une congestion inflammatoire et provoquer tous les symptômes d'une métrite. La menstruation, quand elle est régulière, lorsque rien ne vient troubler son cours, agit rarement d'une manière aussi funeste; mais qu'une influence quelconque, mécanique ou morale, vienne soit augmenter, soit diminuer le flux sanguin, qu'elle en trouble le cours ou qu'elle l'interrompe, et la femme pourra être atteinte, dans un délai plus ou moins rapide, des accidents d'une inflammation aiguë ou chronique, générale ou partielle, de la matrice.

L'accouchement naturel ou artificiel est peut-être, avec les troubles de la menstruation, l'origine la plus ordinaire de la métrite. Indépendamment du molimen congestif, dont l'utérus devient alors le siége, cet organe est exposé, pendant et après l'acte de la parturition, à toutes sortes d'influences capables de l'enflammer, comme la lenteur du travail, les manœuvres exercées pour opérer l'expulsion du fœtus ou du délivre, la rétention du placenta, la suppression des lochies et de la sécrétion laiteuse, etc. Il n'est point nécessaire d'ajouter que la métrite consécutive à l'accouchement sera d'autant plus à redouter que celui-ci aura été plus laborieux et aura réclamé des manœuvres plus longues et plus violentes.

L'avortement et les tentatives de tout genre qu'on exécute pour le pratiquer sont des causes assez fréquentes de métrite.

La grossesse agit sur le développement de cette inflammation par l'état de congestion active qu'elle entretient si longtemps vers l'utérus.

Les corps étrangers dans la matrice, tels que polypes, tumeurs fibreuses, exercent une action analogue.

Les rapports sexuels trop répétés, un défaut de proportion entre les organes génitaux de l'homme et de la femme, l'onanisme, le séjour ou l'introduction de corps étrangers solides dans le vagin, l'usage des pessaires, des éponges, etc., peuvent déterminer l'inflammation de l'utérus, soit en agissant mécaniquement sur lui, soit par la congestion sanguine qu'ils appellent et qu'ils entretiennent vers cet organe, ainsi qu'on le verra dans quelques-unes de nos observations.

Nous en dirons autant, et, à plus forte raison, des opérations pratiquées sur le col utérin ou dans la cavité du corps, telles que le débridement de l'orifice utéro-vaginal, les cautérisations, le cathétérisme et surtout l'application du redresseur de Simpson, etc.

Les chutes sur le bassin ou sur le ventre, les coups, les chocs, les violences de tout genre dans la région hypogastrique ou vaginale peuvent être la source de phlegmasies utérines.

Les désirs vénériens non satisfaits et le célibat ne sont peut-être pas sans influence sur le développement de la métrite; mais nous ne possédons aucun fait qui puisse l'établir incontestablement.

Parmi les causes nombreuses que nous venons d'énumérer, il en est qui peuvent agir aussi bien sur la jeune fille que sur la femme mariée. Aussi ne sera-t-on pas surpris si nous exprimons ici une opinion peu conforme aux idées généralement reçues, à savoir, que la métrite s'observe, à un moindre degré de fréquence, il est vrai, chez la jeune fille vierge comme chez la femme vivant conjugalement. Lisfranc, MM. Duparcque et Bennett en ont rapporté des exemples. Quoi qu'il en soit, ces auteurs ne nous paraissent pas avoir insisté suffisamment sur ce fait. Il est temps de détruire une erreur, ou, pour mieux dire, un préjugé qui peut devenir si funeste à l'honneur et à la santé des jeunes personnes, et que beaucoup de médecins partagent avec les gens du monde.

Les détails dans lesquels nous venons d'entrer, à propos de l'étiologie de la métrite, expliquent pourquoi elle se montre si rarement, soit avant, soit après la période menstruelle; pourquoi elle est plus fréquente chez les femmes mariées que chez les vierges; pourquoi elle se développe plus souvent chez les femmes qui ont eu des enfants que chez les femmes infécon, des.

Nous ajouterons que la forme de métrite la plus commune chez les jeunes filles c'est la métrite interne, dont l'origine est essentiellement congestive; tandis que la métrite du col, qui se rattache si souvent à des influences mécaniques ou au travail de la parturition, est plus particulièrement l'apanage des femmes mariées et surtout des femmes qui ont eu des enfants.

Les déviations utérines peuvent-elles, par elles-mêmes, et sans l'intervention d'une autre cause, donner naissance à la métrite? Nous n'hésitons pas à l'admettre; mais nous sommes loin de penser qu'elles aient sur le développement de cette affection l'influence que certains auteurs leur ont accordée. Il est, en effet, le plus souvent fort difficile d'en juger. Ainsi dans les cas, où il existe simultanément une déviation et une métrite, on ne peut pas toujours dire laquelle des deux lésions a précédé l'autre. Toutefois, on ne saurait nier que les changements survenus dans la direction et la position de l'utérus ne jouent un rôle dans la production de la métrite, soit en gênant la circulation utérine, soit en apportant quelque obstacle à la menstruation, soit enfin en mettant en jeu la sensibilité de l'utérus et de ses annexes.

Les tumeurs, développées hors de l'utérus et dans son voisinage, et la constipation habituelle constituent autant d'agents qui, en comprimant les vaisseaux intra-pelviens et en gênant la circulation utérine, provoquent ou entretiennent l'inflammation de cet organe.

Les phlegmons péri-utérins peuvent exercer une triple influence sur la matrice, porter un obstacle à sa circulation, à la manière des autres tumeurs, entretenir un foyer de congestion vers l'utérus et, en troisième lieu, transmettre le travail inflammatoire par voie de contiguïté ou de voisinage. Du reste, cette influence des phlegmons péri-utérins sur la matrice malade, et de celle-ci sur les tumeurs phlegmoneuses, est réciproque ; et c'est cette étroite solidarité pathologique qui explique pourquoi ces deux phlegmasies se compliquent si souvent l'une l'autre.

La vaginite, soit simple soit blennorrhagique, peut aussi devenir le point de départ d'une métrite par propagation ; mais, dans ce cas, la phlegmasie demeure presque toujours bornée au col et particulièrement à sa surface externe.

Plus rarement, on voit l'inflammation se propager du rectum ou de la vessie à l'utérus : la réciproque s'observe un peu plus fréquemment.

La suppression des exutoires peut, dans des circonstances rares, devenir une cause de métrite.

Enfin, les émotions morales vives, les joies immodérées, mais surtout les chagrins prolongés, les frayeurs soudaines ont quelquefois donné naissance à des phlegmasies utérines, en provoquant, dans les fonctions circulatoires ou nerveuses, des troubles subits ou prolongés, dont le résultat principal et définitif était d'amener une congestion des organes génitaux. L'action de ces causes est surtout funeste si elle vient à s'exercer pendant la période du flux menstruel, dont elle trouble plus ou moins la régularité.

L'influence de la température peut se faire sentir sur l'utérus aussi bien que sur les autres organes. Nous ne ferons que rappeler combien l'action du froid trouble aisément les fonctions circulatoires et détermine des congestions viscérales, promptement inflammatoires. Relativement aux affections utérines, le froid est surtout funeste aux femmes récemment accouchées ou à celles qui sont dans leur époque menstruelle. Alors on redoutera particulièrement l'action perturbatrice des bains froids et des bains de mer.

Pour résumer toute notre pensée sur l'étiologie de la métrite, nous dirons que tout ce qui est susceptible de porter ou d'entretenir une congestion sanguine du côté des organes de la génération peut devenir une cause d'inflammation utérine.

CHAPITRE II.

DE LA MÉTRITE AIGUE.

Divisions. — L'inflammation aiguë de l'utérus se présente avec une physionomie un peu différente suivant qu'elle se montre à la suite des couches ou qu'elle se développe hors de l'état puerpéral. Aussi, allons-nous décrire séparément chacune de ces variétés.

§ 1er. — De la métrite aiguë non puerpérale.

Anatomie pathologique.— La métrite aiguë simple et non puerpérale, se termine si rarement par la mort que la science ne possède guère que des documents insuffisants pour tracer les caractères anatomiques de cette affection. Quant à nous, dans tout le cours de notre pratique, nous n'avons pas trouvé une seule occasion de faire une autopsie de ce genre, et nous croyons que la plupart des observateurs sont réduits à un pareil aveu. Cependant voici ce qui a été vu dans les circonstances, peu nombreuses, d'ailleurs, où une femme, atteinte de métrite aiguë, succombait à une autre maladie grave intercurrente, le plus souvent étrangère à la phlegmasie utérine.

Dans quelques cas l'inflammation était bornée à la muqueuse. On trouvait alors dans la cavité utérine une quantité plus ou moins abondante de mucus épais et filant, tantôt pur, tantôt coloré par une petite proportion de sang ou mélangé à du pus. La membrane muqueuse, débarrassée de ce produit de sécrétion, paraissait rouge, injectée, rarement par arborisation, le plus souvent par un pointillé plus ou moins abondant. On y rencontrait aussi, çà et là, dans des circonstances exceptionnelles, des ulcérations très superficielles. Enfin quelques auteurs ont même signalé la présence de fausses membranes tapissant la cavité utérine. La muqueuse, devenue boursouflée et plus friable, se détachait aussi plus aisément qu'à l'état normal du tissu sous-jacent.

Dans les cas où l'inflammation, moins superficielle, a franchi l'épaisseur de la muqueuse et gagné le tissu propre de la matrice, l'organe tout entier est augmenté de volume; son poids est aussi plus considérable. Le parenchyme utérin est plus consistant, mais aussi plus friable qu'à l'ordinaire; il est d'un rouge plus ou moins foncé, suivant le degré d'hypérémie dont il est le siége.

Quelques auteurs disent avoir trouvé du pus dans le tissu propre de la matrice enflammé. Le pus était tantôt infiltré, tantôt réuni en un ou plusieurs foyers, dont le volume variait depuis celui d'un pois jusqu'à celui d'une grosse noix. Dans ce cas, la collection était ou enkystée dans l'épaisseur même des parois utérines ou en communication avec la cavité de l'organe. Dans la métrite parenchymateuse purulente, le tissu utérin était ramolli et d'une couleur grisâtre ou sanieuse.

Bien que nous venions de signaler la présence du pus dans la métrite aiguë simple, sur la foi des auteurs, nous ne l'admettrons qu'avec une réserve excessive, tant nous considérons cet accident comme rare en dehors de l'état puerpéral! En effet, la présence du pus dans l'utérus appartient surtout à la métrite des femmes en couches, dont nous dirons quelques mots dans le paragraphe suivant.

Symptomatologie. — Comme toutes les maladies inflammatoires aiguës, la métrite s'annonce par un frisson plus ou moins intense, auquel succède une réaction générale, caractérisée par la chaleur de la peau, l'accélération du pouls, la perte de l'appétit et, ordinairement, une soif vive et fréquente. Presque aussitôt le bas-ventre devient tendu et douloureux. La douleur, bornée d'abord à la région utérine, ne tarde pas à se répandre dans les flancs, dans les reins et à envahir tout l'abdomen. Elle acquiert parfois une telle acuïté qu'elle rend toute pression et tout contact insupportables.

Le vagin est le siége d'une chaleur âcre et brûlante, qui va en augmentant à mesure que le doigt explorateur se rapproche de l'utérus. Le plus souvent, le toucher vaginal est rendu impraticable par l'excès des souffrances qu'il provoque. Dans ce cas, il est prudent de s'abstenir d'une exploration qui serait sans utilité pour le médecin et qui ne serait pas sans danger pour la malade.

L'hyperesthésie morbide des parois abdominales et du vagin ne permet donc point d'apprécier convenablement quel est alors le volume de l'utérus ; mais si la phlegmasie est intense et si elle envahit à la fois tous les éléments anatomiques de l'organe, il est très probable que son volume s'est accru, suivant cette loi de physiologie pathologique qui veut que toute inflammation s'accompagne de la tuméfaction des tissus malades.

Dans le principe, il ne se fait aucun écoulement par la vulve ; mais, à mesure que la phlegmasie se développe, on voit s'écouler, en quantité variable, du muco-pus, parfois mêlé de sang.

Quand le travail inflammatoire arrive à ce degré d'intensité, les souffrances peuvent devenir plus vives; et aux douleurs continues du début on voit quelquefois s'ajouter des souffrances plus aiguës, revenant par crises, avec tous les caractères des douleurs dites expulsives; en même temps, les malades éprouvent un sentiment de pesanteur dans le bassin et sentent battre profondément les pulsations artérielles. Tantôt les envies d'uriner sont fréquentes et la miction est douloureuse; tantôt il y a rétention d'urine; ce liquide est ordinairement briqueté.

La constipation est habituelle; les garde-robes sont douloureuses et les lavements provoquent de vives souffrances.

La métrite aiguë s'accompagne souvent de nausées et de vomissements.

La peau est chaude; le pouls accéléré, moins petit, moins concentré que dans la péritonite, comme l'avaient observé déjà les anciens. Ces caractères du pouls appartiennent à la fois à la métrite aiguë et aux phlegmons des ligaments larges. La respiration est gênée, anxieuse, plus fréquente qu'à l'état normal.

Marche. Durée. Terminaisons. — Tous ces phénomènes persistent avec la même intensité pendant plusieurs jours; puis, vers la fin du premier ou du second septénaire, ils vont en diminuant, pour se dissiper à la fin du deuxième ou du troisième septénaire.

Quand les symptômes locaux et les signes de réaction vont ainsi en déclinant, parallèlement et d'une manière régulière, on peut prévoir que la métrite se terminera par résolution ou par le passage à l'état chronique.

La résolution s'annoncera par la complète disparition des symptômes morbides : mais si, au lieu de se dissiper entièrement vers la fin du troisième septénaire, on voyait ces phénomènes persévérer, pendant quelque temps encore, à un faible degré, on aurait affaire à un état subaigu précurseur de l'état chronique.

La métrite aiguë non puerpérale peut-elle se terminer par suppuration ou par gangrène? Nous ne voulons pas nier la possibilité de ces deux autres modes de terminaison, mais nous déclarons que nous n'en connaissons pas d'exemple.

Diagnostic. — La métrite aiguë peut être confondue avec la péritonite partielle, avec le phlegmon péri-utérin et même avec la cystite.

Il importe de bien distinguer la métrite aiguë de la péritonite, non pas en vue du traitement, qui doit être à peu près semblable dans les deux cas, mais en raison des conséquences si différentes qu'entraînent ces deux affections. En effet, la péritonite, convenablement traitée, aboutira à une entière guérison et se terminera le plus souvent par une résolution franche; tandis que la métrite aura plus de tendance à prendre la forme chronique; et si le médecin ne surveille attentivement le déclin de la maladie, ce passage à l'état chronique pourra s'effectuer à son insu. Il sera donc de toute nécessité qu'il s'assure, par une exploration directe, s'il a affaire à une métrite, sitôt que les douleurs du début seront calmées et que le toucher vaginal pourra se pratiquer sans danger.

On distinguera la métrite aiguë de la péritonite partielle, en ce que, dans cette dernière affection, la douleur est plus vive, plus aiguë et plus superficielle; la paroi du ventre est plus tendue; le pouls est moins élevé, plus fréquent et surtout plus concentré. Dans la péritonite, il n'y a jamais ce sentiment de douleurs expulsives, généralement suivies d'un écoulement, par la vulve, de matières muco-purulentes, et parfois sanguinolentes, qu'on observe dans la métrite aiguë.

Dans le phlegmon péri-utérin, la douleur peut se généraliser; mais elle est habituellement partielle au début, et, au lieu de commencer dans la région utérine même, sur la partie moyenne de l'hypogastre, elle part d'un des côtés, ou bien encore elle y a son maximum d'intensité. Cependant la douleur peut siéger sur la ligne médiane, quand le phlegmon est rétro-utérin. Mais dans l'engorgement péri-utérin, comme dans la péritonite, on n'observe point de douleurs expulsives ni d'écoulement vaginal caractéristique, à moins que le phlegmon ne se complique de métrite aiguë, ce qui n'est pas rare.

La cystite se distinguera de la métrite aiguë par les altérations chimiques de l'urine, caractéristiques de l'inflammation de la muqueuse vésicale.

Pronostic. — La métrite aiguë non puerpérale n'a pas beaucoup de gravité par elle-même, mais elle peut en acquérir par ses complications et surtout par la péritonite qui en est la plus fréquente et la plus sérieuse. On comprend, du reste, que la gravité de cette affection doit varier suivant qu'elle occupe une partie seulement ou bien la totalité de l'utérus. Si elle n'occupe que le col, par exemple, elle sera bien moins sujette à se compliquer de péritonite que si elle a envahi le corps.

Traitée d'une manière convenable, la métrite aiguë se termine par résolution dans le plus grand nombre des cas. Abandonnée à elle-même ou soumise à un traitement insuffisant, elle passe à l'état chronique. Nous n'avons jamais vu la métrite aiguë non puerpérale, sans complications, se terminer par la mort.

Thérapeutique. — Le traitement de la métrite aiguë consiste

dans l'emploi des émissions sanguines générales et locales, qu'il convient de proportionner toujours à la force du sujet, à l'intensité des phénomènes locaux et à l'énergie de la réaction générale. — Au début, on doit donner la préférence à la saignée générale, toutes les fois qu'elle n'est point contre-indiquée par la faiblesse de la constitution des malades. Une, deux ou trois saignées de 200 à 300 grammes, suivies de quelques applications de sangsues sur l'hypogastre, suffisent bien souvent pour enrayer la marche de la maladie. Si la malade est faible, nous le répétons, on préférera les sangsues aux saignées générales. Quant aux ventouses scarifiées, nous n'y avons recours, en général, que vers la fin du traitement, lorsque les saignées et les sangsues ne hâtent pas suffisamment la disparition des accidents. En même temps, nous faisons pratiquer sur le ventre des onctions avec l'onguent mercuriel, 125 à 150 grammes en 24 heures. Les émollients sont aussi d'un emploi très avantageux, soit au moment où la réaction commence à tomber, soit dès le début, pour suppléer aux émissions sanguines, quand les forces de la malade ne permettent pas d'y recourir. Les bains, les calmants à l'intérieur et à l'extérieur, les révulsifs, les laxatifs, les lavements émollients, les boissons délayantes, la diète absolue, le repos, la position horizontale, sont des moyens qui trouvent parfaitement leur application dans le traitement de la métrite aiguë comme dans celui de la plupart des phlegmasies abdominales. Si des vomissements se manifestent, on les combattra par les moyens ordinaires, en tête desquels nous plaçons la glace et l'eau de Seltz.

Si la maladie se termine par une résolution franche, on s'attachera à relever les forces de la malade au moyen d'un régime de plus en plus substantiel, qu'il conviendra quelquefois d'associer à l'administration de quelques médicaments toniques.

Lorsqu'au contraire la phlegmasie tendra à passer à l'état chronique, il ne faudra pas se hâter de nourrir les malades et de les soumettre à un régime analeptique; on fera prudemment de les tenir encore à un régime suffisamment sévère, et de provoquer la résolution trop lente de l'inflammation par l'usage répété des topiques fondants et résolutifs.

Ajoutons que, dans la métrite aiguë, comme dans toutes les affections du bas-ventre chez la femme, on ne saurait surveiller avec trop de soin l'époque menstruelle, qui est presque toujours, pour ces phlegmasies, l'occasion de recrudescences ou de redoublements. C'est alors qu'il est fort utile de faire quelques applications de sangsues, surtout si les règles venaient à manquer ou à ne couler que faiblement. Mais si les accidents morbides prenaient une intensité plus grande, il ne faudrait pas hésiter, malgré l'époque menstruelle, à recourir aux émissions sanguines générales.

§ 2. — Métrite aiguë puerpérale et postpuerpérale.

Nous n'avons pas l'intention de nous étendre beaucoup sur la métrite puerpérale. Ce serait nous écarter du plan et du but de cet ouvrage que de donner trop de développements à une affection, qui rentre dans le domaine des traités d'accouchement et qui, le plus souvent, est un des éléments pathologiques de la maladie connue sous le nom de fièvre puerpérale.

Nous avons, à dessein réuni dans un même titre la métrite puerpérale et la métrite postpuerpérale. Cette dernière espèce a été créée et décrite par Chomel. On sait que ce professeur désignait par là les phlegmasies de l'utérus qui surviennent douze, quinze jours, et même trois semaines après l'accouchement. Quant à nous, nous ne saurions voir là une variété de métrite distincte; nous pensons qu'elle doit logiquement ne pas être séparée de la métrite puerpérale. En effet, elle reconnaît la même origine, le même point de départ; elle est aussi une suite immédiate des couches; elle a débuté aussi en plein état puerpéral. Seulement, au lieu de commencer, tout à coup, par les signes ordinaires de l'état aigu, elle a suivi une marche lente, souvent insidieuse; elle s'est développée, pendant quelques jours, d'une manière latente; elle couvait, pour ainsi parler, à l'insu de la malade et du médecin, jusqu'à ce que le temps ou l'occasion fût venue pour elle de faire explosion. En d'autres termes, la métrite postpuerpérale n'est, pour nous, qu'une métrite puerpérale subaiguë, qui tantôt persiste dans cet état, et tantôt, sous l'influence d'une cause occasionnelle, ou quelquefois spontanément, passe subitement à l'état aigu ou subaigu, quelques jours après l'accouchement.

Étiologie — La métrite puerpérale reconnaît ordinairement pour causes : un accouchement laborieux, un travail prolongé, l'application du forceps ou l'intervention de manœuvres qui auront pu froisser, contondre ou déchirer le tissu de la matrice, la rétention prolongée de l'arrière-faix, etc.

Symptomatologie. — La métrite aiguë puerpérale présente le même appareil de symptômes que la métrite non puerpérale, dont nous venons de tracer l'histoire ; mais elle offre, en outre, quelques phénomènes particuliers qui naissent tout naturellement des circonstances spéciales où se trouvent les malades, et des fonctions actives que l'utérus vient de remplir.

Cette inflammation éclate, d'ordinaire, dans les trois ou quatre premiers jours qui suivent les couches, et elle s'annonce par des frissons, de la fièvre, des douleurs vives dans l'hypogastre, quelquefois des vomissements ; et, en particulier, par le volume considérable de l'utérus, qui cesse d'opérer son mouvement de retrait et même augmente sensiblement de grosseur ; par la suppression des lochies ; par le retard de la sécrétion lactée, ou, si elle s'est déjà manifestée, par sa diminution ou même sa suppression complète ; et quelquefois, enfin, par une métrorrhagie.

Bientôt, au flux lochial succède un écoulement plus ou moins abondant de matières liquides, sanieuses et purulentes, ordinairement fétides.

La métrite puerpérale est rarement simple ; elle se complique le plus souvent de péritonite, de phlegmon des ligaments larges, de phlébite et de lymphangite utérines, de toutes les lésions enfin dont l'ensemble constitue la fièvre puerpérale. Nous nous contentons de signaler ces complications ; nous ne pourrions y insister sans sortir de notre sujet. Ceux qui voudraient avoir là-dessus des renseignements détaillés et précis pourront consulter les traités d'accouchement ou les mémoires spéciaux.

La métrite puerpérale, ainsi que nous l'avons déjà signalé, ne débute pas toujours par des signes aussi évidents. Nous avons dit qu'elle pouvait se développer d'une manière lente et sourde, sans provoquer d'abord de réaction générale appréciable, et que ce n'était, parfois, qu'au bout de plusieurs jours après les couches qu'éclataient les phénomènes de l'état suraigu. Nous avons ajouté et nous répétons que, dans ce cas, la métrite ne mérite ni une dénomination ni une description particulières, comme l'a fait Chomel. D'ailleurs, nous aurons bientôt l'occasion de dire que ces métrites postpuerpérales, sans complications, sont plus rares qu'on ne le croit généralement; et nous verrons qu'on a dû souvent les confondre avec les engorgements du tissu cellulaire péri-utérin.

MARCHE. DURÉE TERMINAISONS. — La métrite puerpérale aiguë affecte ordinairement une marche assez rapide. Grâce à une thérapeutique active et bien instituée, elle peut aboutir à la résolution, qui s'annonce par un amendement de tous les troubles fonctionnels et le retour des phénomènes physiologiques, que la phlegmasie avait suspendus. L'écoulement vaginal change de nature et de couleur, la matrice reprend son mouvement de rétraction, et la sécrétion laiteuse reparaît.

Mais il n'est pas rare, soit que le traitement ait été mal institué, soit que la violence du mal l'ait emporté sur l'énergie de la thérapeutique, il n'est pas rare de voir la métrite puerpérale se terminer par suppuration ou par gangrène, ou, encore, passer à l'état chronique. La suppuration est d'autant plus fréquente que l'apparition de la métrite a suivi de plus près l'accouchement : cette terminaison s'observe aussi plus souvent en temps d'épidémie que dans les temps ordinaires. Quant à la gangrène, qu'il ne faut pas confondre avec la putrescence de l'utérus, elle ne se développe d'ordinaire que lorsque cet organe a subi, pendant le travail de l'accouchement, des manœuvres qui ont meurtri son tissu.

DIAGNOSTIC. — Il est bien important de ne pas confondre les douleurs de la métrite puerpérale avec les simples tranchées utérines. Celles-ci ne s'accompagnent pas des phénomènes de réaction qui caractérisent une lésion inflammatoire ; puis elles ne sont pas continues ; elles ne surviennent qu'au moment de l'expulsion de quelque caillot hors de l'utérus et disparaissent aussitôt que la matrice s'est débarrassée de ce corps étranger.

Pronostic. — Le pronostic de la métrite puerpérale sera donc plus grave que celui de la métrite aiguë développée en dehors des couches. Ce qui aggrave ici le pronostic, c'est l'état particulier dans lequel se trouve la malade après l'accouchement et qui dispose davantage les phlegmasies à se terminer par suppuration. Aussi la métrite sera-t-elle d'autant plus redoutable que son développement sera un peu plus rapproché de l'époque de la parturition.

Thérapeutique. — En raison de sa gravité, cette phlegmasie devra être combattue avec énergie, dès le début, par les émissions sanguines générales et locales, par les onctions mercurielles, les bains et les autres émollients, c'est-à-dire par les mêmes agents que nous avons indiqués à propos de la métrite non puerpérale. Cependant nous ajouterons qu'il faudra tenir grand compte ici des complications et les combattre par les moyens appropriés.

Quelques auteurs ont conseillé les injections vaginales dans le traitement de la métrite aiguë, soit avec des substances émollientes ou calmantes, soit avec des liquides déterstifs et antiputrides. Il est incontestable que les injections vaginales seront, dans beaucoup de cas, d'une grande utilité. Mais lorsqu'on en reconnaîtra l'opportunité, elles devront être pratiquées par une main habile, qui emploiera toutes les précautions, tous les ménagements nécessaires pour ne pas aller heurter le col de la matrice ou provoquer des souffrances plus vives en froissant les parois vaginales.

Quant aux injections intra-utérines, que quelques praticiens mettent encore en usage, nous les regardons comme dangereuses, et nous en proscrivons absolument l'emploi.

CHAPITRE III.

DE LA MÉTRITE CHRONIQUE.

Divisions. — Tandis que l'observation clinique n'a pas encore permis d'établir, pour la métrite aiguë, des divisions basées sur le siége de l'inflammation, et que nous avons été contraint d'en tracer l'histoire générale, nous allons voir qu'il n'en est plus ainsi de la métrite chronique. En effet, cette maladie, occupant ou la totalité de l'utérus, ou des points isolés de l'organe, se manifeste, suivant son siége, avec des formes variées et des caractères divers, sur lesquels on a pu fonder les distinctions que nous allons faire connaître.

La métrite chronique affecte tantôt uniquement la muqueuse utérine, tantôt la muqueuse et le tissu propre tout ensemble. Il est possible que le tissu musculaire soit quelquefois atteint isolément d'inflammation chronique ; mais cela doit être fort rare, et bientôt nous nous expliquerons plus longuement à ce sujet. Quoi qu'il en soit, nous distinguerons, avec la plupart des auteurs, deux grandes classes de métrite chronique : 1° la *métrite muqueuse;* 2° la *métrite parenchymateuse.*

La muqueuse utérine offre une structure et des propriétés fonctionnelles un peu différentes, suivant qu'on la considère à la surface externe du col ou dans l'intérieur même de l'utérus. La muqueuse qui recouvre le museau de tanche participe des propriétés de la muqueuse vaginale, dont elle peut être considérée comme la continuation immédiate; elle se rapproche beaucoup de toutes les muqueuses en général. Mais celle qui tapisse la cavité de la matrice en diffère par des caractères tellement tranchés, qu'elle a été longtemps méconnue par les anatomistes. La muqueuse interne est même un peu différente, suivant qu'on l'envisage dans le col ou dans le corps.

A ces différences anatomiques correspondent des propriétés physiologiques et des caractères pathologiques distincts. Toutes ces raisons justifient bien les subdivisions de la métrite muqueuse, depuis longtemps devenues classiques, et qui consistent à la distinguer en : 1° *externe* et 2° *interne :* cette dernière est elle-même subdivisée en métrite du *col* et métrite du *corps.*

ARTICLE PREMIER.

DE LA MÉTRITE CHRONIQUE EXTERNE.

DÉFINITION. — Nous désignons ainsi l'ensemble des lésions inflammatoires de la muqueuse qui revêt extérieurement le museau de tanche.

Ces lésions présentent des formes diverses, des aspects variés, qu'il importe de bien connaître et qui ont fixé, d'ailleurs, depuis longtemps, l'attention des observateurs. Il devait bien en être ainsi, à cause de la situation même du col utérin, qui le rend si facilement accessible à nos moyens d'investigation. Soit à l'aide du toucher vaginal, soit à l'aide du spéculum, on a pu étudier les lésions du col de l'utérus dans toutes leurs phases ; on a pu suivre les différentes modifications que le museau de tanche subit dans sa forme, son volume, sa consistance, sa couleur. Aussi, les altérations anatomiques que nous allons passer en revue se trouvent-elles signalées, ou décrites d'une manière plus ou moins complète, dans tous les ouvrages consacrés à l'histoire des affections utérines.

Dans la métrite externe, la plus grande partie des lésions étant située sur le museau de tanche et pouvant se voir, sur le vivant, à l'aide du spéculum, l'anatomie pathologique se confond, en quelque sorte, avec la symptomatologie. Aussi croyons-nous inutile d'en traiter isolément. Quant à l'engorgement qui accompagne souvent les lésions superficielles du col, il en sera question dans l'article troisième de ce chapitre.

SYMPTOMATOLOGIE. — Dans un premier degré de la métrite chronique externe, la teinte blanchâtre ou d'un rose pâle, qui appartient normalement au museau de tanche, est remplacée par une coloration d'une nuance plus vive et variable suivant le degré de l'hypérémie. En effet, à mesure que les vaisseaux s'injectent, la rougeur devient de plus en plus prononcée, jusqu'au rouge violacé.

Cette rougeur est tantôt uniforme, tantôt, et le plus souvent, éparse çà et là par points et par plaques, plus ou moins nombreux, plus ou moins serrés. Souvent elle est générale et répandue à toute la surface du col; quelquefois aussi elle est partielle et n'occupe qu'une des lèvres du museau de tanche, ordinairement la lèvre postérieure. D'autres fois encore, elle existe sur les deux lèvres, mais avec plus d'intensité sur l'une que sur l'autre.

Dans quelques cas, on remarque des saillies vasculaires dessinées à la surface du col hypérémié, de même qu'on en observe à la suite de la conjonctivite chronique; ces varicosités sont les signes d'une lésion déjà ancienne.

A un autre degré, ou peut-être sous une autre forme de l'inflammation, la membrane muqueuse a perdu son apparence lisse et polie. Sa surface est devenue inégale, parsemée de petites *granulations* miliaires, d'un volume variable, et, jusqu'à un certain point, comparables aux bourgeons charnus d'un vésicatoire qui commence à suppurer. Cette altération a été décrite par les auteurs sous le nom de *métrite granuleuse* du col. Elle paraît, ainsi que la rougeur, produite et entretenue quelquefois par les mucosités qui viennent de la membrane interne, dans les inflammations de la cavité utérine. Aussi la lèvre postérieure du museau de tanche est-elle le siége de prédilection de ces altérations.

L'épithélium est-il enlevé au niveau des granulations? Nous le croirions volontiers, bien que cela ait été nié. Dans tous les cas, il est singulièrement aminci, sans qu'il y ait pour cela d'érosion.

Il est d'autres granulations, plus rares que les précédentes, régulièrement arrondies, d'un blanc grisâtre, du volume d'un grain de mil, agglomérées, en nombre variable, à la surface du col, dont elles se détachent si nettement, qu'il semble qu'elles y soient seulement déposées et qu'elles en puissent être séparées sans qu'on touche à la muqueuse.

D'autres fois, on trouve, disséminés à la surface du col, de véritables *boutons*, gros comme un grain de chènevis et même comme un pois à cautère. Ces boutons, dont le nombre varie d'un à six, et même au delà, et dont le siége n'a rien de fixe, présentent une teinte rouge d'abord, puis une coloration blanc-jaunâtre. Leur contenu est très variable : le plus souvent c'est du sang ou du pus : quelquefois aussi c'est un liquide séreux et transparent, comme celui qu'on rencontre dans certains kystes.

Ces boutons sont anatomiquement constitués par l'hypertrophie, le développement inflammatoire des follicules muqueux ; ils sont le point de départ des ulcérations dites *folliculeuses*, sur lesquelles nous reviendrons plus loin. On verra encore que l'étude de ces boutons est de la plus haute importance sous le point de vue thérapeutique.

Rien de plus variable que l'état de la muqueuse autour de ces granulations folliculeuses; cependant elle est le plus souvent hypérémiée.

La surface externe du museau de tanche peut aussi devenir le siége d'une ou de plusieurs pertes de substance, plus ou moins étendues, plus ou moins profondes. A ce point de vue, nous distinguerons ces lésions en deux degrés : les érosions et les ulcérations.

Les *érosions* consistent dans la destruction partielle de l'épithélium de la muqueuse, qui présente, dans le point malade, une surface plus rouge et moins lisse qu'à l'état normal. Les érosions proprement dites ne sont pas communes ; et, si on les trouve assez souvent décrites par les auteurs, c'est qu'il est très facile de les confondre avec les granulations.

Les *ulcérations*, consistent dans une perte de substance intéressant, en partie ou en totalité l'épaisseur de la muqueuse et pouvant même entamer le tissu sous-jacent : elles sont limitées par des bords relevés et taillés à pic.

Ces ulcérations offrent plusieurs variétés, qu'on a désignées par les noms d'ulcérations simples, folliculeuses, fongueuses, syphilitiques, calleuses et cancéreuses. On a même admis des ulcérations scrofuleuses et tuberculeuses. Mais nous n'avons jamais rencontré ces deux variétés, et, si elles existent, nous estimons qu'elles doivent être fort rares.

Les ulcérations simples sont, en général, assez superficielles et d'une étendue variable. Leur surface, peu inégale et d'une teinte rosée, saigne peu et difficilement.

Les ulcérations folliculeuses sont disséminées comme les

grosses granulations, que nous avons décrites plus haut et qui leur ont donné naissance. Il serait difficile de remonter à leur origine, si le plus souvent on ne voyait autour d'elles une ou plusieurs de ces granulations folliculeuses ; ce qui les distingue encore, c'est que la membrane muqueuse est parfaitement saine dans les intervalles qui les séparent. Quelquefois on peut assister à la naissance de l'ulcération. On voit la granulation folliculeuse se déchirer, s'ouvrir, se vider ; puis il reste un hiatus qui s'élargit et se taille en forme d'un petit godet, assez profond, à bords taillés à pic, et régulièrement arrondi. Ces caractères sont distinctifs.

Les ulcérations fongueuses sont caractérisées par une coloration rouge-violacée, une consistance mollasse, quasi pulpeuse, et par la facilité extrême avec laquelle elles saignent. On les trouve souvent entourées de ramifications variqueuses.

Les ulcérations calleuses ont des bords épais et un fond grisâtre, reposant sur un tissu très dur.

Les ulcérations syphilitiques sont larges, en général assez profondes ; leur fond est grisâtre, leurs bords sont taillés à pic ; la membrane muqueuse est fortement injectée tout autour d'elles.

Les commémoratifs, l'existence d'autres altérations semblables sur la muqueuse vaginale aideront, d'ailleurs, à en éclairer le diagnostic.

Il sera question des ulcérations cancéreuses dans un autre chapitre.

Les ulcérations scrofuleuses et tuberculeuses sont plus pâles que celles que nous venons d'étudier. Elles sont, du reste, extrêmement rares. On pourra les distinguer assez facilement si l'on tient un compte suffisant des autres attributs du tempérament lymphatique ou de la diathèse tuberculeuse.

Les diverses lésions que nous venons de décrire tantôt n'occupent qu'une partie du col, tantôt envahissent sa totalité. Mais quelques-unes, limitées d'abord à la membrane externe, peuvent, gagnant de proche en proche, pénétrer dans la cavité du col et se développer jusque dans le corps de l'utérus.

Dans la majorité des cas, un produit de sécrétion morbide vient se mêler aux altérations anatomiques. Un mucus plus ou moins épais, tantôt pur, tantôt mélangé de sang ou de pus, recouvre la surface du museau de tanche et masque quelquefois les lésions dont il peut être le siége. Aussi, faut-il, quand on fait l'examen au spéculum, nettoyer le col utérin avec un pinceau de charpie ou de coton.

Les altérations que nous venons de décrire, et qui appartiennent à la métrite chronique externe, existent rarement seules; ordinairement elles se montrent sur un col tuméfié, plus volumineux qu'à l'état normal; c'est lorsque le travail inflammatoire a envahi aussi le tissu propre sous-jacent. Cette lésion, connue sous le nom d'engorgement de l'utérus, sera décrite dans l'article troisième, page 112. Souvent aussi la métrite externe se complique de métrite interne et de phlegmon péri-utérin.

Les lésions de la métrite chronique externe, soit simple, soit compliquée d'engorgement du col utérin, se reconnaissent à l'aide du toucher et du spéculum.

Ainsi, par le toucher, on sentira, le plus souvent, que le col est augmenté de volume, qu'il est plus dur ou plus mou qu'à l'état normal, plus ou moins déformé et baigné par des mucosités ou par un liquide sanguinolent. Quelquefois il sera lisse; mais, le plus souvent, on éprouvera, en y promenant le doigt avec une attention suffisante, des sensations diverses qui indiqueront que sa surface est inégale, dépolie, rugueuse, hérissée de petites saillies, ou creusée d'ulcérations plus ou moins profondes. Chomel a comparé justement l'impression que communique la métrite granuleuse du col à celle que donne le velours d'Utrecht.

Le doigt peut sentir encore, dans beaucoup de cas, le battement des artères du col utérin, plus développées qu'à l'état sain.

Le spéculum fournira des signes plus certains encore, puisqu'il permettra d'apprécier *de visu* le volume du col utérin, l'état du museau de tanche, le nombre, la forme et l'étendue des altérations, dont nous avons décrit plus haut toutes les variétés.

Nous avons dit aussi que ces lésions s'accompagnaient toujours d'un écoulement muqueux plus ou moins abondant, ordinairement simple, mais quelquefois mélangé à du sang, qui s'exhale soit des granulations, soit des surfaces ulcérées. Dans certains cas, mais beaucoup plus rares, ce sang est fourni en assez grande abondance pour constituer une véritable métrorrhagie.

Indépendamment de ces signes, que nous nommerons *anatomiques*, on observe, dans la métrite externe chronique, des troubles fonctionnels, des signes *physiologiques*, que nous allons faire connaître.

En général, on ne constate pas une augmentation notable de température dans la partie malade; quand cela a lieu, c'est qu'il s'y mêle un certain degré d'inflammation aiguë.

La sensibilité du col utérin est peu exaltée, si ce n'est dans quelques cas particuliers, où le museau de tanche devient plus ou moins douloureux au toucher. Le coït est habituellement douloureux, et quelquefois suivi d'un écoulement de sang.

Certaines malades accusent un sentiment de pesanteur dans le bas-ventre, des tiraillements dans les reins et dans les flancs, rarement aussi intenses d'un côté que de l'autre, mais prédominant tantôt à gauche, tantôt à droite.

Les souffrances si vives qui accompagnent quelquefois la métrite externe, et que les auteurs ont l'habitude d'attribuer à cette lésion, en sont généralement indépendantes, et appartiennent à une complication, soit à la métrite interne, soit au phlegmon péri-utérin, soit encore à la névralgie utérine, etc.

La leucorrhée est constante dans la métrite externe; elle est plus ou moins abondante. Ses caractères sont très variables; tantôt c'est un mucus blanchâtre et laiteux; tantôt un muco-pus blanc jaunâtre; d'autres fois, ces produits sont colorés par du sang, ainsi que nous l'avons déjà dit : ils sont généralement sans odeur. Jamais la sécrétion morbide du museau de tanche ne présente cet aspect albumineux qui appartient exclusivement aux flueurs blanches de la métrite interne.

Quant aux troubles de la menstruation, ils n'offrent rien de particulier et qui mérite d'être noté dans la métrite externe.

En ce qui concerne la gêne ou l'obstacle que la métrite externe peut apporter à l'écoulement des règles ou à la fécondation, il en sera question dans le chapitre consacré aux rétrécissements utérins.

Des troubles fonctionnels et sympathiques variés, tels que dyspepsie, constipation, incontinence ou rétention d'urine, douleurs névralgiques, symptômes de chloro-anémie, etc., peuvent s'observer chez les femmes atteintes de métrite externe; mais ils sont moins communs et moins intenses que dans la métrite interne, dont ils forment, pour ainsi dire, le cortége inséparable; aussi nous contenterons-nous de les signaler ici, renvoyant pour les détails à l'article suivant, où ils seront exposés avec tous les développements nécessaires.

Marche. Durée. Terminaisons. — Il est impossible de dire à ce sujet quelque chose de précis. La métrite externe affecte toujours une marche lente et une longue durée; mais avec des degrés variables suivant la forme et l'étendue de la lésion anatomique, l'état de simplicité ou de complication de la maladie.

La métrite chronique externe a peu de tendance à disparaître d'elle-même. Cependant, on conçoit qu'il en puisse être ainsi, lorsque les lésions sont simples et superficielles. Quant à la métrite granuleuse compliquée, nous l'avons vue plus d'une fois guérir sans le secours d'une médication directe, pendant le traitement d'un phlegmon des ligaments larges, par exemple.

Diagnostic. — La métrite chronique externe se reconnaît, en général, très facilement, à l'aide des signes fournis soit par le toucher, soit par le spéculum. Les détails dans lesquels nous sommes entré plus haut touchant les diverses lésions qui appartiennent à cette phlegmasie, nous dispensent de donner ici de plus longs développements. Qu'il nous suffise de faire ressortir combien il importe d'apprécier le caractère de chacune de ces lésions. En effet, elles n'ont pas toutes la même marche, elles n'entraînent pas les mêmes désordres, et ne cèdent point au même traitement.

Mais ce n'est pas assez d'avoir reconnu l'existence de la métrite chronique externe; il faut encore s'appliquer à distinguer si elle est primitive ou consécutive, liée à une cause locale ou subordonnée à une cause générale; enfin si elle est simple ou compliquée, comme il arrive le plus souvent, d'une métrite interne, d'un phlegmon péri-utérin, ou d'une lésion mécanique de la matrice. Nous ne pourrions, sans anticiper sur l'histoire de ces affections, indiquer maintenant les signes par lesquels on parviendra à résoudre les différents éléments du problème; aussi croyons-nous devoir renvoyer le lecteur aux chapitres consacrés à la description des lésions que nous venons d'énumérer.

Enfin, le diagnostic de la métrite externe trouvera son complément dans les deux articles suivants, qui traiteront de la métrite interne et de la métrite parenchymateuse.

Pronostic. — Il est en général peu grave. Traitée d'une manière convenable, la métrite chronique externe aboutit ordinairement à la guérison, et, si elle est exempte de complications, dans un laps de temps assez court.

Abandonnée à elle-même, cette affection n'est pas toujours sans dangers, en raison des lésions dont elle peut être l'origine. Ainsi la métrite chronique externe se propage quelquefois à la membrane interne de l'utérus, au tissu propre de l'organe, à la muqueuse vaginale, au tissu cellulaire péri-utérin et à celui des ligaments larges. Elle peut devenir la source d'hémorrhagies plus ou moins abondantes, et entraîner l'oblitération de l'orifice utéro-vaginal, et, partant, produire la stérilité, la rétention des menstrues, et toutes les fâcheuses conséquences du rétrécissement du conduit utérin.

La phlegmasie ne peut elle pas aussi se propager au péritoine? Nous concevons la possibilité de cette transmission, bien que nous n'ayons jamais observé qu'elle se soit produite spontanément; mais nous l'avons vue survenir à la suite de cautérisations profondes du museau de tanche.

La métrite chronique externe peut-elle amener la dégénérescence cancéreuse du col utérin? Lisfranc, M. Duparcque et quelques autres praticiens ont admis qu'il en pouvait être ainsi. Quant à nous, nous pensons que le cancer demande, pour se développer, le concours d'une prédisposition; et, dans les cas où il s'est déclaré sur un col atteint de phlegmasie chronique, celle-ci a agi, suivant nous, non point comme cause productrice, mais simplement en accélérant la manifestation locale de la diathèse. D'ailleurs, nous reviendrons sur ce sujet à l'occasion du cancer de la matrice.

THÉRAPEUTIQUE. — La métrite chronique externe, dégagée de toute complication, réclame un traitement purement local; mais comme cette phlegmasie se complique habituellement de métrite interne ou de métrite parenchymateuse, il en résulte que ces affections donnent lieu quelquefois à des indications communes. Aussi, avons-nous pensé qu'il serait plus utile, plus rationnel et tout ensemble plus pratique, d'exposer dans un même chapitre tout ce qui est relatif au traitement des diverses formes de métrite chronique.

ARTICLE DEUXIÈME.

DE LA MÉTRITE CHRONIQUE INTERNE.

La métrite chronique interne peut occuper isolément le col utérin, ou simultanément le col et le corps. Les auteurs ont accoutumé de décrire à part ces deux variétés de métrite; mais elles présentent des points de contact si nombreux, des analogies si grandes, qu'il nous a paru préférable de réunir leur description dans un même article, sauf à faire ressortir, à propos du diagnostic, les différences qu'elles présentent, et, à propos du traitement, les médications particulières qu'elles réclament.

ANATOMIE PATHOLOGIQUE. — Pour la métrite chronique, comme pour la métrite aiguë, même pénurie de documents nécroscopiques. Aussi quelques auteurs, à propos des caractères anatomiques de la métrite muqueuse chronique, se contentent-ils de décrire les lésions propres à la muqueuse du museau de tanche, que nous venons de faire connaître sous le nom de *métrite externe*. C'est une manière de simplifier la question; mais s'il est vrai que la muqueuse qui tapisse la cavité utérine puisse devenir le siége d'altérations semblables à celles qu'on remarque si souvent sur les lèvres du col, nous pensons que certaines altérations ne s'y montrent ni aussi fréquemment ni au même degré de développement.

Les lésions les plus communes de la métrite chronique interne sont la rougeur plus ou moins foncée, l'hypérémie plus ou moins intense, l'altération variable de la consistance et de l'épaisseur de la muqueuse utérine, qui est ou plus dense ou plus friable, ou plus molle ou plus mince qu'à l'état normal. M. Bennett mentionne, d'après M. Hall Davis, un cas de métrite chronique dans lequel la muqueuse présentait plusieurs larges ulcérations inflammatoires, situées à la face interne de la cavité utérine et ne s'étendant pas à la cavité du col. L'intérieur de l'utérus peut aussi devenir le siége de granulations, ordinairement peu nombreuses, mais très vasculaires, présentant un aspect fongueux et donnant souvent lieu à d'abondantes hémorrhagies.

Dans certains cas de métrite chronique interne, la muqueuse utérine a été trouvée pâle, grisâtre, extrêmement friable et fort amincie; cette dernière altération appartient à ces phlegmasies de longue durée qui ont jeté un trouble profond dans la nutrition des tissus, et ont fini par en amener l'atrophie.

Dans la métrite chronique, aussi bien que dans la métrite aiguë, on trouve à l'ouverture de la cavité utérine un produit de sécrétion morbide, le plus souvent un liquide filant et albumineux comme du blanc d'œuf, d'autres fois des mucosités purulentes ou légèrement colorées en rouge par du sang exhalé à la surface de la muqueuse.

Symptomatologie. — Si la métrite aiguë développe un ensemble de symptômes faciles à apprécier pour les malades et à reconnaître pour le médecin, il n'en est pas de même de la métrite chronique.

Soit qu'elle ne donne lieu qu'à des phénomènes locaux sans gravité et qui attirent à peine l'attention des femmes, soit qu'elle provoque des troubles fonctionnels divers et des retentissements sympathiques sur des organes ou des appareils plus ou moins éloignés, la métrite chronique passe souvent inaperçue pour les malades et entièrement méconnue par le médecin. De là, ces opinions dissidentes qui séparent les auteurs et les praticiens; de là, ces erreurs de diagnostic que rendent si faciles la marche souvent latente de la maladie, et sa manifestation quelquefois si bizarre et si insidieuse.

C'est à bien discerner tous ces phénomènes que nous devons nous attacher ici, afin de porter quelque jour, s'il est possible, sur une des questions que nous n'hésitons pas à considérer comme des plus obscures et des plus confuses de la pathologie.

Nous étudierons successivement les symptômes locaux ou ceux dont l'utérus est le siége, et les symptômes sympathiques et généraux, c'est-à-dire ceux qui accompagnent la métrite, s'y ajoutent et se passent, soit dans les organes en rapport immédiat avec la matrice, soit dans d'autres appareils, qui n'ont avec ceux de la génération que des relations indirectes ou éloignées.

Symptômes locaux. — Les troubles de la sensibilité utérine ne sont pas constants; et, sous ce rapport, on rencontre les différences les plus tranchées suivant les sujets. Il en est dont l'utérus est complétement indolent; d'autres, chez qui la matrice, spontanément insensible, devient le siége de douleurs plus ou moins vives quand on exerce sur elle une certaine pression. Cependant, la majorité des femmes accuse quelque douleur dans le bas-ventre.

Cette douleur est tantôt aiguë, lancinante; tantôt elle est sourde, obscure et parfois pulsative, accompagnée de battements isochrones aux pulsations artérielles.

Elle occupe ou la région médiane de l'hypogastre ou l'un des côtés; mais elle demeure rarement fixée dans un de ces points; habituellement elle s'irradie, à la manière des douleurs névralgiques, dans les directions les plus diverses, suivant le trajet des nerfs lombaires, sciatiques, fémoro-iliaques, abdominaux, etc.

Quand la douleur hypogastrique est latérale, elle répond à l'ovaire, et le plus souvent c'est le côté gauche qu'elle affecte. Nous en voyons la raison dans la présence du rectum, qui, reposant sur les vaisseaux ovariques gauches, y détermine une stase sanguine, d'où résulte la congestion, et, par suite, l'exaltation de la sensibilité de l'ovaire du même côté. Ce qui vient à l'appui de notre explication, c'est aussi la fréquence plus grande à gauche qu'à droite, surtout chez les jeunes filles, ainsi que nous le verrons plus loin, des engorgements inflammatoires péri-utérins.

La douleur est tantôt continue, tantôt rémittente; d'autres fois elle revient par crises, affectant une forme franchement intermittente. Dans ce cas, c'est habituellement aux époques menstruelles qu'elle reparaît. Quand elle est continue, c'est aussi pendant cette période qu'elle s'exaspère.

Cependant, les crises ou les exacerbations douloureuses peuvent éclater en dehors de la période cataméniale, soit spontanément, soit sous l'influence de quelque cause matérielle ou morale. Alors, elles se montrent deux, trois ou quatre fois par mois; et nous citerons des exemples de malades qui avaient plusieurs de ces crises en vingt quatre heures, le jour et la nuit indistinctement.

Tantôt, les crises surviennent brusquement ; tantôt, elles s'annoncent par une aggravation lente et progressive des douleurs. Dans le premier cas, elles envahissent, le plus souvent, tout l'abdomen à la fois; dans le second cas, elles débutent par leur point d'élection, dans l'hypogastre, et se propagent avec plus ou moins de rapidité dans le reste du ventre. Les malades comparent ces douleurs à des élancements, à des piqûres, à des morsures ou à des déchirements. Presque toutes éprouvent de véritables douleurs expulsives, et elles ont alors la conscience des efforts que fait l'utérus pour se débarrasser d'un corps étranger ; et, en effet, il est rare que les crises dont nous parlons ici, quand elles sont spontanées, ne soient pas provoquées par les contractions de la matrice destinées à expulser au dehors le sang ou le mucus contenus dans sa cavité. Aussi, voit-on presque toujours ces crises se produire à l'époque menstruelle, ainsi que nous l'avons déjà dit, ou même éclater pour la première fois, chez les jeunes filles, au début de la puberté, au moment où s'établit le flux cataménial. A mesure que s'opère l'expulsion des matières emprisonnées dans l'utérus, les douleurs diminuent et la crise s'apaise.

Ces crises ne se bornent pas toujours à l'exaltation des douleurs utérines; elles s'accompagnent quelquefois de cris, de spasmes, de mouvements convulsifs et de roideur dans les membres, qui peuvent en imposer aisément pour des attaques d'hystérie. Mais, nous ne saurions trop le répéter, ces phénomènes ne se rattachent nullement à une névrose essentielle; ils ont leur point de départ dans l'affection utérine ; ils sont le résultat de la douleur locale, comme les troubles nerveux qui se manifestent chez les sujets impressionnables, soit pendant le travail de l'accouchement, soit pendant les accès de colique hépatique ou néphrétique. On comprend à quel point il est essentiel de savoir bien reconnaître ces crises, que nous pourrions nommer *utérines*, afin de ne pas les confondre avec les accès hystériques. Cette confusion, qui est très fréquente, sera évitée si l'on se rappelle que les crises de la métrite chronique sont toujours précédées de douleurs hypogastriques, lesquelles font défaut dans l'attaque de l'hystérie franche.

Différentes causes peuvent exaspérer les douleurs de la métrite : ce sont, en premier lieu, toutes celles qui impriment à l'utérus des mouvements soit immédiats, soit indirects ; telles sont : les différentes espèces de toucher et de pression, l'introduction du spéculum, l'usage des pessaires ou des éponges, l'acte de la défécation et celui de la miction, les efforts de vomissement, de toux, d'éternument, une course rapide, l'exercice de l'équitation, les coups ou les chocs sur l'abdomen, les chutes sur le siége, sur les pieds, etc.

D'autres causes peuvent augmenter la sensibilité utérine en agissant sur la circulation, soit qu'elles l'activent, soit qu'elles la retardent. De là résultent des congestions actives ou passives qui produisent une recrudescence inflammatoire et un surcroît dans les douleurs. C'est dans cet ordre de causes que se peuvent ranger : la menstruation, les palpitations nerveuses, les émotions morales, les mouvements violents ou désordonnés, les fatigues corporelles, l'ingestion des aliments et le travail de la digestion, etc., qui impriment à la circulation un excès d'activité ; la constipation, les tumeurs développées dans le bassin, celles qui se montrent sur le trajet des vaisseaux, les maladies du poumon ou du cœur, etc., qui troublent et qui gênent le cours du sang.

Comme causes aggravantes des douleurs, dans la métrite, nous signalerons encore certaines influences qui agissent, soit sur l'innervation en général, soit directement sur le système nerveux utérin ; telles sont : les émotions morales, les veilles prolongées, les efforts intellectuels, et, dans l'ordre matériel, l'irritation produite par l'application de certains révulsifs cutanés, sinapismes, vésicatoires, etc.

Toutes les substances qui agissent sur la constitution du sang, et qui ont pour résultat d'en augmenter la masse et de le rendre plus riche, ont aussi une influence bien manifeste sur la métrite et peuvent en exagérer les symptômes, en augmentant la congestion utérine ; telles sont : une alimentation trop abondante ou trop substantielle, l'usage des alcooliques, des boissons excitantes, des médicaments toniques. Nous avons vu un grand nombre de malades, atteintes de métrite chronique et chez lesquelles de petites doses de fer avaient suffi pour exalter sensiblement les douleurs.

Les rapports sexuels et surtout leur abus, les désirs vénériens portés à un trop haut degré, les rêves érotiques, les variations de température, les impressions brusques de froid, les bains intempestifs, quelquefois la chaleur du lit, en un mot, toutes les influences capables de congestionner l'utérus, peuvent provoquer une recrudescence inflammatoire et une augmentation des douleurs. On voit donc, en résumé, que nous pourrions recommencer ici l'énumération de toutes les causes de la métrite ; car on conçoit que tout ce qui est susceptible de faire naître une inflammation est aussi capable de l'augmenter.

Cependant nous devons nous arrêter, un moment, au sujet de l'influence que la direction de l'utérus exerce sur les douleurs de la métrite chronique interne. Les déviations utérines augmentent le plus souvent la fluxion de l'organe, à cause de la gêne qu'elles peuvent apporter dans la circulation intrapelvienne ; puis, en changeant les rapports de l'utérus, elles le rapprochent ou même le mettent en contact direct de la vessie, dans l'antéversion, et du rectum, dans la rétroversion ; de sorte que la matrice est exposée à des frottements douloureux pendant la miction et pendant la défécation. Dans les flexions, il se joint souvent une autre cause de recrudescence inflammatoire et de douleur, c'est la difficulté qu'éprouvent à sortir les liquides utérins, sang menstruel et mucus, et, par suite, leur rétention plus ou moins prolongée dans la cavité de la matrice.

Les caractères de la douleur sont-ils différents, suivant que la métrite chronique occupe le col ou le corps de l'organe? En général, on peut répondre qu'il y a, sur ce point, quelques différences : ainsi, les douleurs dites expulsives appartiennent exclusivement à la métrite du corps ; quand elles existent, on peut les considérer comme pathognomoniques.

La douleur, sur laquelle nous venons de nous étendre longuement, n'est pas un symptôme suffisant pour caractériser la métrite chronique interne. Cette affection amène, en effet, dans les fonctions de l'organe malade des troubles divers, que nous allons faire connaître, et qu'il importe au praticien de discerner.

Nous étudierons successivement les changements survenus : 1° dans la menstruation ; 2° dans la circulation utérine ; 3° dans la nutrition ; 4° dans la sécrétion ; 5° dans les influences des rapports sexuels ; 6° dans la fécondation ; 7° dans la grossesse ; 8° dans les connexions et la direction de la matrice.

1° Chez certaines femmes atteintes de métrite chronique, la menstruation n'a subi aucune modification ; c'est pourtant l'exception. Chez la plupart des malades, cette fonction devient irrégulière ; et l'écoulement cataménial tantôt reparaît plus souvent que de coutume, tantôt, au contraire, retarde, pour chaque époque, d'un temps variable. Chez les unes, il est faible ou dure peu ; chez les autres, il est plus abondant ou plus prolongé que d'ordinaire. En un mot, on peut observer, dans la menstruation, les troubles les plus divers. Il est même des femmes chez lesquelles le flux menstruel ne s'arrête pas : c'est une sorte de métrorrhagie qui dure d'une époque à l'autre.

Presque toujours l'éruption des règles est marquée par une recrudescence inflammatoire : et alors, tantôt la malade souffre quelques jours avant, cesse de souffrir pendant le flux sanguin, puis recommence à souffrir quand il disparaît ; tantôt les douleurs, qui ont débuté avant l'apparition des règles, persistent pendant leur écoulement, s'apaisent à mesure que le flux menstruel diminue et cessent avec lui. D'autres fois, les phénomènes de recrudescence ne se développent que quelques jours après les règles.

2° On comprend que ce sont les modifications de texture que

l'inflammation chronique apporte dans le tissu utérin, et particulièrement dans sa trame vasculaire, qui produisent les troubles menstruels dont nous venons de parler ; mais la menstruation, à son tour, exerce sur le travail inflammatoire une influence fâcheuse par la congestion qu'elle détermine périodiquement ; si bien qu'il se produit entre la menstruation et la métrite une série d'actions et de réactions réciproques, dont le résultat définitif est plus nuisible qu'utile à la phlegmasie utérine.

3° De même que toutes les inflammations chroniques, l'espèce de métrite que nous étudions peut apporter un changement essentiel dans la nutrition du tissu propre de l'utérus. Ce changement consiste rarement dans une diminution, une atrophie ; le plus souvent, c'est une hypertrophie qui en résulte. L'engorgement chronique du tissu propre de la matrice sera étudié dans un article spécial.

4° Ici, comme dans toutes les inflammations des muqueuses, la sécrétion subit aussi des changements. Que la phlegmasie soit limitée au col utérin, ou qu'elle envahisse en même temps la cavité du corps, elle donne lieu à différents liquides qui sont versés dans le vagin, puis expulsés au dehors sous forme de *leucorrhée* ou de *flueurs blanches*. Ces produits sécrétoires sont variables sous le rapport de la couleur, de la consistance et de la quantité. Tantôt ils sont incolores et transparents ; tantôt opaques, blancs ou laiteux, jaunâtres ou verdâtres ; parfois mélangés de sang ou de pus ; tantôt fluides comme du lait, tantôt visqueux et semblables à du blanc d'œuf. Telles sont les principales variétés leucorrhéiques ; mais il en est d'autres encore qui résultent de l'association de ces divers produits et de la proportion suivant laquelle ils se mélangent. En général, ces liquides sont alcalins et d'une odeur fade ; parfois leur odeur rappelle celle des lochies : ceux qui sont retenus dans l'utérus y acquièrent une fétidité plus ou moins grande, selon le temps qu'ils ont séjourné dans sa cavité. Lisfranc dit avoir rencontré deux cas dans lesquels les flueurs blanches avaient une fétidité analogue à celle de la sanie cancéreuse, bien que l'utérus ne fût affecté ni de cancer, ni d'aucune lésion organique ; mais ces faits sont exceptionnels.

Ces produits, à raison des propriétés irritantes qu'ils possèdent, déterminent, en passant par le col utérin, des érosions ou des ulcérations sur le museau de tanche, entretenues par la continuité de l'écoulement. Aussi, est-ce en vain qu'on lutte ordinairement contre ces lésions par toutes sortes de cautérisations, si on ne modifie pas préalablement la surface interne de l'utérus, si on n'attaque pas la métrite interne qui est l'origine de ces altérations.

5° Dans la métrite, les rapports sexuels peuvent être fort douloureux ; il n'est pas nécessaire d'insister pour faire comprendre la répugnance que certaines femmes éprouvent alors pour des rapprochements qui sont une source de souffrances.

6° L'état permanent de congestion que la métrite chronique entretient vers l'utérus, les modifications anatomiques, et en particulier l'épaisissement qu'elle fait éprouver à la muqueuse utérine, les obstructions qu'elle entraîne parfois, les sécrétions abondantes et continuelles qu'elle provoque, peuvent devenir autant d'obstacles à la fécondation. Cependant, toutes les femmes atteintes de métrite interne ne demeurent pas stériles. Un certain degré de phlegmasie est encore compatible avec la régularité des fonctions génératrices.

7° Par les influences que nous venons d'énumérer, la métrite interne peut aussi troubler le cours de la grossesse, et même devenir une cause d'avortement, surtout aux époques qui correspondent au flux menstruel et qui sont marquées, comme nous l'avons déjà dit, par un surcroît de congestion sanguine et par une recrudescence inflammatoire. Dans d'autres cas, au contraire, la grossesse prend le dessus, et, comme s'il y avait une sorte d'incompatibilité entre l'état de gestation et l'état inflammatoire de l'utérus, on voit les phénomènes phlegmasiques cesser pendant la grossesse pour reparaître après l'accouchement.

8° La métrite chronique a-t-elle de l'influence sur les déplacements et les déviations de l'utérus ? Cette question nous conduirait trop loin si nous voulions la discuter ici. Nous nous contenterons de dire que la phlegmasie de la matrice doit prédisposer cet organe à certaines déviations. D'ailleurs, nous

nous étendrons davantage sur ce sujet en traitant des lésions mécaniques de l'utérus.

Tels sont les troubles fonctionnels habituellement provoqués par la métrite chroniqne interne. Occupons-nous maintenant des signes fournis directement par le toucher, le spéculum et le cathétérisme :

1° Le toucher a certainement une grande importance pour le diagnostic de la métrite chronique; mais il ne faut demander à ce mode d'exploration que ce qu'il nous peut donner ; rien de plus, rien de moins. A l'aide du toucher vaginal, pratiqué avec mesure, on peut acquérir des notions assez exactes sur le degré de la sensibilité utérine, sur le point de départ et le siége précis des douleurs ressenties par les malades. On arrivera à ce résultat en promenant successivement la pulpe du doigt sur le museau de tanche, le corps de la matrice et les tissus environnants, sur lesquels on exercera, en même temps, une douce pression. Le toucher permettra de juger si les douleurs qu'éprouvent souvent les malades, dans les régions éloignées de l'utérus, sont unies par quelque rapport sympathique avec la métrite ; car, dans ce cas, la pression exercée sur l'organe affecté réveillera des souffrances, non-seulement sur ce point, mais encore sur tous ceux qui sont habituellement douloureux. On peut encore, au moyen du toucher, déterminer si la douleur est vraie ou fausse, exagérée ou non.

Ce mode d'exploration fera reconnaître si la température du col est normale ou si elle est supérieure à celle des tissus voisins. L'élévation de la température est assez rare dans la métrite chronique, comme nous l'avons déjà dit, et quand on l'observe, on doit craindre une recrudescence et même le passage de la phlegmasie à l'état aigu.

En parlant de la métrite externe, nous avons insisté sur les sensations que les altérations diverses du col faisaient éprouver au doigt explorateur. Nous ne reviendrons pas sur ces signes ; nous rappellerons seulement qu'ils ont une telle importance pour le diagnostic de la métrite interne, que leur présence devra toujours faire soupçonner une lésion de la cavité utérine. On n'a pas oublié, en effet, que les granulations et les ulcérations du museau de tanche sont, assez souvent, déterminées et entretenues par l'écoulement provenant de la muqueuse interne enflammée.

Quelquefois l'orifice du museau de tanche est assez dilaté pour permettre au doigt de pénétrer dans le col et d'y constater la présence de lésions analogues à celles qui siégent sur la surface externe. C'est surtout dans la métrite post-puerpérale que le museau de tanche demeure ainsi béant. Dans la plupart des cas, il ne présente pas ce degré de dilatation ; il n'est que médiocrement agrandi ; parfois son calibre est diminué, et il peut y avoir un véritable rétrécissement. Plus rarement le museau de tanche conserve son ouverture normale.

A l'aide du toucher on appréciera encore le degré de développement de la matrice. L'exploration vaginale seule suffira pour juger de l'engorgement du col ; mais celui du corps sera mieux étudié par la combinaison des différents modes de toucher, ainsi que nous le dirons en parlant de l'engorgement du tissu propre de la matrice.

Enfin, le doigt, qui a servi à cette exploration, pourra ramener une certaine quantité de produits de sécrétion, dont on examinera la couleur, la consistance, l'odeur et même les propriétés chimiques et microscopiques, si on le juge nécessaire.

Le toucher devra être pratiqué avec mesure et ménagement. Il ne faudra jamais trop le prolonger, s'il est péniblement supporté par les malades ; et il sera prudent de s'en abstenir lorsque les douleurs seront trop intenses.

2° On n'aura recours au spéculum qu'après avoir pratiqué le toucher et après s'être bien assuré, par ce premier mode d'exploration, que l'excès de sensibilité des parties ne s'oppose pas à l'introduction de l'instrument. Dans ce cas, le toucher a encore l'avantage de faire connaître la direction de l'utérus, la situation du col et, partant, de fournir quelques indications utiles pour bien guider le spéculum dans le vagin et le conduire sûrement vers le museau de tanche.

A l'aide du spéculum, on appréciera le degré de rougeur du museau de tanche, la distribution, la forme, la disposition et le siége précis de l'injection vasculaire, l'intensité relative des altérations sur les deux lèvres du col, et le degré d'ouverture de l'orifice utéro-vaginal.

Si cet orifice est assez largement dilaté, on pourra, au moyen de l'utéroscope, suivre de l'œil les altérations dans toute l'étendue de la cavité cervicale.

Le spéculum permettra, enfin, de juger si les liquides rendus par la vulve proviennent de l'utérus, et par quelle portion de l'organe ils sont fournis; il fera mieux apprécier aussi leur quantité et leur nature.

En général, les produits sécrétoires, analogues à du blanc d'œuf, appartiennent à la surface interne de l'utérus. Mais il n'est pas toujours possible de préciser s'ils proviennent du col ou du corps. On ne saurait admettre, avec M. Bennett, que le mélange du sang à ces produits dénote qu'ils sont fournis par la surface interne du corps. Nous n'avons, en effet, observé rien de semblable dans certains cas, où l'inflammation occupait, d'une manière incontestable, la surface interne du col et du corps.

3° Nous devons ici dire un mot du cathétérisme de l'utérus appliqué à l'étude de la métrite interne. En quoi ce moyen d'exploration peut-il éclairer le diagnostic, et quels sont les signes qu'il peut révéler à l'observateur?

La sonde utérine nous donne, en premier lieu, la mesure de la profondeur de la cavité de l'organe. Or, il arrive bien souvent que, dans la métrite chronique interne, cette profondeur est augmentée. Ainsi, toutes les fois que l'instrument pénètre à $0^m,07$, $0^m,075$, $0^m,08$ et $0^m,09$, on peut, en général, affirmer qu'il y a une phlegmasie chronique de la surface interne de l'utérus.

Par le cathétérisme, on apprécie bien le diamètre de l'ouverture du museau de tanche et de l'orifice cervico-utérin. Lorsque l'un des orifices est plus large qu'à l'état normal, c'est qu'il existe une métrite interne. Mais la réciproque n'est pas vraie, et l'absence de toute dilatation n'implique pas la non-existence d'une métrite interne, car nous avons observé l'exemple du contraire.

Dans les cas où la phlegmasie chronique a donné naissance à des végétations, à des fongosités ou à des produits analogues sur la muqueuse qui tapisse la face interne de la matrice, le cathétérisme fournira quelquefois un très bon moyen de les constater, en communiquant l'impression d'une surface inégale et rugueuse.

Ainsi que nous l'avons déjà dit ailleurs, le passage de la sonde dans la matrice détermine des sensations variables suivant les sujets, et selon les divers points de la surface utérine avec lesquels l'instrument est en contact. Le plus souvent l'introduction de la sonde à travers l'orifice du museau de tanche et dans la cavité du col ne provoque aucune douleur ; la malade ne sent point, pour ainsi dire, l'instrument cheminer à travers ce conduit ; mais, dans quelques cas exceptionnels, on observe le contraire et l'on trouve la cavité du col d'une grande sensibilité.

Dans tous les cas, des douleurs plus ou moins vives éclatent quand le bout de la sonde franchit l'orifice cervico-utérin, diminuent à mesure que l'instrument s'avance dans la cavité du corps et augmentent de nouveau si la sonde est poussée jusqu'au fond de l'organe.

Chez quelques malades impressionnables, le cathétérisme utérin peut devenir le point de départ de véritables crises, caractérisées par des douleurs névralgiques dans différentes parties du corps ; par des convulsions, des vomissements, des phénomènes de paralysie, particulièrement dans les membres inférieurs ; enfin, par un état de syncope assez grave. En d'autres termes, le cathétérisme quelquefois provoque ou réveille les accidents les plus graves de la métrite interne. Quand le cathétérisme produit de semblables résultats, le diagnostic ne saurait être douteux : on a bien affaire à cette affection.

Il y a pourtant des femmes chez lesquelles cette opération ne détermine aucune impression de ce genre, ni locale, ni générale ; toutefois ces exemples sont assez rares. Il en est d'autres chez qui les premières tentatives de cathétérisme ont été suivies de ces espèces de crises, mais qui, acquérant une sorte de tolérance pour l'opération, ont fini par la supporter sans inconvénient.

La sonde, en froissant les parois de l'utérus, peut déterminer un écoulement sanguin, lequel se produira plus souvent si l'organe est enflammé que s'il ne l'est point. Dans des cas plus fâcheux, le cathétérisme a produit une irritation vive de la muqueuse utérine, et, par suite, le passage de la métrite chronique à l'état aigu, et même une métro-péritonite. Ces accidents n'arrivent généralement que chez les femmes douées d'une grande susceptibilité nerveuse ou prédisposées aux inflammations ; mais comme on ne peut jamais prévoir à des signes certains quels seront les résultats du cathétérisme utérin, le médecin devra surveiller la malade avec le plus grand soin, après l'opération, surtout dans les deux ou trois jours qui suivront.

Comme on le voit, le cathétérisme est un moyen d'exploration susceptible de fournir de très utiles renseignements dans la métrite chronique interne; mais il expose quelquefois à de tels dangers, qu'on ne devra l'employer qu'avec réserve, ne le pratiquer qu'avec les ménagements les plus grands et après avoir palpé, pour ainsi dire, la susceptibilité des malades à cet égard.

Symptômes généraux et sympathiques. — La phlegmasie chronique de l'utérus exerce une influence très marquée sur les organes environnants. Cette influence se fait sentir de trois manières : 1° par le fait même du voisinage, l'inflammation peut se propager de l'utérus aux organes ou aux tissus qui l'entourent, au péritoine, à la vessie, au rectum, au vagin, aux trompes, à l'ovaire, au tissu cellulaire péri-utérin ; de là un grand nombre de phlegmasies qui compliquent parfois la métrite ; 2° par les sympathies qui unissent l'utérus à ces mêmes organes, il peut survenir une foule d'accidents, dont nous allons étudier les principaux ; 3° par la gêne mécanique que la matrice, quelquefois hypertrophiée, déviée ou déplacée, apporte aux fonctions des viscères pelviens.

Ce sont ces trois modes d'action de l'utérus enflammé, sur les organes voisins, qui donnent lieu aux douleurs péritonéales ou ovariques qu'on observe assez fréquemment dans le cours de la métrite. Par eux encore s'expliquent les troubles qui se montrent dans la miction et dans la défécation.

Quelques malades sont tourmentées d'un besoin presque continuel d'uriner ; et la miction est suivie de cuisson et de ténesme vésical; quelques-unes sont atteintes d'incontinence; d'autres, au contraire, présentent, à différents degrés, une rétention d'urine qui est due, soit à une paralysie symptomatique de la vessie, soit à un spasme, soit enfin à un obstacle mécanique, à la compression exercée par le museau de tanche sur le col vésical, dans la rétroversion, par exemple.

Les urines sont très variables; tantôt elles sont abondantes et limpides; tantôt rares et troubles, chargées de mucus et d'urate d'ammoniaque, comme dans le catarrhe de la vessie.

La métrite chronique interne s'accompagne généralement de constipation, soit que le rectum soit atteint d'une inertie paralytique, soit que l'utérus en rétroversion apporte un obstacle mécanique à l'expulsion des matières fécales. Quand les malades se présentent à la garde-robe, elles éprouvent parfois des douleurs excessives, provoquées autant par les efforts qu'elles font, que par le frottement des matières endurcies contre l'utérus déplacé. Chez ces malades, l'administration des lavements peut aussi faire naître les plus vives souffrances.

La constipation opiniâtre qui accompagne la métrite interne est fréquemment la source d'hémorrhoïdes ou de fissures anales, qui contribuent singulièrement à augmenter les douleurs pendant la défécation.

La métrite chronique exerce son influence non-seulement sur les viscères pelviens, mais encore sur les organes les plus éloignés, en vertu des relations sympathiques qui unissent l'utérus au reste de l'économie.

Indépendamment des douleurs névralgiques des membres pelviens et de la région lombaire, qui semblent n'être qu'une irradiation des douleurs dont l'utérus ou ses annexes sont le siége, la métrite peut provoquer des troubles nerveux très variés, et dans les régions les plus différentes.

Parlons d'abord des troubles gastriques, qui sont les plus fréquents. Il est assez rare que l'estomac conserve l'intégrité parfaite de ses fonctions chez les femmes atteintes de métrite interne, et nous irions bien au delà des bornes, que doit comporter un ouvrage de cette nature, si nous voulions entrer dans le détail des phénomènes pathologiques que ce viscère peut présenter dans le cours de cette maladie. Qu'il nous suffise de dire qu'on observe tantôt tous les symptômes de la dyspepsie et de l'anorexie, tantôt les perversions de goût, les appétits bizarres ou les phénomènes boulimiques qui appartiennent à la gastralgie. Quelques femmes se plaignent de pesanteurs, de crampes, de tiraillements à l'épigastre; d'autres sont sujettes à des nausées ou à des vomituritions; il en est, enfin, qui vomissent avec une facilité excessive; et l'on pourra lire, dans ce livre, l'observation de certaines malades, dont l'estomac ne pouvait supporter ni aliments ni boissons.

De semblables accidents sont bien de nature à en imposer aux yeux des praticiens peu familiarisés avec l'étude des affections utérines, et qui, croyant avoir affaire, soit à une grossesse commençante, soit à une maladie de l'estomac, s'abstiendraient de toute médication ou lutteraient inutilement contre des manifestations purement sympathiques et épuiseraient contre elles toutes les ressources de la thérapeutique. Combien avons-nous vu d'erreurs de ce genre commises par des médecins du plus grand mérite! Il suffira d'être prévenu pour ne plus y tomber désormais. Il est important de noter, au point de vue du diagnostic, que les troubles digestifs, sympathiques de la métrite interne, deviennent, d'ordinaire, plus intenses à l'époque des règles, et qu'ils augmentent aussi sous l'influence des mêmes causes qui exaltent les douleurs utérines.

Du côté des évacuations alvines, on peut observer toutes les variétés qui se rencontrent dans les affections intestinales connues sous le nom de gastro-entéralgie. Nous mentionnerons spécialement, à cause de sa fréquence, une variété de catarrhe intestinal que nous désignons sous le nom d'*entérite glaireuse.*

Les troubles de la sécrétion biliaire ne sont pas très rares; ils se manifestent par des vomissements, plus ou moins abondants, de matières verdâtres et bilieuses.

La métrite chronique agit aussi sur les fonctions de circulation et de respiration. Elle donne lieu assez souvent à des palpitations nerveuses, d'autres fois à une petite toux sèche, incoercible, que nous avons, depuis longtemps, l'habitude de nommer *toux utérine;* chez quelques femmes, enfin, à un hoquet continuel et opiniâtre. Une de nos malades poussait, de temps en temps, un cri aigu, involontaire; d'autres étaient atteintes d'aphonie; et, ce qui prouve bien que la perte de la voix était sous l'influence de la congestion utérine, c'est qu'une émission sanguine, qui produisait un amendement du côté des phénomènes utérins, rendait de suite aux malades l'usage de la parole. D'ailleurs, tous ces accidents, comme les symptômes gastralgiques, dont il a été question plus haut, devenaient plus marqués à l'époque des règles ou pendant les recrudescences inflammatoires.

La métrite interne n'est pas sans influence sur l'exercice des facultés intellectuelles. J'ai rencontré des femmes, atteintes de métrite, et qui présentaient des goûts bizarres, des conceptions étranges, signes manifestes d'un certain degré de dérangement mental. Ces phénomènes s'amendaient par le traitement de la métrite, qui en était l'origine, et disparaissaient avec la guérison de la phlegmasie utérine. Lisfranc rapporte un fait analogue.

En ce qui concerne la myotilité et la sensibilité, soit générale, soit spéciale, la métrite peut donner naissance aux troubles les plus extraordinaires et les plus inattendus. Nous avons déjà parlé longuement de ces crises nerveuses auxquelles beaucoup de femmes sont sujettes, surtout à l'époque menstruelle; et nous avons particulièrement insisté sur l'importance qu'il y avait à reconnaître ces phénomènes nerveux symptomatiques de la métrite. Nous ajouterons que quelques malades présentent des mouvements convulsifs dans les membres ou dans les différents muscles de la face et du tronc; d'autres se plaignent de crampes et de roideurs musculaires, particulièrement dans les membres inférieurs. D'autres encore accusent soit des névralgies intercostales, soit des névralgies faciales, des céphalées opiniâtres ou des migraines fréquentes. Dans ce cas, il n'est pas rare de voir survenir aussi des troubles du côté de la vue, de l'ouïe, de l'odorat et du goût, quelquefois une hyperesthésie, le plus souvent un affaiblissement de ces fonctions. Chez quelques malades, nous avons vu la métrite amener des paralysies partielles du sentiment et du mouvement. La plus commune est la paraplégie. Il faut être prévenu de ce fait, afin de ne pas s'exposer, comme nous l'avons observé plus d'une fois, à rattacher cette affection à une altération de la moelle et à instituer une thérapeutique inopportune et stérile.

Beaucoup de femmes atteintes de métrite chronique ont le caractère plus sensible, plus irritable ; souvent même on observe une transformation complète; les malades perdent le goût du travail; elles deviennent apathiques, incapables de toute initiative et inaccessibles à tout sentiment affectueux. Quelques-unes sont prises de délire.

La lipothymie, les défaillances, la perte de connaissance sont assez fréquentes dans le cours de la métrite interne, et surtout pendant les crises dont il a été question plus haut.

Soit par elle-même, soit surtout par les nombreuses et profondes sympathies qu'elle éveille, cette maladie jette, le plus ordinairement, le trouble dans la nutrition et dans l'hématose. Certaines femmes perdent leurs forces et leur embonpoint; d'autres deviennent chloro-anémiques.

La chloro-anémie est une compagne assez habituelle de la métrite chronique interne; mais elle n'en est pas toujours la conséquence; dans bien des cas, l'appauvrissement du sang se montre antérieurement à la phlegmasie utérine.

MARCHE. DURÉE. TERMINAISONS. — La métrite chronique succède à la métrite aiguë, ou débute d'emblée.

Dans le premier cas, les symptômes qui caractérisent la forme aiguë s'amendent peu à peu; mais les fonctions de l'utérus, au lieu de recouvrer leur régularité primitive, demeurent languissantes, ou s'accomplissent d'une manière anormale; et l'on ne tarde pas à observer les phénomènes précédemment décrits.

Quand la métrite chronique est primitive, ses débuts s'opèrent presque toujours d'une façon insidieuse, latente, de sorte que la malade ne soupçonne le mal, dont elle est atteinte, que lorsque la phlegmasie est bien confirmée, lorsqu'elle a pris droit de domicile dans l'utérus. Ce qui éveille d'abord l'attention des femmes, c'est tantôt un écoulement leucorrhéique auquel elles ne sont pas accoutumées, tantôt une menstruation difficile et douloureuse. Chez quelques-unes, les premières manifestations de la métrite chronique ne partent pas directement de l'utérus ; ce sont ces douleurs névralgiques, ces crises nerveuses, ces troubles gastriques, dont il a été parlé plus haut, qui ouvrent la scène. Le médecin lutte en vain par les médications, en apparence les plus rationnelles, contre ces accidents sympathiques ; ceux-ci sont réfractaires à tout, jusqu'à ce que, leur point de départ étant découvert, on s'adresse à la maladie cachée qui est l'origine de cette étrange perturbation fonctionnelle.

La métrite chronique, si on l'abandonne à elle-même, suit une marche fort lente et affecte une longue durée. Pendant longtemps elle peut persister au même degré, du moins en apparence ; mais le plus souvent, elle offre, dans son cours de grandes variations.

Nous avons déjà signalé l'influence qu'exercent sur les manifestations de la métrite interne toutes les causes de congestion utérine, et nous avons mentionné tout particulièrement la fluxion menstruelle. En effet, il est peu de femmes qui n'éprouvent point quelque exacerbation à l'époque des règles ; et, chez certaines, l'affection peut se montrer alors avec tous les caractères de l'état aigu. Ces recrudescences apparaissent tantôt quelques jours avant le flux sanguin, tantôt pendant le cours même de la ménorrhagie. Chez certaines malades, les accidents diminuent avec l'écoulement cataménial ; chez d'autres, ils persistent au delà ; ils peuvent aller s'aggravant et nécessiter une intervention active ; c'est une particularité qui devra fixer sérieusement l'attention du praticien. Cette influence de la menstruation sur la marche de la métrite se fait même sentir chez les femmes dont les règles sont supprimées. Alors les accidents surviennent au temps où les règles avaient accoutumé de paraître.

D'autres causes agissent de la même manière, mais avec moins d'intensité, sur la marche de la métrite chronique ; tels sont les exercices trop violents, les grandes fatigues, les efforts de toute nature, les coups, les chutes, une nourriture trop substantielle, les excès vénériens, les émotions morales vives, en un mot tout ce qui est capable d'imprimer un ébranlement au système utérin.

En général, ces recrudescences se terminent d'elles-mêmes, au bout d'un temps assez court; mais, comme nous venons de le dire à propos de la menstruation, elles peuvent aussi déterminer le passage de l'inflammation à l'état aigu, et c'est là une circonstance qui doit engager le médecin à se tenir sur ses gardes. Elles sont à redouter encore à un autre point de vue; c'est qu'en se répétant fréquemment elles rendent la phlegmasie utérine de plus en plus rebelle et difficile à guérir.

En dehors de ces recrudescences, la métrite chronique suit un cours assez uniforme, quelquefois traversé, comme il a été dit, par des accidents nerveux, mais ne s'accompagnant point de réaction fébrile.

Nous avons dit encore que la métrite chronique avait une durée fort longue, quand rien ne vient entraver sa marche; elle peut se prolonger, en effet, deux, trois, quatre, six, dix, quinze, vingt ans et même au delà.

Diagnostic.—On vient de voir à combien de troubles sympathiques nombreux et variés la métrite chronique peut donner naissance. Nous avons déjà insisté, à plusieurs reprises, sur les erreurs trop faciles dont ces phénomènes pouvaient devenir la source, et nous avons indiqué, chemin faisant, de quelle manière et à quels signes on pouvait éviter ces regrettables méprises. Nous allons nous résumer ici en disant que, toutes les fois qu'une femme, étant dans cette période de la vie que nous avons appelée génitale (depuis la puberté jusqu'à l'âge critique), se présentera à notre observation avec quelqu'un des troubles fonctionnels que nous venons d'énumérer, névralgies diverses, crises hystériformes, paralysies partielles et surtout paraplégies, soyons sur nos gardes, et souvenons-nous que nous pouvons bien ne pas avoir affaire à des phénomènes idiopathiques. Interrogeons soigneusement la malade sur l'origine, la marche et les caractères de ces symptômes; informons-nous scrupuleusement de l'état des fonctions utérines, et le plus souvent nous découvrirons la cause réelle, le véritable point de départ des accidents pour lesquels nous sommes consultés. On ne perdra pas de vue que le principal caractère des accidents sympathiques de la métrite chronique interne, c'est de présenter des exacerbations à l'époque des règles, comme la métrite elle-même, et de subir aussi toutes les influences qui exaspèrent le travail inflammatoire local.

Cela posé, et étant connus les caractères généraux de la métrite chronique, sera-t-il toujours possible d'en déterminer le siége précis? Cette question n'est point oiseuse ni subtile, comme on pourrait le penser d'abord. Car on verra, dans la suite, combien sa solution importe au traitement: puisque la phlegmasie utérine ne cède pas toujours aux mêmes moyens, suivant qu'elle occupe telle ou telle partie de l'organe.

Rien de plus facile à reconnaître que la métrite externe, qui imprime ses lésions à la surface du museau de tanche. Ici, grâce au toucher et au spéculum, le doute n'est pas possible. Mais ces lésions ne sont pas toujours primitives; elles sont causées et entretenues, assez souvent, comme nous l'avons déjà dit, par l'écoulement résultant de la métrite interne : et c'est là précisément ce qu'il s'agit de bien discerner.

Quand l'inflammation est limitée aux lèvres du museau de tanche et ne franchit pas l'orifice utéro-vaginal, les lésions habituelles de la métrite externe s'accompagnent parfois d'une hypertrophie plus ou moins considérable du col et d'une augmentation de sa consistance. Des produits de sécrétion baignent sa surface; mais si on les enlève au moyen d'un pinceau, on peut s'assurer qu'ils ne proviennent point de la cavité utérine : on ne voit rien s'écouler de l'orifice utéro-vaginal. Quand ce même fait se reproduit, chaque fois qu'on examine le col de l'utérus, on peut affirmer, sans crainte de se tromper, que la phlegmasie est bornée au museau de tanche.

La métrite externe simple s'accompagne, plus rarement que la métrite interne, de douleurs locales et de phénomènes sympathiques, si bien que, lorsque ceux-ci coexistent avec une vive douleur à l'hypogastre et un écoulement leucorrhéique, on peut soupçonner presque à coup sûr une métrite interne. Les douleurs, quand elles existent dans la métrite du col, sont bien moins intenses, et leurs irradiations sympathiques bien moins étendues que dans la métrite interne.

En somme, il est facile de distinguer la phlegmasie simple du col d'avec la même phlegmasie compliquée de métrite interne. Il sera très important de s'assurer aussi qu'elle ne coexiste pas avec un phlegmon péri-utérin.

Les lésions organiques du col utérin offrent des signes tellement tranchés qu'il sera difficile, le plus souvent, de les confondre avec celles de la métrite externe. L'état fongueux du museau de tanche, ses bosselures et ses anfractuosités, la nature de l'écoulement, sa couleur, son odeur, la fréquence des hémorrhagies, feront aisément reconnaître une maladie organique. Celle-ci s'accompagne, en outre, de symptômes cachectiques qu'on ne retrouve pas, en général, dans la métrite externe du col.

Nous arrivons au diagnostic de la métrite interne. Ici nous rencontrons des embarras qu'il est quelquefois difficile de surmonter. Nous avons déjà dit comment on pouvait être amené à soupçonner l'existence de cette affection par l'étude des troubles fonctionnels et des phénomènes sympathiques qu'elle provoque, soit autour de l'organe malade, soit dans des régions éloignées. Mais on ne pourra fonder là-dessus qu'une présomption ; et c'est à l'exploration directe qu'il faudra s'adresser encore pour avoir des renseignements précis et pour arriver à la certitude.

Par le toucher nous pouvons reconnaître le poids et le volume relatifs de l'utérus. Si le corps nous présente des signes d'engorgement, nous sommes presque en droit d'affirmer qu'il y a métrite interne; car l'engorgement du tissu propre de la matrice est rarement simple; il se lie, en général, à une phlegmasie de la muqueuse, ainsi que nous le dirons bientôt.

Quoique le spéculum ne permette pas d'inspecter la surface interne de l'utérus, on pourra néanmoins, à l'aide de cet instrument, reconnaître si l'écoulement vient de la cavité de la matrice; et, dans ce cas, si la matière sécrétée est analogue à du blanc d'œuf, on en conclura qu'il existe une métrite interne. La plupart des auteurs ont décrit cette affection sous le nom de *catarrhe de l'utérus*, comme s'il n'existait là qu'une simple lésion de sécrétion.

Il ne suffit pas d'avoir reconnu la métrite interne, il faut encore savoir jusqu'où elle s'étend dans la cavité de la matrice, et bien déterminer si elle est demeurée circonscrite à la cavité du col, ou si, ayant franchi l'orifice cervico-utérin, elle a envahi la surface interne du corps.

Dans cette circonstance, il faut tenir grand compte de tous les phénomènes morbides ; c'est par une étude attentive de leur ensemble qu'on peut espérer d'arriver, dans un grand nombre de cas, au diagnostic de la métrite interne du corps de l'utérus.

Si la matière qui s'écoule à travers l'orifice utéro-vaginal est abondante, si sa quantité n'est pas en rapport avec la petite étendue de la cavité du col, cela suffit déjà pour faire présumer qu'elle vient à la fois de la cavité du col et de la cavité du corps ; suivant toute probabilité, il existe alors une métrite interne du corps.

On ne saurait rien induire de certain, relativement à la question qui nous occupe, des qualités du produit leucorrhéique. Nous croyons que c'est à tort que M. Bennett a considéré l'écoulement muco-sanguinolent comme un signe pathognomonique de métrite interne du corps ; nous ne nions pas son importance, quand il existe ; mais il a manqué tant de fois, dans des cas très manifestes de cette affection, que son défaut ne nous paraît point impliquer l'absence de la métrite interne du corps. En général, les mucosités sanguinolentes doivent faire soupçonner que la métrite interne est accompagnée de granulations intra-utérines.

L'écoulement sanguin provoqué par le cathétérisme utérin n'est pas non plus un signe certain de métrite interne ; car il fait souvent défaut, et on peut l'observer aussi en l'absence de toute phlegmasie utérine, lorsque, par exemple, on introduit une sonde dans l'utérus quelques jours avant ou après les règles.

La dilatation de l'orifice cervico-utérin et l'augmentation de profondeur de la cavité utérine sont des symptômes de métrite chronique du corps ; mais ils ne méritent pas toute l'importance que leur a attribuée M. Bennett. Réunis à d'autres signes, ils peuvent nous aider à reconnaître le siége de la phlegmasie utérine. Mais il faut bien savoir qu'ils manquent dans un assez grand nombre de cas, et qu'à leur place il n'est pas rare de rencontrer un rétrécissement de l'orifice cervico-utérin et une diminution de la capacité utérine, dus au boursouflement de la muqueuse enflammée.

Les douleurs que développe la pression exercée sur le corps de l'utérus, lorsqu'il peut être atteint, surtout si elles s'accompagnent d'une hypertrophie de cette partie de l'organe, sont des signes d'un certaine valeur et dignes d'être pris en grande considération.

Parmi les douleurs spontanées de la métrite, il en est qui sont d'une haute importance pour le point de diagnostic que nous cherchons à éclairer ici : nous voulons parler des douleurs dites *expulsives*, sur lesquelles nous avons insisté plus haut et qui impliquent presque nécessairement les efforts de l'utérus pour chasser au dehors quelque corps étranger. Ces douleurs deviendront très significatives si elles sont suivies d'une sécrétion leucorrhéique plus abondante, et si elles se calment ou disparaissent à la suite de cet écoulement. Jusqu'ici, en effet, nous n'avons pas observé ce genre de douleurs dans la métrite externe ou dans la métrite interne du col. On conçoit cependant que le rétrécissement de l'orifice utéro-vaginal puisse déterminer des souffrances analogues dans l'inflammation interne du col ; mais ce n'est là qu'une induction. Nous n'en avons jamais rencontré d'exemples.

Quand, à l'aide des signes que nous venons de faire connaître, il n'est pas possible d'arriver à un diagnostic certain, on devra mettre à profit les renseignements fournis par la thérapeutique, qui, dans ce cas, comme dans beaucoup d'autres, sera un moyen de contrôle efficace et une pierre de touche à peu près infaillible.

A cet effet, nous pensons qu'il est convenable de se comporter, tout d'abord, comme s'il existait seulement une métrite interne du col. De deux choses l'une : ou les phénomènes inflammatoires diminuent et cessent ensuite, ou bien ils persistent sans modification. S'ils cessent, sans qu'on ait eu besoin de porter les agents thérapeutiques jusque dans la cavité du corps, c'est que la métrite était bornée au col : il ne reste plus rien à faire. Si les symptômes de la métrite interne persistent en dépit d'un traitement rationnel, dirigé sur la cavité du col, c'est que l'inflammation s'étend au delà ; et alors on ne devra plus hésiter à aller combattre la métrite jusque dans la cavité du corps. C'est en suivant ce précepte, que nous sommes parvenu à guérir un certain nombre de malades qu'on croyait atteintes uniquement de métrite interne du col et que nous avions d'abord traitées inutilement dans cette hypothèse.

Nous ne nous étendrons pas davantage sur le diagnostic de la métrite interne ; ce sujet trouvera son complément naturel dans les chapitres consacrés à l'engorgement utérin ou métrite parenchymateuse, aux névralgies utérines et aux déviations.

PRONOSTIC. — En général, le pronostic de la métrite chronique interne n'est pas grave ; mais si la phlegmasie utérine n'est pas dangereuse par elle-même, elle peut le devenir par les troubles qu'elle détermine souvent du côté d'autres organes essentiels à la vie, et surtout par les modifications profondes qu'elle est susceptible d'imprimer aux phénomènes de nutrition.

Pour faire connaître toute la gravité du pronostic dans les cas de complications, il suffira de nommer les phlegmasies intercurrentes des annexes de la matrice et du péritoine, les hémorrhagies utérines, le délire, le trouble des facultés mentales, les crises névralgiques, les paralysies partielles, l'appauvrissement du sang, la chloro-anémie, l'épuisement des forces, les tubercules pulmonaires, etc., etc.

La métrite chronique n'est pas non plus sans gravité si on l'envisage au point de vue des fonctions de l'organe malade. Nous ne devons pas oublier, en effet, qu'elle proscrit le plus souvent les rapports sexuels, qu'elle rend la fécondation difficile ou qu'elle devient la source de fausses-couches fréquentes, quand la fécondation a pu s'opérer.

Si on se rappelle les symptômes qui appartiennent aux diverses espèces de métrite chronique, on comprendra que cette phlegmasie n'a pas la même gravité selon le siége qu'elle occupe. La métrite interne du col n'est pas aussi grave que la métrite interne du corps ; mais on ne doit pas oublier que la première peut amener la seconde par l'extension du travail inflammatoire.

Dans le pronostic on tiendra compte encore de l'état de simplicité ou de complication de la métrite : il est clair que la métrite simple sera moins grave que la métrite accompagnée d'une déviation, d'un phlegmon péri-utérin, d'une maladie de l'ovaire ou d'une péritonite.

On aura égard aussi à l'ancienneté de la phlegmasie, à la marche des symptômes, au nombre des recrudescences et à la constitution des malades. Toutes choses égales, d'ailleurs, une métrite chronique sera plus sérieuse chez une femme chétive ou affaiblie, et incapable de subir un traitement convenable, que chez une femme robuste qui pourra supporter les rigueurs d'un traitement long ou énergique.

La métrite chronique exerce sur la marche des tumeurs fibreuses une influence qu'il importe de signaler ici. On sait, et tous les auteurs sont d'accord à ce sujet, jusqu'à quel point la grossesse hâte le développement de ces productions. La métrite chronique détermine une action analogue par l'excès de vitalité qu'elle entretient dans l'utérus. Hâtons-nous d'ajouter que cette influence est d'ailleurs réciproque, et que les tumeurs ou les corps fibreux de l'utérus réagissent, à leur tour, d'une manière funeste sur la métrite.

Cette maladie peut-elle contribuer au développement du cancer ? Cela est probable, lorsqu'il existe chez la femme une diathèse cancéreuse. On sait, en effet, que l'utérus est le siége de prédilection de cette lésion organique ; il ne répugne pas d'admettre qu'une phlegmasie puisse en être le point de départ et la cause occasionnelle. A ce point de vue encore, il sera de la plus haute importance d'enrayer la marche, d'arrêter les progrès de la métrite, puisqu'on pourra retarder, ajourner en quelque sorte, l'apparition du cancer.

THÉRAPEUTIQUE. — L'importance du traitement de la métrite chronique nous engage à le renvoyer à un chapitre spécial.

ARTICLE TROISIÈME.

DE LA MÉTRITE PARENCHYMATEUSE OU DE L'ENGORGEMENT DE L'UTÉRUS.

Définition et divisions. — Les diverses altérations que nous venons de décrire existent seules le plus souvent ; mais quelque fois aussi le travail phlegmasique, au lieu de demeurer limité à la muqueuse utérine, franchit cette membrane et se propage au tissu sous-jacent, qui constitue le tissu propre de l'utérus.

Cette lésion, à laquelle on a donné le nom de métrite parenchymateuse ou d'engorgement inflammatoire, était bien connue des anciens, ainsi que nous l'avons déjà dit ; et Lisfranc lui a accordé une importance assurément exagérée. On sait que ce chirurgien, à l'exemple de quelques-uns de ses devanciers, admettait que la matrice pouvait être engorgée partiellement, c'est-à-dire dans quelqu'une de ses parois, les autres demeurant saines. A propos de l'historique général, nous nous sommes déjà expliqué là-dessus. En traitant des phlegmons péri-utérins, nous nous prononcerons d'une manière plus formelle encore ; nous chercherons à prouver que les tumeurs que Lisfranc considérait comme des engorgements partiels de la matrice, étaient, sans doute, des phlegmons du tissu cellulaire ambiant. Pour le moment, nous nous contentons de déclarer que nous nions absolument l'existence des engorgements partiels des parois du corps utérin, bien qu'elle ait été admise aussi par Dugès et Boivin, par MM. Duparque, Bennett, etc.

Les auteurs qui ont traité de l'engorgement utérin ont encore distingué des engorgements fongueux, des engorgements cancéreux, etc., et ils ont décrit très soigneusement ces états pathologiques comme des variétés à part et méritant une mention spéciale. Quant à nous, nous ne nous occupons ici que de l'engorgement qui complique quelquefois la métrite interne, soit du col, soit du corps, renvoyant à l'étude du cancer, des corps fibreux, etc., les autres espèces d'engorgement, dont ils sont une conséquence nécessaire.

Il est important aussi de ne pas confondre l'engorgement de

l'utérus avec l'hypertrophie simple. L'engorgement est le résultat d'un travail phlegmasique, qui a versé dans la trame de l'organe des produits morbides, et qui s'accompagne infailliblement d'un trouble de sécrétion, annonçant l'altération de la muqueuse; tandis que l'hypertrophie consiste simplement dans un développement excessif des éléments normaux : c'est un surcroît de nutrition, qui n'a amené aucun changement ni dans la forme, ni dans la coloration, ni dans la consistance de la matrice; l'organe est plus volumineux que d'ordinaire, mais il n'est pas altéré dans sa texture.

La seule division qu'il soit permis d'adopter pour ce genre d'altération, c'est celle qui distingue les engorgements du tissu propre de l'utérus en : 1° engorgement du col; 2° engorgement du corps; 3° engorgement de la totalité de l'organe.

Tous les auteurs s'accordent pour admettre l'existence des engorgements du col utérin; il n'en est pas de même pour l'engorgement du corps. Tandis que Lisfranc le considérait comme très fréquent, M. Velpeau le niait d'une manière presque absolue; plus tard il l'admit, mais comme une lésion exceptionnelle; il s'est élevé avec raison, suivant nous, contre les exagérations de la doctrine de Lisfranc.

Quelle que soit celle de ces parties qu'il occupe, l'engorgement utérin, nous le répétons, n'est presque jamais simple. Il s'associe, en général, à une lésion de la muqueuse, soit qu'il se développe simultanément, soit qu'il n'apparaisse que secondairement, et par la propagation du travail phlegmasique.

Dans la métrite puerpérale ou post-puerpérale, il est rare qu'il n'y ait pas à la fois engorgement du tissu propre et lésion de la muqueuse. Mais, dans la métrite qui ne succède pas à l'accouchement, la phlegmasie demeure le plus souvent bornée à la membrane interne de la matrice.

Anatomie pathologique. — La plupart des auteurs qui ont fait l'anatomie pathologique de la métrite parenchymateuse chronique ont reproduit l'erreur de Lisfranc en décrivant des engorgements partiels. Quant à nous, nous n'avons jamais rencontré ces sortes de lésions; et nous pensons que ce sont là de pures hypothèses, de simples vues de l'esprit, ou plutôt, comme nous avons cherché à l'établir ailleurs, ce sont des erreurs de diagnostic, c'est-à-dire des tumeurs péri-utérines prises pour des engorgements partiels des parois de la matrice.

Ce que nous allons dire ici s'applique aussi bien à l'engorgement du corps qu'à l'engorgement du col de l'utérus.

L'engorgement utérin est anatomiquement caractérisé par une augmentation, plus ou moins considérable, de l'épaisseur des parois de l'organe; leur consistance est généralement plus ferme que dans l'état normal; plus rarement elle est diminuée. Si on les incise, on trouve le tissu propre de l'utérus hypérémié, et sa coupe saignante est d'une teinte rouge plus ou moins foncée. M. Duparcque (p. 244) dit avoir constaté que les fibres musculaires sont quelquefois écartées par une matière fibrineuse plus ou moins concrète, et qui se peut exprimer par la pression ou le grattage, surtout après une macération de quelques jours.

« Ces caractères anatomiques séparent nettement la métrite parenchymateuse chronique de l'hypertrophie simple de l'utérus et de l'induration squirrheuse. Dans l'hypertrophie, il y a seulement augmentation de volume, sans induration ni ramollissement, sans hypérémie, sans dépôt fibrineux. Dans le squirrhe, la dureté est plus grande, l'organisation normale se modifie, et l'on voit entre les fibres, non pas une matière molle, plastique, mais une substance compacte, plus grise, plus transparente, qui, par sa consistance, se rapproche du cartilage, et dans laquelle l'examen microscopique permet de constater l'existence de cellules cancéreuses. » (Hardy et Béhier.)

Quand l'engorgement a envahi l'utérus tout entier, l'organe présente un volume quelquefois considérable, sans que sa forme soit sensiblement altérée. Ainsi la matrice peut acquérir un développement qui double, triple et quadruple même ses dimensions normales. Dans ce cas, elle contracte avec les organes voisins des rapports nouveaux; elle exerce une traction sur ses ligaments, et il n'est pas rare de la trouver dans un certain degré d'abaissement ou de déviation.

La cavité utérine conserve parfois ses proportions ordinaires;

cependant on l'a trouvée aussi, tantôt plus petite, tantôt plus étendue qu'à l'état normal; c'est ce qu'il était toujours facile de constater, sur le vivant, par le cathétérisme.

Étiologie et pathogénie. — L'engorgement utérin peut être distingué, étiologiquement, en puerpéral et non puerpéral.

Le premier est de beaucoup le plus fréquent. Son mécanisme est aisé à comprendre. Une inflammation subaiguë saisit, surprend la matrice, quelques jours après l'accouchement, avant que l'organe soit rentré à sa place accoutumée. L'intervention du travail morbide, au milieu de la période de retrait, va troubler, interrompre, ou au moins ralentir la marche de la matrice revenant sur elle-même. De cet état phlegmasique, dont la durée peut être plus ou moins longue, à cause du peu de réaction qu'il provoque, résultera, comme de toute irritation prolongée, un excès de vitalité et de nutrition du tissu, qui va demeurer hypertrophié.

Si cette hypertrophie morbide porte plus particulièrement sur les couches profondes de l'organe, elle est dite concentrique; les parois s'épaississent alors aux dépens de la cavité. Si, au contraire, l'hypertrophie atteint surtout les couches périphériques, l'augmentation d'épaisseur porte spécialement en dehors de l'utérus, sans diminution sensible de sa capacité; et l'hypertrophie est dite excentrique.

Cette explication s'applique également aux engorgements du col.

Nous n'avons pas besoin de dire de quelle manière le col et le corps, dont l'évolution est indépendante dans la grossesse, comme on le sait, peuvent être engorgés isolément et à l'exclusion l'un de l'autre. Ajoutons qu'entre ces deux parties du même organe il y a indépendance de circulation et d'innervation, et, jusqu'à un certain point, indépendance de texture.

L'engorgement non puerpéral reconnaît pour causes les plus communes et les plus actives : les abus de coït, l'usage des pessaires, et toutes les actions traumatiques exercées sur l'utérus ou sur son col. On comprend que, le col utérin étant surtout accessible à l'influence de ces causes, c'est à peu près exclusivement sur lui que porte l'hypertrophie inflammatoire provenant d'un de ces agents mécaniques.

Mais il faut convenir que l'engorgement qui résulte de ces causes, ou l'engorgement non puerpéral, est assez rare.

SYMPTOMATOLOGIE. — Nous décrirons successivement les signes propres à l'engorgement du col, puis ceux qui caractérisent l'engorgement du corps. Les détails dans lesquels nous entrerons à ce propos nous dispenseront de faire une description spéciale de l'engorgement simultané du corps et du col utérin, ou de la totalité de la matrice, cette description étant implicitement contenue dans les deux autres.

§ 1er. — Engorgement du col utérin.

L'engorgement du col utérin ne s'observe guère que chez les femmes qui ont eu des enfants; et il accompagne fréquemment, chez elles, la métrite externe, soit simple, soit granuleuse. M. Bennett a cité un exemple d'engorgement considérable du col, chez une jeune fille vierge; il a même donné la figure de cette lésion, qui est vraiment extraordinaire. Dans notre longue pratique nous n'avons jamais rencontré l'engorgement du col chez les filles vierges, et même nous ne l'avons vu que très rarement chez les femmes mariées et nullipares.

L'engorgement du col se reconnaît à l'aide du toucher et du spéculum.

Il peut être partiel ou général. L'engorgement partiel occupe plus souvent la lèvre postérieure que la lèvre antérieure du museau de tanche. Quelquefois l'une des lèvres dépasse tellement l'autre, que le col paraît taillé en biseau à la manière d'un bec de flûte.

Il s'accompagne tantôt de la dilatation, tantôt du rétrécissement de l'orifice de la cavité cervicale : plus souvent de la dilatation, comme il arrive généralement à la suite des couches.

Dans l'état d'hypertrophie, le bourrelet formé par le col est plus volumineux, plus épais qu'à l'état normal; et la consistance du tissu est augmentée.

Ces altérations s'apprécient surtout très bien au moyen du spéculum. Ce mode d'exploration permet encore de voir des espèces de sillons qui rayonnent assez régulièrement du museau de tanche vers le bord externe du col.

§ 2. — Engorgement du corps utérin.

Il se reconnaît à l'aide du toucher surtout, et, comme nous le dirons en parlant du diagnostic, au moyen du cathétérisme, dans les cas obscurs.

L'engorgement du corps présente différents degrés, depuis un épaississement à peine appréciable des parois jusqu'à un développement assez considérable pour maintenir l'utérus hors de ses limites normales et le porter au-dessus de la symphyse du pubis. Il est aisé de se figurer tous les degrés intermédiaires qui peuvent exister entre ces deux points extrêmes d'un même état pathologique.

Quand l'utérus est atteint de cette lésion, son poids est augmenté sensiblement, ce qu'il est facile de constater en soulevant l'organe au moyen du doigt introduit dans le vagin.

Son volume est accru d'une manière variable, ainsi que nous l'avons déjà dit, mais toujours assez notablement pour pouvoir être constaté par les différents modes de toucher, et surtout par le palper hypogastrique et le toucher vaginal combinés.

La sensibilité de la matrice est quelquefois exaltée.

Enfin, dans la majorité des cas, on trouve en même temps les signes de la métrite interne du corps, réunis à ceux de l'engorgement du tissu propre.

Diagnostic. — L'engorgement de l'utérus peut être confondu avec les déviations utérines et les diverses tumeurs développées, soit dans l'organe lui-même, soit dans son voisinage.

Les détails dans lesquels nous entrerons à propos du diagnostic des phlegmons péri-utérins nous dispensent d'insister ici sur les caractères différentiels de l'engorgement utérin et des tumeurs péri-utérines.

Nous allons donc nous occuper uniquement de son diagnostic avec les tumeurs utérines.

1° *L'hypertrophie simple* se distinguera de l'engorgement phlegmasique par la consistance normale de l'organe, par l'absence de douleur et de tout symptôme inflammatoire.

2° Quand les *corps fibreux* occupent seulement une partie de l'utérus, ce qui est le plus commun, ou quand ils s'en détachent par un pédicule, il n'est pas possible de les confondre avec l'engorgement utérin, qui intéresse toujours, comme nous l'avons dit, la totalité du corps de l'organe.

Mais il est des cas où le tissu de la matrice est comme moulé sur le corps fibreux, le coiffe, pour ainsi dire, de manière à conserver encore sa forme. Alors on distinguera les corps fibreux à l'absence de tout phénomène inflammatoire, et à la consistance dure, caractéristique des tissus de nature fibreuse. Dans le doute, on pourra instituer le traitement de l'engorgement, et, suivant les résultats qu'il produira, on verra à quelle lésion on a affaire. Si la tumeur se résout, il s'agit d'un engorgement; si elle résiste, et surtout si elle continue à s'accroître, on devra craindre une tumeur fibreuse.

3° Le *cancer* débute, le plus souvent, par le col de l'utérus. Les caractères en sont tellement tranchés, qu'il n'est guère possible de le confondre avec l'engorgement dont il est ici question. D'ailleurs, nous traiterons plus amplement ce sujet à propos du cancer utérin. Si, dans le principe, il pouvait y avoir quelque obscurité dans le diagnostic, la marche si différente des deux affections ne tarderait pas à dissiper toute confusion.

4° Dans la *grossesse*, la matrice conserve sa consistance normale; elle augmente régulièrement de volume; enfin, on constate un certain nombre de signes positifs qui ne peuvent laisser aucun doute, si l'on tient la femme un assez long temps en observation.

5° Tant qu'une *môle* séjourne dans la cavité utérine, on ne peut que soupçonner la lésion à laquelle on a affaire; mais, tôt ou tard, l'issue du corps étranger hors de la matrice viendra infailliblement éclairer le diagnostic.

6° Un *polype* s'annoncera par des métrorrhagies fréquentes, par une consistance assez ferme de la matrice, par son augmentation graduelle de volume, par des douleurs expulsives, et souvent par l'issue de la tumeur à travers l'orifice dilaté du museau de tanche.

On voit qu'en ce qui concerne le diagnostic de l'engorgement utérin avec la grossesse, les môles et les polypes, la marche ultérieure de la maladie fournira des renseignements essentiels et des données d'une telle importance, qu'il conviendra, dans tous les cas où ces différentes tumeurs pourront être soupçonnées, de se tenir sur l'expectative et d'observer soigneusement les sujets.

Enfin si, par voie d'exclusion, on a pu mettre de côté la grossesse, et seulement alors, on sera autorisé à recourir au cathétérisme utérin, qui, dans les cas de môle ou de polype, permettra de sentir la présence du corps étranger dans la cavité utérine.

7° Une exploration attentive, pratiquée à l'aide des divers procédés que nous avons fait connaître dans nos prolégomènes, et surtout le toucher vaginal et hypogastrique réunis, ne permettent point de confondre l'engorgement avec les *déviations utérines*. Du reste, ces dernières lésions ne pourraient en imposer évidemment que pour des engorgements partiels du corps de la matrice. C'est ainsi que Lisfranc, qui les admettait, a dû se tromper souvent. Quant à nous, nous ne sommes point exposé à commettre la même erreur, puisque nous rejetons ces sortes d'engorgements.

MARCHE. DURÉE. TERMINAISONS. — Elles sont, en général, subordonnées à celles de la métrite interne, qui accompagne presque toujours la métrite parenchymateuse. Cependant il faut dire que quelquefois on triomphe de la phlegmasie de la muqueuse utérine sans avoir encore obtenu l'entière résolution de la phlegmasie du tissu propre. Cela s'observe surtout avec les médications ordinaires, qui se bornent à un traitement purement topique; mais en employant les moyens thérapeutiques que nous ferons connaître bientôt, on voit parfois les deux phlegmasies céder en même temps. Néanmoins nous sommes obligé de reconnaître que le traitement, même le plus rationnel, est beaucoup plus long quand les deux lésions coexistent; si bien qu'il est vrai de dire que l'engorgement utérin retarde toujours la guérison de la métrite interne, et *vice versâ*.

Pronostic. — Ce que nous avons dit, à ce sujet, de la métrite interne s'applique aussi bien à la métrite parenchymateuse. Ici viendrait encore se poser la question de savoir si l'engorgement peut dégénérer en squirrhe. Nous renvoyons pour la discussion de ce sujet à l'article *Cancer*.

Thérapeutique. — Il en sera parlé dans le chapitre suivant, où sont exposés longuement les moyens de traitement qui conviennent à la métrite chronique.

CHAPITRE IV.

TRAITEMENT DE LA MÉTRITE CHRONIQUE.

Si nous voulions suivre l'ordre adopté dans le précédent chapitre, nous devrions commencer par le traitement de la métrite externe. Mais nous avons pensé qu'il serait préférable et plus avantageux d'exposer d'abord le traitement de la métrite interne, en raison de l'importance de cette phlegmasie, et de son influence sur le développement et la marche de la métrite parenchymateuse et de la métrite externe.

ARTICLE PREMIER.

TRAITEMENT DE LA MÉTRITE CHRONIQUE INTERNE.

Parmi les moyens que nous mettons en usage dans le traitement de la métrite chronique interne, les émissions sanguines et les cautérisations tiennent, sans contredit, le premier rang. Tous les auteurs sont d'accord sur l'opportunité des émissions sanguines dans la métrite aiguë ; mais, tandis que les uns les préconisent encore dans la métrite chronique, les autres les proscrivent d'une manière presque absolue. Les nombreuses observations que nous avons recueillies sur ce point nous ont entièrement convaincu de leur efficacité, dans certains cas que nous spécifierons bientôt.

Parmi les partisans des émissions sanguines, il existe encore une divergence d'opinions; les uns préfèrent la saignée locale, les autres emploient exclusivement la saignée générale. Quant à nous, sans nous préoccuper des discussions théoriques que cette question a soulevées, nous allons tracer les règles qui doivent guider le médecin dans le choix de ces moyens.

§ 1er. — Traitement général et indirect.

ÉMISSIONS SANGUINES. — Ce genre de médication, dont nous pouvons tout de suite proclamer l'utilité, peut-il être employé indistinctement dans tous les cas? Nous devons ici passer en revue ses indications et ses contre-indications, qui se déduisent du siége de l'inflammation, de l'intensité de la douleur locale, du développement plus ou moins grand des artères utérines, de l'exagération de la chaleur locale, et enfin de la constitution des malades.

1° Lorsque la métrite chronique interne occupe seulement le col de l'utérus, on doit s'abstenir, le plus souvent, des émissions sanguines; car, en général, les autres moyens suffisent pour obtenir la guérison.

L'inflammation occupe-t-elle la cavité du col et celle du corps de l'utérus tout ensemble, nous l'avons vue, dans certains cas, arriver à résolution sans l'emploi des émissions sanguines; dans d'autres, elle a cédé à l'usage exclusif de ces moyens. Mais, le plus souvent, il nous a fallu recourir à un traitement complexe, tel que nous le ferons connaître bientôt.

2° L'indication des émissions sanguines se déduit aussi de l'intensité de la douleur. Mais ici il importe de faire une distinction, que nous considérons comme capitale; elle est relative à la nature, ou, si l'on veut, à la source de la douleur. Celle-ci s'accompagne-t-elle d'une réaction plus ou moins prononcée, et augmente-t-elle par la pression; tient-elle à la prépondérance de l'élément sanguin; est-elle, en un mot, d'origine inflammatoire, le meilleur remède à lui opposer sera la saignée. Dans ce cas, l'émission sanguine est suivie d'un soulagement si grand, et quelquefois si rapide, que certaines malades sentent leur douleur se calmer et disparaître à mesure que le sang s'échappe de la veine. Il n'en est plus ainsi lorsque la douleur se lie à un élément nerveux, lorsqu'elle est d'origine purement névralgique : alors les émissions sanguines demeurent sans effet, ou même peuvent provoquer une exacerbation très marquée dans les souffrances. Il importera donc de bien distinguer ces deux sortes de douleurs.

Dans les cas difficiles, obscurs, où il n'est pas possible de faire *à priori* cette distinction, nous pratiquons une petite saignée comme moyen d'exploration. Si le calme lui succède, notre jugement est posé et le traitement institué; si, au contraire, la douleur s'exalte, nous avons recours aux calmants. Toutefois le praticien doit être prévenu que, même dans les cas de douleur inflammatoire, la saignée peut être suivie, quelques heures après l'opération, d'une recrudescence assez vive; mais alors l'exaspération douloureuse a ceci de particulier, qu'elle succède à quelques instants de calme et cède assez rapidement pour faire place à un soulagement plus ou moins long. Quelquefois l'élément sanguin se substitue à l'état nerveux, et réciproquement. Le médecin devra donc chercher à maintenir l'équilibre, et surveiller activement les effets immédiats et éloignés du traitement qu'il a mis en usage. C'est en attaquant convenablement l'un et l'autre de ces éléments, de façon qu'aucun d'eux ne prédomine, qu'il viendra à bout de triompher des souffrances.

3° et 4°. Lorsque la chaleur locale est exagérée et que les artères utérines ont pris un développement anormal, les émissions sanguines sont employées avec certitude de succès et suivies d'une prompte amélioration.

5° Mais il ne faut pas perdre de vue la constitution et le tempérament de la malade. On en tirera des renseignements précieux et indispensables sur la conduite que l'on doit tenir. Car les indications seront très différentes, suivant que l'on aura affaire à un tempérament nerveux ou sanguin, à une constitution robuste et puissante ou faible et épuisée.

La saignée, appliquée à la métrite, peut être générale ou locale, et il importe de savoir distinguer quand l'une doit être préférée à l'autre.

Saignée générale. — Lisfranc, comme on le sait, était d'avis que, dans la métrite, l'inflammation occupait le tissu propre de l'utérus. Frappé des redoublements qu'amenait presque à coup sûr, dans le travail inflammatoire, chaque époque menstruelle, il s'efforçait, par la saignée générale, de détruire les fâcheux effets de la fluxion physiologique. Si la malade était forte et pléthorique, il pratiquait une émission sanguine assez abondante pour désemplir le système vasculaire. Mais lorsqu'il s'agissait, au contraire, de combattre la congestion utérine chez une femme d'un sang peu riche, il avait recours à de petites saignées qu'il appelait révulsives. Ainsi, par la saignée générale déplétive, plus ou moins répétée, il avait en vue de prévenir les effets de la fluxion menstruelle ; par la saignée révulsive, il se proposait de les combattre. Il proportionnait donc l'émission sanguine au résultat qu'il voulait obtenir.

Ces préceptes ont quelque chose de trop absolu, et nous ne saurions les admettre tels que Lisfranc les a formulés. Dans l'application de notre méthode de traitement, nous ne perdons jamais de vue la maxime si connue : « *A juvantibus aut lædentibus indicatio.* »

A-t-on affaire à une malade pléthorique, à système vasculaire développé, la saignée déplétive peut être employée. Là n'est pas la difficulté ; elle est bien plutôt dans la distinction des cas où la saignée locale doit être préférée à la saignée générale, et réciproquement.

Sauf quelques exceptions, nous avons l'habitude de commencer le traitement par une saignée générale, si la malade est d'une forte constitution ; par une saignée locale, si la malade est d'une constitution faible. La saignée du bras a-t-elle diminué les douleurs du bas-ventre et produit une amélioration notable, on peut, et même, généralement, on doit la répéter. A-t-elle, au contraire, déterminé une aggravation des accidents, on l'abandonnera et on la remplacera par la saignée locale.

A quels intervalles et dans quelle mesure convient-il d'employer la saignée? Lorsque la malade est d'une forte constitution et d'un tempérament sanguin, on ne doit pas craindre, et en cela nous sommes de l'avis de Lisfranc, de répéter la saignée deux et trois fois par mois. Si, au contraire, la malade est d'une constitution moyenne et que son sang ne soit que médiocrement riche, on n'aura recours à la saignée que dans les cas où les souffrances deviendront très vives; et alors cette saignée ne dépassera jamais 60 ou 90 grammes, et elle sera faite de préférence après l'époque menstruelle. Ces petites saignées, nous ne saurions trop le dire, nous ont rendu les plus grands services. Les nombreuses observations consignées dans cet ouvrage en font foi, en même temps qu'elles établissent combien sont peu fondées les imputations dirigées contre ce mode de traitement, qu'on a accusé d'affaiblir les malades et d'aggraver leur état.

Quand on pratique une saignée révulsive, on voit survenir assez souvent tous les phénomènes qui dénotent l'appel du sang vers les extrémités supérieures: coloration du visage, céphalalgie, étouffements, palpitations, etc.... Au bout d'une heure ou de deux, tous ces phénomènes disparaissent, et la malade ressent tous les bienfaits de la saignée. Chez quelques femmes, ces symptômes, au lieu d'être légers et fugaces, peuvent devenir assez intenses et assez prolongés pour contre-indiquer l'emploi de nouvelles saignées du bras. A plus forte raison faut-il s'en abstenir chez les personnes sujettes aux hémoptysies, aux congestions cérébrales, etc.

La saignée générale est surtout indiquée dans les cas où l'utérus devient le siége, à chaque époque menstruelle, d'une congestion sanguine excessive, lorsque le flux se fait avec une plus grande abondance ou se prolonge plus longtemps qu'à l'état normal, constituant ainsi une véritable métrorrhagie. Dans cette circonstance, la saignée locale est inutile, impuissante ou nuisible; nous ne l'avons vue réussir qu'une seule fois.

Lorsque l'écoulement des règles est faible et que la difficulté de la menstruation se trouve liée soit à un excès de congestion utérine, soit à l'intensité du molimen inflammatoire, — ce qu'il est toujours facile de reconnaître, — on se trouve ordinairement très bien d'une saignée générale, pratiquée quelques jours avant l'époque des règles. Nul moyen n'est plus propre à régulariser le cours du flux sanguin, même chez les malades dont le sang est appauvri. J'ai vu une jeune fille de dix-neuf ans, chloro-anémique, dont les règles étaient supprimées depuis quatre mois. Estimant d'abord que cette aménorrhée était liée à la chloro-anémie, je fis prendre à la malade des pilules de Vallet, et je la soumis à un régime substantiel, composé surtout de viandes noires et rôties. Au bout de quatre mois, les règles n'avaient point reparu et l'état de la santé générale n'était pas changé. J'interrogeai alors soigneusement la jeune fille, et j'appris que depuis longtemps elle souffrait dans le bas-ventre, à gauche, plus particulièrement à l'époque des règles. Convaincu dès lors qu'un état congestif trop intense était le seul obstacle à l'écoulement menstruel, je pratiquai une saignée de 60 grammes, qui amena une diminution rapide des douleurs et le retour régulier de la menstruation. Il est ainsi beaucoup d'aménorrhées qui tiennent à un état congestif de l'utérus, et que la saignée générale révulsive fait disparaître. Il n'en est plus de même lorsque la suppression des règles se rattache à un appauvrissement du sang; car alors non-seulement la saignée ne rétablit pas la fluxion menstruelle, mais elle ne fait que la retarder.

En général, on ne recule pas devant l'emploi des émissions sanguines, quand la malade est d'une forte constitution; mais on hésite à les employer, lorsque l'on a affaire à une femme dont le système vasculaire paraît peu riche. Quant à nous, nous ne saurions partager des craintes si peu fondées, et, à moins de contre-indications spéciales, nous savons par expérience que la saignée générale révulsive, soit avant, soit après les règles, rend de grands services dans la métrite chronique du corps, même chez les malades d'une complexion délicate. Seulement, dans ce cas, nous avons soin de ne pas la porter au delà de 30 à 60 grammes. A cet égard, nous partageons encore les opinions de Lisfranc. En effet, si la saignée peut activer la résolution de la phlegmasie dont l'utérus est le siége, n'y a-t-il pas un bénéfice réel à l'employer; et les forces, qu'une faible quantité de sang enlève à la malade, ne lui sont-elles pas rendues avec usure par la disparition du travail inflammatoire, source de toutes ses souffrances et du dépérissement de sa santé?

Si l'utilité de la saignée est incontestable dans la métrite chronique interne, il faut se bien garder pourtant de la prodiguer sans motif; car on verrait survenir alors tous les accidents qu'occasionne l'appauvrissement du système sanguin. Lorsque l'inflammation est très vive et oblige de répéter les saignées du bras, on doit les faire très faibles.

Nous avons rencontré des malades chez lesquelles les accidents inflammatoires nous ont contraint de pousser les saignées plus loin que nous n'aurions voulu; nous avons eu à nous louer alors d'avoir, dès le principe, usé de ce moyen avec une sage réserve et une sobriété bien calculée; car il nous suffisait souvent, pour calmer les souffrances de la malade, de lui retirer seulement 30 grammes de sang. Nous avons pu ainsi répéter la saignée un grand nombre de fois, sans soustraire plus de sang qu'on n'a coutume d'en enlever par une émission sanguine copieuse, dans le cours d'une phlegmasie aiguë; et la diminution ou la disparition des douleurs rendaient à la malade plus de forces que les saignées ne lui en ôtaient.

C'est pour avoir considéré le nombre des émissions sanguines, et non la quantité du sang retiré, que certains critiques, sur un examen trop superficiel sans doute, nous ont accusé de saigner d'une manière abusive.

Généralement, nous répétons peu la saignée dans la métrite chronique du corps : cependant nous ne pourrions ici formuler aucune règle précise, car le nombre des saignées doit être subordonné aux accidents inflammatoires. Parfois, comme nous l'avons déjà dit, et même assez fréquemment, après plusieurs saignées, l'élément nerveux devient prédominant et les souffrances s'accroissent.

Lisfranc s'arrêtait là, ne pouvant venir à bout de cet état de surexcitation nerveuse. Nous ne sommes pas effrayé de cette prédominance du système nerveux, depuis que nous avons en main les moyens d'en triompher sûrement. Nous les ferons connaître en leur temps.

Saignée locale. — Elle consiste dans les applications de sangsues ou de ventouses scarifiées.

a. Des sangsues. — On peut poser les sangsues sur la partie interne des cuisses, sur l'abdomen, à la vulve, à l'anus et sur le col de l'utérus. Le point d'application des sangsues n'est pas indifférent.

M. Guilbert, le premier, et M. Duparcque, après lui, ont conseillé l'application des sangsues sur le col utérin, et ils assurent en avoir retiré de grands avantages : M. Bennett, et tout récemment M. Scanzoni, se sont montrés partisans de cette méthode et ils en ont également vanté les bons effets.

Plusieurs fois aussi nous avons eu recours à l'emploi de ce moyen. Quelques-unes de nos malades, chez qui les autres émissions sanguines ne réussissaient pas, ont été soulagées ; mais d'autres ont éprouvé une recrudescence inflammatoire assez rapide. Cela dépendait-il du nombre des sangsues employées? Pourtant nous nous sommes conformé là-dessus aux prescriptions de MM. Duparcque et Bennett. Quoi qu'il en soit, les résultats de notre pratique ne sont guère favorables à l'application des sangsues sur le col, si bien qu'à cet égard nous sommes de l'avis de Boivin et Dugès, qui regardent cette méthode comme très chanceuse, et ne l'adoptent que lorsque les autres modes d'émissions sanguines demeurent sans efficacité, et que la matrice, indurée, n'est pas douée d'une grande susceptibilité morbide. Lisfranc partage aussi cette opinion.

En tout cas, les sangsues ne devront être généralement portées sur le col que lorsque déjà le système vasculaire aura été désempli par une saignée générale. On ne s'écartera de ce précepte, qui s'accorde avec les principes généraux de la thérapeutique, que si la malade est trop affaiblie.

Quand on aura affaire à un de ces cas exceptionnels qui réclament l'emploi de ce moyen, on procédera de la manière suivante :

La malade étant couchée sur le dos, les cuisses fléchies sur le bassin, un spéculum plein sera introduit suivant les règles ordinaires ; on saisira le col, on le mettra bien à découvert, puis on le nettoiera très soigneusement. Une boule de coton sera portée jusque dans l'ouverture du museau de tanche, afin de la tenir bouchée. Cette précaution est indispensable, si l'on veut empêcher les sangsues de prendre sur le pourtour de l'orifice, où elles déterminent des douleurs si atroces, que parfois elles provoquent une attaque de nerfs. Les sangsues sont introduites une à une et retenues au fond du spéculum, contre le col, au moyen d'un tampon de charpie ou de coton. On a soin de maintenir le spéculum bien appliqué, pour éviter qu'elles ne s'échappent dans le conduit vaginal. Huit ou dix sangsues appliquées sur le museau de tanche retirent autant de sang que quinze placées sur la peau; cela tient probablement à ce qu'elles sont portées directement sur le tissu hypérémié.

Les sangsues une fois retirées, l'écoulement de sang qui se fait par les piqûres ne tarde pas à s'arrêter spontanément. Si l'hémorrhagie se prolongeait au delà de plusieurs heures, on aurait recours à l'emploi des hémostatiques usités en pareil cas; et si les moyens ordinaires échouent, on appliquera avec avantage les serres-fines de Vidal.

Les piqûres de sangsues se cicatrisent promptement et sans laisser de traces. Nous n'avons pas vu d'ulcérations leur succéder, sauf dans des circonstances exceptionnelles et indépendantes de la métrite chronique.

C'est particulièrement contre l'hypertrophie et l'engorgement du tissu propre de l'utérus, que les sangsues appliquées sur le museau de tanche ont été préconisées; même dans ces cas, nous leur préférons les autres modes d'émissions sanguines.

Les sangsues peuvent être appliquées avec avantage sur différentes régions de la peau. Nous pensons qu'il est préférable de les poser au niveau des deux fosses iliaques, si la douleur est générale; et d'un seul côté, si la douleur est partielle. Nous les faisons mettre bien rarement à l'anus ou à la partie interne des cuisses; jamais à la vulve. Mais, dans un grand nombre de cas, nous nous sommes très bien trouvé de faire une ou plusieurs applications de sangsues, soit sur les reins, soit sur la région sacrée, à quelques centimètres au-dessus de l'anus; ce mode d'application est très utile, lorsque la douleur siége surtout dans ces régions. On devra donc préférer toujours les parties dont les vaisseaux ne communiquent qu'indirectement avec ceux des organes génitaux, et de cette manière on aura moins à craindre le danger des congestions sanguines vers l'utérus. C'est parce que l'application des sangsues à la vulve ou à l'anus présente ces inconvénients, que nous ne l'employons que très rarement, contrairement à la plupart des auteurs. Lisfranc a signalé aussi les dangers de cette pratique, surtout chez les femmes qui n'ont pas atteint l'âge de la ménopause. Il y a, toutefois, à cet égard, des restrictions que le médecin seul est à même de connaître et d'apprécier. En effet, il est des cas où il est permis, et même nécessaire, de s'écarter des règles que nous venons de poser, et quelques-uns de ces cas peuvent être prévus. Ainsi, pour obvier au retard des règles, qui détermine toujours une congestion fâcheuse vers l'utérus, on fera bien de poser quelques sangsues à la partie interne des cuisses, l'évacuation artificielle suppléant ici, dans une certaine mesure, à l'écoulement physiologique. Lorsque la saignée générale ou l'application des sangsues sur le bas-ventre n'amènent aucun soulagement, peut-être serait-il bon de recourir aux sangsues à l'anus.

Mais ce qui rend l'application des sangsues très délicate, c'est que l'on n'est pas maître de la quantité de sang que l'on retire ; aussi s'expose-t-on, chez une femme dont le sang est appauvri, à en soustraire une proportion trop considérable ou à provoquer une hémorrhagie fort difficile parfois à arrêter.

Les sangsues n'agissant pas toujours d'une manière favorable, il serait important de pouvoir déterminer ou prévoir quand leur application peut être utile ou opportune. Or, la question est insoluble *à priori*, et l'expérience seule peut la décider. En général, il sera fort à propos de consulter en cela la sensibilité et, pour ainsi dire, le goût des malades. Nous avons rencontré des femmes dont la peau blanche et fine était douée d'une sensibilité si vive, que les sangsues y produisaient des douleurs atroces, qui devenaient le point de départ des accidents nerveux les plus inquiétants. Enfin, on n'ignore pas que certaines personnes ont pour les sangsues une répugnance qu'elles ne peuvent surmonter quoi qu'elles fassent.

Lisfranc, qui avait d'abord préconisé l'application des sangsues autour du bassin, la rejeta plus tard d'une manière presque absolue, à raison des accidents qu'il avait vu en résulter, et surtout des recrudescences inflammatoires qu'elle avait provoquées quelquefois. Nous ne saurions souscrire à une proscription aussi formelle. Nous avons essayé de poser nettement les indications et les contre-indications des émissions sanguines locales par les sangsues; c'est en nous conformant à ces préceptes que nous sommes parvenu à éviter beaucoup de ces accidents graves que Lisfranc redoutait; et nous estimons qu'en suivant les mêmes règles, les autres praticiens trouveront, comme nous, dans l'application opportune de ce moyen, plus d'avantages que d'inconvénients.

b. Des ventouses scarifiées. — Dans le traitement de la métrite chronique, les ventouses nous ont quelquefois donné des résultats favorables que nous avions demandés vainement aux saignées et aux sangsues.

Dans les cas où les sangsues ne soulagent pas ou ne soulagent que faiblement, dans ceux où, après avoir été utiles, elles perdent soudain leur efficacité, on les supplée avantageusement par les ventouses scarifiées. Du reste, les ventouses seront employées avec succès, et même de préférence aux autres modes d'émission sanguine, chez les femmes d'une faible constitution, chez celles que la maladie a déjà épuisées ou affaiblies; chez celles encore qui, pour un des motifs que nous avons indiqués plus haut, ne pourront point supporter l'application des sangsues : nous voulons parler surtout des femmes en qui la cause la plus légère suffit pour provoquer une réaction inflammatoire. La douleur produite par le scarificateur est très vive, mais elle est unique et prompte au lieu d'être multiple et prolongée comme celle que déterminent les piqûres de sangsues; de sorte que la malade est surprise, pour ainsi dire, et le bien-être qu'elle éprouve immédiatement par l'écoulement du sang ne saurait être détruit. Mais c'est surtout vers la fin du traitement que les ventouses scarifiées constituent un moyen puissant et efficace.

Cependant, même dans les cas que nous venons de spécifier, les ventouses ne réussissent pas toujours. Comme les sangsues, elles produisent des effets très variables suivant les sujets, suivant l'époque de l'affection où elles sont employées, suivant le siége de leur application et suivant la quantité de sang retirée. Comme pour les sangsues aussi, il est impossible de prévoir et de déterminer d'avance, d'une manière rigoureuse, les cas où ce mode d'émission sanguine est formellement indiqué ou contre-indiqué. Nous renvoyons le lecteur aux préceptes généraux que nous avons énoncés en tête de ce paragraphe.

Nous ajouterons que les sangsues et les ventouses ont une manière d'agir différente, qui pourra guider dans le choix de ces deux moyens. Quand on veut un écoulement de sang permanent et prolongé, on a recours aux sangsues; on leur préfère les ventouses si l'on recherche une émission sanguine de courte durée.

Il importe de ne pas appliquer les ventouses indistinctement sur telle ou telle partie du corps. Nous les plaçons le plus souvent sur les reins et sur les fesses; rarement sur l'abdomen. Le lieu d'application doit être déterminé, d'ailleurs, par la prédominance des douleurs en avant ou en arrière. Lorsqu'on ne peut tirer aucune indication précise de la douleur, on place les ventouses sur les reins ou sur les fesses. On extrait plus facilement de ces parties la quantité de sang nécessaire, et les traces des scarifications y sont moins visibles qu'ailleurs. Nous n'aimons pas plus l'application des ventouses que celle des sangsues à la face interne et supérieure des cuisses.

Nous avons dit que les unes comme les autres pouvaient, quoique moins souvent, provoquer une exacerbation dans les souffrances, et une recrudescence dans le travail inflammatoire. Est-il possible, pour les ventouses scarifiées, de prévenir de pareils accidents? Nous le pensons, et voici par quel moyen : Nous commençons par appliquer des ventouses sèches, comme procédé d'exploration; et suivant qu'elles ont produit un bon ou un mauvais effet, un soulagement ou une exagération des douleurs, nous plaçons ou nous ne plaçons pas de ventouses scarifiées sur le point même où ont été posées les ventouses sèches.

Quand les ventouses scarifiées seront indiquées, leur application pourra être répétée deux et trois fois par mois; et quelquefois même l'acuïté de l'état inflammatoire fera une loi d'y recourir plus souvent; nous nous sommes vu obligé, dans certains cas, d'y revenir tous les deux ou trois jours.

Quant au nombre des ventouses, il est subordonné, comme on le conçoit, à la quantité de sang que l'on veut soustraire et à la facilité plus ou moins grande avec laquelle il coule. Nous avons l'habitude, suivant la force du sujet, le degré de réaction inflammatoire, de retirer par les ventouses de 30 à 45 grammes de sang; rarement nous allons jusqu'à 60 et 90 grammes.

On a porté quelquefois des scarifications jusque sur le museau de tanche avec le bistouri, la lancette ou un petit instrument imaginé à cet effet par M. Mayor. Ces scarifications ont les avantages et les inconvénients que nous avons signalés à propos des applications de sangsues sur le col utérin. C'est une médication accessoire, à laquelle on ne doit recourir qu'après l'emploi infructueux des autres moyens. Nous ne voulons pas insister davantage sur ce point.

Avant de terminer ce qui est relatif aux émissions sanguines, nous ajouterons, afin de bien faire comprendre notre pensée, que les ventouses, malgré tout le bien que nous en avons dit, ne peuvent pas toujours remplacer avantageusement les sangsues, de même que les saignées locales ne sauraient dans tous les cas être substituées aux saignées générales. Ce n'est que par une observation approfondie ou par une longue expérience que le médecin parviendra, comme nous l'avons déjà fait pressentir, à déterminer les raisons qui doivent le guider dans le choix de ces moyens. Toutefois, nous avons essayé de donner quelques indications générales que nous résumerons ici sommairement :

1° Lorsqu'il faudra agir loin de l'organe congestionné et produire un effet dérivatif, on pratiquera une saignée du bras.

2° Lorsqu'il conviendra d'agir à une distance moins grande,

on aura recours aux sangsues ou aux ventouses ; — aux sangsues, quand l'inflammation sera vive et la malade suffisamment forte ; — aux ventouses scarifiées, quand la malade sera affaiblie par la souffrance, que son sang sera appauvri et que cependant une émission sanguine sera jugée indispensable ; — aux ventouses sèches, dont nous allons parler, quand l'état d'épuisement de la femme sera poussé à un tel degré qu'on ne saurait songer à l'émission sanguine même la plus légère.

On n'oubliera pas surtout, comme nous l'avons souvent recommandé, de consulter les forces de la malade, l'état de la constitution et le degré de la réaction inflammatoire.

Dérivatifs. — Nous comprendrons sous ce titre : les ventouses sèches, les manuluves, les sinapismes et les vésicatoires.

1° *Ventouses sèches.* — Les émissions sanguines, en général, peuvent être secondées et, jusqu'à un certain point, remplacées par les ventouses sèches. Chez une malade dont les souffrances avaient atteint le plus haut degré d'exaspération, et dont le sang appauvri nous empêchait de recourir aux saignées, nous avons eu à nous louer de l'emploi des ventouses sèches, que nous répétions presque tous les jours. C'est un mode de révulsion sur lequel nous appelons vivement l'attention des praticiens. Les ventouses sèches seront appliquées à la région dorsale, à la région épigastrique, ou à la nuque. On a conseillé de les placer aussi sur les mamelles : nous ne sommes pas de cet avis ; car les liens qui unissent ces organes à l'utérus sont tellement intimes, que nous craindrions une réaction fâcheuse ; et nous sommes convaincu que la saine physiologie s'oppose à tout essai de ce genre.

Quelques médecins ont recommandé l'application des ventouses monstres de Junod aux membres inférieurs ; ce procédé n'a donné que de mauvais résultats, et nous pensons qu'il vaudrait mieux les appliquer aux membres supérieurs.

Ce que nous disons des ventouses de Junod placées aux jambes, nous le dirons aussi de la saignée du pied, qui a été préconisée fort mal à propos par certains auteurs. Nous l'avons vue produire toujours un surcroît de souffrances.

2° *Manuluves et sinapismes.* — Les manuluves seront administrés avant les repas, avec de l'eau à la température de 40 à 45 degrés comme pour un bain de pieds, et la malade étant couchée. Donnés tous les jours et d'une manière régulière, ils provoquent et entretiennent la fluxion sanguine vers les extrémités supérieures, et l'empêchent ainsi de se porter vers l'utérus. Si l'on veut augmenter l'énergie de la dérivation, on rendra les manuluves excitants par l'addition de vinaigre, de sel ou de moutarde, ou, mieux encore, on les remplacera par des sinapismes ou des cataplasmes sinapisés aux bras. Ces moyens ne doivent être mis en usage, sauf dans les cas de métrorrhagie considérable, que pendant l'intervalle des règles. Les manuluves servent à éclairer les indications de la saignée du bras, comme les ventouses sèches le font pour les ventouses scarifiées.

3° *Vésicatoires.* — En général, les vésicatoires n'exercent pas une grande influence sur la phlegmasie de la surface interne de l'utérus. Aussi, lorsque nous les employons dans le traitement de la métrite chronique, nous nous proposons de combattre non pas le travail inflammatoire, mais seulement les douleurs symptomatiques qui se font sentir sur le trajet des nerfs lombo-ovariques.

Les effets du vésicatoires sont très variables. Tantôt il produit un soulagement immédiat ; tantôt aucune amélioration ne lui succède ; d'autres fois même il provoque une recrudescence plus ou moins vive pouvant aller, comme nous l'avons observé chez quelques malades, jusqu'à la manifestation de l'état aigu. Assez souvent, les douleurs deviennent d'abord plus intenses après l'application du vésicatoire ; mais cette aggravation n'est que passagère et ne tarde pas à faire place à une amélioration notable. Le soulagement qu'amènent les vésicatoires est habituellement de peu de durée, et ce n'est que par l'usage souvent répété de ce moyen qu'on arrive à triompher, d'une manière plus ou moins satisfaisante, des souffrances locales. Nous ne saurions trop recommander, en conséquence, l'emploi persévérant de ce révulsif ; car on sait quelle fâcheuse influence la douleur exerce sur l'inflammation, qu'elle entretient, suivant l'ancien aphorisme : « *Ubi stimulus ibi fluxus.* »

Les vésicatoires augmentent presque constamment, pendant

quatre ou cinq jours, l'écoulement leucorrhéique, et, chez quelques femmes prédisposées aux pertes rouges, ils font avancer de deux ou trois jours l'éruption menstruelle, s'ils ont été appliqués à l'approche des règles.

Ils peuvent être nuisibles à la cure de la métrite chronique de deux manières : 1° en déterminant, par une action directe sur l'utérus, un afflux de sang plus considérable et une augmentation de la sécrétion morbide ; 2° en agissant médiatement sur la matrice par l'irritation qu'ils produisent à la peau et l'excitation du système nerveux cutané. En général, les vésicatoires provoquent une inflammation locale qui, en réagissant sur toute l'économie, donne lieu à un mouvement fébrile ordinairement passager et sans inconvénients. Mais ils peuvent aussi, chez les femmes irritables et nerveuses, faire naître des accidents locaux ou des crises violentes, qu'il est quelquefois très difficile de conjurer. Dans les cas de ce genre, le vésicatoire devra être enlevé sur-le-champ. Mais on a rarement à craindre des recrudescences aussi fortes.

Pour éviter ces accidents, on ne doit recourir aux vésicatoires, dans la métrite chronique interne, qu'à la suite des émissions sanguines, et lorsqu'il n'y a plus au un signe de fièvre ou de réaction.

Nous avons l'habitude de placer l'exutoire sur les points endoloris, et de poursuivre la douleur, s'il y a lieu, depuis son point de départ jusqu'à ses dernières irradiations.

Lorsque la métrite interne est indolente, le vésicatoire est inutile, il pourrait même devenir funeste ; il vaut mieux s'en abstenir.

Ses diamètres doivent être de $0^m,06$ sur $0^m,08$, et même plus petits encore.

On l'appliquera dans l'intervalle des règles, et le plus loin possible de l'époque à venir ; car il provoquera d'autant plus facilement une recrudescence qu'il sera appliqué dans un temps plus voisin de l'éruption prochaine.

Nous conseillons de n'employer que des vésicatoires volants et de ne jamais enlever l'épiderme.

Quand les douleurs seront très intenses, on fera bien d'appliquer des vésicatoires morphinés. D'ailleurs, dans tous les cas, pour rendre moins vive la réaction douloureuse qui accompagne l'application du vésicatoire, et, partant, les accidents qui en peuvent être la suite, nous avons l'habitude, depuis 1853, de saupoudrer l'emplâtre vésicant avec 0gr,03 ou 0gr,04 de chlorhydrate de morphine.

Dans les cas douteux, comme chez les vierges, par exemple, le vésicatoire peut servir de moyen de diagnostic. En déterminant une recrudescence des douleurs hypogastriques, et surtout en augmentant les pertes blanches, il permet de reconnaître l'existence d'une métrite interne, que l'on peut attaquer alors avec la certitude de ne pas se tromper, surtout si les autres symptômes de cette affection se trouvent réunis.

On a conseillé contre la phlegmasie utérine d'autres révulsifs auxquels nous n'accordons que peu de confiance, et qui nous semblent, d'ailleurs, fort superflus, puisque nous disposons de moyens qui remplissent plus efficacement les indications que nous avons en vue. C'est ainsi que l'on a proposé l'usage des sétons, des cautères sur les reins, des frictions avec le tartre stibié. L'action de ces révulsifs est fort incertaine. Nous n'en avons jamais retiré aucun avantage réel ; aussi, les avons-nous abandonnés.

Il n'en est pas de même des onctions avec l'huile de croton tiglium, auxquelles nous avons souvent recours, non pas dans le but de modifier directement la métrite interne, mais pour combattre une lésion intestinale concomitante, l'entérite glaireuse, sur laquelle nous reviendrons en traitant des complications les plus fréquentes de la phlegmasie utérine chronique.

Topiques divers. — Les topiques émollients et narcotiques sur l'abdomen, cataplasmes, liniments, pommades ou fomentations, sont employés avec avantage dans le traitement de la métrite chronique accompagnée de douleurs. Les cataplasmes devront être tièdes, larges, peu épais et légers, recouverts de taffetas gommé et changés trois ou quatre fois par jour.

Les topiques chloroformés seront employés avec une sage réserve. Ils sont excellents et d'une efficacité incontestable, quand les douleurs sont purement nerveuses ; ils peuvent être nuisibles, lorsque la douleur est d'origine inflammatoire. On n'oubliera pas qu'une trop grande quantité de chloroforme irrite la peau jusqu'à l'érythème et quelquefois même la vésication.

Lavements. — Nous avons déjà dit que nous recommandions assez habituellement à nos malades, quand les douleurs étaient intenses et les injections vaginales mal supportées, les demi-lavements émollients ou narcotiques, contenant huit ou dix gouttes de laudanum ; nous nous trouvons très bien de cette pratique.

Cependant, il est ici un écueil qu'il importe de prévenir ou d'éviter. Les femmes atteintes de métrite chronique sont très sujettes à la constipation ; c'est même là un symptôme à peu près constant, et comme il contribue à entretenir la congestion utérine, il faut le combattre avec persévérance. On associera donc aux lavements laudanisés les lavements huileux et légèrement laxatifs. Nous proscrivons les lavements trop irritants et surtout ceux de sel marin, dans la crainte de déterminer une réaction trop vive, qui retentirait d'une manière funeste jusque dans l'utérus.

Les lavements doivent être plutôt frais que chauds : on les fera prendre tièdes aux personnes qui manifesteront trop de répugnance pour l'eau froide.

Il est des sujets qui supportent mal les lavements, quelles que soient leur température et leur composition. Chez certaines malades, et surtout chez celles dont l'utérus est en antéversion ou en rétroversion, ils peuvent provoquer des recrudescences douloureuses qu'il importe d'éviter ; telle est parfois la douleur déterminée par les lavements, que l'on doit même renoncer aux demi-lavements laudanisés, dont nous avons plus haut préconisé l'emploi. Ces cas heureusement sont exceptionnels ; et notre expérience nous permet d'affirmer qu'en général les lavements rendent de très grands services dans le traitement de la métrite chronique.

Purgatifs. — Lorsque la constipation, trop opiniâtre, nous force à recourir aux purgatifs, nous administrons la magnésie calcinée, les pilules de scammonée et de jalap, et surtout l'huile de ricin. Nous n'employons jamais les drastiques ; car nous n'avons recours aux purgatifs qu'à titre d'évacuants et non à titre de médication révulsive.

Bains. — Les bains peuvent être très utiles aussi; mais il importe de les employer à propos; c'est pourquoi nous allons nous étendre, comme il convient, sur ce sujet, et étudier successivement les bains au triple point de vue de leur température, de leur durée et de la nature du liquide.

1° *Bains entiers.* — Lorsque la chaleur du bain est portée au delà de 30 à 35 degrés R., la température du corps augmente, la circulation devient plus active, et les douleurs qu'occasionne la métrite acquièrent plus d'intensité. Si l'on abaisse la température du bain, ces phénomènes diminuent; mais aucune amélioration ne se manifeste dans l'état des malades.

Les bains ordinaires, c'est-à-dire ceux dont la température est comprise entre 26 et 28 degrés R., peuvent, après avoir provoqué une élévation momentanée de la chaleur générale du corps, amener une diminution des souffrances, qui parfois même finissent par disparaître complétement. Lisfranc a rapporté plusieurs faits de ce genre, et nous en possédons également un certain nombre.

Le bain ordinaire agit donc comme sédatif; mais nous ne saurions recommander trop de circonspection dans son emploi; car, à côté de cette précieuse qualité, il peut présenter de sérieux inconvénients, sur lesquels nous insisterons d'autant plus volontiers qu'ils sont très souvent ignorés.

Et d'abord, il est des femmes qui ont de la répugnance pour le bain chaud; il ne faut le leur prescrire qu'avec une grande réserve. Quelques-unes sont douées d'une telle susceptibilité nerveuse, qu'à peine entrées dans la baignoire elles sentent se réveiller ou s'exaspérer les douleurs du bas-ventre, sans qu'un soulagement plus ou moins prochain succède, comme il est d'ordinaire, à cette première réaction locale. Chez d'autres, nous avons vu survenir promptement des troubles du côté de la tête et des organes des sens, un anéantissement général, en un mot, des phénomènes nerveux graves, qui nous forçaient à suspendre immédiatement l'usage des bains.

C'est particulièrement quelques jours après les règles que les bains peuvent devenir nuisibles, en provoquant quelques-uns des symptômes précédents, et surtout des signes de congestion utérine, une recrudescence inflammatoire ou une métrorrhagie.

Voici, à cet égard, les préceptes auxquels nous avons l'habitude de nous conformer : Les règles sont-elles faciles et normales, nous ne prescrivons pas de bains chauds, de peur de déranger la régularité de la menstruation. Les règles sont-elles difficiles et douloureuses, le bain chaud calme assez souvent les souffrances et facilite le flux sanguin ; dans certains cas de ce genre, nous avons même pu continuer les bains avec avantage pendant les deux premiers jours de l'écoulement menstruel ; mais, nous le répétons, les accidents de congestion utérine qu'ils peuvent déterminer, sont toujours d'une telle gravité, que nous ne saurions recommander trop expressément la réserve la plus grande dans l'emploi de ce moyen. Ajoutons que, lorsque l'apparition des règles est retardée par l'excès de fluxion dont l'utérus est le siége, il serait imprudent de l'accroître encore par l'usage des bains chauds.

Les bains entiers froids sont plus nuisibles qu'utiles si les souffrances présentent un certain degré d'acuïté. Ils ne doivent être conseillés que dans un petit nombre de métrites chroniques exemptes de réaction inflammatoire, et à titre de tonique ou de stimulant général. Alors ils peuvent être de quelque avantage, en réveillant l'activité vitale des tissus.

Les bains froids ont été employés aussi avec succès dans les affections utérines où l'élément nerveux prédominait. En pareil cas, ce genre de bain est généralement efficace ; et c'est celui qu'on devra préférer, en tenant compte toutefois des contre-indications puisées dans l'état du sujet et dans sa constitution.

2° *Bains de siége.* — Les bains de siége chauds sont le plus souvent nuisibles dans la métrite chronique, par l'excès de sang qu'ils appellent vers les organes pelviens.

Les bains de siége froids ont été proscrits par Lisfranc et par d'autres chirurgiens, qui prétendent qu'en gênant la circulation périphérique et en repoussant le sang des parties superficielles vers le centre, ils congestionnent l'utérus. Telle n'est pas l'opinion de M. Bennett; et l'expérience m'a appris à me ranger de son avis. J'ai obtenu des succès incontestables en employant des bains de siége dont la température a varié entre 10 et 18 degrés R.

Les bains de siége à courant continu, recommandés par quelques auteurs, ont aussi rendu des services.

Les bains de siége doivent être proscrits dans l'état inflammatoire aigu et subaigu.

D'ailleurs, ici, comme pour les bains entiers, nous recommanderons la plus grande circonspection.

Il est important de bien fixer la durée des bains. Les bains chauds ou froids doivent être de courte durée; c'est une condition de leur efficacité, tant leurs effets sont énergiques. Les bains tièdes pourront être prolongés plus ou moins, suivant le but qu'on se propose ou les résultats qu'on en obtient.

Les bains entiers et les bains de siége, chauds, froids ou tempérés, pourront être rendus médicamenteux par l'addition, suivant les indications, de substances émollientes et mucilagineuses (guimauve, son, graine de lin), calmantes et narcotiques (pavot, morelle, jusquiame, datura stramonium), aromatiques ou toniques (thym, menthe, tilleul, armoise, camomille, sel marin, savon, carbonate de potasse, sulfure de potassium).

3° *Eaux minérales.* — Enfin, dans la convalescence de la métrite chronique, lorsque les accidents aigus et les recrudescences seront conjurés sans retour, après surtout que l'usage d'un certain nombre de bains domestiques aura, pour ainsi dire, garanti l'efficacité de ce moyen, on fera bien de conseiller aux malades les bains de mer, les bains sulfureux de Baréges, de Luchon, de Cauterets, de Saint-Sauveur, ou enfin les bains ferrugineux de Spa, de Bussang, de Forges, etc.

L'usage de ces eaux est utile surtout pour triompher de certaines complications opiniâtres, qui survivent à la phlegmasie utérine, ou pour combattre les phénomènes de chloro-anémie, qui sont le résultat ou du traitement, ou des longues souffrances éprouvées par les malades.

HYDROTHÉRAPIE. — Les moyens hydrothérapiques proprement

dits, tels que les douches froides locales ou générales, n'ont pas été employés jusqu'à présent dans le traitement de la métrite chronique interne. Les observations consignées par M. Fleury, dans son *Traité d'hydrothérapie*, se rapportent uniquement à la congestion utérine, à la métrite parenchymateuse et particulièrement à l'engorgement du col, accompagné de déplacement de la matrice, avec lésion granuleuse ou ulcéreuse du museau de tanche. Nous reviendrons bientôt sur cette question, en exposant, dans les deux articles suivants, la thérapeutique de l'engorgement utérin et de la métrite chronique externe.

Pour le moment, nous dirons seulement quel parti la médecine pourrait tirer de l'hydrothérapie appliquée à la métrite interne. Il est peu de modificateurs aussi puissants que l'eau froide dirigée sur la surface du corps. L'action de cet agent est très complexe; c'est un sédatif du système nerveux, un excitant très énergique de la peau; et, comme l'a très bien dit M. Fleury, un régularisateur de la circulation, particulièrement de la circulation capillaire ou interstitielle.

A tous ces titres, l'hydrothérapie ne conviendra qu'à un petit nombre de femmes, comme traitement initial ou préparatoire de la métrite interne;

Elle conviendra à un assez grand nombre vers le déclin de la maladie;

Elle conviendra à toutes pendant la convalescence.

Expliquons-nous. Les moyens hydrothérapiques ne devront pas être appliqués à une femme atteinte de métrite interne, d'une constitution forte ou moyenne, et chez qui la phlegmasie utérine produira des douleurs locales vives, des phénomènes marqués de réation générale, et cette série de symptômes que nous avons signalés comme étant une indication formelle des émissions sanguines.

Mais l'hydrothérapie devra être employée, dès le début, et comme moyen préparatoire, chez les malades profondément chloro-anémiques, dont les forces sont déprimées, qui ne présentent ni douleur, ni réaction générale et en qui prédomine l'élément nerveux. Dans les cas de ce genre, les moyens hydrothérapiques agissent très favorablement, en exerçant sur la peau une révulsion énergique et sur l'économie tout entière une action reconstituante. C'est alors une excellente méthode thérapeutique, qui non-seulement modifiera avantageusement l'état local, mais encore relèvera tellement les conditions de la santé générale, que la femme sera bientôt susceptible de subir le traitement ordinaire de la métrite chronique, tel que nous le formulons dans cet article, si toutefois l'hydrothérapie n'a pas suffi pour amener la guérison. Il est donc de la plus haute importance de ne pas prolonger l'emploi de cette médication au delà de certaines limites, qu'on ne pourrait franchir sans des dangers sérieux. On devra s'arrêter avant que la modification avantageuse imprimée à l'économie ne provoque du côté de l'utérus une réaction trop intense, qui pourrait aller jusqu'à l'apparition d'une recrudescence inflammatoire.

L'hydrothérapie pourra être mise en usage, mais avec les mêmes précautions, au déclin d'une métrite chronique interne, très opiniâtre, chez des femmes devenues trop faibles pour supporter jusqu'à la fin le traitement habituel, et chez qui, par conséquent, la phlegmasie n'a aucune tendance à réveiller de réaction dangereuse. Dans les cas de ce genre, il est nécessaire de stimuler l'organisme et de le tirer de cette espèce d'inertie où il sommeille et qui fait que les maladies chroniques se perpétuent d'une manière indéfinie.

Enfin, nous verrons, en parlant de la métrorrhagie, que les douches froides peuvent rendre de grands services dans les pertes utérines, symptomatiques de la métrite interne, quand elles se sont montrées réfractaires aux autres hémostatiques.

Mais c'est surtout dans la convalescence de la métrite chronique interne, que l'hydrothérapie trouve des applications vraiment utiles. Elle peut être regardée comme le moyen le plus propre à relever les forces des malades, à triompher de l'état nerveux qui survit très souvent à la métrite, à combattre la chloro-anémie et à rétablir la régularité des fonctions de l'appareil génital.

Ce n'est pas ici le lieu de décrire les divers procédés hydrothérapiques; il en est deux seulement auxquels nous avons l'habitude de recourir, dans les cas que nous venons de spécifier : c'est la douche en pluie et la douche en jet, qui peuvent être employées soit simultanément, soit isolément.

Quand on voudra exercer une action uniquement réfrigérante et tonique à la surface de la peau, la douche en pluie suffira.

Mais si l'on veut ajouter à l'influence du froid une action dérivative plus énergique, on se servira de la douche en jet, qui agit non-seulement par la température de l'eau, mais encore par la percussion de la colonne liquide.

Le jet devra être dirigé sur les membres supérieurs, dans le dos et surtout entre les deux épaules; toujours le plus loin possible des organes malades et douloureux; jamais autour du bassin; car nous avons observé des sujets qui ne se sont pas bien trouvées de cette dernière pratique, et qui ont éprouvé des recrudescences inflammatoires extrêmement graves.

Quelle que soit la forme de douche que l'on emploie, on ne la prolongera jamais au delà d'une minute. Puis les malades feront un exercice léger d'un quart d'heure à vingt minutes, afin de provoquer la réaction.

Il a été question, plus haut, des bains froids, qui peuvent être rangés aussi parmi les moyens hydrothérapiques. Nous croyons inutile d'y revenir.

Injections vaginales. — Il est incontestable que les *injections vaginales* peuvent être employées avec avantage dans la métrite externe, puisqu'elles exercent une action directe sur le museau de tanche enflammé. Mais, dans la métrite interne, leur efficacité est tellement bornée que M. Mêlier a proposé de leur substituer les injections dans la cavité même de la matrice. Cependant il n'est pas douteux qu'elles n'agissent favorablement à la manière d'un bain local, en baignant sinon directement la muqueuse enflammée, au moins une partie de l'organe qu'elle tapisse.

Les injections vaginales peuvent être simples ou médicamenteuses. Celles-ci sont émollientes et mucilagineuses (décoction de guimauve, de son ou de graine de lin), calmantes et narcotiques (avec addition d'extrait d'opium, de laudanum, de tête de pavot, de sels de morphine, de ciguë, de belladone, de morelle, de jusquiame, etc.), astringentes (avec l'alun, le sulfate de zinc, les sels de plomb, de fer, de mercure, le nitrate d'argent, etc.), spécifiques (avec les préparations de mercure ou d'iode), stimulantes et désinfectantes (avec différentes plantes aromatiques et les divers hypochlorites).

Plusieurs appareils ont été proposés pour la pratique de ces injections. Le plus simple est encore l'ancienne seringue dite vaginale; mais on l'a remplacée, d'abord par le clyso-pompe, et plus récemment, d'une manière très avantageuse, par différents irrigateurs, parmi lesquels nous citerons ceux du docteur Éguisier, de M. Charrière, de MM. Maisonneuve et Pouillien.

Le meilleur des appareils à injections est celui qui permet à la malade de s'en servir commodément elle-même et de mesurer à son gré la force de projection du liquide.

L'introduction de la canule dans le vagin doit se faire avec la plus grande précaution, de façon à éviter de froisser les parois du conduit ou de heurter son cul-de-sac et le col utérin.

Lorsque l'utérus est d'une grande sensibilité et que le toucher vaginal provoque des douleurs assez vives, l'injection doit être poussée avec lenteur et ménagement; dans le cas contraire, on pourra, et même avec avantage, user d'une certaine force, afin de produire l'effet d'une douche légère et d'entraîner les mucosités adhérentes au col et aux parois vaginales.

La température du liquide injecté variera suivant les effets qu'on se propose d'obtenir. En général, les injections froides seront préférées dans les engorgements chroniques, compliqués d'atonie et de relâchement des parois. Les partisans de l'hydrothérapie vont trop loin, selon nous, en conseillant les injections presque glacées; car il peut n'être pas sans danger de porter directement des liquides aussi froids sur des tissus enflammés et d'une extrême délicatesse. Les injections froides, pour être efficaces, doivent être pratiquées pendant au moins quinze à vingt minutes.

Les injections chaudes et tièdes peuvent être employées dans le principe, plutôt en vue d'accoutumer les organes au contact des liquides qu'en vue de produire un effet médicamenteux. On préférera, généralement, les injections d'eau fraîche ou à la température ordinaire.

Employées comme moyen adjuvant et pour laver le museau de tanche et le vagin des produits de sécrétion qui s'y amassent, les injections doivent être répétées deux ou trois fois par jour, le matin, vers le milieu de la journée et le soir, à moins que la sensibilité des parties ne demande à être ménagée : dans ce cas, on se contentera de deux injections ou d'une seule en vingt-quatre heures; il faut même s'en abstenir si la sensibilité est trop vive.

La quantité du liquide injecté et la durée des injections varieront avec les circonstances. C'est vers la fin du traitement, lorsque l'inflammation est tombée, qu'il convient surtout de prolonger et de multiplier les injections, afin d'activer le travail d'absorption et de rendre la tonicité aux organes; c'est alors qu'on aura recours avec avantage aux injections froides ou chargées de principes aromatiques ou toniques.

Contrairement à quelques médecins, nous ne conseillons jamais à nos malades de prendre debout les injections vaginales : c'est une position fort incommode et qui ne permet pas au liquide injecté de séjourner un temps suffisant dans le vagin pour baigner et pour nettoyer convenablement les tissus malades.

Nous préférons les injections données dans la position horizontale, la malade couchée sur le dos et le siége légèrement élevé. Cette manière de procéder remplit les meilleures conditions pour assurer à l'injection toute son efficacité.

Nous recommandons expressément de bien surveiller les effets des injections, et surtout des injections médicamenteuses. Cette pratique, qui est d'un usage si vulgaire, surtout chez les femmes de nos villes, n'est pas toujours inoffensive, comme on pourrait le croire, chez celles qui sont affectées de métrite chronique. On a toujours à redouter les inconvénients d'une exagération de la sensibilité ou les accidents d'une recrudescence inflammatoire, qui peuvent résulter d'un usage abusif ou inopportun des injections. Dans les cas où la sensibilité des parties sera trop exaltée, il y aura lieu de leur substituer les lavements émollients ou narcotiques.

Douches vaginales. — Les *douches vaginales*, et de préférence les douches ascendantes, sont devenues, depuis quelques années, d'un usage fréquent dans les diverses affections de l'utérus. Dans les engorgements chroniques, elles réveillent la tonicité et la vitalité de l'organe et activent la résolution de la phlegmasie. Dans les déplacements, elles peuvent donner du ton aux ligaments suspenseurs de la matrice. Enfin, dans les diverses affections connues sous les noms de métrite interne, leucorrhée, etc., les douches sont quelquefois employées en vue de modifier les surfaces enflammées et de diminuer le travail phlegmasique. Mais elles ne produisent de bons résultats qu'à la condition d'être de courte durée; elles ont, en effet, une action résolutive très marquée, si on ne les prolonge pas.

Les douches vaginales ascendantes ne devront être employées qu'au déclin de l'inflammation, et lorsque le toucher ne développera plus de douleurs. On en surveillera les résultats avec la plus grande attention, et on interrogera soigneusement les malades sur les effets qu'elles en ressentent. Il sera prudent de les suspendre si la réaction qui en résulte est douloureuse, et de s'arrêter s'il ne survient aucune modification dans l'état inflammatoire.

Les effets produits par les douches vaginales varient : 1° avec la température du liquide ; 2° avec sa nature ; 3° avec la hauteur de la chute ; 4° avec le diamètre de la colonne liquide ; 5° avec la force de projection.

1° La température du liquide doit être subordonnée à certaines conditions individuelles et à la physionomie du travail inflammatoire. Les douches froides conviendront surtout aux personnes d'une constitution délicate, d'un tempérament lymphatique, chez lesquelles la phlegmasie aura revêtu une forme atonique avec peu de tendance vers la résolution. Dans ce cas, la douche froide provoquera une réaction locale efficace, et pourra donner aux tissus malades la tonicité nécessaire pour amener le travail résolutif. Les douches chaudes produisent quelquefois une prompte sédation chez certaines femmes nerveuses, tourmentées par des douleurs névralgiques excessives. Chez d'autres, les douches tempérées réussissent mieux à calmer les souffrances. Il faudra, pour cela, palper en quelque sorte la sensibilité des malades. Mais l'usage des douches tièdes ou tempérées est surtout indiqué dans la métrite franche, développée chez des femmes vigoureuses et d'un tempérament sanguin, à réaction énergique et facile, chez lesquelles les températures extrêmes pourraient réveiller quelque recrudescence ou même rappeler l'état aigu.

2° La nature du liquide doit varier suivant des circonstances dont le médecin est le seul juge : tantôt on emploiera l'eau pure; tantôt on la remplacera par les eaux sulfureuses ou par les eaux alcalines.

3° La hauteur de la colonne liquide devra toujours être en rapport, comme la température de l'eau, avec les effets que l'on se propose d'obtenir : c'est ainsi que l'on fera tomber le liquide d'une grande hauteur quand on voudra tonifier fortement les tissus.

4° Tantôt la colonne d'eau sera cylindrique, lorsqu'on voudra joindre à l'action même du liquide l'influence de la percussion; tantôt elle sera poussée sur le col de l'utérus en arrosoir ou en pluie, quand le choc du liquide pourrait être nuisible. Dans aucun cas, le diamètre du tuyau ne devra dépasser 2 ou 3 centimètres.

5° La projection du liquide dans le vagin et sur le col utérin doit être dirigée de bas en haut et avec une force peu considérable. Les douches trop énergiques produisent sur les tissus une secousse brusque, généralement fâcheuse. On fera bien de commencer par de faibles poussées, et d'accoutumer les malades à des projections plus fortes, en augmentant graduellement leur énergie.

Sans nier les résultats avantageux attribués aux douches dans le traitement des affections utérines, nous croyons qu'on ne doit les employer dans la métrite chronique interne qu'avec une grande prudence et dans une mesure très restreinte. Les accidents auxquels elles peuvent donner lieu, dans cette dernière affection, le peu de succès que nous avons retiré de leur usage, la certitude que nous avons de pouvoir en obtenir la guérison en un temps aussi court et par des moyens aussi simples et moins dangereux, font que nous n'avons recours que bien rarement aux douches ascendantes vaginales dans la métrite chronique interne.

Dans ces dernières années, on a proposé de faire, et l'on a fait, dans le vagin, des injections de vapeur d'eau, simple ou médicamenteuse, d'acide carbonique, de vapeurs de chloroforme. Nous avons plusieurs fois constaté l'utilité de ces moyens pour calmer momentanément les douleurs névralgiques de l'utérus; mais quand ces souffrances sont très vives, nous trouvons plus simple, et peut-être plus efficace encore, d'administrer des inhalations de chloroforme. Cette pratique nous a rendu les plus grands services.

Topiques intravaginaux. — Récamier a proposé le premier de porter dans le vagin et jusque sur le col de l'utérus des topiques divers, tels que des cataplasmes, des poudres, des pommades, etc., ayant des vertus émollientes, astringentes ou narcotiques, suivant le but qu'il voulait atteindre.

M. Mêlier a suivi cette pratique et assure s'en être bien trouvé. Dans la métrite du col, il introduit à demeure, jusqu'au fond du vagin, des tampons de charpie enduits de pommades ou imbibés de liquides médicamenteux.

M. Ricord, dans les ulcérations de vagin et du museau de tanche et dans le catarrhe utérin à sécrétion transparente, se sert de tampons imbibés d'eau blanche.

Vidal (de Cassis) préfère l'emploi des topiques sur le col, surtout dans les ulcérations granuleuses.

Mais les cas où ces deux chirurgiens ont employé ces moyens, dont ils n'ont eu d'ailleurs qu'à se louer, n'étaient-ils point de nature spécifique?

Hourmann recommande le tamponnement à sec avec du coton cardé, non pour agir directement sur les parties enflammées, mais pour prévenir la diffusion du muco-pus et son influence irritante.

Calmants. — Nous avons déjà signalé plus haut l'emploi des narcotiques en lavements, en injections, en cataplasmes et en fomentations. Nous administrons encore assez souvent à l'intérieur les calmants et les antispasmodiques (préparations d'opium, de belladone, de datura, de jusquiame, de morelle, d'aconit, de chloroforme, d'éther, de musc, de castoréum, d'oxyde de zinc, de valériane, de mélisse, etc.). Mais comme tous ces moyens sont dirigés bien moins contre la phlegmasie utérine que contre quelques-unes de ses complications, nous ne ferons que les énumérer ici, nous proposant d'y revenir avec détail dans les chapitres consacrés à la névralgie utérine et aux névralgies symptomatiques de la métrite interne.

Médication générale spécifique. —Lorsque, à l'aide des moyens que nous venons d'exposer et de ceux qu'il nous reste à faire connaître, on est parvenu à dissiper l'élément inflammatoire et qu'on se trouve en présence d'un écoulement catarrhal, entretenu par quelque diathèse, il devient nécessaire de recourir à une médication propre à modifier cette disposition générale de l'économie. C'est dans ce but qu'on a recommandé les amers, les toniques, les préparations martiales, sulfureuses, mercurielles, iodées, arsenicales, etc. Nous renvoyons pour les développements au chapitre consacré à la *leucorrhée*. Seulement nous ne saurions trop répéter que ces moyens sont formellement contre-indiqués lorsque l'élément inflammatoire est encore prédominant.

Soins hygiéniques.— Quelle position convient-il de donner aux femmes atteintes de métrite interne? Il faut généralement laisser à la malade le soin de choisir la position où elle trouvera le plus de repos, et qui lui procurera le plus de soulagement. Cependant, nous croyons qu'il importe qu'elle ne demeure pas trop longtemps couchée. Autant que possible, on conseillera quelques promenades dans l'appartement ou mieux encore au dehors, si la saison le permet, et si l'état de l'utérus ne s'y oppose point. Quand les malades éprouvent de la fatigue, dans le jour, nous préférons qu'elles se reposent sur une chaise longue plutôt que sur un lit, dont l'usage prolongé n'est pas sans inconvénients dans la métrite interne. La nécessité de prescrire le repos au lit à nos malades d'hôpital, à défaut de chaises longues, doit être mise au nombre des causes qui retardent la guérison des phlegmasies utérines dans la pratique nosocomiale.

Nous n'avons pas besoin de dire que l'influence fâcheuse du lit tient à deux causes : à la position déclive que la femme est obligée d'y garder et à la chaleur, quelquefois excessive, développée autour du bassin ; ce sont là, pour l'utérus, deux sources actives de congestion, qu'il faut éloigner autant qu'on le peut. C'est surtout dans les rétroversions avec engorgement rétro-utérin que le lit devient funeste aux malades. On diminue ces inconvénients en proscrivant les matelas de plume et en n'employant que des matelas de crin.

Chez quelques femmes épuisées ou anémiques, chez qui la circulation manque d'activité et dont les téguments et les extrémités sont constamment refroidis, il est convenable de s'écarter de ces prescriptions et d'employer les moyens propres à ranimer l'activité circulatoire et à élever la chaleur de la périphérie.

On a dit, avec beaucoup de sens, que le repos est le premier des antiphlogistiques : et, en effet, c'est une vérité bien connue en physiologie, qu'un organe, pendant l'état de fonction, devient le siége d'une vitalité plus grande et d'un surcroît d'activité circulatoire. Cette proposition est particulièrement vraie pour l'appareil génital, dont les fonctions ne sauraient s'accomplir sans produire, non-seulement une surexcitation locale considérable, mais encore un ébranlement nerveux et sympathique de toute l'économie. Il y aura donc utilité et souvent urgence à interdire les rapports sexuels aux femmes atteintes de métrite interne : l'abstinence du coït sera très souvent une des prescriptions nécessaires du traitement et une des conditions formelles de la guérison.

Cependant, il est des femmes auxquelles la continence absolue serait plus funeste que favorable. Certaines malades, douées d'une imagination ardente et passionnée, éprouvent des désirs violents que l'hypérémie utérine ne fait que rendre plus irrésistibles, et qui peuvent, n'étant pas satisfaits, devenir la source de troubles nerveux graves, de rêves érotiques fréquents, plus redoutables que l'usage modéré du coït. Dans les cas de ce genre, le médecin devra permettre le rapprochement conjugal, mais avec l'expresse recommandation d'une sage réserve et de la plus grande sobriété possible.

Régime. — Le régime a une si haute importance dans le cours du traitement de la métrite chronique interne, que nous n'hésitons pas à le considérer comme l'auxiliaire le plus puissant des différentes médications dirigées contre cette phlegmasie, et à déclarer que de son observation plus ou moins exacte dépend en grande partie le succès de la thérapeutique.

Le régime est subordonné à tant de conditions, soit générales, soit locales, que nous ne saurions l'assujettir ici à une formule, à une règle fixe et constante. On comprend, en effet, qu'il doit varier suivant la constitution des sujets, suivant la période de la maladie, suivant la marche qu'elle affecte, suivant la prédominance de tel ou tel symptôme, etc.

Un régime sévère devra être prescrit aux femmes d'une bonne constitution, à celles dont la métrite s'accompagne de phénomènes de réaction manifeste et à qui conviendra le traitement antiphlogistique.

Si la malade est faible, chloro-anémique, si la métrite est légère et ne donne lieu qu'à des symptômes peu caractérisés, on permettra l'usage d'une alimentation suffisamment substantielle, mais qui ne devra jamais dépasser les bornes compatibles avec un état phlegmasique.

Dans tous les cas, il faudra tenir compte de l'état des fonctions digestives et prendre en considération les troubles gastralgiques et les accidents dyspeptiques, qui s'associent fréquemment à la métrite chronique interne. Il sera donc très important de surveiller non-seulement la quantité, mais encore le choix et la qualité des aliments.

Nous nous contentons de ces indications vagues et générales, laissant à la sagacité de chaque praticien le soin de s'inspirer des circonstances pour instituer le régime le plus convenable et le mieux approprié à l'état des malades, dans le cas de métrite chronique interne.

A mesure que la phlegmasie utérine marche vers la guérison, on ajoutera quelque chose au régime ; on augmentera progressivement la quantité des aliments et on permettra une nourriture de plus en plus substantielle.

Lorsque la convalescence sera franchement établie, on instituera, dans le but de restaurer la constitution affaiblie par les longueurs de la maladie et par les rigueurs du traitement, un régime franchement analeptique, composé de viandes noires et de vins généreux ; on prescrira, s'il y a lieu, les préparations toniques de quinquina et de fer, les exercices corporels, le séjour de la campagne et les procédés hydrothérapiques, dont nous avons parlé plus haut.

§ 2. — Traitement local et direct.

Les moyens que nous venons de passer en revue modifient d'une manière puissante la phlegmasie utérine. Les émissions sanguines et les révulsifs, s'adressant directement à l'élément inflammatoire, sont indispensables dans le traitement de la métrite chronique interne du corps, suivant les conditions que nous avons spécifiées. Sont-ils suffisants ? Non, dans l'immense majorité des cas.

Sans doute, quelquefois la métrite chronique interne, alors que le travail phlegmasique est demeuré superficiel et ne date pas de très loin, finit par céder aux moyens généraux bien dirigés et employés avec persévérance ; nous en avons observé quelques exemples, surtout chez des jeunes filles vierges ou chez des femmes mariées et nullipares ; mais le plus souvent il y a des lésions anciennes de la muqueuse qui résistent aux émissions sanguines. Celles-ci, en effet, ne font que détruire l'état congestif ; mais, la fluxion dissipée, restent ces modifications de texture que la phlegmasie a imprimées aux tissus malades, et qu'il faut attaquer directement, par les agents modificateurs dont la médecine dispose. Nous voulons parler des cautérisations intra-utérines et de l'abrasion de la face interne de la matrice au moyen de la curette de Récamier.

Cathétérisme préalable. — Avant de recourir à l'emploi de ces moyens, il importe d'instituer un traitement préliminaire, consistant dans l'introduction d'une sonde dans la cavité utérine, comme procédé d'exploration.

Le cathétérisme utérin préalable a pour but d'apprécier la sensibilité de la surface interne de la matrice, son degré de tolérance pour les corps étrangers et le diamètre de ses orifices et de son conduit.

La sonde pénètre-t-elle facilement et sans provoquer de douleurs vives, on peut commencer immédiatement le traitement par la cautérisation intra-utérine.

Si le cathétérisme provoque des douleurs aiguës, il serait inopportun et dangereux d'appliquer de suite la cautérisation : il faudra, par des cathétérismes gradués et répétés tous les trois ou quatre jours, émousser la sensibilité de l'utérus et l'accoutumer au contact et au passage des corps étrangers.

Le conduit est-il rétréci, la sonde ne passe-t-elle qu'avec peine, il est nécessaire encore de recourir au cathétérisme gradué et plusieurs fois répété, comme nous venons de le dire.

A plus forte raison cette méthode doit-elle être employée quand les deux conditions défavorables, qui précèdent, se trouvent réunies.

Nous n'avons jamais eu qu'à nous louer d'avoir suivi cette marche, un peu lente il est vrai, mais toujours sûre : et nous avons quelquefois regretté de nous en être écarté.

Nous ne doutons pas que les accidents observés par quelques praticiens, à la suite des cautérisations intra-utérines, ne tiennent en grande partie à l'omission du cathétérisme préliminaire.

Cautérisations intra-utérines. — Nous avons établi précédemment qu'en règle générale la métrite chronique interne du corps réclame d'abord l'emploi des émissions sanguines, et que ce n'est qu'après avoir ainsi dissipé la congestion inflammatoire que l'on doit recourir aux modificateurs locaux. Telle est la marche la plus rationnelle à suivre dans le traitement des phlegmasies utérines; toutefois, on pourra, dans un certain nombre de cas, s'écarter de cette règle pour commencer de suite par les cautérisations. Plusieurs de nos observations démontrent, en effet, qu'une guérison complète peut parfois être obtenue sans le secours des émissions sanguines et seulement à l'aide du traitement local. Nous appelons particulièrement l'attention sur ces faits, qui prouvent combien est peu fondée l'accusation, formulée contre nous, d'employer avec exagération et de prescrire à tout propos les émissions sanguines. Nous n'y avons recours que lorsqu'il est nécessaire de combattre un état de congestion inflammatoire; mais quand cette condition expresse n'existe point, nous nous gardons bien de soustraire inutilement du sang à nos malades et d'abaisser leurs forces sans raison.

Nous devons ajouter que lorsque la métrite chronique interne est compliquée de phlegmon péri-utérin, on ne pourrait, sans faire courir des dangers à la malade, commencer le traitement par les cautérisations intra-utérines. Dans ce cas, le précepte est absolument formel; il faut avant tout provoquer la résolution de l'engorgement phlegmoneux, à l'aide des antiphlogistiques.

Ceci étant bien établi, nous allons étudier successivement les cautérisations pratiquées à la surface interne du col et les cautérisations faites dans la cavité même du corps.

Cautérisation de la surface interne du col. — C'est surtout dans les cas où la phlegmasie est bornée à la cavité du col utérin que l'on peut se passer des émissions sanguines et recourir d'emblée aux cautérisations. Mais avant de pratiquer ces sortes d'opérations, il faudra, comme nous l'avons dit plus haut, vérifier si les orifices utéro-vaginal et cervico-utérin ont conservé leurs dimensions normales. « L'inflammation de la cavité du col, dit M. Bennett, s'accompagne d'une dilatation plus ou moins prononcée de l'orifice de cette cavité; mais, ajoute l'auteur anglais, cette dilatation morbide de la cavité du col n'atteint pas l'orifice interne qui oppose, dans la plupart des cas, une espèce de barrière à l'extension de l'inflammation à la cavité utérine. » Nous avons eu déjà l'occasion de déclarer que nous n'étions pas, sur ce point, de l'avis de M. Bennett; car l'observation nous a démontré que la dilatation des orifices n'existe qu'à la suite de certaines métrites post-puerpérales, et que, dans les autres cas qui sont peut-être les plus nombreux, il y avait plutôt rétrécissement. Aussi, recommandons-nous très expressément d'opérer, s'il y a lieu, la dilatation progressive, au moyen du cathétérisme, avant de procéder à la cautérisation.

Les caustiques, que l'on emploie, sont solides, comme le nitrate d'argent fondu, la potasse caustique et le cautère électrique, ou liquides, comme la solution de nitrate d'argent, le nitrate acide de mercure du Codex, l'acide nitrique, l'acide sulfurique, la teinture d'iode, etc.

1° *Avec le crayon de nitrate d'argent.* — Lorsque l'on ne veut cautériser que la surface interne du col de l'utérus, on porte dans cette cavité un crayon de nitrate d'argent fondu, conique à son extrémité libre, préalablement fixé soit sur le porte-pierre, soit au bout d'une pince ordinaire. On en prolonge le contact avec la muqueuse malade pendant une demi-minute environ, afin de modifier plus profondément les tissus et d'amener une guérison plus rapide. M. Richet va même quelquefois jusqu'à laisser un fragment du crayon dans la cavité du col ; et il n'en résulte, dit-il, pour la malade, que des coliques passagères.

Ayant entendu parler, par un de nos anciens élèves, M. le docteur Coffin, des succès que M. Richet obtenait à l'aide de ce procédé, nous l'avons expérimenté dans deux cas. L'une de nos malades n'a éprouvé aucun accident sérieux ; quelques douleurs seulement, pendant les premières heures qui ont suivi la cautérisation, et, au bout de deux ou trois jours, des résultats assez avantageux. Mais il n'en a pas été de même pour la seconde. Celle ci, qui était atteinte d'une métrite interne du col et du corps, a été prise d'accidents très graves et d'une recrudescence inflammatoire des plus vives. Il s'ensuivit encore un tel rétrécissement de l'orifice cervico-utérin, qu'il devint impossible plus tard d'y faire pénétrer la petite sonde de Simpson.

Ce n'est pas seulement entre nos mains que ce mode de cautérisation a produit de semblables rétrécissements. Nous en avons constaté chez des malades qui avaient été cautérisées, suivant ce procédé, par M. Richet et par Chomel.

C'est là un grave inconvénient, qui, selon nous, doit suffire pour faire abandonner ce procédé.

Nous dirons même que la cautérisation ordinaire, avec le crayon de nitrate d'argent, la cautérisation telle que nous l'avons conseillée plus haut, a déterminé parfois de pareils accidents. Ces faits nous ont rendu fort circonspect, et nous avons recours, le plus rarement possible, au nitrate d'argent solide dans le traitement de la métrite interne du col.

Toutefois, quand nous l'employons, nous ne pratiquons qu'une cautérisation légère et de courte durée; puis, nous dirigeons sur le col une injection d'eau fraîche, ou mieux encore d'eau salée, afin d'entraîner les molécules du caustique ou de neutraliser son action par la formation d'un chlorure d'argent qui est inerte.

Un intervalle de six à huit jours doit être laissé entre chaque cautérisation. Pendant ce temps, l'eschare se détache et permet de constater la modification qui a été produite. En général, il n'y a de modification réelle qu'après plusieurs cautérisations successives.

2° *Avec le caustique de Filhos.* — La potasse caustique de Vienne solidifiée, sous forme de crayon, a été employée et préconisée par M. Filhos, par Amussat, par MM. Richet et Bennett. C'est un caustique puissant, qui nous paraît devoir être réservé surtout pour la métrite interne du col, compliquée d'engorgement. M. le docteur Dubreuil a vu, dans le service de M. Richet, sur vingt-huit cas, six fois des accidents déterminés par ce caustique, employé soit à la surface interne, soit à la surface externe du col. Deux malades furent atteintes de métrite aiguë; une troisième, d'une métrorrhagie qui dura six heures, et les trois autres, d'une inflammation aiguë du tissu cellulaire péri-utérin. Mais il est probable que cette inflammation existait déjà, sans être soupçonnée, sous la forme chronique, avant la cautérisation, qui n'aurait fait que la faire passer à l'état aigu. Les observations que nous avons faites, à cet égard, sur nos propres malades, nous autorisent à présenter cette interprétation comme fondée. En dehors de ces accidents, dus à la présence d'un phlegmon péri-utérin, nous n'avons rien observé de fâcheux, dans notre pratique, après l'emploi du caustique de Filhos. Il est vrai que nous y avons eu rarement recours pour opérer la cautérisation interne du col ; car nous étions retenu par la crainte de produire ces rétrécissements, si communs à la suite de l'emploi du nitrate d'argent laissé à demeure dans le conduit cervical de l'utérus ; et cette crainte ne fut que trop justifiée sans doute, puisque nous avons donné des soins à une dizaine de malades, atteintes de métrite interne avec rétrécissement de l'orifice utéro-vaginal, et qui avaient été cautérisées, disaient-elles, par M. Richet ou par d'autres praticiens. Nous dirons bientôt comment on peut prévenir ces rétrécissements.

Pour pratiquer la cautérisation de la surface interne du col avec le cautique de Filhos, on dépouille le bâton de potasse de son enveloppe de plomb ou de gutta-percha dans une longueur de 2 centimètres, et on le fixe solidement par l'autre bout entre les mors d'une pince. Puis, après avoir enlevé le muco-pus qui baigne le col utérin, on enfonce dans sa cavité l'extrémité dénudée et amincie du crayon, et on prolonge le contact une minute. On termine par une irrigation d'eau fraîche, afin d'entraîner les parties de caustique liquéfiées, dont l'action n'a pas été épuisée et qui pourraient, en se portant sur le vagin, y déterminer une eschare plus ou moins profonde, comme nous l'avons vu dans un cas.

L'injection d'eau froide est certainement une précaution insuffisante pour prévenir le rétrécissement du col ou de son orifice, après la cautérisation, soit par le nitrate d'argent solide, soit par le caustique de Filhos. Ces rétrécissements étant le résultat des adhérences que contractent entre elles les surfaces opposées, après la chute de l'eschare et pendant le travail de cicatrisation, nous nous opposons à la production de cet accident, en pratiquant le cathétérisme sitôt que l'eschare est tombée, et en continuant à porter la sonde dans la cavité utérine pendant que la plaie se cicatrise. Par ce moyen nous empêchons toute adhérence entre les bords opposés, et, depuis que nous y avons recours, nous n'avons pas eu de nouveaux cas de rétrécissement, ni de la cavité du col, ni de l'orifice utéro-vaginal. Nous nous opposons encore plus sûrement à ces adhérences en faisant suivre chaque opération de cathétérisme de la cautérisation superficielle de la surface interne du col, à l'aide d'un pinceau intra-utérin imbibé de nitrate d'argent liquide. Cette cautérisation doit être continuée jusqu'à l'apparition des règles.

3° *Avec le cautère électrique.* — Nous n'en pouvons point parler par expérience; nous ne l'avons jamais employé pour la cautérisation du col utérin; nous ne sachons pas non plus qu'il ait été fait à cet égard des essais bien sérieux. D'ailleurs, nous ne voyons point quelle supériorité ce genre de caustique pourrait avoir sur les précédents, et à quel titre il mériterait de leur être préféré. Ses propriétés énergiques doivent le faire placer à côté du fer rouge, et, par conséquent, le faire rejeter, en général, dans le traitement de la métrite interne du col; car il n'est pas de moyen qui expose davantage aux dangers qui suivent l'application des cautérisations profondes, soit rétrécissements, soit recrudescences inflammatoires.

4° *Avec la solution de nitrate d'argent.* — La solution de nitrate d'argent est assurément un caustique moins puissant que les deux précédents; mais il est exempt de leurs dangers, et il présente, en outre, l'avantage de pouvoir se doser. Le seul reproche qu'on puisse lui faire, c'est d'avoir une action très lente et de prolonger ainsi le traitement; toutefois, c'est là un mince inconvénient si on le compare aux accidents que déterminent la potasse caustique et le nitrate d'argent solide; aussi estimons-nous que, dans le plus grand nombre des cas, il faut lui donner la préférence.

En général, nous nous servons d'une solution formée d'une partie de nitrate d'argent sur deux parties d'eau; mais on peut, suivant les cas, augmenter ou diminuer la dose du sel caustique.

Pour employer cette solution, on se sert d'une tige d'osier ou de baleine, dont une des extrémités est entourée de charpie, de manière à former un petit pinceau. Après avoir nettoyé le museau de tanche avec du coton, on introduit le pinceau, imbibé de nitrate d'argent liquide, dans la cavité du col, à une profondeur de 20 à 25 millimètres; on répète cette opération trois et quatre fois de suite.

Si la surface interne du col est fongueuse, saigne facilement, on remplacera le nitrate d'argent liquide par le nitrate acide de mercure. Quelquefois, cependant, avec de la persévérance, on peut amener la guérison en se servant exclusivement du nitrate d'argent.

L'opération est peu douloureuse dans le plus grand nombre des cas. Un de ses effets les plus constants, c'est l'augmentation momentanée des pertes blanches, soit immédiatement après la cautérisation, soit quelques jours plus tard. Parfois, il se fait un léger écoulement de sang, à la chute de l'eschare; rarement la perte est très abondante. Nous n'avons constaté que deux cas de rétrécissements à la suite de ces cautérisations.

On les répète à des intervalles qui varient de six à huit jours. Il est inutile de dire qu'il faut s'abstenir des cautérisations dans les quelques jours qui précèdent et qui suivent les règles.

5° *Avec la solution de nitrate acide de mercure.* — Le nitrate acide de mercure s'emploie de la même façon que le nitrate d'argent liquide. Toutefois, comme c'est un caustique plus actif, nous conseillons de ne s'en servir qu'à de plus faibles doses. On doit toujours avoir soin, aussitôt après la cautérisation, de projeter sur le col une injection d'eau fraîche, puis de de la poudre d'amidon, afin de préserver la muqueuse vaginale de l'action du caustique qui pourrait rester encore dans le conduit utérin.

Les cautérisations avec le nitrate acide de mercure doivent être répétées tous les huit jours jusqu'à la guérison. Un petit nombre de cautérisations suffisent d'ordinaire. Jamais nous n'avons vu l'emploi du nitrate acide de mercure, quand il demeurait borné à la cavité du col, produire de salivation; dans les deux cas où nous avons observé cet accident, le caustique avait été porté jusque dans la cavité du corps.

6° *Avec différents autres caustiques liquides.* — Quant aux autres caustiques liquides, nous ne les avons cités que pour mémoire. Nous avons employé une seule fois la teinture d'iode et nous n'avons pas eu lieu de nous en applaudir. Nous n'avons jamais eu recours ni à l'acide nitrique, ni à l'acide sulfurique; ce sont là des caustiques très violents, dont on ne peut limiter l'action, et qui exposent plus que tous les autres aux eschares profondes, aux cicatrisations vicieuses et aux rétrécissements qui en sont la suite.

Dans les cas où la métrite interne du col est trop rebelle, quand elle résiste opiniâtrément à la solution de nitrate d'argent ou au nitrate acide de mercure, et qu'elle réclame l'usage d'un caustique actif et puissant, on aura recours, selon les cas, au nitrate d'argent fondu ou à la potasse caustique de Filhos, en se conformant aux préceptes que nous avons posés plus haut.

Du reste, il est infiniment rare de rencontrer des métrites internes du col qui ne cèdent dans un temps assez court à l'emploi, convenablement dirigé, des deux premiers caustiques.

Cautérisation dans la cavité du corps. — La cautérisation intra-utérine a été pratiquée pour la première fois par Récamier, qui se servait, pour cette opération, du porte-caustique de Lallemand. MM. Robert, Maisonneuve, Trousseau, Velpeau et Richet ont suivi l'exemple de Récamier. Lisfranc, qui portait rarement un caustique jusque dans le col, n'a jamais cautérisé la surface interne du corps; aujourd'hui cette pratique est encore d'un usage peu répandu. Pendant les premières années de nos recherches sur les affections de la matrice, nous partagions les craintes et les répugnances de Lisfranc relativement aux cautérisations intra-utérines. Les bons résultats, que nous avons obtenus de nos premiers essais, nous ont rendu plus confiant dans ce moyen, et aujoud'hui qu'une expérience plus longue nous a appris à bien distinguer, dans la grande majorité des cas, la métrite interne du corps et les diverses lésions qui la compliquent, nous n'hésitons plus, à moins de contre-indications spéciales, à porter directement le caustique jusque sur la muqueuse inflammée.

Nous nous servons, pour les cautérisations intra-utérines, du nitrate d'argent solide, de la solution de nitrate d'argent, et du nitrate acide de mercure. Jusqu'à présent, nous n'avons jamais employé ni l'acide nitrique, ni l'acide sulfurique, ni la teinture d'iode, etc.

1° *Avec le crayon de nitrate d'argent.* — A l'exemple de Récamier, nous introduisons le nitrate d'argent solide dans la cavité de l'utérus, à l'aide du porte-caustique de Lallemand, que nous avons un peu modifié pour rendre l'opération plus facile. Dans ce but, nous avons fait disposer, à 6 centimètres de l'extrémité qui doit pénétrer dans l'utérus, un relief, pour indiquer à quelle profondeur l'instrument se trouve dans l'organe et pour servir ainsi de point de repère. La gouttière de la tige a 15 millimètres de long sur 3 millimètres de large ; et nous avons donné au bouton terminal une plus grande longueur, afin de faciliter son introduction et celle de la canule dans la cavité utérine.

Pour introduire le porte-caustique, on procède comme pour le cathétérisme utérin, en ayant soin de tenir la gouttière bien exactement recouverte par la canule, de manière à ne point cautériser le col en passant. Dans quelques cas, on éprouve des difficultés assez grandes pour l'introduction du porte-caustique.

Nous ne voulons pas nous arrêter ici sur ce sujet, qui nous occupera plus longuement dans l'exposé des déviations utérines. Qu'il nous suffise de dire, dès maintenant, qu'avec de l'habitude et de la prudence on vient presque toujours à bout de franchir, sans accident et sans trop de peine, le conduit et les deux orifices du col. Une fois l'instrument porté dans la cavité du corps de la matrice, nous découvrons la cuvette qui contient le caustique, en faisant éprouver à la tige un mouvement de rotation. Quand nous avons laissé le nitrate d'argent en contact avec la surface malade, pendant deux minutes environ, nous retirons très lentement la canule et la tige, de manière à cautériser, en passant, la surface interne du col. On rencontre souvent une certaine difficulté à retirer le porte-caustique, et à faire franchir au bouton l'orifice cervico-utérin. L'étroitesse de cet orifice, le spasme qu'il éprouve par le fait de la cautérisation, et son obstruction par les mucosités solidifiées, sont autant de causes qui apportent un grand obstacle à la sortie de l'instrument et provoquent, en ce moment, une assez vive douleur. Parfois, il se produit alors un petit écoulement sanguin qui soulage la malade et qui n'a, d'ordinaire, aucune suite fâcheuse.

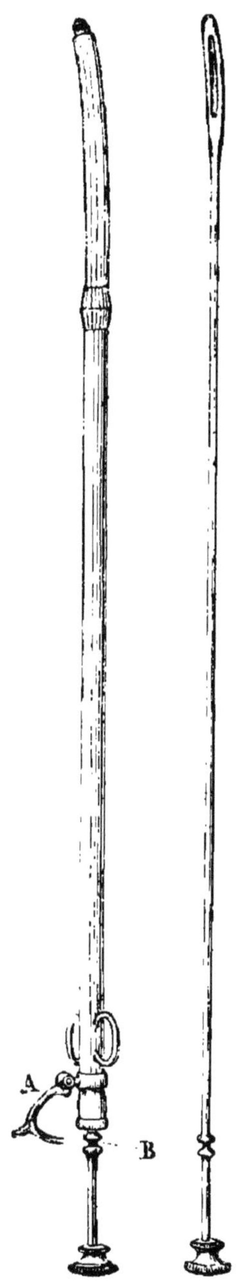

Fig. 7.

Afin de remédier à ces inconvénients, qui peuvent n'être point sans gravité, j'ai fait subir au porte-caustique une autre modification, consistant dans la suppression du bouton terminal, d'où venait l'obstacle à la sortie de l'instrument, et en établissant à l'autre extrémité une griffe à charnière A, destinée à fixer la tige qui présente une rainure circulaire B, pour la recevoir. (Fig. 7.)

2° *Avec les caustiques liquides.* — Pour porter les caustiques liquides dans la cavité du corps de l'utérus, nous nous servons du pinceau intra-utérin, dont nous avons déjà parlé. Quand il a été convenablement introduit, et que nous avons la certitude qu'il a atteint le fond de la matrice, nous le faisons tourner sur son axe, de manière à en bien exprimer tout le liquide; puis nous le retirons. Nous revenons à cette manœuvre trois ou quatre fois, s'il en est besoin. Le pinceau intra-utérin pénètre quelquefois assez facilement, surtout si l'on a eu soin de le recourber à la manière d'une sonde; mais, dans certaines déviations, son introduction offre les plus grandes difficultés. Il a, en outre, le fâcheux inconvénient, quelque bien fait qu'il soit, de froisser la membrane interne de la matrice et de déterminer une hémorrhagie plus ou moins abondante, qui nuit à la cautérisation. Lorsqu'on éprouve quelque résistance à faire pénétrer l'instrument, il ne faut pas trop insister, ni forcer brusquement le passage, car on exposerait la malade à des douleurs intenses et parfois à des dangers sérieux. Si le col est largement dilaté, on ne rencontre pas de semblables embarras. Aussi, dans les cas contraires, avons-nous l'habitude de préparer les voies par le cathétérisme utérin, ou même par des incisions faites dans la longueur du col, s'il y a rétrécissement. Nous nous sommes toujours bien trouvé de cette pratique.

Lorsque la déviation utérine est telle que le pinceau ne peut être porté dans la cavité du corps, nous avons recours à l'emploi d'un porte-caustique liquide. M. Bennett se sert aussi d'un instrument analogue, mais c'est en vue de prévenir le contact du caustique avec la muqueuse du col utérin : cette précaution nous paraît inutile, puisque, comme nous l'avons déjà dit, il n'est pas moins important, dans le plus grand nombre des cas, de cautériser le col que le corps.

Après différents essais, nous avons adopté et fait construire un porte-caustique liquide, qui se compose d'une sonde de platine tout à fait semblable, quant à la forme et aux dimensions, à la sonde du porte-caustique solide. Cette sonde est munie d'un mandrin, qui lui est assujetti, par une de ses extrémités, au moyen d'une vis ou d'une griffe à charnière. Afin de faciliter l'introduction de l'instrument et la rendre moins douloureuse, l'autre extrémité du mandrin est terminée par un bouton conique qui dépasse la sonde de 3 ou 4 millimètres. Une fois que le point de repère, marqué sur l'instrument, est arrivé au niveau de l'orifice utéro-vaginal, nous retirons un peu la canule en avant pour éviter de heurter le fond de l'utérus ; puis ayant enlevé le mandrin, nous introduisons à sa place un pinceau intra-utérin imbibé de la solution caustique, et nous le portons à travers la sonde jusque dans le corps de l'utérus. (Fig. 8, p. 164.)

Ce procédé de cautérisation ne diffère dès lors en rien de la cautérisation avec le porte-caustique solide. Cependant, avant l'opération, il faut avoir soin de marquer sur la tige du pinceau la longueur de la sonde, afin de savoir à quelle profondeur il doit être porté pour atteindre la surface interne du corps utérin.

On répète la même manœuvre trois ou quatre fois.

Il est aisé de comprendre qu'à l'aide de ce porte-caustique, et grâce à la sonde qui sert de tube conducteur au pinceau, on n'a pas à lutter contre le spasme de l'orifice cervico-utérin ni contre le resserrement des parois du col.

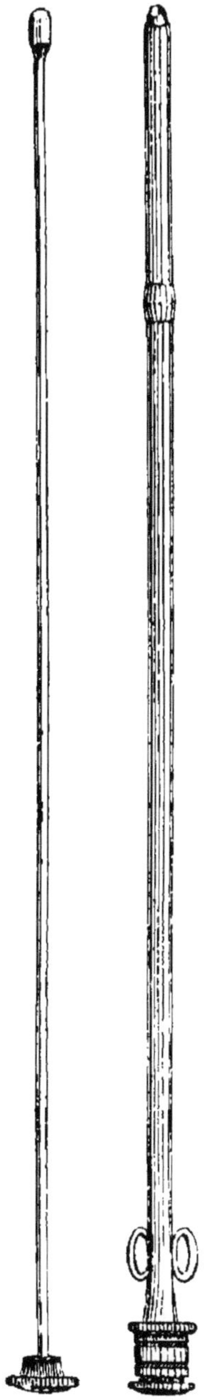

Dans quels cas devra-t-on employer le nitrate acide de mercure ou la solution de nitrate d'argent?

On se servira du nitrate d'argent lorsque l'exploration de l'utérus par le cathétérisme ne sera pas suivie d'hémorrhagie. Au début du traitement, alors que le conduit utérin n'a pas subi de coarctation et qu'il peut admettre aisément le pinceau intra-utérin, nous employons de préférence le nitrate d'argent liquide. Plus tard nous nous servons du nitrate d'argent solide. Quand la surface utérine et surtout l'orifice cervico-utérin sont le siége d'une sensibilité exagérée, nous introduisons d'abord le nitrate d'argent liquide au moyen de notre porte-caustique; et, plus tard, lorsque, sous l'influence des cautérisations, cet excès de sensibilité a diminué, nous employons le porte-caustique solide.

Mais si la surface de l'utérus saigne facilement au passage de la sonde, nous mettons en usage et nous conseillons le nitrate acide de mercure; car l'écoulement sanguin n'empêche pas la cautérisation, ce caustique étant assez énergique pour agir à la fois sur le sang et sur la muqueuse. Il a, en outre, le grand avantage de prévenir les hémorrhagies pour les cautérisations suivantes.

Fig. 8.

Nous réservons pour un autre chapitre ce qui a trait aux cautérisations pratiquées dans la métrite interne, compliquée de phlegmon péri-utérin.

Les cautérisations intra-utérines avec le nitrate acide de mercure seront répétées seulement tous les huit ou dix jours ; on pourra les rapprocher davantage si l'on emploie le nitrate d'argent.

Le nombre des cautérisations à pratiquer dans le cours de la métrite chronique interne est variable ; en moyenne, le minimum est quatre, et le maximum est seize. Si quelquefois nous sommes allé plus loin, c'est qu'il existait des complications spéciales. Au reste, il appartient à la sagacité du médecin de juger cette question.

Nous avons l'habitude de prescrire, après chaque cautérisation au nitrate acide de mercure, une injection d'eau froide avec l'irrigateur d'Éguisier ; mais cela n'est pas nécessaire après les cautérisations avec le nitrate d'argent.

Il est toujours bon de conseiller aux malades le repos après chaque cautérisation ; on devra même l'exiger de celles qui éprouvent de vives souffrances, par suite de la cautérisation ou du simple cathétérisme. Dans les cas contraires, les malades peuvent se lever et même vaquer à leurs occupations.

Il est un fait important que nous devons signaler, avant de parler des suites des cautérisations intra-utérines. Il arrive parfois que les accidents de la métrite interne résistent opiniâtrément aux médications les mieux dirigées. Si l'on explore alors la cavité utérine au moyen d'une sonde, et si l'on rencontre un point limité de la muqueuse où le contact de l'instrument détermine une douleur extrêmement vive, ce point est le foyer qui entretient les phénomènes inflammatoires. On ne verra disparaître tous les symptômes de la métrite qu'après l'avoir cautérisé à plusieurs reprises. Il est donc fort essentiel de pratiquer l'exploration dont nous venons de parler.

Lorsque la métrite chronique interne est guérie, les pertes blanches cessent, et tous les accidents se dissipent peu à peu. Mais il faut toujours attendre, pour annoncer la guérison, que les règles soient revenues une ou deux fois, sans ramener aucun accident, ni douleurs vives, ni pertes blanches, ni rougeur anormale du museau de tanche, etc. Si quelqu'un de ces phénomènes se reproduit, on doit revenir aux cautérisations.

Quand la métrite interne coexiste avec une vaginite, il faut attaquer à la fois les deux affections, si l'on ne veut pas s'exposer à les voir réagir indéfiniment l'une sur l'autre et se perpétuer ainsi, sans tendance vers la guérison.

Le traitement de la métrite chronique interne, chez les jeunes filles vierges, ne diffère point de celui qui vient d'être exposé. Cependant, avant d'en venir aux cautérisations intra-utérines, on insistera sur les moyens généraux et on essayera d'obtenir la guérison par les émissions sanguines et les révulsifs. Si ces tentatives demeurent inefficaces, il faudra en venir au traitement local, après avoir pratiqué, avec l'assentiment des parents, l'incision ou la dilatation graduelle de la membrane hymen ; car, dans ce cas, nous ne croyons pas qu'il soit possible, sans léser plus ou moins cette membrane, d'exécuter la cautérisation de la surface interne de l'utérus.

Effets des cautérisations intra-utérines. — Les cautérisations intra-utérines déterminent des effets médiats et immédiats, qu'il est important de bien connaître, et que nous allons passer en revue.

Le premier effet de la cautérisation est une douleur, dont l'intensité varie suivant le degré de sensibilité des parois utérines, et surtout de l'orifice cervico-utérin. Cette douleur est parfois purement locale et ne se fait sentir que dans la matrice; mais le plus souvent elle s'irradie dans les annexes de l'utérus, dans les reins et dans les membres inférieurs, soit d'un seul côté, soit à droite et à gauche. Les souffrances qui suivent la cautérisation intra-utérine ne sont, le plus souvent, que le réveil ou la recrudescence des douleurs habituelles de la métrite; aussi, ne se manifestent-elles que dans les points qui sont ordinairement les plus endoloris. Quand la douleur se répand autour de l'utérus et qu'elle est persistante, on doit soupçonner que la métrite n'était pas simple, mais qu'elle a été ou qu'elle est encore compliquée soit d'une ovarite, soit d'un engorgement des ligaments larges. C'est là un fait pratique d'une haute importance et sur lequel nous insistons, parce qu'il doit servir à éclairer le diagnostic et la thérapeutique.

Chez les femmes impressionnables et douées d'une exquise susceptibilité nerveuse, chez celles qui sont sujettes à ces crises violentes dont nous avons déjà parlé plus d'une fois, la cautérisation peut devenir le point de départ des troubles les plus extraordinaires, et provoquer des mouvements convulsifs qui simulent des attaques d'hystérie. Chez une malade qui était atteinte d'une toux nerveuse symptomatique, nous avons déterminé une quinte de toux très violente en portant le caustique dans l'utérus; une autre fois, nous avons arraché des cris perçants à une malade chez qui la métrite interne donnait habituellement lieu à ce phénomène. Si la malade est ou a été atteinte d'une paralysie symptomatique de la métrite interne, la cautérisation pourra exagérer ou faire reparaître les accidents paralytiques. Nous signalerons encore un fait moins commun, mais fort important, à cause des erreurs dans lesquelles il peut faire tomber le praticien, c'est l'anesthésie cutanée avec complication d'algésie musculaire, qui succède quelquefois à la cautérisation intra-utérine.

La douleur et les autres accidents, qui accompagnent la cautérisation intra-utérine, vont en augmentant si l'opération se prolonge ou si elle est répétée trop souvent. Les femmes sont d'autant plus sujettes aux phénomènes que nous venons de signaler, que la cautérisation est pratiquée à une époque plus voisine des règles.

C'est au moment où le porte-caustique franchit l'orifice cervico-utérin et pénètre dans la cavité du corps, que les accidents éclatent et que la douleur se montre avec le plus d'acuïté.

Tous ces phénomènes ont une durée variable; tantôt la douleur est subite et cesse instantanément, tantôt elle se dissipe dès que la cautérisation est terminée; d'autres fois, elle persiste longtemps encore après l'opération : cependant il est rare que les accidents se prolongent au delà de vingt-quatre heures. Quand il en est ainsi, il faut se hâter de pratiquer une petite émission sanguine, dans la crainte de voir survenir une véritable recrudescence inflammatoire.

Si le cathétérisme utérin, les règles, l'expulsion des pertes blanches sont accompagnés de souffrances plus ou moins vives, c'est un indice certain que la douleur succédera à la cautérisation. Nous conseillons alors d'agir avec prudence; mais nous ne saurions voir dans ce fait une contre-indication formelle à la cautérisation intra-utérine.

Si les douleurs sont trop intenses, si elles sont de nature à compromettre les résultats de l'opération, on fera bien de recourir au chloroforme. Nous avons l'habitude de l'administrer à petite dose, de manière à engourdir, à émousser seulement la sensibilité des malades, sans les plonger entièrement dans le sommeil anesthésique.

Les accidents que nous venons de signaler ne se montrent pas chez toutes les femmes. Il est, en effet, des malades qui subissent sans douleur et sans troubles nerveux la cautérisation intra-utérine; mais chez la plupart, cette opération provoque des souffrances plus ou moins intenses.

Parfois les cautérisations intra-utérines sont suivies immédiatement d'une perte de sang assez abondante. Cette perte est, en général, plus intense dans la métrite compliquée que dans la métrite simple, et elle peut se prolonger deux, trois, cinq et même dix jours. Si la malade est sujette à des métrorrhagies, ou s'il existe des granulations intra-utérines, on devra ne pratiquer la cautérisation qu'après un traitement préalable; et, dans ce cas, on se servira, comme il a déjà été dit, du nitrate acide de mercure.

Lorsque l'accident n'aura pu être prévu, on se conformera aux préceptes suivants : si la perte est faible, on ne s'en inquiétera nullement; car alors elle peut être utile et contribuer au soulagement des malades. Si, au contraire, l'hémorrhagie est abondante ou qu'elle se prolonge, on la combattra par les moyens ordinaires : injections froides, manuluves irritants, repos absolu au lit, position élevée du siége, ratanhia, et surtout, s'il en est besoin, on pratiquera une petite saignée révulsive du bras. Nous dirons bientôt, en parlant de la métrorrhagie, quels merveilleux effets produit la saignée chez les malades qui sont en état de la supporter.

Chez les femmes d'une constitution délicate et d'une grande irritabilité, la cautérisation intra-utérine peut être suivie d'un mouvement fébrile, ordinairement si fugace et si léger que nous ne croyons pas devoir nous y arrêter davantage. Toutefois, lorsque la cautérisation intra-utérine est faite prématurément, on peut voir éclater tous les signes d'une véritable recrudescence inflammatoire.

Les accidents que nous venons de décrire, et qui succèdent quelquefois immédiatement à la cautérisation, peuvent aussi ne se montrer qu'au delà des vingt-quatre heures qui suivent l'opération.

Ainsi une hémorrhagie peut se produire à la chute de l'eschare, du deuxième au troisième jour ; des douleurs assez vives, des crises même éclatent quelquefois au moment où l'utérus se débarrasse des produits de la cautérisation : ici les accidents tiennent aux efforts que la matrice fait pour vaincre la résistance spasmodique de l'orifice cervico-utérin résultant de la cautérisation.

Quant aux recrudescences inflammatoires, nous avons vu que, dans quelques cas exceptionnels, elles ont été déterminées par des cautérisations inopportunes ou appliquées sans une réserve suffisante.

Le nitrate d'argent et le nitrate acide de mercure ont chacun leurs avantages et leurs inconvénients. Ainsi le nitrate acide de mercure ne donne presque jamais lieu à des hémorrhagies, mais il peut occasionner une salivation, qui apparaît quelquefois très vite, et dont on triomphe ordinairement à l'aide du chlorate de potasse.

Il faut donc surveiller attentivement les malades pendant les jours qui suivent la cautérisation, afin de pouvoir faire face aux accidents dès qu'ils apparaissent et remplir les indications qui s'en déduisent.

Abrasion. — Dans certains cas, où la métrite interne s'était montrée réfractaire aux cautérisations intra-utérines, nous avons pratiqué l'abrasion de la surface interne de l'utérus à l'aide de la curette de Récamier, et nous avons obtenu plusieurs guérisons par l'emploi de cette méthode. Il est indispensable d'y recourir toutes les fois que la métrite interne est compliquée de granulations intra-utérines, ainsi que nous le dirons dans un des chapitres suivants. Cependant cette opération nous a réussi parfois, même dans des cas où ces granulations n'existaient pas, en imprimant à la muqueuse utérine une modification favorable. Comme pour le cathétérisme, nous faisons une loi expresse de s'assurer, au préalable, que la métrite interne n'est point compliquée de phlegmon péri-utérin. Nous reviendrons sur ce sujet en traitant des granulations intra-utérines.

Cautérisation transcurrente. — Lisfranc, comme nous l'avons déjà dit, était resté désarmé contre les douleurs rebelles dont la métrite chronique est le point de départ et qui survivent souvent à la phlegmasie utérine. Ces douleurs ont fait et font encore le désespoir des malades, dont elles épuisent le courage, et des médecins, dont elles semblent braver la persévérance et l'habileté. Persuadé que ces souffrances n'étaient plus d'origine inflammatoire, mais qu'elles avaient leur source dans une prédominance, une exaltation morbide de l'élément nerveux, guidé, d'ailleurs, par les heureux effets de la cautérisation transcurrente superficielle dans le traitement des névralgies, nous avons conçu l'idée d'appliquer cette méthode thérapeutique aux douleurs symptomatiques des affections utérines Une expérience de quatre années nous permet d'affirmer que l'événement n'a point trompé nos espérances. La cautérisation transcurrente superficielle a triomphé, comme par enchantement, de ces souffrances opiniâtres.

Mais il importe de le dire, dès à présent, il est une condition sans laquelle le succès n'est pas possible : c'est que l'élément inflammatoire ait été suffisamment combattu, auparavant, par les antiphlogistiques. Si cette condition n'a pas été remplie, les douleurs névralgiques persisteront avec la même intensité, et si, par hasard, elles diminuent, ce sera pour s'accroître de nouveau dans un temps très court. Cependant nous avons rencontré des malades chez lesquelles ce soulagement passager, produit par l'application intempestive ou prématurée du fer rouge, avait été utile en calmant l'excès de la souffrance. Mais, comme l'élément inflammatoire n'était pas encore entièrement éteint, nous n'avons considéré la cautérisation, dans cette circonstance, que comme un moyen secondaire et palliatif; nous sommes revenu de suite aux émissions sanguines, après lesquelles l'usage du fer rouge a été repris avec un succès définitif.

L'emploi de la cautérisation transcurrente réclame donc du médecin l'attention la plus scrupuleuse, et il ne sera permis d'y avoir recours, en général, que lorsqu'on aura bien nettement établi la nature névralgique des douleurs : c'est là, nous le répétons, l'indication capitale. Nous ne dissimulons pas tout l'embarras, toute l'obscurité qui entoure quelquefois la solution de cette importante question; aussi nous sommes-nous appliqué très soigneusement à tracer les caractères essentiels de ces douleurs et à les distinguer des douleurs inflammatoires avec lesquelles elles coexistent et se confondent assez souvent.

Nous verrons, dans la suite, que ces cautérisations ne sont pas moins efficaces dans les névralgies symptomatiques des phlegmons péri-utérins. Elles ont même réussi, dans un cas de grossesse, à faire disparaître des douleurs de même nature, dont aucun autre calmant n'avait pu triompher. Nous n'eûmes recours alors à cette médication que sur les instances de la malade, qui avait éprouvé de très heureux effets de la cautérisation transcurrente quelque temps avant sa grossesse.

Indépendamment des névralgies, nous avons signalé encore, comme s'associant fréquemment à la métrite chronique interne, des phénomènes nerveux très variés et remarquables par leur bizarrerie, des modifications très diverses de la sensibilité et du mouvement, telles que plusieurs de nos observations nous en offrent des exemples. La cautérisation transcurrente fait promptement cesser aussi ces troubles de l'innervation, qui peuvent aller, comme nous l'avons vu dans certains cas, jusqu'à compromettre les fonctions essentielles à la vie. En effet, les douleurs disséminées dans les parois abdominales, dans les muscles intercostaux et probablement dans le diaphragme, étaient tellement intenses, tellement aiguës, que la respiration en éprouvait une gêne considérable, et que les malades étaient menacées d'une asphyxie prochaine La cautérisation transcurrente fit rapidement disparaître les douleurs et rétablit le mécanisme régulier de la respiration.

En parcourant quelques-unes de nos observations, on pourra se convaincre que le fer rouge n'est pas moins puissant à rendre le mouvement aux malades atteintes de paralysies symptomatiques de quelque affection utérine. Nous appellerons particulièrement l'attention sur l'observation d'une femme, qui avait entièrement perdu l'usage de la jambe gauche, et qui a recouvré en quelques secondes le libre exercice de ses mouvements. Les élèves qui assistaient à la cautérisation ont vu, non sans étonnement, cette malade se lever et faire dans la salle quelques pas; dans d'autres cas, le résultat a été plus surprenant encore, puisque la cautérisation transcurrente a fait cesser une paraplégie complète, qui datait de plus de six semaines.

Le plus souvent, quand la cautérisation transcurrente est appliquée opportunément, elle fait disparaître, sans retour, les accidents nerveux dont nous venons de parler. Quelquefois cependant, on voit ces phénomènes se reproduire, mais nullement avec leur gravité primitive; c'est habituellement quelque mouvement fluxionnel vers l'utérus, soit à l'époque des règles, soit sous l'influence d'une cause excitante spéciale, qui provoque le retour des accidents. Pour en triompher, il faudra tout naturellement s'adresser d'abord à l'élément congestif et l'écarter à l'aide des émissions sanguines; ensuite, on emploiera de nouveau la cautérisation transcurrente. Ces recrudescences, à l'époque des règles, ne se produisent qu'une ou deux fois chez certaines malades; chez d'autres, elles se répètent plusieurs fois de suite; mais un traitement habilement dirigé, consistant dans l'association bien entendue des émissions sanguines et de la cautérisation transcurrente, vient le plus souvent à bout de ces sortes de récidives.

Instruments. Manuel opératoire. — Les instruments dont nous nous servons pour la cautérisation transcurrente superficielle sont en acier, d'une forme cylindro-conique, longs de 15 centimètres, présentant un diamètre de 5 millimètres à l'une des extrémités et de 8 millimètres à l'autre extrémité. Ils sont recourbés sur eux-mêmes, comme le représente la figure 9. Leur bord convexe est mince, mousse ou taillé en arête prismatique; leur bord concave est épais et aplati.

Lorsque les cautères ont été portés au rouge blanc, on les passe rapidement sur les points douloureux, de manière qu'ils effleurent seulement l'épiderme. C'est une précaution que nous recommandons très expressément, pour atténuer la douleur produite par la brûlure et préserver les malades de cicatrices plus ou moins difformes. Les cautérisations pratiquées avec un fer rougi à blanc, comme nous avons l'habitude de le faire, ne causent qu'une douleur supportable et très passagère, et ne déterminent sur la peau qu'une traînée rougeâtre qui disparaît au bout d'un temps assez court, sans laisser aucune trace. Cette opération est donc sans inconvénients, même pour les femmes du monde.

Le fer rouge n'agit que localement et modifie seulement les parties qu'il touche.

Tantôt ses effets curatifs sont immédiats; tantôt ils se font quelque temps attendre; ils persistent plus ou moins, suivant que le traitement est plus ou moins avancé. La disparition des douleurs est, comme on le conçoit, favorable à la guérison; mais elle ne saurait dispenser toujours d'attaquer directement l'affection utérine.

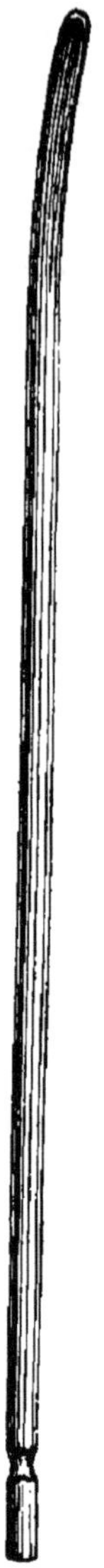

FIG. 9.

ARTICLE DEUXIÈME.

TRAITEMENT DE LA MÉTRITE PARENCHYMATEUSE.

Nous devons parler séparément du traitement de la métrite parenchymateuse du corps et de celui de la métrite parenchymateuse du col, de même que nous avons aussi exposé isolément les symptômes de ces deux lésions.

§ 1er. — Traitement de la métrite parenchymateuse ou de l'engorgement du corps utérin.

Bien qu'il soit très rare, ainsi que nous l'avons dit à plusieurs reprises, d'observer l'engorgement utérin seul, sans complication de métrite interne, nous étudierons d'abord les moyens thérapeutiques qui conviennent à cette affection quand elle est simple.

I. Lisfranc, qui faisait jouer un rôle si considérable à l'engorgement de la matrice, a nettement formulé le traitement qu'il considérait comme le plus rationnel dans cette maladie. Ce traitement peut se diviser en deux phases : la première, caractérisée par l'emploi des émissions sanguines, des antiphlogistiques; la seconde, par l'administration des remèdes connus sous le nom de fondants. Cette méthode thérapeutique est la même que celle que nous appliquons aux phlegmons péri-utérins; on la trouvera exposée avec tant de détails, dans un des chapitres suivants, que nous ne croyons pas devoir nous y étendre ici longuement. D'ailleurs, nous devons ajouter que le traitement général de la métrite parenchymateuse ne diffère pas non plus de celui de la métrite interne, qui a reçu dans le précédent article tous les développements nécessaires. Les indications relatives aux saignées générales et locales, aux révulsifs, aux bains, au régime, aux soins hygiéniques, sont exactement les mêmes. Nous ne pensons pas qu'il soit nécessaire d'y revenir.

Mais nous entrerons dans quelques détails à propos de certains moyens plus particulièrement préconisés contre l'engorgement de l'utérus, à savoir les dérivatifs, les fondants et la médication hydrothérapique.

. Pour l'engorgement utérin, plus encore que pour la métrite interne, on a conseillé l'application des vésicatoires, des moxas, et des cautères, à l'hypogastre, sur les reins et à la partie supérieure des cuisses; d'autres ont placé des sétons dans la région sus-pubienne. M. Duparcque a beaucoup insisté sur l'application des préparations stibiées autour du bassin.

Nous n'avons jamais eu recours qu'à l'emploi des vésicatoires, et d'après des principes conformes à ceux que nous avons développés aux pages 134 et 135. Si nous avons peu de confiance dans les dérivatifs plus énergiques, c'est que nous avons eu l'occasion d'observer quelques malades auxquelles d'autres praticiens les avaient appliqués sans aucun avantage.

On a porté des cautères volants sur le museau de tanche. C'est une médication que nous avons employée nous-même, à diverses reprises, avec succès. Nous y reviendrons dans le paragraphe suivant.

Les fondants ont été administrés à l'intérieur et à l'extérieur. Lisfranc insistait beaucoup sur l'emploi de ces remèdes après le traitement antiphlogistique. Il a vanté surtout l'iodure de potassium, qu'il donnait à la dose de 25 à 50 centigrammes par jour, jusqu'à la résolution complète de l'hypertrophie. Il soumettait aussi ses malades à l'usage de la tisane de saponaire et des préparations de ciguë. Le même auteur rapporte un grand nombre de guérisons obtenues par cette médication. Mais cet éminent praticien a dû, sans s'en douter, guérir ainsi plus d'un phlegmon péri-utérin, croyant guérir un engorgement de la matrice.

D'autres médecins ont fait usage des préparations mercurielles, et, en particulier, des pilules bleues, dont ils assurent avoir retiré de bons effets. Nous ne saurions nous prononcer sur l'efficacité de ce moyen, que nous n'avons jamais expérimenté.

Les divers fondants que nous venons d'énumérer ont été beaucoup employés aussi en qualité de topiques. C'est ainsi que les mercuriaux, l'iode et la ciguë ont été appliqués sur les différentes régions du bassin, et principalement à l'hypogastre, sous la forme de pommades ou d'emplâtres.

L'hydrothérapie, qui paraît avoir rendu de si grands services à M. Fleury dans les engorgements du col utérin, ainsi que nous le dirons bientôt, pourrait exercer sur la métrite parenchymateuse du corps la même influence heureuse ; car nous ne doutons pas que ce ne soit, comme le dit le savant médecin de Bellevue, un modificateur très efficace pour prévenir ou combattre la congestion utérine. Néanmoins, nous ne sommes pas d'avis qu'on ait recours de prime abord aux procédés hydrothérapiques ; nous conseillons de ne les mettre en usage, comme pour la métrite interne, que dans la seconde phase du traitement, c'est-à-dire après un emploi suffisant des émissions sanguines.

Tel est l'ensemble des moyens thérapeutiques que l'on a proposés contre la métrite parenchymateuse du corps, dans son état de simplicité.

II. Quelle sera la conduite du praticien dans les cas, plus nombreux, où l'engorgement du tissu propre de l'utérus coexistera avec une métrite interne?

Au début, le traitement de ces affections étant absolument identique, la solution de cette question ne saurait présenter aucun embarras. Mais doit-on entreprendre le traitement local de la métrite interne du corps, quand il reste encore un certain degré d'engorgement du tissu propre? Nous répéterons ici ce que nous avons dit précédemment, à savoir qu'il est dangereux et, par conséquent, tout à fait contre-indiqué d'instituer le traitement direct de la métrite interne tant qu'il persiste quelque trace de réaction locale. On insistera donc sur les moyens généraux et indirects, aussi longtemps que l'utérus engorgé sera doué d'une sensibilité exagérée et que son tissu sera le siége d'une trop grande susceptibilité morbide. Mais dès que l'engorgement sera devenu indolent et ne donnera plus aucun signe de réaction, on pourra sans inconvénient, on devra même, commencer le traitement local de la métrite interne. Telle est la règle que nous avons constamment suivie depuis que nous avons fait une étude plus approfondie et que nous possédons une connaissance plus complète des phlegmasies utérines.

§ 2. — Traitement de la métrite parenchymateuse ou de l'engorgement du col utérin.

L'engorgement inflammatoire du col utérin est rarement simple; il s'accompagne, presque toujours, soit d'une phlegmasie de la muqueuse utérine, soit d'une métrite externe. Nous exposerons ici le traitement de l'engorgement simple; quant à celui de l'engorgement compliqué, nous n'en ferons pas une mention spéciale, puisque ce sera le traitement de l'engorgement simple, combiné, suivant le genre de complication, avec le traitement de la métrite interne ou celui de la métrite externe.

La phlegmasie parenchymateuse, limitée au col utérin, réclame rarement, très rarement, la saignée générale. Dans les cas les plus ordinaires, c'est-à-dire dans ceux où l'engorgement est dur, à peu près indolent et ne provoque autour de lui aucun travail de réaction, on doit s'abstenir des émissions sanguines générales. On ne sera autorisé à pratiquer une petite saignée du bras, de 60 à 70 grammes, que dans les cas exceptionnels, où l'engorgement du col s'accompagnera des signes d'une réaction manifeste, caractérisée par un excès de sensibilité des parties, une rénitence prononcée du museau de tanche, une augmentation non équivoque de la température et de la vascularisation, avec des battements artériels au voisinage du col de la matrice. Ce n'est que dans ces circonstances rares, où la phlegmasie revêt une forme subaiguë, que nous pratiquons et que nous conseillons de pratiquer une très faible saignée générale.

Dans tous les autres cas, qui constituent la très grande majorité, nous avons recours aux moyens directs ou locaux, que nous allons faire connaître.

Les injections vaginales tièdes, émollientes ou narcotiques, conviennent à l'engorgement du col utérin, surtout quand le tissu enflammé est douloureux ou sensible à la pression. Dans les mêmes circonstances, on emploiera encore, avec avantage, les cataplasmes intra-vaginaux, les sachets émollients ou calmants préconisés par Récamier, etc.

Les injections, ou mieux encore les douches froides, sont très utiles lorsque l'engorgement du col est dur, indolent, stationnaire, et que la vitalité des tissus, frappés d'une sorte d'atonie, a besoin d'être réveillée par un stimulant énergique.

Ces douches devront être administrées d'après les principes et avec les précautions que nous avons indiqués dans l'article 1er de ce chapitre (p. 146).

Nous avons assez longuement parlé, dans ce même article, de l'application des sangsues sur le col utérin, dans la métrite du corps, et nous avons, dans ce cas, condamné cette pratique ;

mais ce genre d'émission sanguine peut avoir une utilité réelle dans la métrite parenchymateuse du col. Nous y avons recours lorsque les tissus sont assez fortement hypérémiés sans être le siége d'un excès de sensibilité. Ce dernier symptôme est pour nous une contre-indication formelle à l'application des sangsues sur le col de la matrice.

On n'appliquera jamais plus de huit à dix sangsues; six suffiront dans la grande majorité des cas.

Si ce moyen a produit d'abord une amélioration notable, et si l'état des parties malades en indique encore nettement l'emploi, on pourra y recourir une seconde et même une troisième fois; mais il sera prudent de l'abandonner s'il a déterminé, comme il arrive quelquefois, l'apparition de douleurs locales vives et même l'explosion de véritables crises névralgiques. Nous rappellerons qu'un des principaux moyens de prévenir ces accidents consiste, ainsi que nous l'avons déjà dit, à tamponner l'orifice utéro-vaginal avec un peu de charpie ou de coton, afin d'empêcher les sangsues de prendre au pourtour de cette ouverture.

M. Aran préconise l'application des vésicatoires volants sur le museau de tanche. C'est là une pratique hardie, dont l'auteur assure avoir retiré des résultats avantageux. Nous n'y avons jamais eu recours; il nous a toujours semblé que les vésicatoires placés sur les lèvres du col utérin devaient produire trop ou trop peu. Dans les cas où l'emploi d'un agent dérivatif ou d'un modificateur des tissus est nettement indiqué, nous pensons qu'il est préférable de recourir à la cautérisation par la potasse caustique ou par le fer rouge, dont la puissance et l'efficacité sont garanties par de nombreux succès, et universellement reconnues aujourd'hui.

Cautérisation avec la potasse caustique. — M. Gendrin est le premier qui ait eu l'idée de combattre les engorgements du col utérin au moyen d'un caustique puissant, dont l'effet fût assez vif et assez profond pour modifier rapidement tous les tissus altérés et pour n'exiger, par conséquent, qu'un petit nombre d'applications. Il eut recours à la potasse caustique de Vienne, qui fut employée aussi par Dupuytren. Mais le caustique, sous cette forme, est d'une application difficile qui réclame les précautions les plus minutieuses; aussi ne fut-il adopté que par un petit nombre de praticiens, jusqu'au moment où M. le docteur Filhos, imaginant de solidifier la potasse caustique sous forme de crayon, en vulgarisa l'emploi contre les affections utérines.

Dans un mémoire intéressant, publié en 1842 dans la *Revue médicale*, M. Filhos a rapporté un grand nombre de succès obtenus par lui ou par Amussat à l'aide de ce caustique, convenablement appliqué. Il nous a rendu, et il nous rend encore journellement de trop grands services pour que nous n'insistions point sur son usage.

Pour se servir du caustique de Filhos, la malade est placée sur un lit; et un spéculum plein ou à plusieurs valves est introduit à la manière ordinaire. Si on se sert d'un spéculum bivalve, on aura soin de donner à l'instrument, après son introduction, une position telle que l'une des valves corresponde à la paroi antérieure, et l'autre à la paroi postérieure du vagin. Après avoir essuyé soigneusement le museau de tanche, on porte dans l'orifice utéro-vaginal de la matrice un tampon de linge ou de coton, destiné à le garantir du contact du caustique; on peut aussi insinuer un bourdonnet de charpie entre la lèvre inférieure du col et le spéculum, afin de préserver la paroi vaginale sous-jacente. Avec un peu d'habitude il est possible, dans les cas ordinaires, de se dispenser de l'emploi de ce dernier moyen, qui prolonge l'opération. On applique ensuite l'extrémité du caustique, préalablement taillée et dépouillée de sa lingotière, soit à l'aide de la pince utérine, soit en le fixant à l'extrémité du tube de verre qui le renferme. La durée de son application doit être d'une minute à une minute et demie.

On cautérise celle des deux lèvres où prédomine l'engorgement. Si la lésion est également prononcée sur les deux, on pourra cautériser une lèvre d'abord et réserver pour un autre jour la cautérisation de la seconde; mais si l'on cautérise les deux lèvres dans la même séance, nous recommandons de commencer par la lèvre antérieure; car en cautérisant d'abord la lèvre postérieure, on est bien plus exposé à voir le caustique fuser entre le spéculum et le museau de tanche jusqu'aux parois vaginales.

Comme nous l'avons dit (p. 156), M. Richet, au lieu de porter le caustique de Filhos simplement sur le museau de tanche, l'introduit dans l'orifice utéro-vaginal, où il le laisse pendant deux minutes. Nous avons exposé quels étaient les avantages et les dangers de ce procédé, auquel nous avons eu recours nous-même, avec succès, dans quelques circonstances. Mais nous ne prolongeons pas l'application du caustique au delà d'une minute.

La cautérisation terminée, on s'empresse d'essuyer l'eschare avec des boulettes de charpie ; on lave à grande eau le col utérin; puis on enlève le tampon et le bourdonnet de charpie destinés à garantir l'orifice utéro-vaginal et les parois du vagin; enfin on retire le spéculum, que quelques praticiens remplacent par un petit morceau de bande, afin de s'opposer au rapprochement des parois vaginales et à leur contact avec le col utérin cautérisé.

On a conseillé de pratiquer les injections qui suivent la cautérisation, non point avec de l'eau simple, mais avec de l'eau légèrement vinaigrée, afin de neutraliser le peu de caustique qui pourrait demeurer adhérent à l'eschare. Nous avons l'habitude, après avoir fait des lavages à grande eau, d'introduire dans le spéculum une certaine quantité de poudre d'amidon, que nous portons jusque sur le museau de tanche, afin de bien en déterger la surface. Cette pratique très simple met les malades à l'abri de tout accident, et nous dispense de placer dans le vagin le morceau de bande recommandé par Amussat et par M. Filhos.

Le cylindre caustique, destiné à l'opération, ne doit être que peu découvert à l'une de ses extrémités. S'il avait déjà servi, et que la portion mise à nu se fût recouverte d'une légère croûte de sous-carbonate de chaux, il serait nécessaire de l'enlever avec un grattoir. Après la cautérisation, on doit essuyer avec soin le cylindre, avant de le replacer dans le tube de verre.

Cette cautérisation se fait quelquefois sans que la malade accuse la moindre sensation pénible; d'autres éprouvent des douleurs légères, des coliques de courte durée; d'autres, enfin, ressentent des douleurs plus intenses, qui persistent durant plusieurs heures. Presque toujours l'opération est suivie d'un écoulement de sang peu abondant, qui se montre encore pendant les deux ou trois jours suivants.

L'eschare produite par le caustique de Filhos est noirâtre, molle, diffuse, irrégulière et plus ou moins épaisse; elle donne lieu, par le vagin, à l'écoulement d'une matière sanieuse et fétide, mêlée des détritus du tissu mortifié. Les malades sont très étonnées de ce fait; il est utile de les en prévenir. Il se passe là une série de phénomènes analogues à ceux qu'on observe sur la peau, à la suite de l'application d'un cautère; mais sur le museau de tanche la marche de ces phénomènes est plus rapide, ce qu'il faut attribuer, sans doute, à la différence de structure des surfaces d'application.

A la suite de la cautérisation par la potasse caustique, les malades doivent garder le lit, au moins pendant huit ou dix jours, afin de prévenir les accidents qui peuvent être la conséquence d'une cautérisation profonde, et particulièrement la métrorrhagie ou une recrudescence inflammatoire, comme cela a été observé, d'après M. Dubreuil, sur plusieurs des malades de M. Richet. Nous prescrivons aussi de fréquentes injections vaginales, tièdes et détersives, soit avec de l'eau simple, soit avec un liquide émollient ou légèrement chloruré.

L'eschare est chassée par une inflammation éliminatrice; elle tombe d'autant plus vite qu'elle est plus superficielle; en général, c'est du huitième au neuvième jour. Elle laisse à sa place une surface d'un rouge vif, granuleuse, couverte de bourgeons charnus, baignée de pus, saignant aisément au moindre contact, comme les plaies récentes. Peu à peu les bourgeons charnus s'affaissent, la suppuration devient moins abondante, la sécrétion se montre de plus en plus plastique, puis séreuse; on observe, en un mot, la marche ordinaire des plaies qui se réunissent par seconde intention. La cicatrisation est généralement complète au bout de cinq ou six semaines.

Nous dirons bientôt quels sont les résultats éloignés de la cautérisation par la potasse sur le col utérin engorgé.

Cautérisation avec le fer rouge. — Vaguement indiquée par Celse dans l'antiquité, et par Percy dans les temps modernes, proposée par Larrey pour une ulcération cancéreuse du col de la matrice, chez une malade dont l'observation est rapportée dans l'ouvrage de Dugès et Boivin, la cautérisation du col utérin par le fer rouge a été mise en honneur surtout par M. Jobert (de Lamballe), qui, dès l'année 1830, s'est occupé de rechercher les bons effets de cette méthode de traitement dans les ulcérations et dans les engorgements du col de la matrice.

On pratique cette opération avec plusieurs espèces de cautères métalliques, de forme et de grosseur très variables. Le plus ordinairement employé est le cautère en roseau, qui se termine par une surface plane, facilement applicable sur le museau de tanche. Le cautère conique ou en olive sert à cautériser le pourtour de l'orifice utéro-vaginal, dans lequel on peut aisément le faire pénétrer. Les fers doivent être chauffés au blanc.

On se sert d'un spéculum plein, assez gros, de buis ou d'ivoire, dont les parois sont mauvais conducteurs du calorique. Il faut avoir bien soin de saisir isolément le col de l'utérus, sans comprendre dans le spéculum aucun pli de la muqueuse vaginale. Le museau de tanche étant bien nettoyé, on dirige le cautère sur cette partie et on l'applique sur les différents points de la surface malade, pendant un temps qui varie entre quelques secondes et une demi-minute, suivant l'effet que l'on veut obtenir et la profondeur que l'on désire atteindre. Immédiatement après la cautérisation, on fait des lavages à grande eau dans le spéculum.

Le contact du fer rouge avec le museau de tanche produit un bruit de crépitation bien connu, une fumée assez épaisse et une odeur de roussi ou de corne brûlée.

Cette cautérisation ne provoque presque jamais de douleur; quelques malades accusent seulement, dans la région utéro-vaginale, une sensation de chaleur pénible, due sans doute au rayonnement du calorique à travers les parois du spéculum jusqu'à la muqueuse du vagin.

Pendant les vingt-quatre heures qui suivent l'opération, les malades n'éprouvent qu'une augmentation dans la quantité de l'écoulement. La matière, qui le constitue, conserve quelquefois toutes les qualités qu'elle présentait auparavant. Mais tantôt elle offre plus de consistance, une couleur verdâtre plus intense; tantôt elle est plus liquide; d'autres fois il s'y mêle une certaine quantité de sang.

La cautérisation au fer rouge produit une eschare sèche, bien limitée, plus ou moins étendue en largeur et en épaisseur, suivant que la cautérisation n'a intéressé que les parties superficielles ou bien qu'elle a détruit les tissus jusqu'à une certaine profondeur. Cette eschare tombe ordinairement du quatrième au septième jour.

M. Laurès, qui a écrit sur ce sujet une thèse intéressante, déclare que jamais la cautérisation du col utérin avec le fer rouge n'a été suivie d'aucun accident fâcheux, d'aucun trouble fonctionnel soit local, soit général.

Avantages et dangers des cautérisations profondes du col utérin.—Le caustique de Filhos et le fer rouge sont, à coup sûr, les moyens les plus actifs et les plus énergiques auxquels on puisse recourir contre les engorgements du col utérin. Chacun de ces deux modes de cautérisation a trouvé ses partisans et ses détracteurs; de sorte que l'un a été vanté quelquefois outre mesure au préjudice de l'autre. Quant à nous, qui avons expérimenté la potasse caustique de Filhos et le fer rouge sans aucune idée préconçue, sans aucun esprit de parti, nous déclarons que ces deux procédés nous ont rendu d'éminents services; et, comme nous sommes persuadé que leur efficacité est subordonnée à l'opportunité de leur emploi, nous allons dire sommairement quels sont les avantages et les inconvénients de chacun de ces moyens; puis nous essayerons de poser en quelques mots leurs indications.

Les avantages communs au fer rouge et au caustique de Filhos sont de produire dans les tissus une modification profonde, de déterminer une perte de substance qui contribue à diminuer le volume des parties hypertrophiées, de provoquer une réaction locale, favorable à la résorption des produits inflammatoires, et de donner lieu finalement à une abondante suppuration qui dégorge les tissus, à la manière d'un fonticule, et qui est suivie d'un travail de réparation, que nous avons décrit plus haut, et de la rétraction ordinaire au tissu cicatriciel.

Les dangers ou les accidents observés ou signalés à la suite des cautérisations énergiques du col utérin, soit avec le fer rouge, soit avec le crayon caustique de Filhos, sont : l'hémorrhagie secondaire, la péritonite, les phlegmons et les abcès péri-utérins, les rétrécissements du museau de tanche et du conduit utérin.

Nous entendons par hémorrhagie secondaire, celle qui peut suivre la chute de l'eschare. C'est un accident très rare, qu'on n'observe guère que chez certaines femmes prédisposées aux hémorrhagies, qui d'ailleurs ne prend jamais de proportions alarmantes, et qu'on parvient à conjurer par l'application des moyens hémostatiques ordinaires.

La péritonite a été signalée par quelques auteurs; mais nous ne l'avons vue survenir chez aucune de nos malades.

Quant aux phlegmons et aux abcès péri-utérins, nous ne doutons pas qu'ils n'aient été observés, mais nous pensons que, dans les cas de ce genre, ils ne se sont pas développés sous l'influence de l'opération pratiquée sur le col utérin. Les engorgements péri-utérins sont si communs et si souvent méconnus, ils compliquent si fréquemment la métrite chronique, que nous croyons pouvoir affirmer que, dans la très grande majorité des cas, le phlegmon préexistait à la cautérisation du col utérin, et que celle-ci n'a fait que provoquer une recrudescence inflammatoire et tous les phénomènes de l'état aigu dans une phlegmasie chronique restée inaperçue.

Aussi croyons-nous devoir donner le précepte bien formel d'explorer attentivement le tissu cellulaire péri-utérin, avant de porter sur le col de la matrice le fer rouge ou la potasse caustique. Dans les cas où la région sera parfaitement saine, on pourra cautériser sans crainte; mais on exposerait les malades à de graves dangers, si l'on opérait lorsqu'il existe un engorgement phlegmoneux chronique. Dans ce cas, il conviendra d'instituer d'abord le traitement de cette dernière lésion, et de n'attaquer directement celle du col de la matrice, qu'après que toute trace de phlegmasie péri-utérine aura disparu.

L'observation rigoureuse de ce précepte mettra les malades à l'abri d'un des accidents les plus graves des cautérisations énergiques et profondes du col de la matrice, et ne fera plus redouter aux praticiens un des dangers qui leur inspiraient le plus de répugnance pour cette salutaire et puissante médication.

Les rétrécissements du conduit utérin ne sont pas rares à la suite de ces cautérisations, surtout si le caustique est porté trop près de l'orifice du museau de tanche. Nous avons exposé plus haut (page 157), un moyen très simple et toujours efficace pour prévenir cet accident.

Les partisans du fer rouge reprochent au caustique de Vienne d'être d'une application difficile, de pouvoir, en se liquéfiant, se répandre sur les parois du vagin, et de déterminer de larges pertes de substance, qui ne se comblent que par des brides ou des cloisons obturatrices. « Il est à peu près impossible, ajoutent-ils, de calculer rigoureusement jusqu'à quelle profondeur il désorganisera les tissus du col, et, au lieu d'exciter dans les parties voisines une réaction favorable, il semblerait plutôt, suivant le professeur Rust (de Berlin), affaiblir les forces vitales par une action stupéfiante. Les eschares qu'il détermine ne se detachent quelquefois qu'au bout d'un temps assez long, et la plaie qui leur succède devient souvent un ulcère de mauvaise nature, dont la guérison ne s'effectue que difficilement. » (Laurès, *Thèse déjà citée*, Paris, 1844.)

Ceux qui donnent la préférence à la potasse caustique de Vienne, nient la plupart des inconvénients attribués à ce mode de cautérisation par ses adversaires. D'après eux, elle exposerait à moins de dangers que le fer rouge ; elle modifierait d'une manière plus profonde et plus avantageuse les tissus altérés ; et la suppuration, plus abondante et plus longue qu'elle détermine, serait plus efficace à la résolution de l'engorgement. Enfin, elle ne réclame point, pour son application, le développement d'un appareil qui effraye les malades et qui en fait reculer plus d'une devant l'opération.

On voit, par ce court exposé, que de part et d'autre on a donné d'excellentes raisons pour et contre.

Comme nous l'avons déjà dit, nous sommes d'avis que chacun de ces modes de cautérisation est utile, dans les cas spéciaux qui en réclament l'emploi. Voici les principales indications sur lesquelles nous basons notre choix :

Nous employons la potasse caustique dans les engorgements chroniques peu considérables, qui résistent au nitrate acide de mercure, et lorsque les tissus altérés n'ont pas entièrement perdu leur tonicité.

Nous préférons le fer rouge, dans les cas où le col utérin est dur, fortement engorgé, lorsqu'il paraît être dépourvu de sa vitalité physiologique, et qu'il nous semble nécessaire de réveiller cette importante propriété par une stimulation énergique et soudaine.

Hydrothérapie. — M. Fleury applique les douches froides, locales ou générales, au traitement de la métrite parenchymateuse du col.

« Les douches froides, dit-il, permettent d'obtenir la résolution complète d'engorgements soit hypertrophiques, soit indurés, de l'utérus, alors même que les engorgements sont anciens, considérables et qu'ils ont résisté aux différentes médications usuelles, et notamment à l'application du fer rouge. » Il rapporte, dans son *Traité d'hydrothérapie*, deux observations détaillées d'engorgement volumineux du col de la matrice, guéri par l'emploi simultané des douches générales révulsives et des douches ascendantes vaginales. Nous nous sommes expliqué dans un article précédent, sur l'influence efficace et le mode d'action de l'hydrothérapie, nous n'y reviendrons pas en ce moment. C'est une médication à laquelle nous n'avons jamais eu recours d'emblée; nous ne l'employons habituellement que vers la fin du traitement, dans le but d'achever la guérison de l'engorgement, de provoquer son entière résolution, et en même temps de relever les forces des malades, de refaire leur constitution plus ou moins affaiblie par les longueurs de la maladie ou par un état chloro-anémique concomitant. Nous n'avons jamais eu qu'à nous louer, dans ces circonstances, de l'emploi de la médication hydrothérapique.

Excision. — Osiander, Dupuytren, Lisfranc et d'autres chirurgiens ont proposé et pratiqué l'excision d'une partie du col utérin dans les cas où l'engorgement hypertrophique était considérable. Cette opération a été remplacée par les cautérisations à la potasse caustique et au fer rouge ; elle était presque tombée dans l'oubli, lorsque M. Huguier, dans un mémoire lu récemment à l'Académie de médecine, est venu essayer de la remettre en honneur. Nous reviendrons sur cette question à propos du prolapsus de la matrice, qui a fait l'objet principal du travail de notre savant confrère. Nous nous contenterons de dire ici que l'excision n'est pas une opération sans danger, et que les accidents graves qui ont suivi les premières tentatives, entre les mains de très habiles chirurgiens, l'ont fait promptement abandonner. Aussi, pensons-nous qu'il ne faut recourir à ce moyen que comme à une ressource extrême et dans les cas, assez rares, où l'hypertrophie porte surtout sur la longueur du col, où elle détermine des troubles fonctionnels sérieux, dans les cas enfin où elle est poussée au point de ne pouvoir être efficacement attaquée par la potasse caustique ou le fer rouge. Alors, on pourra tenter l'opération, soit à l'aide de l'écraseur linéaire de M. Chassaignac, soit par le procédé de ligature de M. Maisonneuve. Ces deux moyens nous semblent préférables à l'emploi du bistouri ; ils n'exposent pas, comme l'instrument tranchant, à des accidents sérieux, et particulièrement à des hémorrhagies, souvent abondantes et rebelles.

ARTICLE TROISIÈME.

TRAITEMENT DE LA MÉTRITE CHRONIQUE EXTERNE.

On nous a fait dire qu'il était utile de saigner dans la métrite externe. Jamais nous n'avons formulé une semblable doctrine, et jamais nous ne l'avons mise en pratique. Les règles formelles, les indications précises que nous avons posées dans l'article premier de ce chapitre, relativement à l'emploi des émissions sanguines générales, nous mettront, peut-être, désormais à l'abri de pareilles allégations. Cependant, afin que personne n'en ignore, nous voulons répéter ici que nous ne préconisons la saignée du bras et que nous ne l'employons que dans la métrite interne du corps, surtout si elle est compliquée de phlegmon péri-utérin; encore nous en abstenons-nous dans certains cas, lorsque, par exemple, l'état des malades s'y oppose. Nous ne saignons jamais dans la métrite interne du col, qu'elle soit simple ou compliquée d'engorgement. A plus forte raison ne saignons-nous pas dans la métrite externe. Si nous avons recours aux émissions sanguines générales, chez des malades atteintes de ces lésions, c'est qu'elles sont affectées, en même temps, ou de métrite interne du corps ou de phlegmon péri-utérin; et dans les cas de ce genre, ce n'est pas la métrite du col que nous attaquons par la saignée, c'est la métrite du corps ou le phlegmon péri-utérin.

Cela dit, exposons le traitement de la métrite externe du col, celui de la phlegmasie du conduit utérin ayant trouvé sa place dans l'article consacré au traitement de la métrite chronique interne.

Le traitement de la métrite chronique externe varie suivant que la phlegmasie est simple ou compliquée, et, dans ce dernier cas, il varie encore selon la nature de la complication, ainsi que nous le dirons dans la suite.

La métrite externe, même dans l'état simple, se manifeste par des lésions nombreuses et variées, qui ne réclament pas toutes les mêmes moyens thérapeutiques. Nous aurons donc à étudier une médication que nous pourrions nommer *commune*, et qui est applicable à tous les genres d'altération du museau de tanche, et une médication *spéciale*, composée des différents moyens appropriés exclusivement à une forme particulière de lésion.

Les moyens qui peuvent convenir à tous les cas, sont : les injections, les douches et les irrigations vaginales, les sachets ou les cataplasmes intra-vaginaux, les bains entiers et les bains de siége, les embrocations, les fomentations émollientes, calmantes ou résolutives sur le bas-ventre, les lavements, les minoratifs légers, l'observation d'un régime convenable et d'une hygiène bien réglée. Nous nous contenterons de cette énumération; car le mode d'emploi de ces moyens, les précautions à prendre dans leur administration ont été longuement développés à propos du traitement de la métrite chronique interne.

Nous ajouterons seulement que, tandis que dans la métrite interne ces moyens n'exercent qu'une action indirecte sur les parties affectées, et, par conséquent, une influence assez légère sur la lésion, ils agissent directement sur les tissus malades dans la métrite externe; d'où il résulte qu'ils acquièrent, dans cette maladie, une importance qu'ils n'avaient point dans la première. C'est pourquoi, si nous les avons médiocrement préconisés à propos de la phlegmasie du corps utérin, nous les recommandons, au contraire, assez expressément dans le traitement de la métrite externe. D'ailleurs, c'est surtout en vue des altérations du museau de tanche et du col utérin que ces diverses médications ont été primitivement proposées. Nous ne reviendrons pas sur l'importance que Récamier attachait à ces topiques, et particulièrement aux sachets, ordinairement composés d'une substance adoucissante, narcotique ou astringente. On sait aussi que M. Mêlier a écrit sur ce sujet un intéressant mémoire, dont il a été déjà question dans l'historique général de la pathologie utérine. Nous avons eu souvent recours avec avantage à l'emploi des sachets médicamenteux. Nous croyons que ces topiques agissent, non-seulement en communiquant aux tissus malades une chaleur humide et douce, mais encore en soutenant l'utérus à la manière d'un coussinet.

Les bourdonnets de charpie enduits d'une pommade calmante ou les pâtes laudanisées selon la recette de M. Aran, conviennent très bien dans les cas où la métrite externe s'accompagne de douleurs.

Cautérisation. — Les moyens directs et spéciaux que réclament les différentes lésions caractéristiques de la phlegmasie du museau de tanche ont rapport aux divers modes de cautérisation, qui se pratiquent, suivant les cas, avec le nitrate d'argent, le nitrate acide de mercure, la potasse caustique et le fer rouge.

1° *Cautérisation avec le nitrate d'argent.* — Ici, comme pour la cautérisation intra-utérine, on se sert tantôt de la solution argentique, tantôt du caustique solide.

On emploie la solution de nitrate d'argent à un degré de concentration variable, suivant la nature de la lésion et le degré de cautérisation qu'on veut produire.

Dans les rougeurs simples du museau de tanche, on se sert de la solution la plus faible (nitrate d'argent 1 p., eau, 4 p.).

Les granulations simples, les érosions, les ulcérations très superficielles réclament l'emploi de la solution concentrée ou du caustique solide.

Pour pratiquer ces cautérisations, on met à découvert, à l'aide du spéculum plein ou bivalve, le col de la matrice, que l'on essuie soigneusement avec une boule de coton ou de charpie. Puis on touche les parties malades, ou avec un pinceau de charpie imbibé de la solution caustique, ou avec le crayon de nitrate d'argent fondu.

La surface ainsi touchée blanchit aussitôt, et avec d'autant plus d'intensité que la lésion est plus profonde.

La teinte blanche consécutive à la cautérisation diminue au fur et à mesure que la lésion tend vers la guérison, et elle ne se produit plus quand toute trace de phlegmasie a disparu.

Ce genre de cautérisation a lieu généralement sans douleur ou ne produit qu'une impression très légère, à moins que le caustique ne se répande autour du col sur les parois du vagin.

Au début, il convient de répéter les cautérisations avec le nitrate d'argent tous les sept ou huit jours, quelquefois même tous les cinq ou six jours. On éloignera les cautérisations à mesure que la phlegmasie marchera vers la résolution.

2° *Cautérisation avec le nitrate acide de mercure.* — Quand on a affaire à des granulations simples, à des ulcérations profondes et fongueuses, le nitrate acide de mercure doit être préféré au nitrate d'argent. On l'emploie toujours en solution, selon la formule du Codex.

On se servira d'un pinceau plus petit que pour la cautérisation avec le nitrate d'argent.

Après avoir touché les surfaces malades et avant de retirer le spéculum, on dirigera jusque sur le museau de tanche un courant d'eau froide ou tiède, au moyen d'un verre, d'une seringue ou d'un irrigateur, de manière à enlever l'excédant du caustique, qui pourrait se répandre sur la muqueuse vaginale et y produire des ulcérations très douloureuses. Aussitôt ce lavage opéré, nous avons l'habitude de porter, jusque sur le col de la matrice, de la poudre d'amidon, dans le but d'absorber les dernières traces de la solution caustique.

Le nitrate acide de mercure produit aussi sur les tissus une tache, blanchâtre due à la précipitation de l'albumine. Cette tache simule une eschare superficielle, qui tombe vers le deuxième ou le troisième jour.

Ce genre de cautérisation détermine chez quelques malades une douleur légère, mais de peu de durée. Tandis que nous avons observé deux ou trois exemples de salivation mercurielle, après la cautérisation intra-utérine par le nitrate acide de mercure, nous n'avons jamais vu un pareil accident à la suite de la cautérisation du museau de tanche.

La cautérisation avec le nitrate acide de mercure devra être répétée généralement tous les huit ou dix jours, jamais plus souvent, et à des intervalles de plus en plus éloignés à mesure qu'on approche de la guérison. Dans des cas plus rares, il suffira d'y recourir tous les douze ou quinze jours.

Le nitrate acide de mercure réussit très bien, d'ordinaire, dans les ulcérations fongueuses simples; il arrête la disposition à l'hémorrhagie, modifie puissamment la surface malade et amène une assez prompte guérison.

3° *Cautérisation avec le caustique de Filhos.* — Elle convient surtout pour les lésions réfractaires au nitrate acide de mercure, et particulièrement pour les granulations folliculeuses et les ulcérations fongueuses, compliquées d'engorgement du col utérin.

4° *Cautérisation avec le fer rouge.* — On doit y recourir dans les mêmes circonstances qui réclament l'emploi de la potasse caustique, surtout si l'engorgement, qui accompagne les granulations ou les ulcérations, présente une forme indolente et passive.

On se conformera, pour l'application de ces deux derniers caustiques, aux règles que nous avons posées précédemment.

HYDROTHÉRAPIE. — Nous avons déjà dit quelle supériorité M. Fleury attribuait à cette médication, dans la métrite parenchymateuse du col. Le savant médecin de Bellevue proclame aussi l'hydrothérapie souveraine contre les différentes modifications de la métrite externe, qui, d'après lui, sont le plus souvent provoquées ou entretenues par l'engorgement concomitant du tissu sous-jacent.

« L'hydrothérapie, dit-il, ne guérit point *directement* les ulcérations du col utérin. » Mais « en résolvant l'engorgement de l'utérus, elle rend facile la cicatrisation d'ulcérations qui, liées à cet engorgement et entretenues par lui, ont résisté à des applications réitérées de divers caustiques et même au cautère actuel. Les douches froides sont le modificateur le plus efficace qu'on puisse employer pour prévenir ou combattre la congestion utérine, cause si puissante et si commune des engorgements, des déplacements et des ulcérations de la matrice. »

Les réserves que nous avons posées, les réflexions que nous avons faites précédemment à l'occasion de l'hydrothérapie appliquée aux engorgements simples du col utérin, trouvent encore ici leur place, à propos des engorgements compliqués des lésions de la métrite externe.

Telles sont les diverses médications qui conviennent dans la métrite externe simple ; mais cette affection est-elle compliquée de métrite interne ou de phlegmon péri-utérin, il faut attaquer en premier lieu ces dernières lésions, non-seulement à cause de leur plus grande importance, mais encore parce que les cautérisations appliquées sur le museau de tanche seraient souvent inutiles et parfois dangereuses, tant que la phlegmasie de la muqueuse utérine ou l'engorgement du tissu cellulaire peri-utérin n'auraient pas été préalablement détruites. Quelques-unes de nos observations viendront à l'appui de ce précepte.

Pour compléter ce qui est relatif à la thérapeutique de la métrite externe, il ne nous reste plus que quelques mots à ajouter sur le traitement des lésions syphilitiques. La médication locale ne diffère en rien de celle que nous avons exposée pour les autres altérations. Les chancres ou ulcérations primitives seront cautérisés avec le nitrate d'argent; les granulations, avec le nitrate acide de mercure. On recourra au caustique de Filhos ou au fer rouge quand ces altérations seront compliquées d'engorgement du col utérin.

En même temps on soumettra les malades à l'usage interne des préparations mercurielles ou de l'iodure de potassium, suivant la nature des accidents.

CHAPITRE V.

DES GRANULATIONS OU FONGOSITÉS INTRA-UTÉRINES.

En traitant de la métrorrhagie, nous signalerons une variété d'hémorrhagie utérine, qui a été longtemps, pour les praticiens, l'objet d'embarras sérieux, à cause de l'obscurité de son origine et de l'opiniâtreté qu'elle oppose à tous les traitements ordinaires. Récamier fut le premier qui signala la véritable cause de ces pertes rebelles, et qui indiqua et mit en usage, pour y remédier, un mode de traitement basé sur leur étiologie. Cet illustre médecin, guidé sans doute par l'analogie, pensa que, dans beaucoup de cas considérés jusqu'alors comme obscurs, l'hémorrhagie utérine pouvait bien dépendre de la présence de végétations fongueuses, d'exubérances granuleuses développées à la surface interne de l'organe, de la même manière que l'hématurie reconnaît fréquemment pour cause des fongosités saillantes sur la muqueuse vésicale. L'expérience clinique ne tarda pas à démontrer la justesse des prévisions de Récamier. A l'aide d'un instrument qu'il nomma *curette*, et que nous ferons connaître bientôt, il alla chercher ces fongosités dans la cavité utérine, les sépara de la muqueuse où elles étaient implantées, et fit cesser l'hémorrhagie dont elles étaient la source et le foyer.

Avant 1850, Récamier n'avait encore publié aucun travail

ex professo, dans lequel il fût question des fongosités utérines. C'est seulement dans le mois de juin de cette même année qu'il fit paraître, dans l'*Union médicale*, un *Mémoire sur les productions fibreuses et les fongosités intra-utérines*. Quoi qu'il en soit, personne ne conteste à Récamier le mérite d'avoir appelé le premier l'attention des médecins sur ces lésions, et d'avoir imaginé le meilleur moyen de les traiter.

En 1846, dans le *Bulletin thérapeutique*, et en 1848, dans une thèse de concours, M. Robert décrivit les granulations intra-utérines et l'opération de l'abrasion de la muqueuse, et confirma les idées de Récamier sur ce sujet.

En 1854, M. Nélaton, qui avait été témoin des premières opérations de ce genre pratiquées par, Récamier, réhabilita aussi l'emploi de la curette dans ses leçons cliniques.

Nous-même, dès l'année 1852, nous avons eu l'occasion de nous servir fréquemment de cet instrument; nous en avons démontré les avantages et fait ressortir les indications aux yeux des elèves qui suivaient notre service à l'hôpital de la Pitié. Depuis ce temps-là, nous avons eu souvent recours à l'abrasion de la muqueuse utérine, et nous en avons toujours retiré des résultats excellents.

Dans le courant de l'année dernière (1858), quelques journaux ont publié les remarquables leçons faites à l'Hôtel-Dieu par M. Trousseau, sur les granulations intra-utérines, les métrorrhagies rebelles qu'elles provoquent, et l'efficacité du traitement par la curette.

Quelques bonnes thèses ont été publiées sur ce sujet : en 1850, par M. Babut et par M. Juteau ; en 1853, par M. Robinet ; en 1854, par M. Ferrier ; en 1856, par M. Delage ; enfin, en 1858, par M. Jules Rouyer.

C'est en nous appuyant sur ces documents, autant que sur les observations qui nous sont propres, que nous allons tracer l'histoire des fongosités ou granulations intra-utérines.

Malgré ces consciencieux travaux et les témoignages imposants de maîtres et de praticiens tels que Récamier, M. Robert, M. Nélaton, M. Trousseau, etc., les granulations intra-utérines ont rencontré et rencontrent encore des incrédules qui hésitent à croire à leur existence. Le doute était permis, nous voulons bien l'accorder, quand l'existence de ces fongosités n'était fondée que sur les résultats de l'abrasion de la cavité utérine. On comprend qu'il pût se trouver alors des médecins qui soutinssent que ces prétendues fongosités n'étaient que des débris de la muqueuse utérine, raclée, déchirée par la curette. Mais peut-on faire valoir un pareil argument, aujourd'hui que la science possède plusieurs cas où des lésions de ce genre ont été trouvées sur le cadavre, chez des femmes mortes de quelque autre maladie grave?

Dans une discussion récente à la Société de chirurgie (janvier 1855), MM. Richet, Robert et Nélaton ont déclaré que pendant l'épidémie cholérique de 1849, ils avaient rencontré des fongosités dans l'utérus d'une assez grande quantité de femmes qui avaient succombé au choléra.

M. Ferrier a rapporté également, dans sa thèse, deux autopsies de malades qui portaient des fongosités dans la matrice.

C'est donc une lésion qui mérite bien d'occuper une place à part dans un traité des affections utérines.

Anatomie pathologique. — Les granulations intra-utérines sont des espèces de végétations, des excroissances de la muqueuse de l'utérus, ordinairement molles, rouges, vasculaires, saignantes au toucher, analogues à un détritus de placenta, friables comme la matière cérébrale ou les polypes muqueux des fosses nasales, et comparées par Récamier au tissu des hémorrhoïdes. Elles sont parfois pédiculées, le plus souvent sessiles, et n'adhèrent que faiblement à la membrane qui les supporte; leur volume est variable; mais nous ne l'avons jamais vu dépasser celui d'un pois à cautère. Elles sont arrondies ou oblongues; et leur surface est inégale, spongieuse, comme mamelonnée. Mais il n'est pas rare qu'elles perdent cette forme quand on les extrait, par l'abrasion, de la cavité utérine. Elles sont, en effet, écrasées, défigurées quelquefois par la curette, et se moulent sur la rainure de cet instrument. Le plus souvent elles sont accompagnées de petits caillots apoplectiques, entraînés aussi par la curette.

Le nombre des granulations intra-utérines est variable; on ne trouve quelquefois qu'une seule de ces excroissances; d'autres fois il en existe deux, trois ou quatre et même davantage.

Cependant il est une disposition que nous avons rencontrée quelquefois et qui a été signalée par M. Rouyer, dans laquelle la muqueuse utérine est comme le siége d'une véritable éruption granuleuse confluente : dans ce cas, en effet, elle est hérissée de petits grains comme des têtes d'épingle, régulièrement disséminés et qui donnent à la membrane un aspect chagriné. « Ces granulations, dit M. Rouyer, sont assez consistantes et présentent à la coupe une couleur blanchâtre; elles ressemblent parfaitement à de petits grains glandulaires. »

La forme particulière et bien déterminée de ces productions pathologiques, ne permet pas d'admettre avec certains auteurs et particulièrement avec M. P. Dubois, que ce soient de simples lambeaux détachés de la muqueuse utérine, dont l'aspect et la forme sont si différents.

Quel est le siége précis des granulations intra-utérines?

Quelques médecins les placent uniquement dans le conduit utérin, dans la cavité du col : c'est une erreur. Nous ne nions pas qu'elles ne puissent s'y trouver quelquefois ; mais d'accord avec Récamier, MM. Robert, Maisonneuve, Richet et Nélaton, nous croyons que leur siége de prédilection et à peu près constant, c'est la surface interne du corps utérin. Quant à nous, nous ne les avons jamais rencontrées dans la cavité du col. Nous admettons aussi, comme les auteurs précédemment cités, qu'elles occupent le plus ordinairement la paroi postérieure.

Pour compléter l'anatomie pathologique des fongosités intra-utérines, nous ferons connaître ici les résultats de l'examen microscopique, tels que nous les trouvons consignés dans un mémoire publié par M. Robin, dans les *Archives générales de médecine* (1848, 2e série, t. XVII).

« Ces granulations, au point de vue anatomique, ont la même structure fondamentale que la muqueuse utérine : ce sont des excroissances simples de cette membrane; elles sont formées de tissu cellulaire en petite quantité et d'éléments fibro-plastiques plus abondants encore que dans le tissu de la muqueuse pris à l'état normal. Quelques-unes, parmi les plus petites, sont tapissées d'une couche d'épithélium semblable à celui de l'utérus.

ÉTIOLOGIE. — PATHOGÉNIE. — C'est là une question que les auteurs qui ont traité des fongosités intra-utérines s'accordent à considérer comme obscure et d'une solution difficile. « Les granulations intra-utérines, dit M. Robert, semblent pouvoir se produire sous l'influence des causes qui donnent naissance à la leucorrhée. » Si M. Robert accorde que la leucorrhée n'est elle-même qu'une sécrétion morbide, symptomatique d'une métrite interne, nous partagerons volontiers son opinion relativement à l'étiologie des granulations. Seulement, substituant la maladie au symptôme, nous dirons que les fongosités intra-utérines se développent sous l'influence des causes mêmes qui produisent la métrite interne : nous irons même plus loin, et nous ajouterons que ces fongosités sont, à nos yeux, des produits inflammatoires, des exubérances, des hypertrophies partielles de la muqueuse de la matrice, qui se développent sous l'influence de la phlegmasie chronique, de la même manière que les granulations qui se montrent sur le museau de tanche dans la métrite externe chronique. Cela explique donc les dénominations de métrite interne *granuleuse* ou *folliculaire*, que certains médecins ont données à cette affection. Quant à nous, nous nous servirons indifféremment de ces expressions ou de celles plus anciennement reçues et plus généralement adoptées de granulations ou de fongosités intra-utérines. Cependant nous préférons ces dernières dénominations, parce que les mots *métrite granuleuse* ou *folliculaire* impliquent la persistance de la phlegmasie sous l'influence de laquelle sont nées les granulations; tandis qu'il est loin d'en être toujours ainsi. Dans un assez grand nombre de cas, en effet, la métrite peut disparaître et les granulations persister seules, indépendamment de l'inflammation qui les a produites.

Les granulations intra-utérines ont été observées assez rarement chez les jeunes filles ; cependant on les rencontre chez celles-ci aussi bien que la métrite dont elles sont le produit. Comme la métrite, elles sont assez rares avant vingt ans, moins rares de vingt à vingt-cinq ans; elles acquièrent leur maximum de fréquence de vingt-cinq à trente-cinq ans, deviennent moins communes de trente-cinq à quarante-cinq ans; mais acquièrent un nouveau degré de fréquence de quarante-cinq à cinquante ans. Cela n'a rien qui doive nous surprendre, puisque ce sont les vestiges d'une phlegmasie qui est le plus commune de trente-cinq à quarante-cinq ans. Au delà de cinquante ans ces lésions deviennent de plus en plus rares.

Presque tous les auteurs déclarent que les fongosités intra-utérines ne se rencontrent que chez les femmes qui ont eu des enfants. Les idées que nous avons émises à propos de l'étiologie de la métrite, aussi bien que les faits que nous avons observés, ne nous permettent pas d'adopter une opinion aussi absolue. Nous avons eu, dans notre pratique, deux cas de granulations intra-utérines chez des jeunes filles vierges. Nous croyons donc que cette affection est assez rare chez les femmes mariées qui n'ont pas conçu, qu'elle est plus rare encore et même exceptionnelle chez les vierges.

On l'a observée surtout chez les femmes qui avaient eu des enfants, et particulièrement chez les multipares. Il résulte même du relevé des faits rapportés jusqu'à présent dans la science, que les fongosités intra-utérines sont d'autant plus fréquentes que les femmes ont eu un plus grand nombre d'accouchements.

Parlerons-nous de l'hérédité, qui a été signalée par quelques auteurs? M. Nélaton, au dire de M. Rouver, a eu occasion d'observer plusieurs fois des fongosités utérines, chez des femmes dont la mère avait présenté des symptômes semblables à ceux que les malades accusaient elles-mêmes. Y a-t-il là des preuves suffisantes pour admettre l'hérédite? Nous ne le pensons pas. Quoi qu'il en soit, nous ne refusons pas de croire à la possibilité de la transmission héréditaire des fongosités intra-utérines, au même titre et de la même façon que nous avons considéré comme possible l'hérédité de l'aptitude à la métrite.

Les granulations intra-utérines reconnaissent les mêmes causes déterminantes que la métrite chronique interne; nous ne reviendrons pas sur ce sujet, auquel nous avons consacré en son lieu d'assez longs développements. Seulement nous signalerons, avec tous les auteurs, au nombre des influences les plus actives sur la production de ces lésions : les accouchements difficiles et nombreux, les avortements, les excès de coït, et par-dessus tout. une cause qui n'a pas été signalée encore, la persistance, la longue durée de la métrite interne.

SYMPTOMATOLOGIE. — Nous venons de dire, à propos de la pathogénie des fongosités, que ces lésions étaient, à nos yeux, les produits d'une phlegmasie chronique de la muqueuse utérine. Or, il peut arriver deux choses : ou que l'inflammation persiste après le développement de ces végétations fongueuses ; ou bien que la phlegmasie se soit dissipée, laissant derrière elle ces excroissances, qui constitueront désormais, à elles seules, une maladie ayant des signes propres et réclamant un traitement particulier.

Dans le premier cas, les phénomènes morbides sont complexes ; les accidents de la métrite chronique se combinent avec ceux des fongosités, les dominent même habituellement, les masquent en quelque sorte ; si bien que les auteurs qui ont écrit jusqu'à présent sur ces lésions ont insisté beaucoup sur des symptômes qu'ils considéraient, à tort, comme appartenant aux granulations intra-utérines, tandis qu'ils appartenaient à la métrite interne concomitante, ou, comme nous le dirons bientôt, à quelque autre complication.

Nous croyons donc qu'il est à propos, et qu'il est surtout conforme à la vérité clinique, de distinguer deux variétés de cas :

1° Ceux où les granulations intra-utérines sont simples ;

2° Ceux où elles sont compliquées de quelque affection, soit de l'utérus, soit de ses annexes.

§ 1. — Des granulations intra-utérines simples.

Les fongosités se présentent assez rarement au praticien à l'état d'affection simple, unique et dépouillée de toute complication.

Dans les cas de ce genre, le phénomène dominant, celui qui attire surtout l'attention des malades, c'est la métrorrhagie, ou seulement un trouble dans les fonctions menstruelles.

La maladie s'annonce toujours par une modification dans l'écoulement cataménial. Les règles se dérangent; elles surviennent plus tôt; elles sont plus abondantes que de coutume, ou bien elles durent davantage. Tantôt elles persistent abondamment et sous forme de pertes, pendant deux, trois, quatre, six, huit jours même au delà du temps ordinaire, puis s'arrêtent brusquement; tantôt le flux sanguin diminue progressivement à partir du quatrième ou du cinquième jour, et persévère ainsi durant plusieurs jours encore, sous la forme d'un liquide rosé; dans d'autres cas, ce dernier écoulement, au lieu de s'arrêter au bout d'un certain temps, se continue sans interruption jusqu'à l'époque menstruelle suivante.

Il est rare, dans le début, que les accidents soient plus prononcés; mais à mesure que la maladie fait des progrès, les troubles menstruels deviennent plus marqués; les règles prennent le caractère de véritables pertes; des métrorrhagies plus ou moins fréquentes et plus ou moins copieuses se manifestent dans l'intervalle des époques. Alors ce qui caractérise surtout ces hémorrhagies, c'est leur irrégularité, leur apparition quelquefois brusque et capricieuse, mais avant tout leur opiniâtreté et leur résistance aux moyens hémostatiques ordinairement usités.

Chez quelques femmes, les métrorrhagies symptomatiques des granulations intra-utérines s'accompagnent de quelques douleurs dans le bas-ventre et dans les reins, avec des irradiations dans les membres inférieurs; mais nous verrons tout à l'heure que ce phénomène, sur lequel la plupart des auteurs se sont longuement étendus, se montre surtout dans les cas de granulations compliquées, et qu'alors il appartient, en réalité, à l'affection concomitante. Néanmoins nous le signalons ici, parce que nous reconnaissons qu'il peut exister aussi dans les cas de fongosités simples; mais alors, nous ne saurions trop le répéter, la douleur est généralement peu intense, médiocrement étendue, presque toujours locale, et elle constitue, suivant nous, un phénomène tout à fait secondaire.

La leucorrhée se montre aussi plus particulièrement chez les femmes atteintes simultanément de métrite interne et de granulations. Cependant on la rencontre également chez les malades qui n'ont que des fongosités simples; mais tandis qu'elle est abondante et continuelle chez les premières, elle est généralement modérée chez les secondes, et n'apparaît qu'à l'époque des règles, quelques jours avant et après, ou à la suite des métrorrhagies. On comprend, en effet, que la congestion dont l'utérus est alors le siége devienne plus active et plus persistante autour des granulations qui font là l'office de corps étrangers, et qu'il se développe, dans leur voisinage, un certain degré d'irritation, une inflammation légère et de courte durée, qui produit l'écoulement blanc dont nous parlons.

Il est donc vrai de dire que la leucorrhée est un phénomène qui accompagne presque invariablement les granulations intra-utérines. Les flueurs blanches qui suivent les menstrues ou les pertes utérines sont toujours plus ou moins colorées par le sang. La teinte rouge devient d'autant plus claire, qu'on s'éloigne davantage de l'époque des règles ou du moment de la métrorrhagie.

Tels sont les symptômes qui pourront mettre le praticien sur la voie des fongosités intra-utérines. Pour éclairer ses soupçons, il devra recourir à l'exploration directe.

Au toucher, il trouvera souvent le col utérin volumineux, engorgé, le museau de tanche inégal et rugueux, son orifice plus ou moins béant. Quelquefois aussi le corps même de l'utérus sera augmenté de volume.

Le spéculum confirmera quelques-unes des données du toucher, et fera bien apprécier l'état du museau de tanche et le degré d'ouverture de son orifice. Ainsi il ne sera pas rare de trouver des granulations à la surface du col et l'orifice utéro-vaginal assez largement dilaté. Quelquefois cette dilatation est poussée au point de permettre l'introduction de la pulpe du petit doigt et même de l'indicateur.

Dans des cas plus rares, on observe au contraire un certain degré de rétrécissement.

C'est surtout à l'aide de la sonde utérine qu'on pourra bien constater le diamètre de l'orifice et de la cavité du col utérin. Le cathétérisme est un moyen précieux d'exploration, dans les cas où l'on soupçonne l'existence de fongosités intra-utérines.

En effet, au moyen du cathétérisme utérin, on déterminera l'étendue de la cavité de l'organe et l'état de sa surface interne.

En général, toutes les fois que l'orifice utéro-vaginal sera béant, on trouvera la cavité du col dilatée, et celle du corps également agrandie. Dans certains cas, nous l'avons vue présenter une longueur de 8 à 10 centimètres; son diamètre transversal, augmenté en proportion, permettait d'imprimer à la sonde des mouvements de latéralité assez étendus. Dans ces cas, si l'on relevait la matrice avec la sonde du côté de la paroi de l'hypogastre, on pouvait, surtout chez une femme maigre, sentir, avec l'autre main appliquée sur le bas-ventre, l'extrémité de la sonde qui paraissait soulever directement la paroi abdominale. Nous dirons bientôt comment ces faits mal interprétés ont pu faire croire à la perforation de l'organe, et induire ainsi en erreur des praticiens fort habiles.

Au moyen d'une manœuvre attentive, on peut assez souvent, par le cathétérisme, apprécier l'état de la surface interne de l'utérus. Quelquefois la sonde parcourt toute la cavité utérine sans rencontrer le plus léger obstacle sensible à la main. Mais dans d'autres cas, et le plus souvent, l'instrument est arrêté par des rugosités ou va se heurter contre certaines aspérités.

En même temps on voit sourdre du sang par l'orifice utéro-vaginal, et l'on retire la sonde teinte de ce liquide. Un des principaux caractères des fongosités intra-utérines, c'est de saigner facilement et au moindre contact d'un instrument. M. Bennett a eu tort, suivant nous, d'attribuer ce signe à la métrite chronique simple; car il appartient souvent aussi aux granulations intra-utérines avec ou sans métrite.

§ 2. — Des granulations intra-utérines compliquées.

Il est rare que les fongosités intra-utérines se présentent à l'état de simplicité comme nous venons de les décrire. Le plus souvent, ainsi que nous l'avons dit, elles se compliquent de quelque autre affection de l'utérus ou de ses annexes. Nous avons déjà vu qu'elles s'accompagnent fréquemment de métrite interne, et même nous avons admis que c'est de cette maladie qu'elles procèdent toujours. Nous devons ajouter qu'elles coexistent encore assez communément avec le phlegmon péri-utérin. La coexistence que nous signalons ici, et sur laquelle les auteurs n'ont point insisté, est de la plus haute importance. Elle est tellement commune, qu'elle en a imposé à la plupart des observateurs qui, trop uniquement préoccupés des fongosités intra-utérines, leur ont attribué des accidents provoqués par la lésion concomitante, qu'ils ne soupçonnaient point, et ont ainsi tracé l'histoire de la métrite chronique interne ou du phlegmon péri-utérin, tandis qu'ils voulaient faire le tableau des végétations fongueuses de la cavité de la matrice. Aussi dirons-nous, sans crainte de nous tromper, que leurs descriptions se rapportent exclusivement aux cas compliqués.

Nous n'avons pas besoin, quant à nous, de nous étendre longuement sur ce sujet. Les développements que nous avons donnés à l'étude clinique de la métrite chronique nous dispensent d'entrer dans d'autres détails. Il nous suffira de dire que, dans les cas de complication, les symptômes locaux et généraux de la phlegmasie utérine s'ajoutent à ceux des fongosités intra-utérines. Les malades éprouvent des douleurs plus ou moins intenses dans le bas-ventre, dans les lombes, dans les membres inférieurs; les règles sont pénibles, les rapports sexuels provoquent des souffrances plus vives. Il y a une leucorrhée continuelle et plus ou moins copieuse. Enfin, on voit se manifester ces troubles graves de l'innervation, ces névralgies, ces paralysies partielles sur lesquelles nous nous sommes étendu dans un autre chapitre, et que nous nous contentons de rappeler ici.

Tous ces accidents, nous le répétons, ont été imputés à tort, par les auteurs, aux granulations intra-utérines. Il importe de relever cette erreur, et d'adopter, sur l'interprétation des faits observés, des idées plus justes et qui recevront une application très importante à propos du traitement.

Marche. — Durée. — Terminaisons. — Les granulations étant

un produit de la métrite chronique, leur existence se décèle quelquefois pendant le cours même de cette phlegmasie. Mais d'autres fois, comme nous l'avons dit, la métrite a disparu, laissant après elle une modification plus ou moins grande, plus ou moins profonde. Ces excroissances d'origine inflammatoire continuent ordinairement à se développer après la guérison de la phlegmasie; elles s'accroissent lentement et d'une manière sourde, jusqu'à ce qu'elles soient assez développées pour troubler les fonctions de l'organe et provoquer des accidents qui éveillent l'attention des malades.

Nous avons vu que les fongosités s'annonçaient d'abord par des modifications dans l'écoulement menstruel, puis par des pertes plus ou moins abondantes, plus ou moins répétées et ordinairement incoercibles. Telle est, en effet, la marche la plus commune. Dans ces cas, les malades subissent tous les troubles fonctionnels qui suivent les hémorrhagies graves. Elles perdent leurs forces et leur embonpoint; leurs digestions s'altèrent, les phénomènes de nutrition languissent, et l'on ne tarde pas à voir survenir tous les signes bien connus de l'anémie.

Dans d'autres cas, que nous pourrions appeler bénins, les granulations intra-utérines s'accompagnent simplement des troubles menstruels que nous avons signalés plus haut, sans qu'il en résulte pour la malade d'altération sérieuse dans la santé générale. Cependant, même sous cette forme légère, les granulations peuvent, en raison de la continuité et de la persistance des accidents, déterminer la diminution des forces et l'amaigrissement des malades.

Abandonnées à elles-mêmes, les fongosités intra-utérines peuvent se perpétuer indéfiniment. Il est probable cependant que ces végétations, si peu adhérentes à la surface muqueuse de l'utérus, se détachent quelquefois d'elles-mêmes et sont expulsées soit avec le sang menstruel, soit avec les flueurs blanches, soit au moment d'une perte. C'est là une hypothèse qu'il ne nous répugne pas d'admettre, mais nous ne possédons aucun fait clinique qui nous ait permis d'en vérifier l'exactitude.

Les lésions dont nous venons de tracer l'histoire cèdent facilement à un traitement spécial que nous ferons connaître bientôt. Mais si elles sont méconnues et que la nature ne s'en débarrasse pas par le mécanisme que nous avons indiqué, elles donnent lieu à des hémorrhagies abondantes et continues qui épuisent les malades, les jettent dans le marasme et les font périr à la longue. Nous ne connaissons pas d'exemple bien authentique de femmes mortes des suites de ces fongosités intra-utérines, mais pourtant combien de malades ont dû être enlevées par des métrorrhagies rebelles qui provenaient de la lésion que nous décrivons en ce moment.

Diagnostic. — Nous avons essayé de tracer aussi exactement que possible, dans l'état actuel de la science, les symptômes et la marche des granulations intra-utérines. Comme on a pu le voir, d'après la description qui vient d'en être rapportée, elles donnent lieu à des métrorrhagies survenant habituellement à propos des règles, et affectant par conséquent des retours périodiques; à des flueurs blanches sanguinolentes qui apparaissent généralement avant et après l'écoulement sanguin ; enfin à des douleurs qui, bien qu'en aient dit certains auteurs, n'ont rien de caractéristique.

De ces trois phénomènes, aucun n'est assez constant ni assez spécial, en quelque sorte, pour devenir pathognomonique. Chacun des trois peut faire défaut isolément, ou bien tous peuvent manquer ensemble ; et d'ailleurs ils appartiennent, on le sait, à d'autres lésions encore qu'aux fongosités intra-utérines, et, par exemple, aux corps fibreux, aux polypes et au cancer utérin, dont il importe de les distinguer.

Dans les cas de corps fibreux et de polypes, la métrorrhagie affecte le plus souvent, au début, la forme et la marche que nous avons attribuées à celle que provoquent les granulations. Mais, tandis que dans ces dernières affections l'écoulement sanguin conserve à peu près constamment le caractère de la métrorrhagie, il devient plus fréquent, plus irrégulier et aussi plus abondant dans les deux autres maladies. Dans le cancer, l'écoulement n'est point purement sanguin ; il est sanieux, fétide, comparable à de l'eau sanguinolente, et presque toujours continu.

Les douleurs qui accompagnent les polypes sont généralement expulsives, ce qui n'arrive guère pour les granulations.

On voit combien toutes ces différences sont vagues et peu précises. Mais c'est en observant bien attentivement la marche des symptômes, qu'on arrivera à un degré assez voisin de la réalité. L'embarras, la difficulté, la confusion, sont surtout inséparables du diagnostic de ces affections prises au début; mais à mesure que la lésion fait des progrès, l'exploration directe viendra dissiper les doutes et substituer la certitude à l'indécision. Quand un corps fibreux sera assez développé pour former une tumeur volumineuse se détachant de la paroi utérine, quand le polype distendra la matrice, dilatera sa cavité, et surtout quand il fera issue dans le vagin à travers l'orifice du col, quand le cancer aura envahi et détruit une portion notable du tissu normal, quand surtout il se sera étendu jusqu'au museau de tanche (car ici il est plus particulièrement question des affections cancéreuses du corps de la matrice, celles du col se reconnaissant très facilement dès le début), le toucher et l'examen au spéculum fourniront des signes tellement clairs, des indications tellement précises, qu'il ne sera plus possible de tomber dans l'erreur.

Enfin, et en dernière analyse, l'exploration interne de l'utérus par le cathétérisme, et le traitement par la curette de Récamier, viendront lever toute espèce d'incertitude.

Pronostic. — Il se déduit naturellement de ce que nous avons dit de la marche et de la terminaison des fongosités intra-utérines. Nous répéterons que cette lésion n'a pas par elle-même une grande gravité. Mais elle en acquiert une immense par les hémorrhagies opiniâtres dont elle peut devenir la source, et qui sont capables de conduire les malades jusqu'au dernier degré de l'épuisement et du marasme. Les complications de métrite et de phlegmon péri-utérin ajoutent beaucoup à la gravité des granulations, d'une part en affaiblissant les malades par une leucorrhée plus abondante et des douleurs plus vives et plus continues, d'autre part en forçant d'ajourner, comme nous le dirons bientôt, le traitement direct et spécial des fongosités.

Mais si les fongosités intra-utérines ne constituent pas, dans la grande majorité des cas, un danger sérieux pour les jours des femmes qui en sont atteintes, ne sont-elles pas nuisibles aux fonctions de la matrice? Nous sommes convaincu qu'il n'en peut pas être différemment. Elles sont assurément un obstacle à la fécondation ou plutôt au développement du germe dans l'utérus, d'abord par les ménorrhagies qu'elles provoquent, puis par l'altération anatomique qu'elles constituent pour la muqueuse utérine. Aussi croyons-nous pouvoir affirmer que ces lésions déterminent aisément la stérilité ou deviennent une cause fréquente d'avortement.

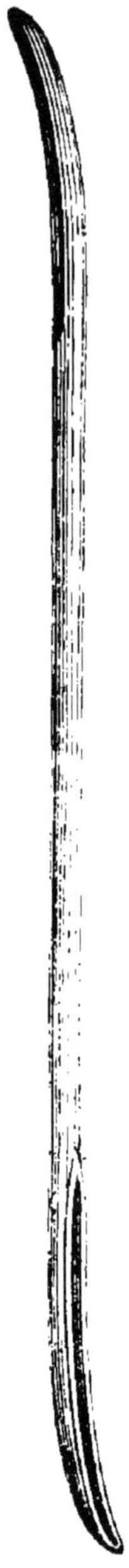

THÉRAPEUTIQUE.— Il importe donc d'y remédier sitôt qu'on a des raisons suffisantes pour admettre leur existence. Or, on comprend *à priori*, qu'il est difficile de songer à attaquer ces petites excroissances par des moyens purement médicaux. Jusqu'à présent on n'a point trouvé de résolutif ou de fondant susceptible de les faire disparaître. Il a donc fallu songer à les détruire directement par un procédé chirurgical. Récamier, frappé du peu d'adhérence de ces granulations avec la muqueuse sous-jacente, imagina de les en détacher à l'aide d'un instrument capable d'être introduit dans la cavité utérine : c'est *la curette*.

La curette est formée par une tige métallique, longue de 26 à 27 centimètres, de la grosseur ordinaire d'une plume d'oie, cylindrique à sa partie moyenne, présentant à chacune de ses extrémités une courbure qui lui permet de s'adapter plus facilement à l'axe et à la direction de l'utérus. Ces courbures sont disposées en sens inverse l'une de l'autre; leur bord concave est un peu aplati et creusé d'une rainure ou gouttière assez profonde, dont les bords sont mousses et légèrement inclinés de dehors en dedans. Ces deux gouttières ont des dimensions différentes : l'une est longue de 26 centimètres et demi, et large de 4 millimètres; l'autre a 7 cen-

FIG. 10.

timètres et demi de longueur et 5 millimètres de largeur (fig. 10).

Tel est l'instrument destiné à *racler* la surface interne de l'utérus, afin d'en détacher les excroissances fongueuses. Avant de décrire le manuel opératoire, examinons sommairement la question de l'opportunité de la curette, les inconvénients, les dangers même attachés à son emploi, enfin les indications et les contre-indications de cette opération.

Récamier avait rencontré beaucoup d'incrédules, quand il essaya de faire connaître les fongosités intra-utérines; mais il trouva plus d'adversaires encore, quand il proposa contre ces lésions l'usage de l'instrument que nous venons de décrire. A peine deux ou trois élèves de l'illustre médecin eurent-ils le courage de se faire les apôtres des opinions de leur maître et de tenter après lui le traitement chirurgical des granulations. Comme nous l'avons dit ailleurs, on était effrayé à la seule idée de porter un instrument dans la cavité de l'utérus. La curette tomba donc dans une sorte de discrédit et dans un assez long oubli. Nous avons dit, au commencement de ce chapitre, quels efforts avaient été tentés, dans ces dernières années, pour remettre cet instrument en honneur. Cependant, malgré les avantages incontestables qu'en ont retirés MM. Robert, Maisonneuve, Nélaton, Trousseau, et que nous en avons obtenus nous-même, la curette inspire encore des craintes sérieuses et trouve des oppositions énergiques. D'où vient cette répugnance? Pour quelques médecins elle est en quelque sorte instinctive; ils repoussent la curette parce qu'ils n'osent pas introduire un corps étranger dans la matrice; cette pratique leur paraît presque barbare. Pour d'autres, la crainte de la curette est raisonnée; elle repose sur des cas incontestables d'accidents survenus à la suite de ce mode de traitement.

Disons quels sont ces accidents et s'il est possible de les éviter.

1° La perforation de l'utérus aurait été observée deux ou trois fois par Récamier; et M. Adolphe Richard, dans la discussion que la curette a soulevée en 1855, au sein de la Société de chirurgie, en a rapporté un autre exemple. Dans aucun de ces cas les malades n'ont succombé ; dans le fait cité par M. Richard, il n'y eut même aucun symptôme de péritonite. « La malade garda le repos; elle éprouva quelques douleurs de reins, mais n'eut point de fièvre, ni de perte d'appétit, ni d'insomnie, et, au bout de quarante-huit heures, il n'y paraissait plus. » En vérité, n'est-ce pas là un résultat extraordinaire et tout à fait inattendu? Qui aurait pu penser que la perforation de l'utérus et l'introduction d'un instrument dans la cavité péritonéale pût être si inoffensive? N'y a-t-il pas, dans ce fait, quelque chose qui heurte toutes les notions ordinaires de la pathologie, et n'est-on pas porté à croire à une erreur, à une fausse interprétation des phénomènes? Aussi, pensons-nous qu'il vaudrait peut-être mieux adopter l'explication suivante :

Les granulations intra-utérines, étant le résultat d'une métrite chronique de longue durée, peuvent et doivent coïncider souvent avec un amincissement des parois de l'utérus et un agrandissement, une dilatation de sa cavité. Qu'y a-t-il de surprenant alors que la curette manœuvre sans résistance dans la matrice et y exécute librement des mouvements assez étendus pour faire croire à une perforation de l'organe? Quoi d'étonnant, qu'avec la main placée sur l'hypogastre, on sente le bec de l'instrument à travers les téguments de l'abdomen?

Nous ne saurions donc considérer comme authentiques les cas de perforation de la matrice, dont nous venons de parler. Voulons-nous dire par là que cet accident soit impossible et qu'il ne soit pas arrivé quelquefois? Nullement. Mais nous pensons qu'en procédant avec les plus grandes précautions et avec les ménagements convenables, il ne doit jamais se produire.

Ce n'est donc pas, à nos yeux, un argument suffisant pour proscrire l'emploi de la curette.

2° Il est survenu, dit-on, des métrites graves, des métro-péritonites, des ovarites, des abcès du bassin, qui ont sérieusement compromis les jours des malades ou même entraîné leur mort. Voilà, en effet, des accidents qui ont été vus et qui se peuvent observer encore; mais nous sommes persuadé qu'il est facile de les conjurer et même de les prévenir.

Ici vient se poser naturellement la question très importante des indications et des contre-indications de la curette.

Si la malade a une leucorrhée abondante et continue; si elle éprouve des douleurs très vives dans l'utérus, avec des irradiations dans les lombes et les membres inférieurs, soit des deux côtés, soit d'un seul, tenez-vous sur vos gardes. Explorez attentivement la matrice et les organes voisins, et vous ne tarderez pas à reconnaître l'existence de quelque affection concomitante, d'une métrite interne, d'un phlegmon péri-utérin ou d'une hématocèle. Dans les cas de ce genre, gardez-vous bien de porter témérairement une curette dans l'utérus. Vous verriez, soudain, les douleurs s'accroître, la sécrétion morbide augmenter et changer de nature, des frissons survenir, bientôt suivis de tous les signes d'une inflammation aiguë de quelque organe intra-pelvien.

L'existence d'une métrite aiguë ou subaiguë, d'un phlegmon péri-utérin ou d'une hématocèle sera donc une contre-indication formelle à l'introduction de la curette.

Avant d'entreprendre le traitement direct et mécanique des fongosités, il sera essentiel, indispensable, d'écarter toute complication et d'instituer le traitement propre aux phlegmasies utérines et péri-utérines, que nous avons longuement exposé dans un des précédents chapitres.

Que si la malade perdait trop abondamment et que sa santé fût ébranlée par la continuité de l'hémorrhagie, on devrait ne pas attendre la résolution complète de la métrite ou du phlegmon, mais employer la curette avec toutes sortes de précautions, sitôt que les symptômes les plus fâcheux auraient été dissipés par un traitement préalable, et qu'on aurait constaté un amendement notable de l'état phlegmasique.

En tout cas, il sera fort à propos, à l'époque de l'hémorrhagie, de ne pas négliger, en attendant le moment opportun de la curette, l'emploi des hémostatiques ordinaires, administrés intérieurement ou appliqués au dehors, dans le but, sinon d'arrêter, du moins de diminuer l'écoulement sanguin.

Mais la curette pourra être employée d'emblée, lorsque l'utérus ou ses annexes ne seront pas le siége d'une sensibilité exagérée, toutes les fois que les fongosités seront simples et se montreront sans aucun des signes de la métrite aiguë ou subaiguë, de la péritonite partielle, du phlegmon péri-utérin ou de l'hématocèle.

C'est en nous conformant à ces préceptes, que nous avons pu employer la curette sur vingt-huit femmes atteintes de granulations intra-utérines, sans avoir eu jamais aucun accident grave à déplorer. Dans deux cas seulement, nous nous sommes écarté de cette règle, en raison de l'intensité de l'hémorrhagie; et nos malades ont succombé à la péritonite. Nous croyons donc que cette règle bien suivie pourrait rendre toujours inoffensive la méthode de Récamier.

Manuel opératoire. — Il est nécessaire de distinguer deux cas: 1° celui où le conduit utérin est étroit; 2° celui où ce canal est élargi (c'est le cas le plus ordinaire).

Dans le premier cas, avant d'introduire la curette, il faudra dilater préalablement le conduit utérin par l'introduction successive de sondes graduées et de plus en plus volumineuses. Dans certaines circonstances, où le rétrécissement était réfractaire à la dilatation graduelle, nous avons été contraint de débrider l'orifice utéro-vaginal.

Dans le second cas, on pourra recourir d'emblée à la curette. Cependant, nous devons faire connaître ici une pratique qui nous a toujours réussi, et à laquelle nous attribuons, en grande partie, l'innocuité de cette opération, dans les nombreuses occasions que nous avons eues de l'appliquer. Depuis longtemps nous avons l'habitude, quel que soit le calibre du conduit utérin, de passer, à plusieurs reprises, une sonde dans la cavité utérine, afin d'apprécier le degré de sensibilité de sa surface et d'habituer la muqueuse à supporter le contact des corps étrangers.

Cela fait, nous procédons à l'introduction de la curette, de la même manière que pour la sonde utérine de Simpson (voy. p. 57). Pour l'opération de la curette, comme pour le cathétérisme, il est indispensable de s'assurer d'abord de la position et de la direction de l'utérus, afin de guider convenablement l'instrument. Si l'utérus a sa direction normale ou s'il est porté en antéversion, on tournera la concavité de la curette en haut et en avant. Si l'organe est en rétroversion, la curette sera introduite de manière que la concavité regarde en arrière et en bas.

Puis on pousse doucement, lentement, la curette dans la matrice, et quand on a franchi l'orifice cervico-utérin, quand on a la certitude que l'extrémité de l'instrument est dans la cavité du corps, on lui imprime un mouvement de rotation, qu'on répète deux ou trois fois, de manière à râcler successivement la face postérieure et la face antérieure de la muqueuse utérine. On retire ensuite la curette en tournant la gouttière en haut, afin de ramener plus sûrement toutes les granulations qui ont été détachées. La même manœuvre doit être répétée deux ou trois fois dans la même séance.

Nous avons dit que les deux extrémités de l'instrument présentaient deux gouttières de dimensions différentes. On se sert de la grosse extrémité, quand l'utérus est volumineux et sa cavité très-dilatée; on se sert de la petite extrémité dans les cas contraires.

Si la matrice renferme des granulations, la curette est arrêtée par la saillie de ces excroissances, et la main éprouve la sensation d'un obstacle d'abord, puis celle d'une résistance vaincue. Quand, au contraire, il n'existe pas de fongosités, la curette exécute ses mouvements en liberté, sans transmettre à la main de l'opérateur les impressions que nous venons de décrire.

Il est rare qu'une seule séance suffise pour amener la guérison. Il faut, le plus souvent, revenir à l'opération à deux, trois et même quatre reprises, jusqu'à ce qu'on ne trouve plus de vestiges de fongosités, en laissant un intervalle de huit jours, quelquefois même davantage, entre chaque séance.

Quel temps convient-il de choisir pour pratiquer cette opération? Il faudra toujours opérer en dehors de la période menstruelle, après la cessation des règles et le plus loin possible de leur retour. Nous avons l'habitude d'introduire la curette cinq ou six jours après la suspension du flux, et nous pensons qu'il ne serait pas prudent d'opérer huit ou dix jours avant son apparition.

Effets de l'abrasion. — L'abrasion de la muqueuse utérine produit des effets immédiats et secondaires, que nous allons exposer rapidement.

Elle provoque une douleur dont le caractère et le degré varient avec la sensibilité individuelle des malades. Chez les unes, elle est vive, déchirante et retentit dans tout le bas-ventre et dans les reins; chez les autres, elle est faible, obtuse, à peine appréciable. Mais, dans presque tous les cas, surtout si l'on a eu soin de se conformer aux préceptes que nous avons posés précédemment, cette douleur est passagère et n'est pas faite pour inspirer des craintes. Que si, par extraordinaire, la souffrance persévère, on doit redouter quelque conséquence funeste.

L'hémorrhagie est encore un effet immédiat et constant de l'abrasion, dans les cas avérés de fongosités. S'il n'y a pas d'hémorrhagie au moment de l'opération, cet écoulement est peu abondant et s'arrête au bout de quelques minutes. S'il y a une hémorrhagie, elle augmente pendant l'opération, mais elle diminue après le retrait de la curette et ne tarde pas à s'arrêter définitivement. Dans aucun cas, nous n'avons vu l'hémorrhagie devenir assez grave pour nous inspirer des inquiétudes. Nous la considérons comme un accident sans importance.

Nous ne reviendrons pas sur la perforation des parois utérines, à propos de laquelle nous nous sommes suffisamment expliqué plus haut.

Si les granulations n'ont pas été enlevées en totalité, la métrorrhagie et les autres accidents propres à ces lésions se reproduisent au bout d'un temps plus ou moins long, et ne se dissipent sans retour que lorsque la curette a rendu à la surface interne de la matrice son état normal.

Nous avons déjà dit que diverses phlegmasies avaient été observées à la suite des tentatives d'abrasion intra-utérine. On a cité des métrites, des métro-péritonites, des abcès péri-utérins, survenus consécutivement à cette opération. Mais nous pensons que, dans les cas de ce genre, la phlegmasie existait avant l'emploi de la curette, et que l'introduction de cet instrument dans la matrice n'a fait qu'aggraver une complication qui était restée méconnue, en la faisant passer à l'état aigu.

Comme nous l'avons dit, on devra craindre un accident de ce genre, toutes les fois que la douleur provoquée par la curette persistera longtemps encore après l'opération, et que, loin de s'affaiblir, elle ira constamment croissant et s'accompagnera bientôt des phénomènes de réaction générale propres aux maladies inflammatoires aiguës.

Dans ce cas, il faudra se hâter de faire face aux symptômes graves qui débutent, et les combattre, dès le principe, par des moyens énergiques appropriés et proportionnés aux forces du sujet.

Nous ne terminerons point ce qui est relatif à l'abrasion de la muqueuse utérine, sans rappeler l'opinion formulée par Marjolin, au sein de l'Académie (février 1850) :

« Cette opération, disait ce professeur, n'est pas sans danger, je dois en convenir ; mais je pense qu'il est rationnel et indiqué d'y avoir recours lorsque les moyens convenables pour faire cesser les hémorrhagies qui proviennent de l'intérieur de l'utérus ont été mis en usage sans succès, et que la répétition ou la continuité de ces hémorrhagies altère gravement la santé des malades. A la suite de cette opération, il importe de prendre les précautions convenables pour prévenir le développement des accidents inflammatoires. »

Nous avons indiqué ces précautions, nous n'y reviendrons pas.

Récamier ne se contentait pas d'enlever les granulations intra-utérines avec la curette ; il pensait qu'après les avoir détruites, il fallait en cautériser la place avec l'azotate d'argent, afin de modifier la vitalité de la muqueuse sur laquelle elles étaient implantées. Cette pratique a été suivie par MM. Robert, Maisonneuve et Nélaton ; nous-même nous l'avions adoptée d'abord et nous l'appliquions à tous les cas sans distinction; mais une étude plus attentive, une expérience plus longue nous ont appris à distinguer les cas dans lesquels l'abrasion devait être suivie de la cautérisation intra-utérine et ceux où l'on pouvait se dispenser de cette dernière opération.

La cautérisation de la muqueuse utérine est inutile, toutes les fois que l'affection granuleuse est simple et ne s'accompagne pas de métrite interne chronique, en d'autres termes, lorsque après l'abrasion des fongosités il ne persiste point de leucorrhée.

Mais il est nécessaire de recourir à la cautérisation intra-utérine quand des signes évidents de métrite interne persistent après l'opération de la curette.

Cette cautérisation se pratique, suivant les cas, soit avec la solution d'azotate d'argent, soit avec l'azotate acide de mercure, d'après les règles et les indications que nous avons posées à propos du traitement topique de la métrite interne (page 153 et suivantes).

Au moment où nous terminions ce chapitre, M. le docteur Costilhes lisait devant la Société de médecine de la Seine, dans la séance du 19 novembre 1858, une note sur les fongosités utérines (qu'il nomme métrite interne granuleuse chronique), dans laquelle il proscrit formellement l'emploi de la curette et lui substitue le traitement par la seule cautérisation intra-utérine.

« Le raclage de l'utérus, dit-il dans ses conclusions, est une opération rarement nécessaire et souvent dangereuse, même dans des mains expérimentées; et, pour le moment, il serait plus sage de la remplacer par la cautérisation intra-utérine avec l'azotate d'argent. »

Ainsi, M. Costilhes propose de cautériser d'emblée la muqueuse utérine, c'est-à-dire de commencer par où Récamier finissait. A l'appui de son opinion, M. Costilhes rapporte quatre observations, d'après lesquelles il aurait suffi de deux ou quatre cautérisations pour guérir radicalement des malades affectées de granulations intra-utérines. Nous avons lu très attentivement ces observations, et nous sommes contraint d'avouer que, loin de porter la conviction dans notre esprit, elles nous ont laissé les doutes les plus sérieux sur l'exactitude du diagnostic. Les signes indiqués par M. Costilhes sont tellement insuffisants, que nous nous croyons autorisé à nier l'existence de granulations intra-utérines, telles que nous les entendons avec Récamier, MM. Robert, Nélaton, Maisonneuve, Trousseau, etc., chez les malades qu'il a traitées. La présence des fongosités intra-utérines n'est incontestable que lorsque la curette a ramené au dehors quelqu'une de ces excroissances. Un des motifs qui nous paraît militer en faveur de notre assertion, c'est la prompte et merveilleuse efficacité de la cautérisation de la muqueuse utérine.

Si M. Costilhes avance son opinion comme une idée neuve et qui lui appartienne, il se fait illusion, à ce qu'il nous semble. Depuis longtemps M. Velpeau professe cette doctrine, et il l'a publiquement exposée dans ses leçons de clinique et à la tribune de l'Académie.

Malgré l'imposante autorité de M. Velpeau et les faits allégués par M. Costilhes, nous persistons à croire que la cautérisation intra-utérine est insuffisante à produire la guérison définitive des fongosités de la matrice, et que ces végétations ne peuvent être sûrement enlevées qu'à l'aide de la curette.

M. Costilhes rejette cet instrument parce qu'il est dangereux. Nous nous sommes suffisamment expliqué plus haut sur les accidents qui peuvent suivre l'emploi de la curette ; nous avons dit comment on pouvait sûrement les éviter ; nous croyons donc avoir répondu d'avance à l'objection de M. Costilhes. Nous ajouterons cependant, que nous sommes étonné qu'une pareille appréhension soit exprimée par un médecin qui ne craint pas de porter dans la cavité utérine des sondes et des caustiques. Nous ne voyons pas, quant à nous, qu'il soit plus téméraire et plus périlleux d'introduire dans la matrice une curette, qu'une sonde de Simpson ou un porte-caustique armé d'un crayon d'azotate d'argent.

CHAPITRE VI.

RÉTRÉCISSEMENTS DU CONDUIT UTÉRIN.

Déjà nous avons parlé des changements qui peuvent survenir dans les dimensions de la cavité utérine, soit qu'il y ait dilatation, soit qu'il y ait rétrécissement. C'est de ce dernier accident que nous allons traiter ici spécialement. Mais tandis que les auteurs qui se sont occupés jusqu'à présent de ces rétrécissements les ont considérés surtout sous le double rapport de l'obstacle qu'ils peuvent opposer : 1° à la fécondation, 2° à l'écoulement des règles ou des flueurs blanches, nous voulons, dans cet article, les étudier encore sous un troisième point de vue, celui des inconvénients sérieux qu'ils offrent pour le traitement direct et complet de la métrite interne du col et du corps.

DIVISIONS. — De même que tous les autres conduits membraneux et surtout de même que l'urèthre, le canal utérin peut devenir le siége de quatre variétés de rétrécissements, que nous distinguerons en : 1° congénitaux, 2° accidentels, 3° spasmodiques, et 4° organiques.

Ces divers rétrécissements peuvent être simples ou compliqués.

De ces quatre genres de rétrécissements, les accidentels sont sans contredit les plus fréquents.

SIÉGE. — Leur siége est très variable : tantôt le rétrécissement occupe l'orifice utéro-vaginal, et c'est heureusement le cas le plus commun, car on peut plus facilement l'atteindre et le détruire ; tantôt il occupe l'orifice cervico-utérin ; d'autres fois il est limité en un point du conduit, ou bien il le remplit entièrement ; plus rarement il envahit à la fois la cavité tout entière du col et du corps de la matrice.

NOMBRE. — Tantôt on ne trouve qu'un seul rétrécissement, tantôt on en rencontre plusieurs.

DEGRÉS. — Les rétrécissements peuvent se présenter à des degrés très divers : parfois il n'y a qu'une faible diminution dans le calibre du conduit utérin ; d'autres fois l'étroitesse du canal est excessive. On cite même, dans les auteurs, des exemples où l'oblitération était complète.

Si le rétrécissement est complet ou du moins très prononcé, il est bien facile d'en constater l'existence ; mais si le conduit utérin n'a subi dans son calibre qu'une diminution douteuse et peu marquée, il ne faut admettre le rétrécissement qu'avec une certaine réserve, et demander à l'expérience et à une exploration attentive et souvent répétée un diagnostic sûr et précis. On peut dire seulement, d'une manière générale, que le conduit utérin est rétréci toutes les fois que la sonde ordinaire de Simpson ne peut pas y pénétrer. Il est évident qu'au-dessous de cette limite, les degrés du rétrécissement seront évalués d'après le diamètre des instruments qu'admettra le canal utérin, jusqu'au point où il y aura oblitération complète.

ANATOMIE ET PHYSIOLOGIE PATHOLOGIQUES. — Des lésions de diverse nature peuvent déterminer le rétrécissement du conduit utérin. Nous les étudierons : 1° dans les parois mêmes du conduit, 2° à sa face interne, 3° dans les tissus qui entourent l'utérus.

1° Toute augmentation ou diminution dans la nutrition des tissus qui forment les parois de l'utérus peut amener un rétrécissement du canal utérin, à moins que la cavité de l'utérus ne demeure la même ou ne s'agrandisse à mesure que ses parois augmentent ou diminuent d'épaisseur, comme il arrive dans certains cas. Nous croyons qu'il suffit de signaler ici les rétrécissements qui reconnaissent pour cause une atrophie ou une hypertrophie concentrique de la matrice, sans énumérer les affections variées qui peuvent donner naissance à ces troubles de nutrition.

2° Les rétrécissements peuvent être occasionnés par la présence, dans le canal utérin, de végétations, simples ou cancéreuses, etc., de polypes, de brides, tantôt uniques, tantôt multiples, qui se développent entre les parois opposées. Nous ne parlons pas des tumeurs sanguines, ni des concrétions qui peuvent obstruer temporairement l'utérus, sans produire un rétrécissement proprement dit.

3° L'hypertrophie des tissus qui entourent l'utérus, une tumeur développée dans son voisinage, sont susceptibles, en comprimant le conduit utérin, d'amener une oblitération plus ou moins complète et permanente de ce conduit.

Quant aux flexions utérines, elles sont une cause de coarctation apparente, en raison de l'angle que fait le corps avec le col de l'utérus ; mais le conduit conserve ses dimensions normales, et il suffit de redresser l'organe pour rendre le canal utérin à ses conditions régulières.

On comprend que le siége et l'étendue du rétrécissement

dépendront de la situation et de la gravité des lésions qui le produisent.

ÉTIOLOGIE. — Quelles sont les causes qui amènent ces lésions? On peut dire, d'une manière générale, que ce sont toutes les influences ou tous les agents capables de déterminer une inflammation de l'utérus. Ainsi les rétrécissements du canal utérin succèdent quelquefois à l'accouchement, soit qu'une phlegmasie de la matrice, soit que des contusions, des érosions ou des déchirures aient été la conséquence de la parturition ou des manœuvres qu'elle a nécessitées. Est-ce alors la lymphe déposée à la surface interne du col qui s'organise et qui sert de base à une adhérence? Cela est possible, mais nous ne saurions rien affirmer de positif à cet égard.

Une cause très active et très fréquente des rétrécissements du conduit utérin, c'est la cautérisation pratiquée dans la cavité du col, ou seulement à l'orifice utéro-vaginal, avec des caustiques puissants, tels que la potasse caustique, le fer rouge, l'azotate d'argent fondu, les acides concentrés.

Des observations que nous avons faites sur ce point, il résulte clairement pour nous, que les rétrécissements succèdent plus souvent à l'emploi de la potasse caustique de Filhos qu'à celui du fer rouge. Cela tient sans doute à ce que la potasse caustique fusant à l'intérieur et dans l'interstice des tissus, détermine une eschare plus profonde, une plaie plus irrégulière, d'où résulte une inflammation adhésive.

Quant aux rétrécissements produits par l'azotate d'argent fondu, nous n'en possédons que peu d'exemples. Nous n'avons recueilli qu'un seul cas de rétrécissement qui pût être attribué aux cautérisations avec l'azotate acide de mercure du Codex, employé avec les précautions que nous avons indiquées (page 159).

De ce que nous venons de dire il résulte que, plus un caustique agit profondément, plus il est susceptible de donner naissance à un rétrécissement.

Les rétrécissements du conduit utérin ne s'observent pas également aux différents âges.

Très rares chez les jeunes filles, à moins d'être congénitaux, les rétrécissements deviennent assez fréquents à partir de la puberté jusqu'à la vieillesse la plus avancée. Les rapports sexuels, les accouchements, les suites de couches, les phlegmasies utérines figurent au nombre des causes les plus actives de coarctation du conduit utérin. Après la ménopause, la femme reste encore sous le coup des inflammations chroniques contractées antérieurement; et, d'ailleurs, le canal utérin se rétrécit à mesure que s'accroît le nombre des années. On cite même des exemples d'oblitération complète de ce conduit chez des femmes d'un âge avancé.

SYMPTOMATOLOGIE. — Toute diminution dans le calibre du canal utérin a pour effet principal d'apporter un obstacle, variable avec le degré du rétrécissement, à l'écoulement des règles et à la sortie de tous les produits de sécrétion qui, déposés dans la cavité utérine, en doivent être expulsés : ce sont des flueurs blanches, des concrétions sanguines, des môles, des liquides purulents, etc. De là dérive une série de signes capables de faire reconnaître, pendant la vie, l'existence d'un rétrécissement ; tels sont : l'aménorrhée, la dysménorrhée, les efforts expulsifs pour chasser de l'utérus un produit étranger, etc. En présence de symptômes semblables, un praticien devra toujours songer à un rétrécissement du conduit utérin et ne pas hésiter à vérifier le diagnostic par le cathétérisme, avec toutes les précautions que nous avons recommandées plus haut.

M. Bernutz fait jouer à ces rétrécissements le rôle de cause prédominante dans la production de l'hématocèle péri-utérine. C'est une opinion que nous ne saurions partager et sur laquelle nous reviendrons en traitant de l'hématocèle.

Le rétrécissement du conduit utérin, et, à plus forte raison, son oblitération complète, constituent une cause fréquente de stérilité. En effet, c'est une barrière au passage du fluide séminal, un obstacle mécanique à l'imprégnation. Les exemples de ce genre ne sont certainement pas rares dans la science, et l'on est parvenu souvent à faire cesser la stérilité, en ramenant le conduit utérin à ses dimensions normales.

La stérilité devra donc faire soupçonner toujours une coarctation du canal utérin, surtout si la malade est en même temps affectée de dysménorrhée et de douleurs expulsives.

Ces présomptions se changeront en certitude, si l'on parvient à constater matériellement la lésion, par un des procédés d'exploration que nous allons faire connaître.

Par le simple toucher, on peut vérifier assez approximativement le diamètre de l'orifice du museau de tanche, mais on ne saurait déterminer avec une précision rigoureuse s'il y a un véritable rétrécissement. La seule lésion que le toucher puisse indiquer d'une manière certaine, c'est une atrésie, une oblitération complète de l'ouverture utéro-vaginale.

Le toucher, cependant, ne doit pas être négligé ; car il peut, dans un grand nombre de cas, fournir encore d'utiles renseignements. Si l'utérus est augmenté de volume, si sa cavité tient emprisonnées des matières étrangères solides ou liquides, c'est le doigt qui nous le révélera. On comprend même combien il est nécessaire de préluder par ce mode d'exploration, afin de ne pas s'exposer à introduire imprudemment une sonde dans un utérus gravide. Sans doute le toucher ne nous fera pas reconnaître sûrement une grossesse à son début, mais il sera capable de nous la faire soupçonner ; et cette seule présomption pourra épargner au médecin une méprise déplorable et sauver la malade des inconvénients ou des dangers d'un avortement. On tiendra donc, dans ce cas, la malade en observation, et l'on ne pratiquera le cathétérisme qu'après avoir acquis la certitude que le volume de l'utérus n'est pas dû à un commencement de gestation. A la rigueur, on pourrait, il est vrai, dès le principe, porter prudemment la sonde à un centimètre de profondeur sans rien compromettre ; mais il vaut mieux encore s'abstenir.

L'inspection du col utérin avec le spéculum permet de voir, le plus souvent, si des changements sont survenus dans les dimensions de l'orifice utéro-vaginal. On peut même, au moyen du spéculum bivalve, dont on écarte suffisamment les branches, apercevoir un rétrécissement qui ne serait pas situé à plus d'un centimètre au delà de l'ouverture du museau de tanche, mais sans qu'il soit possible de rien savoir ni de l'étendue, ni du degré de la lésion. C'est là tout ce qu'on peut exiger du spéculum ; lui demander davantage ce serait s'exposer à commettre des erreurs regrettables.

Le cathétérisme est le moyen le plus sûr et le plus exact pour arriver au diagnostic des rétrécissements du conduit utérin.

On introduit la sonde de Simpson dans la cavité du col de la matrice ; l'épaisseur de cette sonde répond aux dimensions normales du conduit. Si l'on éprouve de la difficulté à pénétrer, si l'on rencontre un obstacle contre lequel le bout de la sonde aille heurter, le rétrécissement est évident. Nous n'avons pas besoin de dire comment l'expérience apprendra à reconnaître le siége, l'étendue et le nombre des lésions qui le produisent.

Quant au degré de la coarctation, on l'appréciera en portant dans la cavité utérine des sondes de calibre variable, depuis la sonde ordinaire jusqu'au simple stylet.

Diagnostic. — Mais il ne faut pas croire que le diagnostic du rétrécissement est aussi simple en pratique qu'il peut le paraître en théorie. On prend volontiers pour un rétrécissement l'obstacle qu'apporte, au passage de la sonde, la courbure d'une déviation utérine. C'est encore ici le lieu de faire ressortir l'importance du toucher pratiqué préalablement à l'introduction de la sonde. Prévenu qu'on sera de la déviation utérine, on aura recours à diverses manœuvres pour franchir cet obstacle apparent et engager l'extrémité de la sonde dans la direction du canal dévié.

Le rétrécissement une fois constaté, il faudra remonter aussi à sa cause et découvrir même, s'il se peut, la nature de la lésion qui le produit ; car de là dépend la marche à suivre dans le traitement, ainsi que le succès de la thérapeutique.

Nous ne parlerons pas ici du rétrécissement congénital, qui disparaît, d'ordinaire, à l'époque de la puberté, au moment de la première éruption menstruelle, et qui, d'ailleurs, peut être assimilé, quand il persiste, au rétrécissement organique, soit pour les accidents qu'il détermine, soit pour le traitement qui lui convient.

Mais comment distinguer si le rétrécissement est organique ou spasmodique? Il sera facile de le reconnaître aux signes suivents : Et d'abord, le rétrécissement spasmodique ne siége jamais qu'à l'orifice cervico-utérin, tandis que le rétrécissement organique peut se rencontrer dans tous les points de la cavité du col. Puis, le rétrécissement spasmodique est passager, tandis que le rétrécissement organique est permanent, ou du moins persiste aussi longtemps que la lésion qui le détermine.

Le rétrécissement spasmodique se produit sous l'influence d'une cause irritante, soit qu'elle vienne du dehors, soit qu'elle vienne de l'intérieur même de la matrice. C'est ainsi que, chez les femmes nerveuses ou douées d'une grande susceptibilité utérine, l'orifice cervico-utérin entre en spasme et se resserre à la manière d'un sphincter, au moment où il est touché par un corps étranger qui cherche à le franchir, soit par les flueurs blanches dans la métrite interne, soit surtout par l'extrémité de la sonde dans les manœuvres du cathétérisme. Dans ce dernier cas, la striction spasmodique peut se produire à deux moments différents : ou lorsque le bout de la sonde se présente à l'orifice cervico-utérin, et alors il faut attendre, pour le franchir et pour pénétrer dans la cavité du corps, que le spasme ait cessé; ou bien lorsque la sonde est entrée déjà dans la cavité utérine, et alors l'instrument fortement comprimé et comme étranglé par cette contraction, ne peut plus exécuter de mouvements qu'avec la plus grande difficulté. C'est surtout quand on retire la sonde de la cavité utérine, que ce spasme se produit. Dans ce cas, il conviendra de ne pas dégager brusquement la sonde, mais d'attendre que le spasme ait disparu.

Il est superflu d'ajouter que, si la simple sonde utérine de Simpson est capable de provoquer la contraction spasmodique de l'orifice cervico-utérin, à plus forte raison le porte-caustique de Lallemand, le crayon d'azotate d'argent fondu et les divers pinceaux imbibés de solutions irritantes, doivent-ils la produire, à cause de l'excitation plus vive qu'ils déterminent sur les tissus.

Il est des femmes chez lesquelles ce spasme de l'orifice cervico-utérin se produit habituellement, dans les opérations de cathétérisme ou dans les cautérisations intra-utérines. Mais il est rare que ce phénomène persiste bien longtemps; peu à peu cet excès de sensibilité utérine s'émousse, et l'orifice cervico-utérin laisse passer, sans se contracter, soit les liquides provenant de la cavité utérine, soit les instruments qu'on y porte. D'ailleurs, ainsi que nous venons de le voir, le rétrécissement spasmodique n'a par lui-même aucune importance sérieuse.

Il n'en est plus ainsi du rétrécissement organique, qui fait le principal objet de ce chapitre, et qui donne naissance aux troubles fonctionnels, aux accidents variés que nous avons signalés plus haut. Nous avons indiqué les moyens propres à le reconnaître, disons maintenant quelle est sa gravité et quel est son mode de traitement.

MARCHE, DURÉE. — La marche du rétrécissement organique varie avec la cause qui lui a donné naissance. Est-il dû à une inflammation simple des parois utérines, il disparaîtra avec cette inflammation. Est-il dû à une lésion permanente, à des indurations, à des brides, etc., il persistera alors indéfiniment, et même il pourra se faire que le calibre du conduit utérin aille progressivement en diminuant jusqu'à son oblitération complète.

PRONOSTIC. — Le degré du rétrécissement est la mesure de sa gravité. S'il est faible, il apporte seulement des troubles légers aux fonctions utérines et ne fait que gêner la fécondation. S'il est plus prononcé, il forme un obstacle absolu pour la fécondation, il devient la cause d'accidents inflammatoires graves de l'utérus et des tissus qui avoisinent cet organe; il peut aller, par la barrière qu'il oppose à l'écoulement des règles ou des produits de sécrétion utérine, jusqu'à déterminer une péritonite grave et souvent mortelle.

Le pronostic varie aussi nécessairement avec l'étendue du rétrécissement et avec son siége. En effet, plus il est étendu, plus il est difficile à guérir ; plus il est rapproché de l'orifice cervico-utérin, plus il donne lieu à de graves désordres.

Le pronostic variera aussi suivant que le rétrécissement sera simple ou compliqué; il est clair, par exemple, qu'un rétrécissement offrira bien moins d'inconvénients et de dangers dans un utérus sain que dans une matrice affectée de métrite interne; car alors le rétrécissement empêchera les produits morbides de sortir au dehors; et les flueurs blanches retenues dans la cavité utérine deviendront le point de départ de douleurs vives, et l'origine d'efforts expulsifs aussi pénibles que ceux qui accompagnent l'accouchement.

Il est donc toujours d'une haute importance de remédier aux rétrécissements du conduit utérin, qui constituent, comme on le voit, une altération grave, sinon par eux-mêmes, du moins par les troubles fonctionnels ou les maladies dont ils peuvent devenir la cause déterminante.

Nous devons ajouter, toutefois, que le pronostic sera toujours moins fâcheux avant la puberté que pendant la période menstruelle; par les mêmes raisons, il deviendra aussi moins sérieux chez les femmes qui auront dépassé l'âge critique.

THÉRAPEUTIQUE. — Le traitement des rétrécissements du conduit utérin se divise en traitement préservatif et en traitement curatif. — Il est bien entendu que nous ne nous occupons ici que des rétrécissements accidentels.

Traitement préservatif. — Il consiste dans l'emploi des moyens propres à éloigner ou à combattre les causes capables de déterminer une coarctation utérine. Ces causes, sur lesquelles nous avons suffisamment insisté, étant bien connues, il sera facile de les prévenir ou de les écarter, soit qu'il s'agisse d'une phlegmasie utérine, soit qu'on ait affaire à une lésion du col consécutive à un accouchement.

Nous ne voulons pas revenir sur les moyens qu'il convient de mettre en usage pour empêcher le développement des lésions productrices des rétrécissements; cependant, nous ne saurions trop appeler l'attention de nos confrères sur les précautions que réclame la pratique des cautérisations extra- et intra-utérines, particulièrement celles qui sont faites avec la potasse caustique, le fer rouge, les acides concentrés et même l'azotate d'argent fondu. On trouvera, dans le traitement des causes du rétrécissement, tous les renseignements nécessaires pour prévenir cette fâcheuse conséquence de l'emploi des caustiques.

Traitement curatif. — Lorsque le rétrécissement existe, que convient-il de faire? Nous avons déjà dit qu'il fallait, avant tout, rechercher la nature et la cause de la coarctation. C'est là, nous le répétons, une condition essentielle pour le succès de toute tentative thérapeutique. Le rétrécissement est-il dû à un engorgement de l'utérus, à une inflammation de cet organe ou des tissus voisins, il faudra recourir à un traitement indirect, qui consistera à combattre l'état phlegmasique de la matrice ou des tissus ambiants. Mais si la cause est permanente, si la lésion consiste dans une modification organique, matérielle, réfractaire aux agents médicinaux ordinaires, on devra la combattre par un traitement direct et chirurgical, soit la dilatation, soit l'incision des parois du conduit utérin.

Nous allons successivement étudier les divers moyens proposés pour guérir les rétrécissements du col de l'utérus. Nous rappelerons toutefois, au préalable, que nous envisageons les rétrécissements du conduit utérin, surtout dans leurs rapports avec le traitement direct de la métrite interne. Ce que nous dirons ici s'appliquera donc plutôt aux coarctations de l'orifice utéro-vaginal et de la première moitié du conduit, qu'à celles qui se produisent au delà de cette limite et surtout à l'orifice cervico-utérin.

I. *De la dilatation.* — Suivant les instruments et les procédés qui servent à la produire, la dilatation se distingue en : dilatation dure, dilatation molle et dilatation forcée.

1° *De la dilatation dure.* — Le docteur Mackinstoch (d'Édimbourg) paraît avoir eu, le premier, l'idée d'appliquer à la dilatation du conduit utérin les principes qui président à la dilatation du canal uréthral.

La dilatation dure consiste à introduire méthodiquement dans le col de l'utérus et à y laisser à demeure, pendant un temps plus ou moins long, des sondes métalliques, dont on augmente progressivement le calibre.

La difficulté de maintenir en place les longues sondes proposées par Mackinstoch fit qu'on chercha de bonne heure à les remplacer. Simpson imagina des sondes d'une longueur de deux pouces et demi, terminées par une extrémité bulbeuse, espèce de pessaire qui est embrassé et retenu par le cul-de-sac vaginal.

Simpson laissait chacune de ces sondes en place pendant vingt-quatre heures, et la remplaçait par une sonde de plus gros calibre.

Ce genre de dilatation se fait généralement sans douleur et n'entraîne jamais d'accidents.

L'instrument dilatateur de Reybard est-il applicable à la dilatation du conduit utérin ? C'est une simple question que nous posons là, car nous n'avons aucune expérience personnelle qui nous permette de la résoudre d'une manière satisfaisante.

Quel est le mode d'action de la dilatation dure ? Sans doute les sondes lassent la résistance des parois du canal utérin ; mais combien de temps ne doit-il pas s'écouler avant que cette résistance soit vaincue ! Personne n'ignore, en effet, que les parois de la cavité du col sont très épaisses et pourvues d'une contractilité propre très puissante. Il est donc difficile d'admettre qu'une sonde métallique puisse, dans tous les cas, dilater suffisamment la cavité du col.

Ce n'est pas à dire que nous rejetions la dilatation dure. Nous croyons seulement qu'il n'est pas possible de l'ériger en méthode générale. Ainsi, ce genre de dilatation, dont les effets ne sont jamais que passagers, ne peut être appliqué avec quelque chance de succès aux coarctations dues à des brides ou à du tissu inodulaire. Mais elle pourra être utile, si le rétrécissement provient d'un simple retrait des parois du col. C'est ainsi que nous avons coutume d'employer la dilatation dure, sans laisser, toutefois, les sondes à demeure, dans le double but d'élargir le conduit utérin et de l'habituer à la présence de corps étrangers, en émoussant sa sensibilité avant de pratiquer la cautérisation intra-utérine.

Nous ne voulons point laisser les sondes à demeure, parce qu'elles sont très fatigantes pour les malades. L'éponge que M. Bennett a substituée à l'extrémité bulbeuse de la sonde de Simpson, pour rendre plus facile l'emploi de cet instrument, a, pour nous, un inconvénient très grave, c'est de déterminer, dans un grand nombre de cas, de l'irritation vaginale.

2° *De la dilatation forcée.* — La dilatation forcée s'exécute avec un instrument qui peut se comparer à une pince à pansement. On porte dans la cavité du col les deux branches fermées, puis on les ouvre graduellement.

Ce genre de dilatateur peut, sans aucun doute, offrir des avantages réels dans la dilatation des conduits membraneux et élastiques, qui cèdent et s'écartent sous l'influence des pressions excentriques; mais il n'en est pas ainsi du canal utérin, dont les parois épaisses, dures, résistantes et friables se froissent et se déchirent quand un effort tend à les trop écarter. Nous ne sommes donc nullement de l'avis de M. Roubaud, qui veut conserver cet instrument pour les cas où le rétrécissement est dù à des indurations et à des nodosités situées sur les parois du col.

Les avantages médiocres et même très équivoques, que pourrait procurer peut-être, dans des cas semblables, le dilatateur métallique, ne nous paraissent pas compenser suffisamment les inconvénients ou les dangers de son emploi, pour que nous nous décidions à en préconiser l'usage.

3° *De la dilatation molle.* — Les substances hygrométriques ont été employées quelquefois avec succès pour combattre certains rétrécissements du conduit utérin. M. Simpson a mis en usage les tentes en éponge, que tout le monde connaît et dont nous ne donnerons pas ici la description. M. Bennett s'est également servi de ces appareils, construits sur un modèle plus petit. Lorsque ces éponges ont été portées dans la cavité du col de l'utérus, elles se gonflent en absorbant l'humidité des parties environnantes, elles écartent les parois du canal par leur force d'expansion et, le plus souvent, sans occasionner de douleurs aux malades. Au bout de vingt-quatre heures, on retire l'éponge; et cinq ou six jours plus tard on en replace une nouvelle. On continue ainsi jusqu'à ce qu'on ait obtenu une dilatation convenable du conduit utérin.

Si ce mode de dilatation est rationnel, exempt de dangers, s'il réussit dans un grand nombre de cas, il a bien aussi quelques inconvénients. D'abord l'éponge ne se dilate pas toujours d'une manière convenable par elle-même, et il est besoin de faire des injections vaginales pour aider à son expansion. Puis le séjour de l'éponge détermine parfois l'inflammation des parois vaginales, soit par son contact, soit par l'oblitération du canal et la rétention des sécrétions morbides dans la cavité du corps. Enfin cette éponge contracte bientôt une odeur très fétide.

On s'est servi aussi, dans le traitement de ces rétrécissements, de bougies emplastiques, de bougies de cire, etc.

La dilatation molle est, de tous les genres de dilatation, celui qui, selon nous, remplit le mieux son but, à part les inconvénients que nous venons de faire connaître. C'est ce procédé que nous avions adopté et dont nous aurions continué l'usage, dans les cas où le débridement n'était pas indispensable, si nous n'avions pas trouvé une méthode exempte de tout danger et de tout inconvénient, en même temps qu'elle détruit sans retour les rétrécissements du conduit utérin.

II. *Du débridement.* — On a donné le nom de débridement à l'opération sanglante ou incision pratiquée dans la cavité du col pour détruire un rétrécissement du conduit utérin.

Le débridement est-il applicable à tous les genres de rétrécissements ?

Les rétrécissements qui siégent à l'orifice utéro-vaginal et dans la profondeur du col sont attaqués facilement par l'instrument tranchant. Mais nous ne savons pas jusqu'à quel point il est possible d'atteindre aussi aisément la coarctation de l'orifice cervico-utérin. Plusieurs fois nous avons rencontré ces sortes de rétrécissements et nous avons toujours pu les vaincre par la dilatation graduée. Une seule fois nous avons trouvé un rétrécissement qui s'étendait de l'orifice utéro-vaginal jusqu'à l'orifice cervico-utérin ; nous en avons fait l'incision dans toute son étendue, mais sans aller pourtant jusque sur l'orifice cervico-utérin. Cette opération a suffi pour nous donner le résultat que nous désirions obtenir. Du reste, nous débridons souvent l'orifice utéro-vaginal et la première moitié du conduit. Or, nous n'avons pas trouvé de cas où il ne nous fût possible, après le débridement, de pénétrer avec la sonde jusque dans la cavité utérine.

On peut, pour pratiquer le débridement, mettre en usage l'utérotome, qui a été construit surtout en vue de l'incision de l'orifice cervico-utérin. On pourrait aussi recourir à un instrument semblable à celui dont M. Reybard se sert pour les rétrécissements de l'urèthre.

Mais le procédé auquel on a le plus souvent recours est l'incision avec un bistouri.

Pour la pratiquer, on est obligé quelquefois d'attendre l'époque des règles, afin de pouvoir reconnaître l'orifice utéro-vaginal, qui est parfois si rétréci, que l'œil ne le distingue qu'en voyant sourdre, à travers, des gouttelettes de sang. On introduit, si l'orifice le permet, une aiguille à tricoter ou une sonde cannelée dans le conduit utérin, et on fait pénétrer un bistouri boutonné le long de la sonde et de l'aiguille servant de conducteur. Si l'ouverture du museau de tanche est tellement étroite, qu'elle ne permette pas d'introduire d'emblée le bistouri boutonné, on l'élargit au préalable avec un bistouri droit, puis on introduit le bistouri boutonné. On retire ensuite l'instrument en pratiquant l'incision, que l'on doit faire assez profonde pour ne pas être obligé d'y revenir. En général, il suffit de pratiquer de chaque côté une incision de $0^{m},004$.

Quand l'orifice utéro-vaginal se découvre aisément, il est toujours bon de faire l'incision quelques jours avant l'époque des règles ; car l'ouverture artificielle sera entretenue par l'écoulement menstruel.

Si on laisse les lèvres de la plaie en contact, il arrive le plus souvent qu'elles se réunissent et qu'il se développe un nouveau rétrécissement, lequel peut être plus prononcé que le premier. Comment donc s'opposer à cette adhérence des lèvres de la plaie?

On a proposé, dans ce but, d'introduire et de laisser à demeure dans le museau de tanche un cône d'éponge préparée. Cette substance, s'imbibant de sang et de mucosités, se gonfle peu à peu, dilate le conduit utérin et maintient écartées les lèvres de l'incision ; il faut avoir soin que le morceau d'éponge soit assez petit pour ne pas déterminer une distension trop considérable qui donnerait lieu à de très vives souffrances. Les liquides morbides dont s'imprègne l'éponge préparée ne tardent pas à répandre une odeur fétide et à devenir pour les tissus voisins une cause d'irritation inflammatoire. C'est un inconvénient, un danger même, qu'on ne peut prévenir qu'en renouvelant l'éponge tous les deux ou trois jours. Un inconvénient non moins grave, mais auquel on remédie encore de la même manière, c'est l'oblitération artificielle du conduit utérin, d'où résulte la rétention des règles ainsi que des mucosités utérines, et partant la reproduction des accidents qu'on a voulu conjurer par le débridement.

Néanmoins, si l'on a recours à l'éponge préparée, on en continuera l'application jusqu'à ce que les deux surfaces de la plaie étant cicatrisées isolément, on n'ait plus à craindre leur affrontement et leur adhésion réciproque.

Mais, en dépit de toutes les précautions, on obtient difficilement un résultat satisfaisant par ce procédé; car, chaque fois qu'on renouvelle l'éponge, on fait saigner les surfaces traumatiques et on contrarie le travail de réparation en partie effectué. Il en résulte, en définitive, une inflammation adhésive et une cicatrisation vicieuse.

Les sondes et les bougies, que quelques praticiens ont substituées aux éponges, nous paraissent préférables; car elles laissent une libre issue à l'écoulement du sang menstruel et des liquides utérins. M. Jobert (de Lamballe) s'est servi avec succès d'une sonde de caoutchouc à la suite d'une opération de débridement.

Toutefois, nous ne pensons pas qu'il soit toujours prudent de laisser ainsi à demeure un corps étranger, rigide et dur, dans la cavité utérine, en contact avec une muqueuse enflammée et des tissus récemment divisés.

Aussi avons-nous imaginé un moyen qui met à l'abri de ces dangers tout en maintenant les bienfaits du débridement. Il consiste à cautériser, aussitôt après l'incision, les lèvres de la plaie avec un pinceau intra-utérin, imbibé de la solution d'azotate d'argent. On répète la cautérisation tous les deux ou trois jours jusqu'à la prochaine époque menstruelle; et généralement, au bout de vingt à vingt-cinq jours, la cicatrisation est complète. On cesse alors la cautérisation; l'oblitération du conduit utérin n'est plus à craindre.

Ce procédé n'est point douloureux et n'est suivi d'aucun accident. Il s'oppose à toute hémorrhagie consécutive et permet un écoulement facile aux liquides provenant de la cavité utérine. Non-seulement nous n'avons jamais vu de rétrécissement se reproduire après son emploi; mais le conduit utérin a toujours conservé très exactement le diamètre que lui avait donné l'incision.

CHAPITRE VII.

GÉNÉRALITÉS SUR LE PHLEGMON PÉRI-UTÉRIN.

CONSIDÉRATIONS ANATOMIQUES. — La première question à résoudre est celle-ci : « Le phlegmon péri-utérin est-il anatomiquement possible? ou, en d'autres termes, existe-t-il autour de l'utérus une atmosphère celluleuse susceptible de s'enflammer? » Il est des médecins qui nient formellement le fait. Nous pensons donc qu'il est utile, avant de passer outre, de revenir sur certaines particularités anatomiques qui, tout en répondant à la question qui vient d'être posée, aideront à mieux comprendre la formation et le développement des tumeurs phlegmoneuses du petit bassin, les signes qu'elles fournissent au toucher, les sympathies qu'elles éveillent et les accidents redoutables dont elles peuvent devenir le point de départ.

Comme nous l'avons déjà dit dans nos généralités, l'utérus est placé dans l'excavation pelvienne, entre la vessie, qui est en avant, et le rectum, qui est en arrière. Un double repli du péritoine sépare la matrice de ces deux organes, et forme, en avant, les *ligaments vésico-utérins*; en arrière, les *ligaments recto-utérins*; et sur les côtés, les *ligaments larges*.

Or, on ne saurait contester que les ligaments larges renferment dans leur repli un tissu cellulaire lamelleux, très lâche et très extensible, qui permet aux deux feuillets de s'écarter à mesure que le corps utérin se développe pendant l'évolution de la grossesse. Ce tissu cellulaire qui se continue, sur les côtés, avec le *fascia propria* du bassin ne s'arrête pas, en dedans, sur les parties latérales de la matrice. On le retrouve, avec une structure un peu plus dense, il est vrai, et formant une couche moins épaisse, on le retrouve, dis-je, en avant, en arrière et au-dessus de l'utérus, entre cet organe et le feuillet péritonéal qui tapisse sa surface externe. C'est un fait admis aujourd'hui par tous les anatomistes. Et comment le nier, en présence de cette loi d'anatomie générale qui veut que toutes les séreuses ne soient pas en contact immédiat avec l'organe qu'elles recouvrent, mais qu'elles en soient séparées par une couche de tissu conjonctif. Lors même, d'ailleurs, que toutes ces raisons manqueraient, nous dirions encore : « Le tissu cellulaire péri-utérin s'enflamme, donc il existe. » Il est vrai que nous avons l'air de faire un sophisme ou, pour mieux dire, une pétition de principes ; mais nous maintenons néanmoins que c'est là un très bon argument. En effet, serait-ce la première fois que la pathologie viendrait au secours de l'anatomie? et qu'un tissu douteux pour l'œil et pour le scalpel, à l'état normal, révélerait son existence par une manifestation morbide? N'a-t-on pas nié longtemps l'existence de la membrane interne du cœur, du feuillet pariétal de l'arachnoïde, et, sans sortir des organes qui nous occupent, il y a quelques années l'existence de la muqueuse utérine n'était-elle pas universellement rejetée? Ne faut-il point convenir que les lésions inflammatoires de ces tissus, depuis leur simple vascularisation jusqu'à leur altération la plus profonde, n'ont pas peu contribué à rendre leur existence incontestable? Nous croyons donc que ce serait faire preuve d'un mauvais esprit et se mettre en désaccord avec la grande majorité des anatomistes que de soutenir encore aujourd'hui qu'il n'y a point de tissu cellulaire autour de l'utérus. M. Gosselin, dont personne assurément ne contestera la compétence anatomique, a rapporté, comme nous le dirons plus tard, des cas de phlegmon péri-utérin : il admet donc l'existence de ce tissu cellulaire.

La couche cellulaire péri-utérine, assez épaisse au-dessus de l'insertion du vagin à la matrice et au niveau des culs-de-sac péritonéaux, va s'amincissant, se raréfiant, à mesure qu'elle se rapproche de la partie moyenne et du fond de l'organe. Elle est d'une texture lamelleuse et ne s'infiltre jamais de graisse. Sa minceur et sa structure expliquent à merveille pourquoi l'inflammation, loin de s'y produire toujours avec intensité et sous la forme aiguë et d'y engendrer promptement du pus, y suit souvent, au contraire, une marche lente, progressive, versant, au lieu de globules purulents, des éléments plastiques, dont l'accumulation forme, à la longue, ces masses indurées que nous décrirons bientôt sous le nom de phlegmons péri-utérins chroniques.

Historique. — Faut-il, à l'exemple de M. Bennett, faire remonter à Paul d'Égine la première notion de l'engorgement inflammatoire du tissu cellulaire qui environne l'utérus et ses annexes? Nous avons soigneusement cherché, dans les écrits des chirurgiens grecs, quelque titre sérieux à l'honneur de cette découverte pathologique; nous n'avons trouvé qu'une phrase qui pût, à la rigueur, justifier la manière de voir du médecin anglais : « *Posteriore uteri parte inflammatâ*, dit Paul d'Égine, *in ombilico potissimùm cum tumore infestat.* » Plus loin, il parle de la persistance de l'inflammation *cum duritiâ* et de l'inclinaison de l'utérus d'un côté ou de l'autre. Or, nous le demandons, ne serait-ce pas mal interpréter ce passage et commettre, en quelque sorte, le plus grossier des contre-sens que d'en faire sortir l'indication du phlegmon rétro-utérin, au lieu d'y voir signalée simplement l'inflammation de la paroi postérieure de l'utérus? D'autant mieux que cette citation est empruntée à un chapitre où l'auteur traite tout au long des phlegmasies de la matrice, de leurs causes, de leurs symptômes et de la thérapeutique qui leur convient.

Les auteurs qui ont suivi Paul d'Égine, Rhazès, Avicenne, Fernel, jusqu'à Fréd. Hoffmann, reproduisent et commentent les opinions du chirurgien grec; comme lui, ils rapportent la majeure partie des maladies du bassin, chez la femme, à une inflammation de la matrice. Rivière parle de kystes, de squirrhes et d'indurations, qu'il place uniquement dans les parois utérines.

Morgagni (*in Artic.* 28. — *Epist.* 46) rapporte que, chez une femme morte trente jours après l'accouchement, l'ovaire et la trompe droite adhéraient avec le côlon et étaient consumés par un abcès; c'était le premier mot de l'anatomie pathologique sur les tumeurs phlegmoneuses suppurées des fosses iliaques. A peu près à la même époque, Delamotte, dans son *Traité de chirurgie*, et Ledran, dans ses *Observations chirurgicales*, citaient des faits analogues. Mais nul encore, à notre connaissance, n'avait signalé l'inflammation du tissu cellulaire péri-utérin.

En 1743, Puzos publie un *Traité d'accouchement*, dans lequel il consacre un chapitre spécial à l'histoire des tumeurs qui apparaissent dans le bassin, chez quelques femmes récemment accouchées. Le nom de *dépôts laiteux*, qu'il leur donne, indique suffisamment combien Puzos se trompait sur l'étiologie, le mode d'évolution et la nature de ces tumeurs. D'ailleurs, comme il ne s'appuyait guère, pour les reconnaître, que sur le toucher hypogastrique, il ne les avait observées que lorsqu'elles étaient assez volumineuses pour proéminer au-dessus du détroit supérieur du bassin. Le traitement qu'il conseille, et qu'il emploie lui-même, est, du reste, fort rationnel : il consiste dans des émissions sanguines souvent répétées, qui ont amené plus d'une fois la résolution de l'engorgement.

Après Puzos, Levret, Déleurye, Doublet et Gastelier signalent aussi les tumeurs des ligaments larges comme des complications fréquentes, à la suite des couches : à l'exemple de Puzos, ils les regardent comme des dépôts laiteux, capables de s'enflammer et de dégénérer en collections purulentes. Pour prévenir cette terminaison fâcheuse, ils préconisent aussi la médication antiphlogistique.

Nauche, dans son *Traité des maladies propres aux femmes*, s'occupe avec un très grand soin des lésions qui peuvent atteindre l'utérus lui même, de l'inflammation de sa membrane muqueuse, de son tissu propre et de sa tunique séreuse ou péritonéale; mais il ne dit rien de la phlegmasie du tissu cellulaire sous-séreux.

Gardien combat la théorie des dépôts laiteux ; mais il localise dans les parois mêmes de l'utérus les tumeurs inflammatoires et les abcès qui se montrent dans le bassin chez les nouvelles accouchées.

Boyer confond dans le même chapitre l'histoire de la phlegmasie de la matrice et celle des ligaments larges; pourtant il n'admet point qu'une collection purulente puisse se développer dans le tissu dense et serré de l'utérus; il pense que, lorsqu'un abcès se forme, il occupe le tissu cellulaire sous-péritonéal qui enveloppe l'organe.

M. Duparcque confond les engorgements du corps de l'utérus avec les phlegmons du tissu cellulaire voisin.

Dupuytren, Dance, Husson, MM. Menière, Piotay, Lebâtard, et après eux, M. Grisolle et M. Bourdon, publient d'excellents travaux sur les tumeurs phlegmoneuses des fosses iliaques; mais ils disent peu de chose des engorgements des ligaments larges et ils ne mentionnent même pas les phlegmons péri-utérins.

Lisfranc, dans sa *Clinique chirurgicale*, a parlé aussi du phlegmon des ligaments larges à l'état aigu et à l'état chronique.

Dugès et madame Boivin, dans leur *Traité des maladies de l'utérus*, ont passé légèrement sur cette affection.

Dans une thèse soutenue en 1844, M. Verjus traite successivement du phlegmon développé dans les trompes, dans les ovaires et dans l'épaisseur des ligaments larges.

Dans une autre dissertation inaugurale présentée en 1847, M. Satis s'occupe de l'inflammation des annexes de l'utérus et des ligaments larges; il signale la fréquence de ces phlegmasies, presque exclusivement à l'état aigu, non-seulement à la suite des couches, mais encore en dehors de l'état puerpéral.

Quant à M. Bennett, il envisage surtout l'affection à l'état aigu; il ne fournit que des notions assez vagues, assez confuses, sur le phlegmon chronique des ligaments larges, et il ne dit rien de son traitement.

Tel était, sur ce point de la pathologie utérine, l'état de la science, vers la fin de l'année 1846, lorsque j'ai commencé mes recherches à l'hôpital Cochin, dans un service où étaient reçues en assez grand nombre des femmes venant de la Maternité. Dans le principe, je ne fixai guère mon attention que sur l'engorgement inflammatoire des ligaments larges. J'observai d'abord cette maladie à l'état aigu; mais je ne tardai pas à rencontrer des cas assez nombreux de la même affection à l'état subaigu et à l'état chronique ; et en 1848, un de mes internes, M. Boyer, soutenait, devant la Faculté de médecine de Paris, une thèse sur le phlegmon subaigu et chronique des ligaments larges.

Dans le courant de l'année 1849, je commençai à observer quelques cas d'engorgement inflammatoire du tissu cellulaire péri-utérin ; et en 1851, un autre de mes élèves, M. Martin, choisit pour sujet de sa dissertation inaugurale « le phlegmon des ligaments larges et du tissu cellulaire péri-utérin. » Depuis lors, ces faits se sont multipliés dans ma pratique et je n'ai cessé de les signaler à l'attention des praticiens, soit par des observations publiées dans nos recueils périodiques, soit dans des conférences cliniques qui ont été reproduites par quelques-uns de nos journaux de médecine (*Gaz. des hôpitaux*, 1850).

Le phlegmon péri-utérin était-il donc une forme inflammatoire nouvelle, dont je venais de faire la découverte ? A Dieu ne plaise que je me pare d'une si vaine prétention. J'ai déjà dit que depuis Puzos, il avait été vu et signalé par quelques praticiens, mais plus particulièrement à l'état aigu et à la suite des couches. Ce que je crois avoir démontré, pour ma part, c'est que cette inflammation n'est pas rare à l'état chronique, et en dehors de l'influence puerpérale. D'où vient que ce grand fait pathologique, que je considère aujourd'hui comme une vérité définitivement acquise à la science, soit passé si longtemps inaperçu ? J'en trouve deux raisons principales. La première, c'est que le phlegmon péri-utérin chronique peut quelquefois être si lent dans son développement et si borné dans ses dimensions, qu'il ne provoque ni aucune gêne locale ni aucune réaction générale, si bien que les femmes qui en sont atteintes n'en soupçonnent même pas l'existence. La seconde (et c'est la plus importante), c'est que cet engorgement peut simuler d'autres affections et particulièrement des phlegmasies, des indurations, des tumeurs de la matrice ou des ovaires, des névralgies ilio-lombaires ou utérines ; et qu'il peut, en outre, déterminer des troubles sympathiques du côté de l'estomac ou des accidents nerveux très variés. Ces derniers phénomènes ont exclusivement fixé l'attention des praticiens, qui alors ont combattu l'effet sans remonter jusqu'à la cause. J'ai vu assez souvent, soit des douleurs névralgiques, soit des paralysies des membres inférieurs, symptomatiques d'une tumeur phlegmoneuse des ligaments larges ou du tissu cellulaire péri-utérin, et contre lesquelles de très habiles médecins, les prenant pour des affections essentielles, avaient épuisé vainement toutes les ressources de la médication calmante ou antispamodique. Si l'on veut se faire une idée de la facilité avec laquelle les plus clairvoyants et les plus expérimentés peuvent prendre le change sur les maladies de la matrice ou de ses annexes, on n'a qu'à lire, dans la *Clinique chirurgicale* de Lisfranc, le chapitre où cet auteur traite des erreurs de diagnostic à l'occasion des affections utérines; il y passe soigneusement en revue toutes les causes d'erreur, et il signale de très bons moyens pour en prévenir quelques-unes. Mais, chose étrange, lui-même n'a pas toujours su les éviter. Il est hors de doute que cet éminent chirurgien a souvent méconnu le phlegmon péri-utérin, et qu'il a fait jouer un rôle exagéré à l'engorgement de l'utérus, auquel il a plus d'une fois attribué des accidents qui devaient dépendre soit d'une phlegmasie chronique du tissu cellulaire, soit d'une déviation, soit encore d'une métrite interne, avec ou sans hypertrophie des parois de l'organe. Telle était pourtant l'autorité que Lisfranc s'était acquise dans la pathologie utérine, que ses doctrines ont été acceptées sans contrôle et avec un empressement aveugle par quelques médecins.

Chomel, ainsi que nous l'avons dit, a décrit, sous le nom de métrite post-puerpérale, une phlegmasie de l'utérus qui survient quelque temps après les couches. J'ai eu de fréquentes occasions de l'observer à l'hôpital Cochin, chez de nouvelles accouchées arrivant de la Maternité. Mais j'ai pu me convaincre aussi que, dans beaucoup de cas, la phlegmasie, au lieu d'être limitée à la matrice, s'étendait au tissu cellulaire voisin, et que, dans certaines circonstances même, l'organe étant tout à fait intact, le tissu cellulaire seul était le siége de l'engorgement inflammatoire.

Ce diagnostic n'est pas toujours facile à établir au début de la maladie, parce que le tissu cellulaire engorgé fait, pour ainsi dire, corps avec la matrice; mais à mesure que la résolution s'opère, le tissu malade se détache, en quelque sorte, de l'organe sain, et un sillon de plus en plus profond ne tarde pas à en marquer la limite. Ce qu'on a toujours pris et décrit pour une métrite post-puerpérale, n'est donc, dans beaucoup de cas, qu'un phlegmon péri-utérin, avec ou sans engorgement de l'utérus.

La doctrine des phlegmons péri-utérins, telle que nous la comprenons et avec l'extension que nous lui donnons, a eu des débuts pénibles et laborieux. Comme toutes les idées nouvelles qui se font jour en heurtant les opinions établies et en ébranlant les croyances traditionnelles, notre manière de voir a rencontré des opposants systématiques, des contradicteurs de bonne foi, et des mécréants opiniâtres.

Les uns n'ont pas nié la justesse de nos observations ni la légitimité du phlegmon péri-utérin; mais ils nous ont accusé d'avoir trop des yeux de père pour cette affection, d'en avoir exagéré la fréquence, et d'en trouver là où il existait d'autres altérations. A la tête de ceux-là, nous placerons M. Malgaigne. Dès l'année 1848, dans un article où il reconnaît l'existence de ces phlegmons et où il proclame la nécessité de recherches actives sur ce point encore peu exploré du domaine pathologique, le savant professeur exprimait la pensée que nous avions pu prendre quelquefois les douleurs occasionnées par une névralgie du col utérin pour des douleurs provenant d'un engorgement inflammatoire du tissu cellulaire intra-pelvien. D'autres nous accusèrent de confondre les tumeurs stercorales ou les flexions utérines avec les phlegmons péri-utérins.

Enfin quelques incrédules allèrent plus loin. Pour démontrer l'inanité de notre doctrine, ils n'hésitèrent point à nier l'existence du tissu cellulaire péri-utérin. Nous avons répondu d'avance à cette objection, au commencement de ce chapitre.

Loin de nous laisser décourager par la résistance que rencontraient nos idées, nous avons poursuivi nos recherches avec une ardeur nouvelle, et nous nous sommes livré à l'examen des faits avec une attention plus scrupuleuse et plus persévérante, dans le nouveau service qui nous était confié, en 1851, à l'hôpital de la Pitié.

Là, notre doctrine ne fut pas accueillie avec plus de faveur. C'était surtout dans un service voisin du nôtre, où l'on ne voyait guère que des déviations utérines, et où florissaient les opinions et les procédés de Simpson; c'était surtout dans ce service que l'on parlait peu charitablement de ce qu'on appelait *nos erreurs de diagnostic*, et que l'on riait assez volontiers de notre manie des phlegmons péri-utérins et des tumeurs des ligaments larges. Mais, par un revirement inattendu, voilà que, dans le courant de l'année suivante, dans ces mêmes salles où les phlegmons péri-utérins venaient de rencontrer de si rudes adversaires, on découvre vingt-six cas de phlegmon péri-utérin! Et, en 1854, l'*Union médicale* publie un mémoire sur cette maladie, mémoire où l'auteur déclare qu'il est le premier qui ait fait une étude attentive des phlegmons péri-utérins.

Bien que nous sachions tout ce que nous impose de réserve le respect dû à la mémoire d'un savant qui n'est plus, nous ne pouvons nous défendre de revendiquer ici nos droits méconnus, comme nous l'avons déjà fait du vivant même de Valleix. Que répondait Valleix à nos réclamations? Qu'il n'avait jamais eu connaissance de nos recherches, et que nos opinions lui étaient entièrement étrangères.

Comprend-on que notre savant confrère ait ignoré nos travaux, lorsque déjà deux de nos élèves, M. Boyer et M. Martin, en avaient fait l'objet de leurs thèses inaugurales; lorsque nos leçons sur les phlegmons des ligaments larges avaient été publiées dans la *Gazette des hôpitaux;* lorsque M. Malgaigne avait apprécié, dans le *Journal de médecine et de chirurgie*, l'importance de nos recherches; lorsque enfin, je ne cessais d'appeler, chaque jour, l'attention de mes élèves sur la fréquence du phlegmon péri-utérin à l'état chronique? Il me serait facile d'établir que Valleix n'avait aucune idée du phlegmon péri-utérin avant de devenir mon collègue à l'hôpital de la Pitié. Là, nos salles étaient proches, nos malades communiquaient entre elles; nos élèves avaient entre eux de fréquents et même de continuels rapports ; ils allaient et venaient d'un service dans l'autre, et ils ne manquaient pas de s'entretenir sur la manière de voir, si différente, et la méthode de traitement, si opposée, de leurs maîtres respectifs. Enfin, à la Pitié encore, dans le même amphithéâtre où Valleix avait fait la veille des leçons sur les déviations de la matrice et sur le redressement mécanique de cet organe, je faisais, le lendemain, des conférences cliniques sur la fréquence méconnue des tumeurs phlegmoneuses péri-utérines et sur l'efficacité du traitement antiphlogistique.

Et quand on voit Valleix déserter tout à coup le camp de Simpson et proclamer la haute importance du phlegmon péri-utérin dans la pathologie des femmes, peut-on se défendre de penser qu'il avait subi, sans doute à son insu, l'influence mystérieuse du voisinage ?

Quoi qu'il en soit, dès ce moment, le phlegmon péri-utérin fut le bienvenu auprès de la majorité des praticiens; on le vit se multiplier dans tous les services, et il ne se passait plus de semaine où nos recueils périodiques n'en publiassent quelque nouvelle observation. Alors parurent, sur cette question, des travaux de longue haleine, des monographies, des mémoires, des thèses, parmi lesquelles la justice nous fait un devoir de citer celle de M. le docteur Gallard.

Disciple fervent de Valleix, M. Gallard rapporte naturellement à son maître tout l'honneur de la découverte pathologique. Il accorde pourtant que nous avons spécialement dirigé nos recherches vers l'étude du phlegmon péri-utérin à l'état aigu. J'en demande pardon à M. Gallard, mais je crains bien que l'affection et la reconnaissance qu'il avait vouées à son maître n'aient altéré dans son esprit les souvenirs du temps de son internat à la Pitié, les conversations qu'il avait avec mes élèves, et les visites qu'il rendait quelquefois à mes malades, en compagnie de mon interne. D'ailleurs, pour décider une question historique de cette importance, M. Gallard n'aurait-il pas dû consulter les thèses de MM. Boyer et Martin, et les leçons que j'avais faites à l'hôpital Cochin et à l'hôpital de la Pitié ? Il se serait ainsi convaincu, je n'en doute pas, que j'avais beaucoup insisté non-seulement sur le phlegmon aigu, mais plus spécialement encore sur le phlegmon chronique des annexes de l'utérus, et que j'avais signalé sa fréquence bien des années avant Valleix.

La doctrine des phlegmons péri-utérins paraissait avoir conquis définitivement, dans la science, ses droits de cité, lorsque sa légitimité a été de nouveau révoquée en doute avec une certaine véhémence. Il y a quelques mois à peine qu'a paru dans les *Archives de médecine* un mémoire intitulé : *Recherches cliniques sur les phlegmons péri-utérins*. Les auteurs de ce travail, MM. Bernutz et Goupil, concluent à la non-existence des phlegmons péri-utérins. S'appuyant sur six observations suivies de l'examen cadavérique des sujets, ils déclarent que les tumeurs, généralement considérées jusqu'à présent comme des indurations inflammatoires du tissu cellulaire pelvien, ne sont pas autre chose que des masses formées par des adhérences du péritoine et des circonvolutions intestinales, adhérences provenant de péritonites partielles. Les observations de MM. Bernutz et Goupil ne prouvent rien, à notre avis, contre les phlegmons péri-utérins ; elles ne font qu'ajouter un élément de plus, un élément important à l'anatomie pathologique de ces tumeurs. Nous admettons fort bien que la phlegmasie, au lieu de demeurer limitée au tissu cellulaire, se propage souvent à la portion de séreuse contiguë. Donc, pour nous, les observations précitées se rapportent à des cas dans lesquels il y avait eu, à une époque plus ou moins éloignée, concurremment inflammation de la séreuse et du tissu cellulaire péri-utérin. La phlegmasie du tissu cellulaire s'était terminée par une résolution complète ; mais restaient les traces indélébiles de l'inflammation péritonéale.

Cela posé, abordons la description du phlegmon péri-utérin, dans laquelle nous comprendrons l'inflammation du tissu cellulaire des ligaments larges et de celui qui entoure immédiatement la matrice.

Siege et divisions. — Aucun des points du tissu cellulaire qui entoure l'utérus n'est à l'abri des atteintes de l'inflammation. Eu égard au siége, c'est-à-dire aux rapports qu'il peut affecter avec la matrice, nous établirons pour le phlegmon péri-utérin les divisions suivantes :

1° Le phlegmon se développe sur l'un des côtés de l'organe, dans un contact tellement immédiat, qu'il semble faire corps avec lui : c'est le phlegmon *latéral*, que nous nommerons *droit* ou *gauche*, suivant qu'il occupera l'un ou l'autre de ces côtés.

2° Le phlegmon se montre dans le repli des ligaments larges, dans le tissu cellulaire qui unit l'ovaire et son ligament, la trompe et le ligament rond, à une distance variable, mais toujours assez courte, de la matrice : c'est le phlegmon des ligaments larges proprement dit.

3° Le phlegmon siégeant dans le tissu cellulaire qui sépare la matrice du rectum, ou dans la cloison recto-utérine, est appelé phlegmon *rétro-utérin*.

4° Le phlegmon qui occupe la cloison utéro-vésicale, c'est le phlegmon *anté-utérin*.

Nous pourrions admettre une cinquième division que nous nommerions phlegmon *péri-rectal*, pour les phlegmasies développées dans le tissu cellulaire qui avoisine immédiatement le rectum ; mais ces cas sont assez rares ; il ne nous a été donné d'en observer qu'un seul jusqu'à présent, et nous pensons qu'on pourrait, sans inconvénients, le considérer comme une variété du phlegmon rétro-utérin, dont il ne peut pas être distingué pendant la vie.

Des quatre premières variétés de phlegmon, la moins fréquente est, sans contredit, le phlegmon anté-utérin ou utéro-vésical. On observe bien plus souvent le phlegmon des ligaments larges, les phlegmons latéraux et le phlegmon rétro-utérin. La présence du rectum et de l'S iliaque à gauche, l'accumulation des matières fécales, la gêne qui en résulte pour la circulation pelvienne, expliquent pourquoi les phlegmons du côté gauche sont plus communs que ceux du côté droit.

Le phlegmon ne demeure pas toujours borné à son siége primitif, ni confiné dans lés limites étroites que nous venons de lui donner. On sait, en effet, combien l'inflammation du tissu cellulaire a de la tendance à se propager et à s'étendre, surtout sous la forme aiguë. Aussi avons-nous vu quelquefois l'engorgement inflammatoire occuper presque tout le tissu cellulaire qui environne la matrice et former comme une ceinture autour de cet organe. Le plus souvent l'inflammation débute par un des ligaments larges, et de là elle va se portant soit en dedans vers l'utérus, soit en dehors vers les fosses iliaques. Nous dirons plus tard jusqu'où la phlegmasie peut alors promener ses ravages.

Étiologie. — L'affection qui nous occupe se développe sous l'influence de toutes les causes qui déterminent un appel plus considérable de sang vers l'utérus ou ses annexes, ou qui sont de nature soit à produire une gêne mécanique de la circulation dans ces organes, soit à y entretenir trop longtemps un état congestif physiologique.

A quel âge et dans quelles conditions les femmes peuvent-elles être atteintes de phlegmons péri-utérins? D'une manière générale, nous répondrons qu'elles y sont exposées surtout pendant tout le temps que durent les fonctions de l'utérus, c'est-à-dire depuis les premiers signes de la puberté et l'établissement de la menstruation jusqu'à l'âge critique. Avant la puberté, l'utérus et les ovaires sommeillent en quelque sorte chez la jeune fille. Mais sitôt qu'arrive le temps où leur rôle doit commencer, ces organes, jusque-là rudimentaires, acquièrent un développement rapide, et c'est au prix d'une immense activité circulatoire que cet excès de vitalité s'accomplit. Chaque mois, cette activité physiologique est encore exaltée par le remarquable travail qui se fait dans le tissu ovarien. Là, comme on le sait, un ovule se forme, puis se détache de son substratum, tombe dans le pavillon, chemine à travers la trompe et va se perdre dans la cavité utérine, provoquant, au moment de sa formation et pendant toute la durée de sa course, une hypérémie considérable des organes qu'il traverse, hypérémie qui se traduit, chez la plupart des femmes, par du malaise, de la pesanteur, quelquefois même d'assez vives douleurs dans les lombes et le bassin, et qui se termine enfin par une hémorrhagie spontanée, dont l'abondance et la durée sont variables.

La fluxion sanguine, qui s'opère périodiquement dans les

organes de la génération, est donc pour nous la cause qui prédispose le plus activement la femme à contracter le phlegmon péri-utérin. Aussi, n'avons-nous pas été surpris de rencontrer quelquefois cette lésion chez des jeunes filles vierges ; et c'est un fait sur lequel nous ne saurions trop appeler l'attention des praticiens qui, sur la foi de certains auteurs, croient peut-être encore que l'engorgement péri-utérin ne se montre que chez les femmes qui ont subi les approches de l'homme.

Toutes les influences morales ou mécaniques, susceptibles d'apporter un trouble quelconque à la menstruation, d'en déranger la marche régulière, d'en diminuer ou d'en accroître l'abondance, d'en abréger ou d'en interrompre le cours, et, en dehors de la menstruation, toutes les influences susceptibles de porter ou d'entretenir une excitation de longue durée ou fréquemment répétée vers les organes pelviens : toutes ces influences peuvent agir comme causes déterminantes ou occasionnelles du phlegmon. Ce sera une impression morale vive, l'action du froid sur le tégument externe et, en particulier, sur les extrémités, l'immersion du corps, en temps inopportun, dans une eau dont la température sera trop basse ou trop élevée; l'application intempestive de quelque révulsif cutané, les fatigues corporelles, les violences directement exercées sur le bas-ventre, les chutes sur le bassin; l'abus de l'onanisme ou du coït, l'introduction et surtout le séjour d'un corps étranger dans le vagin, d'un pessaire, par exemple; des cautérisations trop souvent pratiquées sur le col ou dans le corps de la matrice, l'usage du redresseur utérin, les déviations utérines, enfin, la grossesse et le travail de l'accouchement. Cette dernière cause, qui est incontestablement une des plus actives et des plus fréquentes, agit de deux manières : en appelant vers le bassin une fluxion sanguine exagérée et en déterminant, surtout dans les cas difficiles, des contusions, des déchirures, des plaies, en un mot, un véritable traumatisme, sur les organes de la génération.

L'engorgement péri-utérin peut encore être la conséquence d'une inflammation de la muqueuse vaginale ou utérine (vaginite ou métrite), se propageant par continuité de tissu jusqu'à l'ovaire ou jusqu'au tissu cellulaire des ligaments larges, de même que la blennorrhagie se transmet, chez l'homme, de la muqueuse uréthrale au testicule et à sa tunique vaginale.

Malgré l'extrême importance que nous accordons à l'influence de la période cataméniale dans l'étiologie du phlegmon péri-utérin, nous sommes prêt à reconnaître qu'il pourrait, dans des circonstances exceptionnelles, se développer aussi chez les jeunes filles avant l'époque de la puberté, ou tout au moins avant l'apparition des règles. Nous pensons même que cette affection ne doit pas être très rare chez celles dont la puberté s'établit péniblement et avec lenteur; chez celles dont la première éruption menstruelle est précédée de douleurs locales et de troubles généraux qui trahissent les laborieux efforts de la nature pour arriver à ses fins.

Quant à l'âge critique, on ne saurait nier qu'il agit souvent comme perturbateur des organes génitaux et des phénomènes dont ils sont le siége, et qu'il peut ainsi déterminer quelquefois l'engorgement du tissu cellulaire péri-utérin. Cependant, nous devons convenir que nous n'avons jamais observé des cas de ce genre; et, toutes les fois que nous avons trouvé des tumeurs phlegmoneuses chez des femmes qui avaient franchi leur époque critique, la lésion datait d'un temps antérieur à la suppression définitive des menstrues.

FORMES. — Comme toutes les phlegmasies, le phlegmon péri-utérin se présente sous deux états qu'il importe de décrire à part : l'état *aigu* et l'état *chronique*, dans lequel nous comprendrons aussi le phlegmon *subaigu*.

On a proposé de diviser le phlegmon péri-utérin en *puerpéral* et *non puerpéral;* mais cette division ne nous paraît guère fondée sur des raisons légitimes. Nous avons reconnu que l'accouchement est une cause très active et aussi très commune de phlegmon péri-utérin; nous dirons bientôt encore combien il peut ajouter à l'intensité des symptômes, à la gravité du pronostic et à la rapidité de la marche, mais sans imprimer toutefois à la physionomie de l'affection quelque caractère particulier, ni à ses allures aucun cachet spécial, qui soient de nature à autoriser ou à justifier une distinction nosologique.

ANATOMIE ET PHYSIOLOGIE PATHOLOGIQUES. — Sous l'influence des diverses causes que nous venons de faire connaître, le tissu cellulaire péri-utérin peut donc devenir le siége d'une phlegmasie aiguë ou chronique. Mais cette phlegmasie se termine si rarement par la mort, qu'il est difficile, pour ne pas dire impossible, de suivre dans ses diverses phases l'évolution des lésions anatomiques. Toutefois nous avons pu nous convaincre, par le petit nombre d'autopsies que nous avons pratiquées, que les caractères nécropsiques du phlegmon péri-utérin ne diffèrent nullement de ceux que l'on a coutume d'observer dans le phlegmon des autres régions. Donc, quoique nous ayons rencontré, autour de la matrice, presque toutes les variétés d'altérations anatomiques propres à l'inflammation du tissu cellulaire, nous nous servirons encore des données fournies par l'analogie pour combler quelques faibles lacunes dues à l'insuffisance des faits.

C'est le phlegmon péri-utérin aigu qui laisse, à cet égard, le plus à désirer. En effet, ou il se termine promptement par résolution, ou bien il suppure; ou encore il passe à l'état chronique. Dans le premier cas, il ne laisse aucune trace des modifications qu'il a passagèrement imprimées aux tissus; dans le second, on trouve les altérations propres aux abcès, que nous décrirons dans un des chapitres suivants; dans le troisième cas enfin, il s'opère un travail morbide que nous allons faire connaître bientôt.

Mais l'analogie nous apprend qu'une inflammation est caractérisée, à son début, par un afflux plus considérable de sang dans le tissu malade, par la distension des capillaires et l'injection du réseau vasculaire qui parcourt la région. Le tissu ainsi hypérémié offre une certaine résistance au toucher; il est d'une teinte rosée ou d'un rouge plus ou moins marqué, suivant l'intensité de la phlegmasie. Si on l'incise, on voit sourdre du sang en plus ou moins grande quantité par les bouches béantes des vaisseaux divisés.

Dans une seconde phase, du sérum et de la lymphe plastique s'exhalent des vaisseaux engorgés et se déposent dans les mailles du tissu cellulaire : de là cette infiltration séreuse qu'il est assez fréquent de constater autour des organes du petit bassin, chez les femmes qui succombent à la suite de la métro-péritonite puerpérale.

Au début de la troisième phase, le sérum précédemment épanché se résorbe peu à peu ; mais la lymphe plastique continue de se déposer : il en résulte que le tissu cellulaire péri-utérin se tuméfie, s'épaissit, augmente de densité et devient le siége d'une hypertrophie qui s'accroît graduellement et finit par constituer une véritable tumeur dont le volume peut atteindre des dimensions plus ou moins considérables. Alors, on a sous les yeux ou un phlegmon subaigu ou un phlegmon chronique.

Dans le phlegmon subaigu, le tissu est encore assez riche en vaisseaux ; il est d'une consistance solide, mais sans induration; la lymphe plastique commence à s'organiser.

Dans le phlegmon chronique, le tissu devient de plus en plus ferme et consistant ; le réseau capillaire s'atrophie, puis disparaît à la longue ; tandis que les vaisseaux de second ordre se dilatent, comme pour fournir à la nutrition du tissu pathologique.

Ce tissu résiste et crie sous le scalpel, comme le tissu fibreux dont il offre d'autant plus l'aspect et la structure que la phlegmasie est plus ancienne. Parfois on trouve des collections purulentes enkystées au sein de la masse phlegmoneuse.

La tumeur phlegmoneuse, ainsi constituée, est très variable dans sa forme, son siége et son volume.

Quelquefois elle est assez régulièrement arrondie ; le plus souvent, elle est convexe en avant et en bas, du côté du vagin, et très irrégulière dans le reste de son étendue.

Nous parlerons longuement de son siége, en traitant de la symptomatologie du phlegmon péri-utérin chronique. Quoi qu'il en soit, nous dirons, dès maintenant, que la phlegmasie envahit principalement le tissu cellulaire des ligaments larges, plus souvent le côté gauche que le côté droit ; elle siége encore assez communément dans le tissu cellulaire rétro-utérin, mais très rarement au devant de la matrice.

Ainsi que nous l'avons dit, le phlegmon, à l'exemple de toutes les phlegmasies, ne demeure pas ordinairement borné dans son siége primitif; il se propage de proche en proche, de manière à constituer une tumeur de plus en plus volumineuse, qui tantôt occupe tout le tissu cellulaire péri-utérin et embrasse la matrice sur toutes ses faces, tantôt gagne les parties latérales du rectum, descend plus ou moins en refoulant la cloison recto-utérine et remplit toute l'excavation pelvienne. D'autres fois, franchissant le détroit supérieur, il envahit les fosses iliaques et la partie antérieure du corps des vertèbres lombaires; enfin, nous l'avons vu s'étendre dans la paroi antérieure de l'abdomen et s'élever jusqu'au dessus de l'ombilic.

Chemin faisant, le phlegmon péri-utérin refoule et déplace les organes qu'il rencontre : la matrice, le rectum, la vessie, les ovaires, les trompes, les feuillets des ligaments larges, le cul-de-sac péritonéal, les intestins, etc. Le plus souvent même, il détermine, par voie de contiguïté, l'inflammation des tissus avec lesquels il est immédiatement en contact; aussi, n'est-il pas rare de trouver, en même temps que les altérations du phlegmon péri-utérin, les lésions qui caractérisent la phlegmasie de l'utérus, des ovaires, des trompes, du péritoine, etc.

Les phlegmasies de voisinage, dont il est ici question, aboutissent généralement à des adhérences entre la tumeur phlegmoneuse et l'organe ou le tissu avec lequel elle est en rapport immédiat. En effet, il est rare que cette tumeur soit libre, à moins qu'elle n'ait qu'un petit volume et qu'elle ne demeure parfaitement isolée et circonscrite dans le ligament large. Mais, le plus souvent, elle contracte des adhérences avec l'utérus, avec la vessie, le vagin, le rectum, les ovaires, les trompes, le péritoine, les parois du bassin, etc. Ces adhérences sont d'autant plus intimes et d'autant plus étendues que le phlegmon est plus ancien.

Comme nous le dirons dans la suite, il arrive souvent que la résolution péri-utérine s'opère d'une manière complète, soit spontanément, soit par les efforts de l'art. Or, dans certains cas, toute trace de phlegmasie antérieure a disparu : mais, dans d'autres cas, on retrouve des vestiges de la péritonite partielle que le phlegmon a déterminée autour de lui. Ce sont des brides, des adhérences intestinales, qui peuvent, jusqu'à un certain point, simuler, pendant la vie, la présence de tumeurs péri-utérines et en imposer aux yeux des médecins peu exercés à l'étude des affections utérines. Nous avons dit précédemment dans quelle grave erreur ces lésions avaient jeté M. Bernutz, qui, par une fausse interprétation des faits cliniques et anatomo-pathologiques, s'est cru autorisé à nier l'existence des phlegmons péri-utérins.

CHAPITRE VIII.

DU PHLEGMON PÉRI-UTÉRIN AIGU.

Cette forme du phlegmon péri-utérin, qui est plus commune à la suite des couches qu'en dehors de l'état puerpéral, a fixé de bonne heure, et d'une manière à peu près exclusive, l'attention des praticiens, ainsi que nous l'avons dit dans l'historique que nous avons tracé de la question.

SYMPTOMATOLOGIE. — Comme toutes les phlegmasies franches, le phlegmon péri-utérin aigu donne lieu à des symptômes locaux et à des phénomènes généraux bien tranchés, que nous allons successivement passer en revue.

Symptômes locaux. — Les symptômes locaux, douleur, chaleur et tuméfaction, devront être étudiés avec le soin le plus scrupuleux, pour ne pas être confondus avec ceux qui appartiennent aux autres phlegmasies aiguës des organes pelviens, et en particulier, avec ceux de la métrite interne et de la péritonite partielle.

1° *Douleur.* — La douleur éclate, dès le début, au point même où se développe l'inflammation, c'est-à-dire dans la région hypogastrique, soit sur la partie médiane au-dessus du pubis, soit au niveau de l'une des deux fosses iliaques. Mais elle ne tarde pas, comme celle de la péritonite, à s'étendre, à se disséminer dans le reste de l'abdomen et à rayonner, en haut jusque dans les lombes et les hypochondres, en bas jusqu'aux extrémités pelviennes, en suivant le trajet des nerfs qui du bassin émergent dans la cuisse. Il est donc fort rare que la femme ne souffre que d'un seul côté du bas-ventre. Cependant, la douleur aura toujours son maximum d'intensité dans son siége primitif, c'est-à-dire dans la partie où le travail inflammatoire a commencé.

Cette douleur est aiguë, incessante, accompagnée d'élancements ou de battements isochrones aux pulsations artérielles, et offrant des exacerbations périodiques qui reviennent deux ou trois fois dans les vingt-quatre heures, surtout lorsqu'il y a complication de métrite interne. Elle exalte quelquefois à ce point la sensibilité des parois abdominales, qu'il devient difficile d'explorer ou de toucher l'hypogastre, qu'on trouve tendu et ballonné comme dans la péritonite.

Cette excessive douleur se fait également sentir dans le vagin et dans le rectum, et elle y est parfois tellement forte, que le médecin ne pourrait, sans une imprudence extrême, introduire le doigt dans ces parties. Nous ne saurions trop recommander de s'abstenir de ce genre d'exploration tant que la douleur aura conservé ce très haut degré d'intensité.

2° *Chaleur.* — La température de l'hypogastre est augmentée d'une manière sensible pour la malade et pour l'observateur. Cet excès de chaleur est considérable dans la profondeur du bassin. La muqueuse vaginale est brûlante, surtout vers son cul-de-sac, au niveau de la région enflammée.

3° *Tuméfaction.* — La tumeur peut rarement se percevoir dès le principe, à moins que l'inflammation ne débute sur un point du tissu cellulaire très rapproché du vagin. Mais à mesure que le travail inflammatoire fait des progrès et verse plus abondamment ses produits, la tumeur augmente de volume et se rapproche peu à peu des téguments, à travers lesquels il devient de plus en plus facile de la distinguer.

Ce n'est cependant que lorsque les signes d'une inflammation suraiguë se sont apaisés, que le médecin doit, comme nous l'avons déjà recommandé, se livrer à la recherche de l'engorgement. Une pareille exploration, nous ne saurions trop le répéter, serait très pénible pour la malade et pourrait même devenir dangereuse, en même temps qu'elle serait tout à fait superflue pour le médecin ; car, qu'il constate ou non la tuméfaction, les indications thérapeutiques, au début, seront toujours les mêmes. A une affection aussi franchement inflammatoire, il conviendra d'opposer un traitement franchement antiphlogistique.

Mais dès que l'intensité de la douleur sera moindre et que les phénomènes de réaction se seront calmés, une exploration locale deviendra indispensable pour établir un diagnostic certain; car ce ne sera qu'à la condition de sentir la tumeur qu'on pourra certifier qu'on a bien affaire à un phlegmon péri-utérin. Or il est de la plus haute importance d'en acquérir la certitude, en vue du pronostic et du traitement ultérieur. En effet, tandis que la péritonite partielle pourra se terminer par une résolution rapide et complète, le phlegmon, après avoir présenté une rémission trompeuse, passera le plus souvent à l'état chronique et deviendra pour la malade, si le médecin n'y prend garde, une source de longues incommodités ou d'accidents plus ou moins graves par la gêne et le trouble qu'il apportera dans les fonctions des organes voisins.

Les détails dans lesquels nous nous proposons d'entrer en décrivant le phlegmon chronique, nous dispensent d'insister avec trop de longueur sur les particularités de la tumeur dans l'état aigu. Nous dirons pourtant qu'elle se manifeste, d'ordinaire, par une saillie plus ou moins globuleuse, à surface lisse, égale, rénitente, plus chaude et plus douloureuse que les parties voisines. Suivant son volume et son siége, elle proémine ou dans le vagin ou dans le rectum, ou dans quelque point de l'hypogastre, et quelquefois dans toutes ces parties en même temps. Le médecin devra donc les explorer toutes avec le plus grand soin, de manière à fixer, autant qu'il le pourra, les dimensions de la tumeur et la place précise qu'elle occupe, ce qu'on déterminera facilement par l'étude attentive de ses rapports avec le corps et le col de l'utérus.

Le phlegmon péri-utérin aigu réagit avec une intensité plus

ou moins marquée sur les organes voisins et entraîne des troubles plus ou moins sérieux dans leurs fonctions.

La menstruation est parfois, mais rarement, supprimée ; le plus souvent elle est accrue au point d'amener une véritable métrorrhagie.

Une leucorrhée plus ou moins abondante accompagne l'engorgement péri-utérin, soit que la phlegmasie du tissu cellulaire retentisse jusque sur la muqueuse utérine, soit qu'elle existe concurremment, et comme maladie concomitante, avec une métrite interne.

Enfin, il existe généralement de la constipation, une gêne douloureuse dans les garde-robes, des troubles variés dans la miction, depuis la dysurie jusqu'à la strangurie ; d'autres fois, au contraire, un besoin plus fréquent d'uriner accompagné de ténesme.

Symptômes généraux. — Le phlegmon péri-utérin aigu provoque toujours une réaction assez intense et allume une fièvre plus ou moins vive. Selon l'intensité de la lésion locale, le pouls varie de 100 à 130 pulsations, et même au delà ; il est habituellement plein et développé, au lieu d'être concentré comme dans la métro-péritonite. La peau est chaude, la soif ardente, les traits altérés ; et la malade accuse un sentiment de courbature et de lassitude générale.

Il y a souvent des nausées, des vomissements et du hoquet ; mais ils sont moins répétés, moins violents et moins opiniâtres que dans la péritonite.

Le délire est fort rare ; il peut être nerveux et survenir par l'excès de la douleur ; nous l'avons observé dans certains cas où le phlegmon s'était terminé par suppuration.

Nous ne nous étendrons pas davantage sur le tableau des phénomènes généraux du phlegmon péri-utérin, qui ne diffèrent pas sensiblement de ceux qui accompagnent les autres phlegmasies aiguës.

Ces phénomènes atteignent leur maximum d'intensité dans le phlegmon aigu puerpéral, à cause de l'extension que prend la phlegmasie et des conditions particulières qu'imprime à l'économie l'acte important de la parturition. Nous ajouterons que, dans ce cas aussi, les lochies cessent de couler et la sécrétion laiteuse se supprime.

Diagnostic. — Le toucher sous ses différentes formes est assurément le meilleur de tous les moyens de diagnostic, et, en définitive, c'est toujours à lui qu'il convient de recourir pour distinguer bien nettement le phlegmon péri-utérin des autres affections aiguës des organes pelviens. Cependant, il importe de tracer en peu de mots les différences séméiologiques que peuvent offrir avec lui ces diverses lésions.

La *métrite aiguë* se distingue du phlegmon péri-utérin par le siége et la nature de la douleur, qui est expulsive et qui occupe tout le bas-ventre; par une leucorrhée constante et par des vomissements plus fréquents.

Le caractère du pouls, qui est plein et développé dans le phlegmon, petit et serré dans la *péritonite partielle*, peut servir quelquefois à distinguer ces deux affections; mais nous devons dire que, le plus souvent, ce signe distinctif fait défaut, et alors il devient assez difficile de différencier les deux maladies sans l'aide du toucher. D'ailleurs, il est deux raisons qui diminuent beaucoup l'importance de ce diagnostic au début : la première, ainsi que nous l'avons déjà dit, c'est qu'alors les deux affections réclament le même traitement; la seconde, c'est que la péritonite partielle est rarement simple et qu'elle survient fréquemment comme complication ou épiphénomène du phlegmon péri-utérin, par propagation de la phlegmasie, qui du tissu cellulaire gagne la séreuse. Il est ordinaire, alors que la péritonite arrive à une prompte et franche résolution, tandis que l'engorgement phlegmoneux persiste avec une tendance à suppurer ou à passer à l'état chronique. C'est ce qui nous a fait tant insister plus haut sur la nécessité de l'exploration directe, sitôt que la disparition des phénomènes suraigus permettrait de la pratiquer sans danger.

Si la douleur et la cuisson qu'éprouvent, en urinant, les malades atteintes de phlegmon péri-utérin, pouvaient faire naître parfois quelques soupçons sur l'existence d'une *cystite*, l'examen de l'urine et l'absence d'altérations dans ce liquide dissiperaient bientôt tous les doutes.

La rétention des matières fécales provoque quelquefois des signes d'inflammation locale et une réaction générale qui peuvent d'autant plus embarrasser le diagnostic que l'excès de la douleur rend le toucher impraticable. Dans ce cas, on commence par calmer les accidents inflammatoires ; on provoque l'expulsion des matières fécales par un purgatif ; puis on pratique le toucher, qui achève de lever les incertitudes.

Le phlegmon péri-utérin aigu, qui forme une tumeur rénitente, chaude et douloureuse, ne saurait être confondu avec l'*hématocèle* simple, au début, qui est volumineuse, fluctuante, sans douleur, sans chaleur anormale ; mais la confusion devient possible quand l'épanchement sanguin est tellement considérable que la fluctuation ne peut s'y percevoir, ou quand il s'accompagne, comme il arrive quelquefois, de douleurs vives et de phénomènes de réaction. Heureusement que, dans ces circonstances, les indications thérapeutiques sont exactement les mêmes. On emploiera donc le traitement que nous indiquerons dans la suite ; et bientôt, les modifications survenues dans l'état général et dans la lésion locale permettront de reconnaître à quelle affection on a affaire. La réaction tombe plus vite dans l'hématocèle ; la tumeur s'affaisse assez rapidement et devient indolente ; la rénitence y fait place à la fluctuation, qui ne dure que quelques jours et se trouve remplacée par une ou plusieurs masses solides dues à la coagulation du sang. Enfin, on devra interroger soigneusement les malades et tenir toujours grand compte des causes et des commémoratifs. Nous renvoyons au chapitre des abcès péri-utérins pour le diagnostic différentiel de l'hématocèle et du phlegmon suppuré.

Marche. Durée. Terminaison. — La marche, la durée et le mode de terminaison du phlegmon péri-utérin aigu sont variables, suivant la nature, l'intensité de la cause, et l'étendue de la phlegmasie. Nous avons déjà signalé la rapidité et la tendance funeste des engorgements aigus qui éclatent immédiatement après les couches. Ceux-là occupent habituellement de vastes surfaces et se terminent souvent par suppuration, surtout si on ne leur oppose pas un traitement énergique et convenable.

Le phlegmon qui procède d'une cause moins active que l'accouchement débute d'une manière moins brusque et parcourt ses phases avec plus de lenteur.

L'affection qui nous occupe peut, comme toutes les phlegmasies, se terminer de trois façons : par résolution, par suppuration, par l'état chronique. Nous concevons que la gangrène puisse être aussi un des modes de terminaison du phlegmon péri-utérin ; mais nous ne l'avons jamais observée et nous n'en connaissons aucun exemple.

La résolution commence habituellement au bout de deux ou trois septénaires. Alors la fièvre baisse, la douleur se calme, le volume de la tumeur diminue; sa rénitence et sa température décroissent aussi. Le travail de guérison s'opère avec une grande lenteur, et il ne tarderait pas à s'arrêter si on le laissait marcher seul, si on ne continuait à l'aider par une thérapeutique convenable.

Le passage à l'état chronique se reconnaît à ce que la tumeur demeure stationnaire et même s'indure, bien que toute réaction soit tombée et que les conditions locales soient sensiblement amendées.

La terminaison par suppuration s'annonce par des signes que nous ferons connaître avec détail quand nous traiterons des abcès péri-utérins. Néanmoins disons tout de suite ce que nous aurons l'occasion de répéter bien des fois, c'est que cette terminaison qu'on regardait naguère et que beaucoup de médecins considèrent encore comme très commune, devient, au contraire, fort rare quand on dirige contre le phlegmon péri-utérin le traitement le mieux approprié.

Pronostic. — La nature du traitement employé exercera donc sur le pronostic une influence non moins grande que l'intensité des symptômes, l'énergie de la réaction, le tempérament et la constitution des malades, qui sont, comme on le sait, les conditions suivant lesquelles varie le pronostic de toutes les maladies. Pour celle qui nous occupe, nous avons déjà dit combien l'état puerpéral ajoutait à sa gravité. Nous dirons, dans les chapitres suivants, comment les terminaisons par suppuration et par l'état chronique aggravent, chacune à sa manière, le pronostic du phlegmon péri-utérin aigu.

THÉRAPEUTIQUE. — 1° *Traitement curatif.* — Le phlegmon péri-utérin aigu, comme on a pu le voir par la description que nous en avons donnée, se comporte à la manière des phlegmasies franches; c'est donc une médication franchement antiphlogistique qu'il réclame, de même que la pneumonie, la pleurésie ou la péritonite : c'est là un point de pratique sur lequel tous les auteurs tombent d'accord.

Les émissions sanguines doivent être employées dès le début et toujours proportionnées à l'intensité de l'inflammation, à la gravité de la réaction et à la force du sujet. On saigne la malade, une, deux et même trois fois dans les vingt-quatre heures, s'il y a lieu, et on recommence la saignée le lendemain ou les jours suivants, si l'état du pouls l'indique encore. Dans certains cas, c'est-à-dire lorsque les phénomènes locaux annoncent une phlegmasie très intense ou fort étendue, il convient d'associer la saignée locale à la saignée générale, et d'appliquer sur l'hypogastre des sangsues ou des ventouses scarifiées, en suffisante quantité : nous préférons les sangsues, dont l'application est moins douloureuse et qui donnent lieu à un écoulement de sang plus continu et plus régulier.

Nous ne saurions trop répéter que l'énergie de la réaction et l'intensité des signes locaux donnent la mesure de l'emploi des saignées. Mais on doit s'abstenir des émissions sanguines sitôt que se manifestent les premiers signes ou même les phénomènes précurseurs de la formation du pus ; car il importe de ne pas diminuer mal à propos les forces des malades, qui auront à supporter l'épuisement résultant d'une suppuration plus ou moins longue.

C'est pour cette raison qu'il faut être très sobre d'émissions sanguines dans le phlegmon puerpéral, qui, comme nous l'avons dit, a une grande tendance à suppurer.

L'apparition des règles ne doit pas être un obstacle à la saignée dans les cas de phlegmon péri-utérin aigu : attendu que la perte de sang, qu'entraîne la menstruation, n'est pas suffisante pour amener la résolution de l'engorgement inflammatoire.

Comme pour le traitement de la péritonite ou de la métro-péritonite aiguë, on aura aussi recours, avec avantage, aux onctions mercurielles sur le bas-ventre. Ces onctions doivent se faire avec une assez forte proportion d'onguent napolitain (150 à 200 grammes), étendu sur une large compresse que l'on applique sur l'abdomen : cette pratique nous a paru préférable aux frictions, qui ont l'inconvénient d'exaspérer les douleurs, et d'être, pour cela, mal supportées par les malades. Ce n'est qu'à la condition d'employer la pommade mercurielle à haute dose qu'on peut espérer d'en obtenir un effet favorable.

On doit associer cette médication aux émissions sanguines modérées, chez les malades dont la constitution ne permet pas de trop insister sur les antiphlogistiques directs ; il est toujours bon d'y recourir pour achever la résolution de l'engorgement, au moment où celle-ci touche à son terme et ne réclame plus l'emploi de la saignée ou des sangsues.

Les topiques émollients ou narcotiques, les fomentations huileuses, les cataplasmes et les bains entiers, si l'état de la malade ne s'y oppose pas, sont autant de moyens connus, d'un usage journalier, qu'il convient, le plus souvent, d'ajouter à ceux que nous avons précédemment indiqués.

En toute occurrence, on évitera avec un soin extrême tous les mouvements, tous les déplacements, tous les attouchements qui peuvent devenir une source de douleurs ou qui sont de nature à exaspérer celles qui existent déjà.

Il est nécessaire d'entretenir la liberté du ventre, soit par des lavements simples ou laxatifs, si on peut les administrer sans inconvénient, soit par des purgatifs légers, en évitant toutefois ceux qui peuvent provoquer des vomissements. Dans certains cas de recrudescence accompagnée de symptômes de péritonite partielle, nous nous sommes bien trouvé de l'administration du calomel à doses fractionnées, associé à la poudre de jalap.

Mais on doit être très prudent, très circonspect, dans l'emploi des purgatifs. Quelquefois la constipation s'accompagne, ainsi que nous l'avons dit, de l'inflammation de la partie de l'intestin où sont accumulées les matières stercorales : si, pour provoquer les garde-robes, on insiste sur les purgatifs, on n'atteint pas le but désiré ; loin de là, même on détermine un véritable engouement, et par suite tous les accidents d'un étranglement interne. Il faut donc, dans des cas semblables, combattre l'inflammation intestinale par les antiphlogistiques avant de recourir aux évacuants.

Le vésicatoire, appliqué largement sur l'hypogastre, est un excellent remède quand les phénomènes de l'état suraigu se sont dissipés et que le phlegmon entre en résolution ; c'est un moyen que nous recommandons, surtout, lorsque la résolution s'opère lentement et que la phlegmasie a de la tendance a affecter la forme chronique. Il est des malades susceptibles, nerveuses à l'excès, chez lesquelles la douleur occasionnée par le vésicatoire est capable de provoquer une recrudescence et l'explosion de symptômes aigus d'une gravité inquiétante. Aussi, avons-nous, depuis longues années et bien avant que M. Piédagnel eût signalé ce procédé, l'habitude de faire saupoudrer l'emplâtre vésicant de 3 à 4 centigrammes de chlorhydrate de morphine, qui a pour résultat de prévenir la douleur ou de la rendre très tolérable, si elle se manifeste.

Nous ne saurions trop insister néanmoins sur la nécessité de surveiller soigneusement les effets du vésicatoire. Trop souvent, nous le répétons, le but que l'on se propose est dépassé ; il survient une recrudescence qui peut amener les plus fâcheux accidents si le praticien n'intervient à temps pour l'arrêter ou pour la maintenir dans des bornes convenables. On doit se garder d'appliquer un vésicatoire à l'époque correspondant à la période menstruelle, qui est déjà, comme on le sait, une cause fréquente de recrudescence dans le phlegmon péri-utérin.

Il est inutile de dire qu'aux moyens précités il faut joindre le repos absolu, la diète, l'usage des boissons délayantes et l'application de tous les moyens hygiéniques susceptibles de venir en aide à la médication antiphlogistique.

Les vomissements qui accompagnent souvent le phelgmon péri-utérin aigu seront efficacement combattus par l'ingestion de la glace, les boissons froides acidulées et l'eau de Seltz.

L'intensité des douleurs réclame l'emploi des calmants : localement, des cataplasmes laudanisés ou des fomentations narcotiques; à l'intérieur, des antispasmodiques et des sédatifs, la belladone ou l'opium en pilules ou en potions, enfin le chloroforme.

2° *Traitement préservatif.* — Nous avons dit que le phlegmon péri-utérin aigu se développe particulièrement, et presque toujours, à la suite des couches. Comme il est quelquefois le résultat de relevailles trop hâtives, de travaux prématurés, de fatigues intempestives, ou de certaines pratiques imprudentes, telles que injections froides dans les parties génitales ou immersion des pieds dans l'eau froide, il sera facile à beaucoup de femmes de s'en préserver en ayant soin d'éviter les causes que nous venons de rappeler.

A certaines femmes prédisposées à contracter le phlegmon péri-utérin, soit par l'état de leur constitution, soit par la longueur du travail et les difficultés de l'accouchement, il faudra recommander de ne pas se lever trop tôt et de ne pas revenir avec trop d'empressement à leur régime et à leurs habitudes ordinaires.

Quelquefois aussi le phlegmon péri-utérin se développe par suite d'un trouble ou d'un obstacle apporté à la sécrétion laiteuse. Dans ce cas, on doit conseiller l'allaitement, ou, si la malade ne consent pas à nourrir, employer les moyens convenables pour amener, non pas une suppression brusque, mais un tarissement graduel, progressif, de la sécrétion mammaire. Que si elle venait à se supprimer brusquement, il y aurait lieu de la rappeler par les procédés mécaniques ordinaires.

Nous ne terminerons pas ce chapitre, sans insister très expressément sur la nécessité de ne pas se hâter de cesser le traitement du phlegmon péri-utérin aigu. Il est de la plus haute importance que le médecin ne se laisse pas abuser par les signes d'une rémission trompeuse, et qu'il n'abanbonne point la maladie à elle-même aussitôt qu'ont disparu les symptômes de réaction locale et générale: car la résolution commencée pourra bien s'arrêter si elle n'est pas secondée; et alors le phlegmon aigu, au lieu de guérir entièrement, comme on l'espérait, passera souvent à l'état chronique.

CHAPITRE IX.

DU PHLEGMON PÉRI-UTÉRIN SUBAIGU ET CHRONIQUE.

Pathogénie. — Le phlegmon péri-utérin chronique est, le plus souvent, un des modes de terminaison du phlegmon aigu; mais il peut aussi se montrer d'emblée, et c'est dans ce dernier cas qu'il a été fréquemment méconnu, et qu'il a donné lieu à beaucoup d'erreurs de diagnostic.

Quand un phlegmon péri-utérin aigu n'arrive pas, au bout d'un temps assez court, deux ou trois septénaires, à une résolution bien franche; quand, la douleur ayant à peu près ou même entièrement disparu, la tumeur persiste et demeure stationnaire; quand les symptômes locaux diminuent d'intensité, quand les phénomènes généraux s'amendent sans se dissiper complétement, c'est que l'engorgement passe à l'état chronique. Nous appellerons *état subaigu* cette forme intermédiaire, cet ensemble de symptômes de transition, qui ne sont plus l'état aigu et qui ne sont pas encore l'état chronique, mais qui annoncent le passage de la maladie de l'une à l'autre forme.

L'état subaigu est donc caractérisé par la persistance d'une certaine douleur locale, accompagnée d'un peu de réaction générale et d'un léger mouvement fébrile : ce sont les phénomènes de l'état aigu à un moindre degré d'intensité.

Cette forme subaiguë peut cesser assez promptement, soit qu'elle aboutisse à une résolution franche par l'effet d'un traitement convenable, soit qu'elle fasse place à l'état chronique. Dans quelques cas néanmoins, nous avons vu le phlegmon subaigu se prolonger assez longtemps pour amener des troubles sérieux dans la santé des malades, et pour produire même, chez certaines constitutions délicates ou affaiblies, des accidents analogues à ceux de la fièvre hectique.

Il n'est pas très rare d'observer de pareils phénomènes après l'accouchement : c'est là un fait sur lequel personne ne s'est appesanti jusqu'à présent, et qui mérite de fixer très spécialement l'attention des praticiens. Après huit, quinze ou vingt jours d'un accouchement plus ou moins pénible, une femme se lève, marche et reprend peu à peu ses occupations accoutumées. Cependant elle se rétablit lentement; elle demeure languissante; elle est faible, surtout des membres pelviens; elle éprouve du malaise, des troubles divers dans les fonctions digestives, quelques douleurs dans le bas-ventre, parfois simplement de la pesanteur; elle a même un léger mouvement fébrile, et la sécrétion lactée ne se fait ni régulièrement, ni abondamment. Prenez garde; examinez attentivement cette femme, et vous découvrirez souvent qu'elle porte une tumeur phlegmoneuse autour de l'utérus.

Chez d'autres, soit que leur constitution ait moins de vigueur, soit que la tumeur ait un volume moins grand, on n'observe aucun de ces signes, et ce n'est qu'un temps plus ou moins long après la parturition que l'engorgement péri-utérin se révèle. Cependant il n'en a pas moins sa source et son point de départ dans l'accouchement. Que de phlegmons chroniques, ainsi développés à la suite des couches, ont été et sont pris pour des engorgements non puerpéraux, parce que la lenteur et l'innocuité de leur évolution n'avaient ni permis de remonter à leur véritable origine, ni fait soupçonner tout d'abord leur existence, qui ne s'annonçait que par des accidents tardifs! C'est précisément en raison de l'incertitude qui règne, le plus souvent, sur l'origine du phlegmon péri-utérin chronique, et de l'impossibilité où l'on est presque toujours d'en bien marquer le point de départ, que nous avons rejeté la distinction étiologique de ce phlegmon en puerpéral et en non puerpéral.

Quand le phlegmon chronique débute d'emblée (ce qui, d'après ce que nous venons de dire, doit être assez rare), il se développe lentement, d'une manière sourde, insidieuse, ne manifestant d'abord sa présence par aucune modification de la santé, et n'attirant l'attention des malades ou du médecin que lorsque son volume est devenu assez considérable pour produire de l'embarras ou de la gêne dans les fonctions des organes voisins, ou encore lorsque la tumeur devient accidentellement le siége de phénomènes aigus, se traduisant par des douleurs locales, des troubles fonctionnels divers et des désordres généraux. Nous verrons que ces signes de l'état aigu ou de l'état subaigu, qui viennent ainsi subitement révéler la présence d'un phlegmon chronique, apparaissent, d'ordinaire, sous l'influence même des causes qui font naître le phlegmon, c'est-à-dire de celles qui appellent une congestion sanguine vers le bassin, et principalement de la menstruation.

SYMPTOMATOLOGIE. — 1° *Douleur*. — Nous venons de dire que parfois, et même assez souvent, la douleur manque dans le phlegmon chronique, surtout au début, mais qu'elle apparaît sitôt que la tumeur a acquis un certain volume. Nous devons ajouter qu'elle existe même pour les phlegmons chroniques peu volumineux qui s'accompagnent de métrite interne; et comme cette complication est assez fréquente, la douleur de la métrite interne se confond, dans la grande majorité des cas, avec celle de l'engorgement péri-utérin.

Dans l'affection qui nous occupe, la douleur présente les mêmes variétés de siége que la maladie elle-même : tantôt elle envahit un des côtés du bas-ventre, le côté gauche surtout, tantôt elle occupe une grande partie de l'hypogastre, et, dans ce cas, elle a son maximum d'intensité au point correspondant à la tumeur. Souvent aussi elle s'irradie jusque dans les reins, les lombes, les hanches, la vulve, les cuisses et même dans toute la jambe, principalement du côté où siége la lésion.

Quand la douleur appartient exclusivement à la tumeur, elle est fixe, profonde, contusive, ordinairement pulsative, avec des battements isochrones au pouls; elle est exaspérée par une longue marche, une station prolongée, les fatigues, les mouvements du tronc et les excès de coït.

Mais la douleur n'offre pas toujours ces caractères; elle peut être aiguë, déchirante, térébrante même, au point d'arracher des cris aux malades; elle est alors mobile, errante, quelquefois continue, le plus fréquemment rémittente ou intermittente, revenant par accès assez réguliers, mais d'une durée fort variable. Quand la douleur se traduit par des traits semblables, qui rappellent si bien ceux des douleurs névralgiques, nous pensons que le phénomène vient moins de la tumeur que de quelqu'une des complications nerveuses dont nous parlerons dans la suite.

La douleur, dans le phlegmon péri-utérin chronique, peut éclater spontanément, ou bien elle est provoquée par le toucher, soit vaginal, soit rectal; par la pression sur l'hypogastre, une chute, un choc, une violence quelconque; par l'introduction d'un corps étranger dans le vagin, l'acte de la copulation, les efforts de toux, de vomissements, l'accumulation des matières fécales dans le rectum, les efforts de miction ou de défécation, la marche, la course, les promenades en voiture, etc., par tout ce qui peut, en un mot, déterminer quelque ébranlement au bassin. Nous devons en dire autant de tout ce qui est capable de porter la congestion vers les organes pelviens, ou d'exercer une influence vive et profonde sur les fonctions nerveuses et sur la circulation; et ici nous aurions à répéter l'énumération des causes mêmes du phlegmon péri-utérin. On comprend, en effet, que tout ce qui est de nature à faire naître cette lésion peut, à plus forte raison, y déterminer une recrudescence inflammatoire.

La chaleur du lit aggrave tellement la douleur, chez quelques malades, qu'elles ne peuvent prendre du repos que sur un fauteuil ou une chaise longue.

Le décubitus, suivant le sens où il se fait, tantôt diminue, tantôt augmente les douleurs. Les femmes prennent instinctivement dans leur lit la position qui les fait le moins souffrir. J'en ai vu qui n'étaient soulagées qu'en se couchant sur le ventre; mais les malades préfèrent en général, le décubitus dorsal, avec une légère inclinaison sur le côté opposé à la tumeur.

Il n'est pas besoin d'ajouter que la douleur est aggravée par les mêmes causes qui la font naître.

2° *Chaleur*. — Le phlegmon chronique ne détermine pas une élévation locale de température, à la manière du phlegmon aigu. Ce phénomène ne s'observe qu'au moment d'une recrudescence inflammatoire.

3° *Tumeur.* — Quels que soient son siége et son mode d'évolution, le phlegmon péri-utérin chronique, par suite de l'accumulation des dépôts plastiques auxquels il donne naissance, aboutit, en définitive, à la formation d'une tumeur caractéristique, dont il convient d'étudier avec soin la forme, le volume et les rapports anatomiques.

Cette tumeur présente quelquefois un relief apparent au-dessus du pubis, à travers la paroi abdominale qu'elle soulève ; mais elle acquiert rarement des dimensions qui la rendent visible à l'œil, aussi est-il nécessaire, dans la grande majorité des cas, de recourir, pour en constater l'existence, à l'exploration manuelle. Nous attachons une telle importance à la pratique du toucher pour le diagnostic des tumeurs phlegmoneuses péri-utérines, que nous croyons devoir revenir sur cette méthode d'exploration, malgré ce que nous en avons dit dans nos généralités.

Après avoir constaté, par le toucher vaginal, l'état du col utérin, sa direction et sa position, on explore les parties voisines avec ménagement, en promenant la pulpe du doigt autour du museau de tanche et en refoulant doucement le cul-de-sac vaginal, pour apprécier le degré de sensibilité des tissus qui entourent l'utérus. Si cette exploration est pénible, douloureuse, on ne la poursuit pas ; on l'ajourne jusqu'à ce qu'une moins vive sensibilité des parties permette de pratiquer le toucher vaginal sans inconvénient.

Après avoir bien reconnu le col, on étudie avec le même soin le corps de l'utérus, en dirigeant successivement le doigt sur les côtés et sur les deux faces de cet organe. Or il est d'une importance capitale d'en apprécier très exactement la direction. En effet, beaucoup d'erreurs de diagnostic viennent de ce qu'une antéversion ou une rétroversion peuvent en imposer pour des tumeurs anté ou rétro utérines, et réciproquement.

Enfin, on promène le doigt avec une lenteur attentive sur toutes les parties qui avoisinent la matrice. Si le tissu cellulaire de cette région est parfaitement sain, l'index ne rencontre aucun obstacle; il ne trouve que des surfaces égales et faciles à déprimer. Mais s'il existe quelque lésion dans la trame aréolaire, le doigt va heurter contre une tumeur dont la saillie est plus ou moins prononcée. Le médecin s'efforcera de la circonscrire, et de la bien distinguer des parties voisines; il cherchera à en apprécier la température et la sensibilité; il en étudiera soigneusement la surface, qui est souvent sillonnée par une artère, dont il convient de déterminer approximativement le volume.

Le toucher hypogastrique se fait d'abord en promenant légèrement la main sur le bas-ventre, pour en saisir le degré de tension, de température et de sensibilité; puis, en comprimant doucement l'abdomen au-dessus du pubis et au niveau des fosses iliaques, une main exercée sait reconnaître, sans trop de difficulté, le fond de l'utérus. Si la tumeur péri-utérine est d'un petit volume, on ne la sent pas, à moins qu'elle ne siége un peu haut; mais, si ses dimensions sont assez considérables, on peut la rencontrer à travers la paroi hypogastrique, soit en avant, soit en arrière de la matrice, soit sur ses côtés. Ajoutons toutefois qu'il est bien rare de sentir la tumeur par le bas-ventre, dans les phlegmons péri-utérins chroniques. L'immense avantage du toucher hypogastrique consiste donc surtout à faire connaître le siége précis et le point de départ de la douleur. Nous dirons aussi tout à l'heure les services qu'il peut rendre en venant en aide au toucher vaginal.

Il est souvent utile, sinon indispensable, de pratiquer le toucher rectal; il est même des cas où il doit suppléer au toucher vaginal : c'est lorsque celui-ci est rendu impossible par l'excès de la douleur, ou lorsqu'on est en présence d'une fille vierge, chez laquelle on a lieu, cependant, de soupçonner l'existence d'un phlegmon péri-utérin.

Le doigt, introduit dans le rectum, peut atteindre et reconnaître la face postérieure du col et du corps de la matrice, et surtout apprécier les lésions de la cloison recto-utérine.

On comprend quel excellent parti le médecin doit tirer de ces modes d'exploration combinés. Souvent, même après une pratique minutieuse de chacun de ces touchers et malgré le rapprochement des résultats qu'ils fournissent, on conserve encore quelques doutes, sinon sur l'existence même de la tumeur, du moins sur sa forme et son volume exacts.

Mais, si d'une main on touche par l hypogastre et que de l'autre on touche simultanément par le vagin, on peut, pour ainsi dire, saisir entre les doigts, soit le corps de l'utérus, soit la tumeur phlegmoneuse, et en mieux apprécier les caractères. En imprimant à la tumeur des mouvements alternatifs d'élévation et d'abaissement, on peut encore en constater la mobilité et même le poids jusqu'à un certain point; mais s'il n'existe pas de tumeur, les doigts se touchent à travers les parois abdominales, soit au-dessus du pubis, soit sur les parties latérales de l'utérus.

Ainsi donc, le toucher vaginal et le toucher hypogastrique réunis permettent de déterminer d'une manière plus précise la position de la matrice, sa direction, son volume, sa consistance, et de mieux fixer la forme, le volume, la mobilité, le poids et même la nature des tumeurs développées en dehors de l'utérus.

Le toucher vaginal et le toucher rectal combinés permettent de mieux sentir les tumeurs rétro-utérines, de mieux étudier leurs caractères et de les distinguer du corps de l'utérus ou des amas stercoraux. Ces deux modes d'exploration réunis sont surtout utiles pour faire reconnaître l'existence de tumeurs d'un très petit volume, soit dans les ligaments larges, soit dans l'épaisseur de la cloison recto-utérine.

Enfin, si l'on pratique simultanément le toucher rectal et le toucher hypogastrique, on découvre des tumeurs rétro-utérines situées à une telle hauteur, qu'on n'aurait pu les constater par ces deux mêmes modes d'exploration isolés. En effet, le doigt introduit dans le rectum peut remonter au-dessus du cul-de-sac vaginal, tandis que l'autre main déprime l'hypogastre : on abaisse ainsi facilement le corps de la matrice, et on parvient à sentir une tumeur située derrière sa face postérieure.

A ces divers modes d'exploration, on peut, quand surtout la tumeur est sensible dans quelque point de la région du bas-ventre, ajouter la plessimétrie, qui fournira aussi d'excellentes données sur les dimensions de l'engorgement, et permettra d'en bien suivre la marche. Nous n'avons pas besoin de dire que nous ne saurions trop recommander de pratiquer la percussion avec les plus grands ménagements, et même de s'en abstenir quand la sensibilité des parties est trop vive.

Il faut étudier maintenant les caractères des tumeurs que l'exploration manuelle vient de nous révéler.

Les tumeurs phlegmoneuses péri-utérines présentent de grandes variétés de forme et de volume : les unes sont arrondies et plus ou moins sphériques, les autres sont oblongues et aplaties. Il en est qui égalent à peine la grosseur d'une amande; d'autres acquièrent et même dépassent le volume d'une noix, d'un œuf de poule ou d'une orange. Nous en avons rencontré qui étaient, pour ainsi dire, diffuses dans le tissu cellulaire pelvien, et qui s'élevaient jusqu'au niveau de l'ombilic.

La surface de ces engorgements est égale et lisse; jamais nous n'avons trouvé ces bosselures signalées par quelques auteurs : aussi sommes-nous tenté de croire que ces observateurs ont pris pour des tumeurs rétro-utérines des amas de matières stercorales dans le rectum.

C'est à la même erreur de diagnostic qu'il faut attribuer l'assertion de certains observateurs, qui parlent de tumeurs péri-utérines molles, se laissant déprimer profondément par le doigt et en conservant l'empreinte. Le caractère essentiel des engorgements péri-utérins chroniques est d'offrir au toucher une consistance solide, assez ferme, mais variant suivant l'ancienneté de la phlegmasie, et pouvant même acquérir parfois la dureté des tumeurs fibreuses. Sous le rapport de la consistance, les phlegmons péri-utérins donnent au toucher une sensation qui diffère en général de la sensation fournie par le corps de l'utérus, dont le tissu, après s'être laissé déprimer, revient lentement sur lui-même. Dans des cas rares, la tumeur phlegmoneuse se laisse déprimer légèrement, mais elle revient promptement sur elle-même.

Quelques-unes de ces tumeurs sont mobiles, libres de toute adhérence avec les parties voisines, ce qui permet de mieux les isoler en leur imprimant des mouvements plus ou moins étendus; d'autres, au contraire, contractent avec les tissus environnants des adhérences plus ou moins intimes, mais qui, pourtant, ne sont jamais assez fortes pour rendre la tumeur immobile. Ces adhérences partielles occupent, d'ordinaire, une des extrémités de la tumeur, tandis que l'autre extrémité demeure libre. Ainsi on en trouve qui adhèrent au corps de la matrice par leur surface interne, tandis que leur surface externe reste indépendante. D'autres, développées dans les ligaments larges, s'accolent d'une manière fixe aux parois du bassin par leur surface externe, tandis qu'elles sont libres par leur surface interne. Dans certains cas, rares, il est vrai, ces tumeurs adhèrent en partie à l'utérus, en partie aux parois du bassin, à l'intestin grêle, à la vessie; enclavées, pour ainsi dire, au milieu de toutes ces parties, elles deviennent à peu près immobiles.

Dans nos généralités sur le phlegmon péri-utérin, nous avons insisté sur le siége de ces tumeurs et sur les différents rapports qu'elles peuvent affecter avec la matrice; nous n'y reviendrons pas.

Une des particularités anatomiques les plus remarquables des engorgements péri-utérins chroniques, c'est de présenter à leur surface un ou plusieurs vaisseaux artériels, que l'explorateur doit toujours rechercher avec soin; car leur présence a une grande valeur à nos yeux. Ces vaisseaux, dont le volume est variable, atteignent assez souvent le calibre de la radiale; ils sont toujours superficiels et rampent le plus habituellement à la base de la tumeur. On peut quelquefois les sentir par le rectum, dans les phlegmons rétro-utérins.

Ces artères ne se développent que dans les tumeurs phlegmoneuses anciennes. Nous ne les avons jamais rencontrées avant le troisième mois; mais en général elles n'apparaissent pas avant le huitième. Elles ne manquent jamais dans les engorgements qui datent d'un an. Si la présence de ces vaisseaux implique l'idée d'une tumeur ancienne, leur absence n'est pas l'indice certain d'une tumeur récente. On conçoit que, dans quelques cas d'ailleurs, l'artère, au lieu d'être superficielle, se développe dans la profondeur du phlegmon, et puisse échapper ainsi au doigt de l'observateur. Il est à peu près superflu d'ajouter que toutes les fois qu'elle existe, elle offre un volume assez exactement en rapport avec l'ancienneté du phlegmon.

Si nous avons insisté sur la nécessité de déterminer le volume de ces artères, ce n'est pas uniquement pour que le praticien puisse y trouver un renseignement touchant la date de la tumeur phlegmoneuse, c'est aussi pour qu'il y trouve un élément de pronostic. La présence d'une grosse artère autour de la tumeur indique toujours un engorgement plus ou moins rebelle, difficile à guérir, non-seulement parce que la lésion est ancienne, mais parce que les vaisseaux hypertrophiques qui s'y rendent entretiennent sans cesse en elle une nutrition trop active. La guérison n'aura donc quelque chance de s'opérer, qu'autant que les vaisseaux nourriciers de la partie malade diminueront de volume, et reprendront leur calibre primitif.

La présence de ces vaisseaux dans les tumeurs péri-utérines n'avait pas été signalée avant nos travaux. Ce fut en 1849 que nous appelâmes pour la première fois l'attention sur cette importante particularité anatomique, et sur l'influence qu'elle exerce relativement au travail de résolution et aux effets du traitement. M. le docteur Martin, dans sa thèse inaugurale déjà citée (1851), consigna les résultats de nos recherches sur ce point. Ce fait, d'ailleurs, est en harmonie avec les enseignements de l'anatomie et de la physiologie normales et pathologiques. Ne sait-on pas qu'à un accroissement d'action d'un tissu ou d'un organe correspond toujours une augmentation de sa nutrition et un développement considérable des vaisseaux qui y affèrent? et de même, lorsqu'un produit accidentel se développe au sein d'un tissu ou d'un viscère? On connaît, par exemple, le volume qu'acquièrent les vaisseaux autour des masses tuberculeuses pulmonaires et dans le voisinage des tumeurs cancéreuses du sein.

4° *Troubles anatomiques et fonctionnels.*—Les tumeurs phlegmoneuses, telles que nous venons de les décrire, refoulent, à mesure qu'elles se développent, les organes voisins, dont elles changent la direction et les rapports. En pratiquant le toucher, il est bien important de noter surtout les déplacements qu'elles ont imprimés à l'utérus. Ces déplacements, on le comprend, peuvent être de deux ordres, suivant qu'ils portent sur la totalité de l'organe ou sur le corps seulement. Si la tumeur est située de manière à presser également sur le corps et sur le col, la matrice obéit tout entière à l'impulsion et se porte en masse, suivant le sens de cette force, soit en avant, soit en arrière, soit sur les côtés. Si la tumeur n'exerce de pression que sur le corps, celui-ci se fléchit sur le col, demeuré fixe, soit en avant, soit en arrière, soit sur les côtés. Il est inutile de dire que ces inclinaisons se font habituellement du côté opposé à la tumeur ; le contraire n'arrive que lorsque l'utérus a perdu sa mobilité normale, par suite d'adhérences avec les parties voisines. Ce qui prouve bien que, dans ces cas, la déviation utérine est incontestablement subordonnée à l'engorgement, c'est que la première lésion suit toutes les phases de la seconde, augmentant, diminuant et disparaissant avec elle.

Quelquefois ces tumeurs péri-utérines acquièrent un volume assez considérable pour comprimer la vessie ou le rectum, effacer une partie ou la presque totalité de leur calibre, et déterminer de très graves accidents. Elles peuvent enfin exercer une compression plus ou moins forte sur les vaisseaux et les nerfs contenus dans le bassin.

Nous avons vu qu'un des effets physiologiques du phlegmon péri-utérin était d'entretenir autour de lui un état permanent de congestion, qui s'exerce à la longue non-seulement sur le reste du tissu cellulaire, mais encore sur les viscères pelviens.

L'utérus, étant le plus proche du phlegmon, est l'organe qui subit le premier et le plus activement l'influence de ce funeste voisinage. Il s'hypérémie à son tour, et devient le siége d'une inflammation d'intensité variable. Il en résulte que le phlegmon péri-utérin s'accompagne presque toujours de tous les symptômes de la métrite chronique, et que les deux affections marchent de pair.

Cette hypérémie utérine se traduit par une exaltation de la sensibilité de l'organe, qui peut être exagérée quelquefois jusqu'à la douleur ; par une sécrétion muqueuse plus considérable, par des hémorrhagies, et surtout par des troubles divers de la menstruation.

L'hypersécrétion de la muqueuse utérine se révèle par une leucorrhée plus ou moins abondante, ou par une augmentation de ce flux, s'il existait déjà. Le liquide qui s'écoule alors par l'orifice utéro-vaginal présente tous les caractères du mucus symptomatique d'une métrite interne; il est blanc, filant et analogue à du blanc d'œuf, quand il est pur; il perd sa transparence et son homogénéité, quand il s'y mêle du sang ou du pus.

La menstruation, qui, en dehors de la grossesse, est sans contredit la fonction importante, essentielle, de l'utérus, subit très manifestement l'influence du phlegmon péri-utérin, en même temps qu'elle réagit à son tour sur ces engorgements, comme nous le dirons en traitant de leur marche.

Chez la plupart des femmes atteintes de l'affection que nous étudions, les règles cessent d'être normales. Les modifications qu'elles subissent portent tantôt sur l'intervalle qui sépare les époques, tantôt sur la durée de l'écoulement, tantôt sur la quantité de sang perdu.

Relativement à l'intervalle qui s'écoule entre deux époques, on observe les plus grandes variations : le plus souvent les règles avancent; plus rarement elles retardent, de trois, cinq, six et même huit jours. Chez un petit nombre de femmes, on les voit offrir la plus bizarre irrégularité, tantôt avançant, tantôt retardant.

La durée de l'écoulement menstruel n'est pas moins variable; rarement elle reste ce qu'elle était avant l'apparition de la phlegmasie péri-utérine. En général, elle augmente, et les règles, au lieu de durer de quatre à six jours, nous ont paru se continuer, en moyenne, huit, dix et même douze jours. Chez quelques malades, elles n'ont cessé que huit ou dix jours avant l'époque suivante, et même nous avons rencontré des cas, rares il est vrai, où la menstruation se continuait sans interruption d'une époque à l'autre. Toutefois l'écoulement allait diminuant, et, dans les derniers jours, il était borné à quelques gouttes de sang.

Il est rare que le flux cataménial ne subisse pas quelques changements notables dans sa quantité, chez les femmes atteintes de phlegmon péri-utérin. A quelques exceptions près, cette lésion s'accompagne soit d'une augmentation, soit d'une diminution ou d'une suppression des règles.

Sur 220 observations où nous avons noté la quantité de sang perdue par les malades, nous avons vu, dans 100 cas, les règles couler plus abondamment que de coutume, et, dans un tiers des cas au moins, il s'est manifesté, soit à une époque, soit à l'autre, de véritables métrorrhagies. Tantôt la perte s'est produite dès les premiers jours, tantôt, au contraire, vers la fin de la période menstruelle; parfois l'écoulement s'est arrêté pendant un, deux ou trois jours, puis il a reparu avec une très grande abondance. Nous avons rencontré des malades qui rendaient des caillots, à différentes reprises, dans la journée; et chez quelques-unes ces caillots alternaient avec des pertes blanches considérables.

Dans tous les autres cas où les règles n'ont pas été plus copieuses que d'habitude, il y a eu soit diminution, soit suppression du flux menstruel.

Ces dérangements dans la menstruation s'accompagnent, le plus souvent, de douleurs plus ou moins intenses, qu'il faut attribuer non point au trouble même de la fonction, mais à la recrudescence que celle-ci amène dans le phlegmon, en raison de la congestion active qu'elle y provoque.

Cette action réciproque que le phlegmon péri-utérin subit de la part de la fonction menstruelle est des plus simples et des plus faciles à comprendre. Nous avons dit que la présence du phlegmon appelait incessamment vers les organes pelviens une plus grande quantité de sang, ce qui, en général, augmente, comme nous venons de le voir, le flux cataménial; mais cette congestion physiologique, qui s'opère chaque mois vers l'utérus, réagit aussi sur la tumeur voisine, y détermine un surcroît de circulation et de vitalité : l'engorgement est plus actif; la tumeur augmente de volume; les phénomènes interstitiels de la phlegmasie reprennent les allures de la forme aiguë : de là cet accroissement de la chaleur locale et ces douleurs plus ou moins vives, plus ou moins prolongées, qui signalent l'approche des époques; car ces symptômes précèdent d'ordinaire de quelques jours l'apparition du sang menstruel ; ils persistent tant que dure la congestion utérine ; ils ne diminuent et ne disparaissent qu'avec elle.

Un autre effet de l'activité plus grande qu'impriment les phlegmons péri-utérins à la circulation de la matrice, c'est un accroissement de la nutrition de cet organe : d'où résulte une augmentation de son volume. Cependant cette hypertrophie n'est pas aussi fréquente qu'on serait en droit de le supposer ; on ne l'observe que très rarement chez les femmes nullipares, à moins que le phlegmon péri-utérin ne soit de très vieille date. Mais cette hypertrophie est commune chez les femmes qui ont eu des enfants. Or voici comment nous croyons pouvoir expliquer ce phénomène : à la suite de l'accouchement, l'utérus ne revient pas immédiatement sur lui-même ; il demeure quelques jours encore très développé. C'est précisément alors que débute le plus souvent le phlegmon péri-utérin. La congestion sanguine et l'inflammation, qui en sont la conséquence, agissent sur les parois de la matrice, qui n'est point revenue à son volume ordinaire, et s'opposent au retrait de son tissu, qui demeure plus ou moins hypertrophié. Tantôt l'hypertrophie reste limitée, soit au col, soit au corps ; tantôt, et c'est le cas le plus habituel, elle envahit à la fois le col et le corps de la matrice, jamais, quoi qu'en aient dit certains auteurs, exclusivement une des parois.

La présence d'un phlegmon péri-utérin rend presque toujours les rapports sexuels douloureux. Il est des cas où la sensibilité des parties malades est assez peu exaltée pour qu'ils puissent s'accomplir sans une souffrance marquée ; mais le plus souvent cette sensibilité est augmentée par l'excitation qui accompagne l'acte génital, et alors les mouvements imprimés à l'utérus se communiquent à la tumeur et y provoquent des douleurs plus ou moins vives, qui vont retentir dans tous les points affectés. L'effet du coït est moins prononcé quand l'engorgement siége dans les ligaments larges, à une certaine distance de la matrice, que lorsqu'il est en contact avec cet organe. Dans tous les cas il est sage de conseiller l'abstention du coït, qui a toujours le fâcheux inconvénient d'imprimer à la tumeur des ébranlements dangereux, et d'appeler vers elle une congestion sanguine plus ou moins intense, laquelle peut devenir la cause et le point de départ d'une recrudescence.

Le phlegmon péri-utérin est-il un obstacle à la fécondation ? Non, toutes les fois que la tumeur, ou par son siége ou par son volume, ne s'opposera pas au phénomène de l'imprégnation. C'est ainsi que nous avons vu un certain nombre de malades devenir enceintes, qui portaient un engorgement chronique des ligaments larges. Mais, dans les cas où un phlegmon considérable, envahissant l'un et l'autre côté, se propage jusqu'aux ovaires et change leurs rapports avec les trompes, nous comprenons l'impossibilité de la fécondation.

Les tumeurs péri-utérines prédisposent assurément les femmes aux fausses couches, soit en raison de l'obstacle mécanique qu'elles apportent au développement de l'utérus par leurs adhérences ou par leur volume, soit en raison de l'hypérémie constante qu'elles appellent vers le bassin. Aussi croyons-nous prudent de continuer le traitement pendant et malgré la grossesse ; c'est notre méthode, et nous n'avons jamais eu qu'à nous en louer. Dans un seul cas, nous avons vu se produire une fausse couche ; mais c'était chez une malade qui, avant notre traitement, avait fait déjà deux autres fausses couches, occasionnées par les adhérences d'un phlegmon péri-utérin avec les parois pelviennes.

Il est donc bien établi que la matrice éprouve, de la part du phlegmon péri-utérin, des troubles marqués dans ses diverses fonctions ; mais les fonctions de cet organe, comme nous l'avons longuement prouvé pour la menstruation, réagissent à leur tour sur la marche du phlegmon. L'influence réciproque de l'utérus sur la phlegmasie du tissu cellulaire ambiant s'opérant, dans tous les cas, par le même mécanisme, c'est-à-dire par le fait d'un mouvement congestif, nous ne pourrions insister davantage sur ce point, sans répéter ce que nous avons déjà exposé plus haut.

Nous passerons assez rapidement sur les troubles fonctionnels que l'engorgement chronique apporte du côté de la vessie et du rectum, ces désordres ne différant pas sensiblement de ceux que détermine le phlegmon aigu et dont il a été question dans le paragraphe précédent.

Certaines malades éprouvent fréquemment le besoin d'uriner, retiennent difficilement les urines et parfois même sont prises d'une véritable incontinence. Chez d'autres, au contraire, la miction est rare, pénible, et s'accompagne de très vives douleurs avec ténesme vésical et cuisson dans l'urèthre; il en est enfin chez lesquelles on observe une rétention complète d'urine.

Parfois les urines ont leur apparence normale; d'autres fois, et, moins souvent qu'on ne l'a dit, elles sont épaisses, troubles et chargées d'un dépôt plus ou moins abondant, et composé surtout de phosphates calcaires.

Nul doute que les fonctions de la vessie ne réagissent à leur tour sur le phlegmon péri-utérin; car on conçoit aisément que les efforts de la miction, la tension et le relâchement successifs des parois vésicales doivent avoir une influence fâcheuse sur cet engorgement.

Les troubles que le phlegmon péri-utérin détermine du côté du rectum sont : 1° dans le plus grand nombre des cas, la constipation, qui est due tantôt à la compression mécanique que la tumeur exerce sur l'intestin, tantôt à l'hypérémie qu'elle provoque autour d'elle et qui se propage au rectum; 2° la diarrhée, symptomatique de l'inflammation transmise, par voie de contiguïté, du tissu cellulaire à l'intestin. Nous avons vu des malades, chez lesquelles ces deux conditions apportaient un obstacle absolu au passage des matières fécales et déterminaient l'explosion de tous les accidents d'un étranglement interne. Chez d'autres, le calibre de l'intestin était réduit au diamètre d'un tuyau de plume; et nous avons rencontré des cas dans lesquels les matières stercorales étaient moulées comme si elles avaient traversé une filière.

Chez toutes ces malades la défécation est extrêmement pénible, quelquefois même elle provoque des douleurs atroces, qui peuvent devenir le point de départ de crises nerveuses très intenses.

La violence des douleurs, jointe aux effets de la compression exercée par la tumeur sur le rectum, et la gêne qui en résulte pour la circulation, sont, à leur tour, autant de causes de recrudescence inflammatoire.

Lorsque la constipation date de longtemps, elle entraîne la production d'une complication que nous décrirons plus loin sous le nom d'*entérite glaireuse*.

Par la gêne qu'elles apportent à la circulation et par l'état de congestion habituelle qu'elles entretiennent dans le bassin, les tumeurs phlegmoneuses deviennent une cause fréquente d'hémorrhoïdes, ou rendent plus douloureuses celles qui existent déjà. Elles sont souvent aussi l'occasion de fissures à l'anus, qui, à leur tour, par les souffrances qu'elles font éclater au moment des garderobes, exercent la plus fâcheuse influence sur la maladie première. Ces fissures peuvent même, après la résolution de l'engorgement, entretenir les douleurs, en développer de nouvelles et simuler une recrudescence du phlegmon péri-utérin. Ainsi des malades que nous considérions comme convalescentes furent reprises subitement des plus graves accidents du côté du bas-ventre. A l'aide d'un examen attentif, nous découvrîmes une fissure anale, dont la guérison mit un terme rapide à ces symptômes alarmants.

Les organes éloignés du bassin subissent fréquemment aussi l'influence des phlegmasies péri-utérines. C'est sur l'estomac que cette influence sympathique se fait plus particulièrement sentir. Aussi voit-on survenir très souvent le cortége des troubles gastriques que nous avons déjà signalés à propos de la métrite interne : perte de l'appétit ou exagération de ce besoin ; digestions lentes, difficiles ; sentiment de pesanteur après l'ingestion des aliments; dépravation du goût; chaleurs ou tiraillements épigastriques; éructations gazeuses; nausées; vomituritions ou vomissements, etc., etc.

Chez quelques malades, les mouvements de la respiration s'accomplissent avec peine, par suite des douleurs qu'ils développent dans la partie malade.. Certaines femmes encore sont sujettes à des palpitations fréquentes et pénibles, qui s'exaspèrent au moment des crises ou à la suite de quelque fatigue; il en est enfin chez lesquelles on observe une petite toux sèche, nerveuse, incoercible et, dans certains cas, extrêmement fatigante.

Quand le phlegmon péri-utérin chronique est exempt de complication inflammatoire aiguë, le pouls reste normal. Mais la fièvre apparaît dès qu'il s'opère une recrudescence ou que l'engorgement passe de la forme chronique à l'état aigu ou subaigu.

Le phlegmon péri-utérin devient souvent la cause de troubles remarquables dans l'innervation. Les modifications qu'il détermine dans la sensibilité et la myotilité des membres inférieurs méritent à un très haut degré de fixer l'attention du médecin; aussi ne faisons-nous que les signaler ici, ayant l'intention d'y revenir, avec tous les développements que le sujet comporte, dans le chapitre consacré aux complications.

Pour achever le tableau des désordres fonctionnels qui accompagnent le phlegmon péri-utérin, nous devons ajouter que les pertes de sang, les troubles digestifs, la longue durée des souffrances, amènent une perturbation profonde dans la nutrition; d'où résultent la chloro-anémie, l'amaigrissement, la prostration des forces, etc., qui attestent l'influence des affections péri-utérines sur l'économie tout entière.

Diagnostic. — Le phlegmon péri-utérin chronique a été si longtemps méconnu, il a donné et il donne encore lieu à tant d'erreurs de diagnostic, que nous croyons devoir insister sur les caractères propres à le différencier des affections qui s'en rapprochent par leur expression symptomatique, et avec lesquelles on l'a confondu et on le confond encore tous les jours. Sans un diagnostic bien précis, le pronostic ne repose plus que sur des bases incertaines et souvent illusoires. La thérapeutique est indécise, flottante; souvent elle est inutile, quelquefois funeste; elle porte à faux, ou si, par extraordinaire, elle réussit, le succès n'est plus qu'un effet du hasard. Nous avons eu souvent l'occasion de nous convaincre combien ces méprises étaient préjudiciables à la santé des femmes. Et nous aussi nous avons commis des erreurs du même genre avant d'avoir entrepris les recherches qui font la base de cet ouvrage; mais nous croyons pouvoir dire qu'une longue expérience nous a appris enfin à les éviter le plus souvent.

Nous nous estimerons heureux et nous croirons avoir rendu un service à la fois à la science et à l'humanité, si nous pouvons contribuer à diminuer aussi le nombre de ces erreurs dans la pratique de nos confrères.

Nous avons déjà dit ailleurs que Lisfranc avait jeté une vive lumière sur le diagnostic différentiel des affections utérines, et nous ne saurions trop engager le lecteur à consulter le chapitre de ses *Leçons cliniques*, où il traite des erreurs auxquelles ces maladies peuvent donner lieu. Malheureusement cet illustre praticien a méconnu souvent l'existence du phlegmon péri-utérin chronique, et il a confondu avec ce genre d'altération ce qu'il désigne sous le nom d'engorgements partiels de la matrice.

On peut confondre les phlegmons péri-utérins avec les tumeurs développées soit dans le tissu propre de l'utérus, soit en dehors de ce viscère.

La première variété de tumeurs, que nous nommerons *utérines*, comprend les engorgements chroniques de l'utérus, les déviations, les tumeurs fibreuses, la grossesse, etc.

La seconde variété, ou tumeurs *extra-utérines*, embrasse les tumeurs stercorales, les tumeurs sanguines, la grossesse extra-utérine, les kystes, etc.

Bien que nous ayons traité longuement des caractères des tumeurs phlegmoneuses péri-utérines chroniques, nous rappellerons très succinctement leurs traits principaux.

Ces tumeurs ont une consistance solide, plus ferme que celle du tissu normal de l'utérus, quelquefois rénitente; elles ne se laissent jamais déprimer au point de conserver l'empreinte du doigt, et tiennent le milieu, pour la solidité, entre les parois du corps de l'utérus et les tumeurs fibreuses. Leur surface est lisse, sans inégalités, ni bosselures. Elles forment autour de l'utérus un bourrelet, un relief, qu'une exploration attentive ne permet pas de confondre avec le museau de tanche. Généralement elles sont douloureuses, non pas au simple toucher, mais à la pression, et d'autant plus douloureuses que la pression est plus forte. Parfois des artères, plus ou moins volumineuses, rampent superficiellement à la base de la tumeur. Ajoutons que, de toutes les tumeurs du bassin, elles sont de beaucoup les plus communes.

Les phlegmons péri-utérins peuvent être confondus avec l'engorgement des parois de la matrice.

Sauf quelques cas exceptionnels dans lesquels cet engorgement va jusqu'à l'induration, les parois utérines engorgées sont moins dures que les tumeurs phlegmoneuses péri-utérines, et se laissent un peu déprimer. Quel que soit le volume de l'engorgement de l'utérus, il ne forme jamais ce bourrelet qui caractérise essentiellement les tumeurs phlegmoneuses. Dans la majorité des cas, les phlegmons péri-utérins sont circonscrits, limités en un point plus ou moins voisin de l'utérus, tandis que l'engorgement de cet organe n'est jamais partiel, quoiqu'on ait dit le contraire; il porte à la fois sur tout le tissu de la matrice; et on peut, par conséquent, le constater sur chacune de ses parois. Quand, par hasard, le phlegmon occupe tout le pourtour de la matrice, il est séparé de cet organe par un sillon plus ou moins profond, qu'une exploration bien faite permet toujours de reconnaître.

Le cathétérisme utérin, dans les cas difficiles, pourrait lever les doutes; mais c'est un moyen dangereux auquel il ne faut recourir qu'avec les plus grands ménagements, quand il existe un phlegmon péri-utérin.

La métrite interne simple, sans complication d'engorgement des parois utérines, ne pourra jamais se confondre avec les phlegmons péri-utérins, en raison même de l'absence de toute tumeur.

La grossesse peut, au premier abord, être prise pour un engorgement péri-utérin; mais un examen moins superficiel ne tarde pas à lever tous les doutes. En effet, le corps de l'utérus se développe d'une manière uniforme dans toute son étendue, sans présenter ni reliefs, ni sillon; il acquiert une forme globuleuse, et sa consistance demeure normale; il est en général indolore à la pression. De jour en jour la tumeur se développe, et elle prend de plus en plus les caractères de la grossesse.

Ce que nous venons de dire de la grossesse, nous le dirons

également de tout développement de l'utérus dû à la présence d'une tumeur accidentelle, môles, polypes, etc.

L'absence des règles, qui accompagne habituellement la grossesse, les métrorrhagies, si fréquentes dans les cas de môles ou de polypes utérins, ne sauraient être donnés comme signes différentiels, puisqu'on les retrouve quelquefois dans les tumeurs phlegmoneuses péri-utérines.

Les tumeurs fibreuses de la matrice, et surtout les tumeurs interstitielles, peuvent en imposer facilement pour des engorgements péri-utérins; car il est des cas où elles soulèvent les parois de la matrice, et forment, en dehors, un relief plus ou moins prononcé. Mais les tumeurs fibreuses et les parois utérines sont unies entre elles si intimement qu'on ne peut découvrir aucun sillon qui les sépare. La consistance des tumeurs fibreuses est d'ailleurs plus dure que celle du phlegmon. La sensibilité y est à peu près nulle, et, lorsqu'elle existe, elle est faible et tient à la distension des fibres charnues de l'utérus. Les artères sont moins fréquentes à la surface des tumeurs fibreuses qu'à la surface des tumeurs phlegmoneuses péri-utérines. Les adhérences avec les parois du bassin, qu'on rencontre assez souvent dans les phlegmons, n'existent presque jamais dans les tumeurs fibreuses. Enfin, tandis que, dans les cas de tumeurs fibreuses, l'utérus reste ordinairement mobile et augmente de volume, il devient fréquemment fixe et immobile, et conserve généralement ses dimensions normales, dans les cas de phlegmon péri-utérin.

Quoi qu'il en soit, l'erreur sera de si courte durée qu'elle ne saurait être préjudiciable aux malades. Il est prudent de faire simultanément le traitement des deux affections, jusqu'à ce que les doutes soient levés, soit par une recrudescence des douleurs survenue à une époque menstruelle, soit par un changement dans le volume de la tumeur. S'il existe une métrorrhagie, il n'y aura aucun inconvénient à commencer par quelques émissions sanguines générales, qui conviennent également bien à la métrorrhagie symptomatique de l'une et de l'autre affection. Mais il sera sage de se borner provisoirement à une médication appropriée aux deux maladies.

Il n'est pas rare que l'on confonde les déviations de la matrice avec les phlegmons péri-utérins; cette erreur est fréquente, surtout, dans les cas où les flexions et les inclinaisons du corps utérin peuvent prendre exactement la position des tumeurs péri-utérines. Cette méprise, si facile dans une première exploration, pourra être corrigée par un examen plus attentif. La consistance des parois utérines, l'absence d'un bourrelet, d'un relief et d'un sillon, feront toujours reconnaître le corps de l'utérus, quelle que soit sa position; en outre, si le doigt est promené du col sur le corps de l'organe, on est frappé de la continuité de leur surface; et, dans les cas où l'utérus fléchi forme un angle prononcé, on constate que la consistance de la tumeur est la même dans tous les points. Du reste, si l'on venait à commettre une erreur, elle serait de courte durée; car lorsqu'il s'agit d'une déviation utérine, on ne découvre nulle part ailleurs le corps de l'utérus.

S'il existe simultanément une déviation de la matrice et une tumeur péri-utérine, on les reconnaît aux signes qui sont propres à chacune de ces affections; mais nous devons dire, dès maintenant, qu'il faut, dans ce cas, combattre en premier lieu l'engorgement phlegmoneux.

Dans les cas de déviations utérines avec ou sans phlegmon péri-utérin, il est d'une grande importance de s'aider du toucher vaginal et du toucher hypogastrique, qui permettent d'apporter plus de précision et de certitude dans l'examen de l'utérus et de ses annexes. Cependant, comme l'embonpoint des malades rend parfois impossible le toucher hypogastrique, on doit rester alors dans le doute ou recourir au cathétérisme, en suivant à cet égard les règles que nous avons tracées.

Les affections cancéreuses de l'utérus sont, en général, faciles à distinguer des tumeurs péri-utérines.

Le squirrhe occupe presque toujours le col de la matrice. Sa consistance plus dure encore que celle des tumeurs fibreuses, les inégalités de sa surface qui envahissent et débordent le museau de tanche, l'écoulement fétide qui se fait par le vagin, la métrorrhagie qu'il provoque et qui se répète souvent dans l'intervalle des époques; ce sont là autant de signes qui servent à différencier le squirrhe dans sa première période avec les tumeurs péri-utérines.

Quelquefois la propagation du squirrhe aux tissus voisins du col pourra rendre le diagnostic plus embarrassant, mais on n'hésitera pas longtemps en tenant compte de la dureté excessive de la tumeur et de l'absence de sillon.

Il serait superflu de dire qu'il n'y a guère d'erreur possible quand le squirrhe est arrivé à la période d'ulcération, et lorsqu'ont apparu les symptômes de cachexie cancéreuse.

Le cancer encéphaloïde présente des caractères bien différents de ceux des tumeurs péri-utérines. Le col de la matrice est boursouflé, recouvert de végétations fongueuses, saignantes, friables, et qui donnent lieu à un écoulement vaginal d'une nuance et d'une fétidité qui ne permettent pas de s'y tromper.

S'il n'est pas facile de distinguer, dans certains cas, les tumeurs péri-utérines d'avec les tumeurs formées par la matrice même, ou développées dans son tissu, combien il sera plus difficile encore d'éviter toute confusion entre les engorgements phlegmoneux et les autres espèces de tumeurs qui occupent, comme le phlegmon, le voisinage de l'utérus ! Ces tumeurs extra-utérines sont très nombreuses ; nous ne passerons en revue que les plus importantes et les plus communes, en signalant les caractères à l'aide desquels le médecin pourra le mieux les distinguer des phlegmons péri-utérins.

Le phlegmon des fosses iliaques est, en général, facile à reconnaître ; une exploration bien faite permet de fixer nettement le siége et les limites de la phlegmasie. Mais il n'est pas rare de voir l'engorgement envahir à la fois le tissu cellulaire péri-utérin et les fosses iliaques. Dans tous les cas, c'est la même affection, ne différant que par son siége ou par son étendue ; nous n'insisterons pas davantage sur le diagnostic de deux maladies identiques, et qui, partant, réclament les mêmes soins et le même traitement.

On ne saurait s'imaginer à combien de méprises peuvent donner lieu les tumeurs stercorales. Celles qui sont d'une consistance molle, pâteuse, et qui conservent l'impression du doigt, se distinguent aisément, par ces caractères mêmes, des phlegmons péri-utérins; et cependant nous voyons que quelques praticiens, sans égard pour ces signes différentiels qui nous paraissent incontestables, rapportent encore des observations de phlegmon péri-utérin où l'on voit que la tumeur était dépressible, bosselée, et conservait l'empreinte du doigt (Valleix).

Quant aux tumeurs stercorales, dont la consistance égale ou dépasse celle des tumeurs péri-utérines, elles ne s'en distinguent au toucher vaginal que par leurs bosselures. Dans les cas douteux, on aura recours au toucher rectal, qui seul permet, le plus souvent, de constater directement la présence des matières fécales accumulées. Nous disons le plus souvent, parce qu'il est des circonstances où cet amas se fait sur un point de l'intestin inaccessible à la main; et ces cas sont assurément les plus obscurs et les plus difficiles, non-seulement parce que le toucher rectal ne saurait fournir aucun renseignement direct, mais encore parce que la tumeur stercorale fait saillie dans le cul-de-sac vaginal, en suivant la direction des ligaments larges, et simule ainsi beaucoup mieux le phlegmon péri-utérin. Comment éviter l'erreur dans une circonstance pareille? On purge les malades, et, si la tumeur disparaît avec la constipation, tous les doutes sont dissipés. Si un premier purgatif reste sans effet, ou ne produit qu'un résultat incomplet, il faut en administrer un second, un peu plus énergique que le premier. Mais, une constipation opiniâtre s'associant très souvent à l'engorgement péri-utérin, on comprend qu'il puisse exister à la fois une tumeur stercorale et une tumeur phlegmoneuse. Il est inutile de faire ressortir toute l'importance de ce diagnostic et les conséquences pratiques qui en découlent.

Les tumeurs sanguines, ou hématocèles péri-utérines, ont été confondues longtemps, à n'en pas douter, avec les phlegmons de cette région. L'identité de siége et souvent de consistance, et même de symptômes, rendait cette erreur facile, à une époque où l'attention des praticiens n'avait pas encore été suffisamment fixée sur les épanchements hématiques du bassin. Nous avons déjà insisté sur le diagnostic différentiel de l'hématocèle avec le phlegmon aigu, et l'on peut voir, par ce que nous en avons dit dans le chapitre précédent, que l'hématocèle, à son début, se distingue par des signes nettement tranchés de l'engorgement péri-utérin chronique : ces signes distinctifs seront surtout la douleur vive, analogue à celle de la péritonite, les troubles généraux et la fluctuation qui caractérisent l'hématocèle dans sa première période, et qu'on ne trouve pas dans le phlegmon chronique, à moins d'une recrudescence considérable qui le fasse repasser à l'état aigu. C'est donc en présence des tumeurs sanguines anciennes, dont la partie liquide résorbée a fait place à des caillots, et dont la fluctuation a disparu, que le diagnostic peut présenter un véritable embarras, si bien qu'à moins d'avoir suivi la marche de la maladie et d'avoir assisté, pour ainsi dire, à son évolution, on est ordinairement forcé de suspendre son jugement, et de se tenir sur la plus stricte réserve. Y a-t-il de sérieux inconvénients à demeurer dans le doute? Pour nous, qui pensons qu'à ces deux formes de tumeurs convient également bien une médication antiphlogistique, et qui leur appliquons à peu près la même méthode de traitement, nous ne croyons pas que la confusion puisse être de quelque danger. Il est même vraisemblable que certaines tumeurs, que nous avions regardées comme phlegmoneuses et dont nous avons obtenu la résolution, devaient être des collections sanguines. Dans les cas douteux où la malade serait en péril, en raison du volume énorme de la tumeur et des accidents qu'elle provoquerait, on aurait recours, s'il était nécessaire de fixer le diagnostic, à une ponction exploratrice avec un trocart capillaire.

Comme il sera plus facile de saisir les traits différentiels du phlegmon péri-utérin et de l'hématocèle quand on connaîtra les symptômes de cette dernière affection, nous reviendrons avec détail sur cette délicate question de pratique, en traitant l'histoire des collections sanguines.

Les tumeurs enkystées se rencontrent surtout dans la région ovarique; c'est donc avec les phlegmons des ligaments larges qu'on peut plus particulièrement les confondre. En général, ces kystes, qu'ils soient séreux ou purulents, se laissent déprimer par les doigts et présentent une fluctuation caractéristique; il en est cependant qui sont tellement distendus que leur consistance devient ferme et dure comme celle des phlegmons. Mais leur surface est ordinairement dépourvue d'artères ; quelquefois lisse, elle offre le plus souvent des bosselures, des lobes, des inégalités ; généralement elle n'est point douloureuse à la pression. Lorsque le diagnostic sera trop difficile ou impossible, on fera bien d'agir comme si l'on avait affaire à un phlegmon, surtout s'il existe des phénomènes de réaction inflammatoire. Si la tumeur est petite, quel inconvénient peut-il y avoir à faire usage des vésicatoires, des frictions iodées, qui seront utiles dans les deux hypothèses? Quand la tumeur est volumineuse, il n'y a plus de confusion possible. Dans les cas obscurs, la ponction exploratrice pourrait encore ici lever les doutes.

Nous déclarons néanmoins que, le plus souvent, nous avons pu distinguer ces différentes tumeurs les unes des autres ; et deux fois seulement des kystes purulents donnaient lieu à des douleurs si vives, qu'il nous a été impossible de pratiquer convenablement le toucher, et d'établir sûrement le diagnostic.

Dans la grossesse extra-utérine, la tumeur constitue une masse hétérogène, dans laquelle une exploration attentive fait reconnaître des parties molles et fluctuantes et des parties dures, inégales, souvent mobiles, qui appartiennent au corps du fœtus. Mais quelquefois le diagnostic n'est pas d'une aussi grande simplicité ; en effet, une grossesse extra-utérine peut exister en même temps qu'un engorgement phlegmoneux, et le médecin, prévenu de la possibilité de cette coïncidence, devra prendre soin de distinguer ces deux tumeurs ; ou encore la tumeur fœtale peut se dissimuler derrière un kyste séreux ou une collection purulente, avec lesquels elle n'aura aucune communication, de sorte qu'une fois le pus ou la sérosité évacués, on se trouvera en face d'une autre tumeur, qui fera persister la plupart des accidents, mais qui devra modifier le pronostic et le mode de traitement.

Enfin on a décrit des tumeurs formées par des adhérences établies, soit entre des replis péritonéaux, soit entre plusieurs anses intestinales, et qu'il est possible de confondre avec les tumeurs phlegmoneuses, dont elles offrent quelquefois la consistance, et dont elles occupent souvent le siége. Cependant nous ne saurions faire jouer à ces adhérences le rôle immense qu'on a voulu leur attribuer dans ces derniers temps, au préjudice des phlegmons péri-utérins. Nous avons déjà dit que nous considérions ces lésions comme le résultat d'une péritonite partielle développée le plus souvent à la suite d'un phlegmon péri-utérin. Par conséquent, ces adhérences existeront en même temps que le phlegmon qui les a fait naître, et, dans ce cas, il faut appliquer sans réserve le traitement qui convient aux phlegmasies péri-utérines; ou bien l'engorgement, convenablement traité, se sera terminé par résolution, tandis que les traces de la péritonite adhésive persisteront; et alors la plupart des signes qui appartiennent au phlegmon péri-utérin chronique auront également disparu : c'est ainsi qu'on ne trouvera pas de battements artériels sur la tumeur, et que celle-ci, au lieu d'offrir au toucher une surface résistante, lisse et unie, présentera des bosselures, des saillies, que le doigt peut plus ou moins refouler, et qui correspondent soit aux anses intestinales, soit aux inégalités des adhérences péritonéales.

Lorsque, par extraordinaire, le diagnostic différentiel ne saurait être établi, on instituera toujours sans inconvénient, et souvent avec utilité, le traitement des tumeurs phlegmoneuses. En effet, s'il existe de la douleur (et c'est le cas le plus commun), les émissions sanguines, les calmants, etc., la feront diminuer ou disparaître. S'il n'existe pas de douleur, le traitement aura toujours l'avantage d'aider au diagnostic; car, dans l'hypothèse d'adhérences péritonéales ou intestinales, la tumeur ne subit aucun changement, tandis que, dans le cas d'une tumeur phlegmoneuse, elle perd de son volume, et l'on doit insister sur la médication commencée.

Marche, durée, terminaisons. — Nous avons déjà dit, en parlant de l'évolution du phlegmon péri-utérin chronique, combien son cours était peu rapide et avec quelle lenteur s'accomplissaient quelquefois ses progrès. Nous avons insisté sur la marche insidieuse de ses débuts, qui fait que la phlegmasie peut demeurer plusieurs mois, plusieurs années même, à l'état latent, sans être soupçonnée ni de la malade ni du médecin, jusqu'à ce que sa présence se révèle par quelques-uns des troubles généraux ou sympathiques auxquels il finit toujours par donner lieu.

L'engorgement péri-utérin chronique, arrivé à son plus complet développement, peut demeurer stationnaire, indolent, si bien que les malades, méconnaissant une affection qui ne se révèle plus par des douleurs ou des troubles fonctionnels apparents, se considèrent comme guéries, tandis qu'elles portent en elles une lésion qui menace sans cesse leur santé, et peut devenir tôt ou tard la source de nouveaux accidents. Le médecin peut alors seul, par un examen direct, juger la question, apprécier la vérité. Mais ces cas sont assez rares : le plus souvent, comme nous l'avons dit en traitant des symptômes, la tumeur subit des oscillations dans son volume, des variations dans ses conditions physiques, des modifications, des troubles pathologiques, qui surviennent sous l'empire de toute influence matérielle ou morale, morbide ou physiologique, capable de troubler la circulation intra-pelvienne et d'augmenter la fluxion des parties phlogosées. Nous nous sommes longuement étendu sur ces recrudescences, ces redoublements, comme M. Gosselin les appelle, qui apparaissent particulièrement à l'époque menstruelle, et qui peuvent aller au point de ramener l'inflammation à l'état aigu.

Nous avons dit comment ces recrudescences deviennent assez souvent le point de départ de péritonites partielles ou générales, et comment, dans certains cas où le péritoine n'est pas atteint, elles donnent lieu à des accidents qui peuvent encore en imposer pour une péritonite.

A propos de la thérapeutique, nous développerons longuement quelle est l'action du traitement, et en particulier de la médication antiphlogistique, sur la marche de l'engorgement.

Cette phlegmasie a fort peu de tendance à se résoudre d'elle-même, probablement pour deux raisons : d'abord, à cause du siége même de la phlegmasie, de sa position dans une région déclive, et puis surtout à cause des influences sans cesse renaissantes qui entretiennent ou viennent périodiquement provoquer un état congestif vers les organes pelviens. Aussi la tumeur péri-utérine durerait-elle peut-être indéfiniment, si l'art n'intervenait pour en amener la guérison. C'est ainsi que nous avons vu des tumeurs phlegmoneuses qui dataient de cinq, six, dix, quinze et vingt ans. Nous en avons même rencontré qui remontaient à une trentaine d'années.

De quelle manière se termine le phlegmon péri-utérin chronique? Abandonné à lui même, il a peu de tendance à se résoudre, comme nous venons de le dire; cependant, bien que nous n'en connaissions pas d'exemple parfaitement authentique, nous comprenons et nous admettons, par analogie, que cette phlegmasie puisse aboutir spontanément à une résolution complète.

Mais la guérison devient la règle si le phlegmon péri-utérin est traité suivant les préceptes que nous ferons connaître bientôt. Dans ce cas, la résolution s'opère avec plus ou moins de rapidité, suivant la nature du traitement et la docilité des malades; suivant leur constitution et le degré d'activité de leur pouvoir absorbant, suivant le volume et l'ancienneté de la tumeur; suivant, enfin, que celle-ci se montre plus ou moins réfractaire au traitement. La résolution est encore subordonnée à l'état de simplicité ou de complication de la maladie : et parmi les complications, l'état nerveux exerce une influence des plus fâcheuses. Dans les cas favorables, lorsque rien ne venait contrarier l'action du traitement, et quand la tumeur n'était ni trop volumineuse ni surtout trop ancienne, nous en avons obtenu la résolution entière au bout de trois, quatre ou cinq mois, en moyenne. Dans des circonstances moins favorables, la résolution ne s'est opérée qu'au bout de dix mois, un an, et même quinze mois. Nous devons ajouter que la résolution de la tumeur une fois obtenue, la guérison n'est pas toujours complète : il reste parfois, en effet, certaines complications qui survivent à l'engorgement, et qu'il faut combattre par les moyens que nous indiquerons plus tard.

Un traitement incomplet ou insuffisant ne produit le plus souvent qu'une résolution imparfaite. Alors il peut se faire, ou que la tumeur reste stationnaire, en conservant le volume qu'elle présente au moment où l'on cesse le traitement; ou bien que la résolution continue à s'opérer, mais en suivant une marche extrêmement lente, à peine sensible.

Si le phlegmon péri-utérin chronique est méconnu, ou s'il est soumis à un traitement irrationnel, s'écartant des principes que nous allons développer, il se terminera, comme s'il était abandonné à lui-même, très rarement par résolution.

En dehors de la résolution, deux autres modes de terminaison sont possibles : la suppuration, ou la dégénérescence en un tissu dur et fibreux, qui n'est plus susceptible de se résoudre.

La suppuration de l'engorgement péri-utérin chronique s'opère d'habitude à l'occasion d'une recrudescence qui, ainsi que nous l'avons déjà dit, provoque une réaction locale intense et une explosion de phénomènes généraux proportionnés à l'étendue de la lésion locale. En traitant des abcès, nous nous expliquerons sur les collections purulentes, qui peuvent être générales ou partielles, et donner lieu à des dégâts très variés. Nous dirons aussi que la suppuration, au lieu d'être diffuse et de déterminer tous les accidents du phlegmon suppuré, peut s'amasser dans un espace limité, s'entourer d'une fausse membrane et persister un temps plus ou moins long à l'état d'abcès enkysté.

L'induration fibreuse des tissus enflammés chroniquement est un mode de terminaison assez rare pour qu'il ne nous ait été donné de l'observer qu'un très petit nombre de fois dans le cours de notre longue pratique.

Les malades atteintes de phlegmon péri-utérin succombent rarement, si ce n'est dans les cas de suppuration, à la lésion de ce genre d'affection; mais quelques-unes sont emportées ou par une péritonite concomitante, qui de partielle peut devenir générale, ou par les désordres généraux qui accompagnent quelquefois le phlegmon péri-utérin. Nous rapportons des observations de malades qui ont succombé à des troubles graves de l'innervation et de la nutrition, provoqués et entretenus par l'engorgement péri-utérin.

Pronostic. — Le pronostic du phlegmon péri-utérin chronique se déduit de tout ce que nous venons de dire. Nous ne saurions trop le répéter, c'est une maladie, qui par elle-même est très rarement mortelle; mais, si elle est exceptionnellement suivie d'une terminaison fatale, elle peut devenir une source de douleurs plus ou moins vives, de souffrances variées, ou le point de départ d'accidents nerveux, qui empoisonnent la vie des femmes qui en sont atteintes. Il est donc de la plus haute importance de reconnaître cette affection et de la combattre en temps opportun par des moyens appropriés. C'est vers ce but que nous avons dirigé nos recherches cliniques depuis plusieurs années.

Les mêmes circonstances qui prolongent la durée du phlegmon, ou qui nuisent à l'efficacité du traitement, peuvent aussi ajouter une certaine gravité au pronostic de cette affection.

Le volume et surtout l'ancienneté de la tumeur, la présence de grosses artères à sa surface, son siége en arrière de l'utérus ou dans le ligament large gauche, l'existence de quelque complication, sont autant de causes de longue durée pour le phlegmon, autant de motifs qui rendent le pronostic plus sérieux.

Le phlegmon est plus grave, toutes choses égales d'ailleurs, chez les femmes d'un tempérament lymphatique que chez celles d'un tempéramment mixte ou sanguin, chez les malades d'une constitution chétive et débile, que chez celles d'une complexion robuste. Une grande susceptibilité nerveuse peut encore avoir une influence funeste sur la marche et la terminaison du phlegmon péri-utérin, et rendre le pronostic plus grave.

Le pronostic varie enfin suivant le degré d'aptitude des malades à supporter le traitement.

CHAPITRE X.

TRAITEMENT DU PHLEGMON PÉRI-UTÉRIN CHRONIQUE.

Quand le phlegmon périutérin aigu est passé à l'état chronique, ou lorsqu'il se montre d'emblée sous cette dernière forme, par quels moyens convient-il de le combattre?

Si nous avons trouvé tous les auteurs unanimes à proclamer

l'opportunité des antiphlogistiques contre le phlegmon péri-utérin aigu, nous sommes loin de rencontrer le même accord à propos du traitement du phlegmon chronique. Les dissidences les plus profondes partagent les praticiens sur cette grave question, si bien que les uns conseillent et adoptent pleinement la médication antiphlogistique, tandis que les autres la condamnent et la proscrivent d'une manière à peu près absolue.

Martin Solon (*Dict. de méd. et de chir. pratiq.*, t. XII, p. 417) conseille les antiphlogistiques dans les premiers temps de la maladie; mais il ne formule rien de précis à cet égard et ne dit point dans quelle mesure ils doivent être employés.

M. Andral (*Dict.* en 21 vol., t. XVI, p. 90) se borne à dire que dans l'ovarite chronique on doit chercher à établir une révulsion plus ou moins forte sur différents points de la peau : des cautères, des moxas, des sétons, des vésicatoires peuvent être appliqués sur l'hypogastre, etc.

La plupart des auteurs adoptent, comme M. Andral, cette méthode des révulsifs locaux, et ils y joignent l'usage des médicaments réputés résolutifs, tant à l'intérieur qu'à l'extérieur : les frictions avec les pommades iodurées, les emplâtres fondants, les douches de Baréges dirigées sur les aines, ou, sous forme ascendante, dans le vagin; les bains de Plombières, de Luxeuil, de Bourbonne, de Néris, etc. A l'intérieur, le calomélas à doses fractionnées, les préparations de ciguë, de saponaire, de salsepareille, etc. On prescrit, en outre, pendant tout le temps du traitement, l'habitation d'un milieu sec et suffisamment chaud, le repos d'abord, puis un exercice modéré et un régime peu substantiel.

Le praticien qui, à notre avis, a le mieux formulé le traitement qui convient aux affections chroniques de l'utérus et de ses annexes, c'est Lisfranc (*Clinique chirurgicale*). Il vante et il conseille, mais non pas encore autant qu'elles le méritent, les émissions sanguines générales ou locales, dans le phlegmon chronique des ligaments larges, et il donne des règles assez précises sur leur emploi. D'après lui, et à juste titre, la saignée générale doit être préférée aux sangsues et aux ventouses scarifiées, appliquées dans la région malade ; car, bien que les émissions sanguines locales soient ici plus avantageuses que dans la métrite chronique, Lisfranc les tient en défiance depuis qu'il les a vues produire des recrudescences soudaines et inquiétantes dans les engorgements inflammatoires des annexes de l'utérus. Il arrive un moment où les antiphlogistiques ne sont plus utiles ; alors Lisfranc a recours à la médication résolutive, dont il règle méthodiquement l'emploi.

Nous comprenons qu'avec une méthode aussi rationnelle, le chirurgien de la Pitié soit parvenu à obtenir la résolution de quelques tumeurs phlegmoneuses péri-utérines. Mais, si Lisfranc a le mérite d'avoir ouvert la voie, on est forcé de reconnaître qu'il a eu le tort de ne pas s'y engager assez résolûment. Cela explique pourquoi il échouait encore assez souvent, et comment, dans certains cas heureux, la guérison se faisait si longtemps attendre. Qu'il nous suffise de rappeler ici que nous avons rencontré des malades atteintes de phlegmon chronique des ligaments larges, qui avaient été traitées par Lisfranc pendant trois, quatre, cinq, six et dix ans. On pourra même lire dans la deuxième partie de cet ouvrage l'observation d'une dame qui fut soignée par ce praticien pendant vingt-cinq ans, sans être complétement guérie.

Et nous pouvons parler plus pertinemment encore de la méthode de Lisfranc, nous qui l'avons employée vainement chez quelques malades, chez deux, entre autres, dont nous ne pûmes obtenir la guérison après huit et douze ans de traitement !

Frappé de l'insuffisance des moyens préconisés par les auteurs et de la thérapeutique instituée par Lisfranc lui-même, nous avons dû songer à apporter au traitement du phlegmon péri-utérin chronique des modifications également commandées par la raison et par l'expérience.

La nouvelle méthode que nous allons faire connaître, qui n'est, à vrai dire, qu'une émanation de celle de Lisfranc, est le fruit d'une observation clinique rigoureuse et de sérieuses méditations. Grâce à elle, nous avons eu le bonheur d'obtenir la complète résolution d'engorgements chroniques du tissu cellulaire péri-utérin, d'une date très ancienne et qui avaient résisté longtemps à l'emploi des médications les plus variées. Nous croyons utile d'exposer longuement cette méthode, aujourd'hui qu'elle a reçu la sanction de l'expérience et du temps.

Indications générales. — Pour obtenir sûrement la résolution d'une tumeur d'origine inflammatoire, il est évident qu'il faut satisfaire à deux indications principales : la première, c'est de dévier la fluxion sanguine, de modérer et même d'arrêter l'activité circulatoire dont la tumeur est le siége, de couper, en quelque sorte, les vivres à l'inflammation ; la seconde consiste à provoquer, à favoriser, à entretenir, et même, s'il se peut, à activer l'absorption de la matière plastique épanchée dans le tissu cellulaire.

Personne assurément ne contestera l'utilité et la parfaite convenance de ces indications ; mais, comme nous l'avons déjà vu, la plupart des praticiens diffèrent sur les moyens de les remplir.

Pour nous, nous n'en connaissons pas qui satisfasse plus efficacement à ces deux indications, mais surtout à la première, que la saignée générale : aussi forme-t-elle la partie essentielle, fondamentale, de notre mode de traitement.

Saignée générale. — Les effets de la phlébotomie sont si bien connus qu'il n'est point nécessaire d'y insister ici. Qui ne sait qu'en dérivant le cours du sang, en privant ce liquide de ses éléments plastiques et en diminuant sa masse absolue, la saignée agit tout à fait en sens inverse de l'inflammation, interrompt le travail phlegmasique et finit même quelquefois par le rendre impossible ? C'est là une vérité fondamentale en médecine et sur laquelle nous ne nous arrêterons point. Mais il est une modification produite par la saignée sur les tissus chroniquement enflammés, modification mal connue et sur laquelle les auteurs n'ont pas suffisamment fixé l'attention, et que nous croyons utile de bien faire connaître.

La saignée, en soustrayant brusquement au système circulatoire une certaine proportion du fluide qui le parcourt, rompt l'équilibre régulier des grands systèmes organiques et produit dans l'économie une perturbation plus ou moins profonde ;

c'est là une influence bien connue et que personne ne saurait contester ; mais, indépendamment de cette action générale sur l'organisme, la saignée en exerce une autre bien marquée et très importante sur les tissus actuellement atteints de phlegmasie chronique. Son premier effet est de détourner le cours du sang qui se fait vers les parties enflammées et de diminuer la congestion dont elles sont le siége habituel ; mais, comme il n'y a point d'action sans réaction, ce premier résultat est suivi d'un effet tout opposé : le vide relatif, qui s'est opéré momentanément dans les tissus enflammés y appelle de nouveau le sang, et avec une énergie plus grande ; cette fluxion, que nous pourrions appeler réactionnelle, est plus active qu'avant l'émission sanguine, si bien qu'il s'opère, dans le travail interstitiel de la tumeur phlegmoneuse, une véritable recrudescence, un retour vers l'état subaigu. Et qu'on ne s'imagine point que ce soit là une simple vue de l'esprit, une hypothèse gratuite, de la pure théorie ; c'est un fait que confirme l'observation clinique. En effet, on verra, en lisant l'histoire de nos malades, que, chez presque toutes, la saignée a produit d'abord un grand soulagement, correspondant à l'action immédiate et révulsive de l'émission sanguine, et qu'elle a donné lieu consécutivement à une manifestation ou à une exacerbation de la douleur, résultant de l'influence secondaire ou réactionnelle dont nous avons parlé. A cette recrudescence de la douleur correspondait aussi, dans certains cas, une augmentation plus ou moins manifeste du volume de la tumeur. La réaction, qui est en rapport avec la masse de l'engorgement et avec certaines conditions individuelles qui rendent la femme plus ou moins sensible à l'effet de la saignée, la réaction, disons-nous, est nécessaire pour amener la résolution du phlegmon ; c'est elle qui assure l'efficacité de la saignée. Très vive au début du traitement, alors que la tumeur est le plus volumineuse, cette réaction est de moins en moins marquée à mesure que l'engorgement diminue, et elle finit par n'être plus sensible quand le travail de résolution touche à son terme.

Nous venons de dire qu'une réaction inflammatoire était nécessaire pour amener la fonte du phlegmon chronique ; mais c'est à la condition qu'elle ne dépasse pas certaines limites. Voici ce qui se passe alors : — la tumeur devient le siége d'un travail d'irritation sécrétoire qui provoque d'abord la liquéfaction, puis l'absorption d'une partie du plasma épanché dans les mailles du tissu cellulaire. Mais cette irritation ne tarde pas à se dissiper, et tout rentre dans l'ordre, jusqu'à ce qu'une nouvelle saignée vienne déterminer encore un travail analogue, suivi des mêmes résultats; de là, l'utilité des saignées fréquentes, ainsi que nous le recommanderons tout à l'heure. C'est donc par une série d'actes moléculaires, comparables, jusqu'à un certain point, au travail de la digestion, que s'opèrent la fonte et la résorption des produits plastiques qui constituent le phlegmon péri-utérin chronique. Mais il arrive quelquefois que cette salutaire réaction dépasse les bornes d'un travail utile : alors l'inflammation provoquée par la saignée, au lieu de n'affecter que l'état subaigu, donne lieu à tous les accidents qui caractérisent le phlegmon subaigu. Ces cas sont rares, heureusement; mais le médecin doit toujours les prévoir. et, sitôt qu'ils se manifestent, agir avec assez de vigueur pour les maîtriser, et pour les rendre profitables à la guérison, en les ramenant dans les limites de l'état subaigu.

Quelquefois la réaction, dont il est ici question, s'opère sans troubles sensibles, et à l'insu des malades, de manière que l'absorption se produit, la tumeur diminue et même disparaît, sans que les personnes qui en sont atteintes aient la conscience de leur amélioration ou le sentiment de leur guérison.

Nous avons dit que ce mode d'action des émissions sanguines sur le phlegmon péri-utérin chronique, n'était point une hypothèse gratuite, mais un fait de physiologie pathologique entièrement en rapport avec l'observation clinique. En effet, il peut se présenter trois cas, suivant que la réaction qui succède à la saignée est nulle, faible ou intense. Dans le premier cas, les malades se trouvent soulagées pendant un temps plus ou moins long, puis la douleur reparaît, mais ordinairement moins vive qu'avant la saignée. Quelques malades même sentent la douleur diminuer au fur et à mesure que le sang coule. Dans le second cas, le soulagement qui succède immédiatement à l'émission sanguine, fait place, au bout d'un temps variable, à une légère recrudescence des douleurs ; enfin, quand la saignée est suivie d'une réaction intense, les souffrances deviennent très vives, la fièvre se développe, et avec elle tous les symptômes d'une recrudescence aiguë. C'est par la lecture de nos observations qu'on pourra se convaincre de l'exactitude des phénomènes que nous signalons ici.

Il est donc incontestable pour nous que la saignée générale est indiquée dans la grande majorité des cas de phlegmon péri-utérin chronique. Il ressort encore de ce que nous avons dit, qu'elle doit être répétée assez souvent, si l'on désire en obtenir un bon résultat ; car ce n'est qu'à la condition de rapprocher les émissions sanguines qu'on peut en rendre les effets plus durables.

Lisfranc avait l'habitude de prescrire une saignée à la fin de chaque époque menstruelle ; c'est une excellente pratique que nous adoptons aussi ; car, dans le moment où il se fait une congestion plus active vers les organes pelviens, il est très rationnel de tirer du sang et d'appeler le cours de ce liquide vers les régions supérieures, afin de diminuer la fluxion utérine. Mais, si cette pratique est suffisante pour des malades d'une constitution faible ou délicate, peu disposées à bien supporter les émissions sanguines, elle ne saurait suffire à des femmes plus vigoureuses et chez lesquelles la congestion cataméniale se fait avec plus d'activité.

A celles-ci on devra pratiquer, le plus souvent, deux, trois et quatre saignées par mois, en ayant soin de respecter toujours les approches de l'époque menstruelle.

Si l'état des forces le permet, il faut encore recourir à la saignée toutes les fois qu'on voit se manifester, sous une influence quelconque, les symptômes d'une recrudescence.

Quelle quantité de sang convient-il, approximativement, de tirer ? Ici, comme pour le nombre des saignées à pratiquer, nous avons l'habitude de nous laisser guider par la constitution des malades, le volume de l'engorgement et certains accidents qui peuvent actuellement le compliquer. Les saignées que nous pratiquons ordinairement, en dehors de tout accident, sont de petites saignées révulsives, variant de 30 à 80 grammes; tandis que celles que nous faisons, pour combattre certaines recrudescences ou nous opposer au développement de symptômes aigus, sont, suivant l'intensité de la réaction et la gravité des cas, de 120 à 300 et même 500 grammes, comme dans les inflammations aiguës franches.

Nous diminuons le nombre des saignées et la quantité de sang, à mesure que le phlegmon perd de son volume et marche vers la résolution. Mais il est un précepte sur lequel nous voulons plus spécialement insister, c'est qu'il faut régler l'emploi des saignées bien plus sur l'intensité des douleurs et les autres signes de réaction locale que sur le volume de la tumeur.

La présence d'une ou de plusieurs artères à la surface du phlegmon, le volume de ces vaisseaux, fournissent encore des indications qu'on ne doit point négliger. En effet, nous avons dit ailleurs quelle influence funeste ces artères exercent sur l'engorgement; il y a donc nécessité de lutter avec persévérance contre l'action de ces vaisseaux par des saignées d'autant plus multipliées que ces artères sont plus volumineuses.

La saignée, pratiquée suivant les principes que nous venons d'énoncer, agit très favorablement, non-seulement sur l'engorgement lui-même, mais encore sur les phénomènes sympathiques qu'il éveille. C'est ainsi qu'un certain nombre de malades sujettes à des crises nerveuses, provoquées par la douleur inflammatoire, ressentent, immédiatement après la saignée, un soulagement et un sentiment de calme qui approche quelquefois du bien-être. Il leur semble, pour nous servir d'une expression familière à quelques-unes, que « leurs nerfs s'écoulent avec leur sang. »

Cependant il faut convenir qu'il n'en est pas ainsi chez certaines femmes d'une complexion essentiellement nerveuse, chez lesquelles l'état hystérique a une existence indépendante de la phlegmasie péri-utérine; les émissions sanguines exaspèrent à un très haut degré cet état d'éréthysme nerveux : il faut alors traiter simultanément ces deux états morbides.

Quelles sont les contre-indications à l'emploi des saignées générales?

Il faut être très réservé dans l'emploi de cette médication, et même y renoncer complétement, si elle est invariablement suivie de douleurs intenses et si elle ébranle trop vivement le système nerveux. Mais on doit tenter d'y revenir quand on aura réussi à calmer, par d'autres moyens, cette grande susceptibilité nerveuse, si préjudiciable à la guérison des malades.

Il est clair que les émissions sanguines ne doivent pas être employées chez une femme faible, cachectique, d'une constitution chétive ou d'une prédisposition organique vicieuse.

Mais la chloro-anémie est-elle une contre-indication formelle à la saignée? Imbu des idées de l'école, qui ne sont pas toujours en parfaite harmonie avec les enseignements de la clinique, nous n'aurions jamais pu nous résoudre, dans le principe, à saigner une femme atteinte de chlorose. Cependant, comme c'est une complication très fréquente chez les malades présentant un engorgement péri-utérin, nous nous trouvions dans la difficile alternative, ou d'aggraver l'état chloro-anémique ou d'abandonner le phlegmon à lui-même. Fallait-il donc commencer par traiter la chlorose, puis, cette affection guérie, attaquer le phlegmon? Cette pratique paraissait assez rationnelle, et nous l'avons adoptée d'abord; mais bien s'en faut qu'elle ait répondu à notre attente.

Voici, en quelques mots, le fait qui nous a décidé à changer de méthode et qui nous a conduit à lui substituer la médication que nous venons d'exposer. Une femme chloro-anémique et atteinte de phlegmon péri-utérin était entrée deux fois dans notre service, à l'hôpital Cochin; deux fois nous nous étions borné à combattre l'appauvrissement du sang, et la malade n'en avait éprouvé aucune amélioration. Une troisième fois, elle vint réclamer nos soins pour la même affection; guidé par cette considération, que nous avions l'habitude de continuer à saigner avec succès les malades devenues chloro-anémiques par suite de notre traitement, nous eûmes recours aux émissions sanguines; et, sous l'influence de cette médication, si opposée à la première, la malade sortit entièrement guérie au bout de quatre mois. Depuis lors, nous avons appliqué ce traitement à un grand nombre de chloro-anémiques, et l'événement a dépassé nos prévisions. Ainsi qu'on pourra s'en convaincre par les faits que nous rapportons, la saignée est très-bien supportée par la plupart de ces malades, et elle produit des résultats vraiment inattendus.

Émissions sanguines locales. — Rarement nous employons concuremment les saignées générales et les émissions sanguines locales; nous n'avons recours à l'usage simultané de ces deux moyens, que lorsqu'il se manifeste quelque recrudescence extraordinaire qui menace de ramener les accidents de l'état aigu, ou lorsque, dans le cours du phlegmon péri-utérin chronique, éclatent des symptômes de péritonite partielle.

Mais, à part ces complications, nous nous contentons de la saignée générale dans la première période de notre traitement, et nous ne recourons aux sangsues et aux ventouses scarifiées que lorsque nous jugeons que la phlébotomie a donné tous les avantages qu'on en peut attendre, lorsque la résolution de la tumeur marche régulièrement, et qu'il convient encore de retirer du sang, sans trop épuiser l'économie, déjà affaiblie par un certain nombre de saignées du bras. C'est là ce que nous pouvons appeler la seconde phase ou seconde période du traitement.

Nous ne prescrivons pas toujours indifféremment les sangsues ou les ventouses scarifiées. Les sangsues ont l'avantage de déterminer un écoulement de sang plus lent, plus continu et de plus longue durée; mais les ventouses permettent d'en apprécier plus exactement la dose, et, en outre, elles produisent à la peau une révulsion plus sensible que celle qu'y déterminent les piqûres de sangsues. Cependant ces avantages respectifs ne sont pas tels qu'ils puissent suffire pour faire choisir un de ces moyens de préférence à l'autre; il vaut mieux, à cet égard, consulter les susceptibilités individuelles, et même tenir compte des répugnances des malades pour tel mode d'émission sanguine. On ne dérogera à ce précepte que dans les cas où les malades sont tellement épuisées, qu'il importe de ne leur faire perdre qu'une quantité déterminée de sang; alors c'est aux ventouses qu'on doit recourir.

Quant au nombre de sangsues ou de ventouses scarifiées, nous le proportionnons, aussi bien que celui des saignées générales, à l'intensité de la maladie et à l'état de la constitution. Ordinairement, pour une femme de constitution moyenne, nous appliquons à la fois dix à quinze sangsues, trois à cinq ventouses scarifiées. Nous répétons ces applications aussi fréquemment que les indications locales le réclament, une ou deux fois par semaine; puis, à mesure que la résolution s'opère et que l'engorgement diminue, nous diminuons aussi le nombre et la quantité des saignées locales.

Nous avons l'habitude de faire poser les sangsues ou les ventouses, soit à l'hypogastre, au niveau même de la tumeur phlegmoneuse, quand elle est latérale ou anté-utérine; soit aux fesses et dans la région sacrée, lorsque l'engorgement est rétro-utérin. En un mot, nous nous rapprochons le plus possible de la région qui est le siége de la phlegmasie et le point de départ des douleurs. Mais beaucoup d'auteurs veulent qu'on applique les sangsues à la vulve, ou à la partie supérieure et interne des cuisses. Cette pratique produit ordinairement un effet ménorrhagique qui a le grave inconvénient de congestionner les tissus enflammés, au lieu de les dégorger. Aussi n'y avons-nous recours que vers la fin du traitement, à une époque où l'effet que nous venons de signaler n'est plus à redouter.

L'application des sangsues sur le col de l'utérus peut procurer des avantages réels dans la métrite interne, ainsi que nous l'avons dit ailleurs; mais nous ne conseillons pas d'y recourir pour le phlegmon péri-utérin, dans la crainte d'amener, vers les parties hypérémiées, un surcroît de fluxion qui peut n'être pas sans danger.

Quelquefois les saignées locales, et surtout les sangsues à l'hypogastre, déterminent des recrudescences analogues à celles que nous avons signalées, à propos des saignées générales, au début du traitement. Chez certaines femmes aussi, elles exaltent l'état nerveux d'une manière à peu près constante. Dans les cas de ce genre, on doit être sobre d'émissions sanguines, et même s'en abstenir le plus souvent. Quand, au contraire, les malades en éprouvent un soulagement durable, il faut y revenir une et même plusieurs fois; et ici nous parlons non-seulement des cas où le soulagement qui suit l'émission sanguine se continue sans interruption, mais encore de ceux où l'amendement n'est que passager.

La métrorrhagie est une contre-indication formelle à l'emploi de la saignée locale. Nous ne l'avons vue réussir que chez une seule malade ; sur toutes les autres, elle a été suivie d'une augmentation des pertes et d'une recrudescence des phénomènes inflammatoires.

Moyens adjuvants. — Comme auxiliaires du traitement antiphlogistique, dont nous venons de tracer les règles, nous avons l'habitude d'employer les manuluves révulsifs, répétés deux ou trois fois par jour, pendant cinq à six minutes ; les émollients de toute nature : cataplasmes simples ou laudanisés, ni trop chauds, ni trop lourds ; fomentations émollientes, huileuses ou calmantes ; onctions avec l'axonge simple ou une pommade opiacée, chloroformée, etc. Nous n'employons que très rarement les onctions mercurielles, qui ont une bien plus grande efficacité dans le phlegmon aigu que dans l'engorgement chronique.

Ce que nous avons dit des bains, à propos du traitement de la métrite, est également applicable à l'emploi de cette médication dans le phlegmon péri-utérin. Pour ne pas entrer dans des redites superflues, nous engageons le lecteur à se reporter au chapitre IV, p. 138.

Quand la douleur est vive, nous la combattons, non-seulement par les topiques calmants, mais encore par les narcotiques à l'intérieur ; car il est de la plus haute importance de lutter contre cet élément de la maladie. En effet, la douleur est un stimulant pour l'inflammation, qu'elle entretient ou qu'elle augmente même, suivant l'aphorisme : *Ubi stimulus, ibi fluxus.* Nous donnons donc les préparations d'opium ou de belladone, soit en pilules ou en potions, soit sous forme de trochisques, soit en lavements. Nous préférons ces deux derniers modes d'administration, qui n'ont point l'inconvénient de porter ou d'augmenter, s'il existe déjà, le trouble dans les fonctions de l'estomac. Le chloroforme peut également rendre de grands services dans les cas de ce genre.

Mais il est des douleurs qui résistent à l'emploi des calmants et des narcotiques de toute espèce : ce sont des douleurs de forme névralgique, dont le siége et l'étendue sont extrêmement variables, qui se montrent le plus souvent aux lombes et dans les membres inférieurs, mais qui peuvent aussi se manifester le long du dos, dans les espaces intercostaux et même dans les membres thoraciques. Ces douleurs, qui sont liées étiologiquement à l'affection péri-utérine, cessent plus tard de lui être subordonnées ; et, bien que la tumeur diminue et disparaisse même, elles persistent et acquièrent une existence propre, indépendante de l'engorgement qui les a fait naître. De pareilles souffrances, nous le répétons, ne cèdent pas aux préparations narcotiques; mais elles sont merveilleusement modifiées et guéries par la cautérisation transcurrente superficielle, dont il a été déjà question à propos de la métrite interne. Au début du traitement, en raison des recrudescences qui sont à redouter, nous avons très rarement recours à la cautérisation transcurrente ; car alors l'emploi du fer rouge pourrait être plus nuisible qu'utile; nous l'employons généralement vers le déclin de la maladie, pour triompher, comme nous venons de le dire, de ces douleurs névralgiques opiniâtres qui résistent aux autres moyens. Cependant il est une circonstance dans laquelle il faut nécessairement recourir à la cautérisation transcurrente dès le principe : c'est quand il existe chez les malades une disposition hystérique ou une susceptibilité du système nerveux qui les rend tout à fait réfractaires à la saignée. Dans ce cas, on commence par combattre l'état nerveux au moyen du fer rouge; et, quand on a triomphé de cet obstacle aux émissions sanguines, on applique plus facilement la méthode antiphlogistique, qui peut alors hâter la guérison.

On suivra, pour l'application de la cautérisation transcurrente, les préceptes que nous avons déjà donnés à propos du traitement des douleurs névralgiques consécutives à la métrite interne, mais en ayant toujours le soin de poursuivre la douleur jusque dans ses derniers retranchements.

Les purgatifs ont été conseillés au double titre d'évacuants et de révulsifs. M. Leroy (d'Étiolles) les recommande pour ces deux indications ; mais nous ne saurions partager entièrement cette manière de voir. Nous croyons que l'usage fréquent des purgatifs n'est pas sans inconvénients dans une affection inflammatoire aussi voisine de l'intestin. Ce n'est donc pas comme moyen curatif du phlegmon péri-utérin, mais comme adjuvant du traitement antiphlogistique, que nous employons les purgatifs; nous n'y avons recours que pour obéir à une indication, celle de tenir le ventre libre, et lorsqu'il est nécessaire de lutter contre une constipation plus ou moins opiniâtre; encore avons-nous le soin de choisir, parmi les purgatifs les plus doux, ceux qui agissent sans irriter la surface intestinale. Nous proscrivons les drastiques qui portent plus spécialement leur action sur le gros intestin. Toutes les fois que les lavements suffisent pour provoquer les garde-robes, nous les préférons aux purgatifs, qui peuvent réagir d'une manière nuisible sur la muqueuse intestinale.

Fondants. — L'iodure de potassium a été, comme on le sait, employé avec succès dans le traitement des engorgements inflammatoires chroniques du sein, des testicules et d'autres organes. Cet agent peut rendre les mêmes services dans les tumeurs phlegmoneuses péri-utérines chroniques. Lisfranc et Martin-Solon en ont beaucoup vanté l'usage. Lisfranc rapporte qu'il a vu des engorgements chroniques des ligaments larges disparaître sous l'influence de ce précieux médicament. Nous l'avons nous-même employé avec succès dans un grand nombre de cas analogues; aussi nous n'hésitons pas à le ranger parmi les remèdes les plus efficaces qu'on puisse opposer au phlegmon péri-utérin chronique. Mais ici encore nous observons quelques règles qu'il est utile de faire connaître.

L'iodure de potassium doit être employé seulement lorsque toute réaction locale et générale a disparu, quand il n'y a plus ni fièvre ni douleur, et qu'on ne sent pas de battements artériels à la surface de l'engorgement. Une métrorrhagie, des flueurs blanches trop abondantes, symptomatiques de la métrite interne, le mauvais état et l'intolérance des voies digestives, constituent encore des contre-indications formelles à l'emploi de l'iodure de potassium.

Nous donnons ce sel à la dose de 25, 50 et 75 centigrammes par jour, soit en potion, soit dans une tisane de houblon ou de saponaire. Nous avons l'habitude de le faire prendre, ou immédiatement avant les repas, ou pendant les repas mêmes, aux personnes qui le tolèrent difficilement.

Quand l'iodure de potassium détermine des troubles gastro-intestinaux, il faut en suspendre l'emploi pendant le temps nécessaire pour dissiper ces accidents, et en reprendre l'usage un peu plus tard, s'il y a lieu.

Quel est l'effet de l'iodure de potassium sur l'engorgement inflammatoire? Administré prématurément, alors qu'il existe encore quelques traces de réaction, et dans cette période où la tumeur a une certaine tendance à repasser aisément à l'état aigu, l'iodure de potassium exalte la réaction, augmente l'aptitude aux recrudescences et peut même en provoquer tous les symptômes, tels que : réapparition ou exaspération de la douleur, accroissement de la tumeur et léger mouvement fébrile. Ces signes, qui indiquent l'emploi intempestif de l'iodure de potassium, doivent en faire suspendre l'usage pendant un temps dont nous ne pouvons fixer les limites.

Donné opportunément, et suivant les règles que nous avons établies plus haut, l'iodure de potassium favorise la fonte de la tumeur et la résorption des produits plastiques épanchés; mais cette résolution s'opère alors d'une manière lente, progressive, sans troubles, sans commotion et d'une façon pour ainsi dire latente.

Nous avons déjà dit que la métrorrhagie et une leucorrhée abondante, liée à une métrite interne, contre-indiquent l'emploi de l'iodure de potassium; nous en dirons autant de la métrite interne elle-même, qui complique si souvent le phlegmon péri-utérin, et que l'iodure de potassium accroît sensiblement.

Nous prolongeons l'emploi de l'iodure de potassium pendant plusieurs mois, tant qu'il est indiqué par l'état de la tumeur, en ayant soin d'en suspendre l'administration pendant une huitaine de jours, à chaque époque menstruelle.

On le voit, d'après tout ce que nous venons de dire, l'iodure de potassium appartient au traitement d'une certaine phase de l'engorgement péri-utérin, correspondant à la disparition de tout phénomène de réaction.

Mais ce médicament n'est pas le seul fondant que nous mettions en usage ; nous nous servons encore des préparations de ciguë et des pommades résolutives, saturnines ou iodurées, avec lesquelles nous faisons des embrocations sur l'hypogastre, particulièrement au niveau de la tumeur.

Révulsifs. — Parmi les topiques préconisés contre le phlegmon péri-utérin, il n'en est certainement pas un qui l'ait été avec plus de faveur que le vésicatoire. M. Velpeau surtout en a vulgarisé l'emploi dans le traitement des engorgements inflammatoires chroniques. Beaucoup de médecins, à son exemple, l'emploient seul et à l'exclusion de tout autre moyen. Tout en reconnaissant la grande efficacité du vésicatoire, nous pensons qu'il ne doit pas faire négliger les autres médicaments résolutifs et dérivatifs.

Le vésicatoire présente à peu près les mêmes contre-indications que l'iodure de potassium, dans le traitement du phlegmon péri-utérin chronique. Ainsi, quand des phénomènes de réaction intense, soit générale, soit locale, se développent d'une manière intercurrente, il faut agir comme nous l'avons dit en parlant du phlegmon péri-utérin aigu, et n'avoir recours au vésicatoire qu'avec une grande circonspection. L'hyperesthésie cutanée portée à un haut degré, l'hystérie ou une susceptibilité marquée du système nerveux, la métrorrhagie concomitante, sont autant de circonstances qui contre-indiquent l'application du vésicatoire; il en est de même de l'époque menstruelle. Nous sommes d'avis qu'on doit s'en abstenir, soit quelques jours avant, soit pendant le flux menstruel. Plusieurs fois nous avons pu constater l'importance de ce précepte.

En dehors de ces diverses contre-indications, il est souvent utile d'avoir recours au vésicatoire dans le phlegmon péri-utérin chronique, avant ou après les émissions sanguines. C'est assurément un des agents les plus efficaces que nous ayons à opposer à ce genre de phlegmasie.

Nous n'avons pas besoin de faire observer que, toutes les fois que se manifestent les signes précurseurs de la formation du pus, on doit se hâter de mettre en usage le vésicatoire et de le substituer aux évacuations sanguines.

Quant au lieu sur lequel il convient de le faire appliquer, cela varie suivant le siége du phlegmon péri-utérin. En général, il faut mettre le vésicatoire au niveau de la région malade, le plus souvent sur l'hypogastre, parfois sur la fesse.

Nous avons l'habitude, ainsi que nous l'avons déjà dit, de donner la préférence aux vésicatoires volants, saupoudrés de chlorhydrate de morphine (quatre centigr.), dont les dimensions dépassent les limites de la tumeur phlegmoneuse. Quand le premier vésicatoire agit d'une manière favorable, nous le répétons deux ou trois fois par mois.

Nous n'insisterons point sur l'action du vésicatoire dans la maladie qui nous occupe; cette action ne diffère pas de celle qu'il détermine dans les autres affections inflammatoires. Seulement nous devons prévenir qu'en exaltant les douleurs chez les femmes nerveuses, hystériques, ou en exagérant les phénomènes inflammatoires dans les cas où son emploi est inopportun, il peut, comme les saignées, donner lieu à des recrudescences contre lesquelles le praticien doit toujours se tenir soigneusement en garde.

Des révulsifs plus énergiques, cautères, moxas, sétons, ont été conseillés et appliqués dans le traitement du phlegmon péri-utérin chronique. M. Huguier et M. Gosselin parlent avantageusement du séton. En général, il n'est pas nécessaire de recourir à ce dernier moyen; car les vésications suffisent dans la grande majorité des cas. Nous n'avons eu recours qu'une seule fois au séton, pour un phlegmon péri-utérin très volumineux, et nous n'en avons obtenu aucun avantage appréciable.

Soins hygiéniques et régime. — Pendant les premières périodes du traitement nous prescrivons à nos malades un repos absolu, et nous leur recommandons très expressément d'éviter tout ce qui est susceptible d'ébranler leur système nerveux, et, en particulier, les contrariétés, les émotions vives, etc. Nous insistons surtout, et cela va sans dire, sur le repos complet des organes malades. Nous avons dit ailleurs quelle était l'influence des rapports sexuels sur la marche du phlegmon péri-utérin et quels obstacles ils peuvent apporter à la guérison.

On ne doit pas se montrer moins sévère pour le régime alimentaire. La diète est, en effet, un bon auxiliaire des antiphlogistiques. Sans son concours les émissions sanguines demeureraient inefficaces et le reste du traitement à peu près inutile. La diète, comme chacun le sait, est un excellent moyen spoliatif; elle contribue à la fonte de la tumeur phlegmoneuse, en diminuant la masse du sang et surtout la proportion de ses produits plastiques, en favorisant enfin les phénomènes de l'absorption. Les remarques théoriques que nous faisons ici reposent sur des expériences physiologiques bien connues, et sont confirmées par les résultats de l'expérience clinique, ainsi qu'on pourra s'en convaincre par la lecture de nos observations.

Pour nous, comme pour Lisfranc et la plupart des auteurs, il convient d'abaisser la nourriture des malades soumises au traitement du phlegmon péri-utérin chronique, à moins que l'appauvrissement du sang et la dépression des forces ne soient portés à un très haut degré. Dans ces deux cas, il faut à tout prix relever les forces et reconstituer l'état de l'économie, à l'aide d'une alimentation suffisamment réparatrice ; mais ces cas sont exceptionnels, et, le plus souvent, rien ne s'oppose à l'application immédiate du traitement dont nous venons d'indiquer les règles.

Chez les malades douées d'une bonne constitution nous avons l'habitude d'abaisser, d'abord de moitié, la quantité des aliments et de remplacer les viandes noires par les viandes blanches : poulet, veau, poisson ; et peu à peu, à mesure que l'économie s'accoutume à l'abstinence, nous diminuons encore l'alimentation jusqu'à la réduire des deux tiers environ. Chez quelques malades nous arrivons à supprimer la viande et les mets excitants, et à ne permettre que l'usage des potages et des bouillons.

Pendant combien de temps peut-on continuer sans inconvénient un régime aussi sévère? On comprend qu'il n'est pas possible de poser à ce sujet aucune règle absolue. Les malades, suivant des conditions tout à fait individuelles, s'habituent plus ou moins bien à la diète : c'est un mode de traitement pour lequel certaines organisations ont plus de tolérance que d'autres. Quelques-unes de nos malades ont pu être nourries exclusivement de bouillons, de potages, d'œufs et de laitage, pendant un, deux, trois mois et même plus, sans danger pour leur santé.

Mais beaucoup d'autres ont un estomac susceptible, délicat, qui ne s'accommode pas aussi volontiers de tant d'austérité : dans ce cas on est forcé de faire quelques concessions et de diminuer la sévérité du régime; mais ajoutons bien vite que c'est presque toujours au préjudice du phlegmon, dont la guérison peut être arrêtée, ou du moins ne plus s'opérer qu'avec une extrême lenteur.

A mesure que l'engorgement marche vers la résolution, quand on n'a plus à redouter l'explosion des accidents aigus et des recrudescences dangereuses, quand la période des antiphlogistiques directs est passée, on augmente, mais très faiblement et d'une manière prudente, progressive, la nourriture des malades. Ce n'est qu'à cette condition qu'on ne risque point de détruire les bons effets du traitement et de compromettre une guérison prochaine.

Peu à peu aussi on permet la marche, l'exercice et le retour aux habitudes de la vie ordinaire.

Lorsque nous avons obtenu du traitement antiphlogistique et de la médication spoliative les résultats que nous recherchions, lorsque la résolution de l'engorgement péri-utérin est accomplie ou sur le point de l'être, nous ramenons peu à peu nos malades à leur régime habituel, et même nous instituons un traitement analeptique, dans le but de rétablir leurs forces, épuisées par la maladie et par le traitement débilitant, de refaire leur constitution et de rendre au sang ses éléments plastiques.

Nous augmentons graduellement la nourriture; puis nous prescrivons l'usage d'aliments substantiels et azotés, de vins généreux, Bagnols ou Bordeaux. En même temps nous administrons les préparations de quinquina, le vin de préférence, et nous soumettons aux ferrugineux les malades qui présentent des signes non équivoques de chloro-anémie.

Quelques distractions, un exercice modéré, le séjour à la campagne, seront utilement conseillés comme adjuvants, pendant cette dernière période du traitement.

Médication hydrothérapique et hydrothermale. — Il nous reste à parler de deux moyens qui ont été et sont encore fort préconisés par quelques médecins contre les affections utérines : nous voulons dire les eaux minérales et l'hydrothérapie. Les auteurs ou les praticiens qui ont vanté l'emploi de ces moyens, dans le traitement des affections utérines, s'en sont laissé imposer très probablement par les complications nerveuses qui les accompagnent, et même qui les masquent quelquefois, ou par l'état de chloro-anémie qui, très souvent encore, vient s'y ajouter. Ce qui frappait, avant tout, ces médecins, et ce qu'ils cherchaient à combattre surtout, c'était donc une complication, et avec d'autant plus d'apparence de raison que, le plus habituellement, l'affection épiphénoménale est celle dont se plaignent le plus les malades. Mais qu'arrivait-il alors? Ou les malades ne guérissaient point, ou même leur état s'aggravait souvent. Nous avons soigné un certain nombre de femmes atteintes de métrite interne ou de phlegmon péri-utérin chronique, et qui n'avaient pas eu à se louer des bains minéraux ou du traitement hydrothérapique. Il ne pouvait guère en être autrement : ce sont là des moyens excitants et toniques, qui n'étaient propres, dans certains cas, qu'à éveiller des recrudescences plus ou moins actives chez des malades déjà prédisposées.

Quelques malades se trouvant dans les conditions énoncées (chloro-anémie ou état nerveux) ont vu leur état se modifier avantageusement, leurs douleurs se calmer ou même se dissiper pendant un temps plus ou moins long, puis reparaître, parce que le traitement n'avait agi que comme palliatif, et qu'il n'avait pas détruit la cause de la maladie.

Mais il n'en est plus ainsi au déclin de l'affection, et lorsque le phlegmon chronique du tissu cellulaire péri-utérin touche à son terme, ou lorsque la résolution s'est opérée. Alors les bains de mer, certaines eaux minérales et les moyens hydrothérapiques conviennent à merveille, soit pour combattre quelques complications nerveuses qui survivent à l'engorgement, soit pour aider au rétablissement des forces et attaquer l'état chloro-anémique.

Tous les moyens propres à remplir ces deux indications sont alors très opportuns. Les malades se trouvent bien des immersions, des affusions et des douches froides; et, quand elles le peuvent, nous les envoyons volontiers aux bains de mer ou dans les établissements d'eaux minérales, sulfureuses ou ferrugineuses, à Luchon, à Cauterets, à Saint-Sauveur, à Spa, à Plombières, à Néris, etc. Ces moyens font partie du traitement tonique reconstituant, ou du moins ils en forment l'utile complément.

Les eaux minérales, les bains de mer et l'hydrothérapie peuvent encore être utiles, au début du traitement, chez les femmes trop débilitées, dont le système sanguin est appauvri, les forces abattues, et qui ne seraient pas en état de supporter la médication que nous avons instituée plus haut. Mais ces moyens sont-ils suffisants pour produire la résolution des phlegmons péri-utérins chroniques? Nous manquons de faits cliniques pour résoudre cette question. A défaut d'observations personnelles, nous avons interrogé l'expérience d'autrui. Mais, dans les cas de maladies utérines traitées par l'hydrothérapie ou par les eaux minérales, nous n'avons trouvé aucun exemple de phlegmon péri-utérin, probablement parce que cette affection était méconnue et confondue bien souvent avec l'engorgement de l'utérus lui-même.

Dans l'exposé que nous venons de faire du traitement du phlegmon péri-utérin, nous avons supposé cette affection dégagée de toute complication. Mais il s'en faut bien qu'il en soit toujours ainsi au lit des malades; le plus souvent, en effet, comme nous l'avons dit, il s'accompagne d'autres lésions, et, en particulier, d'une des formes de la métrite. Il faut alors tenir compte de ces complications dans le traitement, et ne pas oublier qu'on ne doit, ainsi que nous l'avons déjà dit, attaquer la métrite par les moyens directs qu'après avoir, au préalable, combattu suffisamment le phlegmon péri-utérin.

Ce que nous disons du traitement local de la métrite s'applique aussi aux moyens mécaniques, portés directement sur l'utérus, dans les déviations de cet organe, autres complications fréquentes du phlegmon péri-utérin. Nous exposerons plus tard, et nos observations en feront foi, combien il est dangereux de ne pas se conformer à ce précepte.

Nous rappellerons, en terminant ce chapitre, ce que nous avons dit à propos du pronostic du phlegmon péri-utérin, à savoir que cette affection se montre bien plus réfractaire à nos moyens thérapeutiques lorsqu'elle est compliquée de quelque lésion de l'utérus et en particulier de la métrite interne.

CHAPITRE XI.

DES ABCÈS PÉRI-UTÉRINS.

Fréquence. — Le phlegmon péri-utérin peut, comme nous l'avons dit, se terminer par suppuration : mais nous ne saurions partager, à cet égard, l'opinion de ceux qui professent que ce mode de terminaison est très fréquent, et même le plus habituel; car les résultats d'une longue pratique nous ont appris le contraire. Sur un nombre considérable de phlegmons péri-utérins qu'il nous a été donné d'observer, dans un intervalle de treize années, nous n'en n'avons vu que 30 se terminer par suppuration.

Étiologie. — Quelles sont les causes qui peuvent influer sur ce mode de terminaison du phlegmon péri-utérin? Comme pour tous les abcès, ces influences sont de deux ordres : les unes générales, les autres individuelles.

Parmi les causes générales, nous ne ferons que signaler l'influence, si connue, de l'encombrement dans les salles de nos établissements hospitaliers, l'influence du voisinage de malades atteints d'affections septicémiques ou affaiblis par de longues suppurations, l'influence de certaines constitutions médicales qui portent particulièrement le cachet de la malignité et impriment aux phlegmasies une marche fatalement funeste.

Quant aux influences individuelles, nous ne pourrions encore que tomber dans des redites superflues, si nous nous appesantissions sur les tristes priviléges des tempéraments lymphatiques et des constitutions cachectiques. Au lieu de nous étendre sur ces généralités, qui s'appliquent également à tous les genres d'abcès, et qu'on trouve bien décrites dans les auteurs, nous croyons plus utile de faire connaître ce que l'observation clinique nous a révelé relativement aux collections purulentes péri-utérines.

On sait avec quelle facilité le pus se forme dans les phlegmons développés au sein d'un tissu cellulaire lâche, aréolaire, infiltré de graisse, comme celui de l'aisselle, des mamelles, des fosses ischio-rectales, etc. Mais le tissu cellulaire qui entoure l'utérus et qui se prolonge de chaque côté entre les deux feuillets des ligaments larges, offre une structure lamelleuse qui admet peu ou point de corpuscules graisseux, d'où il résulte que l'inflammation, au lieu d'y produire du pus, y verse des éléments fibrineux, des exsudations plastiques, qui forment ces masses indurées, ces tumeurs solides, que nous avons décrites avec soin sous le nom de phlegmon péri-utérin chronique.

Mais que, sous l'influence d'une cause active, d'un coup, d'une chute, d'un trouble dans la menstruation, ou d'une modification profonde dans les fonctions utérines, un point quelconque du phlegmon vienne à s'irriter, l'inflammation change d'allure, elle perd ses caractères de chronicité, elle passe à l'état aigu ; et c'est alors que du pus peut se montrer, si l'art n'intervient pas opportunément pour y mettre obstacle.

Nous ne saurions trop faire ressortir l'influence du traitement sur le mode de terminaison du phlegmon péri-utérin. Aussi sommes-nous persuadé que, si la plupart des auteurs s'accordent à dire que cette affection est fréquemment suivie de suppuration, c'est qu'ils en ont souvent méconnu l'existence, et, par conséquent, négligé le traitement, avant que la présence du pus ne fût venue leur révéler la nature de la maladie à laquelle ils avaient affaire. Pour nous, qui prenons toujours soin d'explorer l'utérus et ses annexes, nous pouvons affirmer que, grâce à la méthode de traitement que nous avons coutume de suivre, la terminaison par résolution est la règle dans notre pratique, et la terminaison par suppuration, l'exception. Les trente cas d'abcès péri-utérins que nous avons observés, appartiennent à des femmes, dont les unes, en grand nombre, s'étaient présentées à nous trop tard, c'est-à-dire quand le pus avait déjà commencé à se former; et dont les autres, en petit nombre, se trouvaient placées dans des conditions où tout traitement devait échouer et où la formation du pus était inévitable.

Ces conditions sont, d'une part, un état de cachexie tellement profonde, un tel appauvrissement de l'économie, une si grande faiblesse organique, qu'il est de toute impossibilité d'instituer le traitement qui convient dans le phlegmon péri-utérin; et, d'autre part, l'état puerpéral qui donne aux femmes une prodigieuse aptitude à la génération du pus. C'est une vérité universellement reconnue aujourd'hui que, chez les nouvelles accouchées, en vertu d'une disposition particulière de l'organisme et d'une modification de l'hématose, les phlegmasies ont une tendance presque inévitable à se terminer par suppuration. On comprend bien que le phlegmon péri-utérin, à cause même de sa situation et de son voisinage, ne saurait alors échapper à cette fatale terminaison.

Le phlegmon aigu simple peut aussi se terminer assez fréquemment par suppuration, si l'art n'intervient pas d'une manière suffisamment active pour prévenir cette issue.

En résumé, les causes qui favorisent la terminaison du phlegmon péri-utérin par suppuration, indépendamment des influences générales, telles que l'encombrement et certaines constitutions épidémiques, sont : 1° l'absence d'un traitement spécialement dirigé contre le phlegmon; 2° la constitution cachectique des malades qui favorise la formation du pus et qui interdit tout traitement actif; 3° l'état puerpéral qui constitue comme une sorte de diathèse purulente.

Anatomie pathologique. — Le pus, dans le tissu cellulaire péri-utérin, comme dans les autres régions de l'économie, peut se présenter à l'état d'infiltration ou à l'état de collection.

1° Les abcès récents, ceux qui se forment à la suite d'accidents suraigus bien tranchés, sont ordinairement diffus. Dans ce cas, le pus s'épanche d'abord dans quelque point de la région utérine, là où le phlegmon péri-utérin présentait son plus haut degré d'intensité.

Les rapports de l'épanchement varient donc suivant son siége et son étendue. Dans l'abcès rétro-utérin, le pus baigne, en avant, la face postérieure de l'utérus et une partie de la face postérieure du vagin; en arrière, la face antérieure du rectum; en haut, il soulève le repli péritonéal recto-utérin et la masse intestinale; en bas, il se rapproche plus ou moins du périnée, en descendant dans la cloison recto-vaginale. Il importe de bien distinguer ces sortes d'abcès des collections purulentes intra-péritonéales et consécutives à une péritonite partielle.

Dans l'abcès anté-utérin, qui est fort rare, le pus s'épanche entre la matrice et la vessie; en bas, il est limité par la paroi vaginale antérieure, et en haut, par le repli péritonéal vésico-utérin.

Enfin, si l'épanchement purulent se fait sur les parties latérales de l'utérus, il s'étend de dedans en dehors, en écartant le repli des ligaments larges et en détruisant les connexions des ovaires, des trompes et des ligaments ronds, qu'on trouve plongés au sein du liquide.

Il est rare que l'épanchement purulent reste borné dans des limites aussi étroites que celles que nous venons de lui assigner. Quel que soit le point de la région utérine dans lequel il ait débuté, il s'étend ordinairement, il se propage de proche en proche, soit par les progrès mêmes et l'extension de la phlegmasie, soit, d'une manière en quelque sorte mécanique, en fusant à travers les tissus qui offrent à sa diffusion le moins de résistance. Aussi, trouve-t-on généralement ce liquide répandu autour de l'utérus, dans une étendue plus ou moins grande de l'excavation pelvienne; le plus souvent, il occupe à la fois l'espace compris entre la matrice et le rectum, la cloison recto-vaginale, et les ligaments larges; parfois il remplit le petit bassin, et même, franchissant le détroit supérieur, il gagne les fosses iliaques, s'élève au-dessus du pubis et jusque dans la région des reins, se confondant alors avec l'affection décrite sous le nom d'abcès des fosses iliaques. D'autres fois on l'a vu remonter le long de la paroi abdominale antérieure jusqu'au delà de l'ombilic.

Dans tous les cas, le tissu cellulaire est infiltré par le pus, mais sans bornes précises sur les limites de l'épanchement : au centre du foyer, ce tissu est détruit et nage en lambeaux dans le liquide morbide; les tissus sont décollés; les vaisseaux et les nerfs dénudés forment des tractus qui traversent la collection à la manière de brides. Les organes, baignés par le pus, sont recouverts de dépôts pseudo-membraneux, d'apparence tomenteuse; les parois de l'utérus, du rectum, des intestins, de la vessie, sont, dans une épaisseur plus ou moins grande, altérées dans leur structure, ramollies et d'une teinte verdâtre ou ardoisée, comme si elles avaient subi un certain degré de macération; dans certains cas, on a trouvé l'ovaire entièrement détruit; enfin, le péritoine offre presque constamment des traces non équivoques de phlegmasie. Quand la collection purulente s'étend jusqu'au grand bassin, on trouve fréquemment les muscles psoas, iliaque et carré des lombes, noirâtres, ramollis, infiltrés de pus à leur surface.

2° Lorsque le pus, au lieu de se former, comme nous l'avons supposé dans le cas précédent, d'une manière rapide et pour ainsi dire soudaine, se forme lentement et graduellement, il se réunit en foyer, il s'enveloppe d'une sorte de fausse membrane, que Delpech nommait à tort *pyogénique*, et il donne ainsi naissance à une ou plusieurs tumeurs, parfaitement bien limitées, et qui contractent des rapports et même des adhérences intimes avec les organes du voisinage. Cependant, il faut le reconnaître, ces foyers purulents enkystés peuvent être, non-seulement le résultat d'un phlegmon péri-utérin, mais encore le produit d'un kyste séreux ou d'une hématocèle, dont la poche s'est enflammée et a suppuré.

Quelquefois même on rencontre en même temps, ainsi que nous l'avons vu dans un cas, une ou plusieurs poches séreuses à côté d'un ou de plusieurs kystes purulents. Lorsque l'abcès succède à une hématocèle enflammée, on trouve, au lieu du pus phlegmoneux ordinaire, un liquide noirâtre, sanieux, mélange de pus et de sang, dans lequel nagent encore des caillots diffluents.

Le volume de ces collections purulentes est très variable : on en trouve qui ne dépassent pas les dimensions d'une noix ou d'une orange ; il en est d'autres qui acquièrent la grosseur d'une tête de fœtus à terme : nous en avons observé un plus volumineux que l'utérus au dernier mois de la gestation, et dont nous avons extrait quinze litres de pus.

Quel que soit le mode suivant lequel se forme l'abcès, presque toujours, quand il a amené la mort, on le trouve en communication, soit avec l'extérieur par la paroi hypogastrique ou par le périnée, soit avec quelque organe creux du bassin, ou encore avec la cavité péritonéale. Le plus souvent, l'abcès s'ouvre dans le rectum ou dans le vagin, assez fréquemment encore dans le péritoine ; mais bien plus rarement dans la vessie, et surtout dans la matrice. Tantôt c'est isolément qu'il communique avec un de ces organes : tantôt c'est simultanément, soit avec le rectum et le vagin par exemple, soit avec l'intestin et la vessie, ainsi que nous en avons observé trois cas remarquables, qui seront rapportés dans la dernière partie de cet ouvrage.

L'ouverture de l'abcès se fait de deux sortes : ou d'une manière directe et immédiate, ou par l'intermédiaire d'un trajet fistuleux. Dans le premier cas, l'orifice de communication est plus ou moins irrégulier, comme dilacéré, et souvent tellement étroit qu'il est très difficile à découvrir ; on n'y parvient ordinairement qu'en faisant refluer le liquide par la pression. Dans le second cas, on reconnaît le trajet fistuleux à sa forme et à sa dureté, qui l'ont fait comparer à un cordon fibreux, et dont la longueur et la direction varient suivant le siége du foyer purulent et la position relative de l'ouverture de sortie. Cette ouverture offre habituellement des caractères qui ont été indiqués par tous les auteurs : elle est arrondie ; ses bords sont indurés, fongueux et ordinairement très reconnaissables, à la vue par leur coloration rouge et inflammatoire, au toucher par le bourrelet plus ou moins saillant qu'ils forment à la surface du tissu intéressé.

Suivant l'organe avec lequel le foyer purulent s'est mis en communication, on trouve des matières fécales ou de l'urine dans le foyer, ainsi que du pus ou dans le rectum, ou dans la vessie, ou dans la matrice.

Symptomatologie. — Ici, comme dans les autres cas de phlegmon, la formation du pus s'annonce par la persévérance et même l'aggravation des symptômes, en dépit du traitement le plus convenablement dirigé ; par la persistance et même l'augmentation du volume de la tumeur ; par le changement de la douleur qui, de pongitive, devient gravative et exacerbante ; par la chaleur et la sécheresse de la peau, l'accroissement de l'appareil fébrile, l'inappétence, l'altération des traits, la teinte terreuse du visage, et surtout par des frissons légers, erratiques, se répétant irrégulièrement plusieurs fois dans le jour.

Ces phénomènes annoncent la formation du pus. Souvent le médecin peut acquérir la certitude matérielle de la présence de ce liquide ; c'est quand il est réuni, amassé en une collection plus ou moins abondante, laquelle soulève la muqueuse du vagin ou la peau des parois abdominales. La valeur et l'importance du toucher sont tellement grandes et si manifestes, dans cette circonstance, qu'il serait superflu d'y insister. Nous ne saurions trop recommander de pratiquer tous les modes d'exploration, par le vagin et par le rectum, en y ajoutant le palper abdominal et même la pression de l'hypogastre et des flancs, de manière à bien constater l'existence du foyer purulent, à en bien apprécier le siége et les limites, le volume et la forme. On reconnaît la présence du pus, dans les premiers jours, à la tension plus considérable de la tumeur et à sa rénitence ; plus tard, on constate cette sensation particulière, que les chirurgiens donnent avec raison comme un signe pathognomonique des collections liquides, la fluctuation.

La rénitence et la fluctuation sont faciles à sentir toutes les fois que le foyer purulent est placé assez superficiellement pour pousser devant lui les téguments : on le trouve alors formant un relief plus ou moins considérable dans un des culs-de-sac du vagin, ou dans le rectum, ou en quelque endroit des parois de l'abdomen : à l'hypogastre, dans les fosses iliaques, dans les plis de l'aine, dans la région lombaire, au périnée ou dans les plis des fesses.

Mais dans d'autres cas, plus rares à la vérité, la collection purulente, profondément située dans l'excavation pelvienne ou dans le grand bassin, est d'abord inaccessible au toucher, et ce n'est que par les progrès de l'inflammation et la migration du pus vers les parties déclives, qu'elle devient, plus tard, appréciable à la main de l'observateur.

Diagnostic. — Avec quelles autres lésions pourrait-on confondre l'abcès péri-utérin ? A coup sûr, ce n'est point avec quelque tumeur solide ; mais ce pourrait être avec une hématocèle ou un kyste. Ce qui différencie immédiatement le foyer purulent de ces deux ordres de tumeurs, c'est la manifestation des symptômes généraux sur lesquels nous avons appelé l'attention, et que nous avons signalés comme caractéristiques de la formation du pus. Dans l'hématocèle, comme dans le kyste, la tumeur se montre fluctuante de prime abord : elle devient, d'ordinaire, résistante et dure dans l'hématocèle par la formation de caillots sanguins : elle demeure liquide dans la plupart des kystes, mais elle s'accroît habituellement sans provoquer de réaction générale. La douleur présente aussi des caractères différents : elle est obtuse, gravative, parfois presque nulle dans le kyste ; elle est surtout expulsive dans l'hématocèle; tandis qu'elle est pongitive, exacerbante et souvent extraordinairement aiguë dans le phlegmon et dans l'abcès péri-utérin.

Il n'est pas rare de voir le diagnostic se compliquer par l'existence simultanée d'un abcès et d'une hématocèle, ou d'un abcès et d'un kyste, ou bien encore par l'inflammation de ces deux tumeurs et leur transformation en collection purulente.

Toutes les fois que le diagnostic présente quelque difficulté sérieuse, on doit recourir à la ponction exploratrice qui révélera sûrement la nature du liquide contenu dans le foyer. Mais il faut se tenir encore en garde contre une méprise; car, dans les cas où il existe simultanément un foyer purulent et une poche séreuse, on peut bien n'avoir perforé que cette dernière; et alors on s'exposerait à de graves erreurs, si l'on ne tenait un compte rigoureux des phénomènes antérieurs, de l'état général et de la persistance de la tumeur.

MARCHE. — DURÉE. — TERMINAISONS. — Les abcès péri-utérins suivent habituellement une marche assez rapide. Dans le phlegmon puerpéral, le pus apparaît promptement, et l'excès de l'inflammation, qui affecte une forme essentiellement diffuse, peut tuer les malades en peu de jours.

Dans le phlegmon péri-utérin non-puerpéral, la suppuration apparaît rarement avant la fin du deuxième septénaire; mais il n'est pas rare de la voir survenir au bout de plusieurs mois, même de plusieurs années, comme il nous a été donné de l'observer, soit dans certains cas où l'état fébrile avait survécu aux accidents suraigus primitifs, soit dans d'autres cas où un état inflammatoire aigu était venu s'enter sur la phlegmasie chronique.

Abandonnés à eux-mêmes, comment se terminent les abcès péri-utérins?

Quelques auteurs ont admis la possibilité de la guérison spontanée de ces tumeurs par la résorption des éléments du pus. Outre que nos idées physiologiques répugnent à admettre un pareil mode de terminaison, nous devons avouer sincèrement que, dans le cours de notre pratique, nous n'avons jamais rien rencontré de semblable. Si nous consentions à accepter ce genre de guérison, ce serait uniquement par analogie; car il paraît constant que des chirurgiens ont observé des abcès sous-cutanés disparus spontanément, sans ouverture du foyer.

Mais, quand l'art n'intervenait pas assez tôt, nous avons constamment vu les collections purulentes péri-utérines se frayer une voie jusqu'aux téguments, ou jusqu'à la rencontre de quelque organe creux, et s'ouvrir, soit directement à l'extérieur par le vagin ou par un des points de l'abdomen que nous avons signalés plus haut; soit, à l'intérieur, dans la cavité du péritoine, dans le rectum, dans l'S iliaque, ou dans quelque anse de l'intestin grêle, ou encore dans la vessie et dans l'utérus.

Quelques jours avant l'ouverture spontanée des abcès péri-utérins, on observe un certain degré de recrudescence dans les phénomènes morbides : le volume, la tension et la sensibilité de la tumeur augmentent, et la réaction générale devient un peu plus marquée. Puis, tout à coup, soit sans cause appréciable, soit à l'occasion d'une chute, d'un coup, d'un effort, la malade éprouve un soulagement plus ou moins grand ; la tumeur s'affaisse ou même disparaît entièrement. En même temps, surviennent certains symptômes particuliers, suivant le lieu où l'abcès s'est ouvert un passage. Par l'intestin, le pus s'échappe avec les matières fécales ; par la vessie, avec l'urine ; par le vagin et par l'utérus, à travers la vulve. Dans ce dernier cas, on peut, à l'aide du spéculum, découvrir la voie par où s'écoule le pus. Il est encore un phénomène digne de remarque et que nous devons noter ici, c'est qu'à l'époque des règles, le pus qui provient d'un abcès péri-utérin, devient sanguinolent pendant toute la durée des menstrues; puis il reprend ses qualités ordinaires jusqu'à l'époque nouvelle. Quand la communication s'établit avec le péritoine, on voit se manifester bientôt tous les symptômes d'une péritonite partielle ou générale, qui, le plus souvent, se termine par la mort.

Les abcès péri-utérins peuvent s'ouvrir en même temps par plusieurs voies, ainsi que nous l'avons dit à propos de l'anatomie pathologique. Dans ces circonstances, on observe simultanément les signes qui appartiennent à chacun des modes d'évacuation. Si, par exemple, l'ouverture se fait à la fois dans le rectum et dans la vessie, on trouve du pus dans les selles et dans les urines tout ensemble; mais comme l'intestin et la vessie communiquent aussi entre eux, par l'intermédiaire du foyer purulent, il en résulte encore que les fèces passent dans la vessie et sortent avec l'urine, ainsi que nous l'avons observé dans trois cas. Si le foyer s'ouvre en même temps par la paroi abdominale et par l'intestin ou la vessie, on voit des matières fécales et de l'urine sortir avec le pus par l'orifice abdominal, comme dans l'anus contre nature ou dans la fistule urinaire.

Si l'ouverture est suffisamment grande, si la communication est libre, si elle correspond à la partie déclive du foyer, la collection se vide aisément et d'une manière complète, et les accidents ne tardent pas à se dissiper.

Le contraire a-t-il lieu, le foyer se vide incomplétement, le soulagement est de courte durée, la fièvre persiste, ainsi que la plupart des accidents; on voit bientôt apparaître tous les symptômes de l'infection putride; et les malades succombent dans le marasme, au bout d'un temps plus ou moins long.

Dans d'autres cas, l'ouverture se rétrécit ou même se ferme entièrement; l'écoulement du pus, qui s'était opéré d'abord régulièrement et qui avait été suivi d'une amélioration sensible, ne tarde pas à s'arrêter; la tumeur se reforme, et avec elle reparaissent tous les phénomènes observés en premier lieu; bientôt l'abcès s'ouvre, de nouveau, spontanément et tous les accidents se dissipent : et l'on voit ainsi le même fait se reproduire alternativement, et à des intervalles plus ou moins éloignés, avec le même ordre de phénomènes. Il est rare que dans les cas de ce genre l'abcès péri-utérin n'ait pas une terminaison fâcheuse.

Des phénomènes analogues se produisent lorsque l'abcès péri-utérin, se composant de deux ou de plusieurs foyers communiquant ensemble par une ouverture étroite, ne s'ouvre au dehors que par un seul orifice. Quelque large que soit cet orifice, il ne s'oppose pas à la stagnation du pus; et, par suite, il ne saurait empêcher les accidents de l'infection putride.

PRONOSTIC. — Les abcès péri-utérins sont graves en eux-mêmes, par l'excès d'inflammation et par les troubles généraux qu'ils provoquent; ils sont très graves aussi par les désordres et les dégâts qu'ils occasionnent autour d'eux : car ils peuvent amener la perforation des viscères abdominaux, l'épanchement dans le péritoine, suivi de péritonite suraiguë, l'inflammation, par voie de voisinage, de cette séreuse et des veines du bassin, comme nous en citerons des exemples.

L'ouverture du foyer dans la vessie n'est pas généralement suivie d'une fâcheuse terminaison.

Quand le foyer s'ouvre dans l'intestin, l'issue est tantôt bonne, tantôt mauvaise. Cela dépend du lieu où la communication s'établit entre le foyer et l'intestin, ou encore du genre d'ouverture qui sert à l'écoulement du pus dans l'intestin.

Si le foyer s'ouvre simultanément dans l'intestin et dans la vessie, la mort est presque inévitable. Ce cas s'est offert trois fois à notre observation, et dans les trois cas les malades ont succombé rapidement.

THÉRAPEUTIQUE. — Quelle devra donc être la conduite du médecin en présence de ces collections purulentes? Devra-t-il attendre patiemment que le pus s'ouvre à lui-même une issue au dehors, ou faudra-t-il qu'il la devance par une opération?

Quelques auteurs conseillent de recourir, avant de tenter une opération, à l'emploi des topiques réputés fondants et répercussifs, tels que les vésicatoires, les pommades résolutives; mais ces moyens ne nous inspirent qu'une confiance médiocre. Il est une loi de bonne chirurgie que nous croyons tout naturellement appplicable aux abcès péri-utérins : c'est de provoquer ou de favoriser la sortie du pus, en quelque endroit de l'économie qu'il se montre, sans attendre son évacuation spontanée, qui quelquefois ne s'opère qu'au préjudice des organes voisins ou en déterminant des désordres graves sur son passage : tels que des fusées considérables, des décollements étendus, des épanchements mortels dans les séreuses, ou des trajets fistuleux intarisables.

Mais, en traitant de leur symptomatologie et de leur diagnostic, nous avons dit que, tantôt superficiellement placées et faciles à atteindre, soit par le vagin, soit par quelque point des parois abdominales, ces collections purulentes se manifestent par des signes certains; et que, tantôt, au contraire, situées plus profondément dans le bassin ou dans le ventre, elles demeurent plus ou moins longtemps inaccessibles au toucher, ne se révélant que par des symptômes rationnels et, pour ainsi dire, subjectifs, ou par des signes éloignés qui pouvaient laisser place au doute.

De là découlent deux indications fondamentales :

1° L'abcès est-il superficiel, suffisamment rapproché des téguments pour qu'on puisse aisément en percevoir la fluctuation, il faut l'ouvrir sans hésiter, afin de ne pas s'exposer à voir survenir quelques-unes de ces complications graves ou de ces accidents redoutables, dont il a été question plus haut.

2° L'abcès est-il, au contraire, séparé des surfaces tégumentaires par un organe plus ou moins volumineux ou par une épaisseur plus ou moins grande de tissus, qui ne permettent ni d'en sentir nettement la fluctuation, ni d'y porter sûrement l'instrument tranchant, il convient d'attendre que le pus, cheminant de proche en proche à travers le tissu cellulaire, soit venu se placer à peu près dans les conditions précédentes. Nous devons ajouter, pourtant, qu'il y aurait du danger à trop attendre. Il faut, par une exploration attentive, suivre, jour par jour, la marche du pus et lui donner issue, non point quand il aura formé sous les téguments un foyer volumineux, mais sitôt qu'on aura pu, pour ainsi dire, en constater la présence à l'aide du toucher.

Quel point faut-il choisir pour pratiquer l'ouverture de l'abcès? Comme pour toutes les collections liquides, on doit ouvrir, de préférence, dans la partie la plus déclive, afin de mieux obtenir l'évacuation complète du foyer. Cependant, toutes les fois qu'on le peut, nous conseillons d'ouvrir par le vagin, non-seulement parce que c'est le point le plus déclive, mais encore parce que les résultats de notre pratique nous ont nettement appris que cette méthode offre le plus de chances de succès. Pratiquée de cette façon, l'opération présente des suites plus simples; on a moins de tissus à diviser pour arriver jusqu'au foyer; enfin, le pus s'écoule plus facilement, et l'ouverture se cicatrise plus vite, surtout si l'on a recours à l'un des procédés que nous allons décrire.

Les divers procédés connus pour l'ouverture et l'évacuation de toutes les collections purulentes conviennent aussi pour les abcès péri-utérins.

Si l'on ouvre par le vagin, on peut se servir du bistouri ou du trocart, avec ou sans le secours du spéculum.

Quand on se sert du bistouri, on entoure sa lame d'une bande de linge, de manière à ne laisser à nu que la longueur de 1 à 2 centimètres vers la pointe. On peut alors, à l'aide du spéculum bivalve, porter directement la pointe de l'instrument sur la tumeur, que l'on ouvre par ponction, en ayant soin d'agrandir l'ouverture, si on le juge à propos, avec le tranchant de l'instrument. Si l'on n'avait point de spéculum, il faudrait introduire dans le vagin, en même temps que le bistouri, le doigt indicateur gauche, qui lui servirait de guide.

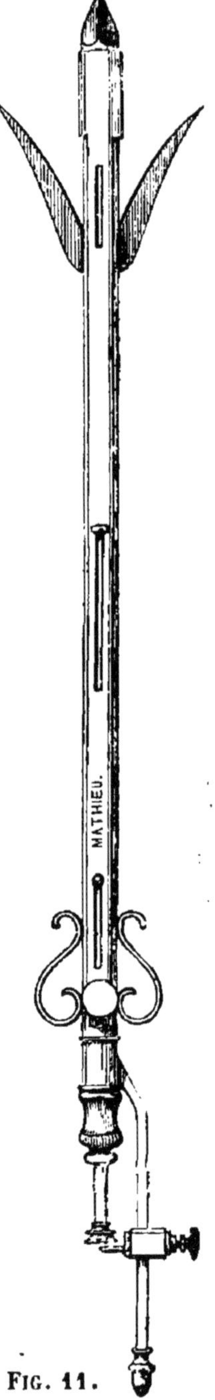

Fig. 11.

Mais nous croyons que le trocart est encore préférable au bistouri ; et ce qui motive notre préférence, c'est qu'un des effets du phlegmon chronique est de donner lieu au développement d'artères plus ou moins nombreuses et considérables, qui rampent à sa surface, et qu'on est moins exposé à blesser avec le trocart qu'avec le bistouri. Aussi, nous ne saurions trop recommander au praticien d'explorer soigneusement la tumeur, afin de bien déterminer le siége et le trajet de ces vaisseaux et de les éviter avec l'instrument. Si la tumeur est peu volumineuse et le pus en petite quantité, un simple trocart explorateur peut suffire pour évacuer le liquide et guérir l'abcès, comme nous avons pu nous en convaincre dans deux circonstances. Mais, en général, il faut recourir au trocart ordinaire, qui livre au liquide une issue plus facile, ou bien au trocart *lancéolé* que M. Mathieu a construit, sur notre indication, pour l'ouverture des abcès péri-utérins par le vagin, et dont nous donnons ici une figure qui nous dispensera d'une description (*Fig.* 11).

Les procédés que nous venons d'indiquer sont surtout applicables à l'ouverture par le vagin, qui n'expose, comme on le sait, à la lésion d'aucun organe important. Si la collection purulente est inaccessible par ce canal, si elle fait saillie sous les téguments de l'abdomen, à l'hypogastre, dans les fosses iliaques ou dans la région lombaire, si l'abcès est superficiel, on peut encore l'ouvrir hardiment avec le bistouri ; mais, s'il est profondément placé, on aura à traverser le péritoine pour arriver jusqu'au foyer, et il faudra, dès lors, redouter les accidents mortels qui résulteraient de l'épanchement du pus dans cette séreuse.

Dans ce cas, il convient de recourir au procédé imaginé par Récamier pour l'ouverture des tumeurs liquides du foie. On intéresse les téguments de dehors en dedans par des applications successives de potasse caustique, qui amènent, comme résultat final, l'inflammation adhésive des deux feuillets du péritoine, ce qui permet de donner plus sûrement issue à la collection purulente.

Quelle que soit la méthode que l'on emploie, quel que soit le procédé auquel on ait recours, que l'on ait ouvert par la peau ou par la muqueuse vaginale, avec le trocart, avec le bistouri ou avec les caustiques, ce n'est point assez d'avoir livré un passage au pus, il faut entretenir d'une manière permanente l'écoulement de ce liquide au dehors, jusqu'à ce que l'apparition de la sérosité, ou plutôt de l'humeur plastique, annonce que la source du pus est tarie et que le foyer est sur le point de s'oblitérer. A cette seule condition, on obtiendra une guérison entière et durable.

Comment faut-il entretenir cet écoulement de pus au dehors ? L'expérience nous a appris à rejeter la mèche, dont on abusait autrefois et dont on abuse encore de nos jours, et à lui préférer, suivant les cas, ou la sonde en caoutchouc ou la cautérisation avec le nitrate d'argent.

La sonde, que nous conseillons plus volontiers lorsque l'ouverture a été pratiquée par le vagin, doit être introduite et maintenue, comme M. Laugier l'indique pour l'hématocèle péri-utérine. On peut, s'il est nécessaire, pratiquer aussi, par ce moyen, des injections émollientes, détersives ou iodées dans le foyer purulent.

La cautérisation avec le nitrate d'argent, que nous employons de préférence pour les abcès ouverts par la peau, est un procédé peu connu, mal apprécié, et qui nous a rendu, dans toutes sortes d'abcès, les plus grands services. Notre méthode consiste à cautériser, tous les deux ou trois jours, le trajet de l'ouverture avec le nitrate d'argent fondu, pour empêcher l'inflammation adhésive. Ces cautérisations ont un double avantage : elles empêchent l'ouverture de se fermer trop tôt, et, partant, elles dispensent de laisser à demeure, dans le foyer, un corps étranger, mèche ou canule, qui y entretient une irritation funeste ; en second lieu, si le foyer est ancien, elles agissent en modifiant la vitalité des tissus et en amenant, par une influence substitutive, une résolution plus rapide de l'inflammation et un plus prompt tarissement du pus.

Comme dans toute espèce de suppuration, il est utile de relever et de soutenir les forces des malades à l'aide de légers toniques (préparations amères et de quinquina, en particulier) et d'un régime analeptique (viandes rôties, vin de Bordeaux, etc.), autant que les organes peuvent le tolérer.

CHAPITRE XII.

DE L'HÉMATOCÈLE PÉRI-UTÉRINE.

Définition. — *Hématocèle* signifie proprement tumeur sanguine. M. Nélaton est le premier qui ait appliqué cette dénomination aux épanchements de sang de l'excavation pelvienne. Ce professeur a ajouté l'épithète de *rétro-utérine* pour marquer la place de la lésion ; mais nous rejetons cette qualification comme trop exclusive et comme étant de nature à donner une fausse idée du siége et de l'étendue des collections hématiques du petit bassin. Nous verrons, en effet, dans la suite de cet article, que l'hématocèle n'occupe pas toujours la partie postérieure de l'utérus, comme semblerait l'indiquer l'épithète adoptée par M. Nélaton, mais qu'elle peut affecter avec cet organe des rapports très variés. Aussi préférons-nous l'expression de *péri-utérine*, que nous employons depuis longues années dejà et qui a été adoptée par la plupart de nos élèves et par un grand nombre de praticiens ou d'auteurs. Quelques-uns de ceux qui blâment ou qui repoussent cette dénomination en ont mal compris ou mal interprété le sens. On s'est imaginé que nous voulions exprimer par là que l'hématocèle entourait, embrassait l'utérus, à la manière d'une ceinture. Telle n'a jamais été notre pensée. En qualifiant l'hématocèle de *péri-utérine* nous avons voulu exprimer une vérité pathologique, à savoir, que l'épanchement pouvait se rencontrer en un point quelconque autour de l'utérus. Nous continuerons donc à nous servir de cette dénomination qui, ne préjugeant pas la position précise de l'hématocèle, a l'avantage de comprendre toutes les variétés de siége que cette tumeur peut affecter par rapport à l'utérus.

HISTORIQUE. — M. Voisin, dans une longue thèse sur la matière (Paris, 1858), s'efforce de démontrer que la première notion de l'hématocèle péri-utérine remonte jusqu'à Hippocrate. A l'appui de cette assertion, il cite deux observations tirées du *Traité des épidémies*, l'une du IVe livre, § 38, p. 181 ; l'autre du Ve livre, § 1, p. 205. La relation de ces deux faits nous a paru si concise, la description de l'état local si incomplète et l'exposé des symptômes tellement vague, que nous n'avons pu partager pleinement et sans réserve les convictions de M. Voisin.

Ruysch, dans ses *Opera omnia anatomico-medico-chirurgica* (Amsterdam, 1737), rapporte l'autopsie d'une femme morte pendant la menstruation, et chez laquelle il trouva du sang dans l'utérus, dans la trompe et dans l'ovaire; et il ajoute : *Vero similis eruptio menstruorum, per tubam Fallopianam in pelvim*. Quelques auteurs ont voulu voir là le signalement d'une hématocèle péri-utérine. Quant à nous, nous n'y trouvons que l'indication du premier degré de cette affection. Il y a du sang dans la trompe et dans l'ovaire; Ruysch s'en étonne, parce qu'on croyait de son temps que l'hémorrhagie cataméniale se faisait seulement à la surface interne de l'utérus; et il s'imagine que les règles ont reflué jusque dans la cavité pelvienne par le canal de Fallope. Mais nous, qui connaissons la théorie de l'ovulation spontanée, devons-nous partager la surprise de l'anatomiste hollandais et voir dans ce fait autre chose qu'une apoplexie de l'ovaire?

Nous ne ferons que rappeler pour mémoire, mais sans y attacher l'importance d'un document historique sérieux, l'observation rapportée par J.-P. Frank dans son *Traité de médecine pratique*, t. V, p. 261. C'est un fait assez obscur, incomplet et dans lequel on ne saurait voir un exemple bien authentique d'hématocèle.

Dans une brochure publiée en 1830, et intitulée : *Thrombus du vagin et de la vulve*, Deneux mentionne plusieurs cas d'épanchements sanguins dans la cavité pelvienne, un, entre autres, qu'il emprunte aux *Mémoires et consultations de médecine légale* de Chaussier.

Mais c'est le 21 juillet 1831, que parut, dans la *Lancette française*, la première observation bien authentique d'hématocèle péri-utérine. Elle fut publiée par Récamier, sous le titre de *Tumeur sanguine du bassin*. Il s'agit d'une femme de vingt-huit ans, qui, à la suite d'une fausse-couche, portait, dans le petit bassin, une tumeur volumineuse proéminant dans le vagin. Récamier crut avoir affaire à un abcès; la tumeur fut incisée; il en sortit un sang noir à demi coagulé. La malade guérit. M. Laugier rappelle ce fait dans son article : *Tumeurs du bassin*, du *Dictionnaire en 30 volumes*.

Plus tard, un second exemple d'hématocèle, pris encore dans la pratique de Récamier fut relaté par M. Bourdon, dans un mémoire sur les tumeurs fluctuantes du bassin.

Désormais l'attention des praticiens était éveillée sur cette affection. Aussi vit-on bientôt les observations d'hématocèle se multiplier. Des faits intéressants furent publiés successivement par MM. Velpeau, Nélaton, Bernutz, Malgaigne, Marrotte et Denonvilliers, Dufraigne, Satis, Huguier, Monod, Duval, Dubois, Piogey, etc.

Mais restait encore à constituer l'histoire nosographique de la maladie, à en tracer une description complète et raisonnée, à signaler ses traits principaux et caractéristiques, à formuler les règles de son diagnostic et à poser les bases d'une thérapeutique rationnelle. La première tentative de ce genre fut faite par un élève de M. Nélaton, par M. Viguès, qui publia en 1850 une thèse sur *les tumeurs sanguines de l'excavation pelvienne chez la femme.* Mais le disciple n'avait fait qu'ébaucher le travail; le maître l'acheva. Dans le courant de 1851-52, M. Nélaton, amassant les matériaux épars dans la science et mettant à profit les enseignements de son observation personnelle, traça dans ses leçons cliniques une histoire assez complète de l'hématocèle, qu'il appelait *rétro-utérine.*

Nous-même, vers la même époque, nous exposions à l'hôpital de la Pitié quelques idées nouvelles touchant cette maladie. Déjà nous nous attachions surtout à en bien préciser les caractères et à les différencier nettement des symptômes des tumeurs phlegmoneuses péri-utérines. Cela nous paraissait d'autant plus important que nous avons eu lieu de penser, depuis, qu'avant d'avoir bien étudié l'hématocèle il avait dû nous arriver quelquefois de la méconnaître et de la confondre avec quelque engorgement du pourtour de l'utérus.

Depuis l'année 1851 des thèses importantes ont été publiées sur cette matière par les élèves de M. Nélaton et par les nôtres.

Les idées de M. Nélaton ont trouvé des interprètes habiles dans MM. Fenerly et Voisin. Nos doctrines et la plupart de nos observations ont été reproduites par MM. Cestan, Prost, Gallardo et Baudelot dans leurs thèses inaugurales.

Un élève de la Faculté de Strasbourg, M. Engelhard, a écrit aussi sur le même sujet une dissertation assez complète.

L'hématocèle a été l'objet de savantes et utiles discussions au sein de la Société de chirurgie et de la Société de médecine de Paris. Dans la séance du 21 mars 1858, nous avons lu, devant ce dernier corps savant, une note assez détaillée, où nous avons eu plus particulièrement en vue de fixer quelques points relatifs au diagnostic et au traitement. On retrouvera dans ce chapitre beaucoup de passages extraits de cette note.

Pour compléter ce court aperçu historique, nous ajouterons

quelques renseignements que nous trouvons dans la thèse de M. A. Voisin, et qui lui ont été communiqués par M. Picard, sur les publications allemandes relatives à notre sujet. Des observations d'hématocèle péri-utérine, accompagnées de réflexions pratiques ont été publiées par Mikschick dans ses *Études sur la pathologie des ovaires* (Leipzick, 1854), et par Kauffmann dans le VIIIe vol. des *Archives de la Société d'obstétrique de Berlin*, pour l'année 1855.

Il résulte, comme on le voit, de ce qui vient d'être exposé, que l'hématocèle péri-utérine est une affection dont la connaissance précise appartient à notre époque : c'est une acquisition de la médecine moderne. Aussi, malgré les travaux importants publiés sur cette maladie depuis quatre ou cinq ans, malgré les efforts louables de quelques observateurs laborieux, faut-il convenir que son histoire clinique n'est pas encore constituée d'une manière définitive, et qu'il reste quelque chose à faire pour dissiper certaines incertitudes, toujours inséparables d'un sujet nouveau. Nous nous attacherons, dans ce chapitre, à donner une description aussi fidèle que possible de l'hématocèle péri-utérine et à dissiper, autant que le permet l'état de la science, l'obscurité qui règne sur certains points de cette intéressante maladie.

SIÉGE.—Nous venons de voir que l'hématocèle peut se montrer, non-seulement derrière l'utérus, mais encore dans tout autre point voisin de cet organe. Maintenant, quel siége précis affecte l'hématocèle péri-utérine? ou, en d'autres termes, dans quel tissu se fait l'épanchement sanguin?

Les auteurs ne sont point d'accord sur cette question.

Les uns placent toujours la collection sanguine dans la cavité du péritoine, les autres pensent que l'épanchement se produit tantôt dans la séreuse, tantôt dans le tissu cellulaire sous-péritonéal. Nous adoptons pleinement cette manière de voir, et nous distinguons, au point de vue du siége anatomique, deux variétés d'hématocèle : 1° l'une intra-péritonéale; 2° l'autre sous-péritonéale. On verra, dans la suite, combien cette division est importante pour la pratique, et quelle est sa valeur relativement au pronostic et à la thérapeutique.

Personne ne conteste l'existence des hématocèles intra-péritonéales ; il est donc inutile de nous y arrêter ; mais les hématocèles sous-péritonéales n'étant pas admises par tout le monde, nous croyons nécessaire d'examiner cette question avec tout le soin qu'elle mérite.

Nous demanderons des preuves à l'anatomie pathologique, à la symptomatologie, à l'examen clinique, aux résultats du traitement et à la pathogénie.

Pour révoquer en doute les hématocèles sous-péritonéales, on s'est prévalu surtout des données de l'anatomie pathologique. On a dit : « Lisez les détails de la plupart des autopsies, et vous verrez que la collection était toujours située dans le cul-de-sac péritonéal. »

Nous avons soigneusement analysé la plus grande partie des observations d'hématocèle qui existent dans la science, et voici les résultats auxquels nous sommes arrivé :

Dans beaucoup de cas, le siége de l'hématocèle est douteux, contestable et contesté ; les témoins de l'autopsie sont divisés ; les uns pensent que l'hématocèle est intra-péritonéale, les autres croient qu'elle est sous-péritonéale.

Dans d'autres cas, la collection sanguine existe à la fois dans la séreuse et dans le tissu cellulaire sous-jacent.

Il y a donc un certain nombre d'observations qui prouvent qu'il n'est pas toujours facile de reconnaître le siége anatomique précis de l'hématocèle. Les partisans exclusifs des hématocèles intra-péritonéales invoqueront-ils ces faits en faveur de leur doctrine? Libre à eux de répondre que la collection était probablement intra-péritonéale. Ce n'est là qu'une probabilité, et une probabilité qui vient d'une idée préconçue. Est-ce sur des bases aussi fragiles qu'on établit une opinion dans la science?

Seront-ils mieux autorisés à se prévaloir des cas où l'épanchement a été trouvé à la fois dans et hors le péritoine? Diront-ils que ce sont là des exemples mixtes, dans lesquels le sang, primitivement épanché dans la séreuse, s'est fait jour ensuite dans le tissu cellulaire sous-séreux? Qui le prouve? Encore une simple hypothèse.

Enfin, dans quelques observations, il est dit très expressément que le sang était épanché dans le tissu cellulaire sous-péritonéal.

Mais, grâce au ciel, toutes les malades atteintes d'hématocèle péri-utérine ne succombent pas. Il ne faut donc point chercher uniquement dans l'anatomie pathologique les preuves de la légitimité des distinctions que nous avons adoptées. Ne doit-on pas tenir grand compte, pour la solution de cette question, des témoignages offerts sur le vivant, par les signes cliniques? Nous verrons, à propos des symptômes, que les tumeurs sanguines du bassin, chez la femme, sont loin d'affecter toujours la même forme et le même volume; qu'elles sont susceptibles de contracter des rapports très-variés avec l'utérus, le vagin, le rectum et l'anus. Est-il donc rationnel d'admettre une seule espèce d'hématocèle, l'hématocèle intra-péritonéale? Si la tumeur conservait une limite inférieure, constante, invariable, assurément il faudrait reconnaître qu'elle est toujours bornée, en bas, par le cul-de-sac utéro-rectal; mais, quand elle descend jusqu'au voisinage de l'anus, à 2 ou 3 centimètres du périnée, peut-on s'empêcher d'avouer qu'elle est en dehors du péritoine, dans le tissu cellulaire sous-séreux?

L'existence des hématocèles sous-péritonéales trouve aussi une preuve nouvelle dans les résultats obtenus par le traitement chirurgical de ces tumeurs.

Sur 10 cas d'hématocèles ponctionnées ou incisées, puis injectées ou non de liquides simples ou médicamenteux, on compte 7 succès, et même dans 6 cas la ponction et l'injection n'ont été suivies d'aucun symptôme grave, d'aucun accident fâcheux. Croit-on que ces opérations seraient toujours aussi inoffensives, aussi légères dans leurs conséquences, si on les pratiquait sur une tumeur enfermée dans le péritoine, si, en d'autres termes, on avait constamment affaire à une hématocèle intra-péritonéale?

Sans doute nous ne voulons pas attribuer à cet argument plus d'importance qu'il n'en mérite; nous croyons, toutefois, qu'il doit être pris en considération, et que, ajouté aux autres preuves précitées, il acquiert une certaine valeur dans la démonstration de l'existence des hématocèles sous-péritonéales.

Enfin, nous allons voir bientôt que la physiologie pathologique, ou la pathogénie de l'hématocèle péri-utérine, dépose aussi très solidement en faveur des tumeurs sanguines sous-séreuses. En effet, en recherchant la source de l'hématocèle, en décrivant le mécanisme probable de l'épanchement, nous espérons démontrer que l'hémorrhagie peut et doit se produire tout aussi bien et tout aussi souvent en dehors du péritoine que dans la cavité de cette séreuse.

Le peu de gravité de l'hématocèle, dans bien des cas, la faible réaction dont elle s'accompagne quelquefois, sont encore des preuves à faire valoir pour l'existence des hématocèles sous-péritonéales. En effet, si, dans bien des circonstances, la formation d'une hématocèle péri-utérine s'annonce par un certain nombre de signes locaux et généraux appartenant à la péritonite aiguë, il faut convenir que, dans d'autres cas, ces phénomènes graves font défaut et que la collection sanguine s'établit sans imprimer une vive secousse à l'économie, et même parfois sans être pour la santé l'occasion d'une perturbation bien sensible.

Nous estimons donc, tout bien examiné, que, si l'on a trouvé, dans les autopsies, plus de tumeurs sanguines dans le péritoine qu'en dehors de cette cavité, c'est parce que l'hématocèle intra-péritonéale est plus grave et fait un plus grand nombre de victimes que l'hématocèle sous-péritonéale. Voilà, je crois, la conclusion la plus légitime que l'on puisse tirer de ce fait. Quant à en déduire qu'il n'existe pas d'hématocèles sous-péritonéales, et qu'il n'y a que des hématocèles intra-péritonéales, c'est, à notre avis, aller bien plus loin que ne le permet une saine et rigoureuse interprétation des faits.

Cela posé et étant admise la division des hématocèles en intra-péritonéales et sous-péritonéales, abordons l'étude des altérations anatomiques.

Anatomie pathologique. — Sur quinze cas d'hématocèle bien constatés nous n'avons perdu qu'une malade, dont on trouvera plus loin l'observation. Nous ne possédons, par conséquent, en fait de matériaux qui nous soient propres, que des éléments très insuffisants pour décrire, d'une manière complète, les lésions cadavériques de l'hématocèle; nous y suppléerons par une analyse détaillée des altérations signalées dans les observations publiées jusqu'à ce jour.

Comme il convient de le faire pour les tumeurs, et dans le but de rendre notre description plus claire et plus précise, nous parlerons successivement du contenu et du contenant; du sang, d'abord, de sa quantité, de ses qualités, des modifications qu'il a subies; puis des tissus qu'il baigne ou qui l'entourent et des altérations qui s'y sont opérées.

La nature et la quantité du sang épanché doivent évidemment varier suivant le degré d'ancienneté de l'hématocèle. Pour quiconque examine les phénomènes qui s'opèrent au sein des collections sanguines et le mécanisme de la formation des caillots et de la résorption des parties liquides, cela s'explique naturellement et ne réclame aucun développement.

Il résulte de quelques données approximatives, tirées soit des autopsies, soit du résultat de l'évacuation de la tumeur sur le vivant, que la quantité des matières contenues, liquides ou solides, varie depuis quelques grammes jusqu'à 1 kilogramme et même au delà.

Tantôt on trouve du sang pur, fluide, noir comme le sang veineux; tantôt, et le plus souvent, c'est un liquide épais, opaque, filant, poisseux, d'une consistance et d'une couleur qui l'ont fait comparer à la lie de vin, à la mélasse ou à la gelée de groseilles. La partie liquide tient en suspension des grumeaux noirâtres, où baignent des caillots plus ou moins volumineux et d'une teinte brunâtre. Le nombre de ces caillots est variable, aussi bien que leur forme, leur volume, leur consistance et leur coloration : ce sont là autant de phénomènes intimement liés aux proportions du sang épanché et au degré d'ancienneté de l'épanchement. Rarement, chez les femmes qui succombent à l'hématocèle, on a trouvé le caillot dur, fibrineux, décoloré et baignant dans un sérum limpide et clair. De pareils signes indiquent un épanchement ancien, avec un travail de résorption assez avancé. Les hématocèles tuent rarement à cette période. On n'a donc pu rencontrer de semblables lésions que chez des femmes mortes d'une autre maladie, mais qui avaient été affectées autrefois d'hématocèle. Les tumeurs sanguines du bassin déjà anciennes ne peuvent devenir une cause de mort que par suite d'une inflammation vive du foyer; et, dans ce cas, on trouve du pus mélangé au liquide sanguin et aux détritus des caillots. Plus tard encore, on ne rencontre qu'une masse plus ou moins réduite, dure, de consistance solide; c'est la partie la plus plastique du caillot qui a échappé au travail de résorption, et qui se présente sous la forme d'une tumeur fibreuse, enveloppée d'une couche de tissu cellulaire dense, comme celui qui circonscrit les kystes accidentels.

La matière de l'épanchement, dont nous venons de signaler les diverses qualités, les différents aspects, est tantôt contenue dans le cul-de-sac péritonéal rétro-utérin, tantôt, ainsi que nous avons essayé de l'établir, dans le tissu cellulaire sous-péritonéal. La constitution anatomique des parois de l'hématocèle est un peu différente, suivant qu'elle affecte l'un ou l'autre de ces deux siéges.

Quand l'hémorrhagie s'est faite dans la séreuse, la collection sanguine a pour limites : en bas, le repli péritonéal recto-utérin; en haut et sur les côtés, les anses intestinales unies entre elles par des adhérences et des tractus fibreux; en avant et en arrière, un feuillet du péritoine plus ou moins étendu, qui la sépare, d'une part, de l'utérus, de la vessie et de la paroi abdominale antérieure; d'autre part, du rectum, de l'S iliaque du côlon et de la paroi abdominale postérieure. On conçoit que le sang, dans des cas exceptionnels, alors que l'hémorrhagie est très considérable, puisse se porter en avant jusque dans le cul-de-sac vésico-utérin, et sur les côtés jusqu'à la portion de séreuse qui tapisse les fosses iliaques, de sorte que l'utérus est comme plongé au sein de l'épanchement, ainsi que nous avons eu l'occasion de l'observer une fois.

Si l'hémorrhagie se produit hors du péritoine, le sang peut s'infiltrer lentement à travers les mailles du tissu cellulaire du bassin, et y former un épanchement diffus, baignant l'utérus, le rectum, les ovaires et la partie la plus élevée du vagin; ou bien, ce qui est plus commun, il déchire, rompt, écarte le tissu cellulaire, et s'y forme une poche plus ou moins volumineuse, dont les parois varient de consistance et d'épaisseur suivant l'ancienneté de l'épanchement et le degré d'organisation qu'elles ont subi. Dans ce cas, le péritoine recouvre la tumeur : le plus souvent il n'est que soulevé ; ailleurs, comme au niveau des ligaments larges, on constate un écartement de ses feuillets ; quelquefois on l'a trouvé décollé en arrière de l'utérus (Baudelot), comme il arrive dans les abcès.

Nous venons de dire que l'hématocèle sous-péritonéale était généralement circonscrite par une fausse membrane. Cette pellicule mince, analogue par son aspect à une membrane séreuse, enveloppe immédiatement les caillots et les liquides épanchés ; elle tapisse la paroi interne de la poche kystique dans laquelle est enfermée la collection sanguine, et c'est elle qui en a souvent imposé pour un feuillet péritonéal et a fait penser à un grand nombre d'observateurs qu'il n'existait que des hématocèles intra-péritonéales.

Nous avons décrit les altérations anatomiques de l'hématocèle, dans leur plus grand état de simplicité ; mais il est rare que les choses se voient ainsi que nous venons de les présenter. Comme le fait judicieusement observer M. Baudelot dans sa thèse déjà citée, « il est peu commun de voir la mort suivre immédiatement le début de la maladie : presque toujours, lorsqu'elle arrive, ce n'est qu'après plusieurs jours, plusieurs semaines ou plusieurs mois. A cette époque, des désordres secondaires, c'est-à-dire ceux de l'inflammation, ont masqué d'une manière presque complète les lésions primitives. » Le sang a subi une altération plus ou moins profonde, et que nous avons signalée plus haut ; du pus a été sécrété en plus ou moins grande abondance ; les parois du foyer ont été envahies par le travail inflammatoire ; la mince pellicule d'enveloppe s'est transformée en une membrane plus épaisse, tomenteuse et pyogénique. La poche sanguine, ainsi modifiée, est coupée en différents sens par des cloisons et des brides ; elle présente l'aspect inégal, anfractueux des kystes abcédés. La paroi est déchirée ou perforée en un ou plusieurs points; des trajets fistuleux se forment, qui font communiquer la cavité morbide avec un des organes creux du bassin. C'est ainsi qu'on a vu des hématocèles s'ouvrir dans le rectum, dans la vessie ou dans l'intestin grêle; c'est ainsi que des hématocèles intra-péritonéales peuvent s'épancher consécutivement dans le tissu cellulaire pelvien, et que des hématocèles sous-péritonéales ont pu, réciproquement, se faire jour dans la cavité séreuse.

Dans tous les cas dont nous parlons, des altérations inflammatoires plus ou moins étendues, plus ou moins avancées, ont été trouvées dans les organes envahis et déchirés par l'hématocèle; mais la plus grave, comme la plus commune de ces lésions, c'est la péritonite, à laquelle succombent presque toujours les malades. Il est rare alors que la péritonite soit limitée et peu intense : la séreuse est habituellement enflammée dans une assez vaste étendue, quelquefois même tapissée de fausses membranes, et, dans certains cas, infiltrée de pus.

Rarement les ovaires ont été trouvés intacts : tantôt on les a vus rouges, volumineux, turgescents, recouverts de fausses membranes; tantôt petits, ratatinés et réduits au plus extrême degré d'atrophie, et quelquefois même entièrement détruits. Assez souvent on a rencontré dans ces organes des kystes sanguins, des foyers hémorrhagiques, ordinairement rompus et communiquant avec la collection sanguine principale. Ces tumeurs étaient tantôt simples, et ne contenaient que du sang; tantôt elles renfermaient des débris de fœtus, qui indiquaient une grossesse extra-utérine.

Quelquefois les trompes participent à ces altérations : on les a vues oblitérées, dilatées, distendues par des caillots et du sang, déchirées et en communication avec l'hématocèle, plongeant au sein de l'épanchement et adhérentes par de fausses membranes à l'ovaire et au péritoine pariétal. Dans la grande majorité des cas où les trompes étaient ainsi altérées, la lésion se rattachait à une grossesse tubaire.

Enfin nous rappellerons que M. Richet a signalé la rupture d'une varice du plexus utéro-ovarien, qui s'était ouverte dans la cavité rétro-utérine.

SYMPTOMATOLOGIE. — En général, l'hématocèle est précédée de quelques phénomènes que nous pourrions nommer précurseurs; ce sont des troubles, très variés d'ailleurs, dans la menstruation : retard et même suspension complète; abondance extrême; prolongation inusitée, soit de quelques jours seulement, soit même d'une époque à l'autre; irrégularités de tout genre.

Le symptôme initial le plus habituel, c'est la métrorrhagie.

Vers l'époque des règles, tantôt un peu avant, tantôt quelques jours après, la femme éprouve du malaise, un sentiment d'inquiétude vague, de la faiblesse et de l'inappétence; puis tout à coup elle ressent dans le bas-ventre des douleurs tantôt vives, aiguës, lancinantes, qui s'irradient dans les lombes, dans les reins e dans les membres inférieurs; tantôt, et le plus souvent, sourdes, gravatives, accompagnées d'efforts expulsifs. La malade se plaint d'un poids énorme au fondement, et accuse la sensation d'un corps volumineux qui tend à sortir par le vagin.

En même temps surviennent des nausées, suivies ou non de vomituritions, ou même de vomissements bilieux plus ou moins abondants. La fièvre s'allume, quelquefois précédée par des frissons. Le pouls est variable, mais ordinairement petit, concentré d'une fréquence qui varie entre 95 et 130 pulsations. La soif est vive; la face devient promptement pâle; les tissus se décolorent, et, dans les cas graves, les traits s'altèrent profondément et expriment une grande anxiété.

Les garde-robes et la miction s'accomplissent difficilement; parfois même, dès le début, il y a constipation opiniâtre et ischurie.

Le ventre est chaud, tendu, douloureux, et, dans certains cas, tellement sensible à la pression qu'il n'est pas possible et même prudent de l'explorer profondément.

Tel est l'ensemble des symptômes auxquels nous pourrions, à l'exemple de M. Nélaton, donner le nom de *période aiguë* de l'hématocèle péri-utérine.

Ces premiers accidents sont de courte durée. Au bout de quelques jours, les nausées et les vomissements cessent; la fièvre tombe; le pouls diminue de fréquence. La peau du tronc reprend sa chaleur normale; mais parfois les extrémités demeurent froides. Les malades éprouvent, d'ailleurs, une grande tendance au refroidissement. Leur faiblesse est extrême, et leurs tissus conservent cette pâleur mate qui est le signe des grandes pertes sanguines.

Les douleurs abdominales sont moins aiguës, moins générales; elles sont plus intenses d'un côté que de l'autre, de celui où la tumeur est le plus développée ; mais la pesanteur périnéale et les efforts expulsifs ont augmenté. Le ventre est encore développé; mais il est moins sensible et moins chaud.

La constipation devient de plus en plus opiniâtre ; le rectum, comprimé par la tumeur sanguine, ne peut plus livrer passage à la matière des lavements.

Chez certaines femmes, la rétention d'urine est absolue, et le cathétérisme devient indispensable; chez d'autres, au contraire, il y a des envies fréquentes d'uriner et même incontinence.

Si on porte les mains sur l'abdomen de la malade, on trouve, en général, la région hypogastrique convexe et soulevée par une tumeur, dont le volume peut être très variable. Tantôt elle ne dépasse guère le pubis ; d'autres fois elle franchit le détroit supérieur, et s'élève jusqu'au voisinage de l'ombilic. Mais, dans d'autres cas, rares, il est vrai, elle est tellement petite qu'elle demeure enfermée dans l'excavation pelvienne, est inaccessible par le palper abdominal, et ne peut être perçue que par le toucher vaginal ou rectal. Elle occupe rarement la ligne médiane ; elle est d'ordinaire plus inclinée d'un côté que de l'autre, et j'ai pu m'assurer, comme M. Nélaton, que c'était plus souvent du côté droit que du côté gauche.

Elle est lisse, globuleuse, sans inégalités ni bosselures. Elle est peu ou point mobile, et comme enclavée dans le petit bassin, pour me servir d'une expression de M. Nélaton.

On peut, si cette manœuvre n'excite pas de trop grandes douleurs, essayer de faire glisser sur elle la paroi abdominale antérieure, dont elle est tout à fait indépendante.

Dans un certain nombre de cas, lorsque la tumeur est volumineuse et qu'elle proémine au-dessus du pubis, si l'on déprime suffisamment la paroi du bas-ventre, on sent, immédiatement au-dessus du pubis, le corps de l'utérus faisant un relief au-devant de la tumeur. M. Nélaton a soigneusement signalé ce phénomène; mais il nous paraît l'avoir trop généralisé, et avoir exagéré sa valeur, car ce signe n'est pas constant.

Si la douleur abdominale est trop intense, on s'abstiendra de la percussion; mais quand l'état de la malade permet d'y recourir, on constate une matité absolue au niveau de la tumeur, et une sonorité d'autant plus grande tout autour que les intestins sont plus distendus par des matières gazeuses.

Le toucher vaginal est habituellement douloureux, mais praticable. Après avoir franchi la vulve, à une distance variable de cet orifice, le doigt se trouve arrêté par une tumeur qui proémine dans le vagin et oblitère quelquefois les deux tiers de ce canal, en appliquant sa paroi postérieure contre la paroi antérieure. Cependant le doigt peut, en refoulant légèrement et avec ménagement cette tumeur, qui est molle, dépressible, se glisser entre les deux parois accolées et parvenir jusqu'à l'utérus. Mais hâtons-nous de dire qu'il n'en est pas toujours ainsi, et que, dans d'autres cas, le conduit vaginal est libre. Alors la tumeur ne dépasse point le col utérin; il faut la chercher avec la pulpe du doigt, au niveau du cul-de-sac vaginal postérieur.

Quel que soit le volume de la tumeur, quelle que soit la saillie qu'elle fasse dans le vagin, elle est molle, rénitente, homogène, sensible au toucher. Sa surface est lisse, égale et dépourvue de pulsations artérielles; elle ne présente pas non plus cette élévation de température qu'on remarque dans les tumeurs phlegmoneuses aiguës. On peut, en introduisant à la fois l'index et le médius dans le vagin et en pressant alternativement la tumeur avec chacun de ces doigts, y percevoir de la fluctuation; mais nous verrons que c'est surtout par le toucher vaginal et hypogastrique combinés, qu'on parvient à bien saisir ce signe important.

Dans un certain nombre de cas, le doigt atteint difficilement le col de l'utérus, qui est porté en avant, caché derrière la symphyse pubienne, contre laquelle il est plus ou moins refoulé, selon le volume de la tumeur Il est presque toujours sur la ligne médiane; parfois, cependant, il est déjeté à droite ou à gauche, suivant que la tumeur est plus développée d'un côté que de l'autre.

Le toucher rectal, dont on peut se passer le plus souvent, permet d'explorer la face postérieure de la tumeur. Celle-ci refoule l'intestin, proémine dans sa cavité, et parfois l'oblitère entièrement. La tumeur présente les caractères déjà fournis par le toucher vaginal. Dans aucun cas on ne trouve la matrice située derrière la tumeur, entre celle-ci et le rectum.

Dans les cas obscurs, on peut combiner de diverses manières ces trois modes d'exploration.

Par le toucher vaginal et hypogastrique réunis, on acquiert des notions plus précises sur le volume, la forme et la consistance de la tumeur. C'est par lui qu'on arrive, dans quelques circonstances, à percevoir aussi plus nettement la fluctuation.

Ce que nous venons de dire du toucher hypogastrique et du toucher vaginal réunis s'applique surtout aux tumeurs volumineuses, à celles qui dépassent le détroit supérieur.

La combinaison du toucher vaginal et du toucher rectal donnera des renseignements analogues pour les hématocèles d'un petit volume, et qui, ne s'élevant pas au-dessus de la symphyse pubienne, sont inaccessibles par le palper abdominal. Il n'est pas besoin de dire comment il faudrait s'y prendre pour mesurer, par ce procédé, le volume approximatif de la collection sanguine, et y constater la fluctuation.

Les signes que nous venons de faire connaître appartiennent aux hématocèles péri-utérines récentes; mais, à mesure que ces tumeurs s'éloignent de l'époque du début, leurs caractères se modifient : leur volume diminue et leur consistance augmente, par le double fait de la formation des caillots et de la résorption des parties liquides. Alors on peut sentir, à la surface, des inégalités, des bosselures, des parties solides séparées par des parties liquides, en un mot, un défaut complet d'homogénéité.

Marche, durée, terminaison. — Les symptômes de l'hématocèle ne se présentent pas toujours dans l'ordre régulier où nous venons de les décrire : assez souvent aussi quelques-uns d'entre eux font défaut.

En général, la maladie débute au temps des règles ; mais elle peut aussi se montrer dans l'intervalle de deux époques. Le premier signe local, le premier dérangement fonctionnel, d'ordinaire, c'est une métrorrhagie ; toutefois nous avons eu soin de dire déjà qu'elle pouvait être remplacée par un trouble quelconque de la menstruation.

La période des accidents que nous avons nommés aigus manque rarement ; cependant, chez quelques femmes, l'épanchement s'opère lentement, avec une sorte de bénignité, sans provoquer une grande réaction locale, sans déterminer de troubles généraux graves. Les malades se plaignent de malaise, de pesanteur anale, de douleurs expulsives, de faiblesse générale, de difficulté dans la progression ; on les examine attentivement, et l'on trouve une hématocèle déjà constituée. Ces sortes d'hématocèles, dont nous rapportons quelques cas, offrent immédiatement les phénomènes de l'état chronique, sans être passées par la série des symptômes qui caractérisent l'état aigu.

Mais, quelle que soit la manière dont l'hématocèle débute, elle offre plus tard dans sa marche, des oscillations, des alternatives, qu'il est essentiel de noter et qui viennent de deux causes : la menstruation et le travail de résorption qui s'opère autour du caillot.

Il est un fait, noté dans toutes les observations soigneusement recueillies, c'est la recrudescence qui se manifeste au temps habituel des règles, chez les femmes atteintes d'hématocèle péri-utérine. Qu'il y ait ou non éruption du sang au dehors, constamment, à cette époque la malade se plaint de douleurs plus vives dans le bas-ventre ; son malaise augmente ; il y a souvent un léger mouvement fébrile ; et, si l'on explore la tumeur, on la trouve douloureuse au toucher et très sensiblement accrue de volume. Ces phénomènes, qui se produisent sous l'influence de la fluxion sanguine dont les organes pelviens sont alors le siége, peuvent atteindre quelquefois un assez haut degré d'intensité et rappeler tous les accidents qui caractérisent la période aiguë.

Nous ajouterons que toute autre cause qui, à la manière de la menstruation, a pour résultat de congestionner l'utérus et ses annexes, produit à coup sûr les mêmes désordres et donne lieu à une recrudescence du même genre. Ces réflexions s'appliquent à toute excitation portée sur les organes génitaux, comme cela a toujours lieu dans le coït, et quelquefois dans l'exercice de l'équitation et un séjour prolongé dans une voiture mal suspendue.

Les émotions morales vives, par le trouble qu'elles produisent dans l'innervation et par l'ébranlement qu'elles occasionnent aussi au système circulatoire, sont capables encore de provoquer des redoublements dans les symptômes de l'hématocèle, comme nous avons déjà vu qu'elles en déterminaient dans les phénomènes caractéristiques des phlegmons péri-utérins.

La seconde cause de recrudescence, c'est, avons-nous dit, le travail de résorption. Dupuytren a décrit d'une manière parfaite le mécanisme de ce travail, qu'il a très justement comparé à celui de la digestion. Quand les parties liquides de l'épanchement ont été résorbées, la membrane, qui forme la paroi de la poche, se trouve en contact immédiat avec le caillot. Celui-ci, agissant à la manière d'un corps étranger, irrite la paroi du foyer; de là une subinflammation et une supersécrétion de sérosité. Les couches les plus superficielles du caillot, baignées et pénétrées par ce liquide, se séparent du reste de la masse sanguine, se dissolvent, se mélangent avec la sérosité et rentrent avec elle dans le torrent circulatoire. Le caillot se trouve, de nouveau, en contact direct avec la membrane qui l'entoure, et alors se renouvelle la série de phénomènes que nous venons d'exposer. Il en est ainsi jusqu'à ce que le caillot, réduit à ceux de ses éléments qui sont réfractaires à l'absorption, se convertisse en une masse fibreuse plus ou moins volumineuse. Chaque fois que se produit le travail d'irritation sécrétoire qui prépare l'absorption et qui précède la dissolution du caillot, on voit se manifester une recrudescence analogue à celle qui signale l'époque menstruelle; la tumeur est plus volumineuse que les jours précédents, et, au lieu d'être dure et résistante dans toute son étendue, on constate qu'elle contient actuellement des parties solides et des parties liquides. Quand l'irritation sécrétoire s'est dissipée, tout rentre dans le calme; et lorsque la résorption s'est emparée des parties liquides ou liquéfiées, la tumeur reprend la consistance qu'elle avait auparavant, et paraît notablement diminuée de volume. C'est ainsi qu'à l'aide d'une exploration attentive, pratiquée alternativement au moment des recrudescences et dans leur intervalle, le médecin pourra, en quelque sorte, suivre du doigt le retrait de l'hématocèle et les progrès de la résorption du caillot.

La durée de l'hématocèle est évidemment subordonnée au plus ou moins d'activité du travail d'absorption.

Or, l'activité d'absorption dépend de plusieurs circonstances, dont les unes appartiennent à la tumeur elle-même, les autres au sujet qui en est affecté.

Il est clair que l'absorption sera plus rapide dans un petit épanchement que dans une tumeur sanguine volumineuse, dans une hématocèle sous-péritonéale que dans une hématocèle intra-péritonéale (la force d'absorption du tissu cellulaire étant plus grande que celle des membranes séreuses).

L'hématocèle sera plus tôt résorbée chez une femme d'une bonne constitution, dont toutes les fonctions s'accomplissent avec l'énergie et la régularité convenables, que chez un sujet faible, mal portant, dont les fonctions languissent. Enfin, il est inutile de dire qu'une hématocèle traitée guérira plus vite qu'une hématocèle négligée; une hématocèle traitée par une méthode rationnelle, plus vite qu'une hématocèle soumise à un traitement aveugle, hasardé ou insuffisant.

En moyenne, une hématocèle péri-utérine dure depuis trois semaines jusqu'à trois et même six mois et au delà.

On trouve dans la science cinq cas de mort subite chez des femmes atteintes d'hématocèle. M. Voisin a signalé ces observations dans sa thèse.

Le premier exemple est tiré des *Mémoires et consultations de médecine légale* de Chaussier. « Une femme, enceinte de cinq mois environ, fait un voyage qui dure une partie de la journée, sur un chemin rempli d'ornières et dans une charrette non suspendue; elle est rudement cahotée, en éprouve une grande fatigue, et meurt subitement la nuit suivante.

» On trouva, à l'ouverture, une grande quantité de sang épanchée sous le péritoine, dans le côté droit du ventre. L'hémorrhagie avait été provoquée par la rupture d'une des veines de l'ovaire droit. »

La seconde observation appartient à M. Fénerly ; il est question d'une femme qui mourut subitement avec les symptômes d'une péritonite suraiguë : on trouva une grossesse tubaire et un épanchement de sang abondant dans le cul-de-sac péritonéal rétro-utérin.

Dans les *Annales d'hygiène publique*, juillet 1854, M. Tardieu rapporte deux cas de mort subite survenue à la suite d'excès de coït chez deux femmes atteintes d'hématocèles récentes.

Une autre femme, observée par M. Tardieu, a succombé presque subitement après avoir reçu sur la hanche gauche un coup de pied de son mari. A l'autopsie on trouva une vaste collection sanguine dans le bassin.

Quoi qu'il en soit, de pareils exemples doivent être considérés comme exceptionnels; et nous pouvons dire que la terminaison par la mort est rare dans l'hématocèle péri-utérine.

Abandonnée à elle-même l'hématocèle peut se terminer de différentes manières : 1° par la résorption du sang épanché; 2° par l'évacuation du liquide au dehors, soit par le rectum, soit par le vagin; 3° par l'épanchement du liquide dans la cavité péritonéale, si l'hématocèle est située sous le péritoine.

La terminaison par résolution est heureusement la plus commune. Elle s'annonce par la marche régulière des phénomènes, la diminution progressive des troubles fonctionnels, le retrait graduel de la tumeur et son passage par la série de modifications que nous avons décrites tout à l'heure et qui caractérisent les différentes phases de la résorption. A mesure que la tumeur diminue, l'état général des malades s'améliore; l'ordre rentre successivement dans les fonctions digestives et dans les fonctions circulatoires. L'appétit renaît, les forces reparaissent; le teint se colore, l'embonpoint revient, et les femmes ne tardent pas à reprendre tous les attributs de la santé.

Dans des cas plus rares, le travail de résolution s'arrête brusquement et sans cause connue. La malade est prise soudain de douleurs très aiguës, lancinantes, dans le bas-ventre, de frissons, de fièvre vive, de nausées, de vomissements. La tumeur est devenue plus chaude, plus tendue, plus rénitente, plus sensible à la pression, et un peu plus volumineuse qu'auparavant. Le plus souvent ces accidents généraux et locaux cessent après quelques jours de durée, et sont suivis de l'issue au dehors d'un sang noir, épais, visqueux, mélangé quelquefois de grumeaux et de pus. C'est qu'alors l'hématocèle s'est ouverte spontanément ou par le rectum ou par le vagin : il résulte des faits observés jusqu'à ce jour que l'ouverture par le rectum est plus fréquente que par le vagin.

« Si la tumeur se vide dans le vagin, la malade, à l'occasion d'un effort plus ou moins considérable, pendant l'acte de la défécation par exemple, voit s'écouler par la vulve les matériaux qui constituent la collection sanguine. » (Nélaton.) Si la poche se vide dans le rectum, la malade éprouve soudainement un besoin irrésistible d'aller à la garde-robe ; et une énorme débâcle succède alors à la constipation rebelle des jours précédents : pendant quelques jours les selles sont abondantes et mélangées de sang.

L'évacuation de l'hématocèle péri-utérine est immédiatement suivie d'un grand soulagement. La pesanteur périnéale, le ténesme, les douleurs expulsives disparaissent presque tout d'un coup ; l'incontinence ou la rétention d'urine cesse en même temps que la constipation.

A mesure que le contenu de la poche sanguine est évacué, soit par le vagin, soit par le rectum, la tumeur s'affaisse, diminue de consistance et de volume. Peu à peu la quantité de sang rendue au dehors va décroissant. Enfin, lorsque la tumeur a entièrement disparu, la perforation qui la faisait communiquer avec un des organes creux du voisinage s'oblitère et se cicatrise. La malade ne rend plus rien par la vulve, et ses garde-robes reprennent leur caractère normal.

On trouve dans la science quelques observations où l'ouverture de l'hématocèle dans le rectum ou dans le vagin n'a pas eu l'heureuse issue que nous venons de faire connaître. Dans les cas malheureux, le soulagement qui avait immédiatement suivi l'évacuation de la tumeur n'avait pas été de longue durée : une nouvelle recrudescence n'avait pas tardé à succéder à cet amendement passager. Alors la tumeur se vide incomplétement; elle devient le siége de phénomènes inflammatoires manifestes; le sang rendu en petite quantité est sanieux, infect, mélangé de pus. La malade souffre, languit; son état général s'aggrave; des frissons irréguliers surviennent, la peau prend une teinte cachectique, la fièvre hectique s'allume, et la femme succombe aux accidents de l'infection putride.

Ce mode de terminaison par la mort est assez rare. Il en est un autre aussi peu fréquent, sans doute, mais dont il existe des observations incontestables, c'est celui qui résulte de l'ouverture de l'hématocèle péri-utérine dans le péritoine.

Ici nous voyons se manifester, au début, les mêmes accidents que nous avons signalés plus haut en parlant de la recrudescence qui précède l'évacuation de la poche sanguine au dehors : mêmes phénomènes inflammatoires du côté de la tumeur, mêmes symptômes généraux. Seulement il arrive un moment où ces accidents, au lieu de diminuer comme précédemment, prennent tout à coup les proportions les plus alarmantes. Les douleurs deviennent atroces et se répandent dans tout le ventre; l'abdomen se tend, s'enfle, se ballonne extraordinairement; les vomissements sont violents et opiniâtres ; le pouls est petit, dépressible et d'une fréquence excessive; la face se grippe, les yeux s'excavent; le corps agité par des frissons, se recouvre d'une sueur froide et visqueuse; les malades meurent en quelques heures en proie à une péritonite suraiguë. A l'autopsie, on trouve l'hématocèle communiquant par une déchirure avec la cavité séreuse et du sang répandu en profusion dans le péritoine.

Ce genre de terminaison de l'hématocèle péri-utérine, qui n'est contesté par personne doit à coup sûr appartenir exclusivement à l'hématocèle extra-péritonéale; il est inutile sans doute d'insister là-dessus; on comprend, en effet, qu'il n'y a que les collections sanguines situées hors du péritoine qui puissent s'ouvrir dans la cavité de cette séreuse. Comment se fait-il donc que l'ouverture du foyer dans le péritoine soit admise par ceux qui rejettent et qui nient l'existence de l'hématocèle sous-péritonéale? M. Voisin, qui est de ce nombre, non-seulement considère ce genre de terminaison comme possible, mais encore il en rapporte plusieurs exemples dans sa thèse. Comment expliquer une pareille contradiction? Ne vaut-il pas mieux se rendre à l'évidence des faits que de s'attacher à des théories exclusives qui sont incapables de rendre compte de tous les cas?

Diagnostic. — C'est là une question très complexe. En effet, le premier soin du médecin doit être de reconnaître la nature de la lésion et de la distinguer des tumeurs analogues de la même région. Puis, quand on a acquis la certitude que c'est à une hématocèle qu'on a affaire, il faut soigneusement établir le siége de l'épanchement sanguin, et même, s'il est possible, fixer, au moins approximativement, sa durée.

Nous allons indiquer d'une manière sommaire, les principaux éléments qui pourront aider à la solution de ces différentes questions.

Les tumeurs du bassin avec lesquelles on pourrait confondre l'hématocèle péri-utérine sont, les unes liquides, comme les abcès, les kystes séreux, les kystes de l'ovaire, la grossesse extra-utérine, l'hydrométrie et les tumeurs stercorales; les autres solides, telles que le phlegmon péri-utérin, les tumeurs fibreuses de la matrice, les tumeurs cancéreuses de cet organe, les déviations, etc.

La connaissance exacte des caractères essentiels et pathognomoniques de l'hématocèle péri-utérine, les considérations tirées de son mode d'invasion et de sa marche, devront, avant tout, servir de base au diagnostic. Il est certain, en effet, que l'hématocèle présente une physionomie si spéciale, tant dans ses signes locaux que dans ses phénomènes généraux, qu'il serait, en vérité, bien difficile pour un praticien attentif de la confondre avec la plus grande partie des tumeurs que nous venons d'énumérer. Les seules lésions avec lesquelles l'hématocèle péri-utérine peut être aisément confondue et dont elle n'a pas pu être toujours nettement distinguée, ce sont le phlegmon et les abcès qui se développent assez fréquemment dans la même région, au voisinage de l'utérus. Aussi, insisterons-nous plus particulièrement sur ces distinctions.

Pour ce qui est des autres tumeurs, notre tâche sera singulièrement simplifiée si l'on veut se rappeler ce qui a été dit à propos du diagnostic du phlegmon péri-utérin. Nous sommes entré à ce sujet dans de tels développements que nous nous exposerions à des redites fastidieuses et superflues, si nous voulions nous y arrêter trop longuement ici.

Ce n'est que dans sa période aiguë, c'est-à-dire quand elle est encore liquide, que l'hématocèle peut être confondue avec les tumeurs que nous avons nommées liquides. Il est alors bien difficile de distinguer cette affection des kystes séreux ovariques ou rétro-utérins, de l'hydrométrie et de la grossesse extra-utérine. Mais l'hématocèle présente à son début et dans toute sa période aiguë, des symptômes qui n'appartiennent à aucune des tumeurs que nous venons de nommer, à savoir : la métrorrhagie, des douleurs vives, le développement du ventre survenant brusquement à l'époque des règles et accompagnées de nausées, de vomissements, de fièvre, de pâleur générale, de tendance au refroidissement, de tous les signes enfin qui caractérisent les hémorrhagies. Quant au toucher, il aidera à distinguer l'hématocèle des kystes séreux rétro-utérins par une différence appréciable dans le degré de la consistance ; des kystes ovariques et de l'hydrométrie par la détermination précise du siége de la lésion. Enfin le toucher rectal aidera puissamment à reconnaître une tumeur stercorale. Restent les abcès rétro-utérins. Ici le diagnostic est souvent entouré des plus grandes obscurités, et les praticiens les plus habiles peuvent s'y tromper : les symptômes généraux sont analogues, les signes locaux sont à peu près identiques. C'est donc surtout la marche de la lésion qui pourra fournir de précieux renseignements. On se souviendra donc que les abcès se manifestent plus particulièrement à la suite des couches, qu'ils se montrent bien rarement à l'occasion des règles, et qu'ils ne sont point précédés d'une métrorrhagie. Enfin, on trouvera quelquefois dans l'état général de la malade, dans le *facies*, dans l'habitude extérieure, ces particularités qui caractérisent la formation du pus dans l'organisme. Ajoutons qu'en général l'hématocèle tend à la résolution en suivant une marche décroissante, tandis que les symptômes de l'abcès vont toujours s'aggravant, jusqu'à ce qu'une issue artificielle ou spontanée ait été ouverte au pus.

Dailleurs, dans les cas difficiles, quand le diagnostic ne peut être suffisamment éclairé ni par les caractères de la tumeur, ni par la marche de l'affection, ni par l'état général, on doit recourir à la ponction exploratrice à l'aide d'un trocart capillaire. Ce moyen suprême lève tous les doutes.

Ce n'est que dans une période déjà avancée, lorsque les parties liquides de l'épanchement ont été résorbées et que l'hématocèle n'est plus constituée que par des caillots, qu'il devient possible de la confondre avec les tumeurs solides de la région péri-utérine.

On distingue l'hématocèle, à cette période, d'une tumeur solide, polype, cancer, tumeur fibreuse, développée dans la paroi utérine postérieure, à ce que, par le toucher vaginal et le palper abdominal réunis, on peut s'assurer, en imprimant des mouvements convenables à l'utérus, que la tumeur est ou n'est pas dépendante de cet organe. Si la tumeur suit exactement les mouvements communiqués à la matrice, il est très probable qu'on n'a point affaire à une hématocèle, ni à toute autre tumeur située hors de la matrice.

M. Voisin cite dans sa thèse, d'après Mikschik, une observation d'hématocèle prise pour une rétroversion d'un utérus gravide. En lisant attentivement la relation de ce fait, on comprend difficilement qu'une pareille erreur ait été commise, et surtout que, dans l'hypothèse d'une grossesse, un trocart ait été plongé dans la tumeur. Mais puisqu'il est possible de tomber dans une méprise de ce genre, disons qu'on distinguera toujours facilement une hématocèle de toute espèce de tumeur développée dans l'utérus lui-même, à ce que, dans ce dernier cas, la tumeur se confondra avec l'utérus, tandis que, dans l'hématocèle, on trouvera nécessairement la matrice distincte de la tumeur et le plus souvent au-devant d'elle. Quand, par exception, l'utérus ne fait pas relief au-devant de la tumeur, il est prudent de s'abstenir de toute opération et d'attendre que l'évolution ultérieure de la tumeur vienne éclairer le diagnostic.

Est-il toujours aisé d'établir le diagnostic différentiel du flegmon péri-utérin chronique et de l'hématocèle dont la partie liquide a disparu? Ce diagnostic offre le plus souvent des difficultés assez sérieuses. Mais on doit se rappeller qu'en général la tumeur constituée par l'hématocèle est un peu plus volumineuse que celle formée par le phlegmon péri-utérin. A cette période, l'hématocèle n'est plus sensible à la pression ou ne conserve qu'un très faible degré de sensibilité morbide; tandis que la tumeur phlegmoneuse est plus ou moins douloureuse. On ne trouve pas de battements artériels à la surface de l'hématocèle; on en rencontre, presque d'une manière constante, à la surface des tumeurs phlegmoneuses anciennes. Enfin, l'hématocèle est le plus souvent située dans le cul-de-sac rétro-utérin, à la partie postérieure de la matrice; le phlegmon chronique est placé quelquefois derrière l'utérus, mais habituellement c'est sur les parties latérales qu'on le rencoutre.

Comme on le voit, le diagnostic différentiel de l'hématocèle, à sa période d'induration, et du phlegmon péri-utérin chronique ne repose guère que sur des nuances. Et, en effet, les signes de ces deux genres de tumeurs sont quelquefois tellement semblables, qu'il devient extrêmement difficile, pour ne pas dire entièrement impossible, d'arriver à les distinguer; c'est alors qu'il est de toute nécessité de s'éclairer des particularités du début et de la marche de l'affection. D'ailleurs, ainsi que nous avons eu déjà l'occasion de le dire, l'erreur ne saurait, dans cette circonstance, entraîner des conséquences fâcheuses, puisque les deux maladies réclament, comme on le verra, la même médication.

L'hématocèle péri-utérine bien constatée, bien reconnue, il est fort important d'en déterminer le siége précis. Nous dirons, en parlant du traitement, combien il est utile de distinguer si l'épanchement est dans le cul-de-sac péritonéal ou en dehors de la cavité séreuse.

Si la tumeur descend jusque dans la cloison recto-vaginale, si elle dépasse de 2 ou 3 centimètres le museau de tanche, si surtout elle se rapproche beaucoup de l'anus, dont je l'ai trouvée parfois distante seulement de 3 centimètres ; si le col de l'utérus est refoulé, pressé contre le pubis; si le corps de l'organe s'élève au-dessus de la symphyse pubienne, et que, déplacé en masse, il soit porté, non pas en haut, comme l'a dit M. Prost, mais en avant, on aura affaire à une hématocèle extra ou sous-péritonéale. Dans ce cas, l'examen par le spéculum permet de constater la teinte violacée du cul-de-sac vaginal, soulevé par la tumeur. Ce signe, sur lequel a insisté aussi M. Huguier, est, à mes yeux, d'une grande valeur ; il donne au diagnostic un degré de certitude de plus.

Si, au contraire, l'hématocèle est intra-péritonéale, cette coloration de la muqueuse vaginale n'existe pas; la tumeur, soutenue par le cul-de-sac utéro-rectal, ne descend pas aussi bas. M. Prost a été trop loin, quand il a établi que, dans ce cas, l'utérus est toujours refoulé en bas et en avant. En effet, dans l'hématocèle intra-péritonéale, on ne saurait assigner à la matrice, comme dans la forme extra-péritonéale, une position fixe, invariable et toujours la même. Ici le corps utérin, au lieu de se trouver constamment à la partie antérieure de la tumeur, est comme perdu au sein de l'épanchement, qui peut proéminer sur ses côtés et même au devant de lui.

Les signes différentiels que nous venons d'indiquer, entre les tumeurs sanguines intra et extra-péritonéales, nous sont fournis par l'exploration directe et le toucher vaginal. Il est d'autres symptômes distinctifs, d'une bien moindre importance, parce qu'ils sont moins constants et moins marqués : nous voulons parler de la douleur, de la réaction fébrile et de l'altération des traits. Une douleur moins aiguë, une sensibilité moins vive des parois abdominales, une invasion moins brusque, un pouls moins fréquent, moins petit, moins concentré, un facies moins grippé, moins profondément altéré, m'ont quelquefois aidé, sinon tout à fait servi, à discerner une hématocèle extra-péritonéale d'une hématocèle intra-péritonéale. Mais, nous le répétons, nous n'attachons qu'une importance très secondaire à la valeur diagnostique des phénomènes généraux ; car le plus souvent ils se présentent avec la même gravité dans les deux formes d'hématocèle.

Enfin nous avons dit qu'il était utile de distinguer la période de l'hématocèle. Ce diagnostic sera facile si l'on veut se reporter aux signes que nous avons donnés de la tumeur à ses différentes phases, et à tout ce qui a été dit de sa marche.

Pronostic. — Le pronostic de l'hématocèle varie suivant le volume de la tumeur, son siége, le degré de réaction qu'elle aura provoqué et la constitution des malades, qui, comme nous l'avons dit, est plus ou moins favorable au travail de résorption. Les détails dans lesquels nous sommes entré au sujet des divers modes de terminaison de l'hématocèle, nous dispensent ici de trop longs développements. On en peut aisément déduire le pronostic.

L'hématocèle, comme nous l'avons déjà vu, peut quelquefois entraîner la mort des malades ; mais cette terminaison est exceptionnelle ; et, pour le prouver, à défaut d'une statistique générale, nous nous bornerons à citer les résultats que nous avons obtenus. Ces résultats sont très favorables ; car, sur quinze cas d'hématocèle bien constatés, nous n'avons perdu qu'une seule malade.

Les hématocèles d'un petit volume sont moins graves et plus promptement guéries que les collections sanguines très étendues.

Toutes choses égales d'ailleurs, l'hématocèle est plus dangereuse quand elle est située dans le péritoine que lorsqu'elle siége dans le tissu cellulaire sous-séreux ; aussi sommes-nous porté à croire que la plus grande partie des hématocèles péri-utérines, qui se sont spontanément terminées par une prompte résolution, étaient placées en dehors du péritoine.

Un épanchement sanguin dans l'excavation pelvienne est plus

difficile à guérir chez une femme chétive et débilitée, que chez une personne qui jouit d'une bonne constitution.

PATHOGÉNIE. — *Théorie de M. Bernutz, ou de la rétention du sang menstruel et de son reflux par les trompes.* — En 1848, avant que la maladie eût reçu le nom qu'elle porte aujourd'hui, M. Bernutz publiait, dans les *Archives générales de médecine*, un mémoire sur les collections sanguines du bassin, et, pour expliquer la formation de ces épanchements, il invoque l'occlusion du col de l'utérus, l'accumulation du sang cataménial dans la cavité de ce viscère, son transport, à travers les trompes, dans le péritoine, sous l'influence des contractions utérines.

Théorie de M. Nélaton, ou de l'ovulation spontanée. — En 1851, dans une leçon faite sur l'hématocèle et reproduite par la *Gazette des hôpitaux*, M. Nélaton rattacha la production de ce genre de tumeurs sanguines au travail physiologique de la ponte menstruelle. On sait qu'à l'époque des règles, au moment où s'opère la rupture d'une vésicule de Graaf, le pavillon de la trompe, spasmodiquement fixé sur l'ovaire, reçoit l'ovule et la très petite quantité de sang qui l'accompagne. Que si, par une cause quelconque, imprévue, la trompe n'embrasse pas exactement l'ovule, elle laisse entre elle et l'ovaire un espace, un hiatus, par lequel le sang s'épanche dans la cavité péritonéale, et l'hématocèle est ainsi constituée.

Théorie de M. Laugier, ou de la congestion ovarique. — Suivant M. Laugier, le travail de la ponte spontanée ne serait que la cause occasionnelle de l'hématocèle péri-utérine. La congestion physiologique de l'ovaire pendant l'ovulation, avec persistance de l'ouverture de la vésicule de Graaf, serait insuffisante pour donner lieu à l'hématocèle. « Il faut, pour que celle-ci soit produite, une congestion exagérée, amenée quelquefois par des causes accidentelles, dont l'action s'exerce, soit pendant, soit peu de jours après les règles. » M. Laugier ajoute que « ce sont surtout les retours de la ponte spontanée qui augmentent graduellement le volume de l'hématocèle. » (*Comptes rendus de l'Académie des sciences*, 26 février 1855.)

Théorie de la rupture des veines ovariques, variqueuses. —

M. Richet, dans son *Traité d'anatomie médico-chirurgicale*, a longuement insisté sur une affection encore mal connue et à peine signalée avant lui : c'est le varicocèle ovarien, ou dilatation variqueuse du plexus utéro-ovarien. « Ce savant chirurgien ne voit dans l'hématocèle que l'épanchement produit par la rupture d'une veine variqueuse. » (Devalz, *Thèse pour le doctorat*, 1858.)

M. Puech, chirurgien-chef interne à Toulon, a développé récemment devant l'Académie des sciences une théorie qui se rapproche beaucoup de celle de M. Laugier.

Théorie de M. Trousseau. — Enfin M. le professeur Trousseau, rejetant toutes les opinions énoncées avant lui, commence par distinguer les épanchements sanguins de la cavité pelvienne en deux espèces, suivant qu'ils sont formés par le sang cataménial ou qu'ils proviennent d'une autre source. Ces derniers ne sont pas, à ses yeux, des hématocèles; il ne réserve ce nom qu'aux collections sanguines d'origine menstruelle. Ce n'est donc ni l'ovaire ni ses vaisseaux qui fournissent la matière de l'épanchement, mais bien la muqueuse du pavillon de la trompe.

Discutons, en peu de mots, ces différentes théories, et voyons si elles s'accordent parfaitement avec les faits.

La doctrine de M. Bernutz ne peut soutenir un examen sérieux ; elle est trop en contradiction avec tous les enseignements de l'anatomie, de la physiologie et de la saine observation. Ceux qui l'ont combattue ont fait remarquer avec raison qu'un liquide éminemment coagulable, comme le sang, ne pouvait point refluer, au moins en assez grande quantité pour former une hémorrhagie, à travers un conduit étroit, capillaire et tout hérissé d'épithélium vibratile, comme l'est celui des trompes. D'ailleurs, n'imputons pas trop à M. Bernutz le tort de cette théorie; elle ne lui appartient pas : ce n'est qu'une seconde édition de la doctrine de Chaussier et de J. Frank.

La théorie de M. Nélaton accuse un peu l'enfance de l'art. L'auteur a tenté d'expliquer un trop grand effet par une trop petite cause. L'hémorrhagie (s'il est permis de l'appeler ainsi), qui résulte de la rupture d'une vésicule de Graaf, doit être bien faible; à peine doit-il s'écouler deux ou trois gouttes de sang.

Comment expliquer ainsi ces tumeurs sanguines volumineuses qui remplissent tout le bassin, débordent l'excavation pelvienne et remontent quelquefois jusqu'au voisinage de l'ombilic?

M. Laugier a été frappé, sans doute, de ce qu'il y avait de défectueux et d'incomplet dans cette explication, et lui en a substitué une plus rationnelle, plus satisfaisante ; c'est celle que nous avons souvent exposée nous-même devant nos élèves, et à laquelle nous avons donné le nom de *théorie de l'apoplexie ovarique.* M. Baudelot, dans une thèse que nous avons déjà citée, s'est fait l'interprète de notre opinion, et nous ne croyons pouvoir mieux faire que de lui emprunter les lignes suivantes, dans lesquelles il la développe d'une manière habile et précise : « Chaque fois qu'un ovule est expulsé d'une vésicule de Graaf, l'ovaire, les trompes, l'utérus, deviennent le siége d'un afflux sanguin insolite : les artères y battent avec plus de force ; les veines y sont plus turgides ; la chaleur y croît en proportion ; la muqueuse utérine, gorgée de sang, se gonfle au point de remplir presque entièrement la cavité de cet organe ; bientôt enfin la congestion est à son apogée, et une perte de sang salutaire vient clore cette scène congestive.

» Mais que, par une cause quelconque, un refroidissement subit, une vive émotion morale, cette crise ne puisse s'effectuer ou s'arrête brusquement, ou encore qu'une influence étrangère, telle qu'un coït répété, par exemple, vienne imprimer à cette congestion ultime une vigueur nouvelle, alors le sang, accumulé dans le système utérin, cherche à s'échapper de toute part, et, dans cette lutte inégale, il pourra rompre un des vaisseaux, soit de l'utérus ou du vagin, soit de l'ovaire, des trompes ou des ligaments larges. »

Nous ajouterons que cette rupture se fait quelquefois dans le parenchyme de l'ovaire, ou sous sa capsule fibreuse ; de telle sorte qu'il se forme là un foyer apoplectique, comme dans le parenchyme cérébral, lequel peut séjourner un temps plus ou moins long sans se déchirer ; mais, sous l'influence d'une nouvelle fluxion sanguine, les parois de la petite poche apoplectique se rompent, et leur contenu se vide dans la cavité péritonéale ou dans le tissu cellulaire sous-séreux : de là une hématocèle.

L'étude des symptômes et des lésions anatomiques de l'hématocèle prouve que tout ce qui vient d'être dit n'est pas une pure hypothèse.

La théorie de M. Richet n'est pas dénuée de fondement; elle repose sur des faits bien observés, et sur des autopsies qui ont permis de voir et de toucher la varice ovarienne et le lieu de sa rupture. Mais pourquoi M. Richet a-t-il voulu faire rentrer tous les cas d'hématocèle dans ces cas particuliers? Son erreur, c'est de vouloir trop généraliser sa théorie. Il l'a certainement appliquée à des cas où les choses ont pu se passer tout autrement. Ainsi, est-il bien autorisé à invoquer, en témoignage de sa doctrine, tous les cas de mort subite ou prompte par hématocèle? Ces faits ne s'expliquent-ils pas aussi bien par l'apoplexie de l'ovaire, ou par la rupture d'un foyer apoplectique déjà formé? D'ailleurs, qu'on relise avec soin toutes les autopsies rapportées dans la science, et l'on en trouvera un bon nombre, le plus grand nombre même, où il n'est aucunement question de varices du plexus utéro-ovarien.

Quant à la théorie de M. Trousseau, nous la rejetons d'une manière absolue. Nous ne saurions admettre la distinction des deux variétés de tumeurs sanguines du bassin, sur laquelle elle est fondée. Pour nous, toute collection hématique de l'excavation pelvienne, chez la femme, est une hématocèle péri-utérine, quelle que soit son origine. N'admettant pas les prémisses, nous ne saurions adopter les conséquences; et d'ailleurs, l'explication de M. Trousseau n'est-elle pas passible des mêmes reproches que celle de M. Nélaton? Est-il bien vraisemblable qu'une simple exhalation sanguine à la surface muqueuse du pavillon suffise pour inonder la cavité du bassin, et souvent une partie de la cavité abdominale?

De la discussion à laquelle nous venons de nous livrer, nous concluons que l'hématocèle péri-utérine peut reconnaître pour causes prochaines :

1° Tantôt, et le plus souvent, une apoplexie, ou la rupture d'un foyer apoplectique de l'ovaire;

2° Tantôt la déchirure d'une veine variqueuse du plexus utéro-ovarien ;

3° Nous ajouterons, enfin, la rupture d'un kyste, résultant d'une grossesse extra-utérine, et développé, soit dans le trajet de la trompe, comme on en trouve quelques exemples dans la science, soit dans le parenchyme ovarien, soit en dehors de ces organes, dans la cavité péritonéale ou dans le tissu cellulaire péri-utérin.

ÉTIOLOGIE. — Il s'agit maintenant de rechercher quelles sont les influences qui peuvent prédisposer à ces trois ordres d'accidents, et celles qui sont capables d'en déterminer la production ; ou, en d'autres termes, il faut étudier les causes prédisposantes et les causes occasionnelles de l'hématocèle péri-utérine.

A. Causes prédisposantes. — 1° *Générales.* — Jusqu'à présent la science ne possède aucun exemple d'hématocèle avant l'âge de vingt ans ni après l'âge de quarante-cinq ans. Voici, à cet égard, le relevé fait par M. Voisin : « Sur un total de 33 observations où l'âge est mentionné, une seule femme est âgée de moins de vingt et un ans, et une autre de plus de quarante ans ; 29 ont de vingt et un à trente cinq ans ; 15, de vingt-sept à trente-deux ans. C'est donc à l'âge de trente ans, pris comme moyenne, que les femmes paraissent le plus sujettes à cette affection. » C'est l'âge qui correspond à la plus grande activité fonctionnelle de l'utérus et de ses annexes.

Les femmes d'un tempérament sanguin, d'une constitution forte et pléthorique, semblent prédisposées à l'hématocèle péri-utérine, comme à toutes les autres variétés d'hémorrhagie. « Sur 18 observations où la constitution a été notée, dit M. Voisin, 12 fois elle était forte, et 6 fois faible. »

On admet avec raison l'influence de l'hérédité sur certaines hémorrhagies. Auguste Bérard en a réuni, dans sa thèse, des cas nombreux et bien observés ; mais je ne sache pas qu'il existe des exemples analogues pour l'hématocèle.

Les professions et les habitudes doivent jouer ici le même rôle que dans la production des phlegmasies utérines et péri-utérines. Ce que nous avons dit à propos de l'étiologie de la métrite et du phlegmon péri utérin nous dispense d'entrer maintenant dans de nouveaux détails.

— 2° *Locales.* — Les causes prédisposantes locales sont celles qui dérivent directement ou de l'état anatomique des parties, ou de l'état des fonctions utéro-ovariennes : de là des causes anatomiques et des causes physiologiques.

Parmi les causes *anatomiques*, trois seulement ont été signalées : 1° l'état variqueux du plexus utéro-ovarien ; 2° l'imperforation ou le rétrécissement du conduit utérin ; 3° l'atrésie de la vulve ou l'imperforation de la membrane hymen. Relativement à ces deux dernières causes, nous rappellerons que nous n'admettons point qu'elles agissent par le reflux, dans le bassin, du sang accumulé dans l'utérus ou dans le vagin. Mais nous pensons que cette accumulation peut devenir la source, l'origine d'une fluxion excessive des ovaires, d'une apoplexie de ces organes ou d'une rupture vasculaire de leurs vaisseaux : d'où l'hématocèle.

Quant aux causes prédisposantes locales *physiologiques*, ce sont toutes celles qui se rattachent à la menstruation, à la grossesse et à l'accouchement. Parmi ces causes, la plus puissante est, sans contredit, la menstruation, en raison de la fluxion sanguine considérable, du véritable *molimen* hémorrhagique, qu'elle appelle périodiquement vers l'appareil utéro-ovarien. Ce fait est confirmé par l'observation clinique ; car il est bien avéré que la plupart des hématocèles surviennent à l'époque menstruelle.

La grossesse extra-utérine, et spécialement la grossesse tubaire, constituent une prédisposition toujours imminente d'hématocèle, en raison de la rupture possible de la poche fœtale, qui s'opère presque constamment dans le péritoine.

Enfin on a signalé des exemples d'hématocèle survenue quelques jours après l'accouchement, par la rétrocession du flux lochial ; il est probable que l'avortement peut produire les mêmes effets.

Certains états *pathologiques* de l'utérus et des ovaires ne peuvent-ils pas aussi prédisposer à l'hématocèle péri-utérine ? Nous n'hésitons pas à résoudre cette question par l'affirmative. Ainsi nous admettons que la métrite et le phlegmon péri-utérin, par la fluxion permanente qu'ils entretiennent vers l'utérus et ses annexes, sont également capables de donner naissance à l'hématocèle et à la métrorrhagie.

B. **Causes occasionnelles.** — On peut les distinguer en *directes* ou *indirectes*, *externes* ou *internes*.

1° *Directes.* — *a.* Les excès de coït, surtout pendant la menstruation : on en a rapporté plusieurs exemples.

b. L'application d'un corps froid sur les organes génitaux : éponges ou compresses imbibées d'eau froide, injections vaginales fraîches, pendant l'époque des règles, ainsi que nous en avons observé deux cas.

c. Les blessures de l'utérus, les tentatives d'avortement, les manœuvres obstétricales réclamées par un accouchement laborieux, etc., etc. Peut-être le contact trop prolongé des pessaires, et surtout l'emploi des redresseurs intra-utérins, pourraient-ils produire des effets semblables? Nous exprimons cette opinion sous toute réserve; il n'en existe encore aucun exemple dans la science.

2° *Indirectes.* — *a.* Les chutes sur le siége, les coups sur l'abdomen, les courses prolongées, les sauts, les cahotements d'une voiture, en un mot toutes les violences extérieures, particulièrement pendant la menstruation ou dans l'état de grossesse.

b. L'impression du froid à la surface du corps, surtout à l'époque des règles.

c. Les émotions morales vives, au moment du flux cataménial.

En résumé, toutes les circonstances capables d'accroître la fluxion menstruelle ou d'en arrêter brusquement le cours, peuvent concourir à la production des tumeurs sanguines intra-pelviennes.

Thérapeutique. — Le traitement de l'hématocèle, envisagé dans son ensemble, comprend trois ordres de moyens : les uns prophylactiques; les autres médicaux; les troisièmes, empruntés à la chirurgie opératoire.

1° *Traitement préventif.* — La prophylaxie de l'hématocèle doit être basée sur ce principe général : éviter les causes déterminantes ou occasionnelles qui président à la production de ces hémorrhagies. Nous avons cité plus haut des cas d'hématocèle promptement développés, soit à la suite d'excès de coït, soit consécutivement à l'application d'eau froide sur la vulve pendant l'écoulement menstruel. Voilà deux causes d'hématocèle auxquelles les femmes peuvent aisément se soustraire. Des recommandations expresses à cet égard devront être faites, surtout à celles qui auront été atteintes déjà une première fois, en vue de prévenir les récidives, qui ne sont peut-être pas aussi rares qu'on le pense.

Le précepte hygiénique qui résume, en quelque sorte, tout le traitement préventif de l'hématocèle, est celui-ci : se mettre en garde contre toutes les influences qui sont de nature, soit à augmenter la fluxion sanguine dont les organes génitaux sont le siége à l'époque des règles, soit à opérer une brusque rétrocession du flux cataménial.

2° *Traitement médical.* — Le traitement médical se compose de tous les moyens susceptibles de favoriser le travail de résorption de la tumeur, de maintenir ce travail dans de justes limites, et de prévenir les accidents qui accompagnent soit l'inflammation du foyer hémorrhagique, soit son ouverture dans un des organes creux qui l'entourent.

En parlant ainsi, nous semblons trancher une question encore débattue, à savoir s'il est nécessaire ou même utile d'intervenir en présence d'une hématocèle péri-utérine. Un certain nombre de praticiens, se fondant sur quelques cas de guérison par la résolution spontanée de la tumeur, ont conseillé la méthode expectante, dans la rigoureuse acception du mot. Pour ces médecins, le repos absolu, un régime doux, quelques laxatifs, des cataplasmes émollients sur l'abdomen quand les douleurs sont trop vives, des bains entiers de temps en temps, constituent toute la thérapeutique de l'affection qui nous occupe. Sans doute, ces moyens ont pu suffire dans bien des circonstances ; mais est-ce une raison pour faire de l'expectation une règle générale? Nous ne le pensons pas. En effet, sait-on quelles pourront être les conséquences de l'inaction? Est-on assuré que, abandonnée aux soins de la nature, l'hématocèle suivra toujours une marche régulière et tendra, par la voie la plus sûre et la plus courte vers la résolution ? Il est, suivant nous, plus rationnel, plus conforme aux règles d'une saine pratique, de recourir à tous les moyens capables d'amener une heureuse terminaison. Nous croyons, par conséquent, que le médecin, loin de s'abstenir, doit chercher à remplir les indications suivantes :

1° Modérer la fluxion sanguine et arrêter le molimen hémorrhagique ;

2° Combattre les symptômes de péritonite partielle qui signalent presque toujours le début de l'hématocèle ;

3° Favoriser et même activer le travail d'absorption ;

4° Modérer le travail d'irritation sécrétoire et le contenir dans les limites nécessaires à la dissolution du caillot et à la résorption de ses éléments ;

5° Prévenir ou tempérer les recrudescences qui se manifestent à l'époque des règles.

C'est, suivant nous, en obéissant à ces cinq grandes indications, qu'on arrivera presque sûrement à mettre les malades à l'abri des chances funestes qu'entraîne la rupture du foyer dans le péritoine.

Le premier, le plus efficace des moyens propres à satisfaire à toutes les indications, c'est la saignée générale. Son efficacité, déjà constatée par Lisfranc et par Dupuytren dans les engorgements de l'utérus, et, par nous-même, dans les phlegmons péri-utérins, repose sur sa double action déplétive et dérivative. En dérivant, la saignée, au début, arrête l'hémorrhagie ; c'est un excellent hémostatique; ce fait est connu de tout le monde. En diminuant la masse du sang, en désemplissant le système circulatoire, elle favorise, elle active l'absorption du liquide épanché ; c'est une vérité physiologique que les expériences de Magendie ont mise dans tout son jour. Enfin, personne ne conteste son action essentiellement antiphlogistique, et, par conséquent, l'utilité dont elle peut être contre les accidents de péritonite partielle du début et contre les recrudescences inflammatoires, qui se manifestent dans le cours de la maladie et sur lesquelles nous avons insisté avec le plus grand soin. Néanmoins, nous ne prescrivons pas la saignée d'une manière absolue, comme on nous l'a très indûment reproché : nous ne la conseillons et nous ne la pratiquons que tout autant que l'état général et les forces des malades nous y autorisent. Une constitution chétive, un état de faiblesse et d'épuisement sont pour nous une contre-indication formelle; une constitution assez robuste ou même moyenne, des accidents locaux intenses, une réaction générale développée, nous paraissent des raisons suffisantes pour y recourir. Nous n'hésitons pas à la pratiquer, sitôt que nous voyons se manifester les signes d'une recrudescence, ainsi qu'à la suite de ces redoublements qui surviennent à l'époque des règles. Les saignées doivent être proportionnées aux forces des malades, au volume de la tumeur et à l'intensité des accidents; nous les faisons, en moyenne, de 60 à 80 grammes; elles ne dépassent jamais 100 grammes.

La plupart des auteurs se sont inscrits contre la saignée générale dans l'hématocèle péri-utérine. Nous venons de voir, cependant, combien la théorie lui était favorable. Ce ne serait certainement pas à nos yeux une raison suffisante pour la préconiser, si les données de la pratique en condamnaient l'emploi. Mais nous pouvons déclarer heureusement que nous n'avons eu qu'à nous en louer, et nous n'hésitons pas à lui rapporter la grande majorité des bons résultats que nous avons obtenus.

Les émissions sanguines locales n'inspirent pas la même répugnance que la saignée générale. Elles sont recommandées par la plupart des auteurs, et mises en pratique par la majorité des médecins; et pourtant, si l'on parcourt les différents cas d'hématocèle où elles ont été employées, on verra qu'elles n'ont pas toujours produit d'excellents effets. Quand elles sont peu copieuses, elles sont plus capables de faire du mal que du bien, en appelant le sang vers le foyer hémorrhagique; quand elles sont très abondantes, elles peuvent être efficaces; mais elles le sont alors au même titre et pour les mêmes raisons que la saignée générale. Ce n'est donc que dans des cas exceptionnels que nous conseillons l'emploi des sangsues. On pourra y recourir, par exemple, lorsqu'il se manifestera des accidents inflammatoires assez intenses du côté de la tumeur, soit concurremment avec la saignée générale, soit isolément, si la malade est trop faible pour supporter les deux modes d'émission sanguine.

Le nombre des sangsues doit varier de quinze à trente, suivant les besoins et les indications.

On les applique à l'hypogastre, au niveau, ou mieux encore, autour de la tumeur. Quelques praticiens les font placer à l'anus; nous ne saurions approuver cette conduite, pas plus que les conseils de ceux qui veulent qu'on les applique à la vulve.

On a vanté les vésicatoires contre l'hématocèle péri-utérine. C'est un excellent moyen, mais auquel il ne faut pas recourir trop tôt. Il peut même n'être pas sans danger de l'employer dans la première période et même au début de la seconde période. Les larges vésicatoires volants, appliqués sur le bas-ventre, ne doivent être mis en usage qu'au déclin de l'hématocèle, ou bien encore, pendant son cours, lorsque la tumeur reste stationnaire, que sa diminution est lente à s'opérer, et que le travail de résolution, devenu languissant, demande à être stimulé ou activé.

Tels sont les principaux moyens médicaux à opposer à l'hématocèle; il en est d'autres que nous allons faire connaître, qu'il est fort important d'associer aux premiers, et qui leur servent, pour ainsi dire, d'adjuvants.

Il est quelquefois utile de recourir aux réfrigérants, appliqués sur le bas-ventre, ou sur le haut des cuisses, pour modérer ou arrêter le molimen hémorrhagique.

Les sinapismes ou les cataplasmes sinapisés, promenés sur les membres supérieurs, les manuluves irritants fréquemment répétés, nous ont paru d'une grande utilité, surtout chez les femmes qui n'étaient pas en état de supporter les saignées.

Les onctions mercurielles sur l'hypogastre ne doivent pas être négligées, à titre de moyen résolutif, contre les accidents inflammatoires qui se manifestent du côté du foyer de l'épanchement. Ces onctions devront être faites à haute dose, et répétées au moins deux fois par jour.

De larges cataplasmes ou des fomentations émollientes seront tenus constamment appliqués sur le ventre.

On combattra l'excès des douleurs par les calmants à l'intérieur et à l'extérieur; la constipation, par des laxatifs légers (l'huile de ricin ou le calomel), par des lavements émollients ou huileux; la rétention ou l'incontinence d'urine, par des moyens appropriés.

Les bains entiers, les seuls qui peuvent être prescrits, conviennent particulièrement à la deuxième période de la maladie, lorsque tous les accidents aigus se sont dissipés, et qu'on peut sans inconvénient déplacer les malades. Il est très important de veiller à ce que la température des bains soit modérée et demeure constante. On ne devra pas les prolonger au delà d'une demi-heure.

Les malades doivent garder le repos absolu et la position horizontale, le siége étant peu élevé ou placé dans une situation légèrement déclive.

Les boissons froides, la glace même, l'eau de Seltz, seront administrées au début contre les nausées et les vomissements.

Dans les premiers jours, on prescrira une diète absolue; à mesure que les accidents diminueront, on permettra une nourriture légère, un régime doux, des aliments d'une digestion facile.

Mais nous ne saurions trop insister sur la nécessité de suivre attentivement les phases de la maladie, d'en surveiller la marche avec sollicitude, de se mettre en garde contre les recrudescences et de les combattre activement, aussitôt qu'elles se manifestent.

Lorsque la résolution de la tumeur est bien évidente, que la malade, désormais à l'abri de tout accident inflammatoire, entre franchement en convalescence, on doit relever ses forces et refaire sa constitution par les moyens toniques et reconstituants empruntés à la matière médicale et au régime : préparations ferrugineuses et de quinquina; vins généreux, viandes rôties, etc.

Telle est la méthode de traitement à laquelle nous avons l'habitude de soumettre nos malades, depuis que nous avons fait de l'hématocèle une étude approfondie.

Jusqu'ici cette méthode nous a donné des résultats satisfaisants, ainsi que le démontre la statistique suivante :

Sur quinze cas d'hématocèle péri-utérine que nous avons observés et traités depuis 1852, nous n'avons perdu qu'une seule malade, encore se trouvait-elle dans des conditions manifestes d'incurabilité. Elle avait, en effet, une hématocèle intra-péritonéale, compliquée de grossesse extra-utérine, ainsi que nous l'avons constaté à l'examen nécroscopique.

Sur les quatorze malades guéries, trois avaient subi la ponction de la tumeur ; les onze autres avaient été soumises à la médication que nous venons d'exposer. Il est probable que nous aurions de bien plus nombreux succès à enregistrer, si notre attention avait été fixée depuis un temps plus long sur l'hématocèle péri-utérine. Car il est vraisemblable qu'avant de bien connaître cette maladie, nous l'aurons plus d'une fois confondue avec le phlegmon péri-utérin ; or, comme notre méthode de traitement pour les deux affections repose sur les mêmes principes et est à peu près identique, nous sommes en droit d'admettre que cette médication aura réussi, avant 1851, à faire disparaître plus d'une tumeur sanguine du bassin méconnue.

3° *Traitement chirurgical.* — Les tumeurs sanguines du bassin étant facilement accessibles en divers points, il était bien naturel de leur appliquer les procédés opératoires dont la chirurgie dispose pour l'évacuation de toutes les tumeurs liquides en général. Aussi voyons-nous, dès le principe, Récamier donner issue au sang épanché, dans les deux premiers cas qu'il observe. Il est même à remarquer que cet illustre médecin n'attendit point, pour agir, que des accidents graves se fussent développés ; il pratiqua la ponction de bonne heure ; et la guérison de ses deux malades fut rapide. Ces deux succès devaient engager désormais les chirurgiens à suivre l'exemple de Récamier ; c'est, en effet, ce qui eut lieu d'abord ; mais certaines de ces opérations ayant mal réussi, beaucoup de praticiens aimèrent mieux s'abstenir et laisser à la nature le soin de se débarrasser de l'hématocèle péri-utérine.

M. Nélaton, qui avait d'abord été partisan de la ponction, la proscrit aujourd'hui d'une manière à peu près absolue, ou, pour nous servir des expressions mêmes de son élève, M. Voisin, il ne la pratique que lorsqu'il y est contraint par la violence des douleurs, le développement de la tumeur, et la crainte de son ouverture dans le péritoine.

Ceux qui rejettent l'intervention chirurgicale dans le traitement de l'hématocèle péri-utérine, se fondent principalement sur trois raisons :

1° C'est que la tumeur guérit le plus souvent par les seules ressources de la nature ;

2° C'est que la ponction est assez fréquemment suivie de graves accidents ;

3° C'est que l'épanchement étant presque toujours intra-péritonéal, il n'est pas sans danger d'intéresser le péritoine pour l'évacuer.

Nous avons répondu d'avance à cette dernière objection, en démontrant, plus haut, l'existence des hématocèles sous-péritonéales, et nous allons voir quel parti on doit tirer de cette distinction dans le traitement.

La deuxième objection est sans valeur à nos yeux. Sans doute, de graves accidents peuvent suivre la ponction ; mais cela n'arrive, en général, que lorsque l'opération est mal faite, les soins consécutifs mal dirigés, ou bien lorsqu'on ne s'est pas soumis, pour la pratiquer, à certaines indications que nous allons faire connaître, et qui nous paraissent indispensables.

Quant à la première question, nous l'avons déjà résolue, en partie, un peu plus haut, en parlant du traitement médical ; nous avons démontré, en effet, par les résultats de notre statistique, que l'hématocèle est plus sûrement guérie lorsqu'on la combat par une médication active, que si on l'abandonne aux seules ressources de la nature.

Les résultats que nous a donnés la ponction viennent confirmer encore notre opinion sur l'utilité de l'intervention de l'art dans le traitement de cette affection. En effet, sur trois cas de ponction, nous avons obtenu trois guérisons.

Mais, pour apprécier la valeur relative de la médication expectante et de la médication active, il ne suffit pas de savoir quelle est celle des deux méthodes qui a donné le plus de guérisons, il faut encore voir quelle est celle qui a donné les guérisons les plus rapides. Eh bien, nous n'hésitons pas à le dire, la médication active et appropriée à chaque cas nous a paru avoir des avantages marqués et incontestables. Dans quelques cas, où des conditions exceptionnelles nous ont empêché d'agir, la guérison a été beaucoup plus lente.

Nous aurions bien voulu tenir compte aussi des observations rapportées par les auteurs ; mais, malgré toutes les recherches auxquelles nous nous sommes livré à cet égard, il nous a été impossible de réunir les éléments d'une statistique rigoureuse. Nous aurions volontiers mis à profit les faits consignés dans la thèse de M. Voisin, si ces faits étaient l'expression des résultats obtenus par chacun des auteurs qu'il a cités.

Ainsi, comme on le voit, les meilleures raisons militent en faveur de la ponction. A celles que nous venons d'alléguer il faut en ajouter une dernière, très importante, c'est que la ponction, surtout si elle est faite en temps opportun, prévient, presque à coup sûr, l'ouverture spontanée de l'hématocèle, qui, en quelque endroit qu'elle se fasse, ne laisse pas de présenter de sérieux dangers.

Le principe de l'intervention chirurgicale étant admis, disons les motifs qui doivent décider le médecin à opérer, et dans quel cas il doit le faire.

La première condition, la condition *sine quâ non*, c'est que l'hématocèle soit sous-péritonéale. En effet, si l'hématocèle est intra-péritonéale, l'ouverture de la tumeur sera toujours et fatalement mortelle. Quelles que puissent être alors les raisons de pratiquer la ponction, nous avons l'habitude de nous en abstenir, puisque nous savons que l'opération expose la malade à une mort certaine. C'est ici, comme on le voit, que ressortent l'importance et l'utilité pratiques de la distinction que nous avons adoptée, suivant le siége anatomique de l'épanchement.

Ainsi donc, nous ne ponctionnons *jamais* quand l'hématocèle est intra-péritonéale : et nous ne nous décidons à opérer dans l'hématocèle sous-péritonéale qu'en présence des deux indications suivantes :

1° Il faut que la tumeur ait un volume excessif; qu'elle envahisse une grande partie de la cavité abdominale, et que, par son développement, elle apporte une trop grande gêne aux fonctions des viscères voisins; qu'enfin, par sa distension considérable elle fasse craindre une rupture de la poche et un épanchement de son contenu dans le péritoine.

2° Il faut que les douleurs soient excessives et opiniâtres, et que la réaction générale soit assez violente pour mettre en danger les jours de la malade.

En quel endroit faut-il pratiquer la ponction ?

A l'imitation de la nature, le chirurgien peut donner issue au sang épanché par trois voies différentes : 1° par la surface cutanée ou la paroi hypogastrique ; 2° par le rectum ; 3° par le vagin.

Une fois la ponction a été pratiquée par l'abdomen, et la malade est morte. Nous rejetons ce mode opératoire, qui est loin d'être le plus expéditif et de nous paraître le plus sûr.

La ponction par le rectum n'a jamais été faite, et nous la croyons mauvaise à cause des communications qu'elle doit nécessairement établir entre la poche sanguine et le réservoir des matières fécales : nous nous garderons donc bien de la conseiller.

La seule méthode que nous ayons employée, la seule que nous voulons recommander, c'est celle qui consiste à faire la ponction de l'hématocèle péri-utérine par le vagin. Là, la tumeur est superficielle, proéminente, facile à trouver et à atteindre ; c'est là aussi qu'elle est le plus déclive ; par là, enfin, le sang s'échappe directement et librement au dehors.

Manuel opératoire. — On peut donner issue au liquide à l'aide de deux procédés : la ponction et l'incision.

M. Nélaton pratique la ponction avec un trocart d'un gros calibre.

Mais, quelque soit le volume de l'instrument, l'ouverture est le plus souvent insuffisante pour permettre au liquide épanché de s'écouler librement au dehors. De là les accidents d'infection putride que l'on a vus se développer quelquefois à la suite de cette opération ; de là, sans doute, la plupart des insuccès qui l'ont suivie.

Aussi, avons-nous recours de préférence au deuxième procédé : à l'incision de la tumeur. Cette opération se pratique comme pour les abcès péri-utérins et d'après les mêmes règles, soit à l'aide du bistouri droit, soit avec un lithotôme, soit avec notre trocart lancéolé.

Après l'incision, nous avons l'habitude d'extraire avec le doigt les caillots sanguins que nous pouvons atteindre ; puis nous introduisons dans la tumeur et nous y laissons à demeure une sonde d'argent ou une sonde en caoutchouc, d'un calibre suffisant pour faciliter l'écoulement du sang et permettre de pratiquer des injections dans le foyer.

L'évacuation de l'hématocèle est immédiatement suivie d'un soulagement prononcé. Quelques jours après, le liquide qui s'écoule de la tumeur prend une odeur fétide, occasionnée par l'entrée de l'air et la fermentation putride qui en résulte.

Pour prévenir les effets désastreux de cette décomposition sur l'économie, il est nécessaire de pratiquer chaque jour, matin et soir, des injections aqueuses tièdes, dans la tumeur. Plus tard, lorsque la poche ne renferme plus de caillots, quand le liquide prend l'aspect purulent, on remplace les injections aqueuses par des injections iodées.

En même temps, on a soin de couvrir le ventre de cataplasmes et de fomentations émollientes.

En outre, nous faisons entourer le lit des malades de vases contenant du chlorure de chaux délayé dans l'eau, afin de désinfecter l'air qu'elles respirent.

Quant au régime, il doit être surtout analeptique et approprié aux forces digestives et a l'état général du sujet.

CHAPITRE XIII.

De quelques troubles fonctionnels symptomatiques et sympathiques, déterminés par les phlegmasies utérines et péri-utérines.

Il semble que ce chapitre eût trouvé plus naturellement sa place à la suite de la métrite et du phlegmon péri-utérin ; tel est l'ordre, en effet, que nous eussions adopté, si nous n'avions pas craint de séparer la description de l'hématocèle de celle du phlegmon, en raison des analogies si nombreuses et des relations si étroites qui existent entre ces deux affections.

Considérations générales. — En traitant de la physiologie de l'utérus, et, plus tard, en exposant l'étiologie générale de la métrite, nous avons insisté sur le rôle important que joue cet organe dans la vie de la femme, l'influence qu'il exerce sur le jeu des autres viscères, et les relations sympathiques qui l'unissent, d'une manière plus ou moins étroite, au reste de l'organisme. Nous avons cherché à bien établir cette vérité fondamentale, que l'utérus ou plutôt le système utérin, pendant la période dite génitale, exerce une sorte de souveraineté sur l'organisation de la femme et domine toute son économie physiologique. Cette influence, reconnue par les anciens et si bien définie dans cet aphorisme : « *Propter uterum, mulier est id quod est,* » n'apparaît plus manifestement que dans l'état de maladie. L'utérus n'est presque jamais impunément malade pour les autres viscères, rarement il souffre seul. En vertu de l'intime solidarité qui le lie au reste des organes, ses souffrances, au lieu de demeurer limitées dans la sphère étroite de ses connexions anatomiques, retentissent sur des points très divers, déterminant des troubles fonctionnels dans des régions plus ou moins éloignées. Ce fait est tellement vrai, tellement frappant, que, si nous voulions l'exprimer avec précision et dans une seule proposition, nous dirions d'une manière aphoristique que « *l'utérus est, chez la femme nubile, le régulateur de la santé.* »

Ces considérations générales, par lesquelles nous cherchons à bien établir l'étendue et la portée des sympathies organiques du système génital, chez la femme, sont de nature à faire entrevoir combien peuvent être nombreux et variés les troubles fonctionnels éloignés, auxquels les phlegmasies utérines et périutérines sont susceptibles de donner naissance. Nous pourrions dire, en effet, qu'il n'est guère de système organique, ni de viscère qui échappe à l'influence souveraine de la matrice et de ses annexes.

Déjà, en traçant le tableau symptomatique de la métrite chronique interne et du phlegmon péri-utérin, nous avons signalé tous ces phénomènes : douleurs névralgiques, toux nerveuse, chloro-anémie, troubles dyspeptiques, vomissements nerveux, entérite glaireuse, hystérie symptomatique, paralysies partielles ou générales du sentiment ou de la myotilité.

La plupart de ces accidents ont été bien étudiés ; ils sont généralement admis et connus par les praticiens qui s'occupent des affections utérines; mais il n'en est pas de même de l'entérite glaireuse, de l'hystérie et des paralysies symptomatiques. La relation de ces phénomènes morbides avec les phlegmasies de la matrice et de ses annexes est méconnue par les uns, révoquée en doute ou même formellement niée par les autres; de sorte que nous avons cru devoir leur consacrer un chapitre à part dans ce traité.

ARTICLE PREMIER.

DE L'ENTÉRITE GLAIREUSE.

L'entérite glaireuse n'a été encore signalée, que nous sachions, par aucun des auteurs qui ont écrit sur les maladies de l'utérus. C'est pourtant une complication assez fréquente pour que nous y insistions d'une manière spéciale.

Étiologie. — L'entérite glaireuse est un symptôme de voisinage. Tantôt elle est un effet direct, immédiat, de la métrite ou du phlegmon péri-utérin, tantôt elle est le résultat de la constipation qui accompagne si fréquemment ces phlegmasies.

Symptomatologie. — Cette complication est caractérisée par des douleurs générales dans l'abdomen, par des coliques presque continuelles, avec des rémittences et des paroxysmes qui ne présentent aucune régularité ; par un météorisme plus ou moins prononcé, et une sensibilité notable des parois du ventre.

Les garde-robes sont rares, difficiles, précédées de souffrances plus aiguës et suivies de très pénibles épreintes.

Les malades rendent tantôt du mucus parfaitement pur, tantôt du mucus strié de sang, tantôt une petite quantité de matières stercorales recouvertes ou mélangées de mucosités. L'apparence du mucus est très variable : tantôt il est transparent, glaireux, analogue à celui qui est expectoré dans la bronchite simple ; tantôt il est épais, opaque, demi concret, semblable à une fausse membrane, affectant une forme cylindrique ou une disposition rubanée, qui en imposerait, au premier abord et sur un examen superficiel, ou pour un lombric ou pour des fragments de ténia.

L'entérite glaireuse est une affection généralement rebelle, d'autant plus rebelle qu'elle est le plus souvent méconnue ou qu'elle n'est point traitée par des moyens appropriés. Nous avons soigné des personnes qui en étaient atteintes depuis plusieurs années. En raison de l'opiniâtreté de cette affection, les malades perdent l'appétit et les forces ; elles tombent dans le découragement, deviennent tristes, mélancoliques et renoncent trop facilement à l'espérance de la guérison, après avoir essayé vainement une multitude de remèdes.

Diagnostic. — C'est avec l'entéro-colite simple, avec l'entéralgie, ou même avec quelque lésion organique du tube digestif, que l'entérite glaireuse est habituellement confondue.

D'une manière générale, on la distinguera de ces diverses affections en ce qu'elle coïncide avec une phlegmasie utérine ou péri-utérine ; la rareté des selles, les caractères des matières rendues ne permettront pas de la confondre avec l'entéro-colite chronique, ni avec une altération organique de l'intestin. Enfin elle diffère de l'entéralgie par des douleurs plus sourdes, plus profondes, et qui ne sont ni lancinantes, ni irradiées, ni soumises à des accès intermittents.

Marche, durée. — Qu'elle soit primitive, c'est-à-dire qu'elle survienne d'emblée, ou qu'elle soit consécutive, c'est-à-dire qu'elle succède à une constipation opiniâtre, l'entérite glaireuse, nous le répétons, est étiologiquement liée à une métrite chronique interne ou à un phlegmon péri-utérin. Cette liaison est tellement étroite que les deux affections ne tardent pas à devenir solidaires et à exercer l'une sur l'autre une influence réciproque. C'est ainsi que la métrite chronique interne entretient l'entérite glaireuse et que celle-ci, par sa persistance, retarde la guérison de la phlegmasie utérine. Aussi pouvons-nous dire qu'il est de la plus haute importance de ne pas perdre de vue cette relation pathologique, si l'on veut avoir raison tout ensemble de la maladie principale et de l'affection qui la complique.

Prophylaxie. — On peut quelquefois prévenir l'entérite glaireuse chez une femme atteinte de phlegmasie chronique des organes génitaux internes. Le moyen prophylactique par excellence consiste à tenir le ventre libre, à s'opposer à la constipation par des purgatifs doux ou des lavements assez souvent répétés, comme nous l'avons prescrit plus haut.

Thérapeutique. — Quand l'entérite glaireuse existe, il faut commencer par le traitement de la phlegmasie utérine ou péri-utérine, dont elle procède. A mesure que celle-ci fait des progrès vers la guérison, l'entérite symptomatique diminue aussi le plus souvent. Mais c'est en vain qu'on espérerait en triompher, même par les moyens en apparence les plus rationnels, si l'on se contentait d'instituer le traitement de la complication sans s'occuper de la maladie déterminante. Quelquefois l'entérite glaireuse persiste encore après la guérison de la métrite ou du phlegmon péri-utérin ; et alors elle provoque des accidents qui peuvent faire croire que la phlegmasie utérine n'est pas détruite. Il faut se bien garder, dans ce cas, d'attribuer à l'utérus les troubles fonctionnels que l'on observe, et qui ont leur source dans l'intestin. Le moment est venu d'attaquer directement l'entérite glaireuse.

En vain nous avons épuisé contre cette forme d'entérite les médications les plus vantées contre les inflammations chroniques du tube digestif ; nous avons vu successivement échouer les émollients, les préparations d'opium, les astringents, les vésicatoires appliqués sur l'abdomen, etc. Les médicaments réputés antiglaireux et particulièrement les drastiques n'ont pas mieux réussi. Les purgatifs, il est vrai, en débarrassant l'intestin des glaires qui l'obstruent, sont généralement suivis d'un soulagement notable; mais cet amendement, de courte durée, ne tarde pas à faire place aux mêmes accidents, et c'est ainsi que, sous l'influence de ces médications palliatives, on voit très souvent se perpétuer, pendant plusieurs années consécutives, les troubles intestinaux que nous signalons ici.

Après de nombreuses et stériles tentatives, nous avons eu recours à l'emploi de l'huile de croton tiglium en onctions sur l'abdomen. Les succès presque constants que nous a procurés cette médication nous engagent à la préconiser comme la plus efficace contre l'entérite glaireuse. Nous avons l'habitude de faire étendre sur l'abdomen un mélange composé de dix à vingt gouttes d'huile de croton, et de trois à six gouttes d'huile d'amandes douces. Quelquefois même nous employons l'huile de croton pure.

L'éruption qui succède à cette application est suivie d'un prompt soulagement. Le ventre s'affaisse, les douleurs se dissipent, et les évacuations alvines sont mélangées d'une moins grande quantité de glaires. Pour obtenir l'entière guérison de la complication qui nous occupe, il est souvent utile de répéter plusieurs fois ces onctions, à des intervalles de quatre ou cinq semaines. La maladie cède plus ou moins vite, suivant qu'elle est plus ou moins ancienne. Il est des sujets chez qui elle est tellement invétérée, qu'on ne réussit qu'à en diminuer les symptômes. Dans ce cas, l'huile de croton tiglium elle-même n'est qu'un remède palliatif; mais il est encore le plus puissant.

ARTICLE DEUXIÈME.

DE L'HYSTÉRIE SYMPTOMATIQUE.

Nous n'avons pas l'intention de tracer ici une description de l'hystérie, nous voulons seulement chercher à faire prévaloir cette vérité, encore méconnue par un très grand nombre de médecins, à savoir, que l'affection peut avoir pour origine et pour point de départ une phlegmasie chronique de l'appareil génital.

HISTORIQUE. — On sait, et le mot *hystérie* en fait foi, que, dès les temps les plus anciens, la matrice a été regardée comme le siége de cette maladie. Nous ne nous arrêterons pas à discuter la valeur de la singulière théorie émise par Pythagore, Empédocle, Platon, et adoptée par Hippocrate et Arétée, qui consiste à envisager l'utérus comme un être animé, voyageant de l'hypogastre vers le foie, la rate, l'estomac, la tête et le cou. Nous ne ferons que signaler l'opinion de Galien, qui considérait la rétention de la semence comme la cause des accidents hystériques, et les idées de Fernel, Sennert, Baillou, etc., qui attribuaient l'hystérie à une vapeur subtile et maligne, née dans la matrice, de la fermentation des menstrues et de la semence, et portée par les veines et les artères dans différentes parties du corps.

Fr. Hoffmann formule sur l'hystérie une théorie plus rationnelle et plus conforme à la saine physiologie. Il place l'origine de tous les symptômes hystériques dans une contraction spasmodique de l'utérus, qui se propage aux nerfs du bassin et des lombes, gagne la moelle épinière, et, de là, s'étend successivement à toutes les parties supérieures du corps.

Comme le font observer avec raison MM. Monneret et Fleury, « les auteurs plus modernes qui ont fait de l'hystérie une névrose, se sont contentés de reproduire, seulement en d'autres termes, l'opinion d'Hoffmann, qui a parfaitement entrevu l'influence exercée par le grand sympathique sur le système nerveux cérébro-spinal. »

En effet, Baumes, Louyer-Villermay, MM. Piorry, Landouzy, etc., pour qui l'hystérie est primitivement une lésion du système nerveux utérin, qui jette consécutivement le trouble dans différentes régions de l'organisme, se sont emparés de la théorie de Frédéric Hoffmann, l'ont développée et rendue plus positive en l'adaptant aux nouvelles données de la science.

Pour les auteurs que nous venons de citer, et c'est aujourd'hui l'opinion la plus générale, l'hystérie est une névrose, un trouble d'innervation de la matrice, qui réagit sympathiquement sur le système nerveux encéphalo-rachidien.

Ces idées ont été combattues par Willis, Sydenham, Boerhaave, Ch. Lepois, Tissot, Georget, Brachet, M. Dubois (d'Amiens), Sandras, M. Henri Girard, etc., qui placent le siége de l'hystérie dans le cerveau ou dans d'autres parties du système nerveux central.

Enfin, nous ne ferons que mentionner les hypothèses invraisemblables d'Hygmore, de Stahl, de Blackmore et d'autres, qui font jouer le principal rôle aux altérations humorales ou aux troubles digestifs dans la production des phénomènes hystériques.

Jusqu'à présent, aucun des nombreux auteurs que nous venons de nommer, même parmi ceux qui localisent l'hystérie dans la matrice, n'a songé à attribuer cette maladie à une lésion matérielle primitive de l'utérus. Pujol est le premier qui ait déclaré que l'hystérie n'est point une maladie sans matière, une névrose, mais qu'elle dépend d'une inflammation chronique ou d'une irritation de l'utérus, dont il a toujours pu constater les signes. Il a développé avec un rare talent les preuves qu'il a rassemblées à l'appui de son opinion (*Essai sur les inflammations chroniques*). Broussais n'a fait que reproduire la doctrine de Pujol, sans la formuler d'une manière aussi nette, aussi explicite.

Mais l'auteur qui a exprimé dans les termes les plus précis et les plus catégoriques, le rôle pathogénique des affections utérines sur les accidents hystériques, c'est Lisfranc. On peut lire dans le tome second de sa *Clinique chirurgicale* les pages qu'il a consacrées au développement de cette doctrine.

« Un très grand nombre de personnes affectées d'hystéricisme ont, dit-il, des flueurs blanches abondantes ; presque toutes sont soumises à des anomalies menstruelles ; la grossesse et l'accouchement peuvent diminuer, suspendre ou dissiper même l'hystérie : j'ai guéri beaucoup de femmes de cette maladie en combattant victorieusement des affections morbides utérines.

» Or, il est impossible de nier l'influence très commune de la matrice sur la production de l'hystéricie. Mais en est-elle la cause constante ? Non certainement. Tous les médecins qui voudront observer avec impartialité partageront cette opinion. »

A l'appui de sa doctrine, Lisfranc rapporte avec détail quatre observations très concluantes et auxquelles il ne manque encore, pour être exactes, que de substituer les mots engorgements péri-utérins aux mots engorgements utérins. L'expérience clinique nous a appris depuis longtemps à adopter les idées de Lisfranc sur ce sujet. Nous sommes bien persuadé que l'hystérie peut, dans un très grand nombre de cas, comme la plupart des névroses, se manifester, sans qu'il soit possible d'en bien préciser la cause, l'origine et le siége matériel, c'est ce qui explique, c'est ce qui autorise, en quelque sorte, les hypothèses nombreuses qui ont été émises sur chacun de ces points; mais nous croyons aussi qu'il est des circonstances où cette affection est étroitement liée à une phlegmasie de l'utérus et de ses annexes. Vainement on chercherait à nier cette assertion par des raisonnements et des considérations théoriques; nous possédons un grand nombre de faits contre lesquels ne sauraient prévaloir les subtilités de la dialectique la plus serrée, et où viendraient se briser les efforts de l'argumentation la plus habile. Ces observations se trouvent relatées avec détail dans la seconde partie de cet ouvrage. On pourra se convaincre, en les lisant, que toutes les personnes qui en font le sujet n'ont vu se déclarer les accidents hystériques que dans le cours d'une métrite chronique simple ou compliquée d'un engorgement péri-utérin; que la marche des accidents nerveux était complétement subordonnée à celle de la phlegmasie utérine ou péri-utérine; que les crises hystériques, les accès, étaient constamment précédés d'une douleur dans la région primitivement affectée; qu'ils éclataient sous l'influence de toutes les causes capables d'exalter la sensibilité des organes génitaux ou d'exaspérer l'irritation morbide dont ils étaient le siége; qu'on pouvait les provoquer artificiellement par une action mécanique portée sur la matrice ou sur ses annexes (cathétérisme utérin, pression exercée sur le col ou sur le tissu cellulaire péri-utérin engorgé); que ces crises étaient d'autant plus répétées et d'autant plus véhémentes, que la phlegmasie de l'utérus et de ses annexes était plus intense; qu'elles diminuaient de force et de fréquence, à mesure que cette phlegmasie marchait vers la résolution; enfin, que les émissions sanguines, ordinairement si funestes aux névroses idiopathiques, exerçaient ici une influence également salutaire sur les phénomènes hystériques et sur la métrite chronique ou le phlegmon péri-utérin Ces preuves ne suffisent-elles pas pour établir les relations sympathiques d'une maladie avec un autre état morbide ; et en faut-il davantage pour démontrer la vérité de cette proposition, qu'assez souvent l'hystérie peut avoir pour siége l'utérus, et pour origine une phlegmasie de cet organe ou de ses annexes?

Mais, de ce qu'une femme atteinte de métrite interne est en même temps sujette à des attaques d'hystérie, nous ne prétendons pas que toujours les accidents nerveux soient nécessairement liés à la phlegmasie utérine. L'hystérie peut avoir précédé la maladie de matrice, et, dans ce cas, elle en est indépendante; ce n'est plus alors une névrose symptomatique, c'est une complication des plus rebelles et des plus fâcheuses, car elle constitue un des obstacles les plus sérieux à l'efficacité du traitement ordinaire de la métrite. Nous possédons plusieurs exemples qui mettent ce fait hors de doute. Nous croyons donc utile d'exposer en quelques mots les caractères à l'aide desquels on pourra distinguer l'hystérie symptomatique de l'hystérie idiopathique, indépendante de l'affection utérine.

Diagnostic. — Dans l'hystérie symptomatique, les accidents nerveux ne se montrent qu'après la manifestation des troubles utérins; l'explosion de l'accès est toujours précédée d'une douleur, plus ou moins intense, dans le bas-ventre ou d'une exaspération de la douleur, si déjà elle existait antérieurement; toute cause capable de réveiller ou d'exalter la douleur utérine, soit directement, comme la fluxion menstruelle périodique, soit indirectement, comme une émotion vive, une souffrance ressentie dans une autre région du corps, provoque à peu près infailliblement une crise; on peut également la faire naître en irritant mécaniquement la matrice ou ses annexes par le toucher, par le cathétérisme utérin, la cautérisation, ou toute autre opération douloureuse pratiquée sur ces organes. Enfin, comme nous l'avons déjà dit, la marche de l'affection hystérique est sous la dépendance de celle de la métrite chronique ou du phlegmon péri-utérin; elle en suit à peu près toutes les phases, toutes les oscillations, et, loin de s'aggraver comme l'hystérie idiopathique, sous l'influence des émissions sanguines, elle en tire les mêmes avantages que la phlegmasie utérine; elle diminue d'abord, puis elle finit par disparaître à mesure que s'opère la résolution de l'état inflammatoire. Les bienfaits de la saignée sont tellement prompts et tellement prononcés chez quelques personnes, que celles-ci sentent les phénomènes nerveux s'amender et se calmer, à mesure qu'elles perdent du sang; et nous avons déjà rapporté l'heureuse expression d'une de nos malades qui nous disait qu'elle sentait *ses nerfs couler avec son sang*.

Rien de semblable ne s'est jamais observé dans l'hystérie idiopathique.

Thérapeutique. — Conformément à l'aphorisme *sublatâ causâ, tollitur effectus*, le meilleur traitement à opposer à l'hystérie symptomatique, c'est le traitement de la phlegmasie utérine ou péri-utérine, qui en est le point de départ. Cependant on peut et même on doit, si les phénomènes nerveux ont une grande intensité, recourir, à titre d'adjuvants, aux moyens antispasmodiques (préparations de belladone, de datura stramonium, d'assa fœtida, de musc, de castoréum, d'oxyde de zinc, de valériane, de chloroforme, etc.). Mais les antispasmodiques doivent surtout former la base du traitement, lorsque les phénomènes hystériques persistent après la guérison de la métrite ou du phlegmon, et que la névrose, de symptomatique qu'elle était, devient en quelque sorte idiopathique en survivant à la cause qui l'a fait naître.

ARTICLE TROISIÈME.

DES PARALYSIES SYMPTOMATIQUES DE LA MÉTRITE ET DU PHLEGMON PÉRI-UTÉRIN.

Historique. — A une époque encore peu éloignée de nous, le cadre des paralysies symptomatiques était extrêmement restreint. Mais, à mesure que l'anatomie pathologique fait des progrès, et que l'observation clinique s'enrichit de moyens de diagnostic plus sûrs et plus parfaits, ce cadre s'étend de jour en jour; et c'est à peine si l'on compte aujourd'hui quelques paralysies auxquelles on puisse conserver la dénomination d'essentielles.

Depuis quelques années, on s'est beaucoup occupé des paralysies liées à l'hystérie et à l'état chloro-anémique. Le contrôle de l'observation clinique la plus sévère n'a pas manqué à ces sortes d'affections ; et désormais il est permis de considérer leur existence comme bien définitivement acquise à la science.

Il n'en est pas de même des paralysies symptomatiques des phlegmasies chroniques de l'utérus et de ses annexes. Celles-ci ont peu éveillé jusqu'à présent l'attention des praticiens, et c'est à peine si l'on en trouve quelque mention dans les traités classiques les plus récents sur les affections de la matrice. Nous croyons avoir été des premiers à signaler l'intime liaison de certains troubles paralytiques du sentiment ou de la myotilité avec la métrite chronique interne et le phlegmon péri-utérin.

Il est juste cependant de faire remonter jusqu'à Lisfranc la première notion de ces sortes de paralysies. Dans ses *Leçons de clinique chirurgicale* il mentionne, un grand nombre de fois, comme symptômes accessoires des affections de l'utérus, la faiblesse des jambes, la lassitude facile, et dans un paragraphe spécial, au chapitre consacré aux erreurs de diagnostic auxquelles ont donné lieu les maladies de matrice, il ajoute : « Il existe, en dehors des lésions de la moelle, des cas rares dans lesquels la perte des membres abdominaux tient à un engorgement de la matrice. » Ces réflexions sont suivies de deux observations très concluantes assurément, et nous ajouterions volontiers très exactes, si nous ne pensions pas que l'auteur a, suivant son habitude, confondu quelque engorgement péri-utérin avec un engorgement de matrice. Au reste, quelle que soit celle de ces affections a laquelle il ait eu affaire, les deux faits n'en conservent pas moins toute leur valeur demonstrative. Ce sont d'excellents témoignages en faveur des paralysies symptomatiques des phlegmasies chroniques des organes génitaux chez la femme.

M. Duparcque ne mentionne nulle part, d'une manière dogmatique, la complication signalée par Lisfranc ; mais elle se trouve décrite, quoique d'une façon encore assez vague, dans un certain nombre d'observations, où l'auteur note avec soin l'engourdissement, la faiblesse des jambes, apparaissant et disparaissant avec l'affection de l'utérus.

M. le professeur Stanley (dans *London medico-surgical transaction*, t. XVIII, p. 260), fait allusion, mais d'une manière très vague, à des cas d'affections de l'utérus, empruntés à la pratique de M. Hunt, et qui offraient pour symptôme principal une paralysie complète des membres inférieurs.

M. Bennett, dans son livre sur l'inflammation de la matrice, traduit par M. Aran, insiste sur les troubles nerveux qu'elle entraîne, et cite seulement quelques cas d'amaurose à l'appui.

Dès l'année 1848, nous cherchions à tirer les travaux de Lisfranc sur ce sujet de l'espèce de discrédit et d'oubli où ils étaient tombés ; nous fixions l'attention des élèves, qui suivaient notre clinique à l'hôpital Cochin, sur la fréquence des paralysies liées à un état phlegmasique de l'utérus ou de ses annexes. Dans une des leçons publiées (5 mars 1850) par la *Gazette des hôpitaux*, nous disions : « Il est des circonstances où la malade éprouve dans les membres de l'engourdissement ; et j'ai vu ce phénomène poussé au point de rendre les mouvements presque impossibles, et de déterminer une paralysie à peu près complète dans un des côtés du corps ; d'autres fois la paralysie ne se développe que dans les membres inférieurs, ou dans celui qui correspond au côté qui est le siege du phlegmon (péri-utérin); ces caracteres sont tellement tranchés parfois, qu'ils peuvent faire penser à une maladie de la moelle épinière. J'ai eu a traiter une jeune femme chez laquelle une méprise de ce genre avait été commise. »

Ainsi, il y a plus de dix ans, nous avions reconnu l'existence des paralysies symptomatiques des maladies de la matrice et de ses annexes, nous signalions leur prédilection pour le côté correspondant au siége de l'engorgement péri-utérin, et les erreurs de diagnostic dont elles pouvaient devenir la source. La phrase que nous venons de rappeler renfermait en substance tout ce qu'il convient de savoir sur ces paralysies.

En 1851, M. le docteur Martin, notre élève, dans une thèse déjà citée, a rapporté cinq cas de paralysies observées dans notre service, et survenues à la suite et sous l'influence de phlegmons péri-utérins.

Depuis cette époque, nous avons eu souvent l'occasion de rencontrer des faits du même genre sur les malades confiées à nos soins; et plusieurs observations relatives à ce sujet ont été publiées, à différentes reprises, soit par nos élèves, soit par nous-même, dans les recueils périodiques.

Enfin, deux de nos élèves, MM. les docteurs Esnault et Vallin, ont choisi, pour sujet de leur dissertation inaugurale, les paralysies liées à un état phlegmasique de la matrice et du tissu cellulaire péri-utérin. Ces deux thèses ont été écrites sous notre inspiration; elles sont très riches en éléments cliniques dont la plupart ont été empruntés à notre pratique, et on peut les regarder sans contredit comme les monographies les plus complètes que la science possède jusqu'à présent sur cette matière.

Dans un mémoire couronné par l'Académie de médecine, M. Raoul Leroy (d'Étiolles) consacre un long chapitre à l'influence de l'utérus sur les paraplégies; mais il s'occupe spécialement de celles qui surviennent à la suite des troubles fonctionnels de cet organe, qui sont liés à la grossesse, à l'aménorrhée, à la suppression brusque des règles ou des lochies; dans une observation que lui a communiquée M. Michon, il est question d'un engorgement péri-utérin qui s'est accompagné de paralysie : c'est à peu près le seul cas qui rentre dans notre cadre.

M. Gallard, dans un tableau placé à la fin de sa thèse, note que, sur trente et une malades qu'il a observées, la marche était impossible dans sept cas; mais il n'indique pas si la difficulté de la marche provenait d'un affaiblissement de la contractilité musculaire ou simplement de la douleur.

M. Trousseau (*Gazette des hôpitaux*, 1850, p. 342) cite l'observation d'une jeune fille de quinze ans, nubile, fortement constituée, sans apparence hystérique, qui fut prise, sans cause appréciable, d'une paraplégie presque complète. Le toucher ne put être pratiqué, mais les symptômes lui firent grandement présumer l'existence d'un phlegmon du petit bassin.

Enfin M. Landry a publié récemment (*Moniteur des hôpitaux*, 1853, p. 273) l'observation d'une dame chez laquelle il s'était développé, sous l'influence d'une antéversion très prononcée, une paralysie complète de tous les muscles qui concourent synergiquement à la production de l'effort, et qui cédait instantanément, quand le doigt replaçait l'utérus dans sa position normale. M. Landry ajoute qu'il a observé un grand nombre de faits qui mettent hors de doute pour lui l'existence des paralysies sympathiques des divers états pathologiques de l'utérus.

D'après ce court aperçu historique, on voit que la question qui se rattache aux paralysies symptomatiques des affections utérines, est encore mal connue de la majorité des praticiens. Nous pouvons pertinemment ajouter que ces idées ne sont pas généralement reçues, qu'elles ne sont accueillies qu'avec défiance par quelques-uns, et même formellement rejetées par d'autres.

MM. Aran et Becquerel, qui ont fait et publié sur les affections de l'utérus des leçons cliniques fort étendues, ne parlent en aucune façon des paralysies symptomatiques. Le premier de ces auteurs, dans le traité qu'il vient de publier récemment, signale en note la thèse de M. Esnault, mais il ajoute qu'il n'a jamais observé de faits semblables.

En conséquence, il nous a paru important d'insister sur ce sujet, et de consacrer un article spécial à l'histoire de ces sortes de paralysies. Nous ne nous contenterons pas d'une simple description dogmatique qui pourrait paraître imaginaire, le lecteur trouvera dans la seconde partie de cet ouvrage un certain nombre de faits qui, loin de laisser des doutes dans son esprit, seront de nature à entraîner ses convictions.

Anatomie pathologique. — La science manque jusqu'à présent de documents propres à élucider ce point de l'histoire des paralysies liées aux phlegmasies utérines et péri-utérines. Nous n'avons jamais eu l'occasion de pratiquer l'autopsie de femmes mortes à la suite d'une affection de ce genre. Mais s'il est permis d'invoquer ici l'analogie, ne sommes-nous pas autorisé, d'après ce qui a été observé, par exemple, dans les paralysies symptomatiques des affections rénales, à penser que les recherches cadavériques ne donneraient que des résultats négatifs, comme il arrive pour toutes les affections dites sympathiques, qui ne laissent sur le cadavre aucune trace matérielle de leur passage.

Symptomatologie. — Les paralysies qui nous occupent dans ce chapitre affectent très rarement la sensibilité; elles frappent d'une manière à peu près exclusive la myotilité; et c'est là, comme nous le dirons plus tard, un des traits qui les distinguent des paralysies dépendant de l'hystérie et de la chloro-anémie. Nous ne les avons jamais vues se développer sur les organes des sens, et nous croyons qu'il faut accueillir avec une grande réserve les exemples d'amaurose symptomatique qu'on trouve cités dans quelques auteurs. Les paralysies sensoriales appartiennent plutôt aux deux autres affections que nous venons de nommer.

Les membres inférieurs sont bien plus fréquemment atteints que les membres supérieurs. Il n'est pas besoin d'insister sur cette particularité, qui trouve une explication naturelle dans les connexions intimes du système nerveux utérin avec les nerfs destinés aux extrémités pelviennes.

Nous n'avons vu que trois fois ces sortes de paralysies affecter simultanément le bras et la jambe du même côté, et jamais les membres supérieurs isolément.

La phonation est quelquefois abolie dans le cours de la métrite chronique interne ou du phlegmon péri-utérin. On pourra lire, dans la seconde partie de cet ouvrage, un certain nombre d'observations relatives à l'aphonie symptomatique des affections de l'utérus.

La perte de la myotilité n'est jamais complète, et les membres affectés ne peuvent exécuter que des mouvements partiels et très limités.

Quand la paralysie est symptomatique d'un phlegmon péri-utérin, elle frappe toujours l'un des deux membres correspondant au côté affecté. Si le phlegmon est à droite, c'est la jambe droite ou le bras droit qui sont atteints, et *vice versâ*.

La paralysie liée à une métrite interne peut occuper les deux membres à la fois. Dans les cas où il y a en même temps métrite interne et phlegmon péri-utérin, la paralysie occupe exclusivement le membre correspondant au côté du phlegmon ; tantôt elle occupe les deux membres, mais alors elle prédomine du côté de l'engorgement.

Le cathétérisme utérin, dans les cas de métrite chronique interne, la pression de la tumeur par le toucher vaginal, dans le cas de phlegmon péri-utérin, agissent immédiatement sur les membres sympathiquement paralysés, en augmentant, d'une manière momentanée ou durable, l'intensité des phénomènes paralytiques. C'est à tel point qu'une paralysie symptomatique, en voie de guérison, devient plus prononcée à la suite des manœuvres capables d'exaspérer la phlegmasie utérine ou péri-utérine.

Le galvanisme, si puissant sur les paralysies musculaires essentielles ou sur celles qui sont liées à certaines lésions des centres nerveux, est sans influence sur la paralysie symptomatique des affections de l'utérus et de ses annexes.

Non-seulement la sensibilité demeure le plus souvent intacte, comme nous l'avons dit précédemment, mais elle est même ordinairement exaltée; les muscles, dont le mouvement est aboli, deviennent quelquefois tellement sensibles que la moindre pression qu'on exerce sur eux arrache des plaintes aux malades. Cette hyperesthésie musculaire existe assez fréquemment avec une analgésie, et même une anesthésie complète du tégument cutané. Dans ce cas, il est rare qu'il ne s'y mêle pas une complication d'hystérie.

L'excès de sensibilité musculaire obéit aux mêmes lois que l'abolition de la myotilité, elle est exaltée immédiatement par toute cause d'irritation agissant sur l'utérus ou ses annexes

La paralysie symptomatique et l'hyperesthésie musculaire, qui l'accompagne souvent, sont augmentées non-seulement par les actions mécaniques exercées sur les organes génitaux enflammés, mais encore par tout ce qui est susceptible d'agir d'une manière directe ou indirecte sur le système utérin, comme, par exemple, la fluxion périodique menstruelle, les émotions morales vives, etc.

MARCHE, DURÉE, TERMINAISONS. — Ces sortes de paralysies ont une marche corrélative de celle des affections qui en sont le point de départ. Elles débutent rarement d'emblée, mais ordinairement d'une manière progressive, par de la faiblesse d'abord, puis des engourdissements et enfin de l'impuissance musculaire, sans arriver jamais, ainsi que nous l'avons dit, jusqu'à la perte absolue du mouvement. La paralysie augmente et décroît avec la phlegmasie utérine ou péri-utérine ; elle suit ses oscillations et est assujettie aux mêmes recrudescences.

Cependant la durée n'est pas toujours la même pour la lésion primitive et pour la lésion symptomatique. La paralysie peut disparaître avant la résolution de la phlegmasie qui l'a provoquée, ou, au contraire, persister encore après elle, comme si l'affection, de symptomatique, fût devenue idiopathique, et que les muscles eussent en quelque sorte perdu l'habitude de se contracter.

Les paralysies symptomatiques des maladies utérines peuvent se montrer fort opiniâtres, et même persister indéfiniment, si, méconnaissant leur véritable origine, on se borne à attaquer le symptôme sans combattre la cause.

Nous ne les avons jamais vues se dissiper d'elles-mêmes ; on conçoit cependant que cela puisse arriver dans les cas rares où l'affection utérine guérit spontanément. Ordinairement elles cèdent, au bout d'un temps variable, et sans laisser de traces, au traitement de la métrite ou du phlegmon qui les tiennent sous leur dépendance.

DIAGNOSTIC. — Longtemps les paralysies symptomatiques des phlegmasies de l'utérus et de ses annexes n'ont même pas été soupçonnées par les praticiens ; et elles sont, de nos jours encore, pour beaucoup de médecins, le sujet des erreurs les plus graves. Combien de femmes, atteintes de ces paralysies, sont traitées journellement pour une lésion de la moelle épinière, pour une hystérie, pour une chloro-anémie ou pour une paralysie idiopathique ! Combien n'avons-nous pas vu de ces malades dont on avait, en pure perte, couvert le dos de vésicatoires et de cautères, que l'on soumettait, depuis plusieurs mois, à l'action des courants galvaniques, ou à qui l'on administrait vainement toutes les ressources de la médication tonique, ou toutes les variétés des remèdes antispasmodiques !

Il importe donc de dire par quels caractères on distinguera cliniquement les paralysies symptomatiques de la métrite interne et du phlegmon péri-utérin des autres espèces de paralysies symptomatiques et des paralysies essentielles.

La première question que doit résoudre le médecin, est de savoir si l'immobilité du membre se rattache véritablement à une paralysie, ou si elle n'est pas simplement le résultat d'une extrême souffrance qui porte, même instinctivement, les malades à ne pas imprimer le moindre mouvement aux parties douloureuses. Ce n'est que par un examen très attentif, par une exploration bien faite des régions endolories, qu'on pourra résoudre ce problème. Quelques questions précises adressées à la malade sur l'origine, la nature, le degré, l'étendue et la durée des symptômes qu'elle éprouve, achèveront de dissiper toute incertitude.

La paralysie reconnue, il s'agira d'en déterminer la cause et de remonter jusqu'à son origine. On y arrivera par voie d'élimination.

En effet, les paralysies d'origine cérébrale surviennent le plus souvent d'une manière brusque, à la suite d'une attaque d'apoplexie, ou bien elles affectent une marche lente et progressive, mais avec des caractères tellement remarquables, qu'il est impossible de prendre le change sur leur point de départ. Elles frappent, en général, tout un côté du corps; ce n'est que très exceptionnellement qu'elles sont limitées à une extrémité ou à une seule paire de membres. Elles intéressent à la fois le mouvement et la sensibilité. Enfin, soit dès le début, soit au bout d'un temps variable, mais ordinairement assez court, les facultés intellectuelles sont plus ou moins compromises.

Les paralysies symptomatiques d'une lésion de la moelle sont quelquefois précédées ou accompagnées d'une exaltation de la sensibilité ou même de douleurs assez vives en un point de la colonne vertébrale : cette hyperesthésie peut être spontanée ; mais le plus souvent, pour la constater, il faut recourir à la pression ou à l'application d'un corps chaud ou froid le long du rachis. Les malades éprouvent non-seulement des douleurs très vives dans les reins, les lombes et les membres paralysés, mais encore des tressaillements, des soubresauts tendineux, des secousses musculaires, qui manquent dans les paralysies symptomatiques des affections utérines. Les paralysies médullaires sont presque toujours bilatérales; ce n'est que par exception qu'elles frappent un seul côté; elles portent tantôt sur la motilité, tantôt sur le sentiment. Elles débutent par les extrémités des membres et les envahissent de proche en proche jusqu'au tronc. Elles affectent une marche essentiellement progressive et finissent tôt ou tard par devenir complètes : de sorte que, si, dans le principe, un seul membre a été atteint, si la motilité seule a été intéressée, et seulement à un faible degré, dans la suite, et d'une manière graduelle, le second membre est atteint à son tour, la sensibilité est intéressée et la paralysie devient complète. Enfin, ces sortes de paralysies, surtout si elles dépendent d'une inflammation chronique de la moelle ou de ses enveloppes, peuvent être modifiées avantageusement et enrayées momentanément dans leurs progrès par les applications de sangsues, de ventouses, de vésicatoires et de cautères sur la région vertébrale.

Les paralysies hystériques affectent ordinairement la sensibilité tactile, on ne trouve dans la science qu'un petit nombre d'exemples bien authentiques de perte du mouvement résultant de l'état hystérique. Ici, les phénomènes d'anesthésie muqueuse ou cutanée présentent les plus grandes bizarreries dans leur marche et leur apparition. Ils se déplacent tout à coup, s'étendent brusquement, augmentent ou diminuent, se dissipent, reparaissent sous l'influence de la moindre émotion ou quelquefois même sans cause appréciable. Enfin, la paralysie hystérique est avantageusement modifiée par l'application du galvanisme, tandis qu'elle augmente sous l'influence des émissions sanguines et des différentes médications que nous avons préconisées dans le traitement de la métrite chronique et du phlegmon péri-utérin. Mais ce qui contribuera le plus à répandre la lumière sur le diagnostic, c'est que toujours la paralysie hystérique a été précédée ou est accompagnée des crises nerveuses qui caractérisent l'hystéricisme. C'est là une particularité qui ne saurait laisser aucun doute dans l'esprit de l'observateur.

Quant à la paralysie liée à un état chloro-anémique, nous la regardons comme très rare; elle ne se manifeste qu'à une période très avancée de la maladie et lorsque les altérations qui la caractérisent sont portées à un si haut degré, qu'on ne saurait douter de la nature de l'affection à laquelle on a affaire.

Si, aux caractères qui appartiennent à ces différentes variétés de paralysies, on compare ceux de la paralysie symptomatique des phlegmasies utérines ou péri-utérines, si l'on se rappelle que cette dernière n'est jamais complète, qu'elle est presque toujours unilatérale, qu'elle affecte d'ordinaire la motilité et par exception le sentiment, enfin qu'elle occupe le plus souvent les extrémités inférieures, et qu'elle est d'autant plus prononcée qu'on explore des parties plus voisines du bas-ventre; si l'on considère qu'elle est augmentée par toutes les causes mécaniques ou morales capables d'irriter l'appareil génital ou d'accroître la congestion utérine, tandis qu'elle est diminuée par tous les moyens dirigés avec avantage contre la métrite chronique ou le phlegmon péri-utérin, on ne pourra que soupçonner encore la nature réelle et la véritable origine de la paralysie.

Pour faire cesser toute hésitation, on doit recourir à un examen, à une exploration directe des organes pelviens. Toute certitude est acquise au diagnostic, si l'on parvient à constater l'existence d'une phlegmasie chronique de l'utérus ou d'un engorgement du tissu cellulaire péri-utérin, si, surtout, par la pression exercée sur la matrice ou sur la tumeur phlegmoneuse on détermine une douleur qui retentit dans les parties paralysées, et qu'en même temps on augmente les phénomènes paralytiques

Enfin, s'il pouvait encore exister quelques doutes, on chercherait un dernier moyen de contrôle dans la thérapeutique: on fera bien alors d'instituer le traitement des phlegmasies chroniques de l'appareil génital, et les résultats obtenus pourront servir de base à un jugement définitif.

PRONOSTIC. — D'après ce qui vient d'être dit, les paralysies symptomatiques des affections utérines ne constituent pas des lésions graves. Sans doute, elles peuvent persister indéfiniment si elles sont méconnues, comme cela est arrivé trop souvent jusqu'à ce jour ; mais quand on parvient à découvrir leur véritable point de départ, et quand, au lieu de combattre aveuglément l'effet, on attaque directement la cause, les accidents paralytiques se dissipent sûrement et, souvent, dans un temps assez court. Cependant il ne faut pas se dissimuler qu'il est quelquefois difficile de triompher de ces paralysies, lorsqu'elles remontent à une époque déjà ancienne ou qu'elles se rattachent à une métrite ou à un phlegmon péri-utérin rebelles à nos moyens thérapeutiques.

Enfin, ces paralysies sont plus opiniâtres et plus longues à guérir quand elles se compliquent de phénomènes hystériques ou d'un état chloro-anémique, soit parce qu'elles en reçoivent une influence fâcheuse, soit parce qu'on ne peut pas employer le traitement avec autant d'énergie qu'il le faudrait.

Thérapeutique. — Les paralysies liées à une affection de l'utérus ou de ses annexes ne réclament aucun traitement spécial, tant qu'elles sont sous la dépendance de la maladie primitive; elles se montrent alors rebelles à tous les moyens directs, communément dirigés avec efficacité contre les autres variétés de paralysies. La première et l'unique indication à remplir dans ce cas, c'est de chercher à détruire la lésion utérine ou péri-utérine qui a provoqué et qui entretient les troubles de l'innervation. On aura donc recours aux différents moyens thérapeutiques que nous avons fait connaître à l'occasion de la métrite et du phlegmon péri-utérin.

Si la paralysie symptomatique coïncide, ainsi qu'il arrive quelquefois, avec une affection hystérique ou avec la chloro-anémie, il est fort à propos d'éloigner le plus tôt possible ces complications, qui apportent manifestement des entraves sérieuses à la guérison.

Nous avons dit plus haut que les phénomènes paralytiques survivaient parfois à la maladie originelle. Dans ce cas, on persévérerait en vain dans l'emploi du traitement de la métrite et du phlegmon péri-utérin. Ces deux phlegmasies étant dissipées, la paralysie à laquelle elles ont donné naissance n'est plus un simple symptôme subordonné à une lésion primitive ; c'est alors une affection idiopathique qui ne relève plus que d'elle-même et contre laquelle il convient de faire usage de moyens directs et spéciaux. En conséquence, on aura recours avec avantage aux frictions stimulantes, aux bains sulfureux, à l'excitation galvanique, mais surtout à la cautérisation transcurrente superficielle, que l'expérience nous a appris à considérer encore ici comme un moyen vraiment héroïque. (Voyez pages 170-173.)

CHAPITRE XIV.

DE LA NÉVRALGIE UTÉRINE OU HYSTÉRALGIE.

HISTORIQUE. — L'hystéralgie est une affection encore peu connue, et dont l'étude appartient complétement à notre époque. Il faut attribuer, sans doute, à la difficulté du sujet et à l'obscurité qui l'entoure, la pénurie des travaux publiés jusqu'à ce jour sur cette question.

Gooch, médecin anglais, est un des premiers auteurs qui se soient occupés de cette maladie (1831).

Dugès et madame Boivin consacrent à l'hystéralgie un chapitre spécial ; mais les caractères qu'ils en donnent sont assez mal déterminés, et le peu de développement, dans lequel ils entrent témoigne suffisamment de leur embarras à tracer l'histoire d'une affection qui laisse encore tant d'incertitude dans leur esprit.

M. Duparcque ne parle de la névralgie utérine que d'une manière accessoire et comme accidentelle, à l'occation des douleurs qui accompagnent les phlegmasies de la matrice. Cependant il rapporte deux faits où la nature névralgique des souffrances ne saurait être révoquée en doute, en raison de l'absence de toute lésion matérielle, de la marche de la douleur et de sa disparition, sous l'influence du sulfate de quinine dans un cas, et des pilules de Méglin, dans l'autre.

Lisfranc n'a fait aussi qu'entrevoir cette affection; il la décrit, d'une manière vague et très sommaire, sous le nom d'*état nerveux de la matrice*. Il considère cet état nerveux comme « une imminence de subinflammation, » et il conseille de le combattre par les antiphlogistiques, les calmants et le sulfate de quinine uni à l'opium, si la maladie est intermittente. Selon Lisfranc, la névralgie utérine se lie ordinairement à un engorgement de la matrice.

Chomel, dans le *Dictionnaire en* 30 *volumes*, établit qu'aucun viscère, le cerveau excepté, n'est plus souvent que l'utérus le siége ou le point de départ de douleurs plus ou moins vives, intermittentes ou rémittentes, qu'il regarde, en général, comme symptomatiques de diverses lésions matérielles de la matrice, sans en spécifier la nature.

Dans une excellente thèse intitulée : « *Essai sur la névralgie intercostale considérée comme symptomatique de quelques affections viscérales*, M. Bassereau formule le premier une opinion précise sur l'hystéralgie symptomatique. « Je n'ai trouvé, dit-il, parmi les cas que j'ai observés, qu'un seul appareil organique dont l'état morbide me paraisse pouvoir être regardé comme le point de départ évident de la névralgie intercostale; je veux parler de l'utérus et de ses annexes. »

Valleix a renversé les termes de la proposition de M. Bassereau. Pour lui, le point de départ de la névralgie est à la périphérie ; la douleur utérine n'est qu'un symptôme; ce n'est autre chose, le plus souvent, qu'une névralgie lombo-abdominale dont l'un des foyers ou centres douloureux est dans la matrice.

M. Malgaigne a ajouté quelques éléments à l'histoire de la névralgie utérine. Il la distingue, suivant son siége, en névralgie du corps et névralgie du col utérin, celle-ci étant infiniment plus commune que la première. Il ajoute que l'hystéralgie est quelquefois simple, mais que plus souvent elle est combinée avec un écoulement leucorrhéique, ou bien encore avec un engorgement du col et même du corps de l'organe. Enfin il indique un nouveau moyen de traiter cette affection.

M. Bennett décrit les caractères de la névralgie utérine à propos des douleurs qui se montrent dans l'inflammation du col de l'utérus; il indique les signes à l'aide desquels on peut distinguer la douleur névralgique de la douleur inflammatoire; mais il ne cite aucun fait qui témoigne de l'importance qu'il attribue à cette distinction.

M. Scanzoni regarde l'hystéralgie comme une maladie assez rare, dont il n'a observé encore que trois exemples. Aussi l'histoire qu'il en fait est-elle très peu complète. Pour lui, c'est toujours une névralgie pure, une névralgie idiopathique.

M. Becquerel s'étend assez longuement sur cette affection. Il en établit clairement l'existence; il en marque avec soin les caractères, la marche et les signes distinctifs; enfin il passe en revue les différentes médications qui lui conviennent.

Nous avons cru devoir donner quelques développements à ces considérations historiques, afin de mieux faire voir où en est aujourd'hui sur ce point l'état de la science, et combien l'hystéralgie compte d'adeptes parmi les auteurs qui ont écrit sur les maladies utérines.

Il résulte de cette sorte d'enquête, que la plupart des écrivains qui admettent l'hystéralgie n'ont encore donné sur cette affection que des notions insuffisantes et peu précises; mais il s'en faut que son existence soit bien démontrée aux yeux de tous les médecins. Il en est quelques-uns, même de nos jours, qui refusent d'y croire, et qui s'obstinent à confondre la névralgie utérine avec les douleurs qui accompagnent toutes les affections de la matrice.

Ce que nous allons dire touchant l'hystéralgie n'est point une description imaginaire, une espèce de tableau de fantaisie, c'est le résultat des faits assez nombreux que nous avons observés depuis plusieurs années dans notre pratique.

Divisions. — L'hystéralgie doit être distinguée : 1° en *primitive et secondaire;* 2° en *idiopathique et symptomatique*. Ces divisions sont fondamentales et d'une haute importance. C'est faute d'y avoir eu suffisamment égard que beaucoup de praticiens ont méconnu ou nié la névralgie utérine.

Nous nommons *primitive* l'hystéralgie qui survient d'emblée, celle dans laquelle la douleur nerveuse débute par l'utérus pour se propager de là dans différentes régions du corps; et *secondaire*, celle qui se montre consécutivement à une névralgie développée sur un autre point de l'organisme. Les expressions de primitive et de secondaire ne sont donc pas ici synonymes des mots idiopathique et symptomatique, que nous appliquons exclusivement, le premier, aux hystéralgies indépendantes d'une lésion matérielle de la matrice, le second, aux hystéralgies développées sous l'influence d'une affection sensible de cet organe.

Nous reviendrons sur ces différentes divisions à propos de l'étiologie et des symptômes.

Etiologie. — Les femmes nerveuses, impressionnables, les hystériques surtout, sont prédisposées à l'hystéralgie. Cette affection s'observe ordinairement dans la période que nous avons nommée génitale; elle a son maximum de fréquence chez les femmes mariées et pendant les années où les besoins génésiques se font le plus impérieusement sentir. Cependant on l'observe aussi quelquefois chez les jeunes filles vierges ou chez les femmes continentes, ainsi que les autres maladies de l'appareil utérin. M. Malgaigne dit l'avoir rencontrée quatre fois sur des jeunes filles de seize ans à vingt ans, qui n'avaient jamais eu de rapports sexuels : et on trouvera à la fin de ce livre quelques exemples du même genre.

Tout ce qui est susceptible d'exciter, de mettre puissamment en jeu l'activité de l'appareil génital, soit directement, soit d'une manière médiate, peut agir comme cause déterminante de l'hystéralgie. Tels sont : d'une part, l'onanisme, les abus de coït, les désirs trop longtemps contenus, les excitations mécaniques, même indirectes, des organes de la génération, comme les cahotements prolongés d'une voiture, l'équitation, le frottage des appartements, ainsi que M. Malgaigne l'a noté sur deux malades; d'autre part, les impressions morales vives et toute espèce d'ébranlements du système nerveux.

Telles sont les causes sous l'influence desquelles apparaît le plus souvent l'hystéralgie *idiopathique*.

Quant à l'hystéralgie *symptomatique*, elle peut se développer à la suite de toutes les altérations matérielles de la matrice et de ses annexes.

Mais quelles sont les affections auxquelles la névralgie utérine est le plus habituellement liée ? La plupart des auteurs n'ont donné là-dessus que des indications vagues. Chomel a noté la métrite granuleuse, la leucorrhée et la métrite interne du col avec ou sans engorgement. M. Bassereau signale des troubles divers dans la menstruation, les flueurs blanches, la métrorrhagie, l'irritation et l'inflammation de la matrice. M. Malgaigne mentionne l'engorgement du col utérin. M. Becquerel déclare qu'on voit se développer l'hystéralgie à propos des lésions utérines les plus diverses, aiguës ou chroniques ; et il nomme les congestions, l'inflammation aiguë ou chronique du corps de l'utérus, les tumeurs diverses et les affections carcinomateuses. M. Becquerel parle, avec raison, de l'inflammation chronique du corps utérin comme point de départ de l'hystéralgie, bien qu'il ne spécifie pas le siége exact de l'inflammation. Mais nous ne saurions admettre avec lui que cette affection puisse être provoquée par une phlegmasie aiguë. Une pareille assertion nous porte à croire que son auteur a plus d'une fois confondu les douleurs inflammatoires avec les douleurs névralgiques.

Nos observations nous ont appris que les affections de l'appareil génital, auxquelles l'hystéralgie est le plus souvent liée, sont : la métrite chronique interne et le phlegmon péri-utérin, mais surtout la métrite interne.

M. Bassereau semble avoir entrevu le rôle des tissus voisins de la matrice dans l'hystéralgie, lorsqu'il dit, après avoir analysé les sept cas qu'il a observés : « Les annexes de l'utérus paraissaient, plus que l'organe, être le siége de la sensibilité vive de ces parties. » M. Bassereau était sur la voie. Sans nul doute, les annexes de l'utérus sont assez fréquemment le point de départ de la névralgie dite utérine ; mais il était important d'en mieux préciser l'origine, et surtout de bien déterminer la nature de l'affection d'où dépendait l'hystéralgie. Or c'est ce qui n'a été fait ni par M. Bassereau ni par les observateurs qui l'ont suivi. Cette affection, nous l'avons déjà dit, c'est l'engorgement phlegmoneux du tissu cellulaire péri-utérin. Au reste, il n'est pas étonnant que le phlegmon péri-utérin chronique ait été passé sous silence dans l'histoire étiologique de l'hystéralgie : c'est une lésion dont la connaissance est de date toute récente et dont l'étude était encore à faire il y a quelques années.

L'importance que nous accordons à la métrite interne et au phlegmon péri-utérin dans la production de la névralgie utérine ne nous empêche pas de reconnaître que cette affection peut être aussi symptomatique d'un engorgement du corps et du col de la matrice, des diverses tumeurs et des lésions organiques de cet organe.

Symptomatologie. — Qu'elle soit idiopatique ou symptomatique, primitive ou secondaire, la névralgie utérine, prise en elle-même, offre une physionomie à peu près constante. Nous la décrirons ici d'une manière générale, nous réservant d'indiquer, à propos de la marche et du diagnostic, les principaux caractères sur lesquels reposent ces distinctions.

L'hystéralgie est essentiellement caractérisée par des douleurs ayant leur siége principal dans l'utérus, et leur point de départ profondément dans le bassin.

Ces douleurs sont de deux sortes : 1° une douleur sourde, grattative, qui est habituellement continue, ou qui, du moins, persiste pendant un long temps ; 2° une douleur assez vive, aiguë, rapide, intermittente, et présentant des caractères très variables, tantôt térébrante, tantôt pongitive, mais le plus souvent lancinante : les malades la comparent à une morsure, à un déchirement, à une brûlure, à un coup d'aiguillon, à une piqûre profonde, à un élancement violent, à un coup d'éclair, etc. Ces deux formes de douleur existent tantôt isolément, tantôt simultanément ; d'autres fois, elles se montrent d'une manière alternative.

Les douleurs peuvent être générales, c'est-à-dire répandues dans toute la matrice, ou partielles, c'est-à-dire bornées à une région ou même à un point limité de l'organe.

La névralgie partielle occupe tantôt le corps, tantôt le col de l'utérus. La plupart des auteurs s'accordent à considérer la névralgie du col comme infiniment plus fréquente que celle du corps. Nous trouvons que M. Malgaigne est tombé dans l'exagération, lorsqu'il a déclaré que « le caractère essentiel de cette affection est la présence d'un point douloureux à la pression sur le col utérin, point douloureux presque toujours unique et presque toujours aussi situé en avant, un peu à gauche. » Nous n'avons jamais remarqué que l'hystéralgie affectât d'une manière aussi exclusive le col utérin et surtout un point si précis et si rigoureusement limité de cet organe.

Assez souvent l'hystéralgie partielle affecte aussi la forme unilatérale. Alors, elle occupe, tantôt la moitié droite, tantôt la moitié gauche de la matrice, plus souvent la moitié gauche. Cette particularité a été signalée par les premiers auteurs qui ont écrit sur la névralgie utérine. M. Bassereau a noté ce fait quatre fois sur sept femmes atteintes d'hystéralgie.

Dans d'autres cas la névralgie siége dans tout l'organe, mais la douleur est plus intense d'un côté que de l'autre; et c'est encore le plus souvent du côté gauche. M. Bassereau l'a remarqué sur deux de ses malades.

Cette prédilection de la douleur névralgique pour le côté gauche, dont nous avons eu plus d'une fois l'occasion de vérifier l'exactitude, n'a reçu encore aucune explication; l'observation rigoureuse des faits nous a appris que, dans les hystéralgies unilatérales, il existait, assez souvent, un phlegmon péri-utérin du côté même de la douleur névralgique ou du côté où elle se montre le plus intense. Jusqu'à présent rien ne nous prouve que le phlegmon péri-utérin soit susceptible de donner naissance à l'hystéralgie; mais il nous paraît hors de doute qu'il exerce une grande influence sur le siége de la douleur : nous croyons que le phlegmon détermine, fixe le côté où se manifeste la névralgie.

Les douleurs hystéralgiques éclatent, soit pendant le jour, soit au milieu de la nuit; dans ce dernier cas, elles arrachent brusquement les malades au sommeil.

Toute excitation soit directe, soit indirecte, des organes pelviens, tout ébranlement communiqué au système nerveux général; les coups sur le bas-ventre, les chutes sur le bassin, les commotions d'une voiture, la position assise trop prolongée, la chaleur du lit, les émotions vives, etc., exaspèrent ces douleurs ou les réveillent, si elles sont assoupies. Les parois abdominales sont habituellement d'une extrême sensibilité ; le conduit vaginal est tellement douloureux qu'il est fort difficile, ou même impossible, d'introduire le doigt sans arracher des cris aux malades. D'ailleurs, il est rare que les manœuvres du toucher, et surtout la pression immédiate du doigt sur le col utérin, ne provoquent pas la manifestation des souffrances les plus vives.

La douleur caractéristique de l'hystéralgie reste rarement bornée à la région utérine. Presque toujours elle s'irradie vers les lombes, les aines ou la partie supérieure et postérieure des cuisses; et, suivant le trajet et les ramifications des nerfs cruraux et sciatiques, elle s'étend dans toute la longueur des membres inférieurs. D'autres fois, elle s'accompagne de phénomènes névralgiques dans diverses régions du corps, plus ou moins éloignées de la matrice ; c'est ainsi qu'il n'est pas rare de voir l'hystéralgie se compliquer de névralgie cervico-brachiale, de névralgie faciale, rarement de névralgie sus-orbitaire, mais surtout de névralgie intercostale. Cette relation de la névralgie intercostale avec l'hystéralgie a été bien établie surtout, comme nous l'avons déjà dit, par M. Bassereau. Frappé de la coïncidence fréquente de ces deux phénomènes pathologiques, M. Bassereau admit que l'état douloureux de l'utérus réagissait, par l'intermédiaire des filets du grand sympathique, sur les nerfs intercostaux et en déterminait la névralgie. Nous avons dit également que cette opinion avait trouvé un contradicteur énergique dans Valleix, qui regardait, au contraire, l'hystéralgie comme un des modes de manifestation de la névralgie lombo-abdominale.

Nous croyons, en nous fondant sur la rigoureuse observation des faits, que la vérité est entre ces deux manières de voir.

Quelquefois, sans doute, les douleurs névralgiques commencent par la périphérie ; c'est la névralgie intercostale, ou la névralgie lombo-abdominale qui débute ; et la névralgie utérine ne se développe qu'après ; c'est à cette forme que nous avons donné le nom d'hystéralgie consécutive ou secondaire ; mais, dans l'immense majorité des cas, la douleur commence par la matrice et de là se répand, soit par continuité nerveuse, soit par relation sympathique, dans différentes parties voisines ou éloignées du bas-ventre. C'est l'hystéralgie primitive : selon nous, elle est de beaucoup la plus commune.

Dans l'hystéralgie simple la menstruation conserve quelquefois sa régularité, mais le plus souvent elle est troublée; les règles sont difficiles et même retardées : aussi Gooch a-t-il appelé l'hystéralgie une dysménorrhée permanente. Chez un certain nombre de malades, la fluxion menstruelle est une cause ou une occasion de recrudescence douloureuse.

MARCHE. DURÉE. TERMINAISONS. — L'hystéralgie simple présente une marche assez peu régulière. Elle se manifeste, ainsi que nous l'avons déjà dit, par accès, par crises, dont le retour est subordonné tantôt à des causes apparentes, tantôt à des causes obscures, cachées ou au moins très difficiles à saisir.

Les crises hystéralgiques affectent rarement un type franchement périodique; cependant nous en avons observé des exemples bien tranchés. Le plus souvent, elles sont soumises à des retours irréguliers et capricieux; elles éclatent une ou plusieurs fois dans les vingt-quatre heures, sous l'influence des causes que nous avons signalées plus haut.

La durée de l'accès est variable : quelquefois il est très fugace et cesse au bout de quelques minutes; d'autres fois il persiste pendant plusieurs heures; et c'est à peine si les malades éprouvent, dans une journée, quelques minutes de répit.

Tantôt les douleurs hystéralgiques se terminent brusquement, avec autant de rapidité qu'elles ont apparu; tantôt elles vont diminuant et cessent peu à peu.

Quant à l'hystéralgie elle-même, il est impossible, comme à toutes les névralgies, de lui assigner une durée précise. Nous pouvons dire seulement que la névralgie dure d'autant plus longtemps et résiste avec d'autant plus d'opiniâtreté au traitement qu'elle est de plus ancienne date.

La description précédente, qui se rapporte surtout à l'hystéralgie idiopathique convient parfaitement aussi à l'hystéralgie symptomatique. Le seul caractère qui distingue ces deux formes de névralgie utérine, c'est que l'une a une existence propre, indépendante de toute lésion matérielle appréciable de la matrice; tandis que l'autre est étroitement liée à une altération anatomique de l'organe, le plus souvent à une métrite chronique.

Nous avons dit que l'hystéralgie symptomatique est de beaucoup la plus fréquente, à tel point que nous ne possédons aucun exemple bien avéré d'hystéralgie idiopathique. Dans ce cas les douleurs névralgiques de l'utérus sont toujours accompagnées de quelques troubles fonctionnels, annonçant l'existence d'une lésion de la muqueuse ou du parenchyme. Ces troubles fonctionnels, qui toujours précèdent d'abord les phénomènes névralgiques et qui, dans la suite, se confondent avec eux, varient, comme on le comprend, selon la nature de la maladie primitive, qui est ou une métrite chronique interne ou une métrite externe ou une métrite parenchymateuse, ou un cancer, ou un polype, ou un corps fibreux, etc. Nous ne reviendrons pas sur les signes de chacune de ces affections, qui ont été exposés ailleurs avec tous les développements nécessaires. Nous rappellerons seulement que le plus constant et le plus manifeste tout à la fois, c'est la leucorrhée, signalée par la plupart des auteurs, mais qu'ils ont eu trop souvent le tort d'attribuer à la névralgie utérine, tandis qu'elle est presque toujours le résultat de la lésion matérielle d'où dépend l'hystéralgie elle-même.

Il va sans dire que la marche de l'hystéralgie symptomatique est entièrement subordonnée à celle de l'affection d'où elle dérive; qu'elle s'accroît et diminue avec elle; qu'elle est soumise aux mêmes alternatives de mieux et de pis, ainsi qu'aux mêmes causes de recrudescences. Cette parfaite subordination de la névralgie à la maladie primitive est assurément une des meilleures preuves qu'on puisse produire en faveur de l'hystéralgie symptomatique.

Quelquefois l'hystéralgie disparaît avant la guérison de l'affection qui l'a provoquée; d'autres fois elle persévère jusqu'à la fin, plus rarement elle persiste plus longtemps que la maladie primitive, et devient ainsi idiopathique, de symptomatique qu'elle était d'abord.

DIAGNOSTIC. — Les caractères que nous avons assignés plus haut à la douleur et l'absence de toute lésion matérielle permettent de reconnaître aisément la névralgie utérine idiopathique. C'est surtout dans cette forme que les douleurs revêtent le type intermittent et reparaissent par crises, à des intervalles inégaux, le plus souvent après des rémittences complètes.

Dans l'hystéralgie symptomatique, on trouve réunies les douleurs névralgiques et les douleurs propres aux phlegmasies utérines et péri-utérines. Souvent ces lésions sont assez faciles à découvrir; mais d'autres fois elles passeraient inaperçues si l'on se contentait d'un examen superficiel. Aussi, recommandons-nous, pour éviter des erreurs, dont les praticiens les plus éminents n'ont pas toujours su se mettre à l'abri, de procéder avec le plus grand soin à l'exploration des organes génitaux, et de ne pas perdre de vue les signes appartenant aux différentes altérations de la matrice et, en particulier, à la métrite interne. Cependant, nous devons prévenir que, lorsqu'il existe une hystéralgie, il faut se défier de la leucorrhée, qui peut bien ne pas être toujours l'indice d'une phlegmasie de la muqueuse utérine. En effet, l'hystéralgie provoque quelquefois, par voie de sympathie, une hypersécrétion de la muqueuse de l'utérus, hypersécrétion que l'on a justement comparée au larmoiement qui accompagne la névralgie sus-orbitaire; mais l'écoulement utérin, symptomatique de l'hystéralgie, se distingue par des caractères assez tranchés de l'écoulement symptomatique de la métrite interne. Dans cette dernière affection le liquide sécrété est assez dense, d'une consistance glaireuse, anologue à du blanc d'œuf : dans la névralgie utérine, il est plus fluide, plus clair, et se rapproche, par ses caractères physiques de la sérosité. De plus, l'écoulement est continuel dans la métrite interne, tandis que dans l'hystéralgie il ne se produit que pendant les accès ou immédiatement après.

Dans les cas douteux, le traitement pourra servir de pierre de touche. Si l'hystéralgie est symptomatique, les douleurs névralgiques seront calmées par les moyens dirigés contre la phlegmasie utérine ou péri-utérine; mais, au contraire, ces douleurs seront exaltées par ce traitement, si l'hystéralgie est idiopathique.

Un point essentiel encore dans le diagnostic, c'est de reconnaître les sympathies douloureuses que l'hystéralgie éveille dans différentes régions du corps, et, en particulier, dans les nerfs intercostaux. Nous avons dit, en traitant des symptômes, combien la névralgie intercostale s'associait fréquemment à la névralgie utérine; on comprend de quelle importance il est, pour le succès du traitement, de savoir si une névralgie intercostale est idiopathique ou si elle n'est qu'une irradiation de l'hystéralgie. Il ne sera pas moins nécessaire de décider quelle est celle des deux névralgies qui a débuté et qui a été le point de départ de l'autre. Nous avons vu que M. Bassereau et Valleix avaient résolu la question d'une manière diamétralement opposée, et nous avons déclaré que la vérité se trouvait entre les deux opinions extrêmes; cependant nous devons dire que la névralgie utérine donne plus souvent lieu à la névralgie intercostale que celle-ci ne donne lieu à la première.

PRONOSTIC. — Considérée en elle-même l'hystéralgie idiopathique est une affection sans gravité; elle ne menace jamais les jours des malades; mais, si elle est incapable d'occasionner la mort, elle peut, par sa ténacité, par les souffrances aiguës et rebelles qu'elle provoque, devenir le désespoir des médecins et le tourment des femmes qui en sont atteintes. Comme toutes les névralgies, elle se montre d'autant plus réfractaire au traitement qu'elle est plus invétérée. Aussi convient-il de la combattre le plus tôt possible par des moyens appropriés.

L'hystéralgie symptomatique, à cause même de la lésion organique qu'elle implique, est plus grave que l'hystéralgie simple; mais, sa gravité étant subordonnée à la gravité de l'affection dont elle procède, nous renvoyons pour le complément du pronostic aux articles où il est question de la métrite interne, du phlegmon péri-utérin, du cancer de la matrice, etc.

THÉRAPEUTIQUE. — L'hystéralgie idiopathique réclame le traitement ordinaire des névralgies, qui comprend une série de moyens généraux et locaux.

1° *Moyens généraux.* — Ils consistent dans l'administration intérieure des préparations narcotiques (opium, belladone, jusquiame, morelle, etc.), antispasmodiques (valériane, musc, castoréum, assa fœtida, éther, etc.), et dans les inhalations de chloroforme, qui nous ont rendu souvent de très grands services.

Dans les cas où l'hystéralgie présente le type périodique, on a conseillé l'usage du sulfate de quinine; mais ce médicament, qui réussit quelquefois si bien dans certaines névralgies et en particulier dans la névralgie faciale et sus-orbitaire, a le plus souvent échoué entre nos mains dans la névralgie utérine.

2° Moyens locaux.—Le traitement local se compose des topiques divers, qu'on applique, soit sur l'hypogastre, soit directement sur les parties endolories.

Sur l'hypogastre on peut appliquer des cataplasmes émollients, simples ou laudanisés, des fomentations calmantes, des onctions avec des pommades ou des liniments opiacés, belladonés, etc., des frictions avec des préparations d'éther et surtout de chloroforme; des vésicatoires simples ou mieux encore saupoudrés d'un sel de morphine.

Quelques médecins emploient les bains de siége tièdes, rendus adoucissants par l'addition de guimauve ou de graine de lin, de morelle et de tête de pavot; les lavements émollients ou narcotiques les suppositoires calmants dans le rectum, etc.

Mais tous ces moyens sont moins efficaces que ceux qu'on dirige directement sur l'organe douloureux; telles sont les injections vaginales composées de liquides médicamenteux; les pommades ou les huiles narcotiques et antispasmodiques, dont on enduit directement le col de l'utérus, ou qu'on maintient appliquées sur cet organe au moyen d'un tampon de charpie ou de coton, qu'on a préalablement imprégné du médicament.

M. Aran a proposé une sorte de pâte laudanisée, dont nous avons déjà parlé à propos de la métrite du col, et qui ne nous paraît pas offrir d'avantage réel sur les moyens ordinairement usités.

Nous n'avons jamais vu réussir les douches d'acide carbonique dirigées sur le museau de tanche, qui ont été très préconisées depuis quelques années; nous ne croyons pas que cette méthode puisse légitimer toutes les espérances qu'avaient fait concevoir ses premiers succès.

Parmi les moyens directement appliqués sur le col de l'utérus, nous devons mentionner d'une manière toute spéciale l'incision de la partie douloureuse, soit avec le bistouri, soit avec les ciseaux, proposée et pratiquée par M. Malgaigne. Ce chirurgien a fait de ce mode de traitement le sujet d'une note que nous avons déjà signalée au commencement de ce chapitre, et publiée en 1848 dans la *Revue médico-chirurgicale.* On trouve dans ce travail la relation de deux cas d'hystéralgie traités avec succès par l'incision de la lèvre douloureuse. Nous comprenons que la modification de tissu qui résulte d'une solution de continuité, la douleur et l'hémorrhagie qui suivent l'opération, soient de nature à faire cesser, d'une manière temporaire ou même définitive, un état névralgique essentiel; mais il nous paraît difficile d'obtenir la guérison d'une hystéralgie symptomatique par le procédé de M. Malgaigne. Les tentatives que nous avons faites à cet égard ne nous ont pas donné des résultats aussi favorables que ceux annoncés par ce professeur; nous n'avons jamais obtenu qu'un soulagement momentané. Cependant M. Malgaigne continue à recourir quelquefois encore à l'incision, qu'il considère comme une sorte de spécifique de la névralgie utérine.

Pour le traitement de l'hystéralgie symptomatique, l'indication fondamentale ressort de la nature même de l'affection primitive, il est d'une saine thérapeutique de s'occuper d'abord, et d'une manière à peu près exclusive, de la maladie d'où procèdent les douleurs névralgiques. Un traitement convenable, dirigé contre la phlegmasie ou la lésion organique qui tient l'hystéralgie sous sa dépendance, atténuera l'effet en faisant diminuer l'intensité de la cause.

On pourra néanmoins, surtout si les douleurs sont trop vives, chercher à les modérer par l'usage des préparations calmantes, suivant les différents modes d'administration que nous avons fait connaître plus haut; mais on n'oubliera pas que, tant que l'affection primitive subsiste, ces moyens ne doivent être employés qu'à titre d'auxiliaires. Leur usage ne saurait faire négliger le traitement, beaucoup plus important, de la lésion matérielle de l'utérus ou de ses annexes. Pourtant il ne faut pas se dissimuler qu'il y a souvent un grand avantage à débarrasser les malades de cette fâcheuse complication. Dans la métrite interne, par exemple, la douleur névralgique est un élément continuel d'irritation, qui, en entretenant et même en augmentant sans cesse le molimen inflammatoire, ne peut qu'exercer une influence funeste sur la marche de la phlegmasie utérine. Dans ce cas, il est nécessaire d'attaquer énergiquement l'hystéralgie, en même temps que la lésion matérielle dont elle dérive.

Lorsque l'hystéralgie symptomatique survit à l'altération primitive, on rentre, ainsi que nous l'avons déjà dit, dans les cas d'hystéralgie idiopathique. On a recours aux diverses médications que nous avons exposées plus haut. On peut alors essayer l'électrisation.

Il est un moyen que nous avons réservé pour la fin de ce chapitre, parce qu'il est applicable à un grand nombre de cas, et que l'expérience nous a appris à le considérer comme le plus efficace : nous voulons parler de la cautérisation transcurrente superficielle. Nous avons déjà signalé les services immenses que cette méthode de traitement nous rendait journellement dans les troubles nerveux symptomatiques des maladies de l'utérus et de ses annexes. Nous avons eu de fréquentes occasions de constater aussi son utilité dans l'hystéralgie. On sait que les douleurs, dans cette affection, demeurent rarement limitées à la région utérine, qu'elles se disséminent ordinairement dans les parois abdominales, les lombes, les membres inférieurs, les parois thoraciques et les extrémités supérieures. Les indications et le manuel opératoire ne diffèrent en rien des règles que nous avons posées à ce sujet (p. 170).

A propos du pronostic, nous avons dit combien étaient opiniâtres les névralgies utérines anciennes, c'est-à-dire celles qui remontent à dix ou douze ans et au delà. Nous avons vu quelques-unes de ces affections de très vieille date résister à tous les moyens que nous venons d'exposer. Il en est, en cela, de l'hystéralgie comme de la sciatique, de la névralgie faciale et de toutes les névralgies en général. Elles finissent, au bout de plusieurs années, par devenir réfractaires à toute thérapeutique, même à la cautérisation transcurrente superficielle, et par constituer ainsi des infirmités incurables.

CHAPITRE XV.

GÉNÉRALITÉS SUR LES LÉSIONS MÉCANIQUES DE L'UTÉRUS.

Dans nos considérations anatomiques, nous avons signalé quelle était, d'une manière générale, la position de l'utérus dans le bassin et la direction la plus ordinaire de son axe, à l'état normal; mais nous avons dit, en outre, combien étaient grandes et la mobilité de cet organe et la laxité des ligaments qui le suspendent, pour ainsi dire, dans l'excavation pelvienne. Aussi n'y a-t-il point de viscère dont les rapports soient sujets à des variations plus fréquentes et plus diverses. Prédisposé déjà à ces changements de connexion par les particularités anatomiques que nous signalons ici, l'utérus y est encore sollicité par la nature même de ses fonctions. Qui ne sait les modifications de forme, de volume et de situation que la grossesse fait subir à cet organe, et le degré de relâchement qu'elle imprime à ses liens? D'où l'on peut conclure que, chez la grande majorité des femmes, l'état normal, physiologique, de l'utérus, c'est de n'avoir ni de position fixe, ni de connexions précises, ni d'axe déterminé.

S'ensuit-il que les changements de situation et de direction, que nous allons étudier, ne constituent pas de véritables lésions? Cette question n'est pas oiseuse. On sait, en effet, combien les médecins sont divisés sur la solution qu'il convient de lui donner, et combien ce problème a passionné, à différentes époques, les praticiens et les sociétés savantes.

VALEUR PATHOLOGIQUE DES LÉSIONS MÉCANIQUES DE L'UTÉRUS. — Il suffit de jeter un coup d'œil sur l'historique placé en tête de cet ouvrage, pour voir combien les opinions sont partagées sur ce sujet : tandis que les uns mettent les déplacements et les déviations au premier rang parmi les affections utérines, et les regardent comme la source la plus fréquente des souffrances qui tourmentent les femmes, les autres, au contraire, ne les considèrent que comme des lésions très accessoires, presque insignifiantes et à peine dignes de figurer dans un traité de pathologie utérine. Il est enfin d'autres médecins qui, voulant professer une sorte de doctrine de conciliation ou de juste milieu, excluent du cadre nosologique les lésions mécaniques qui n'apportent aucun trouble dans la santé, et n'envisagent comme maladies proprement dites que les déplacements ou les déviations déterminant quelque dérangement fonctionnel, soit dans l'utérus, soit dans des organes plus ou moins éloignés.

Pour nous, nous croyons qu'il est rationnel et conforme aux principes d'une bonne nosologie de considérer comme des affections morbides toutes les lésions mécaniques de la matrice, quels que soient leur forme et leur degré, qu'elles donnent lieu ou non à quelque phénomène morbide. En effet, qu'elle se révèle par quelque trouble fonctionnel ou qu'elle demeure latente, la lésion mécanique n'en existe pas moins avec tous ses caractères matériels, anatomiques, et nous pouvons dire que, dans le dernier cas, elle n'attend qu'une cause déterminante, qu'une occasion favorable pour manifester sa présence. Nous n'hésitons donc pas à nous ranger à l'opinion de ceux qui admettent que tous les déplacements et toutes les déviations de la matrice sont des maladies réelles, qui méritent bien de figurer dans le cadre des affections utérines; seulement nous cessons d'être d'accord avec les auteurs dont il est ici question, quand il s'agit d'apprécier la valeur pathologique et le degré d'importance des lésions mécaniques de l'utérus.

En effet, nous ne sommes ni de ceux qui disent : Les déviations de la matrice, c'est toute la pathologie de la femme ; ni de ceux qui déclarent que les déviations ne sont rien, ou à peine quelque chose. Entrons à cet égard dans quelques développements.

Ce n'est pas là une question qu'on puisse décider *à priori* et qu'on doive chercher à résoudre par le raisonnement ou par des démonstrations théoriques. L'observation clinique peut seule en donner une solution satisfaisante. Il est vrai que les auteurs, trop exclusifs ou trop absolus, dont nous venons de parler appuient leur doctrine, sur l'expérience de tous les jours; mais n'est-ce point ici le cas de rappeler ce mot d'Hippocrate: *Experientia fallax!* Pourquoi l'expérience les a-t-elle abusés? Parce qu'ils ont sans doute mal interprété ses enseignements. Il ne suffit pas de voir; il faut surtout bien voir, bien observer, et ne tirer de ce que l'on a vu que des conclusions parfaitement légitimes.

Or, que nous apprend l'expérience à propos des lésions mécaniques de la matrice? Ainsi que nous l'avons déjà dit, elle nous fait connaître deux choses tout d'abord : c'est qu'il y a des déviations utérines dont les femmes ne souffrent pas, et qu'il y en a d'autres qui s'accompagnent de douleurs et de troubles fonctionnels.

Mais, pour être entièrement indolentes et n'apporter aucun désordre sensible dans la santé des femmes, ces lésions peuvent n'en être pas moins un obstacle sérieux à l'accomplissement régulier des fonctions utérines. On comprend qu'un déplacement, une déviation ou une flexion, quand elles sont excessives, amènent facilement un trouble dans la menstruation, une gêne aux rapports sexuels, une impossibilité dans l'imprégnation, enfin de grandes difficultés dans l'évolution embryonnaire, dans le développement de la gestation et dans l'accomplissement du travail de la parturition. Ces troubles, ces difficultés, ces obstacles trouvent une explication très simple dans l'obstruction, plus ou moins complète, de l'orifice ou du conduit utérin, suivant le sens et le degré du changement de direction ou de situation. Il est donc tout à fait hors de doute que ces lésions peuvent devenir et deviennent quelquefois une cause de dysménorrhée, d'aménorrhée, de stérilité, de fausses couches ou d'accouchements laborieux.

Aussi, toutes les fois que des femmes viennent nous consulter pour des cas de ce genre, est-il à propos de s'assurer, par un examen direct, de la situation et de la direction de la matrice.

Il y a, avons-nous dit, des déviations, des déplacements et des flexions qui provoquent non-seulement des troubles dans les fonctions locales, mais encore des désordres sympathiques ou éloignés. Voici, dans ce cas, quels sont les symptômes communs aux diverses lésions mécaniques de la matrice : douleurs tantôt gravatives, tantôt expulsives dans la région utérine et dans le périnée ; d'autres fois, douleurs vives, lancinantes, s'irradiant dans les lombes, dans les reins, dans la région sacrée, dans les membres inférieurs, déterminant même des retentissements jusque dans les nerfs intercostaux, les nerfs des membres supérieurs ou ceux de la face : troubles variés dans la miction et dans la défécation ; désordres digestifs ; dyspepsie, anorexie ; phénomènes gastralgiques, nausées et même vomissements parfois.

Il est clair qu'en présence de pareils accidents beaucoup de médecins devaient prendre au sérieux les déviations et diriger contre elles tous les efforts de la thérapeutique. Il n'y a qu'un inconvénient à cela, c'est que, dans la grande majorité des cas, les lésions mécaniques de l'utérus sont innocentes du mal qu'on leur impute. En même temps que le déplacement ou la déviation, existe une lésion vitale qui passe inaperçue, et qui, pourtant, est la source et le point de départ de tous les phénomènes pathologiques. Aussi, quand on s'obstine à traiter la lésion mécanique, non-seulement on ne guérit pas les malades, mais encore on prolonge leurs souffrances, on aggrave leur état, et même on détermine dans les organes malades les accidents les plus redoutables.

Voilà donc un premier fait établi, c'est que très souvent le déplacement ou la déviation coexiste avec une altération vitale de l'utérus ou de ses annexes, allons plus loin et disons avec une métrite interne ou avec un phlegmon péri-utérin.

Quelle est l'influence réciproque de ces deux dernières affections et des lésions mécaniques de la matrice ? Nous venons de dire déjà que, suivant nous, les désordres observés en pareil cas sont toujours le fait de la phlegmasie chronique utérine ou péri-utérine. A Dieu ne plaise que nous considérions pourtant la lésion mécanique concomitante comme entièrement inoffensive.

Nous sommes bien convaincu, au contraire, qu'en augmentant l'embarras de la circulation, qu'en opposant une barrière à l'écoulement des produits de sécrétion et qu'en pressant ou en tiraillant sur des tissus enflammés, elle augmente les phénomènes phlegmasiques, rend les douleurs plus vives et l'affection plus rebelle. Dans ce cas la lésion mécanique, nous le répétons, n'est donc pas indifférente à nos yeux ; mais c'est un phénomène secondaire, une circonstance aggravante, si l'on veut, une complication, et rien de plus.

Il n'en sera pas de même lorsque la métrite ou le phlegmon péri-utérin aura disparu. Cette fois, si les douleurs persistent, cela peut tenir et cela tient souvent à ce qu'elles sont entretenues par la lésion mécanique de l'organe. Les tissus qui viennent d'être enflammés conservent, longtemps encore après la résolution de la phlegmasie, un excès de sensibilité que la moindre cause suffit pour exalter. Il est aisé de concevoir de quelle manière doivent agir les déplacements, les déviations et les flexions dans cette circonstance. Aussi dirons-nous bientôt qu'il est souvent opportun, pour compléter en quelque sorte le traitement de la métrite interne et du phlegmon péri-utérin, de soutenir l'utérus, de l'empêcher de ballotter dans l'excavation pelvienne, de tirailler sur ses ligaments ou de presser sur les tissus qui l'entourent.

On voit qu'il y a loin de ces idées à l'opinion qui veut que les lésions mécaniques dominent, pour ainsi dire, toute la pathologie utérine, et qui, leur subordonnant les autres altérations, considèrent la métrite interne ou le phlegmon péri-utérin comme le produit, le résultat de quelque vice de situation ou de direction de la matrice.

On devine combien doivent être opposées les conséquences pratiques de deux doctrines si différentes.

En effet, tandis que, pour certains praticiens, redresser l'utérus constitue presque toute la thérapeutique des affections utérines, pour nous le traitement varie suivant des indications déterminées et précises, que nous exposerons un peu plus loin.

Classification. —Les lésions mécaniques de la matrice peuvent être divisées en deux grandes classes : les lésions de *situation* ou *déplacements*, et les lésions de *direction* ou *déviations*.

I. — Les **déplacements** consistent dans la translation, en masse, de l'utérus, soit en haut ou en bas, soit en avant ou en arrière, soit sur les côtés.

Les déplacements en haut ont reçu les noms particuliers d'*élévation* ou d'*ascension*.

Les déplacements en bas sont désignés par les mots *prolapsus*, *chute*, *procidence*, *abaissement*, *précipitation*.

Les autres genres de déplacement n'ont pas reçu de dénomination spéciale.

II. — Les **déviations** consistent dans un changement de direction de l'utérus, soit par rapport à l'axe du bassin, soit par rapport à son axe propre.

Les déviations se subdivisent en deux genres :

1° Les *versions* ou *inclinaisons*, dans lesquelles la matrice a subi un mouvement de bascule qui porte le corps utérin, soit en avant, soit en arrière, soit sur les côtés, et le col en sens inverse; d'où résultent les trois variétés suivantes :

a. — *Antéversion* (inclinaison en avant).
b. — *Rétroversion* (inclinaison en arrière).
c. — *Latéroversion* (inclinaison sur les côtés).

2° Les *flexions*, *incurvations* ou *courbures*, caractérisées par un changement dans la direction de l'axe même de l'utérus, de sorte que le col et le corps sont pliés l'un sur l'autre et forment un angle plus ou moins ouvert, tantôt en avant, tantôt en arrière, tantôt sur les côtés ; d'où les distinctions suivantes :

a. — *Antéflexion* (courbure en avant).
b. — *Rétroflexion* (courbure en arrière).
c. — *Latéroflexion* (courbure sur les côtés).

On comprend de combien de manières différentes et à combien de degrés divers ces modifications peuvent s'opérer. Nous reviendrons sur ces particularités en traitant de chacune d'elles.

Mais disons tout de suite qu'il est assez rare que ces lésions demeurent isolées, et qu'on n'en observe qu'une seule à la fois. Le plus souvent elles sont réunies, combinées sur un même utérus, de façon à former des changements de situation et de direction très complexes, qui ont reçu des noms composés, exprimant, autant que possible, le sens et l'association de ces diverses altérations.

C'est ainsi qu'il y a des *rétro-antéversions*, des *rétro-antéflexions*, des *anté-* ou *rétro-latéroflexions*, des *rétro-* ou *anté-latéroversions*, etc., etc. ; puis des flexions unies à des versions, des versions à des ascensions ou à des déplacements, etc.

Ces variétés de situation et de direction, que l'on trouve combinées de diverses manières dans la pratique, la théorie les isole, les décrit séparément, pour en rendre l'étude plus facile et la description plus claire.

Il résulte de ce qui vient d'être exposé que l'on peut encore distinguer les lésions de direction et de situation de la matrice en : 1° *simples;* 2° *composées.* Les dernières sont, nous le répétons, beaucoup plus fréquentes que les autres.

Voici un tableau synoptique qui permet d'embrasser d'un coup d'œil toutes les lésions mécaniques de la matrice.

A. Lésions mécaniques simples.

Lésions de situation ou **déplacements.**	Suivant l'axe vertical.		en haut.	*Ascension.*	
			en bas.	*Prolapsus.*	
	Suivant l'axe transversal.		en avant. .	Pas de noms particuliers.	
			en arrière.		
			sur les côtés		
Lésions de direction ou **déviations**	Suivant l'axe du bassin	**Versions.**	En avant.	*Antéversion.*	
			En arrière.	*Rétroversion.*	
			Sur les côtés. . . . à droite.	*Latéro-version*	droite.
			à gauche.		gauche.
	Suivant l'axe de l'utérus	**Flexions.**	En avant.	*Antéflexion.*	
			En arrière.	*Rétroflexion.*	
			Sur les côtés. . . . à droite.	*Latéro-flexion*	droite.
			à gauche.		gauche.

B. Lésions mécaniques composées ou complexes.

Combinaisons des déplacements avec :	1. Les versions.	Pas de noms particuliers.
	2. Les flexions.	

Combinaisons des versions avec les flexions, et *vice versâ*.	1° De l'antéversion avec :	*a.* L'antéflexion..	Pas de nom particulier : on donne celui de la lésion qui domine.
		b. La rétroflexion.	*Antérétroflexion.*
		c. La latéroflexion	*Antélatéroflexion.*
	2° De la rétroversion avec :	*a.* L'antéflexion..	*Rétro-antéflexion.*
		b. La rétroflexion.	Pas de nom particulier.
		c. La latéroflexion	*Rétro-latéroflexion.*
	3° De la latéroversion avec :	*a.* L'antéflexion..	*Latéro-antéflexion.*
		b. La rétroflexion.	*Latéro-rétroflexion.*
		c. La latéroflexion	Pas de nom particulier.

Combinaisons des versions entre elles :	1° De l'antéversion avec la latéroversion.............	*Anté-latéroversion.*
	2° De la rétroversion avec la latéroversion...........	*Rétro-latéroversion.*

Combinaisons des flexions entre elles.	1° De l'antéflexion du corps avec la rétroflexion du col..	*Anté-rétro-antéflexion.*
	2° De la rétroflexion du corps avec l'antéflexion du col....	*Rétro-anté-rétroflexion.*

L'histoire de toutes ces variétés de déplacements et de déviations présente un certain nombre de points de contact, d'éléments communs que nous étudierons dans un même chapitre avant d'aborder la description particulière de chaque lésion. Par ce moyen nous éviterons bien des redites fastidieuses, et nous ferons mieux saisir en même temps les rapports pathogéniques qui rapprochent et qui lient quelquefois intimement la plupart de ces altérations mécaniques. C'est à ce point de vue que nous étudierons, dans ce chapitre, ce qui est relatif à la fréquence, à l'étiologie, aux complications et au traitement des changements de situation et de direction de la matrice.

Fréquence. — Les lésions mécaniques de l'utérus sont tellement communes qu'on peut dire, sans exagération, qu'il est bien peu de femmes, quel que soit leur âge, qui n'en soient pas atteintes.

Mais toutes les variétés de lésions mécaniques ne se rencontrent pas avec une égale fréquence. Sur 339 observations, nous avons noté :

Antéversion	135
Rétroversion	67
Antéflexion	33
Rétroflexion	14
Latéroflexion	1
Rétro-antéflexion	10
Prolapsus (1)	2
Rétro-latéroflexion	1
Rétro-latéroversion	2
Antĕ-rétroflexion	2
Latéroversion	1
Latéro-antéflexion	4
Anté-latéroflexion	2
Non indiqués	65
	339

ÉTIOLOGIE. — Nous avons dit précédemment combien le mode de suspension de l'utérus dans le bassin expose cet organe à des modifications nombreuses et variées dans sa situation et dans sa direction. En effet, tout ce qui est de nature à augmenter le poids de la matrice, à exercer sur elle une pression ou une traction, à relâcher ses ligaments ou à les raccourcir, peut devenir la cause directe ou indirecte d'un déplacement ou d'une déviation.

L'ensemble de ces causes, que nous pourrions réunir sous le titre de *causes anatomiques*, offre donc deux grandes variétés: les unes ayant leur siége dans la matrice même, les autres hors de cet organe et dans son voisinage.

Les causes du premier ordre peuvent se subdiviser elles-mêmes en : 1° celles qui siégent dans le tissu de l'organe; 2° celles qui se développent dans sa cavité.

I. **Causes anatomiques.** — 1° *Des causes qui siégent dans le*

(1) Le chiffre du prolapsus ne doit pas être considéré comme rigoureux. Dans beaucoup de cas il n'a pas été noté, en raison de l'importance plus grande de la lésion mécanique concomitante.

tissu même de la matrice. — Lisfranc, comme nous l'avons déjà dit plus d'une fois, avait admis une explication séduisante pour rendre compte des différents vices de situation et de direction de l'utérus. Suivant ce praticien distingué, ces lésions étaient dues, dans l'immense majorité des cas, à un engorgement primitif de l'organe.

« Quand l'utérus est engorgé dans toute sa circonférence, disait-il, il s'abaisse parallèlement à l'axe du bassin ; son augmentation de volume existe-t elle en avant, il y a antéversion ; on observe le contraire lorsque cette augmentation siége sur la partie postérieure de l'organe ; enfin, quand l'induration se rencontre sur l'un de ses côtés, c'est vers lui qu'il s'incline, etc. » (*Clinique chirurgicale de la Pitié*, t. III, p. 410.)

Dans le chapitre III de cet ouvrage, nous avons formulé nettement notre opinion touchant les engorgements de la matrice, et nous nous sommes efforcé de démontrer que, si l'organe est susceptible de présenter une hypertrophie générale, il n'offre jamais un engorgement isolé de quelqu'une de ses parois. En traitant du phlegmon péri-utérin, nous avons cherché à rendre compte de l'erreur de Lisfranc, qui certainement prenait cette dernière lésion pour des hypertrophies partielles de la matrice. Il en résulte que nous ne saurions partager dans son ensemble la théorie des lésions mécaniques qui vient d'être énoncée. Nous rejetons les engorgements partiels, nous devons rejeter aussi leur prétendue influence sur les déviations utérines. Mais nous avons admis l'engorgement général, soit du corps, soit du col de la matrice, soit de ces deux parties simultanément, nous admettons aussi, par conséquent, la part d'action qui doit leur revenir dans l'étiologie des maladies qui nous occupent.

Ainsi, nous reconnaissons qu'une hypertrophie de la matrice, en augmentant le poids de l'organe et la densité de son tissu, peut, dans certains cas, produire ou son abaissement ou son inclinaison, suivant l'action d'autres causes accessoires ou adjuvantes qui s'ajoutent à la première pour déterminer le sens du déplacement.

Une lésion tout opposée à l'engorgement peut aussi donner lieu à une déviation utérine, c'est l'atrophie ou le ramollissement des parois de l'organe. Il est aisé de comprendre de quelle manière cette altération, surtout quand elle occupe la portion rétrécie de la matrice, c'est-à-dire l'union du col avec le corps, amène un changement de direction dans l'axe utérin. L'organe doit fléchir, doit s'affaisser dans les points où le tissu a perdu sa consistance et sa rigidité normales; quant au sens de la flexion, il est déterminé par le côté où existent le plus haut degré de ramollissement et la plus faible résistance des tissus.

Les tumeurs développées dans l'épaisseur des parois utérines, tumeurs cancéreuses, corps fibreux, par exemple, en entraînant la matrice de leur côté, la font ployer ou basculer, s'élever ou s'abaisser, de manière à produire des inclinaisons ou des flexions. C'est donc aux tumeurs interstitielles qu'on pourrait appliquer avec raison ce que Lisfranc disait des engorgements partiels.

2° *Des causes qui ont leur siége dans la cavité même de la matrice.* — Il s'agit ici de toutes les tumeurs, solides, liquides ou mixtes, qui se développent physiologiquement ou anormalement dans l'intérieur de l'organe: hydrométrie, collections sanguines, hydatides, môles, polypes, — grossesse.

Nous ne parlerons avec détail que de la grossesse, parce que c'est une des causes les plus actives, les plus fréquentes, des déplacements et des déviations, et parce que tout ce que nous en dirons est applicable aux autres variétés de tumeurs intra-utérines.

La grossesse est plus encore une cause prédisposante qu'une cause déterminante de déviation ou de déplacement de l'utérus. La gestation étant une fonction essentielle et, pour ainsi parler, nécessaire, chez la femme, il fallait bien que les choses eussent été disposées par la nature de manière à prévenir les accidents pouvant résulter d'un accroissement si considérable et si prolongé de volume et de poids. C'est pour cela, sans doute, que la portion de l'utérus où ses insertions sont le plus fixes, celle qui sert, en quelque sorte, de base et de point d'appui au reste de l'organe, est aussi celle qui conserve le plus longtemps sa consistance et sa fermeté, celle qui se dilate et s'amincit le plus tardivement; nous voulons dire le col, qui, comme chacun le sait, ne participe au mouvement d'expansion de la matrice que vers la fin de la grossesse.

C'est donc beaucoup moins par le volume énorme et le poids considérable qu'elle donne à la matrice, que par la distension et le relâchement qu'elle détermine dans ses moyens de suspension, que la grossesse exerce quelque influence sur les changements de position de l'organe. Aussi ces accidents se produisent-ils, non point dans le cours même de la gestation, mais à la suite des couches. On sait qu'il faut à la matrice environ trois mois après l'accouchement pour revenir à son volume normal et rentrer dans la position qu'elle occupe dans l'état de vacuité. Si, pendant que l'organe est encore augmenté de poids, pendant que les ligaments sont distendus et relâchés, une cause intervient pour faire pencher l'utérus d'un côté ou de l'autre, il y a lieu de craindre qu'il ne contracte, d'une manière définitive, une direction vicieuse. Ainsi, les femmes qui demeurent constamment dans le décubitus dorsal, à la suite de la parturition, s'exposent à la rétroversion; celles qui se lèvent trop tôt et qui se livrent prématurément à la marche, à des exercices corporels, sont sujettes au prolapsus.

Il est superflu de dire que les femmes sont d'autant plus sujettes aux lésions mécaniques de l'utérus, qu'elles ont eu un plus grand nombre de grossesses.

3° Des causes qui ont leur siége en dehors et dans le voisinage de la matrice.

Toutes les tumeurs développées dans le bassin et qui, d'une manière directe ou médiate, peuvent agir mécaniquement sur l'utérus, le pousser dans un sens ou dans un autre, le comprimer en totalité ou en partie, deviendront autant d'agents de déviation ou de déplacement; tels sont : les phlegmons péri-utérins, les hématocèles péri-utérines, les kystes séreux rétro-utérins, les abcès, les tumeurs ovariques, les grossesses extra-utérines ; les tumeurs cancéreuses ou autres, développées dans l'épaisseur de la vessie ou dans la paroi antérieure du rectum.

La rétention d'urine et la constipation opiniâtre, ou bien l'habitude de satisfaire rarement à la miction et à la défécation, peuvent, par la distension excessive et prolongée du rectum ou de la vessie, déterminer des déviations ou des déplacements de la matrice, soit en avant, soit en arrière.

Nous avons déjà vu que le relâchement des insertions utérines par la grossesse est une cause assez fréquente de lésion mécanique de la matrice ; nous ajouterons qu'il en est de même de la laxité du conduit vaginal, dont la partie supérieure embrassant, comme on sait, le col de l'utérus, constitue le lien le plus solide et le plus fixe de l'organe.

La rétraction des ligaments utérins, leur raccourcissement, sous l'influence de diverses causes, peuvent aussi dévier la matrice en l'attirant du côté où s'opère le travail morbide.

Les adhérences, les brides péritonéales résultant de quelque péritonite partielle et siégeant en quelque point de la séreuse qui recouvre la matrice, agiront de la même manière.

II. **Causes traumatiques.** — Les déplacements et les déviations sont parfois le résultat de causes traumatiques diverses. Parmi ces causes, les unes sont indirectes ou médiates ; elles agissent, pour ainsi dire, par contre-coup, et par suite d'un ébranlement communiqué d'une partie primitivement atteinte à la matrice : tels sont la constriction de l'abdomen par un corset ou des vêtements trop serrés, les coups violents sur la région du bas-ventre, les chutes sur le siége, les efforts de toute espèce, et particulièrement les courses forcées, les excès d'équitation, le saut, les efforts de toux et de défécation, etc. Dans quelques cas de ce genre, on a vu l'utérus se déplacer ou s'infléchir brusquement, se luxer, pour ainsi dire, en déterminant une sensation de déchirure ou de craquement, que les malades ne manquent pas d'accuser.

D'autres causes traumatiques agissent directement, et sans

intermédiaire, sur l'utérus : tels sont les abus de coït, le choc et le refoulement souvent répété du col de la matrice, dans les cas de disproportion des organes sexuels. Mais c'est surtout à cet ordre de causes qu'appartiennent les tractions violentes exercées sur le fœtus pendant un accouchement pénible, ou les opérations chirurgicales qu'il a réclamées. C'est principalement sur les parois vaginales, en les tiraillant, en les contondant, que ces manœuvres exercent l'influence la plus funeste.

Ce que nous disons des manœuvres obstétricales, nous le dirons de même de toute autre opération pratiquée sur l'utérus, dans le but d'en extraire un corps étranger, d'en extirper une tumeur fibreuse, un polype etc.

Les professions qui exposent le plus aux fatigues matérielles et aux efforts, dont il a été question à propos des causes traumatiques indirectes, sont envisagées à juste titre comme propres à exercer une influence sur la production des déplacements ou des déviations de l'utérus. Les femmes qui se livrent aux rudes travaux des champs, celles qui soulèvent de pesants fardeaux, celles qui courent ou qui marchent beaucoup, celles qui font des efforts musculaires fréquents ou qui voyagent souvent sur des charrettes mal suspendues et dans des chemins raboteux et couverts de fondrières, toutes ces femmes, disons-nous, doivent être plus exposées que les autres aux lésions mécaniques de l'utérus.

Ceci nous conduit à parler de l'influence des habitudes et du genre de vie : ce n'est qu'une conséquence, qu'un corollaire de ce qui précède. Il est clair que, tout en admettant que les professions pénibles et les fatigues matérielles exposent aux déplacements et aux déviations, nous reconnaissons aussi que les femmes à profession paisible et à coutumes sédentaires sont assujetties à ces infirmités, pour d'autres raisons, et en particulier, la constipation habituelle, l'atonie des tissus, etc.

Nous manquons des éléments nécessaires pour résoudre cette question d'une manière péremptoire. Il faudrait des statistiques nombreuses, dans lesquelles on eût relevé soigneusement les habitudes et le genre de vie des malades ; cette statistique fait encore défaut dans la science.

Cependant, en y réfléchissant bien, à quoi serviraient ces statistiques? Pourrait-on bien en tirer des conclusions légitimes pour ou contre l'influence des professions et du genre de vie? Nous ne le pensons pas. En effet, un très grand nombre de femmes, le plus grand nombre peut-être, ont des lésions mécaniques de l'utérus et n'en souffrent point; elles ne vont jamais consulter un médecin pour une affection qu'elles ne soupçonnent même pas. Celles qui nous consultent viennent le plus souvent à nous, amenées par des douleurs qui ont leur origine, leur source dans une autre lésion que la déviation ou le déplacement utérin Les premières échappant à la statistique, on n'opérerait donc que sur des éléments de calcul tout à fait insuffisants et défectueux.

III. **Causes physiologiques.** — La science possède-t-elle des données plus certaines pour décider de l'influence des tempéraments et de la constitution? Assurément non. Tout ce qu'on a dit a ce sujet est plus ou moins vraisemblable. Bien que les déplacements et les déviations soient des lésions mécaniques, des lésions, en quelque sorte, chirurgicales, on ne saurait nier que les femmes d'un tempérament lymphatique, d'une constitution faible, a fibres molles et lâches, n'y soient plus disposées que les autres.

L'âge peut-il être, à bon droit, invoqué comme un élément étiologique? Cela n'est pas douteux. On rencontre les lésions mécaniques de la matrice à toutes les époques de la vie de la femme, et même, si l'on en croit M. Boullard, chez les enfants nouveau-nées et chez le fœtus. Nous avons déjà dit ce qu'il fallait penser de cette opinion : nous la regardons comme empreinte d'exagération. Pour nous, les déviations et les déplacements de la matrice sont rares et même tout à fait exceptionnels dans l'enfance, tandis qu'ils deviennent assez fréquents de quinze à quarante-cinq ans, c'est-à-dire pendant cette période de la vie que nous avons appelée menstruelle ou génitale, et où les fonctions utérines s'accomplissent avec la plus grande activité. On voit donc, et l'on devait s'attendre à ce résultat, que les lésions mécaniques, comme les autres affections de l'utérus, et pour les mêmes motifs, suivent cette loi que nous avons implicitement posée dans nos généralités physiologiques, à savoir, que la fréquence des maladies de la matrice est subordonnée au degré d'activité fonctionnelle de cet organe.

DIAGNOSTIC. — Nous ne nous étendrons pas beaucoup touchant le diagnostic des lésions mécaniques de l'utérus, en général ; car ce sujet sera traité avec les détails convenables à propos de chacune de ces lésions en particulier.

Nous nous contenterons de dire ici quelles sont les différentes particularités que le praticien doit s'attacher à reconnaître pour arriver à un diagnostic complet et susceptible de conduire à poser sûrement les indications d'un traitement rationnel.

En effet, il ne suffit pas d'avoir reconnu le genre de déplacement ou de déviation auquel on a affaire ; il faut encore en bien apprécier le degré, en découvrir, autant que possible, la cause et en déterminer toutes les complications. Ce sont là autant de données capitales, sans lesquelles il est impossible d'asseoir un pronostic légitime ni d'instituer une thérapeutique convenable.

Le diagnostic des lésions mécaniques de l'utérus repose sur deux espèces de signes : des signes que nous pourrions appeler *rationnels* et qui sont constitués par l'ensemble des troubles fonctionnels. Mais, d'après ce que nous avons dit précédemment de ces phénomènes, on comprend le peu de confiance qu'ils doivent inspirer. En effet, les troubles fonctionnels se rattachant, la plupart du temps, aux maladies qui compliquent la déviation ou le déplacement, plutôt qu'à la lésion mécanique elle-même, il est clair qu'ils servent bien plus à la faire soupçonner qu'à la faire reconnaître sûrement.

C'est à d'autres signes, que nous appelons *sensibles*, qu'il faut recourir pour arriver à la certitude. Ces signes sont fournis par les différentes formes de toucher, soit isolées, soit combinées, par l'examen au spéculum et par le cathétérisme utérin.

L'examen au spéculum ne fournit que des renseignements assez vagues. Seul, il ne saurait être pris pour un moyen suffisant de diagnostic ; on n'y aura donc recours qu'à titre de procédé accessoire et complémentaire. Mais, s'il n'est que d'un médiocre secours pour la détermination du sens et du degré de la lésion mécanique, il devient d'une incontestable utilité pour l'étude de certaines complications et particulièrement de la métrite.

Le toucher, sous ses différentes formes, et pratiqué suivant les préceptes que nous avons indiqués plus haut, est en quelque sorte le moyen souverain de diagnostic pour les déplacements et les déviations de la matrice. Nous avons dit, dans nos généralités, de quelle manière on pouvait parvenir à déterminer la situation exacte et la direction précise de l'utérus. Nous ne reviendrons pas là-dessus.

Quant au cathétérisme, nous ne saurions approuver les auteurs qui en conseillent trop facilement l'usage. A différentes reprises déjà nous avons exprimé notre opinion sur l'emploi de ce moyen ; nous en avons reconnu tous les avantages, mais nous en avons signalé aussi les inconvénients et les dangers. C'est un excellent procédé, nous en convenons, mais dont on ne doit pas abuser ni se servir à la légère ; il ne faut donc y recourir que dans les cas exceptionnels, où les moyens précédents d'exploration n'auront pas suffi.

PRONOSTIC. — Le pronostic des lésions mécaniques de l'utérus est subordonné au degré du déplacement ou de la déviation, à la nature de la cause, à l'ancienneté de la lésion, au nombre et à la gravité des complications. Cette proposition est tellement évidente qu'elle ne nous semble pas avoir besoin de développements. Cependant nous dirons encore un mot à propos des complications. Il en a été question plus haut, quand nous avons traité de la valeur pathologique et du degré d'importance des lésions mécaniques. Nous avons dit que, très souvent, ces lésions ne provoquent ni douleur ni troubles fonctionnels et ne sont même point soupçonnées par les malades. Dans ce cas, elles n'offrent rien de fâcheux, au moins pour le présent ; mais le médecin ne doit pas oublier que les déplacements et les déviations sont, de leur nature, essentiellement progressifs, et qu'il peut, par conséquent, arriver un moment où la lésion, par sa marche croissante, atteindra un degré incompatible avec l'intégrité des fonctions.

D'autres fois, les femmes atteintes de lésion mécanique de la matrice ne souffrent pas; mais elles sont stériles, et leur stérilité ne reconnaît pas d'autre cause que la position vicieuse de l'organe. C'est là un élément sérieux pour le pronostic.

Peut-on toujours corriger suffisamment la déviation, de manière à rendre la fécondation possible? C'est une question à laquelle on ne saurait répondre d'une manière absolue. Il est vrai de dire qu'en général, si la lésion n'est pas très ancienne ni très prononcée, si surtout elle n'est pas entretenue par une cause qui la rende irréductible, on pourra, à l'aide des moyens que nous indiquerons bientôt, redresser assez la matrice pour faciliter l'imprégnation. Mais, si la lésion date de loin, si elle est portée à un haut degré, enfin si elle est irréductible, il sera bien difficile, souvent même impossible, de remédier à la stérilité.

Un point intéressant, dans le pronostic, c'est de savoir quelle est la gravité relative des différentes espèces de lésions mécaniques de l'utérus. Avant de décider cette question, il en est une autre qu'il nous semble à propos de résoudre au préalable, c'est celle de la curabilité des affections dont il s'agit dans ce chapitre.

Les lésions mécaniques de l'utérus sont elles curables? M. Velpeau a résumé le pronostic de ces maladies dans cette phrase, souvent citée : « Les déviations de la matrice ne guérissent pas, et n'occasionnent jamais la mort. » La deuxième partie de la proposition n'est contestée par personne; mais la première a été vivement attaquée, dans ces dernières années, par Simpson, Kiwisch, Valleix et ses élèves. C'est à l'application du redresseur utérin, dont nous parlerons tout à l'heure, que ces praticiens ont attribué les cures merveilleuses qu'ils ont rapportées. A Dieu ne plaise que nous cherchions à inspirer des doutes sur la bonne foi de ces éminents médecins! Mais nous croyons qu'emportés par un excès d'enthousiasme pour le procédé nouveau, qu'ils préconisaient, ils se sont laissés aller trop facilement sur le terrain glissant des illusions.

Nous n'avons jamais observé, quant à nous, des cas de guérison radicale de lésions mécaniques de la matrice, et nous ne sachons pas qu'il en existe des exemples bien avérés dans la science. Ici le raisonnement est parfaitement d'accord avec l'expérience. En effet, pour peu qu'on réfléchisse sur la cause anatomique des déplacements et des déviations, on conviendra qu'il n'est guère possible de les guérir définitivement. Dans toute lésion mécanique, quelle que soit sa cause occasionnelle, il y a, soit un relâchement, soit une rétraction des tissus, ou bien simultanément ces deux altérations. Or est-il admissible que des altérations de cette nature puissent être modifiées et guéries par des moyens mécaniques? Soit que, dans la flexion, une des parois utérines soit relâchée ou ramollie, ou qu'elle soit rétractée, raccourcie; soit que, dans une déviation ou un déplacement, les ligaments utérins se trouvent tiraillés, allongés ou rétractés, pense-t-on qu'en ramenant la matrice et en la maintenant, pendant quelques jours, dans sa position et sa direction physiologiques, on arrivera à modifier l'altération de texture des tissus, à rendre aux uns leur tonicité, aux autres leurs dimensions normales, de manière à produire une cure radicale? Quant à nous, nous ne pouvons nous décider à admettre une pareille doctrine, et nous répétons que les auteurs qui l'ont préconisée ont été dupes sans doute de quelque illusion.

Voici comment on peut, à notre avis, expliquer le plus grand nombre de ces prétendues guérisons. Une femme souffre dans la région utérine; elle se présente au médecin, qui trouve une lésion mécanique de la matrice, et qui attribue à cette affection les douleurs dont se plaint la malade; il applique le pessaire intra-utérin, le laisse pendant plusieurs heures ou plusieurs jours. Quand l'instrument a été retiré, la femme se trouve quelquefois soulagée; elle peut même ne plus ressentir aucune souffrance; elle se croit guérie; elle ne retourne plus vers son médecin, qui la regarde comme guérie de sa déviation utérine par l'application du redresseur. Mais nous avons dit que bien souvent, le plus souvent même, les douleurs étaient le résultat, non point de la déviation, mais d'une complication, qui peut être une métrite interne avec rétrécissement du conduit utérin, ou un état névralgique de la matrice.

Dans le premier cas, le pessaire intra-utérin a remédié au rétrécissement; dans le second, il a produit une de ces modifications physiologiques de l'organe, qu'on observe dans d'autres douleurs névralgiques, à la suite du simple contact d'un instrument, de la titillation par un corps étranger. C'est ainsi qu'on a vu des névralgies faciales ou dentaires soulagées ou guéries par la titillation de la membrane du tympan, et des névralgies du col de la vessie très avantageusement modifiées par l'introduction répétée des sondes ou des bougies, comme M. Civiale en a, le premier, rapporté des exemples.

Mais, dira-t-on, Valleix a relaté des cas où il affirme avoir constaté le redressement de l'utérus, non-seulement immédiatement après le traitement par le pessaire intra-utérin, mais encore plusieurs jours ou quelques semaines plus tard. — Nous ne contestons point ces faits; seulement, et de l'aveu même de Valleix, la matrice peut reprendre spontanément sa position normale, comme nous en avons observé, nous aussi, quelques exemples; or, dans ces cas, n'est-il pas permis de croire que le médecin, avec le redresseur, est simplement venu en aide à la nature? Bien plus, nous accordons que l'utérus soit demeuré, un ou deux mois, dans sa situation normale, et par le fait du redresseur; mais rien ne prouve qu'il l'ait conservée d'une manière définitive : car la plupart des malades n'ont pas été revues, assez longtemps après leur guérison, par le médecin qui les avait traitées.

Les réflexions que nous venons de faire nous ont été inspirées par la lecture attentive des leçons cliniques de Valleix et des observations qu'il rapporte.

En résumé, dans l'état actuel de la science, nous ne croyons pas qu'il soit possible d'obtenir, soit à l'aide du cathétérisme simple, soit à l'aide du pessaire intra-utérin, la cure radicale des lésions mécaniques de l'utérus, anciennes et portées à un certain degré. Les faits qu'on a avancés à l'appui de la doctrine contraire nous paraissent insuffisants et nullement confirmatifs.

Pourtant nous admettons qu'il est possible, par un traitement mécanique bien dirigé, de remédier quelquefois à certains accidents des déviations utérines, comme, par exemple, la douleur et la stérilité.

Nous croyons aussi qu'on peut, à l'aide des moyens mécaniques, non point corriger, mais seulement *diminuer* quelques lésions mécaniques de la matrice.

Enfin nous sommes certain qu'il est de ces lésions dont on peut obtenir la réduction pendant un assez long temps pour faire croire à une guérison radicale, bien qu'il n'en soit pas ainsi, et que tôt ou tard la lésion se reproduise telle qu'elle etait avant le traitement. Cette guérison apparente et passagère s'explique aisément. On redresse l'utérus; la masse des intestins se précipite à la place qu'occupait l'organe dévié et lui sert de point d'appui; mais qu'une cause quelconque vienne changer ces rapports, et à l'instant l'utérus reprend sa position anormale. Cela s'observe surtout dans la rétroversion, et nous nous expliquons très bien ainsi les succès obtenus par Valleix dans le traitement de cette forme de déviation, qu'il considère comme plus facilement curable que l'antéversion.

Thérapeutique. — Les indications à remplir varient suivant que la lésion mécanique de l'utérus est simple ou compliquée.

Dans les cas compliqués, le traitement est subordonné à la nature de la complication.

Si la complication est une lésion organique (polype, tumeur fibreuse, hématocèle, cancer utérin, kyste de l'ovaire, etc.), qui, non-seulement accompagne la lésion mécanique, mais encore la produit ou l'entretient le plus souvent, il faut, au préalable, recourir, s'il est possible, à une médication propre à détruire une affection, qui est parfois un obstacle au traitement du déplacement ou de la déviation. Si la complication est curable, on peut, dans certains cas, combattre directement la lésion mécanique.

Mais, assez habituellement, c'est une lésion vitale (métrite chronique, phlegmon péri-utérin, hystéralgie, etc.) qui complique la lésion mécanique de la matrice. Si, dans ce cas, on a recours d'emblée au traitement mécanique, le plus souvent on aggrave l'état des malades et on leur fait courir les plus sérieux dangers. Il faut donc traiter d'abord l'altération vitale, qui est, en réalité, la maladie la plus importante, et ne recourir aux procédés mécaniques qu'après la guérison de la complication. C'est là un précepte capital, qui doit servir de règle dans le traitement des lésions mécaniques et dont on ne saurait jamais se départir impunément.

Nous pouvons formuler, dans les termes suivants, les indications relatives au traitement des lésions mécaniques de la matrice :

1° Quand il existe simultanément une lésion mécanique et une altération vitale de l'utérus ou de ses annexes, il faut commencer par traiter et guérir celle-ci, qui est la maladie principale, essentielle.

2° Lorsque la lésion mécanique existe seule et qu'elle détermine des troubles manifestes dans la santé, il convient de lui appliquer d'emblée un traitement approprié au genre et au degré du déplacement ou de la déviation : c'est ainsi qu'on pourra remédier avantageusement aux troubles ou à la gène que ces lésions apportent dans l'accomplissement des fonctions utérines.

3° On doit s'occuper encore du traitement direct des lésions mécaniques, quand elles survivent aux altérations vitales et qu'elles entretiennent les douleurs et les phénomènes morbides divers, dont la phlegmasie de la matrice ou de ses annexes a été le point de départ.

Le traitement des lésions mécaniques de la matrice, envisagées isolément, c'est-à-dire dégagées de toute affection concomitante, peut être divisé en :

1 Traitement médical ;

2° Traitement chirurgical.

A. **Traitement médical.** — Quelques praticiens, frappés de l'insuffisance des moyens mécaniques, et ne voyant qu'un palliatif dans l'emploi de ces moyens, ont songé à attaquer par des remèdes spéciaux l'altération des tissus à laquelle ils attribuaient le déplacement ou la déviation utérine. Suivant la nature présumée de cette altération, relâchement ou atonie des tissus, engorgement ou rétraction, ils ont eu recours aux astringents et aux toniques, aux fondants et aux résolutifs.

Ces médications ont été employées, tantôt à l'intérieur, comme agents généraux ; tantôt directement sur les parties, comme agents topiques.

De là deux ordres de moyens dans le traitement médical : des moyens généraux et des moyens locaux.

I. *Traitement général.* — Les moyens généraux ou internes, essayés jusqu'à ce jour, sont : l'iodure de potassium et le proto-iodure de mercure, préconisés par Bell ; les préparations ferrugineuses, l'acide tannique et le seigle ergoté, mis en usage par Kiwisch.

Nous ne comprenons point quel peut être le genre d'action du proto-iodure mercurique dans les cas de lésions mécaniques de l'utérus. C'est un moyen purement empirique qui n'a jamais amené de guérison, qui ne mérite aucune confiance et que son auteur, après l'avoir seul employé sans doute, a fini par abandonner lui-même.

Le seigle ergoté, par son action spéciale sur le tissu contractile de l'utérus, a pu faire concevoir quelques espérances, que l'expérience n'a point confirmées ; on y a renoncé également.

L'usage de l'iodure de potassium, dans les cas où il serait démontré que la déviation est entretenue par un engorgement utérin ou péri-utérin, l'administration des préparations astringentes ou martiales, dans les cas où la lésion mécanique tiendrait à un vice lymphatique de la constitution, à une atonie des tissus, seraient suffisamment justifiés pour mériter d'être essayés. Mais, en général, on ne doit pas en attendre des résultats bien satisfaisants. Nous les considérons plutôt comme des moyens adjuvants que comme des moyens vraiment curatifs. Ce serait s'exposer à d'étranges déceptions que d'en exiger davantage.

II. *Traitement local.* — Les topiques divers, conseillés ou employés contre les lésions mécaniques de l'utérus, sont : les douches froides dirigées sur l'hypogastre ou sur le col de la matrice ; les préparations astringentes et toniques, de tannin, d'acétate de plomb, de nitrate d'argent, de perchlorure de fer, la cautérisation intra-utérine avec le crayon d'azotate d'argent, etc.

Les douches, froides, convenablement et méthodiquement administrées, peuvent améliorer l'état des femmes atteintes de lésions mécaniques de la matrice, surtout dans les cas où ces lésions reconnaissent pour cause le défaut de ton, l'excessive laxité des tissus. C'est alors seulement qu'on peut raisonnablement y avoir recours et en attendre quelque bon résultat ; mais nous pensons qu'on doit formellement s'en abstenir, quoi qu'en aient dit certains auteurs, dans les cas où la lésion mécanique est causée ou entretenue par quelque engorgement des tissus. Nous avons déjà dit combien l'emploi des douches peut devenir funeste dans ces circonstances, et nous rapporterons des observations qui sont bien de nature à en démontrer tous les dangers.

C'est Kiwisch qui a eu la malheureuse idée d'injecter dans l'utérus dévié ou infléchi une solution de perchlorure de fer. Les accidents qui ont suivi ses premières tentatives ne l'ont pas encouragé à persévérer dans l'emploi de ce moyen.

Nous ne sommes guère disposé à attribuer une grande efficacité aux autres solutions astringentes préconisées dans le même but. La cautérisation avec le nitrate d'argent peut être utile dans les cas où la lésion mécanique s'accompagne de métrite interne ; mais alors c'est contre cette dernière affection qu'agit salutairement le caustique et non contre la déviation.

En résumé, le traitement médical, sous quelque forme qu'on l'emploie, à l'intérieur ou à l'extérieur, nous paraît insuffisant pour guérir une lésion mécanique quelconque de la matrice. Il peut contribuer, dans certains cas, à soulager les malades, à améliorer leur état ; mais nous ne pensons pas qu'il puisse rendre d'autres services.

B. **Traitement chirurgical et mécanique.** — Croyons-nous davantage à l'entière efficacité du traitement chirurgical ? C'est ce que nous dirons un peu plus bas. Quant à présent, nous nous contenterons de faire remarquer qu'il est assez rationnel d'opposer à une lésion mécanique un ensemble de moyens mécaniques aussi ; mais jusqu'à quelle mesure peut-on y recourir ? C'est encore ce que nous nous réservons de dire après que nous aurons fait connaître les procédés mécaniques généralement mis en usage.

Le traitement chirurgical comprend deux ordres de moyens, propres à satisfaire aux deux grandes indications réclamées par toute lésion mécanique de l'utérus. En effet, étant donné un changement dans la direction ou dans la situation de la matrice, le medecin doit : 1° réduire la lésion, c'est-à-dire replacer l'organe dans sa position normale ; 2° maintenir l'organe réduit, c'est-à-dire l'empêcher de reprendre sa position vicieuse.

I. **Réduction.** — On comprend que le procédé de réduction de la matrice varie avec la nature et le sens de la lésion mécanique ; nous aurons donc occasion de revenir sur ces manœuvres à propos de chaque déplacement ou de chaque déviation en particulier.

Cependant nous pouvons indiquer, dès maintenant, ce que nous nommerons les deux grandes méthodes de réduction, avec leurs différents procédés.

1° La première méthode consiste à réduire l'utérus par des moyens extérieurs à l'organe.

Cette méthode comprend trois procédés :

a. Le premier consiste à agir directement sur la matrice avec les doigts introduits dans le vagin ;

b. Le deuxième, à refouler l'utérus, d'une manière indirecte, soit en arrière, par la paroi hypogastrique, soit en avant, par le rectum ;

c. Le troisième procédé, que nous appellerons *mixte*, consiste dans la réunion des deux précédents, c'est à-dire à agir sur la matrice, simultanément par le vagin et le rectum, par l'hypogastre et le vagin, par le rectum et l'hypogastre.

2° La seconde méthode consiste à réduire la matrice par des instruments introduits dans la cavité même de l'organe.

On se sert habituellement, pour pratiquer ce genre d'opération, de la sonde utérine de Simpson ou de l'hystéromètre de M. Huguier.

La manœuvre diffère, suivant la variété de déplacement ou de déviation à laquelle on a affaire.

II. Contention. — Les moyens contentifs, ou ceux dont le but est de maintenir l'utérus réduit, sont fort nombreux ; on peut les diviser en deux grandes classes :

1° Des moyens que nous appellerons *physiologiques ;* 2° des moyens *mécaniques* proprement dits.

Moyens physiologiques. — Parmi les moyens physiologiques, nous comprendrons :

a. La *position*, qui consiste à placer les malades dans l'attitude qui convient le mieux pour empêcher l'utérus de se porter dans le sens de son déplacement. On comprend qu'il faut toujours placer la malade dans une position opposée au déplacement utérin, afin de lutter, par l'action de la pesanteur, contre la tendance morbide de la matrice.

b. Les conseils donnés par quelques praticiens, de laisser séjourner le plus longtemps possible l'urine et les matières fécales (M. Piorry) dans leurs réservoirs, afin de refouler la matrice par la distension de la vessie et du rectum, entre lesquels elle se trouve placée.

Ce sont là des moyens que nous ne faisons que citer pour mémoire, mais qui ne nous paraissent pas mériter d'être pris au sérieux.

Moyens mécaniques. — Les moyens mécaniques proprement dits peuvent être divisés en cinq classes :

a. Ceux qui s'appliquent hors des organes générateurs, et sur quelque point des parois pelviennes ou abdominale. Nous les appellerons *moyens externes :* tels sont les ceintures abdominale, hypogastrique, la pelote périnéale.

b. Ceux qui s'introduisent dans le vagin et qui pressent ou soutiennent l'utérus en masse, en agissant sur le col de l'organe. Nous les nommons *intra-vaginaux :* ce sont les diverses variétés de pessaires.

c. Ceux qui sont portés dans la cavité même de la matrice, et ont surtout pour objet de la redresser, de lui rendre son axe normal ; nous les désignerons sous la dénomination d'instruments *intra-utérins* : ce sont les redresseurs de Kiwich, de Mayer, de Simpson, les pessaires intra-utérins de Valleix.

d. Ceux qui sont introduits dans le rectum, et qui agissent sur la matrice d'une manière indirecte; nous les appellerons *intra-rectaux :* telles sont les mèches de charpie, proposées par M. Huguier, et les vessies élastiques remplies d'air, employées par M. Favrot.

Ces derniers moyens sont incommodes et d'une efficacité plus que douteuse; ils déplaisent aux malades, ne peuvent être supportés longtemps et parfois ils entraînent des accidents graves. Nous les rejetons d'une manière absolue.

e. Une dernière classe de moyens consiste dans la pratique de certaines *opérations sanglantes* sur la muqueuse vaginale ou utérine, dans le but d'obtenir la *cure radicale* des lésions mécaniques de la matrice : c'est ainsi que Robertson a proposé de raccourcir la muqueuse du côté opposé à l'inclinaison; qu'Amussat a conseillé d'exciser la muqueuse vaginale, et d'établir des adhérences entre une des lèvres du col utérin et le vagin, et qu'enfin M. Desgranges a proposé de détruire partiellement la muqueuse au moyen des cautérisations multiples.

Nous proscrivons encore ces opérations comme inefficaces ou périlleuses.

De quelques moyens contentifs en particulier. — Nous signalerons, d'une manière spéciale, ceux des instruments ou des appareils qui sont le plus généralement employés pour soutenir l'utérus ou pour maintenir réduite une lésion mécanique de cet organe.

1° *Des sachets.* — Récamier avait imaginé d'introduire, jusqu'au fond du vagin, des sachets renfermant diverses substances médicamenteuses, émollientes ou aromatiques, dans le double but de soutenir mollement l'utérus et de combattre l'inflammation dont s'accompagne fréquemment la lésion mécanique.

Aujourd'hui ces sachets sont peu employés par les médecins; mais ils jouissent encore d'un grand crédit auprès de quelques sages-femmes, qui s'occupent spécialement des maladies de matrice.

2° *Des éponges.* — Lisfranc, dans ses *Leçons cliniques* (t. III, p. 476), a consacré un assez long paragraphe à l'emploi des éponges, placées dans le vagin, comme moyen de contention dans les déplacements de la matrice.

Il recommande qu'elles soient fines, bien lavées et soigneusement débarrassées des corps étrangers qu'elles contiennent. Il veut qu'on leur donne, en les traitant convenablement, la forme oblongue, qui est le plus en rapport avec celle du vagin. « Leur volume, ajoute-t-il, doit être inférieur à la capacité du canal utéro-vulvaire; s'il était, en effet, trop grand, il produirait trop de dilatation; il augmenterait le relâchement de l'organe; il gênerait les fonctions de la vessie et du rectum.

» Afin de pouvoir retirer l'éponge facilement et sans douleur, pour la nettoyer, on passe dans son épaisseur un fil ciré avant de l'introduire; les deux bouts de ce fil restent à l'extérieur du vagin. »

Lisfranc s'élève avec raison contre le conseil donné par certains médecins d'injecter ensuite, dans le vagin, différents liquides astringents, destinés à gonfler l'éponge et à combattre l'atonie des tissus. Il n'a jamais obtenu des résultats satisfaisants de l'emploi de ces injections irritantes, et il préfère l'usage des décoctions émollientes.

Il insiste, en outre, sur les inconvénients et les dangers de l'éponge intra-vaginale. Nous croyons utile de reproduire ses propres paroles :

« L'éponge, dit-il, doit être lavée et renouvelée souvent; car les fluides sécrétés par la matrice, par le vagin, s'infiltrent dans son épaisseur, s'y altèrent, y deviennent putrides; d'où naissent une irritation et des exhalaisons infectes, capables de nuire essentiellement aux organes génitaux et à la santé générale de la femme.

» Le contact direct et prolongé de l'éponge avec la muqueuse du vagin et du museau de tanche détermine quelquefois de l'irritation, de l'inflammation, des érosions, des excoriations, de petites ulcérations superficielles. Afin d'empêcher l'éponge de produire ces accidents, on a conseillé de l'entourer d'une chemise en toile fine.

» Malgré ces précautions, l'éponge peut occasionner encore

de très vives douleurs, par suite de l'excessive tuméfaction qu'elle acquiert et de la distension qu'elle exerce alors sur les tissus. Il faut, en pareil cas, se hâter de la retirer. »

Des pessaires. — L'invention et l'emploi des pessaires remontent à la plus haute antiquité. Ils sont recommandés par Hippocrate et Paul d'Egine, et très vantés par Albucasis et Osiander.

Matière des pessaires. — Les anciens divisaient les pessaires en émollients, toniques, astringents, emménagogues et anti-hémorrhagiques : c'étaient des tampons de laine, de charpie, de linge, imbibés de diverses décoctions médicamenteuses, ou composés parfois des plantes médicinales elles-mêmes, ramollies par la coction. Les sachets et les éponges, dont nous venons de parler, rentreraient dans ces variétés de pessaires.

Plus tard on a fabriqué des pessaires en bois et en métal ; on en a fait avec du tilleul, du liége, du sorbier, du buis ; avec de la corne, de l'ivoire, de la cire, du cuir, de l'étain, du plomb, du cuivre, de l'or, de l'argent, etc.

Le défaut général de tous ces pessaires est d'être gênants par leur poids et nuisibles par leur extrême dureté. On les a presque tous rejetés aujourd'hui ; et nous n'en parlons guère qu'à titre de document historique.

On a renoncé également à l'usage des pessaires dont le tissu est en lin, en soie, en coton, etc., enduit d'une couche de vernis ou de gomme élastique.

Les pessaires en caoutchouc vulcanisé, inventés par le docteur Gariel, sont les plus généralement employés de nos jours. Ils ont l'avantage d'être légers, souples, élastiques, peu irritants, faciles à laver et à peu près inaltérables.

Ces pessaires se composent : 1° d'une ampoule de figure variable, mais ordinairement pyriforme, qu'on introduit dans le vagin jusqu'au contact du museau de tanche ; 2° d'un tube flexible dont l'extrémité supérieure est soudée et fait suite à la première ampoule, et dont l'extrémité inférieure est munie d'un petit robinet ; 3° d'une seconde ampoule, libre, indépendante, qu'on remplit d'air et qu'on adapte au tube précédent, afin de faire passer l'air dont elle est remplie dans le pessaire proprement dit. Lorsque l'ampoule vaginale a été ainsi distendue, on ferme le tube en tournant convenablement le robinet et on retire le réservoir d'air.

Forme. — L'état des organes ou la nature du déplacement, auquel il s'agit de remédier, ont fait donner aux pessaires des dimensions et des formes très variées.

Il en est de sphériques, d'ovoïdes, d'ovales, d'aplatis sur deux sens opposés. On distingue encore : les pessaires en *gimbelette*, complétement circulaires ou ellipsoïdes, percés d'un trou central ; ceux en *huit de chiffre*, allongés, avec un rétrécissement dans le milieu Les pessaires dits *à tige*, *à pivot*, ou en *bilboquet*, sont formés d'une partie supérieure, évasée. et ayant la forme d'un anneau, supportée par trois branches qui convergent et se réunissent en une tige, longue d'un décimètre environ, et trouée à son extrémité inférieure pour recevoir des rubans destinés a la fixer a une ceinture Les pessaires *en pelle* de M. Hervez (de Chégoin), se composent d'une partie évasée dont une de faces est concave et l'autre convexe, et d'une tige percée a son extrémité libre d'un trou destiné à fixer l'instrument au dehors. On emploie, en Angleterre, des pessaires *globuleux*. M. Tanchou en a fait construire en *disque d'entonnoir* très évasé, terminé en bas par un bec conique.

Les pessaires dont il vient d'être question agissent surtout en soutenant l'utérus, en formant au col de l'organe une espèce de coussinet ou de support. La plupart ont été imaginés principalement pour remédier aux déplacements.

En vue de combattre les déviations utérines, quelques praticiens ont songé à agir directement sur la longueur de la matrice et à la maintenir fixée dans son axe normal à l'aide d'instruments spéciaux. Ainsi que nous l'avons déjà dit dans nos considérations historiques, l'idée mère de cette méthode appartient à M. Velpeau, et les premières applications en ont été tentées surtout par Amussat. Rendre à l'utérus sa rectitude, lui restituer son axe normal au moyen d'une tige rigide, introduite et laissée à demeure dans la cavité de l'organe : tel est le principe fondamental de la méthode dite du *redressement*.

Divers instruments plus ou moins ingénieux ont été inventés dans le but de satisfaire à l'indication capitale que nous venons de formuler. Nous nous contenterons de nommer les *redresseurs utérins* de Kiwisch et de Mayer, le pessaire *intra-utérin* de Simpson, l'*hystérophore* de Detschy et l'instrument de Valleix, qui est comme une combinaison du pessaire utérin de Simpson et du redresseur de Kiwisch. Dans notre historique général (p. 22), nous avons dit quels avaient été les espérances et les déceptions, les succès et les revers de la méthode du redressement; nous avons rappelé la discussion qu'elle avait soulevée au sein de l'Académie de médecine, et le jugement porté sur elle par ce Corps savant. Malgré notre déférence pour les sentences académiques, nous avons déclaré et nous déclarons encore que les conclusions définitivement adoptées étaient empreintes d'un excès d'indulgence et ne condamnaient pas d'une manière assez formelle un mode de traitement généralement reconnu dangereux. L'Académie, trouvant sans doute qu'elle manquait d'une expérience personnelle suffisante pour décider la question, aima mieux s'en référer à l'avenir et laisser à l'expérience ultérieure le soin de juger en dernier ressort.

Pour nous, l'expérience avait prononcé depuis longtemps. Tous les faits que nous avions observés condamnaient les redresseurs et les pessaires intra-utérins. Les faits recueillis par un de nos collègues d'Allemagne les plus versés dans l'étude de la pathologie utérine, n'ont pas été plus favorables à la méthode de MM Simpson, Kiwisch et Valleix. « D'après ce que nous avons observé, dit M. Scanzoni (p. 88), nous ne saurions donner notre approbation à ces instruments. Leur emploi est, selon nous, dangereux, sans résultat aucun, et, de plus, dans bien des cas et dans certaines circonstances, impraticable et tout à fait impossible. »

Ces paroles de M. Scanzoni nous paraissent très bien exprimer le sentiment de la généralité des médecins sur la méthode du redressement utérin L'appel que l'Académie avait fait à l'expérience ultérieure a donc été entendu; l'avenir a prononcé. Les redresseurs et les pessaires intra-utérins doivent être, selon nous, entièrement proscrits de la pratique, comme des moyens toujours inefficaces et très souvent périlleux.

Du mode d'action et du choix des moyens mécaniques. — M. Gariel a dit avec raison que tous les moyens mécaniques, applicables aux déplacements et aux déviations de l'utérus, n'agissent qu'en soutenant la matrice, qu'en lui fournissant un point d'appui, qu'en l'immobilisant. Les meilleurs instruments sont donc ceux qui remplissent ce but, sans fatiguer les organes, sans irriter les tissus, sans déterminer de ces accidents graves auxquels exposent plus ou moins tous les corps étrangers au contact des tissus vivants.

Sous ce rapport, il n'est pas de meilleurs pessaires, ainsi que nous l'avons déjà dit, que les pessaires à air de M. Gariel, qui compriment mollement les organes et dont on peut à volonté accroître ou diminuer le volume. Ce sont ceux auxquels nous avons le plus souvent recours.

Mais, dans la grande majorité des cas, des instruments plus simples encore, la ceinture hypogastrique et la pelotte périnéale, suffisent à remplir les indications que nous venons de poser et dont la principale consiste, avons-nous dit, à immobiliser la matrice. Nous n'employons les pessaires que lorsque l'insuffisance de ces deux derniers appareils est pour nous clairement démontrée.

Toutefois, avant l'application de ces instruments, il est encore quelques difficultés qu'il importe de résoudre. En effet, il faut savoir jusqu'à quel point les procédés mécaniques pourront être bien supportés, et préciser le sens dans lequel ils devront agir et le lieu où il conviendra le mieux de les appliquer.

Frappé de ces difficultés, nous avons cherché un moyen qui nous pût servir, en quelque sorte, de pierre de touche, et nous guider dans le choix et dans l'application du procédé le plus convenable.

Pour cela, nous recommandons à la malade de déprimer et de soutenir avec ses mains : 1° la paroi du bas-ventre, immédiatement au-dessus du pubis ; 2° le plancher périnéal ; 3° simultanément ces deux régions. Si la malade est soulagée par la pression et le refoulement de l'hypogastre, nous prescrivons une ceinture hypogastrique; si cette manœuvre, au contraire, ne calme point ses douleurs ou si elle les exaspère, et que la pression et le refoulement du périnée les soulagent ou les dissipent, nous prescrivons une pelote périnéale: enfin nous faisons porter un appareil, comprenant à la fois une ceinture hypogastrique et une pelote périnéale, aux femmes qui éprouvent du soulagement de la pression exercée simultanément sur le bas-ventre et sur la région du périnée.

Après ces généralités sur les lésions mécaniques de la matrice, nous allons tracer l'histoire de chaque espèce en particulier.

CHAPITRE XVI.

DES DÉPLACEMENTS.

DIVISIONS. — Nous avons distingué cinq variétés de déplacements :

A. Suivant l'axe vertical..............	1° En haut. 2° En bas.
B. Suivant l'axe antéro-postérieur.......	3° En avant. 4° En arrière. 5° Sur les côtés.

ARTICLE PREMIER.

DU DÉPLACEMENT EN HAUT OU ASCENSION DE L'UTÉRUS.

ÉTIOLOGIE. — Cette forme de déplacement est assez rare, et quand elle se présente elle se lie à peu près invariablement à une lésion développée dans les annexes de la matrice : tantôt c'est une tumeur du vagin, de la vessie, du rectum ou de la cloison recto-vaginale, qui pousse la matrice de bas en haut; tantôt c'est une tumeur des trompes ou de l'ovaire qui, à mesure qu'elle s'accroît, distend les ligaments larges et attire l'utérus par son mouvement d'élévation. Mais nous ne saurions admettre, avec certains auteurs, que l'organe puisse être entraîné par la portion du péritoine qui le recouvre, dans l'ascite ou dans les cas où la séreuse est distendue par un épanchement quelconque. Enfin la matrice, acquérant, dans certains cas de tumeurs fibreuses et de polypes ou de collections liquides contenues dans sa cavité, un développement excessif, peut se trouver à l'étroit dans l'excavation pelvienne et s'arrêter, comme dans les derniers mois de la grossesse, au-dessus du détroit supérieur. Dans des circonstances plus rares, l'élévation de la matrice est due à un raccourcissement congénital ou accidentel des ligaments utérins.

Ainsi, toutes les fois qu'on trouve l'utérus plus élevé que dans l'état normal, il faut songer surtout à quelque tumeur développée dans l'organe même ou dans son voisinage.

Degrés. — Le déplacement en haut est susceptible de différents degrés, sur lesquels il est inutile de nous appesantir. Il peut être porté au point de rendre le museau de tanche difficilement accessible à l'exploration du doigt par le vagin (Dugès et Boivin). Dans ces cas, l'organe ayant franchi l'excavation pelvienne peut être senti aisément au-dessus du pubis, par le toucher hypogastrique.

En vertu même des causes qui provoquent l'élévation de l'utérus, il est rare que ce déplacement soit simple et ne s'accompagne pas en même temps d'un certain degré d'inclinaison, soit en avant, soit en arrière, soit sur les côtés.

L'ascension de la matrice, dépendant généralement de quelque lésion de l'organe ou des tissus voisins, ne comporte point de traitement spécial. Suivant l'adage *sublatâ causâ, tollitur effectus*, il disparaît avec la cause qui l'entretient ; c'est donc à combattre la lésion causale que le médecin doit surtout s'appliquer.

ARTICLE SECOND.

DU DÉPLACEMENT EN BAS OU PROLAPSUS.

Historique. — Le prolapsus utérin était admis par l'universalité des praticiens lorsque cette lésion a été dernièrement révoquée en doute par M. Huguier. Déja dans le courant de l'année 1858, l'éminent chirurgien de Beaujon avait publié, dans la *Gazette hebdomadaire*, un article négatif relativement à la maladie qui nous occupe ; mais ce n'était que le prélude d'un volumineux mémoire dont il a donné lecture à l'Académie de médecine, le 8 mars dernier. L'objet de ce travail est résumé par l'auteur dans la conclusion suivante : — « La maladie que l'on a désignée jusqu'à ce jour sous les noms de *prolapsus*, de *précipitation* ou de *chute complète* de l'utérus, n'est très généralement autre chose qu'une hypertrophie longitudinale du col de l'organe, dont le corps et le fond sont restés dans la cavité pelvienne, bien que le vagin soit entièrement renversé, et que la tumeur pendante entre les cuisses ait une longueur égale ou supérieure à celle de l'utérus à l'état normal. » Et plus loin M. Huguier ajoute : — « On ne trouve dans presque aucun ouvrage la preuve irrécusable, séméiotique et anatomo-pathologique, de l'existence de la chute complète de l'utérus. »

M. Depaul protesta contre ce qu'il y avait de trop absolu et, partant, de fort exagéré dans cette opinion ; il se fit l'avocat des anciennes doctrines et des anciens auteurs. Il démontra, par de nombreuses citations, que l'allongement hypertrophique du col utérin, loin d'être une lésion nouvellement décrite par M. Huguier, était connu de Baudelocque, de Désormeaux, de Lallemant, de Leroux (de Dijon), de Buisson, de Bichat, et qu'il se trouvait signalé, en plus d'un endroit, dans le *Traité des maladies de l'utérus*, de Dugès et de madame Boivin. Enfin, M. Depaul fournit de sérieux arguments en faveur de l'existence du prolapsus. Il démontra que la légitimité de cette lésion était à la fois basée sur des faits cliniques et sur des preuves nécropsiques.

M. Verneuil publia dans la *Gazette hebdomadaire* une série d'articles dans le but de prêter main-forte à M. Huguier ; mais quelques semaines après, M. le professeur Stoltz (de Strasbourg) écrivait, dans le même journal, une très savante note qui prouvait péremptoirement que l'allongement hypertrophique du col utérin avait été parfaitement bien décrit par Levret dans le *Journal de médecine, de chirurgie et pharmacie*, de Roux, en octobre 1775. Le travail de Levret est intitulé : *Sur un allongement considérable qui survient quelquefois au col de la matrice.* Comme le fait remarquer M. Stoltz, il ne manque à ce titre que l'épithète *hypertrophique* pour ressembler tout à fait à celui employé par

M. Huguier. Levret rapporte quatre observations dans lesquelles on trouve, non-seulement une excellente description de la lésion, mais encore l'indication des mêmes signes diagnostiques que M. Huguier a donnés comme nouveaux. Ainsi, non content de mesurer extérieurement le col utérin et d'en déterminer la longueur approximative par le toucher vaginal, Levret introduit dans la cavité même de la matrice, soit un stylet, soit une sonde de baleine, pour en apprécier mathématiquement la profondeur.

Il paraît que du temps de Levret la descente utérine comptait aussi un certain nombre d'incrédules parmi les médecins. Levret pense que la lésion qu'il vient de découvrir et de faire connaître est de nature à mettre d'accord ceux qui croient au prolapsus et ceux qui le nient. « Si tous les auteurs, dit-il, avaient su qu'il y a des cas où le col de l'utérus peut quelquefois s'allonger au point d'acquérir cinq à six pouces et même davantage, *sans que le corps de la matrice soit pour ainsi dire déplacé*, étant encore alors dans le petit bassin, loin de disputer en vain, ils seraient non-seulement tombés d'accord sur l'existence de chacun des faits qu'ils niaient respectivement, mais sur leur différence réelle, comme il est aisé de le voir par nos remarques. »

M. Huguier a donc été devancé de près d'un siècle par Levret. Mais Levret a, suivant nous, sur notre honorable confrère un grand mérite, c'est d'avoir admis et décrit l'allongement du col utérin sans contester le prolapsus. Il estime même que l'hypertrophie du col de la matrice s'accompagne toujours d'un certain degré de descente de l'organe, et il regarde cette lésion comme une variété du prolapsus : « La tumeur dont nous avons parlé, dit-il, est une *quatrième espèce*, composée du vagin retourné et du col de la matrice allongé, sans y comprendre le corps de cet organe. »

Nous avons déjà condamné l'opinion de M. Huguier en déclarant que nous la trouvions trop absolue et très exagérée ; nous nous rangeons complétement aux idées de Levret, qui nous paraissent entièrement conformes à l'observation des faits.

ÉTIOLOGIE. — Le prolapsus utérin reconnaît pour raison anatonique, soit la laxité, la mollesse et l'affaiblissement des parois vaginales, soit l'allongement, le relâchement des ligaments utérins, et en particulier des cordons utéro-sacrés; souvent c'est à l'association de toutes ces causes qu'est dû le prolapsus.

Ce relâchement des moyens de suspension de la matrice est rarement congénital; il est le plus souvent acquis ou accidentel, et dépend alors, soit de diverses affections morbides qui en ont altéré la texture, soit de violences, de distensions forcées et souvent répétées.

Pour toutes ces raisons, le prolapsus est assez rare chez les jeunes filles; il s'y observe cependant. Des exemples en ont été cités par de Graaf, Saviard, Mauriceau, Chopart, etc., et nous-même nous avons eu l'occasion d'en rencontrer quelques cas. Mais c'est surtout chez les femmes mariées et plus particulièrement chez les multipares qu'on rencontre cette lésion.

On a prétendu que les femmes d'un tempérament lymphatique et d'une constitution molle y étaient prédisposées. Cela est contestable; mais ce qui ne l'est point, c'est que les tumeurs développées dans l'utérus, grossesse, polypes, tumeurs fibreuses, etc., les phlegmons péri-utérins, la métrite parenchymateuse, la vaginite, la constipation habituelle, puissent devenir des causes prédisposantes du prolapsus.

Les causes occasionnelles les plus communes de ce déplacement sont les suivantes : accouchement laborieux, travail prolongé, application du forceps, tractions exercées sur le fœtus, relevailles trop hâtives, quand l'utérus et les ligaments ne sont pas encore revenus à leur état normal; travaux exagérés, courses prolongées, exercices pénibles, efforts violents et répétés de toux, de défécation, etc.; coups sur l'hypogastre, chutes sur le bassin, pression directe exercée par une tumeur de haut en bas sur la matrice, etc.

Variétés. — La plupart des auteurs distinguent trois degrés dans l'abaissement de la matrice; à leur exemple, nous admettrons :

1° *Un premier degré*, dans lequel l'utérus, plus ou moins descendu dans le vagin et remplissant sa portion la plus élevée, ne se montre pas à l'orifice vulvaire. Lisfranc appelait ce premier degré *relâchement.* Nous préférons, avec Dugès et madame Boivin, le nom d'*abaissement*, ou prolapsus commençant.

2° *Un deuxième degré*, dans lequel le museau de tanche forme une saillie à la vulve : c'est la *descente* proprement dite, la *procidence* ou le semi-prolapsus. Kuhn nomme cette lésion *delapsus.*

3° *Un troisième degré*, prolapsus complet, dans lequel l'organe, ayant franchi la vulve et entrainant avec lui le vagin renversé, pend entre les cuisses de la femme. Ce troisième degré a reçu le nom de *chute* ou *précipitation.*

Voici les symptômes qu'on attribue à ces différents degrés de prolapsus. Nous les étudierons successivement, dans l'état de vacuité et dans l'état de gestation.

§ 1. — Du prolapsus dans l'état de vacuité.

Premier degré. — *Signes rationnels.* — Pesanteur légère sur le périnée, au fondement; tiraillements aux aines et dans les lombes, augmentés par les efforts, la marche, la station verticale prolongée, les mouvements brusques, les travaux pénibles, les cahotements d'une voiture, etc.; constipation habituelle, défécation pénible et douloureuse, troubles variés de la miction, qui est le plus souvent accompagnée de gêne ou de quelque souffrance.

Signes sensibles — Par le *toucher vaginal*, on sent l'utérus dans un point assez rapproché de la vulve. Il est rare que l'organe soit simplement descendu; on le trouve encore changé de direction, et ordinairement dans un état de version plus ou moins prononcée.

Deuxième degré. — *Signes rationnels.* — Ce sont les mêmes symptômes que précédemment, mais un peu plus prononcés. En outre, la femme sent très distinctement, à l'entrée des parties génitales externes, un corps solide qui pèse à la vulve, et semble menacer de s'échapper au moindre effort.

Signes sensibles. — A la vue et au toucher, le médecin peut facilement reconnaître le museau de tanche, ordinairement entouré d'un bourrelet, formé par les parois du vagin. Le palper hypogastrique permet en même temps, chez certaines femmes maigres, de constater l'espèce de vide que laisse dans le bassin le déplacement de la matrice.

Troisième degré. — *Signes rationnels.* — Ici les signes sont encore plus marqués, les tiraillements plus douloureux et les troubles fonctionnels plus prononcés. La vessie et le rectum étant entraînés avec la matrice, il en résulte, suivant Dugès et Boivin, un grand embarras pour la défécation et une extrême difficulté pour la miction, tandis que Lisfranc professe que ces fonctions s'accomplissent avec moins de gêne dans le deuxième degré, le rectum et la vessie n'étant plus comprimés par l'utérus.

La progression parfois est pénible, et quelques femmes marchent courbées en avant. D'autres ont une tendance à la lipothymie, quand elles restent longtemps debout.

Signes sensibles. — L'utérus, pendant entre les cuisses, forme une tumeur variable dans sa longueur (de 6 à 10 pouces) et dans sa forme (tantôt globuleuse ou ovoïde, étranglée à son origine; tantôt conoïde, à base large et remplissant toute la vulve). La partie supérieure de la tumeur renferme non seulement la matrice, mais encore ses annexes, qui ont suivi le viscère dans sa chute. L'extrémité inférieure présente un orifice reconnaissable pour celui du museau de tanche, et par lequel s'écoulent assez habituellement des mucosités et du sang, à l'époque des règles. La matrice, ainsi saillante à l'extérieur, peut rentrer aisément dans le vagin, soit spontanément quand la femme est couchée, soit à l'aide d'une manœuvre simple, qui consiste à la refouler au delà de la vulve, suivant l'axe du conduit vaginal.

Si la maladie est ancienne, la muqueuse vaginale qui recouvre l'utérus, ainsi abaissé, se dessèche et se flétrit; elle perd peu à peu sa coloration rosée et sa souplesse; elle devient brunâtre et se durcit; en un mot elle prend insensiblement les caractères de la peau. Ces modifications sont déterminées non-seulement par le contact de l'air, mais encore par le frottement des cuisses et des vêtements. Ces causes, jointes à l'écoulement des urines et au passage des matières stercorales, peuvent irriter la tumeur, l'enflammer et l'excorier : d'où naissent, sur le museau de tanche ou sur la muqueuse vaginale, des ulcérations qui varient en étendue et en profondeur, et fournissent une suppuration plus ou moins abondante.

COMPLICATIONS. — Le prolapsus utérin, à ses trois degrés, est souvent compliqué de métrite, et c'est à cette circonstance qu'il faut rattacher la leucorrhée, que la plupart des auteurs ont attribuée au déplacement lui-même.

Il se complique quelquefois aussi d'un engorgement de la matrice, avec ou sans allongement hypertrophique du col.

Le phlegmon péri-utérin est encore une complication assez fréquente.

En même temps que l'utérus se porte en bas, il bascule presque toujours en arrière; de sorte que la rétroversion s'associe généralement au prolapsus. Les autres déviations le compliquent plus rarement.

Divers troubles dans la menstruation, une métrorrhagie, peuvent aussi venir s'ajouter à la lésion dont nous parlons.

On a vu quelquefois la procidence du rectum accompagner la chute de l'utérus.

Divers désordres fonctionnels, le défaut d'appétit, les mauvaises digestions, la diminution ou la perte de l'embonpoint, sont parfois le partage des femmes affligées de l'infirmité que nous décrivons.

MARCHE, DURÉE, TERMINAISONS. — Le plus souvent le prolapsus utérin est progressif. L'organe s'abaisse peu à peu en passant par les divers degrés que nous venons de décrire. Il est assez rare pourtant qu'il parvienne jusqu'au troisième, soit que la descente s'arrête spontanément, soit que l'art intervienne efficacement pour y mettre un terme. Dans tous les cas, le temps que met la matrice à accomplir ce mouvement de précipitation est très variable, et l'on ne saurait rien établir de fixe, ni même d'approximatif, à cet égard. D'autres fois, comme nous l'avons déjà dit précédemment, la chute de l'organe est subite, instantanée. Elle se produit alors, soit à l'occasion de manœuvres grossières exercées sur la matrice, soit à la suite d'un effort très violent qui aura tout d'un coup relâché ou rompu les attaches de l'organe. Mais, nous le répétons encore, ces cas sont très rares.

Chez certaines femmes, le prolapsus utérin n'est, pour ainsi dire, pas continuel. L'organe reprend parfois spontanément sa place, quand la malade est en repos et surtout quand elle est couchée. Chez quelques-unes d'entre elles, cette réduction spontanée peut se maintenir un temps plus ou moins long, tandis que chez d'autres, et chez le plus grand nombre, la descente se reproduit au moindre mouvement et au plus petit effort.

Il est des malades qui souffrent beaucoup à l'époque des règles. La fluxion utérine qui s'opère alors, en augmentant le poids et la sensibilité de l'organe, doit tout naturellement produire une recrudescence des douleurs; pourtant nous croyons que ces accidents doivent arriver surtout quand il existe une complication inflammatoire de l'utérus ou de ses annexes.

Je tiens d'un de mes anciens élèves, M. le docteur Linas, qu'il fut appelé un jour, en toute hâte, auprès d'une femme de la campagne, atteinte depuis deux ans de prolapsus utérin au second degré, et qui, à la suite de travaux pénibles entrepris pendant une époque menstruelle, avait senti soudain sa matrice tomber plus bas que d'ordinaire, en même temps qu'elle avait éprouvé des douleurs très vives dans la région utérine et dans tout le bas-ventre. La vulve était très tuméfiée; la partie herniée de la matrice était très rouge et très injectée; la muqueuse vaginale formait tout autour un bourrelet volumineux, très rouge et très turgescent. Toutes ces parties étaient tellement gonflées et tellement douloureuses que la malade se refusa d'abord aux tentatives de réduction. Il y avait là comme une sorte d'étranglement, que M. Linas comparait, avec assez de raison, à celui du gland par un prépuce trop étroit dans le paraphimosis. On ne put en triompher aisément qu'après avoir tenu la malade plongée, pendant quelque temps, dans un bain de siége tiède et émollient.

Diagnostic. — Rien n'est plus facile à reconnaître qu'un prolapsus utérin, à l'aide de l'exploration directe, soit par le toucher, soit par le spéculum, quand la matrice n'est pas encore hors du vagin.

Cependant, ainsi que le fait observer Lisfranc, le premier degré de l'abaissement peut être confondu avec la grossesse commençante : de là, ajoute-t-il, la nécessité d'agir avec prudence, et de ne pas employer des moyens qui exposeraient à déterminer l'avortement. L'observation attentive de la malade et la marche ultérieure de l'affection ne pourront laisser longtemps subsister des doutes à cet égard. D'ailleurs, nous verrons bientôt que la grossesse peut exister avec un prolapsus utérin.

On pourrait encore croire à cette lésion chez une femme atteinte d'un allongement hypertrophique du col de l'utérus, ainsi que Levret, depuis longtemps, et récemment M. Huguier en ont rapporté des exemples remarquables. Mais, dans ce dernier cas, on ne trouve pas l'organe descendu en masse ; le corps de la matrice a conservé sa position normale ; en d'autres termes, il n'y a qu'une apparence de prolapsus. Il suffit d'être prévenu de la possibilité de ce fait pour se mettre en garde contre la méprise. S'il reste de l'incertitude, on peut, en dernier ressort, recourir au cathétérisme utérin, avec toutes les précautions convenables.

Une tumeur polypeuse, faisant saillie dans le vagin, pourrait en imposer pour une descente de l'utérus ; mais, dans les cas de polype, il y a des métrorrhagies fréquentes ; la matrice conserve souvent sa position normale ; l'extrémité inférieure de la tumeur ne présente point la configuration particulière au museau de tanche ; enfin, le pédicule de la tumeur est circonscrit par les lèvres du col utérin.

L'invagination ou renversement de l'utérus se distingue du prolapsus par l'absence du museau de tanche et par l'aspect tout à fait caractéristique de la muqueuse qui tapisse la face interne de l'organe.

On trouve dans les annales de la science des cas où un prolapsus au troisième degré avait fait croire à l'existence d'un hermaphrodisme. Il est avéré que quelques médecins inattentifs ou peu familiers avec l'anatomie se sont laissés tromper par la ressemblance grossière du museau de tanche et du gland. Aujourd'hui une erreur pareille serait impardonnable.

PRONOSTIC. — Le prolapsus utérin n'est point une lésion grave ; mais il constitue une incommodité désagréable, et quelquefois même, quand il est au troisième degré par exemple, une infirmité repoussante. Il occasionne presque toujours une gêne plus ou moins grande pour les rapprochements sexuels; et, dans certains cas, assez rares d'ailleurs, en rendant l'imprégnation difficile, il peut devenir une cause de stérilité. Nous disons que ces cas sont assez rares, car la plupart des prolapsus étant réductibles quand la femme est en repos, le coït et la fécondation deviennent dès lors très possibles.

Le pronostic varie, sans doute, suivant le degré de l'abaissement; il va sans dire qu'il est d'autant plus fâcheux que le prolapsus est plus complet. Au troisième degré, la matrice, étant hors de la vulve, est exposée, comme nous l'avons dit, au contact de l'air, au frottement des cuisses et des vêtements; le museau de tanche s'enflamme, s'engorge et quelquefois se sphacèle. Les docteurs Elmer et Rousset rapportent quatre observations de ce genre; et même, dans l'une d'elles, l'autopsie permit de constater que la gangrène avait gagné le corps utérin, dont il restait à peine des traces.

Le pronostic varie encore suivant que le prolapsus est simple ou compliqué. Les complications les plus graves sont : la présence d'une tumeur du bassin, qui le rend irréductible, l'existence d'une métrite interne, qui est la source d'un écoulement leucorrhéique continuel et de douleurs plus ou moins intenses, d'un polype, qui, par son poids, tend à augmenter sans cesse le degré d'abaissement, enfin, d'un cancer du col, qui rend les malades un objet de dégoût pour elles-mêmes et pour les personnes qui les entourent

§ 2. — Du prolapsus dans l'état de gestation.

Nous avons dit déjà que la grossesse était compatible avec la descente de la matrice; mais il est de la plus haute importance que l'organe demeure réduit durant tout le cours de la gestation. Il arrive quelquefois que le prolapsus disparaît dans les premiers mois de la grossesse, par suite du mouvement ascensionnel de la matrice, et qu'il reparaît un peu plus tard. Quelle est l'influence de cette dernière circonstance sur l'évolution de la grossesse? 1° Tantôt, l'utérus, abaissé au premier degré et enfermé dans le canal vaginal, se trouve trop à l'étroit pour continuer à se développer régulièrement, et il en résulte une fausse couche; 2° tantôt, la matrice, descendue au second degré, demeure fixée, partie dans le bassin, partie au dehors : Wagner et Chopart ont cité des faits de ce genre où l'utérus aurait conservé cette position jusqu'à la fin de la grossesse; 3° tantôt, l'utérus chargé du produit de la conception est entièrement sorti du vagin; il prend alors l'apparence d'une tumeur énorme qui se développe progressivement entre les cuisses de la malade et devient un obstacle complet aux mouvements des membres inférieurs. Les fausses couches doivent être assez fréquentes dans les cas de ce genre; mais des auteurs dignes de foi ont rapporté des exemples de grossesses parvenues ainsi jusqu'à une époque voisine du terme normal, et nous avons eu nous-même l'occasion d'en observer un cas.

Portal, au récit de Lisfranc, fut appelé auprès d'une femme primipare qui portait entre les cuisses une tumeur prodigieuse du volume d'un ballon : elle contenait un fœtus. Moreau, alors chirurgien de l'Hôtel-Dieu, accoucha cette femme d'une fille bien portante qui vécut deux ans. Lisfranc témoigne quelques doutes sur l'authenticité de ce fait.

THÉRAPEUTIQUE. — *Réduction.* — Lorsque l'abaissement de la matrice est simple et, quand il n'est qu'au premier ou au second degré, la réduction s'opère, en général, avec une grande facilité. La femme étant placée dans le décubitus dorsal, le siége un peu élevé et les cuisses suffisamment écartées, on saisit la partie la plus saillante du col utérin avec trois ou quatre doigts et on repousse lentement l'organe tout entier dans le bassin, suivant l'axe connu du conduit vaginal, c'est-à-dire d'avant en arrière et de bas en haut, jusqu'à ce que la matrice ait repris sensiblement sa position normale.

Au troisième degré, on peut éprouver quelques difficultés, tenant, d'une part, à une procidence plus grande de l'utérus, à un renversement plus complet du vagin et à l'engagement de la vessie et du rectum dans la tumeur; et, d'autre part, à un état d'engorgement et de tuméfaction des parties. Dans ce cas, surtout s'il existe des douleurs assez vives, il est à propos, avant de procéder à la réduction et pour la rendre plus facile, d'employer au préalable des moyens capables de diminuer la sensibilité et la tuméfaction des tissus, et, en particulier, des fomentations émollientes, des lotions froides, des bains de siége, etc., etc.

Dans tous les cas, avant de faire des tentatives de réduction, on doit recommander aux malades d'uriner et d'aller à la garde-robe, ou même de vider le rectum au moyen d'un lavement émollient ou légèrement purgatif, de manière que l'utérus puisse entrer sans obstacle dans le bassin.

L'utérus réduit, on prescrit aux malades, pendant quelques jours, le repos au lit dans le décubitus dorsal, puis une vie calme et l'abstension de toute espèce de fatigue ou de grand mouvement musculaire. Rarement ces simples précautions suffisent pour que la réduction se maintienne; le plus souvent, la chute utérine se reproduit, ou dès que la malade se lève, ou bien à l'occasion d'un effort, d'un saut, d'une course, d'un mouvement violent, d'un cri, etc., etc.

Contention. — Il a donc fallu songer à recourir à des moyens mécaniques, propres à maintenir la matrice dans sa situation normale : tel est le but de la plupart des instruments intravaginaux, dont nous avons fait plus haut l'énumération.

Avant de parler de leur application, rappelons les indications générales que nous avons déjà posées.

Ces appareils, étant destinés à se mettre en contact immédiat avec le tissu du col utérin, ne doivent être appliqués que pour les déplacements simples, absolument dépourvus de toute complication que leur contact pourrait aggraver : l'engorgement du col, les ulcérations et les granulations du museau de tanche, la métrite interne, une métrorrhagie, le phlegmon péri-utérin, l'hématocèle péri-utérine, l'hystéralgie sont des contre-indications formelles à l'emploi des instruments intra-vaginaux.

Quel que soit l'instrument qu'on adopte, on doit, pour en faciliter l'introduction, l'enduire, au préalable, d'un corps gras, d'huile, de cérat ou d'axonge.

Quand l'utérus se maintient réduit spontanément, on peut

introduire l'appareil, la malade étant debout; mais si la tumeur est volumineuse et qu'elle ait de la tendance à se montrer facilement à la vulve, il vaut mieux opérer la femme dans le décubitus dorsal, dans une position semblable à celle qui a été décrite pour l'examen au spéculum.

Un assez grand nombre de praticiens ont encore recours à l'éponge préparée, lorsque le déplacement est peu prononcé, que l'utérus est peu ou point hypertrophié et que les dimensions du vagin et surtout de la vulve en permettent l'application. Dans des conditions semblables, ce moyen suffit, en effet, et il mériterait la préférence sur les instruments plus compliqués, s'il ne présentait les nombreux inconvénients que nous lui avons reconnus plus haut avec Lisfranc (p. 435).

Toutefois on peut y recourir, à la condition que les malades prendront tous les soins nécessaires pour prévenir ces inconvénients. Ces soins consistent à retirer, tous les jours, l'éponge, pour la débarrasser, par le lavage, des impuretés qui s'y amassent, et à la renouveler, tous les quatre ou cinq jours, afin de ne pas lui donner le temps de s'altérer.

On peut, suivant le conseil de M. Scanzoni et d'autres auteurs, « charger l'éponge, s'il y a lieu, d'un astringent quelconque, comme, par exemple, d'une solution d'alun, de tannin, de perchlorure de fer, » etc. On pourrait aussi bien l'enduire d'autres substances médicamenteuses, émollientes ou narcotiques, selon les besoins.

Mais, dans beaucoup de cas, l'éponge ne suffit pas, soit que le prolapsus soit trop marqué et l'utérus trop pesant, soit que le vagin et la vulve aient de trop grandes dimensions. Il faut alors recourir aux pessaires.

Nous avons déjà témoigné notre préférence pour les pessaires en caoutchouc et à air de M. Gariel : ils réunissent, en effet, toutes les qualités d'un bon pessaire ; ils offrent au col utérin une surface lisse, polie, souple, molle, malléable, en quelque sorte, et incapable d'irriter les tissus ; de plus, on peut à volonté augmenter ou diminuer leurs dimensions, suivant la capacité du conduit vaginal.

Des appareils plus compliqués ont été imaginés, surtout dans le but de combattre certains prolapsus rebelles, difficiles à maintenir, à cause de l'étendue de la lésion et du relâchement extrême des parois vaginales. Ces appareils, qu'on nomme *hystérophores*, dérivent tous du *pessaire en bilboquet* et n'en sont que des perfectionnements plus ou moins ingénieux. Tous, en effet, consistent essentiellement en un corps ; de forme, de volume et de consistance variables, destiné à soutenir, à supporter immédiatement le col de la matrice ; — en une tige flexible ou rigide, adaptée au corps précédent et sortant par la vulve ; — enfin, en un appareil de déligation, destiné à fixer, à maintenir l'instrument dans la position qu'on lui donne.

Parmi les hystérophores, nous citerons celui de Roser, modifié par M. Scanzoni ; celui de Zwanck et celui de Schilling. Nous emprunterons à M. Scanzoni la description de deux de ces appareils et les indications de leur emploi.

« L'hystérophore de Roser, modifié par Scanzoni, consiste en une plaque de fer-blanc recouverte de cuir, de la forme d'un rein, et de quatorze centimètres de long sur huit et demi de large, portant sur sa surface antérieure une agrafe d'acier dans laquelle s'adapte, au moyen d'une vis, l'extrémité d'une branche recourbée, destinée à être introduite dans le vagin. Cette branche, également d'acier, possède, cinq centimètres et demi au-dessus de l'extrémité s'adaptant dans l'agrafe, une charnière qui lui permet un mouvement libre à droite et à gauche. De là la branche descend encore environ cinq centimètres et demi, puis elle se recourbe, décrivant, d'abord en arrière, puis de nouveau en haut et en avant, un segment de cercle tel, que la partie remontante, également longue de cinq centimètres et demi, se trouve à cinq centimètres et demi de la branche descendante à l'endroit où les deux parties sont le plus éloignées l'une de l'autre. Toute la branche elle-même consiste en un ressort d'acier, large de cinq millimètres et passablement fort, renfermé dans toute sa longueur dans un tube de caoutchouc et terminé par un bouton d'ébène, de quatre centimètres de long sur trois de large et un et demi d'épaisseur, assujetti au moyen d'une vis pour pouvoir être monté ou baissé à volonté. A droite et à gauche de la plaque, destinée à reposer sur le pénil, se trouve un large ruban de fil que l'on applique autour des hanches et que l'on serre au moyen d'une boucle. Pour empêcher cette plaque de remonter vers l'abdomen, on peut ajouter deux rubans étroits passant entre les jambes des deux côtés de la vulve et que l'on attache en arrière à la ceinture entourant les hanches. Chez quelques malades où ces rubans étaient incommodes, nous les avons remplacés par une large bande partant de la plaque, recouvrant la branche descendante et attachée à la même place que les rubans.

» Le but de cet appareil est de presser la paroi antérieure du vagin relâchée et descendue et de la retenir contre la symphyse par l'élasticité de la branche d'acier, et, par suite, de maintenir l'utérus dans une position aussi normale que possible. Cet appareil remplit ordinairement parfaitement son but, lorsque son application n'est pas empêchée par une sensibilité excessive des organes génitaux.

» Mais cet hystérophore est parfaitement inutile lorsque le relâchement du vagin est général ou lorsque c'est surtout la paroi postérieure de cet organe qui participe à la descente de l'utérus. Dans un pareil cas il vaut mieux chercher à soutenir l'utérus et à opposer un obstacle à sa descente, en éloignant l'une de l'autre les parois latérales du vagin et en étendant ainsi de droite à gauche le fond de cette cavité. Les pessaires ordinaires ronds ou ovales, qui remplissent en partie ce but, ont l'inconvénient de dilater en même temps les parois postérieure et antérieure du vagin, d'être difficiles à enlever et d'exercer souvent une compression désagréable sur la vessie et le rectum.

» L'hystérophore de Zwanck consiste en deux plaques de fer-blanc, percées ovales dans le milieu, réunies à une extrémité par une charnière, et recouvertes d'une couche épaisse de laque. Sur la surface extérieure des plaques, de chaque côté de la charnière, se trouve une tige métallique d'environ cinq centimètres et demi de longueur, adaptée de manière que, lorsque l'on rapproche l'une de l'autre les extrémités de ces deux tiges, les extrémités libres des deux plaques s'éloignent l'une de l'autre. On les maintient dans cette position au moyen d'une gaîne assujettie par un pas de vis au bout d'une des tiges, de manière à pouvoir se rapprocher de la plaque, saisir l'extrémité de l'autre tige et la retenir immobile. Cet appareil, que les malades supportent ordinairement facilement, a aussi l'avantage de pouvoir sans difficulté être éloigné et replacé par les malades elles-mêmes ; et, d'après nos expériences, il ne refusera ses services que lorsque, à cause d'une profonde rupture du périnée, il n'a pas de point d'appui suffisant, ou lorsque l'utérus a atteint un volume et un poids trop considérables et qu'ainsi il exerce de haut en bas une pression par trop forte ; car dans ce cas les parois du vagin sont violemment attirées de dehors en dedans, et courbent petit à petit dans la même direction les plaques de l'appareil dont elles facilitent ainsi la chute. Enfin, il ne convient pas pour les malades chez lesquelles la dilatation et le relâchement des parois du vagin ont atteint un trop haut degré ; car, dans un pareil cas, même les plus volumineux de ces instruments n'amèneraient pas la tension transversale du vagin, nécessaire pour fixer l'utérus. »

Quel que soit le pessaire auquel on ait recours, il faut recommander aux malades qui le portent, une grande prudence et des soins minutieux de propreté.

Dans les premiers jours, elles devront éviter toutes les causes de fatigues, les courses, les longues marches, les grands mouvements. Un pessaire agit dans le vagin à la manière d'un corps étranger. Il y occasionne toujours un sentiment de gêne, pénible au début, mais auquel la plupart des femmes s'accoutument à la longue.

Chez d'autres, il provoque bientôt divers accidents locaux : des douleurs plus ou moins vives, de la leucorrhée, de la métrorrhagie, qui doivent être regardés comme autant de signes d'intolérance. Dans les cas de ce genre, il ne faut pas hésiter à retirer l'instrument, sauf à le remettre quelques jours plus tard, après la cessation des accidents. Nous rapporterons plus loin quelques observations qui prouvent combien il est dangereux d'insister sur l'emploi des pessaires, chez les sujets qui s'en trouvent trop incommodées. Des métro-péritonites mortelles, la mortification des parois vaginales, des abcès péri-utérins, etc , peuvent être les conséquences funestes de cette pratique poussée jusqu'à l'aveuglement.

Quand le pessaire est bien supporté, il est de la plus haute importance de le retirer fréquemment pour le laver avec de l'eau tiède, et pratiquer dans le vagin des injections détersives ; on évite ainsi les inconvénients et même les accidents sérieux qui peuvent résulter de la malpropreté et du mauvais entretien de ces instruments.

Tous les moyens de traitement que nous avons fait connaître jusqu'à présent contre la descente de l'utérus, ne sont que simplement *palliatifs*, dans la grande majorité des cas. Cependant on trouve, dans les auteurs et, en particulier, dans l'ouvrage de Dugès et de madame Boivin, des exemples de guérison définitive obtenue par l'usage simultané des moyens médicaux et du traitement mécanique, dans des cas où le prolapsus était peu prononcé et de date récente.

Quant à la chute complète, le prolapsus au troisième degré avec renversement du vagin, on ne saurait espérer d'en triompher entièrement, ni par les médicaments, ni par les pessaires. Aussi, certains praticiens ont-ils proposé diverses opérations pour obtenir la *cure radicale* de cette repoussante infirmité.

Traitement chirurgical. — Ces opérations, dont le but est de fixer définitivement l'utérus et de s'opposer à sa chute, soit au moyen d'adhérences, soit par le rétrécissement artificiel du conduit vaginal, se rapportent à quatre méthodes générales : la *cautérisation*, *l'excision* et *l'oblitération partielle du vagin* ou *élytroraphie*, la *ligature* et *l'occlusion partielle de la vulve* ou *épisioraphie*.

La description et l'appréciation de ces différentes opérations appartiennent aux traités de médecine opératoire. Nous renvoyons donc nos lecteurs aux ouvrages de MM. Velpeau, Vidal (de Cassis), Malgaigne et Sédillot.

M. Scanzoni a décrit avec détail le procédé d'élytroraphie de M. Desgranges (de Lyon), qui consiste, comme on sait, à saisir après la réduction de l'utérus, huit ou dix plis du vagin sur divers points avec de grosses serres-fines, et à laisser la femme couchée, le bassin légèrement élevé, jusqu'à la chute spontanée des serres-fines, dont on renouvelle deux ou trois fois l'application. « Ce procédé, dit M. Sédillot, compte plusieurs succès.... M. Desgranges a fait connaître des guérisons persistant depuis plusieurs années, et le procédé est si simple et si peu dangereux, qu'on peut en faire hardiment usage. »

Un autre procédé d'oblitération partielle du vagin, que nous signalerons à cause de sa nouveauté, c'est celui qui a été récemment proposé par M. Pauly. Il consiste à introduire dans le vagin et à y maintenir deux pessaires ronds et durs, pendant un temps assez long pour provoquer l'inflammation ulcéreuse des parois vaginales et leur retrait par suite du travail de cicatrisation. Voici le jugement que M. Scanzoni porte sur ce procédé, et auquel nous souscrivons entièrement : « Sa réussite n'est jamais certaine, et l'on ne peut pas nier que l'inflammation provoquée artificiellement ne puisse se transmettre depuis le vagin jusqu'à la vessie, l'utérus et le péritoine. »

Nous ajouterons que, pour ces motifs, le procédé de M. Pauly mérite d'être proscrit d'une manière absolue.

Nous ne croyons pas devoir parler ici de l'amputation du col de la matrice, que M. Huguier a proposée, non contre l'abaissement simple, ainsi qu'on le lui a fait dire gratuitement, et bien à tort, mais contre l'allongement hypertrophique du col utérin, compliqué ou non de prolapsus.

ARTICLE TROISIÈME.

DU DÉPLACEMENT LATÉRAL.

Le déplacement de la matrice sur l'un des côtés est assez rare et ne mérite pas une description particulière. Ce n'est jamais une lésion simple et idiopathique ; elle se rattache toujours à la présence de quelque tumeur voisine, et surtout d'une tumeur ovarique, qui repousse l'utérus en masse du côté opposé.

Quand il existe un de ces déplacements, il est aisé de le constater à l'aide du toucher vaginal ; mais on doit s'appliquer à reconnaître la nature et le siége exact de la lésion qui en est la cause.

CHAPITRE XVII.

DES DÉVIATIONS.

Définition. — Nous avons défini les *déviations* des changements survenus dans la direction de l'utérus, soit par rapport à l'axe du bassin, soit par rapport à son axe propre.

Divisions. — De là, deux sortes de déviations : les *versions* et les *flexions*, que nous allons étudier successivement.

DES VERSIONS OU INCLINAISONS.

Variétés. — Les *versions* ou *inclinaisons* sont de plusieurs espèces, suivant le sens dans lequel penche la matrice :

1° En avant. — *Antéversion.*

2° En arrière. — *Rétroversion.*

3° Sur les côtés. — *Latéroversions* { droite, gauche.

ARTICLE PREMIER.

DE L'ANTÉVERSION.

Fréquence. — L'antéversion est la plus fréquente des inclinaisons. Cela est aisé à comprendre si l'on se rappelle que, dans l'état normal, l'utérus est toujours légèrement porté en avant, suivant l'axe du détroit supérieur. L'antéversion peut donc être considérée comme l'exagération de la direction physiologique de l'organe. Aussi est-il bien difficile de dire quel est le point précis où finit l'état normal et où commence la lésion ou l'état pathologique.

Définition. — Pour nous, il y a antéversion toutes les fois que l'utérus, sensiblement porté en avant, forme, avec l'axe du bassin, un angle plus ou moins ouvert, dont le sinus regarde en avant et en bas.

Étiologie. — Plusieurs des causes que nous avons énumérées, dans nos généralités sur les lésions mécaniques de la matrice, peuvent donner lieu à l'antéversion. Mais il ne serait pas facile, dans l'état actuel de la science, de déterminer exactement quelles sont celles de ces causes qui agissent plus spécialement pour produire l'antéversion. Tout ce que les auteurs ont dit à cet égard ne nous a paru ni bien rigoureux ni très satisfaisant; nous sommes donc obligé de reconnaître qu'il règne encore, sur ce point, une obscurité difficile à dissiper. Cependant, on peut dire, d'une manière générale, que toutes les influences capables d'exagérer l'inclinaison normale de l'utérus en avant doivent être considérées comme des causes directes d'antéversion.

Les corps fibreux développés dans la paroi antérieure de la matrice et qui font basculer l'organe en avant, les tumeurs rétro-utérines (phlegmons, kystes, hématocèles, matières fécales), qui pressent sur l'utérus d'arrière en avant et le repoussent contre le pubis, le relâchement des cordons utéro-sacrés et le retrait des ligaments antérieurs, les adhérences établies entre l'utérus et la paroi postérieure de la vessie : telles sont les causes les plus certaines d'antéversion. Les adhérences de la lèvre postérieure du col utérin avec la paroi opposée du vagin peuvent aussi, d'après quelques auteurs, porter l'utérus en avant.

Nous ne croyons pas devoir insister sur d'autres causes qui, n'ayant rien de spécial à l'antéversion, ont trouvé leur place dans l'étiologie générale des lésions mécaniques (chapitre XV, p. 416).

Degrés. — L'antéversion est plus ou moins prononcée et présente plusieurs degrés que nous indiquerons plus loin.

Symptomatologie. — I. *Signes rationnels.* — Indépendamment des phénomènes communs à tous les déplacements utérins, et que nous avons fait connaître dans nos généralités (douleurs, tiraillements, pesanteur anale, etc.), l'antéversion provoque, du côté de la vessie et du rectum, quelques désordres spéciaux, qu'il est utile de signaler, et qui, d'ailleurs, s'expliquent aisément.

L'utérus se trouve dans une position plus ou moins horizontale, de manière que le fond de l'organe correspond à la vessie, et le museau de tanche à la fin du gros intestin.

Le fond de la matrice comprime la vessie, rétrécit son calibre et rend ainsi plus fréquents et plus impérieux les besoins d'uriner. Quelquefois, mais assez rarement, l'antéversion est portée au point que l'utérus va comprimer le col de la vessie, et même le canal de l'urèthre, et produit ainsi un obstacle complet à l'émission de l'urine. Cependant, cet accident ne peut arriver, en dehors de la grossesse, que lorsque l'utérus a subi une augmentation de volume.

Le col de la matrice est en rapport, avons-nous dit, avec la paroi antérieure du rectum, qu'il déprime, de manière à rétrécir plus ou moins son calibre. On peut avec le doigt, porté dans cet intestin, sentir la saillie de cette portion de l'utérus. C'est à cette circonstance qu'il faut attribuer la gêne de la défécation qu'éprouvent certaines malades. Chez quelques-unes même, dont l'utérus est enflammé, la défécation s'accompagne de douleurs, dues au frottement du museau de tanche au moment du passage des matières fécales endurcies.

La plupart des auteurs ont dit et répété que, quand le museau de tanche est très fortement appliqué contre la paroi postérieure du vagin, l'orifice externe de la matrice se trouvant comme oblitéré, il en résultait un obstacle plus ou moins grand à l'écoulement des liquides fournis par la cavité utérine ; et ils ont déclaré que l'antéversion pouvait être une cause de dysménorrhée et même d'aménorrhée. On a même cité des cas où le sang cataménial, retenu et accumulé dans la cavité de la matrice, avait distendu l'organe, qui formait alors une tumeur saillante dans le vagin. On a encore avancé que l'antéversion, apportant aussi une gêne mécanique à l'écoulement des flueurs blanches, provoquait de vives souffrances et des douleurs expulsives au moment où la matrice faisait effort pour se débarrasser de ces produits de sécrétion.

Ces phénomènes s'observent, en effet, chez quelques malades atteintes d'antéversion ; mais nous ne saurions les rattacher à cette lésion. Nous les avons toujours vus dépendre des altérations concomitantes, et plus particulièrement de la métrite interne et des rétrécissements du conduit utérin. D'ailleurs, il répugne d'admettre que la simple application du museau de tanche contre la paroi vaginale suffit pour opposer une barrière infranchissable à l'écoulement des menstrues et de la leucorrhée.

Quand l'antéversion est portée à un tel degré, que l'utérus conserve encore sa direction vicieuse lorsque la femme est couchée, cette lésion peut apporter un obstacle sérieux à la fécondation; car le museau de tanche, restant appliqué fortement contre la paroi vaginale, pendant l'acte de la copulation, on conçoit que la liqueur spermatique ne puisse être portée jusque dans la cavité utérine.

II. *Signes sensibles.* — Les phénomènes que nous venons d'énumérer, ne pourront que faire soupçonner l'antéversion; mais, pour arriver à la certitude, il faut recourir à l'exploration directe.

Par le toucher vaginal, on constate que le cul-de-sac antérieur est effacé; là, derrière le pubis, on rencontre une tumeur formée par le corps de l'utérus, plus ou moins penché en avant. Tantôt il est très obliquement dirigé de haut en bas et d'arrière en avant, tantôt dans une position tout à fait horizontale; d'autres fois, enfin, il dépasse même l'horizontale et bascule au point d'affecter une direction oblique de bas en haut et d'avant en arrière. De là, les trois degrés d'antéversion généralement admis.

Au lieu de trouver tout le museau de tanche au fond du conduit utéro-vulvaire avec la forme qu'on lui connaît, on rencontre, d'abord et seulement, le relief de la lèvre antérieure, qui est devenue inférieure; le museau de tanche regarde le rectum; il est appliqué contre la paroi postérieure du vagin et, pour l'explorer tout entier, il faut déprimer cette paroi avec le doigt et introduire celui-ci dans le cul-de-sac vaginal postérieur. On sent alors successivement l'orifice utéro-vaginal, puis la lèvre postérieure, qui est devenue inférieure, et enfin le fond du cul-de-sac postérieur.

Pour bien apprécier toutes ces particularités, il est utile de toucher la femme debout; car, ainsi que nous l'avons dit, il arrive quelquefois que la position horizontale suffit pour effacer l'antéversion.

En combinant le toucher vaginal avec le palper hypogastrique, on peut saisir, en quelque sorte, l'utérus entre les doigts, et bien déterminer ainsi la position, le volume, la forme et la consistance de cet organe. Si, avec le doigt introduit dans le vagin, on soulève la matrice, celle-ci va heurter contre la paroi du bas-ventre, et le choc est transmis à la main qui la déprime : de même, les mouvements imprimés à l'utérus par cette dernière sont perçus par le doigt placé dans le vagin.

Nous avons déjà dit que, par le toucher rectal, on peut toujours constater le relief du col utérin dans la dernière portion du gros intestin.

L'examen au spéculum, pratiqué suivant les règles que nous avons exposées (page 50.), ne nous apprend rien sur la position du corps de l'utérus ; il nous indique seulement la situation, la direction du col, ainsi que l'aspect de sa surface, qu'on trouve souvent engorgée et parsemée d'érosions ou de granulations.

MARCHE. — DURÉE. — TERMINAISONS. — L'antéversion débute, ordinairement, d'une manière lente, et s'établit progressivement. Chez beaucoup de femmes elle ne détermine aucun trouble fonctionnel, à moins d'être portée à un très haut degré ou compliquée de quelque autre lésion. Si l'on ne remédie à l'antéversion, elle aura, comme la plupart des lésions mécaniques de l'utérus, une tendance continuelle à s'accroître, à se prononcer de plus en plus, jusqu'à ce que l'organe ait atteint le maximum d'inclinaison où il peut parvenir. On ne saurait donc assigner à l'antéversion d'autres bornes que celles que peut y apporter un traitement convenablement dirigé. Cependant on a observé des cas de guérison spontanée.

L'antéversion ne persiste pas toujours au même degré. Différentes causes peuvent la faire varier dans un temps plus ou moins long. Ainsi elle diminue quelquefois sensiblement, mais d'une manière toute passagère, quand la femme est dans le décubitus dorsal ou lorsque la vessie, distendue par l'urine, redresse la matrice et tend à la repousser en arrière.

Une grossesse intercurrente peut corriger une antéversion.

Non-seulement l'utérus se redresse parfois spontanément, mais il peut encore outrepasser la direction de son axe normal et s'incliner en arrière. Nous avons observé quelquefois cette transformation de l'antéversion en rétroversion ; Amussat, Valleix et

M. Hervez de Chégoin en ont aussi rapporté des exemples.

COMPLICATIONS. — L'antéversion, ainsi que la plupart des déviations utérines, tantôt est simple, tantôt se complique soit de métrite du col, soit de métrite interne, soit encore de phlegmon péri-utérin : et c'est, nous le répétons, à ces dernières lésions qu'il faut ordinairement rapporter les douleurs qui accompagnent quelquefois l'antéversion. Cette affection peut aussi coexister avec des tumeurs utérines ou rétro-utérines, qui jouent presque toujours, par rapport à la déviation, non pas seulement le rôle de complication, mais aussi, et surtout, celui de cause déterminante, comme nous l'avons exposé dans l'étiologie.

DIAGNOSTIC. — Après l'emploi méthodique du toucher, il est bien difficile de conserver des doutes sur la nature de la lésion, et sur le sens de la déviation. Nous dirons cependant que l'antéversion a été confondue quelquefois avec un calcul vésical, une tumeur de la paroi postérieure de la vessie, une tumeur fibreuse de la paroi antérieure de la matrice ou un phlegmon anté-utérin.

Tous les auteurs ont rappelé le fait, cité par Levret, d'une antéversion prise pour une pierre dans la vessie. Pour éviter une erreur aussi regrettable, on peut combiner le cathétérisme de la vessie, soit avec le toucher vaginal, comme le veut Amussat, soit avec le toucher rectal, comme le veut M. Malgaigne; ou bien on aura recours en même temps au toucher vaginal et au palper hypogastrique, suivant le conseil de M. Velpeau, et comme nous avons l'habitude de le faire nous-même depuis longtemps. Enfin on peut, à l'exemple de Lisfranc, pratiquer simultanément le cathétérisme et l'auscultation de la vessie.

Les trois premiers moyens serviront aussi à diagnostiquer une antéversion d'avec une tumeur de la paroi postérieure de la vessie.

Ajoutons, d'ailleurs, que, dans les cas de calcul urinaire, comme dans ceux de tumeur vésicale, il y a, indépendamment des signes fournis par l'exploration directe, des phénomènes particuliers à ces affections, des troubles spéciaux dans la miction, et surtout des altérations physiques et chimiques de l'urine, qu'on ne saurait rencontrer dans l'antéversion.

On distingue une antéversion, soit d'une tumeur de la paroi antérieure de la matrice, soit d'un phlegmon anté-utérin, aux signes suivants. — Dans l'antéversion on sent, par le toucher vaginal, la paroi antérieure de l'organe, qui est légèrement convexe, lisse, sans relief et sans sillon, un peu dépressible, présentant, en un mot, tous les caractères qui appartiennent au tissu propre de la matrice. Enfin, si on explore, soit par l'hypogastre, soit par le rectum, on ne trouve nulle part le corps utérin, qui est, comme nous l'avons dit, caché derrière le pubis. Mais, si on a affaire à une tumeur anté-utérine, on la reconnaît à sa forme arrondie, à sa consistance ferme, au sillon qui la sépare de l'utérus, dont on trouve le corps au-dessus du pubis et derrière la tumeur.

Chez quelques femmes, pourvues d'un embonpoint excessif, on ne peut suffisamment déprimer les parois abdominales pour atteindre l'utérus : on comprend combien le diagnostic offre alors de difficultés.

Dans certains cas, le toucher rectal, soigneusement pratiqué, fournira des renseignements utiles ; mais, dans d'autres cas, le diagnostic est tellement douteux, qu'il devient urgent de recourir au cathétérisme intra-utérin.

C'est un procédé dont il faut se montrer extrêmement sobre, et qu'on ne doit employer que s'il devient absolument indispensable, et après s'être bien assuré qu'il n'existe pas un commencement de grossesse. Lorsqu'on l'aura jugé nécessaire, il faut avoir bien soin d'introduire la sonde suivant la direction présumée de la matrice, de la pousser avec ménagement, et de redresser doucement l'organe au fur et à mesure que l'instrument s'avance dans la cavité utérine.

Pronostic. — Valleix déclare que l'antéversion est plus difficile à guérir que toutes les autres déviations utérines, sans en excepter l'antéflexion (Leçons orales, *Gaz. des hôp.*, 1852, p. 286). Pour nous, qui attribuons une médiocre importance aux déviations simples et essentielles, tout en reconnaissant que le degré et l'ancienneté de la lésion ne sont pas sans influence sur le pronostic, nous dirons que la gravité de l'antéversion, comme celle des autres déviations, est surtout subordonnée à la nature de la cause et à celle des affections concomitantes.

Une antéversion qui est causée et entretenue par une rétraction des ligaments antérieurs de l'utérus, ou par des adhérences péritonéales, ou par une tumeur solide et de mauvaise nature est plus grave, plus difficile à guérir qu'une antéversion déterminée par un relâchement des ligaments postérieurs, ou par la présence, derrière l'organe, d'une tumeur liquide, qu'une simple ponction peut faire disparaître.

L'antéversion compliquée de métrite interne ou de phlegmon péri-utérin est d'un pronostic plus fâcheux que celle que complique une simple métrite granuleuse du col.

Il est presque inutile d'ajouter que, plus la déviation est prononcée, plus les fonctions utérines, et en particulier la fécondation, seront gênées. Enfin, plus la lésion est ancienne, plus elle est difficile à réduire et réfractaire aux moyens de traitement, soit palliatif, soit curatif.

THÉRAPEUTIQUE. — Ici, comme pour toutes les lésions mécaniques de la matrice, le traitement comprend deux séries de procédés : les uns relatifs à la réduction, les autres propres à la contention.

Après avoir, autant que faire se pourra, ramené la matrice dans sa direction normale, le médecin doit employer les moyens susceptibles de l'y maintenir.

I. *Réduction.* — Pour réduire l'utérus incliné en avant, la femme sera couchée sur le dos; et le médecin, pressant d'une main sur l'hypogastre, de manière à refouler l'organe en arrière, ramène le col de la matrice en avant avec l'indicateur de l'autre main, introduit dans le vagin, et fait exécuter à l'utérus un mouvement de bascule inverse à celui qu'il avait subi primitivement. Quelquefois ce procédé est insuffisant; et, malgré la manœuvre la plus habile, on ne peut réduire l'antéversion; il faut employer alors la sonde utérine, avec toutes les précautions que nous avons recommandées plus haut.

II. *Contention.* — Des moyens contentifs, le plus simple et le plus anciennement employé, c'est la position. Nous avons dit qu'il était des déviations dans lesquelles la matrice, conservant une extrême mobilité, reprenait sa direction physiologique sitôt que la malade était couchée. Le décubitus dorsal convient donc aux femmes atteintes d'antéversion. Néanmoins, nous ne saurions considérer la position comme un véritable mode de traitement : c'est simplement un moyen adjuvant, auquel il faut recourir surtout lorsque les malades sont incommodées par la marche ou par la station verticale.

Dans un certain nombre de cas, les malades se trouvent soulagées par l'application d'un simple bandage de corps autour du bas-ventre. La ceinture hypogastrique est un moyen préférable encore, et qui réussit aussi plus souvent. L'action de cette ceinture a été diversement interprétée par les auteurs : suivant les uns, elle agit en soutenant le poids des intestins ; suivant les autres, en refoulant la matrice en arrière ; mais nous pensons que l'efficacité de cet appareil est due surtout à ce qu'il immobilise l'organe.

Les pessaires ordinaires agissent principalement en soutenant l'utérus, en l'empêchant de peser douloureusement sur les organes voisins ou de tirailler les tissus environnants. Quelquefois, les malades se trouvent bien de l'application des pessaires *en pelle*, imaginés par M. Hervez de Chégoin, spécialement pour remédier aux déviations. Mais, en général, le soulagement qu'elles éprouvent est de courte durée ; le pessaire finit par produire de la gêne, réveiller de nouvelles douleurs ou même déterminer des accidents plus sérieux, qui contraignent à renoncer à son emploi. Aussi, n'y avons-nous jamais recours.

On cite des cas de guérison obtenus avec l'instrument de M. Mayer (de Berlin), qui se compose, comme on le sait, d'une éponge surmontée d'une tige de baleine.

Le pessaire ou redresseur intra-utérin a été préconisé pour l'antéversion, comme pour les autres genres de déviation, par Kiwisch, Simpson et Valleix. Ce dernier auteur affirme qu'à l'aide de cet instrument il a obtenu un grand nombre de guérisons définitives, après dix-huit jours d'application, en moyenne. Nous avons dit dans nos généralités (chap. XV) ce que nous pensons de l'usage du pessaire intra-utérin en général ; nous n'y reviendrons pas maintenant ; car il est clair que ce mode de traitement présente toujours les mêmes inconvénients et les mêmes dangers, quels que soient la nature et le degré de la déviation.

Ici, nous ne saurions trop répéter ce que nous avons dit plus haut : le premier soin du médecin doit être de s'assurer s'il existe quelque affection concomitante, métrite, phlegmon péri-utérin, etc., et de commencer par attaquer ces maladies qui, à nos yeux, sont toujours les plus sérieuses, les plus importantes, et celles d'où dérivent la plupart des douleurs et des accidents dont se plaignent les malades. On ne combattra directement l'antéversion que lorsque les moyens mécaniques pourront être employés sans péril, et qu'ils seront susceptibles de procurer un véritable soulagement aux malades sans risquer d'aggraver leur état.

Nous conseillons alors, d'appliquer d'abord les moyens les plus innocents, les appareils les plus simples, et, avant tous les autres, la ceinture hypogastrique, avec ou sans pelote périnéale, en se conformant aux préceptes énoncés dans le chapitre XV (p. 439). Si la ceinture hypogastrique ne suffit pas, on essayera les pessaires à air de M. Gariel, qui souvent produisent des résultats satisfaisants. Ce n'est que plus tard, et si ces premiers appareils échouent, qu'on pourra recourir aux autres variétés de pessaires et en particulier aux pessaires en bilboquet, ou à l'hystérophore de M. Roser.

Nous répétons que les accidents que nous avons vus se développer à la suite de l'introduction et du séjour des redresseurs utérins, nous font un devoir de ne pas en recommander l'usage.

D'ailleurs, il est rare que les malades atteintes d'antéversion continuent à éprouver quelque incommodité ou à ressentir des douleurs, quand on a eu soin de les débarrasser, au préalable, de l'affection qui accompagne le plus souvent la déviation.

Les toniques, les amers, les ferrugineux et les douches froides, les bains de mer ne sont, à nos yeux, que des moyens auxiliaires ou plutôt complémentaires, auxquels on doit toujours soumettre les malades pour combattre certaines dispositions générales, telles que l'anémie, la chlorose, le lymphatisme et différents troubles de l'innervation.

ARTICLE DEUXIÈME.

DE LA RÉTROVERSION.

Définition. — L'utérus est dit en *rétroversion* lorsque l'organe, incliné en arrière, au lieu de suivre la direction de l'axe du détroit supérieur du bassin, forme avec cet axe un angle, dont le sinus regarde du côté du sacrum.

Dans la rétroversion comme dans l'antéversion, la totalité de la matrice a subi un mouvement de bascule ou de rotation, autour d'un axe fictif horizontal, qui la traverserait de droite à gauche, au niveau de l'union du col avec le corps; de sorte que le museau de tanche est porté en avant et en haut, en même temps que le fond de l'utérus est dirigé en arrière et en bas.

Degrés. — Ce mouvement de rotation peut être plus ou moins étendu, plus ou moins complet : de là, dans la rétroversion, différents degrés, qui sont mesurés par l'ouverture de l'angle que forme l'axe de la matrice avec l'axe du détroit supérieur.

Nous distinguons trois degrés principaux, entre lesquels il existe une infinité de degrés intermédiaires.

Dans un premier degré, la matrice est obliquement dirigée de haut en bas et d'arrière en avant; elle s'est écartée de la direction de l'axe du détroit supérieur, de manière à former avec lui un angle aigu dont le sinus regarde directement en haut ; dans ce cas, le fond de l'organe correspond à peu près au niveau de l'angle sacro-vertébral.

Dans un second degré, la matrice est horizontalement couchée dans le bassin; elle forme avec l'axe du détroit supérieur un angle droit ouvert en haut et en arrière; et son fond est situé plus bas que le promontoire.

Dans un troisième degré, l'utérus est obliquement dirigé de bas en haut et d'arrière en avant; il forme avec l'axe du détroit supérieur un angle obtus ouvert directement en arrière, vers la courbure du sacrum. Le museau de tanche est plus élevé que le fond, qui regarde vers le coccyx.

Nous reviendrons sur ces divisions à propos des signes physiques de la rétroversion.

Étiologie. — Les auteurs s'accordent volontiers pour reconnaître que la condition anatomique essentielle, nécessaire à la production de la rétroversion, c'est une distension, un relâchement ou une éraillure des ligaments qui portent et retiennent l'utérus en avant.

Les influences capables de produire l'allongement des ligaments antérieurs de la matrice sont donc autant d'agents de rétroversion.

Indépendamment des causes communes aux déviations utérines, telles que les efforts violents, les courses longues et forcées, le saut, l'équitation, les chutes sur le bassin, les coups sur l'hypogastre, les excès de coït, etc., etc., la rétroversion reconnaît encore des causes plus directes, et que nous pourrions nommer anatomiques; telles sont : la rétraction des ligaments postérieurs de l'organe, les tiraillements exercés par des adhérences ou des brides péritonéales, vestiges d'une phlegmasie plus ou moins ancienne; l'habitude du décubitus dorsal, une tumeur intra-utérine, un polype, un corps fibreux de la paroi postérieure, dont le poids entraîne l'organe en arrière et en bas; un kyste ovarique faisant relief au-devant de la matrice ; une tumeur développée dans la paroi postérieure de la vessie ou dans la cloison utéro-vésicale, la distension de la vessie par un calcul volumineux, la rétention habituelle d'urine, etc., qui agissent en refoulant progressivement en arrière le corps de l'utérus.

La rétention d'urine serait, aux yeux de Denman, de Callisen, de Boër et de Sibergundi, la plus puissante des causes déterminantes de la rétroversion ; mais, comme le font observer judicieusement Dugès et madame Boivin, il est, dans ce cas, bien difficile de distinguer la cause de l'effet ; « car, disent-ils, si la distension de la vessie peut faire basculer l'utérus, cette bascule, une fois opérée, contribue fortement à arrêter le cours de l'urine, à la retenir dans la vessie, forcément soulevée au-dessus du pubis, et dont le col, ainsi que l'urèthre, est comprimé derrière les os. »

Les auteurs que nous venons de citer font jouer un rôle important à la grossesse qui, en augmentant les dimensions et le poids de la matrice et en modifiant ses rapports anatomiques, amène des conditions favorables à la production de la rétroversion. L'influence de la grossesse serait aidée encore, suivant Callisen, et suivant Dugès et madame Boivin, par un certain degré d'étroitesse du bassin, et surtout par une saillie fort proéminente de l'angle sacro-vertébral, qui, en s'opposant à l'élévation, au redressement de l'organe, produisent l'accident que nous décrirons bientôt sous le nom d'enclavement.

Pour Lisfranc, la cause la plus fréquente de la rétroversion est l'engorgement de la partie postérieure de la matrice. Nous avons à peine besoin de répéter ici que nous n'admettons pas l'existence de ces engorgements partiels, ni, partant, leur prétendue influence sur les déviations utérines.

Symptomatologie. — I. *Signes rationnels.* — Les symptômes de la rétroversion diffèrent à peine de ceux de l'antéversion. Il est aisé de comprendre, en effet, que, quel que soit le sens de la déviation, le résultat doit être le même, c'est-à-dire que les troubles fonctionnels doivent être à peu près semblables : sentiment de gêne et de pesanteur dans la région ano-périnéale, tiraillements pénibles dans les plis de l'aine, quelquefois même douleurs, plus ou moins intenses, plus ou moins aiguës, dans l'intérieur du bassin, occupant tantôt un côté, tantôt les deux côtés des régions iliaques et s'irradiant dans les lombes, les reins ou les membres inférieurs ; accidents dysménorrhéiques plus ou moins marqués, suivant le degré de la rétroversion, c'est-à-dire suivant le degré de l'obstacle que le sang menstruel éprouve à sortir de la cavité utérine, obstacle dépendant surtout de la déclivité vicieuse de la matrice. La rétroversion détermine encore la constipation, la difficulté d'uriner ou même la rétention d'urine, par suite de la compression exercée par le fond de la matrice sur le rectum, et par le museau de tanche sur le col vésical.

Les symptômes que nous venons d'énumérer sont certainement impuissants à révéler l'existence d'une rétroversion, non-seulement parce qu'on les retrouve dans l'antéversion, ainsi que nous l'avons dit, mais encore parce qu'ils sont communs à toutes les affections de la matrice.

II. *Signes sensibles.* — Ce n'est donc qu'à l'aide de l'exploration directe qu'on parvient à constater sûrement la nature et le degré de la déviation.

Le décubitus dorsal pouvant exagérer la rétroversion, il est utile d'examiner successivement la femme debout et couchée.

Dans le premier degré, par le palper hypogastrique et le toucher vaginal combinés, on sent parfois encore le fond de l'utérus, à travers les parois abdominales ; mais alors on le trouve plus éloigné de la symphyse pubienne que dans l'état normal. Par le toucher vaginal, on constate que le museau de tanche est un peu plus en avant que de coutume ; en refoulant suffisamment le cul-de-sac postérieur du vagin, on sent la paroi postérieure de la matrice dans une certaine partie de son étendue. Le toucher rectal permet de mieux apprécier encore le changement de direction de l'utérus, dont la paroi postérieure et le fond sont plus rapprochés, dans ce cas, du segment antérieur du rectum.

Dans le second degré, la matrice occupe une direction plus ou moins voisine de l'horizontale. On ne perçoit jamais l'utérus audessus du pubis. Par le toucher vaginal, on trouve le museau de tanche entièrement déplacé, porté en haut et en avant, très proche de la symphyse pubienne. Le cul-de-sac vaginal antérieur est plus profond que le postérieur, qui est en partie effacé. Le doigt peut aisément parcourir toute la paroi postérieure de l'utérus devenue horizontale. Par le rectum on sent la saillie plus ou moins prononcée, que forme le fond de la matrice, en déprimant la cloison recto-vaginale et en refoulant le segment antérieur de l'intestin.

Les signes du troisième degré sont à peu près les mêmes, si ce n'est que le col de la matrice est plus élevé encore, que le museau de tanche est fortement appliqué contre la paroi vaginale antérieure, le cul-de-sac vaginal antérieur plus marqué et le cul-de-sac postérieur plus effacé que dans le cas précédent. La paroi postérieure de l'utérus, au lieu d'être horizontale, regarde obliquement en bas et en avant ; le fond de l'organe ne forme pas une saillie aussi considérable dans le rectum ; il proémine plus bas et se rapproche davantage de l'anus.

Nous parlerons des résultats fournis par le cathétérisme utérin à propos du diagnostic.

Quand on examine au spéculum un utérus ayant la direction normale, c'est la lèvre antérieure qui se présente d'abord dans le champ de l'instrument. Dans un faible degré de rétroversion, c'est la lèvre antérieure qui se découvre la première ; mais le reste du museau de tanche se montre plus vite que dans l'état normal. A un degré plus avancé, le col utérin, se trouvant dans la direction de l'axe du vagin, vient se placer immédiatement dans l'orifice du spéculum, et l'on aperçoit d'emblée la totalité du museau de tanche. Mais lorsque la rétroversion est excessive, c'est la lèvre postérieure, et même la face postérieure du col utérin, qui se présente d'abord dans le champ du spéculum ; de sorte qu'il faut faire basculer légèrement l'instrument, en refoulant la commissure postérieure de la vulve, pour découvrir successivement l'orifice utéro-vaginal et la lèvre antérieure, en un mot, pour saisir le col de la matrice.

A propos de l'antéversion, nous avons dit par quel procédé nous parvenions à saisir tout de suite le col utérin. C'est par un mécanisme analogue que nous y arrivons dans les cas où l'organe est en rétroversion.

Il faut se bien garder d'attacher une trop grande importance aux signes fournis par le spéculum. Cet instrument, comme nous avons déjà eu l'occasion de le dire, ne peut nous renseigner que sur l'état anatomique et la position du col de la matrice. Quant à la direction générale de l'organe, il est incapable de la révéler d'une manière précise.

Complications. — Nous avons dit, dans nos généralités, combien étaient rares les déviations simples ; elles s'accompagnent généralement de quelque autre affection de la matrice ou de ses annexes. La plupart des auteurs sont d'accord aujourd'hui sur ce point.

Parmi les états morbides qui peuvent compliquer la rétroversion nous mentionnerons spécialement, comme les plus importants et aussi le plus ordinairement méconnus, la métrite interne, le phlegmon péri-utérin, et l'hypérémie des ligaments larges.

La métrite interne s'annonce par les accidents que nous avons fait connaître plus haut et en particulier par la leucorrhée, que beaucoup de praticiens et d'auteurs n'hésitent pas à rattacher, bien à tort, à la déviation elle-même; nous avons insisté là-dessus dans nos généralités.

La complication d'un phlegmon péri-utérin ou d'une hypérémie des ligaments larges, est presque toujours signalée par la prédominance des douleurs d'un côté de la matrice, ainsi que nous l'avons établi dans le chapitre XV.

Marche. Durée. Terminaison. — La rétroversion peut, au dire de quelques auteurs, débuter d'une manière brusque et soudaine; nous n'en avons point observé d'exemples authentiques ; mais il en a été rapporté par Hunter, Desgranges et Baudelocque. Lisfranc affirme aussi avoir rencontré des cas de rétroversion survenue d'emblée, à l'occasion de chutes ou d'efforts violents. « On a prouvé, ajoute Lisfranc, que la déviation est survenue subitement parce que les femmes qui ne souffraient pas antérieurement, éprouvent tout-à-coup des douleurs violentes, et parce que, d'ailleurs, en redressant l'organe, on fait ordinairement cesser presque immédiatement tous les accidents. »

Il ne faudrait pas être trop sévère en démonstration pour se laisser convaincre par un semblable raisonnement. En effet, de ce que, chez une femme qui ressent des douleurs vives, à la suite d'une chute ou d'un effort, on trouve l'utérus basculé en arrière, peut-on rigoureusement conclure que la rétroversion vient de s'effectuer, de se produire sur-le-champ? Nous ne le pensons pas ; car on est tout aussi bien autorisé à admettre que la rétroversion existait déjà, à un certain degré, d'une manière latente et sans douleurs, avant l'accident, et que la chute n'a fait qu'en révéler l'existence en la rendant douloureuse ou en exagérant son inclinaison. Nous déclarons donc que nous considérons comme possibles, plutôt que comme démontrées, les rétroversions subites, brusques, de la matrice.

Nous croyons, comme plus conforme à l'observation des faits, que la rétroversion, dans la très grande majorité des cas, se produit d'une manière lente et progressive, et que ce n'est que par degrés que l'utérus arrive au point où l'inclinaison devient une gêne pour les fonctions, une incommodité douloureuse pour les malades, en un mot une infirmité incompatible avec l'état de santé et l'intégrité des phénomènes utérins.

Nous avons déjà dit précédemment que la rétroversion ne se présentait pas constamment au même degré sur la même malade; il est, en effet, des circonstances, mais toutes passagères, susceptibles de faire varier momentanément l'inclinaison utérine; tels sont : d'une part, le décubitus dorsal et la distension de la vessie par une grande quantité d'urine, qui exagèrent la déviation; et, d'autre part, le décubitus abdominal et l'accumulation des matières fécales dans l'ampoule rectale, qui, au contraire, la corrigent d'une manière plus ou moins sensible. Toutefois il est inutile d'ajouter que ces causes n'exercent leur influence qu'autant que la matrice a conservé sa mobilité; il est clair qu'elles demeureraient entièrement impuissantes si l'organe était solidement et invariablement fixé dans sa déclivité anormale.

On ne saurait assigner une durée précise à la rétroversion; c'est une direction nouvelle que l'utérus a prise et qu'il conserve jusqu'à ce qu'une cause quelconque vienne modifier encore, d'une manière solide et permanente, ses rapports anatomiques défectueux.

Nous avons déjà dit pourtant, dans nos généralités, que la guérison n'était pas le cas le plus ordinaire des déviations utérines. Ce que nous avons dit alors des prétendues cures radicales obtenues par quelques praticiens, nous pourrions le répéter ici. On peut corriger légèrement la rétroversion, on peut triompher des complications qui l'accompagnent et faire disparaître les douleurs qui en sont la conséquence; mais l'art est encore impuissant à redresser la matrice d'une manière complète, à lui rendre définitivement sa direction primitive et normale.

Mais ce que l'art ne peut obtenir, la nature le réalise quelquefois. Sous l'influence de certains états morbides opposés à ceux qui ont produit la rétroversion, l'utérus peut reprendre sa direction et sa situation naturelles. Ce sont des cas de guérisons spontanées dont on a observé des exemples à la suite de la grossesse ; mais ces exemples sont rares, et il est bon de savoir que la grossesse produit, le plus souvent, un effet opposé, c'est-à-dire qu'elle exagère la rétroversion, surtout si la femme, après l'accouchement, demeure trop longtemps couchée sur le dos. Le praticien doit être prévenu de ce fait, afin de recommander les précautions nécessaires pour qu'il ne se produise point. Jamais on n'a vu la rétroversion simple se terminer d'une manière funeste.

Diagnostic. — La rétroversion peut être confondue avec une rétroflexion ou une tumeur développée, soit dans l'utérus, soit dans le tissu cellulaire rétro-utérin ou la cloison utéro-rectale.

Nous dirons plus bas à quels signes on peut distinguer la rétroversion de la rétroflexion.

Mais la rétroversion se distingue d'une tumeur utérine ou rétro-utérine aux signes différentiels suivants :

Dans la rétroversion, on ne trouve plus l'utérus derrière le pubis ; le col est plus élevé dans le vagin et plus rapproché de la symphyse ; au niveau du cul-de-sac postérieur, on sent une tumeur ayant la consistance du tissu utérin, ainsi que la forme légèrement convexe et la continuité de la face postérieure de la matrice. La tumeur qui fait saillie dans le rectum offre à peu près les mêmes caractères. Enfin, par la combinaison du toucher rectal et du palper hypogastrique, lorsque l'excès d'embonpoint ou l'excès de sensibilité des parois abdominales ne s'y oppose pas, on peut, comme nous l'avons déjà dit plusieurs fois, saisir l'utérus entre les doigts et constater d'une manière très précise que c'est bien cet organe qui forme la tumeur placée en arrière.

Dans les cas de tumeur utérine ou rétro-utérine, on sent la matrice derrière le pubis, dont elle est quelquefois plus rapprochée que dans l'état normal ; le col utérin est plutôt abaissé qu'élevé dans le vagin ; car si la tumeur est située un peu haut derrière l'utérus, elle pèse sur l'organe et l'abaisse à un certain degré. Mais c'est surtout par la recherche du corps utérin qu'on arrive à poser un diagnostic précis.

L'exploration directe des parties, pratiquée avec toutes les précautions et tous les soins que nous avons recommandés dans nos généralités, permet, dans la grande majorité des cas, de distinguer une tumeur rétro-utérine d'avec le corps de la matrice, à sa forme, à sa consistance, à son étendue, à ses rapports anatomiques, et ordinairement, à un sillon de séparation creusé entre la lésion et les organes sains qui l'avoisinent. Ce sillon de séparation manque rarement dans le phlegmon péri-utérin, ainsi que nous l'avons dit en décrivant les caractères de cette affection.

Nous venons de dire que la rétroversion pouvait être confondue avec les tumeurs développées dans la paroi postérieure de l'utérus ou derrière cet organe. Mais il arrive parfois que les deux espèces de lésions coexistent sur le même sujet, et qu'on a affaire à une rétroversion compliquée, soit d'un corps fibreux post-utérin, soit d'un phlegmon ou de toute autre tumeur rétro-utérine. Dans le diagnostic, il faut s'appliquer à rechercher ces complications. Toutefois, on doit être prévenu que les rétroversions ne s'accompagnent et ne peuvent s'accompagner que de tumeurs rétro-utérines d'un petit volume. Les tumeurs un peu volumineuses, repoussant tôt ou tard l'utérus en avant, déterminent plus souvent l'antéversion, comme il est aisé de le comprendre.

Il est important encore, au point de vue pratique, de chercher à reconnaître les autres maladies dont la rétroversion peut se compliquer, telles que métrite interne, métrite parenchymateuse, etc.

Dans les cas, rares d'ailleurs, où, en dépit des moyens ordinaires d'exploration, on conserverait encore des doutes sur la nature de l'affection, on aurait recours au cathétérisme utérin, après s'être assuré qu'il n'existe ni grossesse, ni lésoin inflammatoire, qui en contre-indiquent l'emploi.

Si on soupçonne une rétroversion, au lieu d'introduire la sonde utérine comme nous l'avons prescrit dans nos préceptes généraux, c'est-à-dire en tournant la concavité de l'instrument en avant et en haut, on l'introduit dans le sens de la rétroversion, c'est-à-dire en dirigeant la concavité en arrière et en bas. Si la sonde utérine ne peut pénétrer dans cette direction, sans qu'il existe d'ailleurs de rétrécissement qui explique le phénomène, on doit admettre qu'il n'y a point de rétroversion. Alors, pour connaître la direction exacte de l'organe, on procédera avec précaution et par tâtonnements, en imprimant à l'instrument des mouvements variés, jusqu'à ce qu'on parvienne à l'introduire. Mais, si la sonde utérine, dirigée comme nous l'avons dit, pénètre facilement, sans obstacle, on peut être assuré que la matrice est renversée en arrière ; et, dans ce cas, le degré d'inclinaison du cathéter mesure très approximativement le degré de la rétroversion ; on acquiert une certitude plus grande encore si, en imprimant à l'instrument un mouvement de bascule convenable, on sent l'organe se redresser et se porter en avant.

Pronostic. — La rétroversion n'est pas une affection grave en elle-même, car elle détermine parfois si peu d'accidents qu'elle passe inaperçue; son pronostic est surtout subordonné à son degré, à la nature de ses causes et de ses complications.

Une rétroversion au premier degré détermine moins d'accidents, moins de troubles fonctionnels, qu'une rétroversion au second ou au troisième degré. La rétroversion devient un état grave, au point de vue des fonctions de l'utérus ou des organes qui l'entourent, lorsqu'elle est assez prononcée pour gêner l'écoulement des règles, pour empêcher la fécondation, pour apporter un obstacle plus ou moins grand à l'émission de l'urine ou à la défécation.

Mais il est un point que nous avons déjà signalé, et sur lequel il est nécessaire de s'arrêter ici, c'est l'influence de la rétroversion sur l'évolution de la matrice dans la gestation. Dans la grande majorité des cas, la matrice se redresse insensiblement au fur et à mesure qu'elle se développe. Mais quelquefois aussi, surtout chez les femmes dont le détroit supérieur du bassin est rétréci, chez celles dont l'angle sacro-vertébral offre une saillie très prononcée, l'utérus se trouve arrêté dans le cours de son évolution. Retenu dans l'excavation pelvienne par la proéminence du promontoire, il y subit le phénomène que les auteurs désignent sous le nom d'*enclavement*. Dans certains cas, l'organe parvient à se dégager spontanément, par la seule force d'expansion que lui fait éprouver la grossesse ; mais d'autres fois il s'enclave d'autant plus solidement qu'il augmente davantage de volume. L'enclavement donne lieu alors à une série d'accidents (coliques utérines, vomissements, syncopes, efforts expulsifs) qui se termineraient presque toujours par un avortement, si l'on n'intervenait assez tôt pour y remédier.

C'est surtout pendant la grossesse que les auteurs ont admis la possibilité de la rétroversion subite. MM. Moreau, Nægele, Cazeaux, etc., en citent des exemples dans leurs traités d'accouchements ; mais ces cas sont passibles des mêmes objections que ceux de Lisfranc, mentionnés plus haut. Car il est évident que rien ne prouve que la rétroversion n'était pas antérieure à la grossesse. Ce qu'il est seulement permis d'admettre, c'est que la grossesse exagère la rétroversion en augmentant le poids de la matrice ; et ce qui tendrait à démontrer l'exactitude de notre remarque, c'est que, suivant les auteurs que nous venons de citer, ce serait dans le troisième mois de la grossesse que la rétroversion se montrerait le plus fréquemment, c'est-à-dire à l'époque où le volume de l'utérus commence à prendre des proportions assez considérables.

Nous n'insisterons pas davantage sur la rétroversion comme complication de l'état de gravidité de la matrice. Nous avons cru suffisant d'en parler au point de vue du pronostic, et nous pensons en avoir dit assez sur ce point.

Nous terminerons ce qui est relatif au pronostic de la rétroversion, en ajoutant que cette lésion est plus sérieuse lorsqu'elle est compliquée que lorsqu'elle est simple. Quand elle est compliquée, son pronostic varie suivant la nature de l'affection qui l'accompagne.

Enfin, il faut tenir compte, avons-nous dit, de la nature de la cause. Il est évident que la rétroversion offre d'autant plus de gravité qu'elle est due à une cause plus grave elle-même.

THÉRAPEUTIQUE. — Mêmes indications que pour toutes les lésions mécaniques de l'utérus : 1° réduire ; 2° maintenir l'organe réduit.

I. *Réduction.* — Elle s'opère encore ici, suivant deux procédés : 1° au moyen des doigts ; 2° à l'aide de la sonde utérine.

Avec les doigts on peut réduire la rétroversion de deux manières : la première consiste à porter profondément l'indicateur dans le vagin et à relever la matrice en la repoussant de bas en haut et d'arrière en avant par le cul-de-sac postérieur. La seconde se pratique au moyen de l'indicateur et du médius, qu'on introduit, l'un dans le vagin, l'autre dans le rectum. Avec le premier doigt appliqué sur la lèvre antérieure de l'utérus, on refoule le col en bas et en arrière, tandis qu'avec le second doigt on rep usse le corps utérin en haut et en avant.

Ce procédé est préférable au premier ; il est plus sûr, plus efficace, et permet d'obtenir une réduction plus complète.

On peut quelquefois faciliter la réduction en faisant coucher la malade sur le ventre.

Pour pratiquer la réduction à l'aide de la sonde utérine, après l'avoir introduite à la manière ordinaire, on lui imprime un mouvement de bascule qui abaisse son extrémité libre en la rapprochant de la commissure vulvaire postérieure, et qui élève l'extrémité engagée dans la cavité utérine en l'éloignant du rectum et la rapprochant de la symphyse pubienne.

Cette manœuvre doit être accomplie avec beaucoup de ménagements ; on se gardera de déployer trop de force ou de faire des mouvements brusques et saccadés. Il faut procéder avec lenteur, par un mouvement de pression doux et continu. Il convient de ne pas insister si l'utérus oppose une certaine résistance, qu'il serait probablement dangereux de chercher à vaincre. D'ailleurs, on peut, en employant la sonde utérine, s'aider encore du doigt introduit soit dans le vagin, soit dans le rectum, et repousser le corps utérin en avant, comme nous l'avons exposé précédemment.

II. *Contention.* — Presque tous les moyens contentifs que nous avons énumérés et décrits à propos du traitement général des déviations utérines, ont été employés pour la rétroversion. Cependant on en a imaginé aussi de spéciaux, que nous allons faire connaître.

Il est clair qu'avant tout il faut recommander aux malades d'éviter, autant que possible, le décubitus dorsal, et leur prescrire de se tenir couchées, non pas sur le ventre, comme le veulent quelques médecins (car la position est incommode et fatiguante), mais sur les côtés.

Nous distinguerons, comme de coutume, en deux variétés, les moyens destinés à remédier à la rétroversion.

A. Les moyens *intra-vaginaux* sont : les éponges, les sachets, que nous ne ferons que nommer ; les pessaires en bilboquet et les pessaires à air de M. Gariel, qui ont surtout pour objet de soutenir la matrice en fournissant un point d'appui au museau de tanche ; enfin les pessaires en bondon, les pessaires élytroïdes, et les pessaires en pelle, que leurs inventeurs ont disposés d'une manière spéciale, dans l'intention d'empêcher la rétroversion de se reproduire.

Nous ne croyons pas utile de décrire ces instruments. La plupart constituent des moyens infidèles, qui ne remplissent pas ou qui ne remplissent qu'incomplétement le but qu'on se propose.

Valleix avait aussi imaginé un pessaire spécial pour la rétroversion, c'était une poche, une ampoule de caoutchouc, destinée à se loger dans le cul-de-sac vaginal postérieur, et qu'il y plaçait après avoir préalablement ramené l'utérus en avant au moyen de la sonde de Simpson. Mais nous ferons remarquer, avec M. Paul Dubois, qu'il est anatomiquement impossible de loger un corps quelconque dans le cul-de-sac vaginal postérieur. Cet espace n'est pas assez grand pour admettre et surtout pour conserver l'ampoule de caoutchouc qu'y plaçait Valleix.

B. Nous avons déjà dit que, pour combattre la rétroversion, quelques médecins avaient eu recours à des procédés que nous avons nommés *intra-rectaux*. Nous ne ferons que signaler, sans y attacher aucune importance, le conseil donné par M. Piorry de laisser les matières stercorales s'accumuler dans la partie inférieure du gros intestin, dans le but de maintenir la matrice refoulée en avant.

MM. Huguier et Favrot, moins confiants que M. Piorry dans les procédés naturels, emploient, le premier, une grosse mèche de charpie, le second, une poche de caoutchouc, un pessaire à air, qu'ils introduisent dans le rectum. Ce sont des moyens incommodes et pénibles, que les malades supportent difficilement, qui même, le plus souvent, déterminent des douleurs vives ou des accidents sérieux, bien plus sérieux que l'espèce de difformité qu'ils sont destinés à corriger. D'ailleurs, pense-t-on qu'il puisse se trouver une femme assez patiente, assez résignée, pour endurer un corps étranger, solide, dans le rectum pendant le temps nécessaire, je ne dis pas à la guérison (puisqu'elle est à peu près impossible), mais seulement à l'amélioration de la rétroversion ?

Quoi qu'il en soit, chacun des moyens que nous venons de passer en revue compte, sinon des succès, au moins des demi-succès ; s'il n'a pas guéri les malades, il les a quelquefois soulagées, il a amélioré leur état. Comment des instruments si divers ont-ils abouti assez souvent au même résultat? M. Gariel a résolu le problème : il a dit, suivant nous, avec beaucoup de justesse, que tous les moyens imaginés pour remédier aux déviations utérines produisent un effet constant et qui leur est commun, quels que soient leur forme et leur mode d'emploi, c'est de soutenir l'utérus, de lui fournir un point d'appui, de l'immobiliser. Voilà, pour ainsi dire, la raison de leur efficacité.

A ce compte, nous ne pouvons pas admettre qu'il existe quelque procédé spécial ou quelque appareil particulier pour la rétroversion. Le meilleur appareil, le meilleur procédé, nous l'avons déjà dit, sera celui qui immobilisera le mieux la matrice, sans provoquer de douleurs, sans exposer à aucun des accidents que nous avons signalés dans nos généralités, à propos du traitement mécanique. Or, celui des instruments qui nous paraît le mieux satisfaire à ces indications, c'est le pessaire à air de M. Gariel, dont la forme et le volume doivent varier d'après les conditions que nous avons exposées précédemment.

Cependant, pour la rétroversion, comme pour les autres déviations. il est des cas où les autres pessaires auront plus d'efficacité et rempliront mieux le but qu'on se propose. Cela est subordonné à des circonstances si diverses qu'il est impossible de poser à ce sujet des préceptes formels. Ce n'est, le plus souvent, que par des tâtonnements assez longs et après des essais nombreux, qu'on parvient à découvrir la forme de pessaire qui convient le mieux; on ne doit donc pas se laisser décourager par l'inanité des premières tentatives.

Toutefois il est un conseil que nous croyons utile de rappeler, c'est de commencer toujours par les moyens les plus simples, et de ne recourir aux plus compliqués qu'en désespoir de cause et comme ressource extrême. Ainsi, nous avons l'habitude d'essayer d'abord de soutenir le ventre avec la ceinture hypogastrique, ou le périnée avec la pelote périnéale; s'il y a lieu, nous combinons ces deux moyens. Dans les cas où ils ne réussissent point, nous tentons le pessaire à air; et ce n'est que lorsque nous sommes convaincu de l'insuffisance de ce dernier appareil, que nous nous adressons aux pessaires en bilboquet ou à l'hystérophore de Roser.

Nous avons à peine besoin de rappeler ici un précepte que nous avons formulé d'une manière bien expresse dans nos généralités, c'est de ne recourir au traitement mécanique qu'autant que tous les dangers, qui peuvent résulter de son emploi, ont été conjurés, c'est-à-dire après qu'on aura écarté toute complication inflammatoire de l'utérus ou de ses annexes.

Nous avons dit plus haut comment M. Fleury affirmait avoir guéri des déviations utérines par les procédés hydrothérapiques. Nous avons dit aussi ce que nous pensions de ces guérisons. Nous n'avons pas contesté les faits allégués par notre éminent confrère, seulement nous leur avons donné une interprétation différente. Il n'est pas douteux pour nous que l'hydrothérapie ne remédie merveilleusement à beaucoup des accidents qui accompagnent les déviations utérines, engorgement utérin, métrite, douleurs névralgiques, etc. A notre avis, ce sont ces accidents, ou si on le préfère, ces complications, dont l'hydrothérapie est parvenue à débarrasser les malades; et celles-ci ont pu être considérées comme guéries dès le jour où elles cessaient de souffrir, de perdre en blanc, etc; mais nous doutons bien que la rétroversion n'ait pas persisté.

ARTICLE TROISIÈME.

DES LATÉROVERSIONS.

La matrice peut être inclinée latéralement, soit par la rétraction d'un ligament, soit par la compression d'une tumeur située sur un des côtés de l'organe.

Les latéroversions simples sont assez rares ; mais les latéroversions compliquées d'une autre déviation sont assez communes. L'utérus, en effet, lorsqu'il se porte, soit en avant, soit en arrière, ne reste pas toujours sur la ligne médiane ; il s'incline quelquefois, tantôt *à droite*, tantôt *à gauche*.

Les latéroversions droites sont plus fréquentes que les gauches. Les auteurs ont expliqué jusqu'à présent ce phénomène par la présence du rectum qui, étant situé un peu à gauche de la ligne médiane du bassin, repousse la matrice à droite lorsqu'il est distendu par les matières fécales ; nous admettons aussi cette explication, mais nous ne croyons pas qu'elle soit suffisante. Il est deux autres causes qui, selon nous, contribuent encore puissamment à produire la latéroversion droite : l'une, c'est l'inclinaison de l'utérus du même côté pendant la grossesse ; l'autre, c'est la fréquence plus grande du phlegmon péri-utérin à gauche, lequel repousse la matrice du côté opposé.

Valleix, et après lui, M. Becquerel professent que : « les latéroversions peuvent souvent rendre compte de la prédominance de la douleur de tel ou tel côté, quand elle survient comme symptôme d'une affection utérine quelconque. » Il est possible que cette interprétation soit exacte dans certains cas ; mais nous en avons observé un très grand nombre où la douleur était le plus intense du côté opposé à la latéroversion. Ainsi, tandis que l'inclinaison latérale de la matrice a lieu le plus souvent à droite, c'est à gauche que les douleurs sont le plus fréquentes ou qu'elles atteignent leur maximum d'intensité, dans les diverses maladies de cet organe. C'est pourquoi nous avons dû chercher une autre raison de ce phénomène ; cette raison, comme nous l'avons déjà dit ailleurs, c'est la prédilection du phlegmon péri-utérin pour le côté gauche.

Il est inutile d'insister sur les signes que fournit le toucher vaginal dans les latéroversions. La matrice étant plus ou moins inclinée d'un côté ou de l'autre, on trouve : dans la latéroversion droite, le museau de tanche tourné du côté gauche du vagin, et le corps de l'organe tourné du côté droit ; dans la latéroversion gauche, au contraire, le museau de tanche regarde la paroi latérale droite du vagin, et le corps utérin est tourné du côté gauche. Comme il comprime plus ou moins le rectum, il en résulte une constipation habituelle chez les malades atteintes de ce genre de déviation.

Pour les latéroversions, comme pour les autres variétés de versions, l'utérus peut être incliné à des degrés divers, depuis l'inclinaison à peine sensible jusqu'à l'inclinaison horizontale que nous avons quelquefois observée.

CHAPITRE XVIII.

DES FLEXIONS OU INCURVATIONS DE LA MATRICE, EN GÉNÉRAL.

HISTORIQUE. — La connaissance précise des flexions utérines date de quelques années seulement. Déjà, à la fin du dernier siècle et au commencement de celui ci, Levret, Baudelocque et Désormeaux avaient signalé l'incurvation de la matrice pendant la grossesse; Denman avait rapporté un exemple bien authentique de rétroflexion pendant l'état de vacuité ; mais malheureusement cet auteur s'est borné à une description très imparfaite et n'a laissé, pour ainsi dire, qu'une observation tronquée. C'est au docteur Ameline que la plupart des auteurs s'accordent à rapporter l'honneur d'avoir, pour la première fois, décrit et nommé les flexions utérines, dans sa dissertation inaugurale sur l'antéflexion (Paris, 1830). Il est juste de dire que le cas d'incurvation utérine qui a servi de point de départ et de base au travail de M. Ameline lui avait été communiqué par madame Boivin. L'illustre sage-femme, dans le livre qu'elle a publié avec le concours de Dugès, a consacré à l'histoire de ces lésions, un assez long chapitre, suivi de six observations détaillées. De nos jours, les flexions utérines ont été l'objet de recherches importantes de la part de M. Velpeau et de Valleix, en France; de Simpson, en Angleterre; de Kiwisch, de Scanzoni et de Virchow, en Allemagne.

DÉFINITION. — On donne le nom de *flexions*, de *courbures*, d'*incurvations* de la matrice à une anomalie de direction de cet organe, telle que le col et le corps, au lieu de se trouver sur le trajet de leur axe commun, s'éloignent plus ou moins de cet axe, de manière à former un angle, dont l'ouverture regarde soit en avant, soit en arrière, soit sur les côtés.

DIVISIONS. — De là trois variétés de flexions, suivant le sens de la courbure :

1° La flexion en avant, ou *antéflexion ;*

2° La flexion en arrière, ou *rétroflexion;*

3° Les flexions sur les côtés, ou *latéroflexions*, distinguées en *droite* et *gauche*.

ANATOMIE ET PHYSIOLOGIE PATHOLOGIQUES. — Nous étudierons successivement : la forme de la matrice dans les flexions, le degré de la courbure, les modifications subies par la cavité utérine, les altérations du tissu propre et de la muqueuse, les changements survenus dans les rapports de l'organe, les lésions des tissus voisins et en particulier des ligaments; enfin nous signalerons seulement les lésions concomitantes, qui ont une si grande importance dans l'histoire des lésions mécaniques.

D'après la définition même que nous avons donnée des flexions utérines, il est aisé de comprendre que l'organe, au lieu de conserver la forme de poire aplatie qu'on lui connaît, prend une nouvelle apparence, justement comparée par Levret à une cornue, dont la panse serait représentée par le corps et la partie tubuleuse par le col.

L'angle que le corps utérin forme ainsi avec le col est plus ou moins ouvert, suivant le degré de l'incurvation.

Dans un *premier degré*, la flexion est à peine marquée, l'angle est obtus; dans un *second degré*, ou degré moyen, l'angle est droit : c'est ici que la comparaison de Levret a toute sa justesse ;

à un *troisième* et dernier *degré*, l'angle est très aigu, le col et le corps de la matrice sont en contact immédiat par leur face ou leur bord homologue, et entièrement ployés l'un sur l'autre.

Comme le fait observer avec raison M. Scanzoni, si, sur le cadavre d'une femme atteinte de flexion utérine, on soulève la masse intestinale, de manière à découvrir la matrice, ce n'est plus son bord supérieur qui se montre le premier, mais tantôt la face antérieure, tantôt la face postérieure du corps de l'organe, tantôt l'une de ses parties latérales, suivant que l'on a affaire à une antéflexion, à une rétroflexion ou à une latéroflexion.

Il est digne de remarque que le point où s'opère la flexion est presque toujours le même, c'est-à-dire l'union des deux cônes renversés que forment le corps et le col de l'utérus, là où existe cette espèce d'étranglement que nous avons signalé dans nos généralités anatomiques. Faut-il chercher la raison de ce fait dans la densité moindre, dans la faiblesse plus grande du tissu de la matrice en cet endroit, ou dans le changement de texture qui s'observe sur la limite du col et du corps? Ces deux explications peuvent être admises; mais nous croyons que la première est applicable à la plus grande majorité des cas. Toutefois M. Scanzoni donne une autre raison : « C'est, dit-il, à cet endroit que se trouve le point d'insertion du vagin sur le col de la matrice; ce dernier est, par là même, plus ou moins fixé dans sa position, tandis que le corps, plus ou moins volumineux et plus pesant, est plus mobile et peut facilement être déplacé, soit par son propre poids, soit par une force extérieure. » Cette interprétation nous paraît propre à expliquer pourquoi le corps s'infléchit plus souvent que le col, plutôt qu'à rendre compte du siége de l'incurvation dans le point de jonction de ces deux parties.

C'est là, disons-nous, qu'on trouve le plus souvent l'angle d'incurvation; mais dans d'autres cas, plus rares à la vérité, la flexion s'opère soit plus haut, aux dépens du corps même de la matrice, soit plus bas, aux dépens du col. Il est des circonstances, enfin, où l'on rencontre ces différents genres de courbures réunis sur le même organe. Ainsi, il peut exister à la fois deux ou trois courbures : une au niveau du col, l'autre au niveau de l'orifice cervico-utérin, la troisième au niveau du corps. Dans les cas de cette nature, la matrice affecte une forme sinueuse qu'on a justement comparée à une *S* italique.

Quand on essaye, sur le cadavre comme sur le vivant, de redresser une matrice fléchie, on réussit quelquefois à produire une réduction passagère, c'est-à-dire que la flexion se reproduit sitôt qu'on cesse de soutenir l'organe. Mais, dans d'autres cas, on ne peut parvenir à réduire l'utérus, parce qu'il est maintenu immobile dans sa direction vicieuse, soit par la rétraction d'une de ses parois, soit par la rétraction de ses ligaments. C'est donc à tort que M. Becquerel affirme que les tentatives de redressement aboutissent toujours (tome II, p. 358).

Simpson et Valleix ont admis que les flexions sont accompagnées ordinairement d'une version, qui s'opère presque toujours dans le même sens que l'incurvation. C'est un fait que M. Scanzoni a constaté quelquefois aussi. Nous avons assurément rencontré cette coïncidence, mais non pas assez souvent pour la considérer comme aussi fréquente que l'ont fait Valleix et Simpson.

Si l'on ouvre une matrice infléchie, on trouve dans sa cavité des changements qu'il importe de connaître. Cette cavité, au lieu d'être rectiligne, est brisée dans un point répondant ordinairement un peu au-dessus de l'orifice cervico-utérin. Cette brisure est marquée par une saillie anguleuse ou éperon, que forme la paroi du côté recourbé, et qui sépare bien nettement la portion cervicale de l'intérieur de la matrice d'avec sa portion utérine proprement dite. Cette saillie, plus ou moins prononcée, suivant le degré de la flexion, constitue une véritable barrière pour les produits exhalés à la surface interne du corps utérin, et agit à la manière des rétrécissements de l'orifice cervico-utérin. Cet obstacle mécanique au cours du sang menstruel ou des mucosités détermine le plus souvent l'accumulation de ces liquides derrière l'éperon, d'où résulte quelquefois une dilatation variable de la cavité du corps.

La flexion de la matrice s'accompagne parfois des lésions caractéristiques de l'engorgement du corps et du col. Cet engorgement, qui est quelquefois assez considérable, est-il la cause ou l'effet de la flexion? On a diversement répondu à cette question, et on a pu avoir raison de part et d'autre. Pour l'école de Lisfranc, il n'est pas douteux que l'engorgement ne soit la cause de l'incurvation de l'utérus ; mais ceux qui adoptent l'opinion contraire (et nous sommes de ce nombre), pensent que l'engorgement est le résultat de la gêne de la circulation, déterminée par la plicature de l'organe. Il est évident que cette question ne peut pas être résolue par l'anatomie pathologique ; c'est à l'observation clinique qu'il faut en demander la solution.

La gêne de la circulation, que nous signalons ici, produit encore l'hypérémie de la muqueuse utérine ; de sorte que, dans les cas de flexions, on trouve presque toujours un degré plus ou moins considérable de congestion de cette membrane, et même assez souvent les altérations propres à la métrite interne, entretenues et augmentées par la déviation, ainsi que nous l'avons exposé dans un des précédents chapitres.

Dans quelques cas rares, le tissu propre de la matrice demeure intact au niveau de l'angle de flexion ; il en est ainsi dans les courbures récentes ou peu prononcées ; mais, dans les flexions anciennes ou un peu marquées, le tissu de la matrice est constamment altéré, soit primitivement, soit consécutivement, au niveau de la brisure. Ces altérations, encore mal connues, ont été surtout étudiées et signalées par Virchow, Scanzoni, Valleix et Rokitansky. Mais le peu d'accord qui règne entre ces quatre observateurs prouve suffisamment combien est difficile encore à déterminer l'essence réelle de cette modification histologique. Virchow parle, d'une manière assez vague, d'un ramollissement, d'un défaut de consistance de la fibre utérine, sans en préciser la nature. Pour Valleix, ce ramollissemeut serait inflammatoire. M. Scanzoni admet une dégénérescence graisseuse, dont il aurait plusieurs fois vérifié l'existence à l'aide du microscope.

Il est vrai que, si on coupe longitudinalement un utérus infléchi, on constate que le tissu, au niveau de l'angle de flexion, est plus pâle, plus décoloré que dans les aûtres points ; nous l'avons trouvé tantôt gris, tantôt d'un blanc jaunâtre ; le plus souvent il est friable et ramolli; mais quelquefois aussi il est dur et comme transformé en tissu fibreux, d'où une rétraction permanente qui entraîne nécessairement l'irréductibilité de la courbure pathologique.

Dans quelques cas, la matrice seule est altérée ; mais, le plus souvent on rencontre différentes lésions dans les tissus voisins : tantôt on trouve les ligaments rétractés ou raccourcis du côté de la courbure, relâchés et allongés du côté opposé : tantôt on voit des adhérences entre l'utérus et certains organes du bassin, des brides péritonéales qui forment, pour la matrice, autant de liens anormaux. D'autres fois, ce sont des tumeurs de différente nature, développées soit en avant, soit en arrière de l'utérus, soit sur ses parties latérales et qui, repoussant le corps de l'organe du côté opposé, constituent la cause directe du changement de direction. Ces tumeurs, sur lesquelles nous n'avons pas à nous étendre ici, sont développées, tantôt dans le tissu cellulaire qui entoure la matrice, tantôt dans les tuniques de la vessie ou du rectum; parfois, enfin, dans les parois osseuses du bassin. Au nombre de celles qui affectent le tissu cellulaire péri-utérin nous signalerons particulièrement, et comme une des plus fréquentes, les engorgements phlegmoneux, qui comptent, ainsi que nous l'avons déjà dit, parmi les complications les plus communes des déviations de la matrice.

L'utérus, en s'infléchissant, contracte des connexions nouvelles, qu'il sera plus à propos de faire connaître au sujet de chaque espèce de flexion en particulier.

Par quel mécanisme se produisent les incurvations de la matrice? Si l'on interroge, à cet égard, les auteurs qui ont écrit le plus récemment sur la matière, on voit que presque tous s'accordent a reconnaître et à proclamer que le relâchement, la perte de consistance du tissu utérin est une condition nécessaire à la formation de la flexion. « Un utérus qui possède son élasticité et sa tonicité normales, dit Scanzoni, ne s'infléchira pas sous l'influence d'une force extérieure même considérable. » C'est aussi l'opinion de Valleix, de Vidal (de Cassis), de MM. Velpeau et Cruveilhier ; mais M. Virchow ne partage pas ce sentiment. « Les recherches anatomiques, dit-il, ne montrent pas du tout le relâchement de l'utérus comme la condition la plus fréquente dans les flexions. La flexion, selon lui, ne se rencontre pas seulement dans l'utérus relâché, mais aussi lorsque la paroi est à l'état normal, et très souvent même quand elle est indurée ou hypertrophiée. »

Ceux qui admettent la nécessité d'un ramollissement du tissu utérin ont adopté une explication à peu près uniforme pour rendre compte de la production de la lésion qui nous occupe : ils font intervenir, comme cause active, la pression des viscères abdominaux, et en particulier des intestins grêles, sur le fond de la matrice, surtout dans les efforts de miction, de défécation, de toux, de vomissement, etc. : telle est la théorie développée par M. Velpeau.

L'explication donnée par M. Virchow est bien plus compliquée. « Les inflexions, dit-il, se produisent toutes les fois que les rapports de l'utérus ne lui laissent pas une mobilité suffisante d'avant en arrière. » Après avoir rendu compte des mouvements de l'utérus dans les conditions normales, il cherche à démontrer le rôle important que joue la dilatation de la vessie et du rectum dans la production des flexions ; il insiste sur la fréquence de la péritonite partielle chronique, qu'il nomme *péri-métrite* et qui, d'après lui, produirait des adhérences et des cordons pseudo-ligamenteux, lesquels, par leur rétraction graduelle, seraient la cause ordinaire des flexions utérines.

Cette doctrine ne nous paraît aucunement justifiée par l'observation des faits. Si l'utérus était retenu par des liens accidentels ou des adhérences, les flexions seraient généralement irréductibles : or on sait avec quelle facilité on parvient habituellement à redresser la matrice ; en second lieu, nous avons pratiqué l'autopsie d'un grand nombre de femmes atteintes de flexions utérines, et très rarement nous avons rencontré des traces de péritonite partielle. Nous partageons donc là-dessus les idées admises par MM. Velpeau, Scanzoni, etc., et nous ne saurions donner notre adhésion à la théorie de Virchow.

Cet auteur a cherché à expliquer aussi pourquoi l'utérus s'infléchit tantôt en avant, tantôt en arrière ; mais nous sommes forcé de convenir que nous n'avons pas très bien compris les raisons anatomiques que le professeur de Berlin s'efforce de donner d'un pareil phénomène. Il nous a paru plus simple et plus clair d'admettre que ces différences dans le sens des flexions utérines tenaient, sans doute, aux causes suivantes : 1° au sens suivant lequel agit la résultante des forces ou des pressions tendant à faire fléchir l'utérus ; 2° à la direction même, à la position de cet organe par rapport à l'axe du bassin, au moment où la flexion se produit ; 3° à la faiblesse relative de l'une de ses parois, qui doit céder plus facilement que celle dont le tissu est plus ferme, plus consistant. Il nous semble que cette explication se comprend assez d'elle-même pour qu'il ne soit pas nécessaire d'y ajouter quelque commentaire.

Il est une dernière question qu'il importe de résoudre avant d'abandonner ces considérations relatives à la physiologie pathologique des flexions utérines. Quelle est la portion de l'utérus qui se courbe vers l'autre? Dans l'explication du mécanisme des flexions utérines, la plupart des auteurs ne parlent que de la courbure du corps vers le col ; c'est un tort, suivant nous, car nous sommes convaincu que, parfois, au contraire, c'est le col utérin qui s'incurve du côté du corps. Dans certains cas, en effet, nous avons trouvé le col manifestement redressé, relevé vers le corps, soit qu'il fût repoussé par une tumeur, soit qu'il fût attiré par des brides ou des adhérences. Dans d'autres circonstances, le col se redresse en vertu du mécanisme suivant : une pression s'exerce de haut en bas sur la matrice ; le col obéit à ce mouvement tant qu'il ne rencontre pas d'obstacle ; mais, s'il vient à arc-bouter, soit contre la paroi postérieure du vagin, soit contre la cloison recto-vaginale, refoulée en avant par une tumeur ou par un amas de matières fécales, il cède à la nouvelle direction que lui imprime le plan résistant sur lequel il s'appuie et il se relève en se pliant vers l'une des faces du corps utérin, mais le plus souvent vers la face antérieure. Dans les cas de ce genre, le mouvement du col n'est jamais isolé, il s'accompagne toujours et nécessairement d'un certain degré d'inflexion du corps de l'organe : on ne concevrait guère qu'il en pût être autrement.

ÉTIOLOGIE. — Le plus grand nombre des malades traitées par M. Scanzoni pour des flexions utérines avaient de trente à trente-cinq ans. Ce résultat concorde avec nos propres observations, qui nous ont appris, ainsi que nous avons déjà eu l'occasion de le dire, que c'était la période de la vie où la femme est le plus sujette, non-seulement aux déviations utérines, mais encore à toutes les autres affections de la matrice et de ses annexes. En effet, c'est l'époque où les organes de la génération sont le plus fatigués, soit par l'activité fonctionnelle qu'ils développent encore, soit par celle qu'ils ont développée précédemment.

Cependant les flexions utérines n'ont pas été rencontrées seulement chez des sujets adultes. Elles sont quelquefois aussi le partage de l'enfance et de la vieillesse.

Déjà Dugès et madame Boivin pensaient que parfois la flexion de l'utérus est congénitale; ils disent du moins l'avoir observée chez des filles qui n'avaient éprouvé dans l'utérus aucun de ces grands changements que produisent et la puberté et la copulation, la grossesse et l'accouchement. L'opinion de M. Boullard, que nous avons fait connaître dans nos considérations anatomiques, n'est donc pas nouvelle; M. Boullard a été seulement beaucoup plus loin que Dugès et madame Boivin, puisqu'il envisage l'une des formes de la flexion, l'antéflexion, non-seulement comme une condition anatomique compatible avec la santé, mais encore comme un état normal, chez le fœtus et chez les jeunes filles impubères. Il s'en faut que nous contestions les résultats obtenus par M. Boullard, mais nous avons déjà dit que nous ne saurions non plus partager entièrement son opinion et que nous pensions volontiers, avec M. Depaul, que, dans beaucoup de cas, l'antéflexion pouvait bien n'être qu'un effet cadavérique. Du reste, avant le temps de la puberté, avant l'établissement de la menstruation, les flexions utérines passent habituellement inaperçues sur le vivant, soit parce qu'elles ne provoquent, en général, aucun trouble fonctionnel dans un organe qui sommeille encore, soit parce que leur existence ne peut être constatée le plus souvent par une exploration directe. Si nous consentons à admettre, dans quelques cas rares, une antéflexion congénitale, nous pensons qu'elle doit exister à un si faible degré, qu'il faut la regarder bien moins comme une lésion réelle que comme une prédisposition à un état pathologique, qui plus tard surviendra sous l'influence des efforts de tout genre auxquels l'utérus est soumis.

Nous croyons donc que les flexions utérines se produisent rarement dans l'enfance. Nous considérons aussi leur production comme peu fréquente dans la vieillesse. Il est vrai qu'on en trouve assez souvent dans les autopsies des vieilles femmes ; mais il est alors bien difficile de décider si la lésion est récente ou si elle remonte à une date ancienne. La dernière hypothèse est la plus probable dans la grande majorité des cas : car la femme, après la ménopause, est soustraite à la plupart des influences qui déterminent les lésions mécaniques de la matrice.

Le mariage est aussi une cause prédisposante des flexions utérines, aussi bien que des autres maladies de l'utérus. M. Scanzoni insiste avec raison sur l'influence fâcheuse des mariages prématurés, ayant lieu avant que les organes sexuels aient acquis leur complet développement.

Comme corollaires de la cause précédente, il faut signaler les abus de coït, les grossesses, surtout les grossesses fréquentes, l'avortement, l'accouchement, mais en particulier l'accouchement difficile, celui qui réclame l'intervention chirurgicale, les accidents puerpéraux, etc. Nous ne faisons ici qu'énumérer ces causes, nous proposant d'y revenir bientôt avec détail en exposant de quelle manière elles agissent dans chaque variété de flexion.

Nous ne ferons aussi que signaler dans ce paragraphe les efforts violents, les coups sur l'abdomen, les chutes sur le siége, et, dans un autre ordre de causes, les tumeurs développées, soit dans l'utérus lui-même, soit dans son voisinage.

Le mode d'action, l'influence spéciale de ces causes, seront étudiés à propos de chacune des espèces de flexions en particulier : cependant, il en est une qui, en raison de son importance, de sa généralité et de la nature de son rôle, doit recevoir quelques développements dans ce chapitre ; nous voulons parler de la grossesse, la grossesse qui peut devenir tour à tour, et dans certaines circonstances, une cause de flexion utérine ou un moyen dont la nature se sert pour guérir ce genre de lésion.

Dans presque tous les auteurs qui ont écrit sur les maladies de l'utérus, il est dit qu'on a vu quelquefois la gestation corriger momentanément ou guérir radicalement des inflexions de la matrice : nous reviendrons tout à l'heure sur ce point. Mais tous les observateurs ont aussi noté la grossesse et ses suites parmi les causes les plus fréquentes et les plus actives de cette anomalie, sans insister toutefois d'une manière suffisante sur le mécanisme et le rôle de la gestation dans cette occasion.

Quant à nous, voici comment nous expliquons l'influence de la grossesse sur la production des flexions utérines.

Dans les premiers mois de la gestation, le corps utérin augmente de volume, sans que le col participe à ce développement : il en résulte une faiblesse relative de cette portion de la matrice; pour peu que le tissu soit altéré ou aminci au niveau de l'orifice cervico-utérin, et que les ligaments soient distendus et relâchés, le corps de l'organe obéissant à son propre poids, augmenté de la pression des intes ins, tombe du côté vers lequel il incline déjà, ou, s'il est droit, il s'infléchit dans le sens où il éprouve le moins de résistance, et où le pousse la résultante des forces qui s'exercent sur lui.

En général, au fur et à mesure que la matrice s'élève dans l'abdomen, la flexion s'efface; mais ne peut-on pas admettre que l'organe conserve une disposition à s'infléchir de nouveau, après l'expulsion du fœtus?

Dans les jours qui suivent l'accouchement, la matrice revenant graduellement sur elle-même, et conservant pendant cinq ou six semaines environ un volume plus considérable que dans l'état normal, est disposée à s'infléchir pour les mêmes raisons et par le même mécanisme que dans les premiers temps de la gestation.

Les opérations obstétricales seraient, d'après M. Scanzoni, des causes assez fréquentes de flexion. « Sur 196 malades, dit-il, atteintes de flexions utérines, 14 avaient été délivrées au moyen du forceps, 16 par la version. » Sans nier absolument l'influence fâcheuse des manœuvres réclamées par un accouchement laborieux, nous croyons que la statistique de M. Scanzoni est insuffisante pour résoudre la question, et que ce sujet exige de nouvelles recherches.

Parmi les causes non équivoques de flexions utérines, nous devons noter : l'abus du décubitus dorsal à la suite des couches, un retour prématuré aux habitudes de la vie ordinaire, des relevailles hâtives, des fatigues précoces, des efforts violents, des coups sur l'abdomen, des chutes, etc.

Dans l'étiologie des flexions de la matrice, M. Scanzoni signale encore, mais avec une grande réserve, la distension excessive de l'utérus par une grossesse multiple, les hémorrhagies qui surviennent pendant ou après l'accouchement, les accidents inflammatoires puerpéraux et l'abstention de l'allaitement. Voici comment le professeur de Wurzbourg explique l'influence de cette dernière cause qui, au premier abord, peut sembler très problématique : après avoir admis que les mouvements de succion du nouveau-né produisent sympathiquement, dans le tissu musculaire de l'utérus, des contractions énergiques qui concourent à la diminution du volume de l'organe, M. Scanzoni ajoute : « Lorsque cette condition favorable manque, il va de soi que l'utérus, plus volumineux, plus pesant et en même temps plus relâché, sera plus disposé à se déplacer, etc. » Il fonde cette hypothèse sur la statistique suivante : « 54 femmes, atteintes d'une flexion de la matrice, avaient mis au monde, à terme, 196 enfants; sur ce nombre, il n'y en eut que 57 qui jouirent de l'allaitement maternel. » L'influence que M. Scanzoni accorde à l'allaitement maternel sur la production des déviations utérines, ne nous paraît suffisamment justifiée ni par cette statistique, ni par la théorie physiologique que l'auteur a cherché à en faire découler.

Nous sommes plus disposé à reconnaître, avec M. Scanzoni, l'action étiologique de l'accouchement prématuré et de l'avortement sur les flexions utérines. Cet observateur habile a noté que, sur 252 accouchements, chez 43 malades, il y avait eu 12 accouchements prématurés et 44 avortements; de façon que, dans plus de 22 cas pour 100, la grossesse avait été interrompue avant terme. M. Scanzoni explique la fréquence des flexions utérines dans ces circonstances par la lenteur du retrait de l'utérus et par la négligence habituelle de tout soin hygiénique après une fausse couche. A cette explication, que nous ne contestons pas, nous en ajouterons une autre, qui découle de ce que nous avons dit précédemment sur le rôle des premiers mois de la gestation dans la production des flexions de l'utérus : c'est que, chez une femme qui avorte, la matrice se trouve précisément à cette période de développement où elle possède les conditions organiques les plus favorables pour s'infléchir. D'ailleurs, quelle que soit l'explication, le fait est exact.

THÉRAPEUTIQUE. — Nous diviserons le traitement des flexions utérines en : 1° traitement curatif; 2° traitement préservatif.

I. **Traitement curatif.** — Il comprend deux séries de moyens : les uns médicamenteux ou médicaux, les autres mécaniques ou chirurgicaux.

1° Les moyens *médicaux* s'adressent surtout à la cause de la flexion; ils ont généralement pour but de détruire ou de pallier l'altération qui a déterminé et qui entretient la flexion ; dans cette classe rentrent aussi les moyens propres à combattre la plupart des complications.

Ces moyens comprennent tous les remèdes, toutes les préparations pharmaceutiques, tous les procédés réputés susceptibles de rendre du ton et de donner de la consistance au tissu ramolli et affaissé de l'utérus, ainsi qu'à ses ligaments tiraillés et relâchés ; enfin, de remèdes propres à provoquer la fonte ou la résolution d'une tumeur, dont la compression fait ployer la matrice, etc., etc. Parmi ces moyens, nous citerons les astringents, les toniques, les altérants et les fondants.

A l'intérieur : les préparations de fer, de quinquina, de tannin, de seigle ergoté, de ciguë, d'iodure de potassium, etc.; extérieurement : les injections d'alun, de tannin, d'acétate de plomb, de feuilles de noyer, etc.; les lavements froids, les douches vaginales ascendantes, tous les procédés hydrothérapiques, les bains sulfureux, etc. Nous nous contentons de cette simple énumération, en ajoutant, toutefois, que ces moyens sont ordinairement impuissants à remplir entièrement le but qu'on se propose. Nous ne nions point leur utilité, mais nous ne voudrions pas, non plus, qu'on se fît illusion sur leur degré d'efficacité. Leur valeur est tout accessoire, et purement secondaire : on n'y devra recourir qu'à titre d'auxiliaires.

D'ailleurs, il faut en convenir, les moyens directs ou mécaniques ne sont guère plus capables, quoi qu'on en ait dit, de procurer des cures complètes.

2° Le *traitement mécanique* ou *chirurgical* a pour but de redresser la matrice et de la maintenir dans sa direction normale : de là, comme nous l'avons dit pour les déviations, deux temps dans l'opération, la réduction et la contention.

On réduit l'utérus infléchi par deux procédés : 1° au moyen du doigt, soit par le vagin, soit par le rectum ; 2° à l'aide de la sonde utérine.

Avec le doigt, surtout dans l'antéflexion, on n'obtient pas toujours une réduction suffisante ; on ne parvient point à ramener la portion courbée de la matrice dans sa direction normale. On y arrive plus sûrement par le cathétérisme, que l'on ne doit pratiquer, cependant, qu'avec la plus grande réserve, les soins les plus minutieux, et en se conformant strictement aux préceptes que nous avons posés à différentes reprises dans ce livre, et notamment aux pages 97 et 153.

Les moyens de contention comprennent toutes les variétés de pessaires que nous avons fait connaître dans nos généralités sur le traitement des lésions mécaniques.

Parmi ces instruments, en est-il quelques-uns qui aient été plus spécialement imaginés contre les flexions utérines ? Nous n'en connaissons aucun : et ici ce serait le lieu de reproduire ce que nous avons dit à propos du traitement des déviations. La forme des pessaires importe assez peu : ces instruments agissant surtout en maintenant l'utérus immobile, les meilleurs sont ceux qui immobilisent cet organe en lui présentant un point d'appui solide et en même temps incapable d'exercer, par sa pression, une action fâcheuse sur le tissu du vagin ou sur celui de la matrice.

C'est particulièrement en vue de combattre les flexions utérines que Kiwisch, Detschy, Simpson, Mayer et Valleix ont inventé les instruments connus sous les noms de pessaires intra-utérins, redresseurs, hystérophores. Nous ne nous arrêterons pas sur ces appareils; nous en avons parlé assez longuement dans le chapitre précédent; nous nous bornerons à rappeler que leur emploi n'a jamais fourni aucune guérison, qu'il est environné de dangers, qu'il a été réprouvé dans une discussion académique et qu'il est généralement abandonné de nos jours, même par ceux qui en furent les promoteurs.

Il résulte de tout ce que nous venons de dire, qu'en général, dans les flexions utérines, il faut se borner, quand toute complication inflammatoire aura été écartée, à soutenir la matrice, soit par une ceinture hypogastrique ou une ceinture abdominale munie d'une pelote périnéale, soit, si ces moyens sont insuffisants, par des pessaires, et, de préférence, par les pessaires à air du docteur Gariel, en se conformant, pour le choix de ces instruments, aux règles que nous avons tracées dans nos généralités.

On doit, par les moyens appropriés, combattre simultanément les complications et les accidents consécutifs. Ce sont des indications sur lesquelles nous nous sommes étendu longuemen dans le chapitre XV.

En somme, de tous les moyens de traitement proposés jusqu'à présent contre les flexions utérines, nous n'en connaissons aucun qui remédie d'une manière définitive à ces sortes de lésions. Elles sont rebelles aux procédés mécaniques aussi bien qu'aux médicaments; et si quelques auteurs ont publié des cas assez nombreux de cures radicales, c'est qu'ils ont cru avoir guéri la lésion mécanique lorsqu'ils avaient seulement dissipé les accidents, les troubles fonctionnels qui la compliquent si souvent.

II. — **Traitement préservatif.** — Il se déduit de la connaissance des causes sur lesquelles nous avons longuement insisté plus haut, et consiste dans l'éloignement de toutes celles qui peuvent être facilement évitées, telles que les abus de coït, l'usage des vêtements trop serrés, etc. Mais il importe surtout de surveiller les suites de couches et de recommander aux malades de ne pas se lever trop tôt et de garder une position convenable.

ARTICLE PREMIER.

DE L'ANTÉFLEXION.

FRÉQUENCE. — L'antéflexion, c'est-à-dire la flexion de la matrice en avant, est la plus fréquente de ce genre de lésions mécaniques. Si la loi posée par M. Boullard était exacte, si toutes les filles venaient au monde avec un certain degré de flexion utérine, la plus grande fréquence de l'antéflexion n'aurait rien de surprenant, puisque ce ne serait que l'exagération de l'état normal.

ÉTIOLOGIE. — L'âge, les habitudes de la femme, son genre de vie, l'état physiologique de l'appareil génital joueraient ici, d'après certains auteurs, un rôle assez important. Nous venons de dire que M. Boullard avait rencontré presque constamment un certain degré d'antéflexion sur le fœtus, les enfants nouveau-nés et les filles impubères; les recherches de M. Aran sembleraient donner une nouvelle consistance à ce fait. Sur 34 jeunes filles, dont il a pratiqué l'autopsie, M. Aran a constaté dix-sept fois l'antéflexion; il a observé que l'antéflexion est beaucoup plus prononcée chez les filles vierges que chez les femmes déflorées. Chez les premières, et surtout dans l'enfance, l'antéflexion est telle, qu'elle forme presque un angle aigu. Plus tard, et après la défloration, cet angle se redresse et devient beaucoup plus obtus. M. Boullard admet aussi que l'utérus se redresse aux approches de la puberté, à mesure que son tissu acquiert plus de fermeté; mais, suivant cet auteur, le redressement de l'utérus est surtout déterminé par la grossesse qui, même très souvent, produit un résultat exagéré, et transforme l'antéflexion normale en rétroflexion. Nous avons déjà exprimé nos réserves et nos doutes sur la manière dont M. Boullard avait interprété le résultat de ses autopsies. Les faits avancés par M. Aran sont passibles des mêmes objections. Nous craignons que M. Aran, comme M. Boullard, n'ait pris un effet cadavérique pour une disposition anatomique normale.

Les causes anatomiques de l'antéflexion sont le ramollissement, l'amincissement ou la perte de consistance de la paroi antérieure de l'utérus, au niveau de l'orifice cervico-utérin principalement ; le relâchement, l'extension forcée des ligaments postérieurs, ou la rétraction des ligaments antérieurs ; enfin, une compression exercée, soit de haut en bas, sur le corps de la matrice, par la masse intestinale ou une tumeur rétro-utérine, soit de bas en haut ou d'arrière en avant sur le col, par des matières fécales endurcies accumulées dans le rectum, par une tumeur de cet organe ou de la cloison recto-vaginale.

M. Virchow fait intervenir les rapports de la vessie avec l'utérus parmi les causes les plus fréquentes de l'antéflexion. « Il se forme une antéflexion, dit-il, lorsque le fond de l'utérus est fixé de manière à ne pouvoir se porter en arrière pendant la distension de la vessie. » Voici comment il explique ce phénomène. « Si le fond de l'utérus est étroitement appliqué contre la paroi postérieure de la vessie distendue, et si, en même temps, le col est fixe, la portion la plus mince du corps, à savoir celle qui correspond au passage du corps dans le col, et qui est la plus facile à refouler, éprouve la plus grande distension, et de là la flexion. » L'explication de M. Virchow suppose une distension excessive de la vessie et une grande faiblesse de résistance de la part du tissu utérin. Nous ne croyons même pas que ce tissu puisse céder, s'il a conservé son état normal. Nous ne comprendrions l'interprétation de M. Virchow qu'avec un défaut de consistance, un ramollissement de la matrice au niveau de la courbure ; or, on sait que l'auteur allemand nie formellement ce genre d'altération. Ce sont donc là des vues purement théoriques, que l'observation des faits n'a pas encore confirmées, et qui nous semblent, en outre, contradictoires avec l'opinion professée par M. Virchow sur le mécanisme des flexions en général.

Tout ce qui a été dit touchant l'influence étiologique de la constitution, du tempérament, des conditions hygiéniques est du domaine de l'hypothèse et ne mérite point d'être rapporté.

L'accouchement, l'avortement, les coups, les chutes, en un mot toutes les causes traumatiques, ne jouent pas, dans la production de l'antéflexion, un rôle plus spécial que dans l'étiologie des autres genres de déviations utérines.

Quant à l'engorgement de la matrice, il ne peut produire l'antéflexion que s'il est borné au corps utérin, si la paroi antérieure de l'organe est affaiblie par une altération de texture, ou si déjà, préalablement, l'utérus est penché en avant. Dans ce cas, l'engorgement agit à la manière d'une tumeur placée derrière la matrice et au-dessous d'elle. Mais, le plus souvent, quand il existe un engorgement, il est difficile de décider s'il a précédé ou suivi l'antéflexion, s'il est la cause ou l'effet de la lésion mécanique. Il peut même n'intervenir que comme épiphénomène, comme une simple complication, ainsi qu'on le verra bientôt.

Symptomatologie. — 1° *Signes rationnels.* — L'antéflexion ne donne lieu à aucun trouble fonctionnel spécial. Les dérangements qui l'accompagnent souvent, soit du côté de la vessie, soit du côté de l'utérus même, appartiennent aussi bien aux autres variétés de lésions mécaniques de la matrice, ou encore dépendent de certaines affections vitales concomitantes, telles qu'une métrite interne ou un phlegmon péri-utérin. Ce sont : des douleurs plus ou moins intenses dans le bas-ventre, une leucorrhée dont l'abondance est variable, une envie d'uriner plus fréquente que d'habitude, un sentiment de tiraillement dans les lombes et de pesanteur à la région ano-périnéale; une dysménorrhée toujours proportionnée au degré d'incurvation de l'organe. En traitant des rétrécissements, nous avons déjà appelé l'attention sur la déviation du conduit utérin, qui résulte d'une incurvation de la matrice. Il est évident que, en raison du défaut de parallélisme entre le corps et le col de l'utérus, les deux portions de la cavité utérine correspondant à chacune de ces parties ne se trouvent plus dans la direction d'un axe commun. La cavité du corps placée dans une situation plus ou moins déclive retient, emprisonne, en quelque sorte, le sang menstruel, au lieu de le laisser s'écouler librement. Ajoutez qu'au niveau de l'angle de courbure il existe une espèce d'éperon saillant dans le conduit utérin, qui forme encore un obstacle, une sorte de barrière à l'écoulement des menstrues.

Ce que nous disons du sang menstruel s'applique également bien à tous les liquides exhalés par la muqueuse utérine. Aussi, chez les femmes affectées simultanément de métrite interne et d'antéflexion du corps de la matrice, les mucosités éprouvent-elles, parfois, une difficulté plus ou moins grande à franchir l'orifice cervico-utérin et à s'écouler hors de la matrice. De là ces douleurs vives, ces coliques utérines expulsives, ordinairement suivies de crises nerveuses, que nous avons signalées à propos des rétrécissements de la matrice, et qui se terminent toujours par l'expulsion des produits amassés dans le corps de l'organe.

On comprend que l'antéflexion, surtout si elle est très prononcée, constitue une disposition anatomique très fâcheuse au point de vue de la fécondation. De même que la courbure est un obstacle aux produits qui tendent à se faire jour hors du corps utérin, de même elle peut opposer une barrière quelquefois infranchissable à la pénétration de la liqueur séminale.

2° *Signes sensibles.* — Ils sont fournis par l'exploration directe.

A. *Toucher vaginal.* — En refoulant avec le doigt indicateur le cul-de-sac vaginal antérieur, on constate que la face antérieure de l'utérus n'est plus régulière et plane comme dans l'état normal, on trouve un angle rentrant, l'angle de courbure, dont le sinus varie suivant le degré de l'antéflexion, et on rencontre le corps de la matrice formant une tumeur en avant par son inclinaison vers le col : cette tumeur est arrondie, régulière et lisse; elle offre la consistance du tissu de la matrice. Quelquefois elle est fixe, à cause des adhérences ou des rétractions ligamenteuses qui la retiennent; mais le plus souvent elle est mobile et se laisse aisément refouler. Si la femme est couchée sur le dos, le corps utérin ainsi soulevé, et placé dans sa direction normale, peut rester temporairement réduit; mais ordinairement, et surtout si la femme est debout, il retombe ou reprend sa direction vicieuse sitôt que le doigt a cessé de le soutenir.

Quant à la position du museau de tanche et à la direction du col de la matrice, elles sont très variables. Tantôt le museau de tanche regarde en arrière : il est plus ou moins appliqué contre la paroi vaginale postérieure; tantôt il est dirigé en avant et en haut, comme s'il avait subi lui-même un certain degré de courbure vers le corps : d'autres fois enfin il conserve sa position et sa direction normales.

B. *Par le toucher hypogastrique et vaginal* réunis, on sent le corps de la matrice derrière le pubis, en déprimant plus ou moins la paroi abdominale.

C. *Le cathétérisme utérin* est un moyen précieux de contrôle dans les cas douteux ; mais on doit y recourir avec prudence et seulement lorsque la nécessité en est bien démontrée.

Il faut toujours pratiquer, au préalable, le toucher vaginal, non seulement pour chercher à constater l'antéflexion, mais encore pour s'assurer de la direction du col utérin ; en effet, la manœuvre varie selon la direction du museau de tanche. Quand le col utérin a conservé sa direction normale, ou quand il est relevé en arrière vers le rectum, on introduit la sonde utérine en tournant sa concavité vers le pubis. Suivant que l'incurvation est plus ou moins prononcée, l'instrument rencontre un obstacle plus ou moins grand au niveau de l'angle de courbure, alors on doit, tout en élevant doucement la sonde, porter son extrémité supérieure en avant, tandis qu'on porte son extrémité inférieure vers la commissure vulvaire postérieure, en refoulant peu à peu le périnée.

Dans le cas où le col dirigé fortement en avant et en haut se relève vers le corps, on porte la sonde dans la matrice en tournant d'abord sa concavité du côté du rectum ; puis, lorsqu'on est arrivé au niveau de l'angle de flexion, on imprime à l'instrument un mouvement de demi-rotation, par lequel sa concavité est tournée en avant ; et l'on opère alors comme dans le cas précédent.

Marche. Durée. Terminaisons. — L'antéflexion débute le plus souvent d'une manière lente et progressive ; mais un certain nombre d'auteurs rapportent des cas d'antéflexion survenue brusquement à la suite d'un coup, d'un effort violent ou d'un saut. Ces cas sont tellement contestables que nous ne saurions en admettre l'authenticité. Comment prouver, en effet, que l'antéflexion n'était pas antérieure à l'accident, et que celui-ci a agi autrement qu'en déterminant des douleurs ou d'autres troubles fonctionnels propres à révéler une lésion plus ou moins ancienne, mais jusque-là demeurée latente? Nous croyons donc qu'il est plus prudent de déclarer que les débuts de l'antéflexion ne sont pas moins obscurs que ceux des autres lésions mécaniques de la matrice.

Cette affection peut durer longtemps sans produire de désordres fonctionnels qui appellent sur elle l'attention des malades et du médecin. Elle a une tendance, pour ainsi dire, fatale à s'accroître, à devenir de plus en plus prononcée, en raison des forces physiques ou physiologiques qui sollicitent le corps de la matrice à se porter en avant.

Nous avons déjà dit qu'on pouvait réduire temporairement l'antéflexion en soulevant le corps utérin avec le doigt porté dans le vagin; quelquefois aussi, dans le décubitus dorsal, il se produit une réduction incomplète et passagère, le corps de la matrice pouvant être entraîné par son poids en arrière, si aucun obstacle ne le retient trop fortement en avant.

L'antéflexion est toujours momentanément corrigée par la grossesse. Dans les premiers mois cependant, la flexion utérine est plus prononcée; car le corps est devenu plus lourd sans que les conditions anatomiques du col utérin aient été modifiées; mais plus tard, à mesure que le col participe au travail d'évolution, et que son tissu prend plus de consistance, la matrice se redresse en s'élevant dans l'abdomen. Après l'accouchement, l'antéversion se reproduit le plus souvent, tantôt au même degré qu'avant, tantôt à un degré plus marqué. Quelquefois, cependant, surtout si la malade est soumise à des soins spéciaux bien entendus, l'antéflexion peut être spontanément guérie par suite des modifications heureuses qu'une nutrition plus active a introduites dans la texture de la paroi antérieure de la matrice.

En dehors de ce travail favorable, la terminaison de l'antéflexion par la guérison, soit spontanée, soit artificielle, est fort rare. C'est une lésion que la plupart des malades conservent pendant la plus grande partie de leur vie, et souvent, avons-nous dit, à leur insu.

Diagnostic. — L'antéversion est essentiellement caractérisée par la présence d'une tumeur ordinairement mobile de bas en haut, ayant la forme et la consistance du tissu utérin, située au-devant de la matrice et perceptible au toucher par le cul-de-sac vaginal antérieur. Ces caractères aideront à la différencier d'une tumeur liquide ou solide développée soit dans la vessie, soit dans la cloison vésico-utérine, soit encore dans la paroi antérieure de la matrice. Mais ce qu'on ne devra jamais perdre de vue (car c'est un élément capital dans le diagnostic), c'est que, dans les tumeurs anté-utérines proprement dites, de quelque nature qu'elles soient (si elles ne se compliquent pas elles-mêmes d'antéflexion), on retrouve toujours le corps de l'utérus dans sa situation normale, tandis que dans l'antéflexion il est porté en avant, de manière à ne pouvoir être senti à sa place ordinaire.

Mais alors reste à savoir si l'on a affaire à une antéflexion ou à une antéversion; on arrive à la solution de ce problème par l'exploration attentive de la face antérieure de l'utérus. Dans l'antéversion, l'organe tout entier étant plus ou moins couché en avant, sa face antérieure conserve sa forme normale et sa continuité; tandis que dans l'antéflexion, cette face antérieure est en quelque sorte interrompue par la plicature de l'organe au niveau de l'union du col et du corps de la matrice ; là on trouve un angle plus ou moins ouvert en avant et surmonté d'une tumeur formée par le corps utérin fléchi sur le col.

Pour donner au diagnostic plus de précision encore, on peut s'aider du cathétérisme de la vessie, qui servira à découvrir une tumeur développée dans cet organe, et du cathétérisme de la matrice, dont on doit user avec toutes les précautions et les ménagements que nous avons tant de fois recommandés.

Pronostic. — L'antéflexion n'a pas ordinairement de gravité par elle-même; mais elle aggrave les autres lésions utérines avec lesquelles elle coexiste assez souvent. Dans le phlegmon péri-utérin et dans la métrite interne, par exemple, elle retarde la résolution du travail phlegmasique; en outre, dans cette dernière affection, elle apporte, ainsi que nous l'avons dit, un obstacle mécanique plus ou moins grand à l'issue des mucosités utérines. On voit donc que l'antéflexion compliquée est une affection plus sérieuse que l'antéflexion simple, ce qu'il était facile de prévoir.

L'antéflexion doit encore ne pas être négligée, en raison de la gêne plus ou moins complète qu'elle est capable d'apporter à la fécondation.

Thérapeutique. — Nous avons déjà déclaré que nous ne considérions pas les flexions utérines comme des lésions habituellement curables. Nous ne croyons donc guère à l'efficacité des moyens qui ont été proposés pour les guérir. Comme il n'existe aucun procédé spécialement applicable à l'antéflexion, nous ne nous occuperons point d'une manière particulière de son traitement. Les réflexions que nous avons présentées plus haut, à propos du traitement des flexions utérines en général, sont trop applicables ici pour qu'il soit nécessaire d'insister davantage.

Nous rappellerons seulement que le premier soin du praticien doit être de s'assurer s'il existe quelque lésion vitale concomitante, et, dans l'affirmative, de s'appliquer à la combattre par tous les moyens appropriés. Par cette sage méthode, il triomphera le plus souvent des douleurs et de la leucorrhée qui incommodent le plus les malades ; et, quand il aura obtenu cet important résultat, il pourra adopter quelques-uns des moyens mécaniques propres à pallier l'antéflexion, et que nous avons fait connaître page 433 et suivantes.

ARTICLE SECOND.

DE LA RÉTROFLEXION.

Définition. — L'utérus est en rétroflexion lorsqu'il est courbé en arrière, de façon à former un angle dont le sinus, plus ou moins ouvert, regarde vers le sacrum.

Fréquence. — La rétroflexion s'observe plus rarement que l'antéflexion : sous le rapport de la fréquence, elle est à l'antéflexion ce que la rétroversion est à l'antéversion.

Anatomie pathologique. — Ainsi que nous l'avons marqué dans nos généralités sur les fléxions utérines, la paroi postérieure de la matrice a subi, le plus souvent, une altération plus ou moins profonde dans sa texture ; elle a perdu une partie de sa consistance et de son épaisseur, ce qui explique le sens dans lequel la flexion s'est opérée. On trouve assez fréquemment les ligaments antérieurs de la matrice relâchés, le corps de l'organe engorgé ; enfin, il n'est pas rare de rencontrer, comme complication, les lésions de la métrite interne, de l'engorgement et de la métrite granuleuse du col.

Étiologie. — La rétroflexion reconnaît les mêmes causes que les autres lésions mécaniques de la matrice ; la diversité des résultats s'explique par la différence dans la direction des forces et dans les conditions organiques de l'utérus au moment où ces forces agissent.

Cependant nous ferons une remarque relative à l'influence de l'âge et de la gestation. Nous avons vu, dans l'article précédent, que l'antéflexion était assez fréquente chez les jeunes filles et les femmes nullipares : la rétroflexion s'observe plus rarement dans ces deux conditions, tandis qu'on la rencontre assez communément chez les femmes qui ont eu des enfants. On pourrait donc dire que l'antéflexion est le partage des femmes nullipares et la rétroflexion le propre des femmes ayant eu une ou plusieurs grossesses.

Symptomatologie. — Ici encore nous retrouvons deux genres de cas : 1° ceux où la rétroflexion existe sans provoquer aucun trouble fonctionnel et n'est point soupçonnée des femmes qui en sont atteintes ; 2° ceux où elle s'accompagne de divers phénomènes morbides.

Signes rationnels. — Les malades accusent alors des douleurs dans le bas-ventre, des tiraillements dans les aines, des pesanteurs au fondement et dans les reins. Ces souffrances deviennent plus vives lorsque les femmes sont debout ou lorsqu'elles marchent ; il en est qui ne peuvent faire quelques pas qu'en se ployant, pour ainsi dire, en deux. Les auteurs s'accordent à placer la douleur, ou au moins son *maximum* d'intensité, surtout dans la région sacrée. Nous avons plus d'une fois vérifié l'exactitude de cette opinion ; mais nous croyons que Valleix a été trop loin en considérant le fait comme constant.

D'autres ont regardé les douleurs de côté comme caractéristiques; c'est à tort. Nous avons insisté ailleurs sur l'influence du phlegmon péri-utérin relativement à la localisation de la douleur dans les lésions mécaniques; nous sommes donc d'avis qu'on a faussement attribué à la rétroflexion les douleurs de côté, et nous pensons qu'il faut les rapporter, en général, à la présence actuelle ou antérieure d'un engorgement péri-utérin.

Quelques malades se plaignent enfin de douleurs expulsives. Nous dirons bientôt à quoi tient ce phénomène, dont Valleix a encore exagéré la fréquence sans en donner l'explication.

La rétroflexion s'accompagne habituellement de constipation, et quelquefois de ténesme rectal.

Souvent les règles sont douloureuses, et la sortie du sang menstruel est précédée de ce sentiment d'expulsion utérine dont nous parlions tout à l'heure. Ces efforts expulsifs sont nécessités par la gêne mécanique que la déviation du conduit utérin, résultant de la flexion, apporte au flux cataménial.

Les souffrances de même nature, que ressentent les femmes atteintes simultanément de métrite interne et de rétroflexion, sont dues à la même cause et s'expliquent par un mécanisme analogue.

Ici, comme dans l'antéflexion, la déviation du conduit utérin, lorsque la courbure est très marquée, peut devenir un obstacle à l'imprégnation et, par suite, une cause de stérilité.

Signes sensibles. — Dans la rétroflexion, on trouve le museau de tanche tantôt porté en avant, tantôt dirigé suivant l'axe du vagin, d'autres fois enfin, regardant en arrière du côté du rectum. Cette dernière disposition se rencontre dans les rétroflexions très prononcées, mais surtout dans les cas où le col utérin, relevé lui-même vers le corps, a pris une grande part à la rétroflexion.

En explorant par le cul-de-sac postérieur du vagin la face rectale de la matrice, on constate quelquefois, c'est-à-dire lorsque la rétroflexion est très marquée ou lorsqu'elle se complique de rétroversion, une tumeur globuleuse formée par le corps de l'utérus; cette tumeur est habituellement mobile de bas en haut, elle se laisse refouler, mais elle retombe sitôt que le doigt l'abandonne ; elle a la consistance du tissu utérin, et la forme de la paroi postérieure et du fond de la matrice, à moins que le tissu de l'organe ne soit altéré par quelque lésion organique.

Par le toucher vaginal et le palper hypogastrique réunis on ne trouve pas le corps de l'utérus au-dessus du pubis, là où on le rencontre d'habitude ; mais on peut cependant le sentir, si on a soin de le relever et de le repousser simultanément en avant avec le doigt introduit dans le vagin.

Le toucher rectal est d'une grande utilité dans la rétroflexion, car il permet de constater la tumeur formée en arrière par le corps utérin et refoulant la paroi de l'intestin.

Marche. Durée. Terminaisons. — Ce que nous avons dit, à ce propos, de l'antéflexion est applicable à la rétroflexion. La seule particularité qui mérite ici d'être signalée, c'est le phénomène de *l'enclavement*, que nous avons décrit en parlant de la rétroversion, et qui peut aussi se montrer, dans la rétroflexion, pendant le cours de la grossesse.

Diagnostic. — Une rétroflexion peut être confondue avec une tumeur rétro-utérine ou avec une rétroversion.

Les tumeurs rétro-utérines avec lesquelles on peut confondre la rétroflexion sont liquides, comme les kystes, les hématocèles et les abcès, ou solides, comme le phlegmon chronique, les corps fibreux, les polypes, une grossesse extra-utérine, les tumeurs stercorales, etc.

Pour faciliter le diagnostic, on peut encore diviser ces tumeurs en *utérines* et *extra-utérines*.

Il est aisé, par un examen bien fait, de distinguer une rétroflexion d'une tumeur extra-utérine ; il suffit pour cela de constater que la matrice est indépendante de la tumeur. Ainsi, si par une exploration directe, on trouve l'utérus à sa place habituelle et dans sa direction normale, en même temps qu'on rencontre une grosseur entre cet organe et le rectum, il est clair qu'on n'a pas affaire à une rétroflexion. En outre, si c'est une tumeur liquide (abcès, kyste ou hématocèle), on en sera averti par la consistance et la fluctuation.

Mais le diagnostic offre plus de difficultés dans le phlegmon péri-utérin. Toutefois, ces difficultés s'aplaniront aisément si on se reporte aux caractères des engorgements péri-utérins chroniques; la fixité de la tumeur, sa consistance plus ferme que celle du tissu utérin, le sillon de séparation qui marque habituellement les limites du phlegmon et du col de la matrice, la présence très fréquente d'une ou de plusieurs artères, sont autant de signes par lesquels les tumeurs phlegmoneuses rétro-utérines se distinguent d'avec une rétroflexion.

Quant aux tumeurs utérines proprement dites, telles que les polypes et les corps fibreux de la paroi postérieure de la matrice, on les voit s'associer assez souvent à la rétroflexion, dont elles sont même quelquefois la cause déterminante. Dans ce cas, le diagnostic ne présente pas d'embarras sérieux. La rétroflexion se reconnaît à l'absence du corps utérin derrière le pubis; et la tumeur fibreuse parfois à son volume, qui dépasse généralement celui de la matrice, et surtout à sa consistance, qui est incomparablement plus dure.

Mais, si le corps fibreux existe sans rétroflexion, on trouve la tumeur en arrière, soit par le cul-de-sac vaginal postérieur, soit par le rectum, et, au-devant d'elle, le corps de la matrice, dont on sent le relief se dessiner d'une manière plus ou moins nette par le toucher abdominal et le toucher vaginal réunis.

La rétroflexion se distingue de la rétroversion par la déformation de la paroi postérieure de la matrice, et par l'angle rentrant que forment entre eux le col et le corps de l'organe.

Dans les circonstances rares, où l'exploration manuelle ne suffit pas pour fixer le diagnostic, on peut recourir au cathétérisme utérin.

Avant d'introduire la sonde, on doit constater l'exacte direction du col de la matrice.

Si le museau de tanche a conservé sa direction habituelle, ou s'il est un peu porté en avant, de manière à regarder suivant l'axe du vagin, on introduit la sonde en tournant sa concavité en arrière et en portant fortement son extrémité libre vers le périnée; puis on redresse doucement l'instrument, en même temps qu'on pousse lentement son extrémité supérieure en haut et en arrière.

Si le col de l'utérus concourt à la rétroflexion, s'il est relevé vers le corps, de manière que le museau de tanche regarde directement en arrière, on présente d'abord la sonde à l'orifice utéro-vaginal en tournant sa concavité en avant, comme s'il s'agissait d'une antéversion ; puis, quand le bout de l'instrument est arrivé au niveau de la courbure ou de l'orifice cervico-utérin, on imprime avec précaution un mouvement de demi-rotation à la sonde, de manière à tourner sa concavité en arrière. On achève alors la manœuvre comme dans le cas précédent.

Quant au PRONOSTIC et au TRAITEMENT, nous n'avons rien à ajouter, après ce que nous avons dit dans nos généralités et dans le précédent article sur l'antéflexion.

Nous nous contenterons de rappeler que c'est surtout à la rétroflexion que M. Hervez de Chégoin a proposé d'appliquer le pessaire en pelle, et Valleix un pessaire à air qu'il glissait dans le cul-de-sac vaginal postérieur, après avoir redressé la matrice. Il est inutile de chercher à démontrer l'insuffisance de ces moyens, sur laquelle nous avons insisté dans nos généralités. Nous ne ferons aussi que signaler, sans y attacher d'importance, la mèche intra-rectale proposée par M. Huguier et le pessaire à air intra-rectal, préconisé par M. Favrot. Nous avons dit ailleurs quels étaient les inconvénients et les dangers attachés à ces procédés.

ARTICLE TROISIÈME.

DES LATÉROFLEXIONS.

Les flexions latérales de la matrice sont plus rares encore que les latéroversions. On les observe quelquefois cependant, soit simples, soit unies à d'autres déviations : c'est le cas le plus ordinaire.

Dans les latéroflexions, la matrice est fléchie sur un de ses côtés. Par le toucher vaginal, on peut constater l'angle rentrant formé par la courbure de l'organe, tantôt à droite, tantôt à gauche. La tumeur globuleuse constituée par le corps de l'utérus présente les mêmes caractères de consistance et de mobilité que celle qu'on observe en avant et en arrière dans les antéflexions et dans les rétroflexions.

Quant aux troubles fonctionnels, ils sont analogues à ceux que nous avons décrits en traitant des autres déviations.

Les latéroflexions peuvent aisément en imposer pour des phlegmons chroniques des ligaments larges. Les détails dans lesquels nous sommes entré à propos du phlegmon péri-utérin nous dispensent de nouveaux développements. Comme pour le diagnostic de ces tumeurs avec la rétroflexion, on tiendra compte ici de la forme, de la consistance et de la mobilité de la tumeur, de la présence ou de l'absence de battements artériels, etc. Enfin, on se souviendra que, dans le cas de phlegmon péri utérin, on trouve ailleurs le corps de l'utérus, formant une tumeur indépendante de l'engorgement phlegmoneux ; tandis que dans la latéroflexion, on ne rencontre qu'une seule tumeur, constituée par le corps même de la matrice, présentant les caractères que nous avons indiqués plus haut.

Dans les cas douteux, on pourra recourir au cathétérisme, en se conformant aux règles et aux précautions que nous avons précédemment exposées. Comme pour l'antéflexion et la rétroflexion, on doit introduire la sonde en dirigeant sa concavité du côté correspondant à l'angle de courbure de la matrice : du côté droit, pour la latéroflexion droite ; du côté gauche, pour la latéroflexion gauche.

Les indications thérapeutiques sont les mêmes que celles que nous avons formulées en traitant des flexions utérines en général.

CHAPITRE XIX.

DES LÉSIONS MÉCANIQUES COMPOSÉES OU COMPLEXES.

Les lésions mécaniques de l'utérus, que nous venons d'étudier isolément, se présentent rarement dans cet état de simplicité. Le plus souvent elles se combinent entre elles, de manière à donner à la matrice les formes et les directions les plus variées.

Le prolapsus de la matrice, à quelque degré qu'il soit, n'existe presque jamais seul. Tandis que l'organe s'abaisse, il s'incline aussi, soit en avant, soit en arrière, soit sur les côtés; plus rarement on le trouve infléchi en même temps qu'abaissé.

Les versions peuvent se combiner entre elles et former des *anté-latéroversions* ou des *rétro-latéroversions.*

D'autres fois elles se combinent avec les différentes espèces de flexions; et alors, tantôt la version et la flexion se sont opérées dans le même sens, de sorte qu'on a, par exemple, sur le même utérus une antéversion et une antéflexion, ou bien une rétroversion et une rétroflexion; tantôt la flexion et la version se sont effectuées en sens inverse, soit que l'organe soit simultanément incliné en avant et fléchi en arrière, pour former la lésion que nous nommons *anté-rétroflexion;* soit qu'il soit incliné en arrière et fléchi en avant, pour former ce que nous appelons une *rétro-antéflexion.*

Les flexions s'unissent aussi entre elles, tantôt dans le même sens, tantôt en sens contraire. Ainsi, le col et le corps peuvent être infléchis simultanément, soit en avant, soit en arrière, de manière à déterminer une antéflexion ou une rétroflexion double, en forme de croissant; ou bien ils peuvent être courbés en sens contraire, le col en avant par exemple, *et vice versâ*, de façon à donner à l'utérus la forme d'un *S*, ainsi que nous avons eu l'occasion de le rencontrer quelquefois.

Dans d'autres circonstances, enfin, on trouve des lésions mécaniques plus compliquées encore; ainsi, l'utérus peut être à la fois fléchi dans un ou dans deux sens, incliné, soit en avant, soit en arrière et, de plus, penché à droite ou à gauche; de telle sorte qu'on a des *anté-rétro-latéroversions*, des *anté-rétro-latéro-flexions*, etc.

On comprend de combien de manières différentes ces lésions peuvent se combiner; nous croyons inutile d'y insister davantage.

Ces déviations multiples, qu'une exploration très attentive permet généralement de bien reconnaître, donnent lieu aux mêmes symptômes que les déviations simples ; seulement elles y ajoutent une certaine gravité ; et, en raison des flexuosités décrites par l'utérus, elles apportent une grande gêne à l'introduction de la sonde utérine et à la cautérisation de la surface interne : cependant, il est rare qu'avec une certaine habitude du manuel opératoire, et en prenant toutes les précautions convenables, on ne parvienne pas à vaincre cet obstacle.

Il est inutile d'ajouter que le traitement de ces sortes de déviations offre les plus sérieuses difficultés.

CHAPITRE XX.

DU RENVERSEMENT DE L'UTÉRUS.

Nous dirons peu de chose de cette lésion, qu'on a rarement l'occasion d'observer et qui, comme nous le verrons bientôt, constitue le plus souvent un accident de l'accouchement.

DÉFINITION. — Le renversement, encore nommé *inversion* ou *introversion*, consiste dans un changement de situation et de forme tel, que la matrice est plus ou moins retournée, à la manière d'un sac ou d'un doigt de gant, de sorte que la face externe devient interne et *vice versâ*.

DEGRÉS. — Dans le *premier degré*, le fond de l'utérus est faiblement déprimé; il ne dépasse pas l'orifice cervico-utérin.

Dans le *second degré*, le fond de l'utérus, un peu plus déprimé, descend dans la cavité, mais il s'arrête à l'orifice vaginal.

Dans le *troisième degré*, le fond de l'utérus franchit l'ouverture externe du col; mais une partie de l'organe seulement fait saillie dans le vagin.

Dans un *quatrième degré*, le renversement est complet; tout l'organe est descendu dans le vagin, ou même se montre à la vulve. La matrice est alors dans une position diamétralement opposée à celle de l'état normal : le col utérin est tourné en haut, tandis que le fond regarde en bas. La poche formée par l'utérus du côté de l'abdomen est tapissée par le péritoine; elle contient les ligaments larges, les trompes et les ovaires; les anses intestinales peuvent s'y engager, et même, au dire de Levret, une partie de la vessie et du rectum.

Nous croyons qu'on pourrait aisément simplifier ces divisions et ne distinguer que trois degrés, en fondant en un seul le premier et le second, dans lesquels le fond de l'utérus n'a pas encore franchi l'orifice du museau de tanche.

Étiologie. — Le renversement de l'utérus n'est possible qu'à la condition d'une altération préalable de l'organe; il faut que sa cavité soit agrandie, et que ses parois aient subi un certain degré d'amincissement ou de ramollissement.

Les seules causes capables de produire cette lésion sont l'accouchement ou le développement d'une tumeur dans la cavité de la matrice.

Le mécanisme du renversement implique et nécessite ou une propulsion ou une traction du fond de l'utérus de haut en bas.

Le renversement est quelquefois spontané, mais le plus souvent il est provoqué par les manœuvres tentées en vue d'extraire soit le placenta, soit une tumeur adhérente au fond de l'utérus.

Symptomatologie. — *Signes rationnels.* — Le renversement détermine des douleurs plus ou moins vives, des hémorrhagies, et des flueurs blanches plus ou moins abondantes; dans certains cas, on a noté une exhalation sanguine presque continuelle et qui devient plus considérable à l'époque des règles.

La marche est difficile, pénible, quelquefois même impossible. On observe enfin la plupart des troubles sympathiques qui accompagnent la majorité des affections utérines.

Signes sensibles. — Dans le premier degré, le fond de l'utérus n'ayant pas franchi le museau de tanche, le toucher vaginal ne décèle aucune modification dans la forme de l'organe; mais, par le palper hypogastrique, on peut constater l'absence d'une partie du corps utérin.

Au second degré, on sent, par le toucher vaginal, au lieu du museau de tanche, une tumeur, formant dans le vagin une saillie globuleuse plus ou moins grande, entourée supérieurement et comme étranglée par le museau de tanche, sensible à la pression, et présentant une surface lisse, continue, humide, comme tomenteuse.

Au troisième et dernier degré, on trouve dans le vagin une tumeur conique, dont le sommet est en haut et la base en bas. La surface de cette tumeur présente les mêmes caractères que précédemment. Nous avons déjà dit que quelquefois elle passait au delà de la vulve.

L'examen au spéculum ne révèle rien au premier degré. Au second et au troisième degré, on aperçoit dans le champ de l'instrument la tumeur formée par le fond de la matrice renversée, la couleur rosée de la muqueuse et les deux orifices des trompes de Fallope.

Marche. Durée. Terminaisons. — Au premier degré, l'utérus renversé peut se réduire spontanément, au bout d'un temps assez court. Mais au troisième degré, cette lésion ne peut disparaître sans l'intervention de l'art ; elle a donc de la tendance à persister indéfiniment. Au second degré, le corps utérin, étranglé par le museau de tanche, peut se mortifier. Dans tous les cas, au second et au troisième degré, si l'affection dure un temps assez long, la muqueuse se congestionne, s'épaissit, s'irrite et s'enflamme ; si l'utérus sort à travers la vulve, la muqueuse, subissant le contact de l'air et les frottements continus des cuisses, pendant la marche, se dessèche, durcit et prend les caractères de la peau.

Barbaut a cité des cas de mort subite à la suite d'un renversement brusque et incomplet ; la mort, dans ces circonstances, a été sans doute occasionnée par une hémorrhagie foudroyante.

Diagnostic. — Le renversement de la matrice peut être confondu avec les polypes, les tumeurs fibreuses et les concrétions fibrineuses. On distinguera le renversement d'avec ces différentes lésions à l'absence du corps de la matrice derrière le pubis, à la souplesse et à la sensibilité de la tumeur, à la situation respective et à la direction du col et du corps de la matrice.

Pronostic. — Ce que nous venons de dire des terminaisons possibles du renversement suffit pour établir la gravité de cette affection, qui varie, d'ailleurs, suivant les degrés et l'ancienneté de la maladie.

THÉRAPEUTIQUE. — Au début, on doit tenter de suite la réduction, qui consiste à repousser avec la pulpe des doigts le fond de l'utérus, selon la direction connue de cet organe.

Si le renversement est ancien, la réduction devient impossible; il faut se contenter de recourir aux moyens palliatifs, qui consistent dans l'emploi des lotions émollientes, des injections adoucissantes ou astringentes, des bains, des hémostatiques, s'il y a lieu, etc.

L'amputation de la partie renversée, qui a été proposée par quelques auteurs, nous paraît une opération trop dangereuse pour qu'on puisse même songer à la pratiquer.

CHAPITRE XXI.

DU CANCER DE LA MATRICE.

FRÉQUENCE. — Les organes de la génération, et particulièrement la matrice et les mamelles, sont le siége de prédilection du cancer chez la femme.

ANATOMIE PATHOLOGIQUE. — 1° *Siége.* — Le cancer affecte le plus souvent le col utérin; rarement il débute d'emblée par le corps de l'organe; mais il s'y développe habituellement par voie de propagation, de même qu'il envahit aussi les parois du vagin, la cloison vésico-utérine et jusqu'au tissu de la vessie et du rectum.

2° *Formes.* — Les quatre variétés de cancer admises aujourd'hui par la majorité des anatomo-pathologistes, à savoir, le squirrhe, l'encéphaloïde, le colloïde et le cancroïde ou cancer épithélial, peuvent se montrer sur l'utérus. Le cancer épithélial et l'encéphaloïde s'y manifestent de préférence.

Ce n'est pas ici le lieu de décrire avec détail la structure du cancer; cette lésion se présente avec des caractères identiques, quel que soit son siége. Nous nous contenterons donc de signaler les modifications qu'elle fait subir au tissu de la matrice. Nous parlerons d'abord du squirrhe, de l'encéphaloïde et du colloïde, puis du cancer épithélial.

La partie de l'organe atteinte de cancer est le plus souvent engorgée, volumineuse ; quelquefois, au contraire, mais très rarement, on la trouve revenue sur elle-même, atrophiée et comme ratatinée. Elle est aussi plus ou moins irrégulière et déformée.

A la première période la muqueuse utérine est intacte. Si on pratique une incision sur le noyau cancéreux, on trouve un tissu dont les caractères varient suivant l'espèce de cancer à laquelle on a affaire.

Le squirrhe est un tissu dur, criant sous le scalpel, d'un blanc mat ou grisâtre, et imbibé d'une très petite quantité d'un liquide spécial, auquel on donne le nom de *suc cancéreux*.

L'encéphaloïde, comme son nom l'indique, offre l'aspect, la couleur blanchâtre et rosée et la consistance caséeuse de la substance cérébrale.

Le colloïde se présente avec l'apparence d'une sorte de gelée peu vasculaire, sans trace de travail inflammatoire dans les parties voisines.

A la seconde période, la portion de muqueuse qui correspond au cancer est ulcérée dans une profondeur et une étendue plus ou moins grande ; cette ulcération présente habituellement des bords irréguliers, anfractueux, souvent décollés. Le fond de l'ulcère est fongueux, grisâtre, ou sanieux, constitué par des détritus de matière cancéreuse, formant une espèce de bouillie facile à détacher avec le doigt, et sous laquelle on trouve un tissu très altéré et saignant avec une extrême facilité. Le ramollissement du tissu cancéreux s'étend plus ou moins en profondeur ; les bornes du foyer morbide sont mal déterminées ; la matière cancéreuse est comme diffuse dans les mailles du tissu de l'utérus. Les parties qui se trouvent sur la limite sont livides, diversement modifiées dans leur consistance, très vascularisées ; les vaisseaux utérins sont augmentés de volume, comme il arrive dans tous les tissus frappés de cancer.

C'est aussi dans cette période, dite d'altération et de ramollissement, qu'on voit le cancer se propager dans le voisinage de la matrice, gagner les parois du vagin, détruire les cloisons vésico-utérine et recto-vaginale, et envahir la vessie ou le rectum.

Enfin les ganglions lymphatiques du bassin et ceux de l'aine sont volumineux, engorgés, et infiltrés de matière cancéreuse.

Lorsque le cancer est ramolli, il est si difficile de distinguer à quelle variété on a affaire, que la plupart des auteurs s'accordent à reconnaître que les trois espèces de cancer se confondent à cette période. D'ailleurs, cette distinction pourrait-elle se faire, qu'elle ne serait d'aucune importance réelle au point de vue pratique.

On sait que les micrographes ont longtemps vu, décrit et figuré une cellule dite *cancéreuse*, qu'ils considéraient comme l'élément caractéristique, *spécifique*, du cancer. Aujourd'hui la spécificité de la cellule cancéreuse est rejetée par ceux mêmes qui s'en étaient montrés les plus fervents défenseurs. La majorité des micrographes s'accorde à reconnaître, avec M. Mandl, que les éléments histologiques du cancer ne sont autres que les éléments histologiques normaux, quelquefois sains, mais plus souvent modifiés et ne présentant rien de spécial.

Il est une quatrième variété de cancer qu'on observe, avons-nous dit, assez fréquemment sur l'utérus : c'est le cancer épithélial ou épithélioma. Aussi longtemps qu'on a admis la cellule spécifique, l'épithélioma n'a pas été considéré comme une production cancéreuse par les micrographes. Comme il en avait toutes les apparences sans en posséder l'elément prétendu spécifique, la cellule, on le désignait sous le nom de *cancroïde* (semblable au cancer). Maintenant que les micrographes eux-mêmes rejettent l'existence de la cellule spécifique, le cancroïde doit être regardé comme un véritable cancer ; car il en possède toutes les propriétés et se comporte absolument de la même manière.

Le cancer épithélial peut s'observer sur tous les points de la muqueuse utérine, soit sur la portion de cette membrane qui recouvre le museau de tanche, soit sur celle qui tapisse la cavité de l'organe. Le museau de tanche y est plus sujet que la cavité utérine ; la lèvre postérieure en est le siége de prédilection.

Nous distinguons trois formes de cancer épithélial : 1° le cancroïde fongueux ; 2° le cancroïde végétant ; 3° le cancroïde ulcéreux.

Dans le cancroïde fongueux, la muqueuse utérine est d'une rougeur livide ; sa surface est rugueuse, comme hérissée de grosses granulations, molles, très vasculaires, saignant au moindre contact ; plus tard, cette surface s'ulcère et laisse écouler un liquide sanieux, fétide, caractéristique du cancer.

Le cancroïde végétant est constitué par une ou plusieurs excroissances, se détachant du col utérin dans le voisinage de l'orifice externe de la matrice. Ces excroissances sont formées d'un amas de granulations, qui donnent à la petite tumeur l'apparence inégale du chou-fleur. Virchow, Mayer (de Berlin) et Scanzoni, qui ont étudié spécialement ces productions morbides, les considèrent comme des tumeurs papillaires dégénérant plus tard en cancroïdes. Cette forme de cancer, comme la précédente, saigne avec une extrême facilité.

Le cancroïde ulcéreux ou rongeant, ainsi nommé parce que l'ulcération, au lieu d'être secondaire, est le premier phénomène par lequel il se manifeste, est caractérisé par une surface grisâtre, limitée par des bords calleux, taillés à pic et reposant sur un fond dur. Il saigne moins facilement que le cancer fongueux.

Borné d'abord à la muqueuse, l'épithélioma ne tarde pas à envahir le tissu propre sous-jacent, de manière à déterminer des pertes de substance assez considérables. Lorsque le cancer épithélial siége sur la muqueuse utérine interne, il peut gagner de proche en proche une grande partie du tissu musculaire jusqu'au voisinage de la surface externe de la matrice. Nous avons eu l'occasion de voir des utérus dont la surface interne et le tissu propre avaient été rongés ainsi par des cancroïdes. Rien à l'extérieur ne révélait une semblable altération ; la surface externe était intacte ; mais, au moyen d'une incision, on constatait que la cavité utérine était fort agrandie, dévorée, en quelque sorte, par les progrès de l'ulcération cancéreuse, tandis que les parois étaient réduites à quelques millimètres d'épaisseur ; la matrice, dans ce cas, est comparable à ces fruits de belle apparence au dehors, mais corrompus intérieurement.

Nous avons déjà signalé la dissémination de la matière cancéreuse dans les ganglions lympathiques. Nous devons ajouter que, dans certains cas, le cancer tend à se généraliser et se montre dans plusieurs organes : les glandes mammaires, le foie, le pylore, les reins, la rate, etc. Cependant cette dissémination est plus rare dans le cancer de l'utérus que dans le cancer des autres organes.

ÉTIOLOGIE. — Tout ce qui a été dit touchant l'obscurité de l'étiologie des affections cancéreuses, en général, est applicable au cancer de l'utérus.

1° *Causes prédisposantes.* — Beaucoup d'auteurs ont étudié l'influence de l'âge sur la production du carcinome utérin. Valleix, MM. Lebert, Scanzoni et Luys ont entrepris à ce sujet des recherches statistiques, qui toutes s'accordent à démontrer la fréquence beaucoup plus grande de cette affection à l'époque critique et dans la période qui la suit immédiatement. Cette conclusion, généralement admise aujourd'hui, n'est pas conforme à l'opinion de Lisfranc, qui admettait que le cancer utérin sévit plus spécialement sur les personnes âgées de 18 à 35 ans.

Une erreur de diagnostic peut seule expliquer une pareille assertion ; peut-être pourrions-nous en dire autant des douze cas de cancers de la matrice trouvés par Dugès et par madame Boivin chez des femmes au-dessous de 20 ans.

Ce qu'on a dit de la constitution, du tempérament, des professions, des conditions hygiéniques, ne nous paraît basé sur aucune donnée certaine, sur aucune preuve scientifique.

M. Scanzoni fait jouer un rôle assez important au séjour des villes et aux influences morales. Sur 108 femmes atteintes de cancer utérin, qu'il a observées, 78 habitaient les villes et 30 la campagne : 84 avaient éprouvé des chagrins profonds et des peines morales prolongées. M. Scanzoni ajoute même que « presque toujours les premiers symptômes de la maladie apparurent peu après l'émotion fatale. »

Les excès de coït ont été envisagés par quelques auteurs comme des causes prédisposantes du cancer de la matrice ; cependant, il résulte des recherches de Parent-Duchâtelet que les filles publiques ne seraient pas plus sujettes à cette affection que les autres femmes. D'après M. Scanzoni, ce n'est pas la fréquence du coït qui prédispose au cancer, mais l'excitation morale qui l'accompagne : « En effet, dit-il, nous avons pu, chez 15 de nos malades, constater une lascivité insatiable. » La rareté du carcinome utérin chez les prostituées, loin d'être en contradiction avec cette assertion, lui paraît, au contraire, fournir un témoignage confirmatif : « Car, en général, dit-il, elles n'exercent pas le coït avec la même lubricité qu'une femme qui se livre à un mari qu'elle aime. »

Toutes les anomalies menstruelles sont comptées au nombre des causes prédisposantes du cancer de l'utérus par la majorité des auteurs. Lisfranc, Dugès et madame Boivin, Valleix, Scanzoni et les écrivains les plus récents, n'ont pas hésité à admettre l'influence des troubles de la menstruation.

L'action des accouchements nombreux paraît encore incontestable : ainsi, sur les 108 malades observées par M. Scanzoni, 72 avaient eu des accouchements fréquents. Lisfranc ajoute, avec raison, les fausses couches, les manœuvres criminelles destinées à provoquer l'avortement, etc.

Cependant, nous pensons que ces causes, aussi bien que les maladies chroniques de l'appareil utérin, dont nous parlerons bientôt, agissent plutôt comme occasionnelles que comme prédisposantes.

Avant de passer à l'étude de ces dernières, il nous reste à vider la question de l'*hérédité*. Le cancer est-il héréditaire? Aujourd'hui il n'est pas un médecin qui ne réponde par l'affirmative. Le cancer se transmet par hérédité, au même titre que toutes les maladies diathésiques. Toutefois nous ne prétendons pas inférer de là qu'une femme née d'une mère cancéreuse soit fatalement vouée au cancer, ni que le cancer utérin ne se développe nécessairement que sur une femme qui a dans sa famille des ascendants cancéreux. Nous ne sommes pas à ce point fataliste en médecine : nous n'admettons que ce qui nous paraît suffisamment établi par l'observation clinique. Or des faits nombreux, recueillis par tous les observateurs, à différentes époques, attestent d'une manière incontestable l'influence de l'hérédité dans les affections cancéreuses. Seulement, on sait que cette influence ne s'exerce pas fatalement sur les descendants immédiats, qu'elle peut franchir une ou plusieurs générations et ne sévir qu'à des temps assez éloignés. Enfin nous croyons que le cancer, au moins dans une de ses formes, la forme épithéliale, peut se développer d'emblée sur l'utérus, comme sur un autre organe tapissé d'une membrane muqueuse, sans qu'il soit nécessaire d'invoquer une prédisposition héréditaire.

2° *Causes occasionnelles.* — Sur une femme prédisposée, la diathèse cancéreuse n'attend, en quelque sorte, pour se développer, que l'action d'une cause déterminante. Mais en quel point de l'organisme la diathèse aura-t-elle plus de tendance à se manifester? Évidemment c'est sur un organe doué d'une grande activité fonctionnelle, soumis à des fatigues continuelles, tourmenté par des influences extérieures et des actions mécaniques diverses; sur un organe, enfin, qui déjà très souvent est le siége d'un travail pathologique plus ou moins ancien. Or, chez la femme, depuis l'âge de la puberté jusqu'à la ménopause, est-il un organe qui soit plus exposé que la matrice à ces influences? Aussi, est-ce de préférence sur la matrice que la diathèse cancéreuse révèle son existence.

D'après ce que nous venons de dire, tout phénomène capable de produire sur le tissu de l'utérus un certain degré d'irritation peut devenir, chez une femme prédisposée, la cause efficiente d'un cancer de cet organe. Ce qui vient à l'appui de cette opinion, c'est que la partie la plus exposée à ces influences, c'est-à-dire le col de la matrice, est aussi la plus exposée au cancer.

Au nombre des causes occasionnelles, nous signalerons: les congestions utérines fréquentes, les abus de coït, le défaut de proportion des organes sexuels, les accouchements fréquents, les manœuvres obstétricales, l'abus des pessaires, tous les genres d'excitation mécanique portés sur le col utérin, les troubles de la menstruation, toutes les variétés de métrite, les polypes et les corps fibreux, etc.

Mais de quelle manière agissent ces dernières lésions sur la production du cancer de la matrice? Faut-il admettre avec Lisfranc, avec Dugès et madame Boivin, avec les anciens anatomo-pathologistes, que les lésions chroniques de l'utérus et l'engorgement inflammatoire, en particulier, puissent dégénérer en cancer? Nous ne le pensons pas, s'il n'existe déjà une disposition préalable. Si ces affections pouvaient subir spontanément la dégénérescence cancéreuse, peu de femmes échapperaient à cette redoutable maladie; car on sait combien est grand le nombre de malades atteintes de phlegmasie utérine chronique!

Nous pensons donc que la métrite chronique et l'engorgement utérin n'agissent qu'à la manière de causes déterminantes, chez des sujets déjà prédisposés. La phlegmasie chronique est en quelque sorte le *stimulus*, l'aiguilion, qui provoque la manifestation de la diathèse, jusque-là demeurée latente.

SYMPTOMATOLOGIE. — **1° Signes rationnels.** — Nous comprenons sous ce titre : la *douleur*, les *troubles de la menstruation*, les *hémorrhagies utérines*, l'*écoulement leucorrhéique*, les *symptômes de voisinage* et les *phénomènes sympathiques*.

a. La *douleur* est un phénomène à peu près constant dans le carcinome utérin. Tantôt elle se manifeste dès le début de l'affection, tantôt à une époque plus ou moins avancée de son évolution; d'autres fois elle ne se montre que très tardivement.

En général, elle occupe la région utérine et se fait profondément sentir dans le bassin Cependant il n'est pas rare qu'elle affecte seulement un des côtés ou du moins qu'elle soit plus intense d'un côté que de l'autre. Dans ce cas, nous avons toujours constaté, pour rendre compte de ce phénomène, soit l'existence d'un phlegmon chronique des ligaments larges, soit la propagation du cancer au tissu cellulaire péri-utérin, du côté où la douleur prédominait.

Rien n'est plus variable que sa nature et son intensité. Tantôt elle consiste en un sentiment de pesanteur et de gêne au périnée et dans la région sacrée; tantôt elle est caractérisée par des élancements ou des déchirements subits et d'une extrême violence, qui arrachent des cris aux malades et leur interdisent le moindre repos. La douleur lancinante a été donnée comme pathognomonique du cancer; il est vrai qu'elle est la plus fréquente, surtout à une période assez avancée de la maladie; mais elle manque assez souvent d'une part; et d'autre part, elle se montre dans bien d'autres affections de l'utérus, pour qu'il soit permis de la considérer à bon droit comme caractéristique de la lésion qui nous occupe.

La douleur, chez les femmes atteintes de cancer de la matrice, est tantôt continue, tantôt intermittente. Il est rare pourtant qu'elle affecte ces deux types d'une manière bien franche ; le plus souvent elle est rémittente et sujette à des exacerbations, qui sont toujours en rapport avec l'état de fluxion utérine. Il est de ces exacerbations qui sont irrégulières ; ce sont celles qui surviennent sous l'influence d'une cause fortuite et accidentelle, comme un coup, une chute, une violence extérieure quelconque, une émotion morale, etc. Il en est d'autres qui sont assez régulièrement périodiques ; ce sont celles qui se manifestent pendant la nuit, probablement sous l'influence de la chaleur du lit, et celles surtout qui se montrent à chaque période menstruelle et qui sont sous la dépendance immédiate du molimen hémorrhagique qui s'accomplit régulièrement à cette époque. On sait, et nous l'avons dit dans nos généralités physiologiques, que les femmes demeurent sujettes à cette influence même longtemps après leur âge de retour.

Quel que soit le caractère des douleurs, dans le cancer utérin comme dans la métrite et dans le phlegmon péri-utérin, elles ne restent pas localisées dans la région utérine ; tôt ou tard elles se disséminent en quelque sorte ; elles s'irradient dans les lombes, dans les reins, dans les membres inférieurs et éveillent même des retentissements sympathiques jusque dans les nerfs intercostaux et les nerfs crâniens. Dans ce cas, la douleur affecte le type névralgique, c'est une véritable hystéralgie. Il n'est pas rare alors que la douleur éclate par crises, par accès, dont la violence et la durée sont trop variables pour qu'il soit possible de rien préciser à cet égard.

Nous avons vu déjà que les douleurs provoquées par le cancer étaient réveillées ou exaspérées par toute cause capable de fluxionner l'utérus ou de déterminer un ébranlement vers l'appareil nerveux des organes génitaux ; nous avons signalé l'époque menstruelle, la chaleur du lit, les coups ou les chutes sur le bassin; nous ajouterons les excitations génésiques, directes ou indirectes, les mouvements trop souvent répétés des membres inférieurs, les efforts, la marche, le saut, la danse, les cahotements d'une voiture, etc

b. *Troubles de la menstruation.* — Lorsque le cancer se développe chez une femme encore menstruée, il peut, au début, ne déterminer aucun dérangement dans cette fonction ; mais bientôt les règles subissent des modifications sensibles, soit dans le temps de leur apparition, soit dans leur quantité et dans leur qualité.

Le plus souvent le cancer utérin s'accompagne d'une irrégularité notable dans l'éruption menstruelle. Rarement les femmes éprouvent des retards, ou, si cela arrive, c'est toujours au début de l'affection; plus tard, et ordinairement même dès le principe, les règles avancent de quelques jours ; puis elles apparaissent plus fréquemment que de coutume; enfin elles se montrent sans ordre et sans régularité.

La durée de l'écoulement devient aussi plus longue et sa quantité plus grande.

Le sang perd de sa plasticité à mesure que la lésion fait des progrès.

c. *Métrorrhagie.* — Chez beaucoup de malades, dès le début, chez toutes, à une certaine période de la maladie, les pertes sanguines revêtent, par leur fréquence et leur abondance, tous les caractères de la métrorrhagie.

Chez les femmes qui ont passé l'âge critique, les métrorrhagies symptomatiques d'une affection cancéreuse peuvent être prises, et sont prises souvent, pour une apparition tardive des menstrues. S'il est permis aux malades et aux personnes qui les entourent de se faire des illusions à ce sujet, le médecin ne saurait trop se tenir en garde contre ces retours extraordinaires. Ainsi que nous avons déjà eu occasion de le dire, le prétendu renouvellement de la menstruation, après le temps de la ménopause, doit toujours être regardé comme un signe de mauvais augure.

Quelquefois la métrorrhagie est le premier symptôme du cancer utérin ; elle se montre avant les douleurs. D'autres fois, elle se manifeste simultanément ; enfin, dans d'autres circonstances, elle n'apparaît qu'un plus ou moins long temps après.

La fréquence des pertes sanguines et leur abondance varient d'ordinaire avec la marche de la lésion ; elles augmentent en général, à mesure que la désorganisation cancéreuse gagne en profondeur et en étendue.

Le retour et la recrudescence des métrorrhagies sont soumis encore aux mêmes influences que les douleurs. Les pertes apparaissent ou augmentent à l'occasion de tout mouvement fluxionnel vers l'appareil utérin. Aussi les voit-on survenir surtout à l'époque correspondant à la période menstruelle chez les femmes qui ne sont plus réglées ; elles sont provoquées ou accrues par la chaleur du lit, la station debout prolongée, les mouvements brusques, les ébranlements du bassin, les violences extérieures sur cette région, les excitations génésiques, les émotions morales, etc.

La qualité du sang perdu est particulièrement subordonnée à la période de l'affection. Au début, ce liquide est plus ou moins pur, présentant ou les caractères du sang veineux ou ceux du sang artériel. Il est tantôt entièrement fluide, tantôt accompagné de caillots. A une période plus avancée, il est manifestement altéré par son mélange avec du pus, de la sanie et des détritus cancéreux.

d. *Ecoulements.* — Indépendamment des pertes sanguines, il est rare que le cancer utérin ne donne pas lieu par le vagin à un écoulement, dont la nature varie suivant la période de la lesion. Chez les femmes antérieurement atteintes de leucorrhée, on n'observe d'abord qu'une modification dans la quantité de l'écoulement, qui devient plus abondant que de coutume. Chez celles qui n'ont pas habituellement des flueurs blanches, il s'opère d'abord une sorte de suintement séreux, assez limpide, dont la consistance et la quantité vont ensuite en augmentant au fur et à mesure des progrès de la lésion cancéreuse.

Cet écoulement alterne avec la métrorrhagie et remplit tout l'intervalle des pertes sanguines.

Plus tard la matière qui le forme acquiert de nouvelles qualités; elle devient plus opaque, plus épaisse, plus consistante; elle est tantôt lactescente et puriforme, tantôt jaunâtre ou verdâtre; d'autres fois, et c'est le cas le plus commun dans la dernière période du cancer, elle est roussâtre, ou d'une teinte brune, comparable à la couleur du chocolat ou de la lie de vin.

Dans ce cas, les pertes sanguines se confondent avec l'écoulement purulent; il en résulte un liquide épais, sanieux, composé d'un mélange de sang, de pus et de détritus organiques.

Au début, l'écoulement n'a aucune odeur caractéristique; il présente seulement cette fadeur, cette exhalaison douceâtre, qui appartient aux mucosités utérines et vaginales. Mais, à mesure qu'il change de nature, le liquide acquiert une odeur fétide, nauséabonde, *sui generis*, qui rend les malheureuses femmes, atteintes de cancer utérin, un objet de dégoût pour elles-mêmes, et de répugnance invincible pour le plus grand nombre des personnes qui les entourent.

Les qualités repoussantes de l'écoulement, dont nous parlons ici, atteignent leur plus haut degré, lorsque, le cancer ayant détruit les cloisons vésico et recto-vaginales, l'urine et les matières fécales viennent se mélanger à la sanie purulente.

Nous avons dit plus haut, en parlant de la douleur, qu'elle se manifeste quelquefois sous forme de crises ou d'accès; nous ajouterons ici que ces crises se terminent le plus souvent par une métrorrhagie ou un écoulement leucorrhéique plus ou moins abondant. Voici quel est le mode de production de ces crises; on verra qu'il est analogue à celui des accès que nous avons déjà décrits à propos de la métrite interne compliquée de rétrécissement du conduit utérin. En effet, chez un assez grand nombre de malades, le cancer occupant le col de l'utérus détermine un rétrécissement plus ou moins complet de son conduit, ou une oblitération de l'orifice du museau de tanche. Il en résulte que les produits exhalés à la surface interne de la matrice, sang ou mucosités, sont emprisonnés pendant un temps plus ou moins long dans cet organe, s'y accumulent, en distendent les parois et provoquent ces recrudescences douloureuses, ces efforts expulsifs, qui ne se dissipent que lorsque la matrice est parvenue à se débarrasser des produits amassés dans sa cavité.

e. Symptômes de voisinage. — Le cancer de l'utérus, parvenu à une certaine période, s'étend, comme nous l'avons dit à propos de l'anatomie pathologique, aux parois vaginales et aux organes voisins. Lorsque la tumeur est devenue assez volumineuse pour intéresser les cloisons vésico et recto-utérines, on observe des troubles divers dans les fonctions de la vessie et du rectum.

Du côté de la vessie, ce sont tantôt des signes de rétention, produits par la compression du canal de l'urèthre ; tantôt, et le plus souvent, ce sont des symptômes d'incontinence, du ténesme, des besoins d'uriner plus fréquents et plus impérieux, de l'hématurie même, provoqués par l'irritation que détermine le travail morbide. Plus tard, si le cancer a détruit la cloison et intéressé la paroi vésicale, l'urine n'est plus retenue dans son réservoir et s'écoule incessamment par le vagin.

Du côté du rectum, on observe d'abord une constipation plus ou moins opiniâtre, puis des épreintes anales et des douleurs plus ou moins vives, qui deviennent souvent atroces lorsque les malades vont à la garde-robe. Quand le cancer se propage jusqu'au rectum, les selles sont sanguinolentes, puis mélangées de pus et d'une sanie ichoreuse. Enfin la cloison recto-vaginale se perfore et les matières fécales s'échappent continuellement par le vagin, qui ne forme plus alors qu'une espèce de vaste cloaque.

f. Phénomènes sympathiques. — Parmi les phénomènes éloignés et sympathiques, nous avons déjà signalé les douleurs névralgiques intercostales, celles de la face et des membres supérieurs ; nous ajouterons les troubles divers qui se montrent dans les phénomènes de nutrition. Les malades perdent l'appétit; elles ont habituellement la bouche mauvaise, la langue sale et couverte d'enduits muqueux ; elles sont sujettes à des nausées et à des vomissements fréquents.

Elles deviennent tristes ; elles maigrissent rapidement, épuisées par les pertes sanguines ; et par l'insuffisance ou la suppression des fonctions nutritives, leurs traits se flétrissent, leurs chairs deviennent flasques et molles, leur circulation languit ; leur teint s'altère profondément, et prend cette couleur *jaune paille* qu'on a considérée comme caractéristique du cancer : on voit, en un mot, survenir ce cortége de symptômes qui caractérisent la *cachexie cancéreuse*, et sur lesquels nous reviendrons en parlant de la marche de l'affection.

2° Signes sensibles ou directs. — *Toucher.* — Les signes fournis par le toucher sont très variables suivant le siége du cancer, suivant son espèce, et le degré de son évolution.

Lorsque le cancer occupe le col utérin, nous avons dit qu'il se montrait de préférence sur la lèvre postérieure du museau de tanche.

Au début, on sent cette lèvre volumineuse, épaissie, plus ferme, plus dure qu'à l'état normal, possédant, en un mot, des caractères peu différents de ceux de l'engorgement simple.

Mais il est rare qu'on ait occasion de pratiquer le toucher à cette période.

Le plus souvent, le cancer est ulcéré et ramolli, quand les malades s'offrent à notre observation.

Dans ce cas, on trouve le col utérin plus ou moins volumineux et déformé. On sent tantôt une perte de substance d'une étendue et d'une profondeur variables, dont le fond est mollasse et fongueux et les bords irréguliers, durs et calleux ; tantôt, au contraire, des excroissances, des végétations à surface anfractueuse et bosselée, tenant au col de l'utérus, soit par un pédicule, soit par une large base.

Ces lésions peuvent être assez bornées, et, généralement, elles le sont au début. Mais, par les progrès de la dégénérescence, elles envahissent peu à peu toute la surface du museau de tanche, qu'elles transforment en une tumeur irrégulièrement mamelonnée, creusée de sillons tortueux et profonds ; dès lors il n'est plus possible de distinguer ni lèvres du col, ni orifice utéro-vaginal.

A un degré plus avancé encore, les parois vaginales sont envahies par le cancer ; les culs-de-sac antérieur et postérieur sont effacés. Quelquefois, ainsi que nous l'avons dit plus haut, les cloisons vésico et recto-vaginales sont perforées ou détruites, et parfois le doigt pénètre dans la vessie ou dans le rectum.

Dans toutes ces circonstances, l'utérus a perdu sa mobilité normale, et l'exploration des organes génitaux occasionne des douleurs plus ou moins vives, souvent même des hémorrhagies.

Le doigt retiré du vagin est souillé par la matière ichoreuse et les détritus du cancer.

Dans les cas rares où le cancer occupe le corps de la matrice, on constate par le toucher vaginal une augmentation de volume de la partie malade, dont la surface extérieure est parfois plus ou moins régulière et bosselée; on trouve, en même temps, l'utérus abaissé ou dévié.

Examen au spéculum. L'examen au spéculum permet de constater par la vue les lésions déjà révélées par le toucher, à savoir :

Dans la première période du cancer, la tuméfaction et l'engorgement de la partie affectée ;

Dans les périodes plus avancées, la tumeur cancéreuse avec l'aspect irrégulier, inégal, la surface fongueuse et saignante, la teinte grisâtre ou brunâtre que nous avons signalées à propos de l'anatomie pathologique.

L'examen au spéculum ne doit pas être pratiqué trop à la légère. Il est généralement douloureux et il peut déterminer des métrorrhagies plus ou moins abondantes.

On s'en abstiendra lorsque le cancer aura gagné les parois vaginales, dans la crainte de produire la déchirure des tissus affectés, dont la friabilité est extrême.

MARCHE. DURÉE. TERMINAISONS. — Le cancer utérin est une affection essentiellement chronique, dont l'évolution s'opère lentement, mais toutefois plus lentement au début que dans les dernières phases du travail pathologique.

La marche du cancer de la matrice peut être divisée, comme celle de tout cancer, en trois périodes :

I. Dans la première période, le tissu utérin envahi, infiltré par les éléments cancéreux, augmente de densité, de consistance et de volume. Beaucoup de femmes ne souffrent pas ; quelques-unes éprouvent seulement une sensation de pesanteur et de gêne, quelques tiraillements dans les aines et dans les lombes; d'autres ressentent déjà des douleurs très vives, telles que nous les avons décrites plus haut. En général, on n'observe aucun trouble sensible dans les fonctions utérines, ou à peine une certaine irrégularité dans la menstruation.

Le toucher et le spéculum ne révèlent d'autres signes que ceux d'un engorgement de l'utérus.

II. A la deuxième période, le cancer s'ulcère et se ramollit; mais ce travail de désorganisation est encore assez superficiel. Une sérosité roussâtre d'abord, puis du pus et de la sanie ichoreuse, s'écoulent par la vulve. La menstruation devient plus fréquente et se montre à des époques irrégulières; il y a des métrorrhagies plus ou moins abondantes et répétées.

Les douleurs deviennent plus intenses, et généralement elles apparaissent, si elles ont manqué jusque-là.

La santé générale commence à s'ébranler, et alors on observe : les troubles digestifs, les douleurs névralgiques, la diminution des forces, l'altération des traits, l'œdème des membres inférieurs, etc.

III. La troisième période comprend l'ensemble des symptômes auxquels on a donné le nom de *cachexie cancéreuse.*

Du côté de l'utérus, la dégénérescence carcinomateuse a gagné en surface et en profondeur; les parois vaginales et quelquefois la vessie et le rectum sont envahis; l'écoulement revêt de plus en plus des qualités de mauvaise nature; tantôt les douleurs se calment; tantôt, et le plus souvent, elles deviennent intolérables et presque incessantes.

Mais, comme il s'était effectué une sorte d'empoisonnement de l'organisme, ce sont les phénomènes généraux qui dominent alors la scène : maigreur excessive, coloration jaune-paille de la peau, perte absolue de l'appétit, vomissements presque continuels, diarrhée colliquative, prostration des forces, petitesse du pouls, lipothymies fréquentes, anasarque, et, finalement, tous les signes du marasme et de la fièvre hectique.

Le cancer parcourt ces périodes dans un temps très variable. Cette maladie dure depuis quelques mois jusqu'à deux, trois ans et au delà. D'ailleurs, comme ses débuts sont souvent obscurs et méconnus, il est difficile de lui assigner une durée certaine et même sensiblement approximative.

La mort en est la terminaison habituelle et, pour ainsi dire, fatale.

Complications. — Le cancer, comme chacun le sait, est une maladie diathésique; aussi n'est-il pas rare d'observer, pour ainsi dire, sa dissémination sur divers points de l'organisme. L'encéphaloïde surtout est essentiellement diffus de sa nature; le squirrhe l'est beaucoup moins; le cancer épithélial est rarement multiple.

Les ganglions lymphatiques, les mamelles, l'estomac (pylore), le foie et les reins sont les organes que le cancer envahit, quelquefois, simultanément avec la matrice.

Diagnostic. — Le cancer, dans ses deux dernières périodes, a des caractères tellement tranchés qu'il ne saurait être confondu avec aucune autre altération de l'utérus. Mais il n'en est pas de même au début, où il peut être pris, soit pour un engorgement chronique ou pour une tumeur fibreuse, s'il s'agit d'un encéphaloïde ou d'un squirrhe, soit pour une métrite ulcéreuse ou un polype, s'il s'agit d'un cancroïde ou d'un chou-fleur cancéreux. Voici à quels signes différentiels on pourra quelquefois parvenir à distinguer ces diverses altérations :

Dans l'engorgement chronique, la lésion occupe, en général, les deux lèvres du museau de tanche, bien qu'elle soit ordinairement plus prononcée sur la lèvre postérieure; la muqueuse utérine est sensiblement hypérémiée, plus rouge qu'à l'état normal; la consistance du tissu utérin n'est que faiblement augmentée.

Les tumeurs fibreuses se développent rarement au col utérin; le corps en est le siége de prédilection. Elles sont douées d'une dureté caractéristique et d'une régularité remarquable.

Le cancer envahit presque toujours le col, et de préférence la lèvre postérieure. L'engorgement qui le caractérise, au début, ne s'accompagne pas de rougeur inflammatoire de la muqueuse, comme l'engorgement phlegmasique; il ne présente pas cette forme régulière, ces limites nettement accusées qu'on observe dans la tumeur fibreuse; il est au contraire inégal et diffus.

L'engorgement phlegmasique est presque toujours douloureux au toucher, tandis que l'engorgement cancéreux l'est rarement.

Comme on le voit, le diagnostic de la première période du cancer ne repose que sur des nuances. On devra donc appeler à son aide toutes les circonstances capables de jeter quelque jour sur cette obscure question : on prendra en considération l'âge de la malade, et on interrogera avec soin ses antécédents de famille ; si le père ou la mère ou quelqu'un des proches parents est actuellement atteint ou est mort d'une affection cancéreuse, si la malade elle-même porte dans une autre région une tumeur de cette nature, si les ganglions inguinaux sont engorgés, il y aura de fortes présomptions pour soupçonner un cancer plutôt qu'un engorgement phlegmasique ou une tumeur fibreuse.

Mais ce qui éclairera singulièrement la question, c'est le résultat du traitement et la marche ultérieure de l'affection.

Dans la métrite parenchymateuse un traitement approprié, tel que nous l'avons formulé plus haut, amènera la résolution progressive de l'engorgement ; tandis que ses effets seront nuls dans les cas de tumeur fibreuse et de cancer.

La tumeur fibreuse va augmentant sans cesse de volume ; mais elle ne s'ulcère ni ne se ramollit jamais ; jamais elle ne subit cette dégénérescence, propre au cancer, qui entraîne la fonte purulente et la destruction rapide et complète des tissus.

Ce n'est aussi qu'au début que le cancroïde ou cancer épithélial, sous ses deux formes, peut en imposer pour une ulcération granuleuse simple ou un polype du col utérin.

Les ulcérations simples ou les ulcérations folliculeuses sont habituellement multiples ; leur surface, peu inégale, d'une teinte rosée ou rouge, saigne peu et difficilement.

L'ulcération cancéreuse est ordinairement unique, plus large que les précédentes ; son fond est tantôt fongueux, d'un rouge violacé, d'une consistance mollasse, quasi-pulpeuse, et saigne avec une extrême facilité ; tantôt au contraire il est calleux et grisâtre, ses bords sont épais et durs.

Le chou-fleur cancéreux se distingue du polype à sa forme inégale et bosselée, à sa consistance hétérogène et au développement des vaisseaux qui entourent son pédicule.

Mais encore ici le diagnostic doit être éclairé par les commémoratifs, les effets du traitement et l'étude de la marche ultérieure du mal.

PRONOSTIC. — Il n'est guère d'affection de plus mauvais présage que le cancer.

Nous avons déjà dit qu'elle était fatalement mortelle; nous ajouterons qu'elle est essentiellement sujette à récidives. Enlevez le cancer sur un point, il reparaît à côté, ou il répullule sur un autre organe. Notre opinion est formelle à cet égard, parce qu'elle est basée sur une longue expérience. Les exemples de guérison radicale que l'on trouve dans les livres, ou dont on fait grand bruit dans le monde, proviennent ou d'une erreur de diagnostic ou de la mauvaise foi et du charlatanisme. Il n'existe encore dans la science aucun cas de guérison authentique d'un véritable cancer. Telle est notre intime conviction. Est-ce à dire, pour cela, que nous niions d'une manière absolue la curabilité du cancer? Nullement : nous ne voulons pas à ce point préjuger des progrès futurs de l'art de guérir. Ce que nous prétendons seulement, c'est qu'une médication vraiment efficace contre le cancer est encore à trouver.

THÉRAPEUTIQUE. — Nous n'avons donc pas besoin de nous étendre longuement sur les moyens de traitement proposés contre cette terrible affection.

A l'intérieur on a vainement administré tour à tour la ciguë, le chlorure d'or, les préparations d'iode, les mercuriaux, etc.

Comme moyens externes et chirurgicaux, Lisfranc a proposé et pratiqué l'amputation du col de la matrice. MM. Scanzoni et Bennett conseillent cette opération, seulement au début du cancer et lorsque la lésion est très circonscrite.

Langenbeck et Récamier ne se contentaient pas de l'excision des parties affectées, ils extirpaient le col utérin en totalité. Et même, dans un cas, Récamier a enlevé l'utérus tout entier.

M. Jobert (de Lamballe) a préconisé la cautérisation avec le fer rouge.

M. Maisonneuve a proposé l'extirpation au moyen de la ligature, et M. Chassaignac, à l'aide de l'écraseur linéaire. Nous croyons que ces deux derniers moyens peuvent être employés pour les cancroïdes pédiculés que nous avons décrits sous le nom de choux-fleurs cancéreux.

D'autres praticiens ont eu recours à toutes les variétés de caustiques solides et liquides : chlorure de zinc, perchlorure de fer, chlorure de brome, pâte de Vienne, potasse caustique de Filhos; acides sulfurique, azotique, chlorhydrique, nitrate d'argent, nitrate acide de mercure, etc., etc.

Il n'est pas un de ces moyens que nous n'ayons essayé, à plusieurs reprises, et à toutes les périodes du cancer. Toujours nous avons vu la lésion récidiver, soit sur place, soit sur un autre organe.

La plupart même sont plus nuisibles qu'utiles, surtout à une certaine période. On a étrangement abusé, dans ces derniers temps, de la cautérisation et particulièrement de la cautérisation au fer rouge. Nous sommes convaincu que, dans la majorité des cas, la cautérisation n'est propre qu'à déterminer une irritation dangereuse et à précipiter la marche du cancer. Il ne faut donc en user que très sobrement, et seulement lorsque le cancer est limité en surface et en profondeur.

Nous croyons donc que, dans l'état actuel de la science, il faut confesser l'impuissance de l'art et se borner à une médication palliative, c'est-à-dire au traitement des accidents déterminés par le cancer.

On combat la douleur par les narcotiques à l'intérieur et à l'extérieur : les préparations d'opium, de belladone, de jusquiame, de chloroforme, etc.., les injections calmantes, les lavements et les suppositoires opiacés et belladonés, les cataplasmes, les fomentations, les onctions, les petits vésicatoires saupoudrés de morphine sur le bas-ventre, les bains entiers adoucissants et calmants, etc.

La douleur est quelquefois si vive et si rebelle, qu'elle résiste à tous les calmants sous quelque forme qu'on les administre, et à quelque dose qu'on les porte. Les malades acquièrent alors une telle tolérance pour l'opium que nous avons pu, sans déterminer aucun phénomène de narcotisme, donner jusqu'à 1gr, 50 d'extrait thébaïque.

On lutte contre la métrorrhagie : à l'intérieur, par les astringents (ratanhia, tannin, eau de Rabel, perchlorure de fer, eau et boissons acidulées); par le seigle ergoté, la glace, etc.; à l'extérieur, par les applications froides sur l'abdomen, les injections et les lavements glacés; les injections astringentes de tannin, d'alun, de ratanhia, de perchlorure de fer; l'application directe de ces substances sur l'ulcère cancéreux, s'il est la source de l'hémorrhagie, enfin la cautérisation avec le fer rouge, la potasse caustique de Filhos et le nitrate acide de mercure.

Dans certains cas rares, chez les femmes encore robustes, au début, lorsque la métrorrhagie tient à un état fluxionnel évident de l'utérus, on peut tenter, ainsi que Lisfranc l'a conseillé, de modérer ou d'arrêter la perte sanguine à l'aide d'une petite saignée révulsive de 45 à 60 grammes. Mais, nous le répétons, il ne faut user de ce moyen qu'exceptionnellement et avec la plus grande réserve.

Contre l'écoulement morbide, on doit employer fréquemment les injections détersives, désinfectantes, lorsque la fétidité le commande. Nous avons l'habitude de prescrire 5 à 6 grammes de chlorure de soude ou de chaux dans 1 litre d'eau et de faire entourer les malades de vases contenant une certaine quantité d'hypochlorite de chaux délayé dans l'eau. On pourrait peut-être aussi placer à l'entrée du vagin une pommade composée de plâtre et de coaltar, selon le procédé récemment indiqué par MM. Corne et Demeaux.

Enfin, on combattra les troubles gastriques par les moyens appropriés (eau de Seltz, de Pougues, de Saint-Galmier, la glace, etc.); on réveillera l'appétit par quelques remèdes excitants; on luttera contre la constipation par des purgatifs légers et de préférence les purgatifs huileux; on soutiendra les forces par les toniques, les cordiaux, un régime analeptique, etc.

CHAPITRE XXII.

DES TUMEURS FIBREUSES OU CORPS FIBREUX DE L'UTÉRUS.

Historique. — Longtemps confondues avec le squirrhe, les tumeurs fibreuses ont été distinguées, pour la première fois, du cancer par Chambon et par Baillie, qui en firent une description spéciale, le premier sous le nom de *sclérome*, le second sous celui de *tubercule*. Cependant ce n'est que depuis les travaux de Bayle, de Bichat et de Roux, au commencement de ce siècle, que l'histoire de cette affection a été constituée d'une manière à peu près définitive. Des travaux importants sur le même sujet ont été successivement publiés par Dupuytren, MM. Cruveilhier, Malgaigne, Robert Lee, Amussat, Lebert et Jarjavay.

Anatomie pathologique. — *Siége.* — Les tumeurs fibreuses occupent tantôt le corps, tantôt le col de l'utérus; tantôt elles s'étendent simultanément sur ces deux parties. Cependant c'est au corps qu'elles siégent le plus souvent.

Nombre. — Elles sont tantôt uniques, tantôt multiples.

Volume. — Leur volume varie depuis la petitesse d'un grain de chènevis jusqu'à la grosseur d'une tête d'adulte. Nous en avons même rencontré une, chez une malade de la Salpêtrière, qui avait le volume d'un potiron.

Forme. — Leur forme la plus constante est la forme arrondie ou sphéroïdale. Leur surface est habituellement unie et lisse; mais d'autres fois elle est mamelonnée et creusée de scissures plus ou moins profondes. Quand ces tumeurs sont gênées dans leur évolution, elles se déforment et prennent l'apparence polyédrique; on observe surtout cette dernière disposition lorsqu'elles sont agglomérées en assez grand nombre, et qu'elles se touchent et se dépriment les unes les autres.

Coloration. — Leur coloration ordinaire et pour ainsi dire normale, c'est la teinte blanchâtre, nacrée ou légèrement opaline des tissus ligamenteux; mais la coloration primitive peut être plus ou moins altérée par une infiltration séreuse ou une extravasation sanguine : de là ces teintes jaunâtres, brunes et ardoisées qu'on rencontre quelquefois.

Consistance. — Leur consistance est ferme, un peu élastique, ce qui l'a fait justement comparer à celle des disques intervertébraux.

Structure. — Si on les divise avec le scalpel, leur tissu crie sous l'instrument, et on constate qu'il est constitué par un amas de fibres, tantôt disposées en faisceaux et entremêlées d'une manière inextricable, tantôt pelotonnées et enroulées en noyaux distincts. Quelquefois on trouve une substance grenue, disséminée au milieu du tissu filamenteux.

Dans d'autres cas, les corps fibreux s'incrustent de sels calcaires; le dépôt forme d'abord un noyau central, qui peu à peu envahit la tumeur tout entière; et, chose remarquable, ce phénomène s'observe plus souvent sur les petites tumeurs que sur les grosses.

Les corps fibreux se développent au sein même du tissu propre de la matrice; le plus souvent ils en sont isolés, ou ne lui sont unis que par un tissu cellulaire très lâche, vivant ainsi d'une existence indépendante, en quelque sorte parasitaire, et se laissant alors très facilement énucléer; quelquefois cependant ils s'entrelacent aux fibres utérines, et contractent avec elles des adhérences assez intimes.

Ces tumeurs, en se développant, se rapprochent de plus en plus de l'une des faces de la matrice, en formant un relief qui soulève ou la muqueuse utérine ou le feuillet péritonéal. Dans certains cas même, elles se détachent du tissu propre utérin, « et ne tiennent à l'organe que par un pédicule plus ou moins long et grêle, formé de la seule membrane qui les recouvre, d'un peu de tissu cellulaire et de quelques vaisseaux très grêles. » (Bayle et Lefaucheux.)

Selon celle de ces trois positions qu'ils occupent, les corps fibreux ont été distingués en : 1° interstitiels, 2° sous-muqueux, 3° sous-péritonéaux.

Les tumeurs fibreuses sont dépourvues d'artères et de vaisseaux lymphatiques; elles sont pénétrées seulement par quelques veines déliées, qui forment, dans leurs couches les plus superficielles, un réseau peu abondant, en communication avec les veines de la matrice.

Les couches centrales en paraissent complétement privées. Le réseau périphérique lui-même va diminuant et s'oblitérant à mesure que la tumeur grossit et se développe, et elle ne se nourrit plus alors que par son pédicule.

MM. Lebert et Robin ont soigneusement étudié au microscope la structure intime des corps fibreux utérins. Ces deux micrographes distingués sont arrivés aux mêmes résultats. Ils ont trouvé que ces tumeurs étaient constituées par des fibres fines, longues, parallèles, à contours assez nettement tracés, réunies le plus souvent en faisceaux; par des globules fusiformes, renfermant un petit noyau et analogues aux éléments fibro-plastiques; enfin, par des granules beaucoup plus petits, ronds ou elliptiques, et beaucoup de noyaux moléculaires. « Tous ces éléments, dit M. Lebert, sont unis ensemble par une substance intercellulaire, fine, hyaline et quelquefois finement ponctuée. »

Étiologie. — Boyer déclare qu'on ne rencontre guère, et peut-être jamais, les tumeurs fibreuses utérines avant l'âge de trente ans; cependant, nous en avons observé une très volumineuse chez une femme de vingt-six ans, qui plus tard a été opérée par M. Nélaton. Elles sont tellement communes chez les femmes plus avancées en âge, que, sur 100 femmes âgées de plus de trente-cinq ans, prises indistinctement, Bayle en a trouvé 20 qui étaient affectées de ce genre de lésion.

Les observations que nous avons faites à la Salpêtrière nous ont donné des résultats semblables; nous avons trouvé des tumeurs fibreuses, de volumes très variés, chez le cinquième des femmes environ.

Parmi les 20 femmes observées par Bayle, le plus grand nombre portait encore les signes physiques de la virginité; d'où Bayle inférait que le célibat semble favoriser le développement des corps fibreux de l'utérus. Les recherches de Dupuytren et de M. Malgaigne viennent à l'appui dés idées de Bayle. Nous enregistrons cette opinion sans nous en porter garant.

Tout ce qu'on a dit des causes occasionnelles de cette affection est trop conjectural pour mériter que nous le répétions ici.

Quant aux théories imaginées pour expliquer la naissance de ces corps fibreux et leur mode de formation, ce sont de pures hypothèses, qui ne soutiennent pas un examen sérieux et qui toutes témoignent une fois de plus de l'impuissance de nos efforts pour remonter jusqu'aux causes premières des maladies.

SYMPTOMATOLOGIE. — 1° *Signes rationnels.* — Les corps fibreux, d'un petit volume et enkystés au sein du tissu propre de la matrice, ne révèlent leur existence par aucun trouble fonctionnel, et passent habituellement inaperçus, du vivant de la femme.

Mais ceux qui ont acquis un certain volume et qui font un relief plus ou moins apparent, soit dans la cavité utérine, soit hors de la matrice, dans l'excavation pelvienne, donnent lieu à divers symptômes locaux et à différents phénomènes sympathiques, que nous allons exposer rapidement.

Les corps fibreux, en modifiant les conditions anatomiques de l'utérus, provoquent des troubles notables dans la menstruation, qui devient irrégulière, capricieuse et plus abondante que de coutume.

Ils déterminent aussi des métrorrhagies, dont la fréquence et la quantité sont variables et qui proviennent, non point du corps fibreux lui-même, mais de la congestion qu'il provoque et qu'il entretient sans cesse, autour de lui, dans le tissu utérin.

Par l'irritation inflammatoire qu'ils produisent sur la muqueuse utérine, ils deviennent encore la source d'écoulements muqueux ou muco-purulents très opiniâtres.

Il n'est pas rare de rencontrer dans ces matières leucorrhéiques des concrétions calcaires, des espèces de calculs grisâtres, irréguliers, anfractueux, qui sont regardés avec raison comme caractéristiques des tumeurs fibreuses utérines.

Ces tumeurs, quand elles ont acquis un certain volume, déterminent dans le bassin des douleurs sourdes, profondes, gravatives, des tiraillements dans les lombes et dans les régions inguinales, un sentiment de pesanteur et de gêne au périnée, des lassitudes ou des engourdissements dans les jambes, de la constipation, du ténesme vésical, des envies fréquentes d'uriner, etc.

2° *Signes sensibles.* — En général, quel que soit le siége de la tumeur fibreuse, on constate par le toucher que l'utérus est plus volumineux et plus lourd que dans l'état normal, et qu'il a subi un certain degré de déplacement ou de déviation.

Si le corps fibreux est *interstitiel* ou s'il est *sous-muqueux* et qu'il soit encore entièrement renfermé dans la cavité du corps de l'utérus, l'augmentation de volume et de poids de l'organe, son changement de situation ou de direction, la sensation d'une tumeur arrondie, régulière, très dense, très dure, sont les seuls phénomènes que révèle le toucher vaginal. Cette tumeur refoule le cul-de-sac vaginal antérieur, si elle est située dans la paroi antérieure de la matrice ; on la sent, au contraire, par le cul-de-sac postérieur, si elle occupe la paroi utérine postérieure.

Par le palper hypogastrique, on sent au-dessus du pubis le relief arrondi, globuleux et dur que forme la matrice.

Le volume, le poids et la densité de la tumeur s'apprécient mieux encore par le toucher vaginal et le palper hypogastrique réunis.

Par le toucher rectal, on constate aisément la présence d'une tumeur fibreuse dans la paroi postérieure de l'utérus.

Quelquefois le corps fibreux envahit aussi l'une des lèvres du col de la matrice, généralement la lèvre postérieure. Le museau de tanche et le cul-de-sac vaginal présentent alors une déformation qu'il est facile d'apprécier par le toucher et par le spéculum.

La lèvre intacte conserve sa position et son volume normal. Mais la lèvre occupée par le corps fibreux est volumineuse et plus ou moins allongée ; elle proémine, elle descend dans le vagin, à une distance variable de la vulve, de manière à obstruer plus ou moins ce conduit et à effacer entièrement le cul-de-sac vaginal correspondant.

Par le toucher rectal, on peut s'assurer, dans ce cas, de la parfaite continuité de la lésion, qui occupe simultanément l'une des parois du corps utérin et la moitié correspondante du col.

Lorsque la tumeur fibreuse, interstitielle ou sous-muqueuse, se montre à l'orifice du museau de tanche, il est aisé de la sentir par le toucher vaginal et de la voir à l'aide du spéculum, à travers le conduit du col utérin dilaté.

Les tumeurs *sous-péritonéales* non pédiculées, faisant corps avec l'utérus, se reconnaissent, par l'exploration directe, aux mêmes signes que les tumeurs interstitielles.

Celles qui sont pédiculées flottent, pour ainsi dire, dans le bassin, mais hors de la cavité du péritoine. On les sent, selon le lieu d'insertion de leur pédicule, soit en avant, soit en arrière de la matrice, soit sur ses parties latérales. Quand leur pédicule est suffisamment long, on peut constater leur mobilité à l'aide du toucher.

MARCHE. DURÉE. TERMINAISONS. — L'évolution des corps fibreux s'accomplit dans un temps très variable, mais toujours avec une grande lenteur. Bayle a distingué trois phases dans leur développement : dans la première, ces tumeurs seraient charnues et molles; dans la deuxième, dures et cartilagineuses; dans la troisième, osseuses ou pierreuses. Cette distinction n'est pas très exacte; elle conviendrait mieux à certains polypes qu'aux corps fibreux. Ces dernières productions ne sont jamais molles et charnues; ce qui les caractérise essentiellement, c'est leur consistance, leur dureté fibreuse ou fibro-cartilagineuse. La première période, établie par Bayle, manque donc de fondement solide; elle ne peut reposer que sur une erreur de diagnostic : nous sommes forcé de la rejeter. Quant aux deux autres périodes, elles existent réellement. La tumeur fibreuse devient de plus en plus dure et dense; elle s'incruste, du centre à la circonférence, de sels calcaires, qui lui donnent l'aspect et la consistance d'un os ou d'une pierre. C'est alors que des fragments peuvent s'en détacher, et se montrent, sous forme de petits calculs, mélangés aux matières leucorrhéiques. Nous avons déjà dit que ces concrétions lithiques étaient surtout fréquentes dans les tumeurs fibreuses interstitielles, de petit volume.

Les corps fibreux, ainsi que nous l'avons déjà dit, se comportent de diverses manières dans leur développement. Quelques-uns s'arrêtent dans leur évolution, subissent la transformation pierreuse et ne dépassent guère le volume d'un pois, d'une amande ou d'une noix. D'autres prennent surtout de l'accroissement en surface; ils envahissent peu à peu le tissu de la matrice, en lui conservant sa conformation normale; ils semblent se mouler sur les parois de l'utérus. Il en est, enfin, de sphériques, qui, primitivement assis sur le tissu de la matrice par une large base, s'en détachent à mesure qu'ils s'accroissent, et font une saillie de plus en plus prononcée, soit dans la cavité utérine, soit dans le bassin. Les premiers, en s'enveloppant de la muqueuse utérine, les seconds, en soulevant le péritoine, prennent l'aspect d'une tumeur, dont la partie adhérente, de plus en plus effilée, s'allonge en forme de pédicule, à la manière des tumeurs polypeuses, que nous décrirons dans le chapitre suivant. Pour l'étude de la marche ultérieure des corps fibreux pédiculés, développés dans la cavité utérine, nous renvoyons à ce chapitre (p. 549 et suiv.).

Les tumeurs fibreuses pédiculées peuvent se détacher spontanément, et tomber, soit dans la cavité utérine ou dans le vagin, soit dans l'excavation pelvienne. Leur chute, dans ce dernier cas, n'est ordinairement suivie d'aucun accident sérieux.

Les tumeurs non pédiculées peuvent acquérir des dimensions énormes, et déterminer dans la santé des femmes des troubles nombreux, tels que : phénomènes dyspeptiques, vomissements, constipation opiniâtre, incontinence d'urine, dyspnée plus ou moins intense, œdème des membres inférieurs, douleurs névralgiques, crampes et symptômes de paraplégie : accidents divers résultant du refoulement des intestins, de la vessie, des parois abdominales et du diaphragme, et de la compression exercée par la tumeur sur les vaisseaux et les nerfs intra-pelviens.

Complications. — La plus fréquente de toutes est la métrite interne, qu'on ne doit espérer de guérir qu'après l'ablation de la tumeur fibreuse. Les déviations et le phlegmon péri-utérin compliquent encore assez souvent cette lésion.

Diagnostic. — En général, le diagnostic des corps fibreux peut être établi avec un degré de certitude et de précision qui ne laisse rien à désirer.

Nous ne nous occuperons point ici de ceux qui se montrent à l'orifice du museau de tanche et qui viennent faire saillie dans le vagin ; il est clair que le toucher et l'examen au spéculum ne permettront pas de les confondre avec aucun autre genre de tumeur.

Le diagnostic n'offre pas de difficulté, non plus, lorsque les corps fibreux forment une tumeur pédiculée à la surface interne de la matrice. Nous ne sachons pas que nulle autre tumeur offre jamais cette disposition.

Mais les corps fibreux non pédiculés peuvent être confondus avec toutes les autres variétés de tumeurs intra-utérines et péri-utérines. Nous allons en indiquer sommairement les signes différentiels.

D'une manière générale, les corps fibreux se distinguent de toute espèce de tumeur siégeant dans la matrice ou dans ses annexes, par leur consistance, qui est très dure et quelquefois analogue à celle du tissu osseux.

En outre, on les distingue : 1° de la *grossesse*, à l'aide des commémoratifs, par les métrorrhagies qu'ils provoquent et par l'absence des signes rationnels et sensibles de la gestation ; 2° des *môles*, par la lenteur du développement, les métrorrhagies et la longue durée de la lésion ; 3° de l'*hydrométrie*, par l'absence de la fluctuation et la fréquence des hémorrhagies ; 4° du *cancer*, par le siége et par la marche si différente de l'affection ; 5° d'une *déviation simple*, par la position du l'utérus, par la direction relative du corps et du col, par les métrorrhagies, par l'augmentation progressive de la tumeur ; 6° du *phlegmon péri-utérin*, par l'absence de douleur dans la tumeur, et d'artères volumineuses à sa surface, et par le défaut de sillon de séparation de la tumeur avec l'utérus. Cependant le diagnostic, dans ce cas, est parfois très difficile et à peu près impossible. Chez trois malades, nous n'avons pu acquérir quelque certitude que d'après les effets du traitement qui, dans les occasions difficiles, peut servir à lever les doutes. 7° Les corps fibreux utérins se distinguent des *tumeurs de l'ovaire* en ce que, dans les premiers, la matrice se confond avec la tumeur, tandis qu'elle en est indépendante dans les tumeurs ovariques.

Dans les cas très obscurs, on pourra, avec toute la prudence et tous les ménagements nécessaires, recourir au cathétérisme de la matrice, qui permet quelquefois de constater la saillie de la tumeur dans la cavité de l'organe et la déformation ou l'obstruction qui en résulte.

Pronostic. — Les tumeurs fibreuses d'un petit volume forment des lésions si peu graves, que beaucoup de femmes en sont affectées à leur insu. Mais celles qui, par leur siége ou par leur volume, déterminent des métrorrhagies plus ou moins abondantes, des troubles variés dans la miction, dans la défécation, dans les fonctions digestives et dans le mécanisme de la respiration, constituent des affections sérieuses, capables, si elles continuent à se développer, de compromettre la santé et les jours des malades.

Les corps fibreux pédiculés sont moins graves que les corps sessiles, parce qu'ils sont plus facilement opérables. Ceux qui sont aisément accessibles à la main du chirurgien offrent aussi moins de gravité que ceux qu'il est difficile ou impossible d'atteindre.

Mais, au point de vue de la parturition, toutes les variétés de corps fibreux présentent une certaine gravité, soit qu'ils exposent presque infailliblement à l'avortement, soit parce que, si l'enfant vient à terme, ils apportent des obstacles considérables à l'accouchement.

Thérapeutique. — Les moyens médicaux, quels qu'ils soient, échouent contre les corps fibreux. Ces moyens ne peuvent être prescrits qu'à titre de palliatifs, pour remédier aux accidents que déterminent ces tumeurs. Ils consistent à soutenir le bas-ventre à l'aide d'une ceinture hypogastrique, à combattre les métrorrhagies par les médicaments ou les procédés hémostatiques, et les douleurs par l'emploi des calmants, des opiacés et des antispasmodiques.

Les opérations que les corps fibreux réclament rentrent dans le domaine de la chirurgie; nous ne ferons que les énumérer ici; ce sont : la *cautérisation*, le *broiement*, l'*arrachement*, la *torsion* du pédicule, la *ligature*, l'*excision* et l'*écrasement linéaire*.

L'excision et l'écrasement linéaire sont les seules méthodes auxquelles on ait recours aujourd'hui.

CHAPITRE XXIII.

DES POLYPES DE LA MATRICE.

Définition. — Les polypes utérins sont des excroissances pédiculées, de volume et de forme variés, qui se développent en un point de la surface de la matrice, recouverte par la membrane muqueuse.

Anatomie pathologique. — *Siége.* — Les polypes peuvent prendre leur insertion : 1° à la face interne du corps de l'utérus; 2° dans l'intérieur du col; 3° au pourtour de l'orifice du museau de tanche.

Nombre. — Il est rare qu'on rencontre à la fois plusieurs polypes dans l'utérus; le plus souvent on ne trouve qu'une seule de ces tumeurs.

Volume. — Rien de plus variable que leurs dimensions. Toujours petites au début, elles peuvent acquérir la grosseur d'une tête de fœtus à terme.

Forme.—La figure primitive des polypes est celle d'une poire; mais elle éprouve, dans la suite, de nombreuses modifications, résultant des pressions diverses que la tumeur subit dans le cours de son développement; elle peut alors s'aplatir, s'allonger, et de conique qu'elle était devenir cylindrique, elliptique, rameuse, etc. Elle se moule, le plus souvent, sur les cavités et les conduits avec lesquels elle est en rapport.

La surface des polypes est ordinairement lisse, égale et polie; quelquefois cependant elle est rugueuse, mamelonnée, divisée par des fissures profondes en plusieurs lobes.

Consistance. — Elle varie avec la nature des polypes.

Structure. — Gerdy a distingué les polypes, sous le rapport de leur structure, en : 1° polypes mous, muqueux, cellulo-membraneux, lardacés, fongueux ou granuleux; 2° polypes durs, charnus ou fibreux; 3° polypes cartilagineux, osseux ou pierreux; 4° polypes composés ou mixtes.

Nous renvoyons, pour la description de chacune de ces variétés, au travail original de l'éminent chirurgien, ou aux *Traités de pathologie externe* de Vidal (de Cassis) et de M. Nélaton.

Les polypes sont en communauté de circulation avec l'organe sur lequel ils s'insèrent, par l'intermédiaire du pédicule, qui est composé, à la manière du cordon ombilical, de vaisseaux artériels et veineux, unis entre eux par du tissu cellulaire. Ce pédicule est tantôt étroit, long et comme effilé; tantôt il est large et court. Parfois il est peu adhérent au tissu sous-jacent; d'autres fois il y est uni d'une manière très intime.

Les polypes exercent sur les tissus voisins des modifications qu'il importe de signaler : ils agissent, en général, à la manière de corps étrangers, comprimant et irritant les parties avec lesquelles ils sont en rapport, ou même, au dire de quelques auteurs, contractant avec elles des adhérences intimes, par suite d'une inflammation adhésive qui se développe parfois sur les surfaces contiguës.

A mesure qu'ils s'accroissent, ils dilatent les cavités dans lesquelles ils sont contenus, soit l'utérus, soit le vagin, et peuvent déterminer ainsi les divers accidents de la compression.

Dans certains cas, le pédicule se rompt, et le polype, détaché de ses points d'insertion, reste libre dans la cavité utérine ou dans le conduit vaginal.

Étiologie. — Ce que nous avons dit des corps fibreux de la matrice s'applique aux polypes utérins. Nous sommes à cet égard dans la même obscurité. L'âge paraît avoir également une grande influence sur le développement des polypes. On les observe le plus souvent de quarante-cinq à cinquante ans, c'est-à-dire à l'approche de l'époque critique. L'opinion de Bayle, qui veut que le célibat et la stérilité favorisent la production de ces tumeurs, ne nous paraît pas devoir être admise. Dupuytren a observé des faits qui contredisent ceux de Bayle. Sur cinquante-huit femmes affectées de polypes utérins, l'éminent chirurgien a constaté que cinquante-quatre avaient eu des rapports sexuels, et, sur cinquante et une, quarante-deux avaient été mères.

En dehors de l'influence de l'âge, nous ne trouvons que vague et incertitude.

Symptomatologie. — 1° *Signes rationnels.* — Ils ne diffèrent point de ceux des tumeurs fibreuses ; ce sont aussi des troubles menstruels, des métrorrhagies, des flueurs blanches, se rattachant également à une métrite concomitante ; des écoulements sanieux, purulents et puriformes ; des douleurs dans la région utérine ; des tiraillements dans les lombes, les reins, les aines et les cuisses ; parfois des efforts expulsifs ; presque continuellement un sentiment de gêne et de pesanteur dans la région ano-périnéale ; de la constipation, du ténesme vésical, de l'incontinence d'urine, etc.

2° *Signes sensibles.* — C'est ici qu'il est à propos de rappeler la division établie par Vidal (de Cassis), qui, eu égard à la séméiologie, distingue les polypes en : 1° *latents*, 2° *flottants*, 3° *oblitérants*, 4° *envahissants*.

1° Les polypes *latents* sont inaccessibles au toucher. Encore enfermés dans la cavité utérine, ils ne traduisent quelquefois leur présence que par des symptômes vagues, tels que : sentiment de gêne et de pesanteur, dérangement menstruel, etc. ; en un mot, la série des troubles fonctionnels signalés plus haut. Ils sont, cependant, quelquefois assez gros pour augmenter sensiblement le volume et le poids de l'utérus.

2° Dans d'autres cas, le polype se rapproche sensiblement de l'orifice externe de la matrice ; il dilate le col utérin ; le museau de tanche est béant et peut admettre la pulpe du doigt, à l'aide de laquelle on sent le relief arrondi, la surface lisse et convexe de la tumeur. En même temps on trouve la matrice très notablement augmentée de volume et de poids, et ordinairement dans un certain degré d'abaissement ou de déviation.

Ces mêmes signes peuvent être facilement constatés par l'examen au spéculum, qui montre le polype remplissant le col utérin, à la manière d'un bouchon : c'est le polype *oblitérant* de Vidal.

3° Les polypes sont dits *flottants* lorsqu'ils apparaissent dans la cavité vaginale, où il est aisé d'en constater la présence à l'aide du toucher.

Ces polypes viennent de la cavité utérine, et se montrent dans le vagin, après avoir franchi le col de la matrice ; ou bien ils s'insèrent sur le museau de tanche, au pourtour de l'orifice externe de l'utérus.

Par le toucher, il est facile de déterminer exactement le mode d'insertion auquel on a affaire.

Si le polype est implanté sur le museau de tanche, on peut sentir sa racine avec la pulpe du doigt, la circonscrire et en marquer le point précis. Ce genre de polype est d'une extrême mobilité, et toujours flottant dans la cavité vaginale.

Quand il vient de la cavité utérine, le polype n'est pas tout entier dans le vagin; sa partie renflée sort par l'ouverture externe de la matrice; une portion du pédicule est entourée, embrassée par le museau de tanche, qui forme en ce point une espèce de bourrelet circulaire; enfin la troisième et dernière portion, le bout adhérent du pédicule, est renfermée dans la cavité de l'utérus.

Lorsque le polype s'insère sur le museau de tanche, l'utérus conserve ses dimensions normales; lorsqu'il est implanté sur la face interne de la matrice, le volume de cet organe est augmenté, et cette augmentation est en rapport avec la grosseur du polype.

Les polypes intra-utérins, quand ils sont d'un petit volume, ne restent pas constamment flottants. On les voit alternativement rentrer dans la cavité utérine et en sortir, paraître dans le vagin, puis disparaître.

Certains polypes volumineux peuvent même descendre jusqu'à la vulve et se montrer au dehors du vagin; c'est ce qui arrive surtout lorsque le polype est compliqué d'abaissement ou de renversement de l'utérus.

Si la tumeur reste renfermée dans la cavité de la matrice, on rentre dans les cas de polype latent, l'examen au spéculum ne peut fournir aucun renseignement. Mais, si le polype est flottant dans le vagin, on peut, par le spéculum, apprécier sa forme, son volume, sa couleur, l'état de sa surface; et même, dans certains cas, on distingue le point précis de l'insertion de son pédicule.

4° Vidal décrit sous le nom de polypes *envahissants* celles de ces tumeurs qui contractent des adhérences morbides avec les parties voisines et spécialement avec les parois vaginales. Nous n'avons jamais rencontré cette variété de polypes, et nous ne sachons pas qu'il en existe des exemples authentiques dans la science.

COMPLICATIONS. — La métrite, sous ses diverses formes, accompagne fréquemment la présence des polypes. Tantôt la phlegmasie utérine a précédé le développement de la tumeur polypeuse et en est indépendante; tantôt, au contraire, elle en est la conséquence et lui est complétement surbordonnée.

Les polypes de la matrice peuvent encore se compliquer de phlegmons péri-utérins, de déviations, de déplacement ou de renversement de l'utérus, de tumeurs fibreuses, de cancer, etc.

Quelquefois aussi ils se compliquent d'un rétrécissement organique du conduit utérin, qui s'oppose à l'issue de la tumeur dans le vagin.

MARCHE. DURÉE. TERMINAISONS. — L'évolution des polypes s'opère ordinairement avec une grande lenteur ; cependant on observe à cet égard des différences notables, qui dépendent de la structure de la tumeur et de l'étendue de son insertion. Les polypes muqueux et très vasculaires, ceux qui s'insèrent par une large base et dont le pédicule est étroit et court, se développent avec plus de rapidité que les polypes durs et fibreux, ou ceux à pédicule étroit et allongé.

La plupart de ces tumeurs s'accroissent d'une manière graduelle; d'autres s'arrêtent dans leur évolution et restent, pour ainsi dire, stationnaires: d'où les diversités de volume que nous avons signalées plus haut.

Parmi les polypes développés à la surface interne de l'utérus, il en est qui franchissent de bonne heure les orifices cervico-utérin et utéro-vaginal ; il en est d'autres, au contraire, qui restent emprisonnés pendant un temps plus ou moins long dans la cavité utérine, et qui peuvent y acquérir un volume considérable avant de se montrer au dehors. C'est ce qui arrive surtout quand il existe une coarctation du conduit utérin.

Abandonnés à eux-mêmes, les polypes utérins subissent quelquefois, comme nous l'avons déjà dit, un arrêt de développement;

leurs vaisseaux nourriciers s'oblitèrent; leur pédicule se flétrit, se rompt, ou se détache de ses insertions, et la tumeur tombe spontanément, à la manière d'un fruit parvenu à sa maturité.

Dans d'autres cas, la tumeur, acquérant un volume toujours croissant, comprime les organes et les tissus voisins, s'irrite, s'enflamme, s'ulcère à leur contact et devient le siége d'une suppuration plus ou moins abondante.

De cet accroissement graduel du polype, il résulte des troubles permanents dans les fonctions de la vessie et du rectum, des métrorrhagies presque continuelles, des écoulements abondants, sanieux, qui amènent l'épuisement des forces, le dépérissement et enfin la mort des malades.

Les polypes sont-ils susceptibles de subir la dégénérescence cancéreuse? Cette opinion, professée par Dupuytren, Lisfranc et d'autres chirurgiens éminents, n'est plus admise de nos jours. Ces praticiens ont certainement confondu les polypes avec cette variété de cancer que nous avons décrite sous le nom de cancer *végétant*.

Diagnostic. — Lorsque les polypes sont flottants, le diagnostic ne présente aucune difficulté. Les signes fournis par le toucher et par le spéculum ne peuvent laisser aucun doute sur la nature de la tumeur.

Il n'en est pas de même des polypes latents. Les signes rationnels peuvent seulement en faire soupçonner l'existence; mais, pour asseoir le diagnostic, il faut tenir en observation les malades, pratiquer de temps en temps le toucher et l'examen au spéculum, et attendre que ces deux modes d'exploration permettent de sentir ou d'apercevoir la tumeur.

Le polype étant reconnu, il importe d'en apprécier la nature et le volume et d'en déterminer le point d'insertion.

La constatation des caractères physiques du polype, consistance et coloration, suffira pour en faire reconnaître la nature : muqueuse, fibreuse, cartilagineuse, mixte, etc.

On ne confondra pas les polypes avec l'allongement hypertrophique du col, les excroissances cancéreuses, le renversement de l'utérus, certaines concrétions sanguines, les môles et les débris de placenta ; ces diverses lésions ont des signes tellement tranchés, qu'il suffit de les signaler à l'attention des praticiens pour que toute méprise devienne impossible.

PRONOSTIC. — Le plus ou moins de gravité des polypes utérins est subordonné à leur siége, à leur volume et aux accidents qui peuvent les compliquer.

Les polypes de la cavité utérine sont plus graves que ceux qui prennent leur insertion sur le museau de tanche. Ceux qui naissent de la cavité cervicale sont moins graves que ceux qui sont implantés à la surface interne du corps utérin.

Quelle que soit leur nature, les polypes d'un petit volume n'offrent aucune gravité; tandis que les polypes volumineux donnent lieu souvent à des accidents sérieux, capables, ainsi que nous l'avons dit, d'entraîner la mort des malades.

Enfin, dans le pronostic, on doit tenir compte des complications et des accidents consécutifs.

THÉRAPEUTIQUE. — Le traitement des polypes utérins est *palliatif* ou curatif.

I. Le traitement *palliatif* consiste dans l'emploi des moyens propres à conjurer les accidents locaux ou généraux que déterminent les polypes.

On soutient le ventre et on assure, autant que possible, l'immobilité de l'utérus à l'aide d'une ceinture abdominale ou hypogastrique.

On combat les hémorrhagies utérines par les divers hémostatiques, que nous ferons connaître longuement à propos de la métrorrhagie.

Pour remédier à la leucorrhée, on prescrit des injections vaginales émollientes ou faiblement astringentes. Si l'écoulement est sanieux et fétide, ces injections seront faites avec des liquides aromatiques ou chlorurés.

On soutient les forces des malades par un bon régime, et, s'il est nécessaire, par l'emploi de quelques médicaments analeptiques.

On lutte contre l'état chloro-anémique par une alimentation choisie, par l'usage des vins généreux, des préparations de fer et de quinquina; par l'hydrothérapie, les bains de mer, les bains sulfureux, etc.

Le traitement palliatif est quelquefois le seul applicable; c'est lorsque le polype, renfermé dans la cavité utérine, est entièrement inaccessible à la main de l'opérateur. Dans ces cas, qui sont heureusement les plus rares, il faut se contenter de faire la médecine des symptômes et obéir aux indications fournies par les phénomènes locaux et l'état général des malades.

Mais, toutes les fois que la position du polype permet de l'atteindre, il faut recourir au traitement curatif, afin de prévenir les accidents auxquels cette lésion expose la santé des femmes.

II. *Traitement curatif.* — Il consiste dans l'ablation du polype, qui peut être pratiquée à l'aide des méthodes suivantes : le *broiement*, la *cautérisation*, l'*arrachement*, la *ligature*, l'*excision* et l'*écrasement linéaire*.

Nous ne croyons pas devoir décrire ces différents modes opératoires, pour lesquels on pourra consulter avec fruit les traités de chirurgie de MM. Velpeau, Malgaigne, Sédillot, Vidal (de Cassis), Nélaton, Chassaignac, etc.

D'accord avec ces habiles chirurgiens, nous pensons qu'il faut, dans la grande majorité des cas, donner la préférence à l'excision ou à l'écrasement linéaire, comme étant les méthodes les plus sûres et les plus expéditives, et ne recourir qu'exceptionnellement aux autres méthodes opératoires, qui sont plus laborieuses, plus difficiles, et qui présentent l'inconvénient, ou de ne pas enlever la totalité de la tumeur, ou de déterminer des accidents consécutifs plus ou moins sérieux, tels qu'une métrite aiguë, une péritonite, des phlegmons péri-utérins, une suppuration abondante ou prolongée, des hémorrhagies secondaires, un renversement de la matrice, etc.

Il est remarquable que les accidents, quelquefois si nombreux, que causent les polypes utérins, et en particulier l'hémorrhagie, se dissipent dès que l'opération est pratiquée.

Il est inutile d'ajouter qu'il faut, après l'opération, tenir les malades au repos, leur prescrire un régime convenable, et combattre les accidents qui pourraient survenir par des moyens appropriés.

CHAPITRE XXIV.

DES MOLES UTÉRINES.

Définition. — Jusque dans ces dernières années, rien n'était plus vague et plus indéterminé que le sens de ce mot. Sous cette dénomination, les anciens et un assez bon nombre de modernes ont décrit toutes les productions intra-utérines dont ils ne pouvaient nettement fixer la nature ; si bien qu'ils ont très souvent rapproché et confondu les lésions les plus disparates par leur texture et les plus étrangères par leur origine. Il suffit, pour se convaincre de la vérité de ce que nous avançons, de lire le chapitre consacré aux *môles* dans les différents traités de gynécologie qui ont paru avant 1845, et en particulier dans les *Leçons de clinique chirurgicale* de Lisfranc.

Nous n'engagerons pas une discussion stérile sur la nature des môles, et nous n'emploierons pas un temps précieux à passer en revue les opinions si diverses et si contradictoires qui se sont produites sur cette lésion, depuis Hippocrate jusqu'à nos jours.

Pour nous, comme pour la majorité des auteurs modernes, la môle est un produit de conception, nous dirons même, avec Ruysch, le produit d'une conception altérée. On croit généralement qu'une môle représente « les restes des enveloppes du germe anormalement développées, ou s'étant modifiées plus ou moins après la mort et la destruction d'un embryon ou même d'un fœtus qui s'est résorbé en tout ou en partie. »

La plupart des auteurs ont distingué deux variétés de môles: les *vraies môles* ou *môles légitimes*, et les *fausses môles*.

Nous ne parlerons ici que des premières, puisque les autres ne sont que des concrétions sanguines, des corps fibreux ou des polypes libres dans la cavité utérine.

Anatomie pathologique. — La vraie môle a été divisée en môle *charnue* et môle *vésiculaire* ou *hydatiforme*.

La môle charnue se présente, comme son nom l'indique, sous la forme d'une masse de chair, ordinairement volumineuse, et dont la structure varie sensiblement, selon que le moment de son expulsion s'éloigne plus ou moins du temps de la destruction du germe.

Elle ressemble d'autant plus au tissu placentaire qu'elle est moins ancienne; à mesure qu'elle vieillit, son plexus vasculaire diminue et disparaît. Dans le premier cas, elle est rougeâtre et gorgée de sang; dans le second, elle acquiert une teinte rosée ou pâle, et une consistance assez ferme qui se rapproche de celle des tissus fibreux.

La môle est presque toujours creusée d'une cavité centrale, dont les dimensions sont très variables et qui renferme habituellement de la sérosité. Quelquefois du sang s'y épanche; la sérosité se résorbe; les parois de la cavité reviennent sur elles-mêmes et emprisonnent un caillot fibrineux qui finit par faire corps avec la môle, et par oblitérer ainsi complétement cette cavité centrale.

Enfin la môle peut contenir des vestiges d'embryon ou des débris de fœtus, des os, des poils, etc.

Les môles vésiculaires ou hydatiformes, qu'on a encore nommées *môles hydatiques*, *hydatides* de l'utérus, sont constituées par des villosités choriales, qui, dépourvues de vaisseaux par suite de la destruction précoce de l'embryon, se sont dilatées en vésicules pleines de sérosité claire. C'est à tort qu'on les a nommées *hydatides utérines*, puisqu'elles ne renferment jamais d'*échinocoques*, ces animaux parasites dont la présence est caractéristique des tumeurs hydatiques.

Les villosités choriales ou placentaires, ainsi distendues, conservent leur disposition normale; de sorte qu'elles se présentent, comme des grains de raisin, amassées sous l'apparence d'une grappe plus ou moins abondante.

Les môles sont généralement uniques. Cependant on a cité des exemples de môles multiples. On dit que, dans ce cas, elles sont ordinairement petites, du volume d'une noix; on les rencontre tantôt isolées les unes des autres, et tantôt réunies entre elles par quelques points (Sennert, cité par Lisfranc).

Symptomatologie. — Les môles s'annoncent, au début, par des phénomènes analogues à ceux de la grossesse : suppression des menstrues, augmentation du volume et du poids de l'utérus, développement de l'abdomen ; pesanteur anale ; tiraillements dans les aines ; engourdissements et faiblesses dans les membres inférieurs ; réaction sympathique sur l'estomac et sur le système nerveux, caractérisée par de l'inappétence ou de la dyspepsie, des nausées, des vomituritions, des éblouissements, des tournoiements de tête, des étourdissements et des tintements d'oreilles, etc, etc.

Cependant cette prétendue grossesse ne suit bientôt plus son évolution régulière ; le ventre cesse de se développer, le volume de la matrice reste stationnaire. Des métrorrhagies plus ou moins fréquentes surviennent, précédées ou suivies d'un écoulement muqueux ou muco-sanguinolent plus ou moins abondant. Enfin, la femme éprouve dans le bassin des douleurs insolites, de plus en plus intenses, et, après de nombreux efforts expulsifs, elle rend par le vagin une masse informe, qu'on reconnaît être une môle.

Marche. Durée. Terminaisons.— La durée du séjour des môles dans l'utérus est indéterminée; elles en sortent ordinairement au bout de soixante ou quatre-vingt-dix jours (Lisfranc). Mauriceau n'a pas vu les véritables môles séjourner plus de sept à huit mois dans la matrice. Baudelocque parle d'une femme qui garda une môle pendant quatorze mois. Nous croyons qu'il faut se défier des exemples, cités par A. Paré, de Graaf, Heister et Vigaroux, de môles conservées dans la matrice pendant dix, quinze, vingt ans, et même toute la vie.

L'expulsion de la môle s'opère tantôt facilement, tantôt avec une extrême difficulté. Les phénomènes qui la précèdent, qui l'accompagnent et qui la suivent, ressemblent absolument à ceux de la parturition ; on peut même dire, si la môle est volumineuse, que c'est un accouchement véritable. Comme les mêmes accidents consécutifs peuvent se manifester, on ne saurait trop surveiller les suites de l'expulsion d'une môle.

Les môles accompagnent quelquefois la grossesse ; cette coïncidence est rare; mais les faits rapportés par Hippocrate, Amatus, Viardel, Valériola et Mercatus Donatus, la mettent hors de doute. D'ailleurs, elle n'est point en opposition avec les données de la physiologie, qui enseigne que, dans les grossesses doubles ou gémellaires, un seul germe se développe quelquefois; tandis que l'autre s'arrête dans son évolution, meurt, s'étiole et s'atrophie ou même se résorbe.

La môle, dans ce cas, provoque toujours une fausse couche, en excitant par sa présence les contractions utérines. Alors, c'est tantôt la môle qui sort la première, tantôt c'est le fœtus qui est expulsé d'abord.

Diagnostic. — D'accord avec tous les auteurs, nous dirons que le diagnostic des môles est extrêmement difficile, et souvent même impossible à établir. Comme le dit Lisfranc, en réunissant les signes fournis par cette maladie, le médecin est réduit au calcul des présomptions ou des probabilités.

Dans les premiers temps, la séméiologie des môles se confond avec celle de la grossesse. Dans cette période de doute bien légitime, on devra tenir la femme en observation, et attendre que la marche ultérieure de l'affection vienne éclairer le diagnostic. Si, au bout de quelques semaines, l'utérus cesse de se développer, si la femme est sujette à des métrorrhagies fréquentes; si un peu plus tard encore, au quatrième mois par exemple, on ne sent ni les mouvements du fœtus, ni les battements du cœur, on sera autorisé à penser qu'il ne s'agit pas d'une grossesse. Si la tumeur est très dure, on soupçonnera un corps fibreux; si elle est fluctuante, une hydrométrie; si elle est mollasse, un peu dépressible, si elle a la consistance du tissu musculaire, on pourra songer à la présence d'une môle. Mais, encore une fois, le diagnostic est plein d'obscurités, et le plus souvent ce n'est que l'issue de la tumeur dans le vagin ou son expulsion complète hors de la vulve qui peuvent définitivement éclairer le médecin.

Pronostic. — Le pronostic de la môle n'a rien de sérieux, si l'expulsion se fait de bonne heure. Cependant il ne faut pas oublier que ces produits pathologiques peuvent toujours devenir la cause de fausses couches. Nous avons déjà dit que lorsque la tumeur a acquis un volume considérable, sa sortie au dehors peut donner lieu à tous les accidents qui suivent l'accouchement. Nous ajouterons que la métrite est assez commune à la suite des môles.

THÉRAPEUTIQUE. — Dans la grande majorité des cas, l'expulsion de la môle s'opère spontanément. Dans d'autres circonstances, cette expulsion est difficile, et rencontre, comme celle du fœtus, des obstacles qui réclament l'intervention de l'art. Tantôt il est nécessaire de solliciter les contractions utérines par l'administration du seigle ergoté; tantôt il faut agir directement sur la môle et en opérer l'extraction, soit simplement avec les doigts, soit à l'aide du forceps.

Après l'expulsion de la môle, la malade doit garder le repos au lit, jusqu'à ce que l'utérus soit suffisamment revenu sur lui-même et que tout danger d'accident se soit évanoui.

On prescrira en outre un régime doux, des lotions et des injections vaginales émollientes. Enfin, on aura recours aux moyens appropriés, s'il survient des hémorrhagies consécutives ou des symptômes de putridité, ce qui arrive presque infailliblement si quelque débris de môle a été retenu dans la cavité de la matrice.

CHAPITRE XXV.

DES CONCRÉTIONS SANGUINES DANS L'UTÉRUS.

Un certain nombre d'auteurs en ont parlé sous le nom de *fausses môles;* mais elles se distinguent essentiellement des môles en ce que ce ne sont point des produits de conception arrêtés dans leur développement. C'est aux concrétions sanguines qu'il faut rapporter la plupart des cas de môles qu'on dit avoir rencontrés chez des jeunes filles vierges, des religieuses cloîtrées, des veuves continentes et des vieilles femmes qui ne pouvaient pas être *soupçonnées.*

Les concrétions sanguines de l'utérus peuvent provenir du sang menstruel ou d'une métrorrhagie. Elles se forment toutes les fois que le sang est retenu dans la cavité utérine par un obstacle quelconque, résultant d'un rétrécissement ou d'une oblitération complète du conduit utérin ou de l'orifice du museau de tanche.

Le sang, ainsi épanché et emprisonné dans la matrice, subit une élaboration par laquelle la partie séreuse est résorbée, tandis que ses éléments plastiques se précipitent et se coagulent, tantôt en un simple caillot, tantôt en des caillots multiples.

Il peut arriver aussi que les caillots multiples proviennent de la segmentation d'un coagulum plus volumineux.

Leur volume, comme leur nombre, est très variable. On en a vu qui étaient petits comme des pois et des lentilles, et d'autres qui étaient gros comme une orange.

Ils se moulent, en général, assez exactement sur la cavité qui les renferme. Quand ils sont petits, ils sont le plus souvent elliptiques et aplatis; quand ils sont volumineux, ils affectent une forme plus ou moins sphérique.

Leur surface est ordinairement lisse, polie et recouverte d'une pellicule, légère d'abord, et qui, plus tard, devient plus épaisse, tomenteuse, et prend toutes les qualités d'une fausse membrane.

Au fur et à mesure que le caillot vieillit, il diminue de volume par la perte graduelle de ses éléments absorbables; ses couches se décolorent de la périphérie au centre et prennent la couleur blanc jaunâtre et la consistance de la fibrine. Peu à peu la masse s'organise, devient de plus en plus dense et finit par acquérir les qualités du tissu fibreux.

Cependant il est rare que les caillots qui séjournent dans la cavité utérine soient blancs, décolorés et durs, comme les caillots enkystés des autres régions. Presque incessamment imbibés de sang par les métrorrhagies fréquentes qu'ils provoquent, ils présentent habituellement une teinte brune, et une consistance analogue à celle du tissu musculaire, ce qui les a fait souvent confondre avec les môles charnues.

Quelquefois, au centre des concrétions sanguines ainsi organisées, on trouve un noyau composé d'une matière jaunâtre et diffluente, qui paraît réfractaire à l'organisation. Dans certains cas, on a rencontré cette espèce de cavité centrale convertie en un foyer purulent.

Les concrétions sanguines de l'utérus donnent lieu à un développement anormal de l'organe, à des douleurs, à de la dysménorrhée ou à de l'aménorrhée d'abord, puis tôt ou tard à des métrorrhagies plus ou moins abondantes.

Le médecin doit favoriser la sortie de ces corps étrangers, soit par des moyens propres à provoquer les contractions utérines, soit par des tentatives d'extraction directe, pratiquées avec les doigts ; il ne faut recourir, cependant, à ce dernier procédé que lorsque le col utérin est suffisamment dilaté, et que le caillot se présente à l'orifice du museau de tanche.

CHAPITRE XXVI.

DE L'HYDROMÉTRIE.

Définition. — Nous appellerons *hydrométrie* toute accumulation de liquide anormalement épanché dans la matrice.

Ce liquide est tantôt de la sérosité, tantôt du mucus ; de là deux variétés d'hydrométrie : 1° une hydrométrie *séreuse*, 2° une hydrométrie *muqueuse*.

§ 1er. — De l'hydrométrie séreuse.

C'est la seule qu'on trouve décrite dans les auteurs anciens, et la seule à laquelle soit applicable la dénomination d'*hydropisie de la matrice*.

On a longtemps professé que cette affection pouvait se développer dans l'état de vacuité utérine ; c'est l'opinion de Fernel, de Frank, de Mauriceau, de Désormeaux, de Lisfranc et de la plupart des anciens gynécologistes. Mais aujourd'hui, malgré les efforts de M. Teissier (de Lyon) pour réhabiliter la doctrine ancienne, on admet généralement, avec MM. Stoltz et Nægele, que l'hydrométrie est essentiellement une maladie de la grossesse, qu'elle ne peut se développer que dans l'état de gestation.

C'est dans les membranes de l'œuf que le liquide est contenu. Sa quantité peut varier depuis quelques grammes jusqu'à deux et trois litres. Rarement il est clair et limpide; on pense même que, dans les cas où il a été trouvé pur, il s'agissait, non point d'une tumeur hydrométrique, mais d'une môle hydatiforme. En général, il est trouble, sanguinolent, roussâtre, épais, bourbeux, semblable à de la levûre de bière, à du chocolat ou à du marc de café. En même temps il exhale une odeur fétide, assez franchement putride. On y trouve presque toujours les débris d'un embryon ou d'un fœtus, arrêté dans son développement, mort depuis un temps plus ou moins long et dont la macération a ramolli, séparé et dissous en partie les éléments.

D'après ce qui vient d'être dit, l'hydrométrie serait produite par toute cause capable d'arrêter le germe dans son évolution et de donner la mort au fœtus.

L'hydrométrie est caractérisée par la suppression des menstrues, l'augmentation de la matrice, la distension du ventre, la pesanteur au périnée, les douleurs dans les lombes, les tiraillements dans les aines, les engourdissements et la faiblesse des extrémités inférieures, la constipation, les besoins fréquents d'uriner, les troubles digestifs, la pâleur et la bouffissure de la face, l'infiltration œdémateuse des jambes, etc.

Par l'exploration directe (palper hypogastrique et toucher vaginal), on peut constater le développement anormal de l'utérus et la fluctuation de la tumeur.

L'absence des mouvements du fœtus et des bruits du cœur sert à distinguer l'hydrométrie de la grossesse. La fluctuation la distingue des tumeurs solides de la matrice; enfin la participation directe que prend la matrice à la formation de la tumeur, la différencie des kystes de l'ovaire, dans lesquels on trouve l'utérus indépendant de la tumeur.

Le plus souvent l'hydrométrie se termine spontanément par l'évacuation du contenu de la tumeur, tantôt quelques semaines, tantôt plusieurs mois après son début.

Lorsque l'évacuation du liquide s'accompagne de l'expulsion de la poche, la guérison est définitive; mais lorsque les membranes fœtales restent dans la cavité utérine, ce qui arrive quelquefois, leur déchirure s'oblitère, une nouvelle quantité de liquide s'épanche, et la tumeur se reproduit.

Dans des cas assez rares, et sous l'influence d'une violence extérieure, la poche hydrométrique peut s'enflammer. On observe alors les symptômes d'une métropéritonite, qui met toujours en danger la vie des malades, et qui parfois les enlève assez rapidement.

En dehors de ces cas, qui ne sont pas communs, l'hydrométrie n'est point en elle-même une affection grave. Elle a seulement une certaine importance au point de vue des fonctions de la parturition, puisqu'en simulant la grossesse, elle entretient des espérances qui sont suivies bientôt des plus amères déceptions.

Le traitement de l'hydrométrie consiste à favoriser l'évacuation du liquide et l'expulsion des membranes qui le renferment.

On éveillera les contractions utérines par l'application de compresses froides sur l'abdomen, par des douches sur le col utérin, par l'administration interne de l'ergot de seigle. Si ces moyens sont insuffisants, et que l'état de la femme l'exige, on n'hésitera pas à déchirer les membranes avec les ongles ou à les ponctionner à l'aide d'un trocart. Il est superflu de dire qu'il faut, pour agir ainsi, que déjà le col utérin soit suffisamment dilaté.

On doit veiller avec le plus grand soin à ce que la poche hydrométrique soit expulsée tout entière, afin de prévenir les récidives et d'éviter les complications secondaires.

S'il survient, à la suite de cette sorte d'accouchement, quelque accident, comme une métrorrhagie, une métrite aiguë, une putrescence de l'utérus, etc., on devra le combattre par les ressources que l'art met à notre disposition.

§ 2. — De l'hydrométrie muqueuse.

Elle ne diffère de la précédente que par la nature du liquide et les circonstances étiologiques qui président à son développement.

Le liquide est habituellement constitué par un mucus plus clair et moins dense que le mucus ordinaire. Cependant sa transparence et son homogénéité sont quelquefois altérées par le mélange d'une certaine proportion de sang.

Nous avons donné nos soins à une malade chez laquelle cette collection de mucosités dans l'utérus se reproduisait périodiquement, chaque mois, à l'époque où elle avait l'habitude d'être réglée. Pendant un jour ou deux, cette femme ressentait des douleurs expulsives très intenses, accompagnées de phénomènes qui cessaient brusquement après la sortie, par la vulve, d'une assez grande quantité d'un liquide clair, séro-muqueux. Ces phénomènes ne disparurent définitivement qu'après la dilatation du conduit vaginal au moyen du cathétérisme graduel.

La quantité de liquide varie généralement de 50 à 200 grammes; cependant, d'après M. Scanzoni, elle peut atteindre un kilogramme.

Ces mucosités constituent un produit pathologique exhalé par la muqueuse utérine, qui porte toujours les traces anatomiques d'une phlegmasie plus ou moins ancienne.

Leur accumulation est déterminée par un rétrécissement ou une oblitération du canal utérin, qui s'oppose à leur libre écoulement au dehors.

L'hydrométrie muqueuse est donc toujours symptomatique d'une métrite interne, compliquée d'une coarctation du conduit de la matrice.

En conséquence, l'indication thérapeutique principale consiste d'abord à dilater le conduit utérin, afin de lever l'obstacle qui s'oppose à la sortie des mucosités; puis à combattre les symptômes de la métrite interne, de manière à tarir la source de la sécrétion morbide.

CHAPITRE XXVII.

DE LA PHYSOMÉTRIE.

On donne le nom de *physométrie*, de *grossesse venteuse*, de *tympanite* ou de *pneumatose utérine*, à la distension de l'utérus par des fluides gazeux.

Il y a quelques années encore, on admettait avec les anciens que les gaz contenus dans la cavité utérine pouvaient provenir de trois sources différentes : 1° de l'air atmosphérique, qui du vagin s'introduirait dans l'utérus par une sorte d'aspiration ; 2° de la muqueuse utérine, qui, sous l'influence de certaines conditions pathologiques, acquerrait la propriété de sécréter des gaz ; 3° enfin, de la putréfaction de corps étrangers, liquides ou solides, emprisonnés dans la matrice.

La première opinion est généralement abandonnée de nos jours; nous ne connaissons guère qu'un médecin qui la professe encore, c'est M. Jules Guérin, qui, dans une discussion académique assez récente, a soutenu avec beaucoup d'énergie que les injections vaginales trop prolongées et administrées sans précaution pouvaient introduire un grand volume d'air, non-seulement dans l'utérus, mais même jusque dans le péritoine, à travers les trompes de Fallope. On n'a pas oublié le peu de succès qu'eut cette théorie, et les épigrammes qu'elle valut à son auteur de la part de ses contradicteurs, et en particulier de M. Malgaigne.

Quant à une exhalation gazeuse par les parois mêmes de la cavité utérine, chez les femmes hystériques, affection à laquelle on a plus particulièrement donné le nom de *grossesse venteuse*, personne ne l'admet aujourd'hui, et l'on s'accorde généralement à reconnaître que ce n'est qu'une erreur de diagnostic qui peut en avoir fait si longtemps proclamer l'existence.

Reste donc la physométrie due au développement de gaz putrides dans l'utérus. C'est la seule possible, la seule réelle, comme l'ont établi d'une manière incontestable les beaux travaux de MM. Stoltz et Nægele.

La première condition pour la production de la physométrie,

c'est donc la présence, dans la matrice, d'un corps organique pouvant, par sa décomposition putride, donner naissance à une exhalation gazeuse. Deux autres conditions sont nécessaires : c'est que, d'une part, l'orifice utéro-vaginal soit oblitéré; et que, d'autre part, les parois utérines soient suffisamment altérées ou affaiblies pour céder à l'effort expansif des gaz et se dilater sous l'influence de la pression excentrique de ces fluides.

Ces conditions se trouvent généralement réunies lorsque la matrice renferme, depuis un assez long temps, des caillots, une môle ou un produit de conception arrêté dans son évolution.

La physométrie donne lieu à une distension plus ou moins grande de l'utérus, à une augmentation du volume de l'abdomen, plus rapide que celle qui résulte de la grossesse normale, à des coliques utérines, à un sentiment de gêne et de pesanteur dans le bassin, à des tiraillements dans les lombes, dans les aines et dans les cuisses.

Les parois du ventre sont élastiques et la percussion produit une résonnance tympanique au niveau de la tumeur.

Si la tumeur est mixte, ce qui est assez fréquent, si elle est constituée par du liquide et du gaz (*hydrophysométrie*), on obtiendra par la succussion le bruit de flot ou de gargouillement.

Il arrive souvent, à l'occasion d'un mouvement brusque ou d'un effort, que l'obstacle qui s'opposait à la sortie du gaz emprisonné dans la matrice (fausse membrane, caillot, polype obturateur) se rompt ou se déplace, et le gaz alors, trouvant une issue plus ou moins facile, s'échappe avec bruit ou explosion. Immédiatement le ventre tombe, ses parois se dépriment; et la femme sent se dissiper soudain le sentiment de tension et les douleurs pelviennes occasionnées par la distension excessive de la matrice.

Ordinairement une quantité plus ou moins grande de liquide sanieux, fétide, accompagne la sortie des gaz.

Tantôt l'expulsion est définitive, et la physométrie guérit spontanément; tantôt, au contraire, le gaz se reproduit sous l'influence des premières causes, qui persistent.

La physométrie ne réclame point un traitement particulier.

Cette affection n'étant que secondaire et ne se développant que sous l'influence de la décomposition des matières organiques contenues dans la matrice, on devra recourir aux moyens curatifs que nous avons fait connaître dans les chapitres précédents, à l'occasion des môles, des concrétions sanguines et de l'hydrométrie.

CHAPITRE XXVIII.

DES TROUBLES OU DES ANOMALIES DE LA MENSTRUATION.

Dans nos prolégomènes, nous nous sommes assez longuement étendu sur le phénomène de l'ovulation périodique ou ponte menstruelle. Nous avons étudié cette importante fonction dans son mécanisme et dans son mode de développement; nous avons noté soigneusement les signes qui la précèdent, ceux qui l'accompagnent et ceux qui la suivent, ainsi que les manifestations sympathiques qu'elle éveille dans l'économie tout entière. Nous allons maintenant esquisser rapidement l'histoire de ses anomalies.

Déjà, en parlant des débuts et du terme de la menstruation, nous avons signalé la précocité et la lenteur de son apparition, la cessation prématurée et la cessation tardive des règles. Nous ne reviendrons pas sur ces détails.

Dans le chapitre actuel, nous traiterons seulement de la *dysménorrhée*, de l'*aménorrhée*, de la *menstruation supplémentaire*, de la *rétention des menstrues* et de la *ménorrhagie*.

Les troubles de la menstruation doivent-ils être considérés comme des maladies ou seulement comme des symptômes? C'est une question qui a été vivement discutée et diversement résolue. Parmi les gynécologistes les plus récents, M. Becquerel est un de ceux qui croient le plus fermement à l'existence des troubles menstruels idiopathiques. En parlant de la dysménorrhée et de l'aménorrhée, nous examinerons jusqu'à quel point une pareille doctrine est fondée.

Nous nous bornerons à déclarer ici que, pour nous, les anomalies de la menstruation sont toujours *symptomatiques*. Si cette vérité a été méconnue par quelques médecins, c'est qu'ils ont trop facilement perdu de vue la part active que l'appareil génital tout entier joue dans l'éruption menstruelle, et l'influence que cette importante fonction exerce sur l'ensemble de l'organisme féminin.

En effet, les auteurs ou les praticiens, dont nous parlons, ne considèrent comme symptomatiques que les anomalies menstruelles dépendant d'une lésion propre de l'utérus. Tous les autres dérangements de la menstruation sont idiopathiques à leurs yeux. Ils ne songent pas, ou plutôt ils oublient, que les règles peuvent être encore troublées ou supprimées sous l'influence de toutes les nombreuses affections des annexes de la matrice, et aussi sous l'influence de certaines névroses, comme l'hystérie, l'épilepsie, etc., de certains états généraux, comme la pléthore et la chloro-anémie !

Il faut donc, dans l'étiologie des troubles menstruels, ne pas se borner à l'étude des lésions utérines, dont l'action est, il est vrai, la plus facile à constater. Il est encore d'une importance extrême de tenir un compte rigoureux des altérations des annexes de l'utérus et de la santé générale.

A ce point de vue, les anomalies de la menstruation, toujours symptomatiques, peuvent dépendre de trois ordres de causes : 1° des diverses maladies de l'utérus lui-même ; 2° des lésions de ses annexes ; 3° d'une maladie étrangère à l'appareil génital. C'est sous ce triple aspect que nous étudierons l'étiologie de la dysménorrhée, de l'aménorrhée et de la ménorrhagie. Chose extraordinaire, nous verrons souvent la même cause produire des effets un peu différents. Ce résultat, qui est en contradiction avec les enseignements de la logique, s'observe assez souvent, on le sait, dans les phénomènes de la vie, soit dans l'état de santé, soit dans l'état de maladie. C'est que l'organisme humain est ainsi fait, que l'idiosyncrasie des sujets, les dispositions organiques individuelles, le plus ou moins d'énergie avec lequel agit une cause, les circonstances dans lesquelles elle s'exerce, sont autant de conditions capables d'en faire varier les effets.

ARTICLE PREMIER.

DE LA DYSMÉNORRHÉE.

Définition. — On a beaucoup discuté sur le sens que l'on doit donner au mot *dysménorrhée*, et les auteurs ne sont pas encore entièrement d'accord à ce sujet. Les uns, s'en tenant rigoureusement à l'étymologie, définissent la dysménorrhée une menstruation *difficile*; les autres entendent par ce mot une menstruation *douloureuse*. Ce sont là des discussions philologiques tout à fait stériles, à notre avis, et des distinctions complétement subtiles; car, au fond, les deux définitions se valent, puisqu'il n'y a pas de menstruation difficile qui ne soit en même temps douloureuse.

Nous dirons donc, pour accorder toutes les opinions, que la dysménorrhée consiste dans une éruption *difficile* et *douloureuse* des menstrues.

Nous avons vu précédemment que quelques auteurs, entre autres M. Becquerel, admettent une dysménorrhée idiopathique. Or, sur quoi M. Becquerel fonde-t-il ses convictions? Sur ce qu'il a « observé des femmes chez lesquelles il lui a été impossible de remonter à aucune des causes organiques » qu'il assigne à la dysménorrhée. Comme si, encore une fois, la dysménorrhée, ainsi que les autres troubles de la menstruation, ne reconnaissait pas d'autres causes qu'une lésion organique de la matrice! Pourquoi donc M. Becquerel, qui dit avoir observé « maintes fois » la dysménorrhée idiopathique, éprouve-t-il tant d'embarras à la décrire, et laisse-t-il planer tant de vague et d'incertitude dans le développement de son opinion? Si ses convictions avaient été plus fermes, il aurait apparemment traité ce sujet avec moins de concision.

Étiologie et pathogénie. — On peut dire que le symptôme dysménorrhée appartient à la plus grande partie des affections de l'utérus. Cette vérité n'a point échappé à la plupart des observateurs; mais, comme nous l'avons dit plus haut, beaucoup de médecins ont méconnu l'influence des lésions des annexes de la matrice, des maladies générales, et même de certaines affections de l'utérus sur la production de la dysménorrhée.

Suivant les divisions que nous avons adoptées dans les généralités qui précèdent, nous rangerons en trois groupes les maladies capables de donner naissance à la dysménorrhée.

§ 1. — Maladies utérines.

a. L'*état hypérémique* ou *congestif* de la matrice est une cause fréquente de dysménorrhée. La difficulté de la menstruation et les douleurs qui l'accompagnent peuvent alors tenir à deux causes : d'une part, à un excès de tension vasculaire déterminée par une fluxion sanguine exagérée et un défaut de réaction de la fibre utérine, d'où résulte une sorte de stase mécanique du sang dans ses vaisseaux ; d'autre part, au boursouflement de la muqueuse du col utérin, qui, par sa turgescence, oblitère plus ou moins le calibre de ce conduit et oppose une barrière à l'issue du sang exhalé.

b. Si un simple état congestif de l'utérus peut devenir une cause de dysménorrhée, à plus forte raison un *état inflammatoire aigu* de la muqueuse ou du parenchyme de cet organe rendra-t-il la menstruation difficile et douloureuse. Ce n'est pas impunément, en effet, que l'hypérémie phlegmasique est augmentée par le molimen menstruel, que la sensibilité morbide de la matrice est exaltée, que les contractions utérines sont éveillées, et que l'organe fait effort pour expulser le sang épanché dans sa cavité.

c. Les mêmes remarques s'appliquent à la *métrite chronique :* seulement, cette affection, avec toutes ses variétés (métrite muqueuse et parenchymateuse du col et du corps), étant beaucoup plus commune que la précédente, intervient aussi bien plus fréquemment comme cause de la dysménorrhée. Nous nous sommes longuement étendu sur ce sujet à propos des troubles de la menstruation dans les diverses formes de métrite chronique.

d. L'*oblitération* du conduit utérin par un caillot ou une fausse membrane, sa *coarctation* organique ou son étroitesse congénitale peuvent être autant de causes de dysménorrhée, surtout si ces lésions s'accompagnent de métrite ou d'hystéralgie.

e. Nous avons vu de quelle manière les *flexions utérines* peuvent, en brisant, pour ainsi dire, le conduit utérin, apporter au flux menstruel un obstacle plus ou moins difficile à surmonter. Dans ce cas, comme dans le précédent, l'écoulement des règles s'accompagne de douleurs, surtout lorsqu'il existe quelque complication inflammatoire ou névralgique.

f. L'*hystéralgie* entraîne toujours après elle la dysménorrhée. L'afflux sanguin qui s'opère vers l'utérus, à chaque époque menstruelle, est, en effet, pour cet organe, une cause d'irritation qui éveille et qui surexcite la sensibilite maladive, l'hyperesthésie morbide de son appareil nerveux.

g. Il est une autre sorte d'irritation produite par le molimen menstruel, sur laquelle les auteurs n'ont pas suffisamment appelé l'attention jusqu'à ce jour, et qui, cependant, est une des causes les plus actives et les plus fréquentes de dysménorrhée : nous voulons parler de l'irritation, ou plutôt de l'*irritabilité* de l'orifice cervico-utérin.

Il faut, avec soin, distinguer cette irritabilité toute *nerveuse* de l'irritabilité inflammatoire de la métrite interne. Celle-ci n'est pas exclusivement limitée à l'orifice cervico-utérin ; de plus, elle est constante et elle est la source des douleurs presque continuelles qu'on observe dans la phlegmasie utérine chronique ; elle n'est qu'exaltée à l'époque des règles.

L'irritabilité nerveuse, au contraire, siége à peu près exclusivement à l'orifice cervico-utérin ; elle sommeille tant qu'aucun agent d'irritation ne vient, pour ainsi dire, la provoquer ; mais elle se réveille avec une intensité variable au contact d'un corps étranger, solide ou liquide, qui tente de se frayer un passage à travers l'orifice cervico-utérin, soit de dehors en dedans, soit de dedans en dehors.

Nous avons déjà signalé ce phénomène pathologique en traitant de l'étiologie du rétrécissement spasmodique du conduit de la matrice. Et, en effet, c'est une contraction spasmodique qui se produit dans les cas dont nous parlons ici. L'irritabilité de l'orifice cervico-utérin est mise en jeu par le passage du sang menstruel ; cet orifice se resserre douloureusement et oppose à l'issue des règles une barrière qu'elles ne parviennent à franchir qu'au prix des plus vives souffrances.

C'est probablement cette sorte de dysménorrhée que quelques auteurs ont décrite sous le nom de dysménorrhée *nerveuse*. Mais elle a été méconnue par le plus grand nombre; et elle est venue, indûment, grossir la liste des dysménorrhées idiopathiques.

g. Les *lésions organiques de l'utérus*, telles que le cancer, les corps fibreux, les polypes, les môles, etc., sont quelquefois accompagnées de dysménorrhée, sous la double influence de l'irritation inflammatoire qu'elles provoquent autour d'elles et de l'obstacle mécanique qu'elles opposent à l'écoulement régulier des menstrues. Cependant cette dysménorrhée n'est ni constante, ni durable; tôt ou tard elle fait place, au contraire, à la métrorrhagie.

§ 2. — Maladies péri-utérines.

La plupart des gynécologistes parlent peu ou point de l'influence des affections péri-utérines sur la production de la dysménorrhée. Et cependant on ne saurait la révoquer en doute. Que de femmes avons-nous vues atteintes d'ovarite, de kyste ou de cancer de l'ovaire, mais surtout de phlegmon péri-utérin et d'hématocèle, dont l'éruption menstruelle était accompagnée des plus vives douleurs! Sans doute, dans un grand nombre de cas, ces douleurs devaient être attribuées principalement à une métrite ou à une hystéralgie concomitantes; mais combien de fois aussi étaient-elles déterminées directement par la lésion de l'ovaire ou du tissu cellulaire péri-utérin! Ainsi que nous l'avons rappelé au commencement de ce chapitre, le molimen menstruel ne s'appesantit pas uniquement sur l'utérus; la fluxion sanguine périodique s'étend sur l'appareil génital tout entier. Quoi de surprenant alors, qu'elle éveille des douleurs dans les ovaires ou le tissu cellulaire péri-utérin malades, et que ces douleurs, réagissant à leur tour sur l'utérus, deviennent des causes puissantes de dysménorrhée!

Voilà donc encore toute une catégorie de dysménorrhées qu'il faut rayer de la liste des dysménorrhées idiopathiques!

§ 3. — Maladies étrangères à l'appareil génital.

Deux affections générales, caractérisées par des états diamétralement opposés, peuvent donner lieu à la dysménorrhée : ce sont la pléthore et la chloro-anémie. Tous les médecins s'accordent aujourd'hui à reconnaître l'influence des états généraux de l'organisme sur les fonctions de la matrice. A M. le docteur Baud revient le mérite d'avoir mis plus particulièrement en lumière cette importante vérité : seulement cet éminent praticien est tombé dans une fâcheuse exagération en subordonnant la presque totalité des maladies utérines à une disposition générale de l'économie. Nous croyons qu'il faut se garder avec le même soin de tomber dans les deux excès contraires, c'est-à-dire de nier l'action de ces causes générales, et de leur attribuer plus d'influence qu'elles n'en ont réellement sur les troubles fonctionnels de l'utérus.

Nous croyons être dans le vrai en déclarant que ce n'est presque jamais immédiatement que les états généraux de l'organisme déterminent la dysménorrhée ; c'est le plus souvent d'une manière indirecte, c'est-à-dire en favorisant le développement de certaines lésions utérines, capables à leur tour de provoquer une menstruation difficile et douloureuse.

Ainsi la pléthore et la chloro-anémie disposent, l'une aux congestions utérines actives, l'autre aux congestions passives, que nous avons signalées parmi les états morbides s'accompagnant le plus fréquemment de dysménorrhée ; la chloro-anémie engendre, en outre, quelquefois l'hystéralgie, autre cause de dysménorrhée.

Enfin certaines formes de tempérament, certaines dispositions individuelles ne demeurent pas étrangères à la production soit des phlegmasies utérines ou péri-utérines, soit des lésions organiques de la matrice. Nous avons déjà signalé, en son temps, l'influence du tempérament lymphatique et de la diathèse scrofuleuse sur le développement de la métrite, du phlegmon péri-utérin, du cancer de la matrice, etc. ; celle du tempérament nerveux sur la production de l'hystéralgie, etc.

Pour toutes les raisons sur lesquelles nous venons d'insister, nous ne croyons pas devoir placer, à l'exemple de M. Becquerel, au rang des dysménorrhées idiopathiques, les dysménorrhées dont l'origine peut se rattacher à la pléthore ou à l'anémie.

SYMPTOMATOLOGIE. — La définition de la dysménorrhée renferme implicitement sa symptomatologie; c'est, avons-nous dit, une menstruation difficile et douloureuse.

Or les douleurs tantôt précèdent l'éruption menstruelle, tantôt apparaissent simultanément. D'autres fois encore, elles ne sont qu'une exagération, qu'un paroxysme de douleurs continuelles et préexistantes, dépendant ou d'une affection de la matrice ou de quelque lésion péri-utérine. C'est ce qui arrive dans les cas, assez nombreux, où la dysménorrhée est liée à un état phlegmasique ou à une névralgie de l'utérus et de ses annexes.

Ces douleurs ont le caractère des douleurs dites utérines ; ce sont des sensations de pesanteur anale et de gêne dans le bassin, des tiraillements ou des élancements dans les lombes, dans les reins et dans les aines, des engourdissements ou des fatigues dans les cuisses et dans les jambes, avec des retentissements sympathiques dans différentes régions du corps, et en particulier dans les nerfs intercostaux, dans ceux de la face et des membres supérieurs.

Les douleurs de la dysménorrhée, au point de vue de leur nature et de leur intensité, peuvent donc être distinguées en trois variétés : 1° les unes sont locales et faibles (gêne, pesanteur dans la région utérine); 2° les autres plus étendues et plus intenses, (coliques utérines, efforts expulsifs, tiraillements ou élancements dans toute la région du bassin) ; 3° enfin, dans une troisième variété, nous comprenons les douleurs vives avec tendance à se généraliser et à affecter sympathiquement les nerfs des régions supérieures et des membres.

Quelle que soit l'intensité des douleurs, il est rare qu'elles se montrent constamment avec le même degré d'énergie. On sait que le flux cataménial n'est pas uniformément continu ; il y a des moments où le sang s'échappe avec plus d'abondance que de coutume; les douleurs suivent, pour ainsi dire, les mêmes oscillations. Faibles lorsque la congestion utérine est peu prononcée, elles deviennent plus vives quand la fluxion augmente;

elles acquièrent leur plus haut degré d'acuité au moment où le molimen menstruel atteint son *maximum*, et elles diminuent pendant que l'hémorrhagie s'opère. Les douleurs, dans la dysménorrhée, sont donc généralement paroxystiques, comme l'écoulement menstruel lui-même; aussi provoquent-elles souvent de véritables crises, une ou plusieurs fois dans les vingt-quatre heures.

Tantôt ces douleurs se dissipent au moment où les règles apparaissent; tantôt elles persistent pendant toute la durée de l'écoulement et diminuent au fur et à mesure que la déplétion sanguine s'effectue; dans d'autres cas, enfin, elles persévèrent quelques jours encore après l'époque menstruelle.

Il est rare que la dysménorrhée ne s'accompagne pas de flueurs blanches. Celles-ci se montrent surtout quelques jours avant et après les règles, chez les femmes qui ne voient pas habituellement en blanc; et elles augmentent d'une manière notable chez celles qui ont ordinairement de la leucorrhée.

Quelques femmes n'éprouvent que les phénomènes que nous venons de décrire. Mais chez d'autres la dysménorrhée s'accompagne d'un sentiment de malaise général, de courbature, de céphalalgie, de bourdonnements d'oreilles, d'éblouissements et de vertiges, d'inappétence, de dyspepsie, de nausées, de vomissements, etc. Il en est même qui sont sujettes à une réaction fébrile assez nettement caractérisée par la chaleur de la peau, l'accélération et l'élévation sensible du pouls.

Ces phénomènes fébriles, que beaucoup d'auteurs ont signalés sans chercher à les expliquer, s'observent particulièrement chez les femmes atteintes ou d'une métrite ou d'un phlegmon péri-utérin. Ils se développent sous l'influence d'une recrudescence phlegmasique, provoquée par la fluxion sanguine menstruelle dans la matrice ou le tissu cellulaire péri-utérin, chroniquement enflammés.

Aux caractères que nous venons d'énoncer, il est trop facile de reconnaître une dysménorrhée pour que nous croyions nécessaire d'insister sur son diagnostic. Mais ce que doit soigneusement faire le médecin, en présence d'une menstruation difficile et douloureuse, c'est de remonter à la cause de cet accident et de déterminer d'une manière exacte à quelle affection morbide se lie la dysménorrhée. Il faut donc que par un examen attentif et, si cela est possible, par une exploration directe, il découvre la maladie locale ou générale d'où dépend la dysménorrhée. Les développements que nous avons consacrés à l'étude séméiologique de la métrite, du phlegmon péri-utérin, des déviations utérines, des lésions organiques de la matrice, nous dispensent d'entrer ici dans de nouveaux détails. Nous renvoyons le lecteur aux chapitres consacrés à l'histoire de ces différentes maladies.

Thérapeutique. — La dysménorrhée, étant considérée comme une affection symptomatique, ne saurait être assujettie à un mode particulier de traitement.

Les indications thérapeutiques sont basées sur la connaissance de la cause du dérangement menstruel et ressortent de la nature de la maladie d'où procède ce dérangement. En d'autres termes, la principale et même l'unique règle consiste à combattre la maladie déterminante. Les moyens thérapiques applicables à la dysménorrhée sont donc variables comme les lésions susceptibles de l'engendrer ; sans nous étendre sur la description de ces moyens, que nous avons fait longuement connaître dans les précédents chapitres, nous croyons utile de les rappeler ici succinctement.

La dysménorrhée est-elle liée à un état congestif ou phlegmasique de l'utérus ou de ses annexes, il convient de recourir aux antiphlogistiques et en particulier aux émissions sanguines. Maintes fois nous avons vu la dysménorrhée céder comme par enchantement à une ou plusieurs saignées générales.

Si la dysménorrhée est due à un rétrécissement du conduit utérin, il faut attaquer directement cette lésion par des moyens appropriés à la nature du rétrécissement.

Si c'est un état nerveux de l'utérus qui détermine la dysménorrhée, on emploiera les calmants et les antispasmodiques, sous différentes formes, à l'intérieur et à l'extérieur.

Lorsque la dysménorrhée reconnaît pour cause une lésion organique de la matrice ou de ses annexes, le traitement doit être dirigé contre cette lésion.

Quant à la dysménorrhée liée soit à une maladie générale, soit à un état de la constitution, on la combat: dans le cas de pléthore, par les émissions sanguines; dans le cas de chloro-anémie par les toniques et les ferrugineux, etc.

Indépendamment de ces moyens, que nous pourrions nommer spéciaux, il en est d'autres qui conviennent dans tous les cas, quelle que soit la lésion qui détermine la dysménorrhée; tels sont : les narcotiques (opium, datura, chloroforme, etc.), les bains, les cataplasmes, les fomentations, etc., dont le but est de modérer les douleurs qui constituent l'élément principal de la dysménorrhée.

Malgré l'emploi des médications les plus rationnelles, il est des cas où la dysménorrhée se montre entièrement réfractaire; telle est surtout celle que nous avons rattachée à l'hyperesthésie simple, à l'irritabilité congénitale de l'orifice cervico-utérin En vain, dans quelques cas, nous avons cherché à émousser cet excès de sensibilité par l'introduction méthodique et répétée de la sonde utérine; nous n'avons le plus souvent obtenu qu'un soulagement momentané.

Cette variété de dysménorrhée disparaît, en général, à la suite de l'accouchement.

ARTICLE DEUXIÈME.

DE L'AMÉNORRHÉE.

A le prendre dans le sens étymologique, *aménorrhée* signifie absence ou suppression des règles. Mais on a l'habitude de donner à ce mot une signification moins restreinte et de l'appliquer, en outre, à une simple diminution des menstrues. Pour plus de rigueur, on ferait mieux de désigner ce dernier phénomène par le terme d'*hypoménorrhée*.

A l'exemple de Lisfranc, nous distinguerons l'aménorrhée de la rétention du sang menstruel.

Nous pensons que l'aménorrhée, de même que la dysménorrhée, n'est point une maladie essentielle, idiopathique, mais seulement l'expression symptomatique d'une lésion de l'utérus ou de ses annexes, ou d'un état morbide général de l'organisme.

L'aménorrhée peut être congénitale ou accidentelle. Nous entendons par aménorrhée congénitale l'absence plus ou moins prolongée des règles chez une femme pubère. Déjà, en traitant de la menstruation, dans nos généralités physiologiques, nous avons dit que, chez certaines personnes, cette fonction faisait défaut à l'âge de la puberté et qu'elle ne s'établissait ordinairement qu'à une époque ultérieure, presque toujours avec les premiers rapprochements sexuels, ou après une ou plusieurs grossesses. Nous avons même rapporté des cas où l'absence des règles avait persisté toute la vie.

Cette forme d'aménorrhée est assez rare ; tandis que l'aménorrhée accidentelle est infiniment plus fréquente. Nous appelons ainsi toute suppression ou toute diminution des menstrues qui survient, sous l'influence d'une cause quelconque, en dehors de la grossesse, dans le cours de cette période de la vie de la femme que nous avons nommée *génitale*.

Les distinctions que nous venons d'établir ne manquent pas d'importance au point de vue du pronostic.

Relativement à la durée, l'aménorrhée peut être temporaire ou permanente.

Enfin, sous le rapport du degré, on peut la distinguer en complète ou incomplète.

Des causes aussi nombreuses que variées peuvent concourir à produire l'aménorrhée.

Comme pour la dysménorrhée, nous les rangerons sous trois chefs, suivant qu'elles proviennent d'une affection de la matrice, d'une lésion de ses annexes ou d'une maladie aiguë ou chronique, étrangère à l'appareil génital.

§ 1. — Aménorrhée symptomatique d'une lésion de l'utérus.

Il n'est pas de lésion de l'utérus qui ne puisse s'accompagner d'aménorrhée.

Le flux menstruel provenant d'une exhalation sanguine à la

surface interne de la matrice, on comprend que les règles doivent nécessairement manquer chez les femmes privées de cet organe. C'est une monstruosité très rare, il est vrai, mais que nous devons signaler, parce qu'elle paraît avoir été observée par des auteurs très dignes de foi.

On a cité encore diverses difformités de l'utérus, avec lesquelles l'écoulement menstruel est, pour ainsi dire, incompatible ; tels sont : le développement rudimentaire et l'atrésie congénitale de cet organe.

Dans ces différents cas l'aménorrhée est congénitale, complète et permanente.

La congestion utérine, cause assez fréquente de dysménorrhée, comme nous l'avons dit dans l'article précédent, peut aussi déterminer une aménorrhée incomplète et temporaire.

La métrite est plus souvent accompagnée de dysménorrhée que d'aménorrhée ; et, lorsque ce dernier accident survient dans la phlegmasie utérine, c'est, en général, d'une manière incomplète et passagère.

Quant aux lésions mécaniques, nous les croyons incapables de provoquer par elles-mêmes l'aménorrhée ; lorsque ce symptôme existe, c'est qu'il y a presque toujours une affection concomitante d'une plus haute importance.

Parmi les lésions organiques, les unes donnent lieu presque sûrement à l'aménorrhée pendant une grande partie ou même pendant toute la durée de leur cours : ce sont l'hydrométrie et les môles ; les autres, comme le cancer, les corps fibreux et les polypes, s'annoncent quelquefois, à leur début, par de l'aménorrhée complète ou incomplète ; mais ce symptôme ne tarde pas à faire place à la dysménorrhée ou à la métrorrhagie.

Le rétrécissement du conduit utérin s'accompagne plus souvent de dysménorrhée ou de rétention des menstrues que d'aménorrhée proprement dite, bien que cet accident puisse aussi s'observer dans les cas de coarctation utérine.

§ 2. — De l'aménorrhée symptomatique d'une lésion des annexes de la matrice.

En première ligne nous devons placer l'absence congénitale des ovaires, leur atrophie ou leur destruction par suite d'un travail pathologique.

Puis viennent les dégénérescences cancéreuses ou fibreuses de ces organes et les kystes de diverse nature dont ils peuvent devenir le siége.

L'absence des trompes utérines ou leur oblitération peuvent aussi déterminer l'aménorrhée.

Enfin, l'aménorrhée s'observe quelquefois encore dans le cours des engorgements phlegmoneux du tissu cellulaire péri-utérin.

En se reportant au mécanisme de la menstruation et en se rappelant la part immense que les ovaires prennent dans cette importante fonction, il est aisé de comprendre comment les maladies de ces organes doivent être accompagnées d'aménorrhée. Il est clair que le phénomène initial de la menstruation consistant dans l'éclosion d'un ovule, les phénomènes secondaires, c'est-à-dire la congestion et l'hémorrhagie utérines, manqueront entièrement ou ne s'accompliront que d'une manière incomplète, si leur cause déterminante, l'ovulation, fait défaut par suite de quelque altération du parenchyme ovarien.

Les lésions des trompes peuvent aussi déterminer une aménorrhée incomplète en brisant, pour ainsi dire, ou tout au moins en compromettant, les rapports intimes, les relations directes des ovaires et de la matrice.

Quant au phlegmon péri-utérin, il peut quelquefois provoquer l'aménorrhée, en détournant à son profit la fluxion qui, dans l'état normal, s'opère vers la muqueuse utérine. Cependant, il est loin d'en être toujours ainsi ; et assez souvent, comme nous le verrons bientôt, l'engorgement péri-utérin est, au contraire, une cause active de métrorrhagie.

Les lésions du vagin, son oblitération et ses diverses difformités sont plutôt des causes de rétention des règles que d'aménorrhée proprement dite.

§ 3. — De l'aménorrhée symptomatique d'une maladie étrangère à l'utérus et à ses annexes.

M. Hérard a publié touchant l'influence des maladies aiguës fébriles sur les règles un mémoire remarquable, auquel nous emprunterons les conclusions suivantes relatives à l'aménorrhée:

« Si l'invasion de la maladie a lieu pendant les règles, l'écoulement sanguin est ordinairement supprimé. Cette suppression peut être complète ou incomplète. Dans ce dernier cas, l'écoulement reparaît au bout de quelques heures, de plusieurs jours, presque constamment diminué. Les malades sont portées à accuser la suppression d'être la cause du développement des accidents fébriles; c'est le contraire qui existe. Dans les quelques cas où une maladie aiguë fébrile, bien caractérisée, se déclare après la suppression des règles, il faut y voir une conséquence du refroidissement subit qui a déterminé la suppression elle-même.

» Quand une affection aiguë fébrile se développe dans l'intervalle de deux époques menstruelles, si l'époque prochaine n'est pas éloignée du début de la maladie, autrement dit, si la fièvre persiste encore à ce moment, les règles ne sont pas supprimées; bien plus, le mouvement fébrile paraît favoriser leur manifestation, en déterminant vers l'utérus et les ovaires une congestion hémorrhagipare plus ou moins prononcée.

» L'époque qui tombe pendant la période décroissante non fébrile de la maladie ou pendant la convalescence, manque le plus ordinairement; ou bien, si elle a lieu, l'écoulement est notablement diminué.... L'aménorrhée secondaire, quelquefois persistante, ne s'observe guère en général plus d'un à trois mois. »

L'influence des maladies chroniques et des lésions constitutionnelles sur la menstruation est tellement évidente, qu'elle a de tout temps frappé les observateurs. Qui ne sait combien la menstruation devient irrégulière et languissante chez les femmes atteintes de cancer, de tubercules, de cirrhose, de diabète, de quelque affection organique du cœur, d'une phlegmasie chronique du tube digestif, de chloro-anémie, d'une névrose générale, comme l'hystérie, l'épilepsie, etc.!

Le mode d'action de ces maladies est à peu près identique ; elles agissent sur les fonctions de l'utérus d'une manière indirecte : tantôt en s'opposant au molimen ménorrhagique par une sorte d'action dérivative sur l'organe lésé ; tantôt en modifiant les conditions générales de l'organisme, par les troubles profonds qu'elles impriment à la circulation et à l'innervation, par l'altération qu'elles font subir à la constitution du sang et finalement par l'état de souffrance qu'elles déterminent dans les phénomènes de nutrition. C'est surtout dans les dernières périodes des affections chroniques et des maladies constitutionnelles qu'on voit survenir l'aménorrhée. Jusque-là les règles ont encore accoutumé de paraître, avec toutes sortes d'irrégularités et de caprices ; mais elles se suppriment définitivement lorsque se développent des symptômes de cachexie et qu'apparaît le cortége du marasme et de la fièvre hectique.

Tel est, en résumé, l'ensemble des maladies capables de supprimer le cours des menstrues ou d'en diminuer sensiblement la quantité. Tous les cas d'aménorrhée considérés à tort comme idiopathiques peuvent se rattacher à quelqu'une des affections, aiguës ou chroniques, précédemment indiquées. Telle est l'aménorrhée succédant à l'impression brusque du froid, et celle que détermine une vive émotion morale, de joie, de tristesse ou de frayeur. Dans tous ces cas, en effet, la suppression complète ou incomplète des règles est déterminée, soit par un état congestif ou inflammatoire de l'utérus ou de ses annexes (métrite, phlegmon péri-utérin, hématocèle, etc), soit par une congestion ou une phlegmasie subitement développées sur un autre appareil organique (plèvre, poumons, bronches, tube intestinal, péritoine, séreuses articulaires, centres nerveux, etc.), soit enfin sous l'influence d'un trouble violent de la circulation (syncope) ou de l'innervation (hystérie).

L'aménorrhée est toujours facile à constater. Elle se traduit, avons-nous dit, soit par la suppression complète des menstrues, soit par un retard ou une diminution du flux cataménial.

Dans l'aménorrhée complète, il peut se présenter deux cas :

tantôt, en effet, tous les phénomènes caractéristiques du molimen ménorrhagique font défaut, et la femme paraît entièrement privée d'époque menstruelle : ces cas sont assez rares; tantôt, au contraire, et c'est le cas le plus commun, les femmes éprouvent tous les symptômes locaux ou généraux qui annoncent et qui marquent la congestion cataméniale; l'irruption seule ne se fait pas : il se produit ce que nous pourrions appeler un avortement des menstrues.

Il n'est pas rare alors qu'une leucorrhée plus ou moins abondante supplée, en quelque sorte, au défaut d'écoulement sanguin; car la plupart des malades dont nous venons de parler rendent, à l'époque habituelle des règles, une quantité ordinairement considérable de mucosités par la vulve.

Quant à l'aménorrhée incomplète, elle n'a rien d'absolu; le retard des règles et leur insuffisance ne peuvent être appréciés que d'une manière relative, c'est-à-dire en comparant l'état actuel avec l'état antérieur des malades sous le double rapport de la quantité du sang perdu, du moment de l'apparition des menstrues et de la durée de l'écoulement.

Après avoir étudié l'influence des divers états morbides sur la production de l'aménorrhée, il serait important d'examiner l'influence que ce trouble fonctionnel exerce à son tour sur le reste de l'organisme. Mais cette question, assurément bien digne d'intérêt, exigerait des développements qui ne seraient plus en rapport avec les proportions que nous désirons donner à cet ouvrage. Nous nous contenterons de dire en peu de mots quelle est l'influence de l'aménorrhée sur la conception.

Au premier abord, on pourrait penser que l'aménorrhée doit nécessairement amener la stérilité, puisque, conformément à la théorie de l'ovulation spontanée, universellement admise aujourd'hui, il n'y a point de fécondation possible sans menstruation. Eh bien! il s'en faut de beaucoup que toutes les femmes atteintes d'aménorrhée soient stériles; nous avons observé quelques faits qui viennent à l'appui de cette proposition. Ces faits sont-ils de nature à infirmer la doctrine de la ponte périodique? Nullement. Ils prouvent seulement que la vésicule de Graaff peut se rompre, l'ovule tomber dans le pavillon et cheminer dans la trompe utérine, en un mot, que le travail normal de l'ovulation peut s'opérer, sans que l'hémorrhagie qui succède habituellement à ce travail se produise. On comprend, dès lors, que rien ne s'oppose à l'imprégnation, et que ce phénomène est possible en l'absence du flux menstruel. D'où il résulte que l'écoulement sanguin n'est qu'un phénomène secondaire dans l'importante fonction qui s'accomplit à chaque époque menstruelle; et que l'absence de cet écoulement ne saurait impliquer chez une femme l'inaptitude à la reproduction.

Les seuls cas dans lesquels l'aménorrhée s'accompagne de stérilité sont ceux où l'absence du flux cataménial dépend d'une difformité, d'un vice de conformation ou d'une lésion accidentelle des ovaires, des trompes, de l'utérus ou du vagin, consistant dans l'atrophie, la destruction, l'absence, l'oblitération, l'atrésie de ces organes. Dans de pareilles conditions, on le comprend aisément, ce n'est pas à l'aménorrhée qu'est due la stérilité, mais bien à ces graves lésions, qui rendent l'imprégnation matériellement impossible.

Puisque l'aménorrhée doit être regardée seulement comme un symptôme, le premier et le plus important de nos soins doit être de découvrir la lésion qui la produit et qui l'entretient. C'est à cette condition seulement qu'on pourra instituer une thérapeutique rationnelle et recourir à des moyens vraiment utiles. Traiter le symptôme sans attaquer l'affection déterminante, c'est s'exposer à faire une médecine purement palliative et le plus souvent stérile En cherchant au contraire à combattre et à détruire l'état morbide d'où dérive l'anomalie menstruelle, on parvient, le plus souvent, lorsque l'affection n'est pas incurable, à rétablir d'une manière durable l'intégrité de la fonction utérine.

Telle est l'indication fondamentale; nous nous contentons de la poser ici, renvoyant le lecteur, pour les indications particulières, à l'histoire des maladies diverses dont l'aménorrhée peut être le symptôme.

Les principes que nous venons de formuler dispensent, en général, de recourir aux médicaments dits *emménagogues*, dont on a tant abusé. Nous ne prétendons pas les proscrire d'une manière absolue. Nous voulons seulement nous élever contre l'usage intempestif et immodéré qu'on en fait encore journellement, et tracer nettement les règles qui doivent guider dans leur emploi.

C'est en vain qu'on administre ces sortes de remèdes si on n'a pas, au préalable, rempli l'indication capitale que nous avons posée plus haut, c'est-à-dire si l'on n'a pas éloigné la cause principale de l'aménorrhée. Mais, après avoir satisfait à cette première indication, il peut être utile, dans certains cas, d'avoir recours aux emménagogues, qui sont des excitants de l'utérus, en vue de hâter le retour du flux menstruel ou d'en augmenter l'abondance. Dans ce but, on emploiera les préparations d'armoise, d'absinthe, de safran, etc., les ferrugineux, les préparations d'iode, l'aloès, etc. On peut encore conseiller avantageusement les lavements excitants, les pédiluves sinapisés, les bains de siége, les fumigations locales, les douches de vapeur, les injections stimulantes, les sangsues à l'anus ou autour de la vulve, les ventouses sèches sur la région pelvienne, etc.

Dans ces derniers temps, l'électrisation a été appliquée avec succès dans certains cas d'aménorrhée. C'est un moyen très puissant, dont l'emploi réclame la plus grande circonspection.

ARTICLE TROISIÈME.

DE LA MENSTRUATION SUPPLÉMENTAIRE.

(*Menstrualio vicaria.*)

Dans certains cas d'aménorrhée, la congestion sanguine qui manque du côté de l'appareil utéro-ovarien ou qui ne s'y accomplit que d'une manière insuffisante, s'opère vers un autre appareil organique, mais généralement vers les surfaces tégumentaires, les muqueuses ou la peau. Quelques esprits sceptiques pourront contester le fait dont il est ici question ; mais les observations assez nombreuses que l'on trouve rapportées sur ce sujet dans des auteurs très dignes de foi ne sauraient être révoquées en doute. Il est très avéré que, chez certaines femmes, bien portantes d'ailleurs, le flux menstruel est remplacé par des épistaxis, des stomatorrhagies, des hématémèses, des hémoptysies, des hémorrhagies de la muqueuse intestinale, de la conjonctive, de l'oreille externe, de la peau, etc. L'hémorrhagie supplémentaire se fait assez souvent par des veines variqueuses, des plaies, des ulcères, etc.

Nous croyons, avec M. Scanzoni, « que ces hémorrhagies, siégeant dans des organes indépendants de ceux de la génération, sont toujours occasionnées par une prédisposition résultant d'une anomalie de la structure de ces organes, anomalie qui consiste principalement en une ténuité insolite et une grande fragilité des vaisseaux. » Nous adoptons aussi l'explication que l'auteur allemand donne de la production du phénomène. Sous l'influence de l'excitation vasculaire générale qui se manifeste, à l'époque des règles, chez le plus grand nombre des femmes, le sang, dont la tension est plus énergique et la circulation accélérée, se fraye une voie, à l'extérieur, sur les parties où la faiblesse anormale des vaisseaux lui offre moins de résistance. L'hémorrhagie qui en résulte agit sur les organes génitaux à la manière d'une saignée révulsive. Si elle est assez abondante pour faire cesser complétement la congestion utérine, il n'y aura pas d'écoulement sanguin par la matrice; si, au contraire, elle est peu copieuse, l'hémorrhagie supplémentaire pourra s'accompagner d'un faible suintement sanguin par les parties sexuelles (Scanzoni). Cette théorie de la déviation du sang menstruel n'est, d'ailleurs, pas nouvelle. M. Scanzoni n'a que le mérite de l'avoir mieux ou plus complétement formulée que ses devanciers.

Des observateurs, frappés du degré d'activité fonctionnelle qui se manifestait à l'époque des règles, chez quelques femmes affectées d'aménorrhée, dans certains organes glandulaires, ont pensé que la menstruation pourrait être suppléée parfois par l'hypersécrétion du produit d'un de ces organes : salive, sueur, urine, mucus intestinal, etc.

Autant nous admettons facilement que le flux menstruel peut être remplacé par une autre hémorrhagie, autant nous avons de peine à croire qu'il puisse être suppléé par une sécrétion exagérée des glandes salivaires ou sudorales, du rein ou des follicules intestinaux; nous ne nions pas les faits rapportés par les auteurs d'une pareille opinion, mais nous sommes persuadé qu'ils en ont donné une interprétation erronée.

Les hémorrhagies supplémentaires de la menstruation sont quelquefois purement accidentelles; dans ce cas, elles cessent, en général, d'elles-mêmes, et le flux menstruel reprend spontanément son cours ordinaire. Mais, quelquefois aussi, ces hémorrhagies se rattachent à une lésion si profonde des organes qui en sont le siége, qu'elles présentent une incontestable gravité, soit par leur abondance, soit par leur opiniâtreté : telles sont les hématémèses et les hémoptysies, si souvent liées, les premières, à une lésion organique de l'estomac, les secondes à la présence de tubercules dans le poumon.

Dans les cas simples et ordinaires, il suffira souvent, pour rendre aux règles leur direction normale, d'augmenter la congestion sanguine qui s'opère périodiquement dans les organes sexuels, en appelant fortement le sang vers les extrémités inférieures, par des pédiluves irritants, des sinapismes aux jambes, des bains de siége chauds, des fumigations ou des douches de vapeur autour du bassin, par des lavements révulsifs, des injections vaginales aromatiques; enfin, par l'application des sangsues à l'anus ou à la partie interne et supérieure des cuisses.

Dans les cas plus graves, où l'hémorrhagie supplémentaire devient inquiétante par son abondance, il faut, non-seulement révulser, comme précédemment sur les extrémités inférieures, mais encore agir directement sur le foyer de l'hémorrhagie et recourir aux moyens hémostatiques les mieux indiqués suivant les circonstances.

ARTICLE QUATRIÈME.

DE LA RÉTENTION DU SANG MENSTRUEL.

Quelquefois les phénomènes de la menstruation suivent leur marche régulière; mais le sang, au lieu de s'écouler au dehors, reste retenu dans la cavité de l'utérus ou dans le conduit vaginal. On ne peut pas légitimement considérer ces cas comme constituant l'aménorrhée; ils doivent en être distingués et décrits à part comme des exemples de rétention des menstrues.

L'obstacle qui s'oppose à l'écoulement des règles siége tantôt à l'utérus, tantôt au vagin.

Il est déterminé ou par un vice de conformation, par une lésion congénitale, ou par une lésion accidentelle.

La lésion vaginale peut exister sur un point plus ou moins élevé de ce conduit : tantôt à la vulve (imperforation de l'hymen, atrésie de l'orifice vulvaire, adhérences des grandes lèvres consécutives à une plaie de ces parties, etc.); tantôt sur une partie plus ou moins rapprochée de l'utérus (adhérences morbides des parois vaginales, oblitération plus ou moins complète du canal); quelquefois même on a observé l'absence congénitale du vagin.

L'occlusion de la cavité utérine est rarement congénitale; le plus souvent elle est accidentelle ; et, dans ce cas, elle est déterminée tantôt par un obstacle mobile et temporaire, tantôt par une lésion organique formant une barrière plus difficile à détruire. Au premier cas appartiennent les caillots oblitérateurs, les fausses membranes, les môles, les polypes, qui viennent se placer à l'un des orifices ou dans le conduit même du col. Dans la seconde variété, nous comprendrons toutes les formes de rétrécissements organiques.

La rétention des menstrues est caractérisée par tous les phénomènes, tous les signes précurseurs de la menstruation et l'absence de l'écoulement. Le bas-ventre se tuméfie, la matrice augmente de volume et s'élève au-dessus de la symphyse du pubis ; des douleurs violentes, des efforts expulsifs, de véritables tranchées utérines se manifestent, avec un sentiment de pesanteur dans la région ano-périnéale, des tiraillements dans les reins et les lombes, des engourdissements et des lassitudes dans les jambes, etc. Ces phénomènes s'accompagnent de ténesme vésical, d'envies fréquentes d'uriner, de constipation, etc.

Quelquefois surviennent des frissons, de la pâleur, avec mollesse et fréquence du pouls.

Si le sang est retenu dans l'utérus seulement, il est aisé de constater par le palper abdominal, le toucher vaginal, et, s'il est nécessaire, l'exploration rectale, tous les signes caractéristiques de la distension de la matrice par un liquide.

Si l'épanchement a lieu dans le vagin, comme dans le cas d'imperforation de la membrane hymen, le sang peut former une tumeur très volumineuse qui, d'une part, proémine en avant, à travers l'orifice vulvaire, et qui, d'autre part, refoule, en arrière, la cloison recto-vaginale, et forme dans le rectum, une saillie fluctuante facile à reconnaître par le toucher.

La tumeur se développe et augmente de volume aussi longtemps que dure l'exhalation sanguine menstruelle. Puis, elle diminue et s'affaisse, tantôt brusquement, tantôt d'une manière lente et graduelle.

Dans le premier cas le sang épanché s'est fait jour au dehors, soit en écartant l'obstacle, s'il était mobile, soit en triomphant de la résistance des parties qui l'emprisonnaient. L'évacuation s'opère, tantôt au dehors par le vagin ou le rectum, tantôt à l'intérieur, dans la cavité pelvienne ou dans le péritoine.

La résorption n'est jamais complète; elle ne s'effectue que sur l'élément le plus fluide du sang, la sérosité; la fibrine et les éléments plastiques résistent, sous forme de caillots, à l'action des forces absorbantes, jusqu'à ce qu'ils soient expulsés, à leur tour, par une sorte d'accouchement.

La disparition des symptômes caractéristiques de la rétention des menstrues, la diminution du volume de la matrice, l'affaissement du ventre, suivent, dans ce cas, une marche progressive, toujours proportionnée à la lenteur du travail d'absorption. Aussi la malade conserve-t-elle longtemps encore du malaise, des douleurs dans les lombes et dans le bassin, de l'inappétence, l'utérus volumineux et l'abdomen développé.

Lorsque le sang s'épanche dans la cavité péritonéale, il en résulte le plus souvent une péritonite suraiguë promptement mortelle.

Ce mode de terminaison est extrêmement rare. Il faut, pour qu'il se produise, qu'il existe une altération préalable des parois utérines, qui les prédispose à la rupture.

Les mêmes remarques s'appliquent à l'évacuation dans le bassin, dans le rectum et dans la vessie.

Le mode d'évacuation le plus commun est donc celui qui s'opère directement au dehors par la vulve.

Si le sang vient de la matrice, l'évacuation s'effectue avec une certaine lenteur, à cause de l'étroitesse du conduit utérin ; mais, si le liquide est accumulé dans le vagin, il s'échappe brusquement et avec une certaine énergie, pourvu que l'orifice de sortie soit suffisamment dilaté. Dans ce cas les accidents de la rétention des menstrues se dissipent promptement, et le soulagement est presque immédiat.

Le sang qui s'écoule est noirâtre, poisseux, mélangé de caillots et d'une odeur quelquefois fétide.

Le diagnostic de la rétention des règles est entouré parfois d'une certaine obscurité. Ce n'est que par l'exploration directe des organes génitaux qu'on pourra du moins parvenir à s'assurer de la présence du sang dans le vagin ou dans l'utérus, ainsi que de la nature et du siége de l'obstacle.

Le développement de l'utérus et de l'abdomen ne permettront pas de confondre cette anomalie menstruelle avec l'aménorrhée simple.

La distension si rapide de la matrice, l'ensemble des phénomènes qui l'accompagnent, et cette circonstance que la lésion dont il est ici question coïncide avec l'oblitération du conduit utérin ou vaginal, distingueront, à ne pas s'y méprendre, la rétention des règles de la grossesse. S'il pouvait au début rester quelques doutes à cet égard, ils ne tarderaient pas à se dissiper par l'étude de la marche ultérieure de l'affection.

La rétention des menstrues est toujours un accident sérieux, quelquefois même très grave ; toutefois le pronostic est subordonné à des circonstances diverses. Il est plus grave lorsque le sang est retenu dans la matrice que lorsqu'il est simplement emprisonné dans le vagin ; lorsque l'obstacle est fixe et déterminé par une lésion organique que lorsqu'il est accidentel, mobile et facile à déplacer ou à détruire.

L'altération des parois utérines ou vaginales constitue une condition très fâcheuse, puisqu'elle expose à la rupture de ces parois, à l'épanchement du sang dans la cavité abdominale, et à une péritonite mortelle.

Enfin, le séjour du sang dans la matrice peut devenir pour cet organe une cause d'irritation et de phlegmasie. Nous avons même vu que le sang pouvait y subir des modifications profondes, et amener parfois la suppuration et la putrescence de l'utérus.

La rétention des menstrues est susceptible d'un traitement préventif, d'un traitement curatif et d'un traitement palliatif.

Le traitement préventif consiste à rendre impossible la rétention du sang menstruel, soit en faisant disparaître au préalable l'obstacle qui peut gêner le libre écoulement des règles, soit en s'opposant, quand on le peut, à la formation de cet obstacle. Dans ce dernier cas, nous faisons allusion aux oblitérations de l'utérus ou du vagin qui suivent une solution de continuité ou une opération pratiquée sur ces parties.

Le traitement curatif comprend un ensemble de moyens mécaniques ou chirurgicaux propres à détruire pour jamais la lésion ou le vice de conformation qui constitue un obstacle à la sortie des règles.

Le traitement palliatif consiste simplement à remédier aux accidents immédiats de la rétention, soit en donnant issue au liquide renfermé dans l'utérus ou dans le vagin, soit en favorisant sa résorption.

ARTICLE CINQUIÈME.

DE LA MÉNORRHAGIE.

On entend par ménorrhagie un écoulement des règles assez abondant pour constituer une véritable hémorrhagie.

D'après cette définition même, on voit que la ménorrhagie ne diffère en rien de la métrorrhagie, ou plutôt qu'elle ne s'en distingue que par l'époque à laquelle se produit l'accident.

Aussi croyons-nous superflu de traiter *in extenso* de ce sujet; ce serait nous exposer à entrer par anticipation dans des détails qu'on trouvera amplement développés dans le chapitre suivant.

CHAPITRE XXIX.

DE LA MÉTRORRHAGIE.

DÉFINITION. — La métrorrhagie, encore nommée *perte* ou *hémorrhagie utérine*, s'entend d'un écoulement anormal de sang hors des vaisseaux de la matrice, survenant tantôt dans l'intervalle des règles, tantôt pendant l'époque menstruelle. Dans ce dernier cas, l'hémorrhagie n'est qu'une exagération, en quantité ou en durée, du flux physiologique. On la désigne plus spécialement sous le nom de *ménorrhagie*.

FRÉQUENCE. — Il n'est point d'espèce hémorrhagique plus commune chez la femme que la métrorrhagie. Elle accompagne presque toutes les maladies de l'utérus et de ses annexes, et elle s'associe souvent à un état particulier de la constitution, comme la pléthore ou la chloro-anémie. Il faudrait donc, si l'on voulait traiter *in extenso* de cette affection, faire l'histoire de toutes les altérations, soit générales, soit locales, dont elle peut dépendre ; ce n'est pas ainsi que nous envisagerons notre sujet. Nous présenterons le tableau de la métrorrhagie, sous un point de vue général, en ayant soin d'en signaler les différentes formes et leurs principaux caractères, à propos de l'étiologie, des symptômes et du diagnostic.

DIVISIONS. — La métrorrhagie peut se produire dans l'état de vacuité de l'utérus, pendant la grossesse et à l'époque de l'accouchement, c'est-à-dire dans l'état puerpéral. C'est là une distinction fondamentale sous le rapport nosologique : tous les auteurs l'ont signalée ; nous croyons aussi qu'il est utile de la rappeler ; mais nous devons prévenir en même temps qu'il ne sera question dans ce chapitre que de la métrorrhagie qui s'observe dans l'état de vacuité ; l'histoire des deux autres variétés appartient aux Traités d'accouchements.

Étiologiquement, la métrorrhagie se divise en *essentielle* et en *symptomatique*, suivant qu'elle se manifeste en quelque sorte spontanément, sans trace d'altération à laquelle on puisse la rattacher ; ou qu'elle se montre, au contraire, visiblement liée à une lésion primitive, à l'altération matérielle d'un organe ou d'un appareil organique quelconque.

Nous aurons souvent occasion, dans ce chapitre, d'insister sur l'importance pratique de cette division, qu'on est peut-être trop disposé à perdre de vue. Nous croyons nécessaire de déclarer, dès à présent, que la métrorrhagie idiopathique est très rare, et que cette affection se produit presque constamment sous l'influence d'une autre maladie dont elle n'est alors que l'expression symptomatique.

Au point de vue des symptômes et des signes, la métrorrhagie est distinguée en *active* et *passive*, *interne* et *externe*: active, quand elle est précédée et accompagnée de phénomènes généraux et locaux qui indiquent un état de congestion ou de réaction pléthorique; passive, lorsqu'elle s'associe à un état de faiblesse de la constitution, d'anémie, de débilité générale et d'épuisement organique : externe, quand le sang est versé hors des parties génitales; interne, lorsqu'il est retenu dans la matrice ou dans le vagin.

Anatomie pathologique. — On a eu rarement l'occasion de pratiquer l'ouverture de femmes mortes de métrorrhagie non puerpérale; car peu de malades, en dehors de la grossesse, succombent à cette affection, surtout lorsqu'elle est idiopathique.

Dans toutes les autopsies de ce genre, on a trouvé une plus ou moins grande quantité de sang liquide ou coagulé dans la cavité de l'utérus ou dans le vagin. Lisfranc a noté, dans certains cas, la présence d'une sorte de fausse membrane adhérente à la face interne de la matrice, que nous croyons, avec MM. Hardy et Béhier, n'être probablement que de la fibrine concrétée.

La muqueuse et le tissu propre de l'utérus offrent des altérations très diverses : tantôt on les a trouvés pâles et ramollis; tantôt congestionnés et tuméfiés, saignant facilement à la coupe, et présentant soit du sang extravasé en petits foyers apoplectiques, soit du sang infiltré sous forme de plaques ecchymotiques.

Indépendamment de ces altérations on rencontre encore chez les femmes mortes de métrorrhagie symptomatique les lésions utérines ou péri-utérines qui ont été le point de départ et le foyer de l'hémorrhagie; nous nous contenterons de les signaler ici, puisqu'elles ont été décrites chacune en son lieu. Ce sont : les différentes variétés de métrite, les granulations intra-utérines, les tumeurs phlegmoneuses et les hématocèles péri-utérines, les tumeurs fibreuses, les polypes, le cancer de la matrice, etc.

ÉTIOLOGIE ET PATHOGÉNIE. — L'influence de l'âge sur la métrorrhagie se fait sentir comme sur toutes les autres affections utérines. La métrorrhagie est exceptionnelle avant l'époque de la puberté, c'est-à-dire avant l'âge de quatorze à seize ans. Elle peut se montrer sur des sujets plus jeunes, sur des enfants, qui offrent, par exception, un établissement prématuré de la menstruation, ainsi que nous en avons rapporté des exemples dans nos considérations physiologiques. Des filles réglées à l'âge de deux, trois, quatre, six, huit, dix ou douze ans, deviennent dès lors tributaires des affections de l'appareil génital et sont sujettes, comme le reste des femmes pubères et menstruées, aux hémorrhagies utérines.

La métrorrhagie peut s'observer encore chez des jeunes filles qui n'ont pas atteint l'époque de la puberté. Ainsi, Delamotte affirme avoir constaté plusieurs fois l'existence de la métrorrhagie chez des jeunes filles non réglées, et même chez une jeune personne de sept ans ; mais alors le flux sanguin se lie généralement soit à quelque influence héréditaire, soit à quelque disposition générale de l'économie (chloro-anémie ou pléthore), soit à quelque maladie grave et septicémique (fièvre typhoïde, variole, etc.). Nous allons revenir bientôt sur ces causes.

A mesure que la femme avance en âge et que les fonctions utérines deviennent plus actives, la métrorrhagie devient aussi plus fréquente. Cependant, c'est au moment de la ménopause que cet accident se montre avec le plus d'intensité. Il s'opère alors dans l'économie de la femme, et particulièrement dans le système génital une révolution qui semble favoriser la tendance aux hémorrhagies utérines; la menstruation va se supprimer sans retour ; et, comme si une déplétion sanguine extraordinaire, une sorte de saignée locale abondante, était nécessaire à la suspension définitive du flux périodique, l'époque critique est signalée chez beaucoup de femmes par des métrorrhagies fréquentes et copieuses.

La femme qui a franchi cette période n'est point à l'abri de la métrorrhagie; mais, dans ce cas, cet accident s'associe presque inévitablement à une altération organique, et surtout à une affection cancéreuse.

L'hérédité paraît être manifeste dans un fait cité par M. Gendrin. Ce médecin a vu une famille où, pendant trois générations successives, les filles ont été atteintes, dès l'âge de six à huit ans, d'hémorrhagie utérine; une seule de ces filles en fut exempte; mais elle avait des épistaxis fréquentes, qui disparurent avec l'établissement des menstrues. Cette observation, qui renferme en même temps un exemple frappant de métrorrhagie précoce, doit se ranger parmi ces cas extraordinaires de disposition héréditaire aux hémorrhagies que les auteurs ont réunis sous le titre de diathèse hémorrhagique.

Nous signalerons seulement, sans nous y arrêter, l'influence du tempérament et de la constitution. Elle est admise par tout le monde; mais on ne possède sur elle que des données si vagues et si générales, que les répéter ici ce serait redire, à propos de la métrorrhagie, les banalités applicables aux hémorrhagies en général. Peut-être devons-nous, cependant, mentionner d'une manière spéciale, comme nous l'avons fait pour les autres maladies de la matrice, cette prédominance du système génital en vertu de laquelle les fonctions et les appétits génésiques acquièrent chez certaines femmes un très haut degré de puissance et d'énergie. Cette prédominance organique et fonctionnelle à laquelle M. Négrier a donné le nom de *tempérament ovarien*, se liant, suivant ce médecin distingué, à une extrême activité congestive des organes générateurs, doit constituer une disposition très manifeste à la métrorrhagie.

On en peut dire autant de la pléthore générale, bien que beaucoup de femmes soient pléthoriques sans avoir de métrorrhagie.

La disposition contraire, la pauvreté du sang, la chloro-anémie, ont été accusées de provoquer assez souvent l'hémorrhagie utérine. Au premier abord, cette opinion semble paradoxale. On se demande comment un organisme pauvre de sang peut devenir plus sujet qu'un autre aux hémorrhagies. A quoi l'on répond que ce sont des hémorrhagies passives, c'est-à-dire dans lesquelles le sang trop fluide s'échappe, par une sorte d'exsudation, de la trame des vaisseaux. C'est là une hypothèse que nous n'avons jamais admise qu'avec la plus grande réserve. Nous la laissons volontiers à ceux qui s'en contentent; mais nous connaissons une meilleure manière d'expliquer les faits, et c'est à cette interprétation, plus conforme à l'observation clinique et aux saines idées de physiologie pathologique, que nous préférons nous rattacher.

Suivant nous, la chloro-anémie est plus souvent l'effet, la conséquence de la métrorrhagie qu'elle n'en est la cause. Que si l'on objecte que la chloro-anémie s'observe chez un grand nombre de jeunes filles qui n'ont jamais eu de pertes utérines, nous ne le contredirons pas; car nous avons observé plus d'une fois ce fait, qui n'infirme nullement la proposition que nous venons d'établir. Pourtant, ajoutera-t-on, il est bien avéré que certaines femmes très manifestement chloro anémiques sont sujettes à la métrorrhagie. — D'accord! Mais rien n'autorise, dans ce cas, à imputer la métrorrhagie à la chloro-anémie; nous estimons même qu'il n'y a là qu'une simple coïncidence et nullement une relation de cause à effet. Une femme chloro-anémique est prise d'une perte utérine; et, sans pénétrer plus loin, on déclare que c'est une métrorrhagie passive, symptomatique de l'altération chlorotique du sang. Il peut bien en être quelquefois ainsi; mais nous pensons que ces cas doivent être extrêmement rares et même tout à fait exceptionnels, et qu'alors la métrorrhagie est sous la dépendance de quelque lésion méconnue de l'utérus ou de ses annexes.

Ici, nous sommes tout naturellement amené à parler de l'influence étiologique de ces maladies sur l'hémorrhagie utérine.

Déjà Lisfranc avait appelé l'attention sur ce point, et il s'est exprimé d'une manière assez catégorique, quoique un peu succincte, dans ses *Leçons de clinique chirurgicale.* Cependant cet observateur éminent n'insistait guère que sur certaines lésions de la matrice même : l'engorgement, les môles, les hydatides, les tumeurs fibreuses, les ulcérations, lésions faciles à constater et dont tout le monde reconnaît et proclame l'action directe sur la métrorrhagie. Mais d'autres affections, importantes par leur rôle et par leur fréquence, ont été négligées, oubliées même ou méconnues par Lisfranc. Ni lui, ni ceux qui l'ont suivi n'ont signalé, que nous sachions, l'influence des phlegmasies utérines et péri-utérines sur la production des métrorrhagies. Si à ces influences nous ajoutons celle de l'hématocèle péri-utérine, qui a été si bien étudiée dans ces derniers temps, nous pouvons dire qu'il s'en faut de beaucoup que Lisfranc ait indiqué toutes les causes organiques des pertes utérines, et que, par conséquent, même en adoptant ses idées, on laisse encore une trop large part à l'influence hypothétique de la chloro-anémie.

L'étude scrupuleuse que nous avons faite de la métrite interne et du phlegmon péri-utérin nous a permis de bien saisir l'étroite relation qui existe entre ces affections et la métrorrhagie. Depuis bien des années nous avons développé nos opinions à cet égard devant les élèves qui suivent notre visite et notre consultation à l'hôpital.

Déjà, en 1857, quelques-unes de nos idées avaient été reproduites par M. le docteur Trotignon dans sa dissertation inaugurale (*De la métrorrhagie*, thèses de Paris) ; mais c'est surtout M. le docteur Letellier, un de nos anciens internes, qui s'est fait l'interprète le plus fidèle de nos opinions dans une thèse remarquable, soutenue le 25 février 1858, et intitulée : *De la métrorrhagie symptomatique*.

« D'après ce que j'ai vu, dit l'auteur de ce travail, je suis porté à admettre que le plus souvent les pertes utérines sont sous la dépendance d'une lésion organique locale ou générale. » Et plus loin : « Lorsqu'un médecin se trouve en présence d'une métrorrhagie, il doit avant tout se poser la question de savoir quelle est sa nature.... Les investigations lui permettront le plus souvent de rattacher l'accident à une lésion bien déterminée.... » Ainsi, « on reconnaîtra tantôt l'existence d'ulcérations fongueuses du col, tantôt une métrite aiguë ou une métrite chronique, tantôt un phlegmon péri-utérin, une ovarite, une hématocèle rétro-utérine. » Ces paroles sont l'expression très exacte de notre manière de voir et des préceptes que nous cherchons à faire prévaloir, depuis longtemps, parmi nos élèves.

M. Letellier ne se contente pas d'une simple affirmation ; il y ajoute le témoignage des faits. « Pendant six années d'études dans les hôpitaux, dit-il, j'ai recueilli un nombre assez considérable d'observations de métrorrhagies. En mettant de côté les métrorrhagies puerpérales, celles de l'avortement, celles qui accompagnent les cancers, les polypes, les tumeurs fibreuses de l'utérus, et quelques autres de cause indéterminée, il m'en est resté un total de 82, réparties ainsi qu'il suit :

Ulcérations fongueuses du col	6
Métrite aiguë	1
Métrite chronique	31
Ovarite	4
Phlegmon péri-utérin	29
Hématocèle péri-utérine	4
Syphilis	2
Cas complexes et douteux	5

« Bon nombre de ces faits ont été recueillis pendant mon internat dans le service de M. Nonat. Les diagnostics sont ceux de ce savant médecin, etc... »

On voit donc, d'après cette courte statistique, quel rôle considérable jouent la métrite interne et le phlegmon péri-utérin dans la production de la métrorrhagie, combien sont fréquentes les pertes utérines liées à ces phlegmasies et de combien doivent être réduites les métrorrhagies essentielles ou les métrorrhagies soi-disant liées à la chloro-anémie.

Nous expliquons d'une manière très simple et très claire à la fois l'apparition de l'hémorrhagie dans les cas de phlegmasies utérines ou péri-utérines. Nous emprunterons encore ici à la thèse de notre ancien et distingué interne le passage suivant, qui traduit parfaitement bien notre pensée :

« Tous les médecins savent avec quelle facilité un produit

pathologique développé au voisinage d'une muqueuse quelconque y détermine des phénomènes fluxionnaires et hémorrhagiques. C'est ainsi qu'un tubercule à l'état de crudité sera pour la muqueuse bronchique, qu'il avoisine, le point de départ de congestions et d'hémorrhagies tout à fait disproportionnées par leur intensité avec la cause qui les a produites; de même un polype développé sur un point de la muqueuse nasale ou utérine. Eh bien! ce que nous voyons se produire par le fait d'un tubercule, d'un polype, d'une tumeur fibreuse, se produit encore lorsque c'est une simple inflammation.....

» Prenons, par exemple, le cas d'un phlegmon chronique du ligament large, lorsque le tissu cellulaire à larges mailles, compris entre les deux feuillets péritonéaux, s'est infiltré de matière plastique. Celle-ci, par son accumulation, forme une tumeur volumineuse, adhérente aux parois de l'utérus; les artères utérines et utéro-ovariennes, qui la traversent, doublent, triplent de volume; le plexus veineux utéro-ovarien prend un développement en quelque sorte variqueux, et la circulation de retour y devient plus difficile..... Si à cela on ajoute que la phlegmasie péri-utérine survient le plus souvent chez des femmes qui ont eu des enfants et chez lesquelles l'appareil vasculaire de la région est plus développé, on comprendra facilement l'état de congestion permanente de la muqueuse utérine.

» Dans cet état, une multitude de causes différentes..., une légère recrudescence inflammatoire, suffiront pour transformer l'hypérémie en métrorrhagie, et cela avec d'autant plus de facilité que le sang est déjà appauvri par des pertes antérieures et présente moins de plasticité. »

Nous croyons que ces développements suffisent pour établir l'influence des phlegmasies utérines et péri-utérines sur la production de la métrorrhagie; nous aurons occasion d'y revenir bientôt, en exposant la symptomatologie de cette affection et en traitant de son diagnostic.

Si cette influence a été méconnue ou contestée jusqu'à présent, il n'en est pas de même de celle des autres lésions de la matrice, telles que les tumeurs fibreuses, les polypes, les môles, les hydatides, les tumeurs cancéreuses. Ces affections sont autant de sources d'hémorrhagie utérine; elles agissent, comme nous venons de le dire, à la manière de corps étrangers irritant les tissus autour d'eux et entretenant un foyer permanent de congestion, que la moindre cause peut exagérer et transformer en hémorrhagie.

Nous en dirons autant des détritus de placenta abandonnés dans la cavité utérine, et qui, longtemps encore après l'accouchement, provoquent des métrorrhagies abondantes et rebelles.

L'accouchement peut être aussi par lui-même une cause éloigneé de métrorrhagie, indépendamment du séjour d'un débris de placenta dans la matrice, mais uniquement par suite d'un état congestif de cet organe.

Nous en dirons autant des avortements, des grossesses fréquentes, qui prédisposent au plus haut degré aux hypérémies, et, par suite, aux hémorrhagies utérines.

Les ulcérations, simples ou spécifiques, du col utérin, sont encore assez communément une source de métrorrhagie.

Les saisons et les climats exercent une influence contestable. Cependant Blumenbach a rapporté des faits de métrorrhagie, déterminés par l'action du climat, sur des Européennes transportées en Guinée. Saucerotte a vu survenir, dans les localités les plus élevées de la chaîne des Vosges, des pertes utérines qui ne cessèrent que lorsque les malades furent descendues dans la plaine. Ne peut-on pas admettre l'influence de la saison et de la température dans ce fait observé dans notre service, à la Pitié, au mois d'août 1853, et que M. Trotignon signale dans sa thèse inaugurale. Il s'agit d'une femme, âgée de vingt-quatre ans, qui présentait une menstruation très singulière. Réglée à vingt ans seulement, mais avec facilité, ses menstrues étaient assez abondantes, fort régulières, duraient sept ou huit jours, du mois de mai au mois d'octobre inclusivement, mais disparaissaient complétement en hiver. Elle était atteinte d'une métrite interne, qui n'expliquait en rien cette menstruation bizarre.

Une chaleur artificielle trop élevée, l'usage immodéré des bains chauds, des chaufferettes, des pédiluves irritants, peuvent produire la métrorrhagie en congestionnant les vaisseaux du petit bassin.

Les affections des appareils circulatoire et respiratoire peuvent aussi prédisposer à l'hémorrhagie de l'utérus.

Quant aux causes efficientes, elles sont aussi nombreuses, aussi variées que celles qui produisent les phlegmasies de la matrice et de ses annexes; nous nous contenterons de les rappeler ici sommairement. Ce sont : les excitations vénériennes directes, l'onanisme, les abus de coït, etc., la présence d'un pessaire dans le vagin, l'application et le séjour du redresseur intra-utérin, toutes les opérations qui se pratiquent sur l'utérus, le cathétérisme, les diverses formes de cautérisation, les manœuvres employées dans le but de provoquer l'avortement, les applications de sangsues sur le museau de tanche, etc.;

L'usage habituel des vêtements trop serrés, les coups portés sur l'abdomen, une chute sur les pieds, les genoux ou le bassin, le saut, la danse, les secousses fortes occasionnées par une longue course, à pied, à cheval ou dans une voiture mal suspendue;

L'emploi des emménagogues et des excitants spéciaux du système génital, rue, sabine, absinthe, armoise, cantharides, etc., des purgatifs drastiques, et surtout de l'aloès et de la coloquinte;

Les émotions morales vives, la joie, la surprise, la colère, etc.

Nous terminerons ce qui est relatif à l'étiologie des pertes utérines en disant qu'elles sont quelquefois supplémentaires d'autres hémorrhagies. Nous avons eu l'occasion d'observer un cas fort remarquable de ce genre chez une malade qui était prise alternativement d'épistaxis et de métrorrhagie. L'une des deux hémorrhagies apparaissait sitôt qu'on faisait cesser l'autre. Chez d'autres malades, nous avons vu la métrorrhagie alterner avec des hémoptysies ou des hématémèses.

Symptomatologie. — C'est ici qu'il convient de rappeler la distinction des métrorrhagies en actives et passives; car l'écoulement sanguin s'annonce par des phénomènes bien différents dans les deux cas.

1° **Métrorrhagie active.** — Cette forme s'accompagne de tous les signes qui caractérisent la congestion ou la pléthore utérine, à laquelle nous n'avons pas cru devoir consacrer un chapitre spécial, nous proposant d'entrer ici dans des développements suffisants.

La fluxion de l'utérus se manifeste par un sentiment particulier de tension, de pesanteur, de plénitude dans le bassin, de la douleur dans les lombes, des tiraillements dans les aines, du prurit à la vulve et une tuméfaction douloureuse des mamelles, chez quelques femmes. Dans d'autres circonstances, et particulièrement lorsque l'hypérémie est considérable ou lorsqu'elle s'opère chez des malades douées d'une grande susceptibilité nerveuse, ou atteintes déjà antérieurement de quelque lésion de la matrice ou de ses annexes, on voit éclater de véritables coliques utérines, accompagnées d'irradiations névralgiques très pénibles dans les reins et dans les membres inférieurs.

La région hypogastrique est dure, tendue, gonflée, sensible au toucher. En déprimant ses parois, on peut sentir quelquefois le corps de la matrice plus volumineux qu'à l'état normal.

La vulve et la muqueuse vaginale sont devenues le siége d'une tuméfaction légère, avec augmentation de la chaleur et de la sensibilité normale. Le doigt, porté sur le col utérin, le trouve habituellement chaud, sensible et boursouflé; les artères utérines battent avec force, et leurs pulsations sont également senties par les malades et par le médecin qui explore la surface du museau de tanche.

Ces phénomènes locaux sont, le plus ordinairement, accompagnés de quelques symptômes de réaction, tels à peu près qu'on les observe dans toutes les hémorrhagies dites actives : c'est un sentiment général de malaise et de courbature; une faiblesse excessive, particulièrement dans les jambes; des sensations alternatives de froid et de chaleur; de la pesanteur frontale, des éblouissements, des tintements ou des bourdonnements d'oreilles des modifications soudaines dans la face, qui est successivement pâle, rouge, animée. Le pouls est aussi plus fort, plus tendu, plus ferme et plus fréquent que de coutume.

La durée de ces prodromes est variable : tantôt ils se dissipent au bout d'une ou de plusieurs heures; tantôt ils persistent pendant un jour ou deux. Dans certains cas, l'hémorrhagie met fin à ces accidents congestifs. Alors, dès que se montre l'écoulement sanguin, il s'opère une sorte de détente, caractérisée par la disparition plus ou moins rapide des douleurs pelviennes et lombaires, l'affaissement du bas-ventre, la chute du pouls, et le retour de l'équilibre de la température du corps, enfin un pénible sentiment de fatigue et de faiblesse.

Dans d'autres cas, les phénomènes de congestion utérine ne se dissipent pas entièrement au moment de l'hémorrhagie; celle-ci ne fait qu'en modérer l'intensité. Il en est de même des malades chez lesquelles les douleurs deviennent plus vives et prennent un autre caractère. Elles éprouvent de véritables tranchées utérines, des douleurs expulsives très intenses, provoquées par la présence de caillots et de sang emprisonnés dans la matrice, et qui cessent sitôt que ces produits de l'hémorrhagie ont été expulsés. Ces phénomènes se reproduisent à des intervalles plus ou moins éloignés pendant tout le cours de la métrorrhagie. L'excès de ces douleurs ou leur fréquente répétition peuvent amener des lipothymies et un état de collapsus par épuisement de la sensibilité. L'énergie et la durée de ces phénomènes sont d'ailleurs subordonnées au degré de sensibilité propre de l'utérus, au spasme de ses orifices.

Tantôt le sang s'écoule au dehors à mesure qu'il est versé hors des vaisseaux utérins : alors il est liquide, pur et d'une couleur rutilante foncée; tantôt il séjourne, soit dans l'utérus, soit dans le vagin, et alors, comme celui qu'on recueille dans une palette, il se sépare en deux portions : l'une qui est constituée par un liquide séreux, d'une teinte rosée; l'autre par des caillots dont le nombre, le volume et l'aspect sont très sujets à varier. Ces caillots sont tantôt récents et colorés, tantôt pâles, dépouillés de leurs globules et réduits à leur partie fibrineuse. Ils sont généralement arrondis, cylindriques ou fusiformes. Nous en avons vu qui avaient la forme de la cavité utérine, sur laquelle ils semblaient s'être moulés.

La quantité de l'écoulement sanguin est très variable : tantôt c'est une faible hémorrhagie, qui se fait en nappe et d'une manière continue; tantôt c'est une hémorrhagie plus copieuse, dans laquelle le sang s'échappe, pour ainsi dire, à flots et d'une manière intermittente.

2° **Métrorrhagie passive**. — Cette forme n'est jamais précédée de symptômes précurseurs, ni accompagnée des phénomènes locaux qui caractérisent le molimen hémorrhagique. La perte survient d'emblée; elle est faible mais continue, le sang s'écoule en nappe; il est clair, séreux, dépourvu de plasticité, presque toujours fluide, ou présentant par exception des caillots petits et diffluents.

On ne trouve point dans les organes génitaux cette chaleur, cette sensibilité, cette tuméfaction, ces battements artériels, en un mot, ces signes de pléthore locale que nous avons signalés dans la métrorrhagie active. Ici, le pouls est petit, dépressible et sans fréquence; la peau et les muqueuses sont décolorées, les extrémités sont froides, et les malades éprouvent de fréquentes syncopes.

3° **Métrorrhagie interne ou latente**. — Dans la description que nous venons de donner de la métrorrhagie, tant active que passive, nous avons supposé que les conduits utérin et vaginal étaient libres. Mais dans quelques cas, très rares à la vérité, les voies par lesquelles le sang doit s'écouler au dehors sont oblitérées; l'hémorrhagie se fait alors au dedans; le liquide, à mesure qu'il est exhalé, s'accumule derrière l'obstacle et y forme une tumeur plus ou moins volumineuse.

Si l'obstruction siége dans le conduit utérin, le sang s'amasse dans la matrice; et cet organe distendu progressivement acquiert un volume plus ou moins considérable, mais qui dépasse rarement celui qu'on observe au troisième mois de la grossesse. Les parois de l'utérus s'amincissent à un tel point qu'il est aisé de sentir la fluctuation soit par le toucher rectal, soit par l'emploi simultané du palper hypogastrique et du toucher vaginal. Dans les cas de ce genre, l'hémorrhagie ne devient jamais abondante, en raison du peu de développement que prend la matrice; la perte s'arrête dès que l'organe cesse de se dilater.

Le sang accumulé dans l'utérus et ne pouvant trouver une issue dans le vagin, peut-il refluer par les trompes utérines jusque dans la cavité du péritoine? Cette question a été résolue affirmativement par Jos. Frank et Chaussier, et, de nos jours, par M. Bernutz. C'est une opinion que nous ne saurions admettre en raison de la disposition anatomique et de l'étroitesse de l'orifice des trompes utérines ; nous ne pensons pas que les liquides amassés dans l'utérus puissent remonter dans les trompes, pas plus que l'urine accumulée dans la vessie ne peut refluer dans les uretères. D'ailleurs, des expériences directes ont démontré que les liquides injectés dans l'utérus et pressés avec force, n'ont pas pénétré dans les trompes utérines. Nous avons déjà eu l'occasion de traiter longuement cette question, en parlant de l'hématocèle péri-utérine.

Ainsi limitée dans la cavité utérine, la métrorrhagie latente n'est jamais assez considérable pour donner lieu aux accidents des hémorrhagies internes graves.

Lorsque l'obstruction siége au niveau de la vulve, comme dans l'atrésie de cet orifice, le sang s'amasse à la fois dans l'utérus et dans le vagin. Indépendamment de la tumeur utérine, il existe donc une tumeur vaginale plus ou moins volumineuse. Ce conduit est ordinairement très distendu, il repousse en avant la vessie et en arrière la cloison recto-vaginale ; il forme dans le rectum une forte saillie, qui présente une fluctuation manifeste par le toucher rectal. La membrane qui oblitère la vulve, refoulée par le liquide, offre en avant une surface convexe où l'on sent aussi le phénomène de la fluctuation.

Nous avons dit plus haut ce qu'apprenait le toucher pendant la période prodromique de la métrorrhagie. Si on le pratique pendant le cours même de l'hémorrhagie, on trouve le vagin tantôt libre, tantôt obstrué par des caillots sanguins. Lorsque la perte est diminuée ou arrêtée, il faut bien se garder d'enlever ces caillots, qui font office de véritable tampons hémostatiques ; mais si le doigt peut atteindre la matrice sans obstacle, il faut s'assurer de l'état du col, et du degré de dilatation de son orifice utéro-vaginal, qu'on trouve parfois assez largement ouvert ou au contraire plus ou moins rétréci.

Le corps de la matrice doit être soigneusement exploré, non-seulement par le toucher vaginal, mais aussi par le palper abdominal et le toucher rectal. Un examen minutieux apprendra si la consistance du tissu utérin est altérée, si le volume de l'organe est diminué ou augmenté ; si sa cavité est vide ou si elle est distendue par des caillots et par du sang liquide.

Le toucher est encore nécessaire pour reconnaître les lésions de la matrice ou de ses annexes, qui ont provoqué ou qui entretiennent la métrorrhagie. Nous en avons longuement parlé en traitant de l'étiologie, il en sera encore question à propos du diagnostic et du traitement.

L'examen au spéculum n'est pas toujours indispensable, et quelquefois il est nuisible, chez les femmes atteintes de métrorrhagie; on ne doit jamais y recourir qu'après s'être assuré préalablement, par le toucher, que le vagin est libre, et que l'instrument peut être introduit sans inconvénients et sans danger.

Ce mode d'exploration permet d'observer clairement l'état du col utérin et de déterminer soit la cause, soit le siége de l'hémorrhagie. Or, le sang peut provenir ou de la cavité utérine, ou du museau de tanche. Pour découvrir son origine, on essuie la surface du col utérin avec un bourdonnet de charpie ou de coton. Si l'hémorrhagie vient de l'intérieur de l'organe, on voit le sang s'écouler de l'orifice utéro-vaginal; si elle vient du museau de tanche, à mesure qu'on absterge sa surface, on voit le liquide sourdre par gouttelettes, soit de quelque granulation, soit d'un ou de plusieurs points ulcérés. Quelquefois la métrorrhagie provient à la fois de ces deux sources; alors on constate que le sang s'échappe en même temps de l'intérieur de la matrice et de la muqueuse qui recouvre extérieurement le col.

Marche. Durée. Terminaisons. — Les deux formes de métrorrhagie que nous venons de décrire et qui diffèrent déjà par leurs phénomènes initiaux, comme nous l'avons dit, offrent encore quelques différences caractéristiques dans la marche des symptômes. La métrorrhagie active donne ordinairement lieu à un écoulement abondant et d'assez courte durée ; tandis que la perte est lente, uniforme et prolongée dans la métrorrhagie passive.

Dans les cas où l'hémorrhagie est modérée ou dure peu, les accidents qu'elle provoque se dissipent avec elle, et la femme rentre progressivement et assez vite dans les conditions habituelles de la santé. Mais, si la perte est fort abondante ou si elle persiste un temps assez long, on ne tarde pas à voir survenir la série des phénomènes dits *consécutifs*, c'est-à dire la décoloration complète des téguments, la teinte mate de la peau, la flaccidité des chairs, le refroidissement des extrémités et même l'abaissement de la température du corps, l'amaigrissement général, la perte de l'appétit, les troubles dyspeptiques, les palpitations de cœur, les cardialgies, le souffle carotidien; la petitesse et la dépression du pouls, les tremblements et les soubresauts musculaires, les vertiges, les éblouissements, l'affaiblissement de la vue, les tendances continuelles à la syncope, les hydropisies; en un mot tous les accidents qui accompagnent une profonde perturbation des phénomènes de nutrition et d'hématose, la perte de l'équilibre du système nerveux et du système sanguin.

Ces symptômes d'épuisement anémique surviennent assez rapidement chez les femmes d'une complexion chétive, ou dont la constitution est déjà affaiblie ou ébranlée par quelque maladie antérieure ou concomitante, et chez lesquelles, par conséquent, la métrorrhagie affecte un caractère franchement passif.

Les désordres causés par les accidents consécutifs des pertes utérines sont plus faciles à arrêter et plus prompts à réparer chez les femmes douées d'une bonne constitution et atteintes d'une métrorrhagie active.

Cependant, les unes comme les autres peuvent s'affaiblir plus ou moins vite et finir par succomber exsangues à la suite de grandes déperditions de sang qu'il n'est pas toujours possible d'arrêter, ou dont les effets résistent parfois à toutes les ressources de l'art.

Il est rare qu'une femme qui a été atteinte d'une première métrorrhagie n'en contracte pas une seconde, une troisième, une quatrième, etc. Cela tient à la nature même des causes de la métrorrhagie. A part les métrorrhagies traumatiques, presque toutes les hémorrhagies utérines reconnaissent pour point de départ, comme nous l'avons établi plus haut, une affection chronique de la matrice ou de ses annexes, qui est pour la muqueuse utérine un foyer permanent d'hypérémie. Or, il est clair qu'une femme est constamment sous l'imminence d'une métrorrhagie tant que persiste la lésion qui en est l'origine. Mais cette lésion est presque toujours de longue date et souvent même elle est méconnue ; en sorte que la métrorrhagie qui en dépend est assujettie à des répétitions plus ou moins fréquentes.

Il découle encore de ce que nous venons de dire que la marche de la métrorrhagie, sa durée, et la fréquence de ses récidives sont subordonnées non-seulement à l'état de la constitution des malades, mais surtout à la nature des causes qui déterminent la perte utérine.

Les métrorrhagies qui sont sous la dépendance d'une métrite ou d'un phlegmon péri-utérin sont sujettes à des retours qui coïncident avec les recrudescences fluxionnaires si communes dans le cours de ces maladies. A mesure que la phlegmasie marche vers la résolution, l'hémorrhagie utérine devient moins abondante et de plus en plus rare.

Dans les cas où elle est liée à la présence d'une tumeur fibreuse, d'un polype ou de granulations intra-utérines, la métrorrhagie subit également des oscillations et des retours, qui s'accomplissent d'une manière plus régulière, à des intervalles moins indéterminés que dans les cas précédents, et toujours sous l'influence des causes qui produisent un mouvement fluxionnaire vers l'utérus. Aussi, ces sortes de pertes s'observent-elles plus particulièrement à l'époque des règles, comme nous l'avons dit en traitant de la symptomatologie des fongosités intra-utérines, des polypes et des tumeurs fibreuses.

Tant que ces lésions existent, un de leurs effets, la métrorrhagie, se montre souvent réfractaire ; mais elle disparaît généralement avec la cause qui lui a donné naissance ; nous disons généralement, car il peut arriver que la matrice conserve encore une sorte d'habitude à l'hypérémie. Nous devons seulement faire observer que, si les pertes continuent, elles sont très modérées et ne tardent pas à disparaître définitivement.

Quant à la métrorrhagie symptomatique d'un cancer utérin, elle augmente à mesure que l'affection organique fait des progrès. Ici, on le comprend aisément, elle contribue souvent à hâter la mort par l'affaiblissement qu'elle amène dans l'organisme.

En résumé, quelles que soient les causes, quelle que soit la forme de la métrorrhagie, sa marche et sa durée sont très variables. Il est des pertes utérines qui se répètent, à des intervalles plus ou moins éloignés et avec une persévérance désespérante, tantôt une ou plusieurs fois par mois, tantôt à plusieurs mois de distance; ces métrorrhagies à marche irrégulièrement intermittente sont les plus communes. Il en est d'autres dont le cours est continu et qui durent un ou plusieurs mois avec des exacerbations à l'époque des règles.

La métrorrhagie par elle-même amène rarement une terminaison funeste. Nous avons dit plus haut que la mort peut en être la conséquence, lorsque, par son abondance ou par sa durée, elle a produit dans l'économie des désordres irréparables, et un appauvrissement du sang, une anémie au plus haut degré.

Mais ces cas sont assez rares en dehors de l'état puerpéral ou de la gestation. Le plus souvent les femmes opposent une force de résistance incroyable à l'hémorrhagie utérine; nous ne possédons pas un seul exemple d'une malade morte du fait même de la métrorrhagie *sans lésion organique;* tandis que nous en avons vu un grand nombre résister à des hémorrhagies qui persistaient pendant trois, quatre et cinq années avec une abondance extraordinaire.

La métrorrhagie idiopathique se termine souvent d'une manière spontanée. La métrorrhagie symptomatique est subordonnée aux lésions auxquelles elle se rattache; elle aggrave toujours l'état général et hâte la terminaison funeste de la maladie principale.

Diagnostic. — C'est là une question fort complexe; elle renferme un grand nombre d'éléments qu'il importe de bien étudier et de dégager avec précision pour arriver à l'institution d'une thérapeutique vraiment rationnelle. En effet, il ne suffit pas d'avoir acquis la certitude qu'on a affaire à une métrorrhagie, il faut encore en découvrir la cause, en reconnaître l'origine et le point de départ. On peut dire, conséquemment, que le diagnostic ainsi compris est la base, le point essentiel et fondamental de la question.

Et d'abord quelles sont les hémorrhagies que l'on peut confondre avec une perte utérine? Il en est trois, savoir : l'hémorrhagie du vagin, celle de la vulve et l'hémorrhagie physiologique de l'utérus, le flux menstruel.

Les hémorrhagies de la vulve et du vagin sont rares ; elles reconnaissent presque toujours pour cause soit une lésion organique, soit une lésion traumatique; dans ce dernier cas, elles sont le résultat d'une contusion ou d'une blessure déterminée par quelque violence extérieure, par un coup, une chute, ou l'action directe d'un instrument tranchant. Ainsi l'étiologie peut déjà mettre sur la voie du diagnostic. L'examen direct, sans le spéculum, s'il s'agit de la vulve, avec le spéculum, s'il s'agit du vagin, ne peut laisser aucun doute.

Mais est-il aussi facile de distinguer la métrorrhagie de la menstruation? Ici, de deux choses l'une : ou la femme est régulièrement réglée ou elle l'est irrégulièrement. Chez une femme dont les menstrues apparaissent habituellement à des époques fixes et déterminées, chez laquelle la quantité et la durée de l'écoulement périodique ne dépassent pas ordinairement les limites physiologiques, il est très facile de constater l'existence d'une perte utérine. Dans ce cas, en effet, la métrorrhagie se reconnaît, soit à une exagération dans le flux menstruel, si elle survient pendant la période des règles, soit à l'apparition insolite d'un écoulement sanguin, si elle se manifeste dans l'intervalle des époques.

Ainsi, tout écoulement de sang provenant de l'utérus, en dehors de l'époque menstruelle, sera une métrorrhagie. Nous le répétons, rien de plus simple, rien de plus facile à reconnaître chez une femme habituellement bien réglée.

Mais le diagnostic peut offrir quelque embarras chez les femmes, dont les menstrues présentent, depuis longtemps, des irrégularités dans l'époque de leur apparition, ainsi que dans la quantité et dans la durée de l'écoulement. Cependant, nous croyons qu'on est en droit d'affirmer qu'une femme est atteinte de métrorrhagie, toutes les fois que l'écoulement sanguin revient à des intervalles rapprochés, et que, par son abondance ou sa longue durée, il donne naissance à quelques-uns des troubles fonctionnels que nous avons signalés plus haut et qui caractérisent l'état anémique. Un écoulement physiologique ne produirait pas cette déperdition des forces, ces phénomènes de faiblesse générale qui accompagnent une véritable hémorrhagie.

On voit donc qu'il ne peut y avoir de difficultés sérieuses que pour la métrorrhagie intermittente. Si l'écoulement sanguin est continu, le diagnostic ne saurait être douteux.

Les qualités du sang peuvent-elles fournir un élément de diagnostic? On le croyait avant que les recherches de MM. Pouchet, Raciboski, Bouchardat, Brierre de Boismont eussent établi que le sang cataménial ne diffère point du sang artériel. Cependant il est juste de reconnaître que le sang menstruel est plus diffluent, moins chargé de fibrine, moins coagulable; aussi, est-il rare, lorsque les règles sont normales, qu'elles s'accompagnent de caillots, tandis que la formation et la présence des caillots sont à peu près constantes dans les pertes utérines.

Nous avons dit plus haut que, dans certains cas, rares à la vérité, la métrorrhagie demeurait latente; que le sang, arrêté par un obstacle, soit dans l'utérus, soit dans le vagin, ne se faisait pas jour au dehors. Nous croyons avoir insisté suffisamment sur les signes propres à faire reconnaître la métrorrhagie, dans ces circonstances, pour n'être pas obligé d'entrer ici dans de nouveaux détails. Les douleurs particulières qui suivent la distension de l'organe, la pesanteur au fondement, les tiraillements dans les aines et dans les lombes et surtout les douleurs expulsives, apporteront au diagnostic un nouveau degré de certitude. Enfin on arrivera presque à l'évidence au moyen des signes fournis par l'exploration directe, qui permettent de constater matériellement la distension de l'utérus ou du vagin par un liquide épanché. Pour plus amples détails, on peut consulter, dans le chapitre précédent, l'article consacré à la *rétention du sang menstruel.*

La métrorrhagie bien constatée, il est nécessaire de remonter à sa cause; c'est là, nous l'avons déjà dit, un point principal pour arriver à fonder un pronostic convenable et à instituer un traitement rationnel.

La première question que doit se poser le médecin est celle-ci: la métrorrhagie est-elle idiopathique ou symptomatique? Nous avons établi, au commencement de ce chapitre, combien sont relativement rares les métrorrhagies de la première espèce, et combien leur nombre se restreint à mesure que la lumière se fait sur la pathologie utérine. De ce qu'une métrorrhagie survient à la suite d'une émotion morale vive, on en peut conclure, dans la majorité des cas, qu'elle est idiopathique; mais, dans d'autres circonstances, l'impression morale n'agit que comme cause occasionnelle, et la véritable source de l'hémorrhagie est dans quelque affection de l'utérus ou de ses annexes: une métrite chronique, des granulations intra-utérines, une tumeur fibreuse, un polype, une môle, un cancer, etc., un phlegmon péri-utérin, une hématocèle péri-utérine, etc. Ce n'est pas ici le lieu de dire à quels signes on reconnaîtra l'existence de ces diverses lésions. Nous insistons suffisamment sur les caractères et le diagnostic de chacune d'elles dans les chapitres qui sont spécialement consacrés à leur histoire. Nous engageons le lecteur à s'y reporter, s'il veut compléter ce que nous venons de dire de la détermination séméiologique de la métrorrhagie, et nous répétons en finissant ce précepte de Lisfranc déjà cité : Lorsque vous êtes en présence d'une femme atteinte de métrorrhagie, explorez attentivement les organes de la génération ; touchez, touchez dans tous les cas.

Il est aussi d'une grande importance de reconnaître si la métrorrhagie est active ou si elle est passive ; c'est encore là une distinction essentielle et dont nous avons fait la base de la symptomatologie. Nous ne répéterons pas ce que nous avons dit alors ; il nous suffira de rappeler seulement les caractères principaux qui différencient ces deux variétés de pertes utérines. Dans la métrorrhagie active : prodromes annonçant une réaction générale et une congestion locale plus ou moins intense, sentiment de douleur et de tension, battements artériels dans la région utérine ; force, plénitude et fréquence du pouls. Dans la métrorrhagie passive : absence de prodromes, réaction nulle, dépression des forces, pas de douleur locale ; pouls petit, faible et dépressible.

Quant au siége de la métrorrhagie, nous avons dit plus haut qu'on arrive aisément à le préciser à l'aide du spéculum, et nous avons indiqué à quels signes on reconnaît que le sang est fourni ou par le museau de tanche, ou par la surface interne de la matrice. Nous croyons donc inutile d'y revenir.

Pronostic. — Il est facile à déduire de ce qui a été dit précédemment touchant les symptômes et la marche des diverses formes de métrorrhagie.

La métrorrhagie idiopathique étant susceptible de s'arrêter spontanément, et cédant habituellement à des moyens assez simples, est moins grave que la métrorrhagie symptomatique, dont la cause est quelquefois entourée d'obscurités et qui peut procéder d'une lésion plus ou moins difficile à guérir, ou même incurable.

La métrorrhagie active offre moins de gravité que la métrorrhagie passive. La première, en effet, se lie à un état congestif dont il est aisé le plus souvent de triompher ; tandis que la seconde est sous la dépendance d'une altération générale plus ou moins profonde, s'associant ordinairement à quelque affection locale ancienne et de nature sérieuse.

Il faut tenir grand compte aussi de la quantité de l'écoulement sanguin. Indépendamment des causes, une hémorrhagie est évidemment d'autant plus sérieuse qu'elle est plus abondante.

Le pronostic de la métrorrhagie varie encore suivant que l'écoulement s'opère au dehors ou que le sang s'épanche dans l'utérus ou dans le vagin. Il est évident que le pronostic est plus fâcheux dans les cas où l'hémorrhagie ne peut se faire jour à l'extérieur qu'à l'aide de l'intervention chirurgicale ; c'est un point sur lequel il est inutile d'insister.

Quant à la métrorrhagie symptomatique, son pronostic varie

suivant la nature et l'ancienneté des lésions qui la déterminent. Plus la lésion est profonde, plus elle est ancienne, plus elle est grave, plus l'hémorrhagie qui en dépend présente elle-même de gravité : non-seulement parce qu'elle est plus opiniâtre, plus rebelle, mais aussi, et surtout, parce qu'elle exerce à son tour sur la marche de l'affection primitive une influence funeste et qu'elle en précipite la terminaison fatale, comme dans le cancer utérin, par exemple. D'autres fois la métrorrhagie intervient comme un élément fâcheux dans le cours d'une maladie utérine ou péri-utérine, en forçant le médecin à modifier ou à interrompre un traitement commencé, ainsi qu'il arrive dans la métrite interne ou dans l'engorgement péri-utérin.

Nous croyons inutile d'insister davantage sur ce point. Nous nous résumerons en disant que le pronostic de la métrorrhagie symptomatique est entièrement lié et subordonné à celui même de la lésion qui est la source de l'écoulement sanguin. Nous ajouterons que le médecin ne doit jamais perdre de vue l'influence réciproque qu'exercent sur leur marche respective la métrorrhagie symptomatique et la maladie dont elle procède.

Thérapeutique. — Trois grandes méthodes dominent le traitement de toutes les hémorrhagies, quel que soit leur siége : — l'une consiste à affaiblir le molimen hémorrhagique par des moyens indirects qui agissent soit en diminuant la masse générale du sang, soit en changeant son cours et en l'appelant vers des parties éloignées du point où se fait l'exhalation morbide ; — l'autre consiste à agir directement sur le tissu hypérémié, par des substances capables d'en resserrer les vaisseaux, de chasser le sang qu'ils contiennent et de les empêcher de se distendre pour en recevoir de nouvelles quantités ; — la troisième consiste à opposer un obstacle mécanique à l'écoulement sanguin, à mettre une barrière à son issue au dehors, de manière à provoquer sa coagulation dans l'organe même où il s'épanche.

Tel est, en résumé, le triple but auquel concourent les moyens nombreux et variés que nous ferons connaître bientôt.

Mais nous avons pensé qu'il convenait tout d'abord d'exposer d'une manière générale les indications qui doivent guider le praticien dans le choix de ces trois grandes méthodes.

On a recours aux moyens propres à diminuer la masse du sang et à dériver le cours de ce liquide, quand on a affaire à une malade d'une bonne constitution et qui présente tous les signes que nous avons attribués à la métrorrhagie active, tous les caractères locaux de la pléthore utérine unis aux phénomènes de réaction générale précédemment décrits. Dans ce cas, l'indication est formelle : il faut non-seulement appeler le sang loin de l'organe hypérémié, mais encore en soustraire une certaine quantité, toujours proportionnée, comme nous le dirons plus bas, à la force du sujet, à l'intensité de la réaction, à l'énergie du molimen hémorrhagique.

Si les symptômes de congestion utérine sont peu prononcés, si la réaction est nulle ou mal caractérisée, on pourra se contenter de l'emploi des révulsifs proprement dits.

Il faut alors s'abstenir, en général, des émissions sanguines, et avoir seulement recours aux révulsifs cutanés, de la manière que nous indiquerons bientôt, et selon les règles qu'il convient de suivre quand la métrorrhagie est faible, quand elle se présente avec tous les signes d'une hémorrhagie passive, quand la malade est d'une constitution chétive et qu'elle offre les attributs de la chloro-anémie. Dans ces cas, nous le répétons, on doit généralement se garder de tirer du sang; nous disons généralement, car il est des circonstances, rares à la vérité, où il est nécessaire de s'écarter de cette règle. Nous rapporterons un certain nombre d'observations de femmes chloro-anémiques et d'une apparence chétive, atteintes de métrorrhagies opiniâtres, qui avaient depuis longtemps résisté à toutes sortes de moyens thérapeutiques et qui cédèrent immédiatement à une petite saignée révulsive. Ici les indications sont assez difficiles à saisir. L'expérience seule peut guider le praticien dans le choix du traitement le plus convenable. Cependant il est un précepte sur lequel nous devons insister, à cause de son extrême importance : c'est que les émissions sanguines sont efficaces, et seules efficaces, même chez les femmes faibles et chloro-anémiques, quand la métrorrhagie est liée à un état inflammatoire chronique de l'utérus ou du tissu cellulaire péri-utérin. Dans ces occasions, bien que la métrorrhagie soit active, la réaction générale est peu marquée, en raison de l'état de faiblesse de la constitution des malades. Ces cas, on le comprend, sont obscurs, mais ils n'échapperont pas au praticien prévenu de la fréquence des métrorrhagies symptomatiques, et familiarisé avec l'étude des affections de l'utérus et de ses annexes.

Les moyens de la seconde espèce, ceux qui consistent à porter sur l'organe malade ou dans son voisinage des substances styptiques, astringentes, doivent être absolument proscrits dans les cas de métrorrhagie active bien franche et accompagnée d'une réaction intense; ils sont alors plus nuisibles qu'utiles, et, au lieu de produire les effets qu'on en attend, ils peuvent amener un surcroît d'activité dans la circulation, et, par suite, une recrudescence de la métrorrhagie.

Les mêmes agents sont encore contre-indiqués toutes les fois que la métrorrhagie est symptomatique d'une métrite chronique, d'un engorgement des ligaments larges ou d'une hématocèle. Ils peuvent, il est vrai, arrêter momentanément l'écoulement sanguin, mais c'est presque toujours au préjudice de la phlegmasie utérine ou péri-utérine, qui ne tarde pas à atteindre un plus haut degré d'intensité.

Ils conviennent, au contraire, à merveille dans les métrorrhagies passives, dans lesquelles la fluxion sanguine est toujours entretenue par un défaut de ton, une asthénie de l'organe malade. Dans les cas de ce genre, ils ne peuvent donc qu'agir favorablement en tonifiant les tissus, en leur rendant l'énergie nécessaire pour réagir contre la stase sanguine.

Quant aux procédés qui consistent à opposer une barrière, un obstacle mécanique à l'écoulement du sang, ils doivent être réservés exclusivement pour les cas où la métrorrhagie, réfractaire aux autres moyens et devenue incoërcible, met en péril les jours des malades ; mais ces cas, il faut le dire, sont assez rares en dehors de l'état puerpéral et des pertes liées à une lésion organique de la matrice.

§ 1. — Des moyens propres à diminuer la masse générale du sang et à en dériver le cours.

Nous les diviserons en externes et internes :

1° *Moyens externes.* — Dans certains cas de métrorrhagie, dans ceux où la perte est essentiellement active, ou bien dans ceux où elle se lie à une métrite interne chronique, à un phlegmon péri-utérin ou à une hématocèle, il n'est point assurément de meilleur hémostatique que la saignée générale. Si quelques auteurs l'ont blâmée, et si quelques praticiens la redoutent, c'est faute d'en connaître d'une manière sûre et précise les indications. Nous venons de les poser catégoriquement ; il nous reste à dire quelles sont les règles à suivre dans l'emploi de ce moyen.

Dans la métrorrhagie, les saignées ne doivent pas être copieuses. En général, il ne faut pas dépasser 60 à 80 grammes; car nous employons la phlébotomie moins comme déplétive que comme révulsive. Souvent une seule saignée suffit pour arrêter la métrorrhagie : c'est ce qui arrive lorsque la perte est peu abondante, qu'elle s'accompagne d'une réaction modérée et que la femme est d'une constitution moyenne. Dans les circonstances contraires, il est nécessaire de répéter une ou plusieurs fois la saignée.

Le nombre des saignées et la quantité de sang qu'il faut soustraire seront proportionnés à la force du sujet et à l'énergie de la réaction générale et locale. On prendra surtout en considération l'état du pouls et les battements artériels perçus par le toucher dans la région malade, autour du col de l'utérus. Les signes sur lesquels nous appelons ici l'attention, donnent, pour ainsi dire, la mesure du molimen hémorrhagique, de la congestion des organes pelviens ; ils sont, nous le répétons, d'une assez grande importance pour mériter de servir de guide et de règle dans l'emploi et dans le dosage des émissions sanguines.

Beaucoup de médecins repoussent la saignée générale et emploient de préférence les ventouses scarifiées ou les sangsues appliquées à l'hypogastre, aux lombes, aux cuisses et le plus près possible des organes génitaux. M. Scanzoni, dans les cas compliqués de métrite, il est vrai, porte les sangsues jusque sur le col de l'utérus. Nous ne saurions adopter aucune de ces pratiques. Une émission sanguine locale est plutôt faite pour appeler le sang vers les organes pelviens, pour augmenter l'hémorrhagie par conséquent, que pour la diminuer ou l'arrêter. N'est-ce pas, en effet, à ces moyens-là que l'on a recours pour rétablir le flux menstruel, quand il est supprimé? Nous en dirons autant de la saignée du pied, qui nous paraît être passible des mêmes reproches que les sangsues et les ventouses scarifiées, appliquées autour du bassin. La saignée du bras est certainement préférable à tous égards; elle ne présente aucun des inconvénients que nous venons de signaler, et pratiquée suivant les préceptes que nous avons posés, elle offre des avantages incontestables, elle diminue la masse générale du sang, et elle appelle le cours de ce liquide vers les extrémités supérieures.

Les ventouses sèches sont employées par quelques praticiens, comme les ventouses scarifiées, tout autour du bassin; mais ce procédé nous paraît aussi défectueux que le premier; et nous croyons qu'il vaut mieux placer les ventouses sèches dans le dos, le plus haut possible, entre les deux épaules par exemple, ainsi que nous avons l'habitude de le faire. D'autres, à l'exemple d'Hippocrate et de Galien, les appliquent dans la région mammaire ou sur les mamelles mêmes. Nous avons déjà dit, à propos du traitement de la métrite, que nous n'avions aucune confiance dans ce moyen; nous le rejetons ici pour les mêmes raisons, c'est-à-dire dans la crainte que l'excitation imprimée aux glandes mammaires n'augmente la fluxion utérine, par suite des sympathies qui existent entre la matrice et les mamelles.

Dans la classe des hémostatiques que nous étudions en ce moment, nous devons placer les sinapismes promenés sur les bras, les manuluves chauds ou rendus excitants à l'aide d'une addition de vinaigre, de sel ou de farine de moutarde. Ce sont là d'excellents auxiliaires des émissions sanguines, dans les métrorrhagies abondantes.

Dans certains cas de métrorrhagie active, M. le docteur Costaz a conseillé, comme sédatif de la circulation, l'usage du bain chaud à 26 ou 28 degrés, pendant une demi-heure ou une heure. Nous avons vu cette médication réussir dans un cas de métrorrhagie qui avait résisté à tous les autres hémostatiques. Nous croyons qu'il est surtout indiqué dans les pertes sthéniques, accompagnées de douleurs, ou chez les sujets nerveux, impressionnables, comme l'était notre malade.

Le froid constitue un très bon hémostatique. On l'applique de différentes manières. La malade peut être plongée pendant quelques minutes dans un bain d'immersion, ou bien soumise à une douche en jet, dirigée le long de la colonne vertébrale, entre les épaules, ou à une douche en pluie sur tout le corps. Le plus souvent, on se contente de recouvrir simplement le bas-ventre, la face interne des cuisses, la vulve, de compresses imbibées d'eau froide ou glacée, qui doivent être fréquemment renouvelées. On conseille encore les injections froides dans le vagin ou même l'introduction de la glace jusque sur le col utérin. M. Gendrin donne la préférence aux lavements froids, nous les avons souvent prescrits avec avantage.

Le froid agit de deux manières, suivant son mode d'application. Administré sous forme de douche ou de bain d'immersion, il produit sur toute la surface cutanée un effet révulsif puissant et provoque par là une réaction énergique très salutaire. Mais c'est un moyen qui doit être employé avec la plus grande circonspection et par des mains accoutumées à manier les procédés hydrothérapiques. Il convient d'y recourir dans les cas de métrorrhagies passives opiniâtres, chez les femmes chloro-anémiques et d'une constitution faible; mais il ne serait pas sans danger de l'employer dans les pertes utérines symptomatiques d'une métrite chronique interne, d'un phlegmon péri-utérin ou d'une hématocèle. Dans ces cas et dans tous ceux où le molimen hémorrhagique est trop intense, les moyens hydrothérapiques peuvent être plus nuisibles qu'utiles. Ils calment l'hémorrhagie pour un moment; mais bientôt la perte revient avec une abondance excessive et elle s'accompagne souvent de douleurs vives, qui annoncent une sorte de recrudescence congestive ou même inflammatoire.

Les applications froides locales agissent surtout à la façon des astringents ; nous y reviendrons dans le paragraphe suivant.

Parmi les moyens externes, nous signalerons encore, comme propre à empêcher un afflux trop considérable du sang vers les organes pelviens, la compression de l'aorte à travers les parois abdominales et la ligature des membres inférieurs. La première n'est guère possible que chez les personnes maigres. Sur les sujets chargés d'embonpoint, il est difficile d'atteindre l'aorte abdominale. D'ailleurs, ce sont là des moyens que l'on n'a employés que dans des cas désespérés, et qui ont été préconisés surtout dans l'hémorrhagie puerpérale opiniâtre.

2° *Moyens internes.*— On administre souvent contre les hémorrhagies une série de médicaments qui, par leur mode d'action, méritent d'être signalés dans ce paragraphe ; nous voulons parler des sédatifs de la circulation et du système nerveux. La digitale a été préconisée à doses fractionnées par un auteur anglais ; nous n'avons eu qu'une seule fois recours à ce moyen, et sans succès. Les préparations opiacées, les antispasmodiques peuvent être utiles dans les cas qui s'accompagnent d'un état d'éréthysme nerveux, d'une exaltation de la sensibilité générale ou de souffrances plus ou moins vives dans la région utérine. La douleur étant considérée, à juste titre, comme un agent d'irritation, il y a toujours lieu de la combattre pour se débarrasser d'une cause capable d'entretenir l'hémorrhagie. Cependant, M. Behier a rapporté récemment quelques exemples d'hémorrhagies abondantes traitées avec avantage par l'opium à haute dose, bien qu'il n'y eût aucune douleur.

§ 2. — Des moyens propres à resserrer la fibre utérine ou hémostatiques astringents.

On peut les distinguer également en externes et internes.

1° *Astringents externes.* — Nous avons déjà signalé l'eau froide ou la glace appliquées sur les parties génitales externes ou dans leur voisinage, soit dans le vagin ou dans le rectum, soit sur le col même de l'utérus.

Les styptiques ont été appliqués par les anciens sur l'hypogastre, sur le périnée, ou sur les parties génitales externes, dans le but d'agir indirectement sur la matrice. Mais on comprend combien cette action à distance est incertaine ; et aujourd'hui les astringents sont portés directement dans le vagin et sur le col utérin. On fait des injections avec l'*eau vinaigrée*, la solution d'*extrait de Saturne*, d'*alun*, de *tannin*, de *noix de galle*, etc.; ou bien on introduit dans les organes génitaux un bourdonnet de charpie ou de coton trempé dans ces dissolutions styptiques, ou encore des tranches de *citron*. Si ces remèdes étaient insuffisants, on pourrait recourir de la même manière au *perchlorure de fer*, qui est le plus puissant des hémostatiques.

Nous ne reviendrons pas sur les indications et les contre-indications de ces moyens que nous avons très nettement formulées plus haut.

2° *Astringents internes.* — L'alun, le tannin, le perchlorure de fer ont été prescrits à l'intérieur dans la métrorrhagie ; nous pouvons en dire autant de presque tous les amers, des ferrugineux et des acides minéraux.

Les amers, tels que le quinquina, le quassia amara, le simarouba, etc., et les ferrugineux, sont administrés non-seulement en vue de déterminer localement une action astringente, qui peut être fort douteuse, mais aussi et surtout dans le but de modifier la nutrition, de relever l'état de la constitution et de refaire la crase du sang, en restituant à ce liquide ses propriétés plastiques.

Les astringents proprement dits, comme le ratanhia, la limonade sulfurique, l'eau de Rabel, etc., passent pour exercer sur le tissu de l'utérus une influence styptique immédiate. La teinture de cannelle, à la dose de 2 gr., a été préconisée par Récamier d'une manière tout empirique.

Mais l'excitant direct de la fibre utérine, le médicament interne que l'on peut considérer à bon droit comme l'hémostatique le plus puissant dans les pertes utérines, c'est le seigle ergoté. On sait quel parti avantageux les accoucheurs en ont tiré dans les métrorrhagies puerpérales. Il peut rendre aussi de grands services dans les métrorrhagies qui se manifestent en dehors de la grossesse et de l'accouchement. On donne la poudre d'ergot de seigle à la dose de 2 à 4 grammes par jour, divisés en plusieurs paquets, qu'on prend, suivant l'intensité de la maladie, tous les quarts d'heure, toutes les demi-heures ou d'heure en heure. Ou bien, on prescrit l'ergotine depuis 20 centigrammes jusqu'à 1 gramme, également partagés en plusieurs prises.

Le seigle ergoté, comme les autres astringents internes, ne convient pas dans les métrorrhagies actives, accompagnées de douleurs locales et d'une réaction générale intense. On ne doit y recourir que lorsque l'élément congestif a été combattu par les émissions sanguines; on ne peut l'employer d'emblée que dans les pertes utérines exemptes de toute complication inflammatoire.

§ 3. — Hémostatiques mécaniques directs.

Ce que nous avons dit à l'occasion de la métrite externe ou interne, des granulations fongueuses intra-utérines, etc., nous dispense d'insister longuement ici sur le traitement de la métrorrhagie qui a pour cause ces diverses affections.

Ainsi il est facile de comprendre dans quels cas il peut être utile et même nécessaire de recourir à la cautérisation pour combattre la métrorrhargie. On conçoit également que le choix des caustiques doit varier suivant le siége et la nature de la lésion utérine.

Cette lésion occupe-t-elle le museau de tanche? est elle superficielle ou profonde? consiste-t-elle dans une ulcération fongueuse simple du col utérin, ou bien s'agit-il d'un ulcère cancéreux, de végétations de même nature? les mêmes caustiques ne sont pas applicables à tous les cas.

Les caustiques légers méritent la préférence dans les lésions superficielles; les caustiques les plus puissants sont employés avec avantage dans la métrorrhagie qui se rattache à une altération profonde du museau de tanche.

Quand la métrorrhagie est due à la présence de granulations fougueuses intra-utérines, c'est contre ces granulations qu'il faut diriger le traitement, comme nous l'avons dit en parlant de ce genre de lésion. Récamier, MM. Trousseau, Robert, Maisonneuve, Nélaton, ont réussi à faire cesser rapidement des métrorrhagies à l'aide du râclage de la surface interne de la matrice, alors que tous les autres moyens avaient complétement échoué. J'ai obtenu les mêmes résultats, dans un certain nombre de cas, avec la même médication.

Nous ne saurions trop insister sur l'utilité de cette méthode de traitement, appliquée d'une manière convenable et suivant certaines règles que nous avons exposées à l'occasion des granulations fongueuses intra-utérines.

On peut encore employer la cautérisation intra-utérine avec le nitrate acide de mercure, pour combattre certaines métrorrhagies qui sont liées à un état fongueux de la surface interne de la matrice.

Il est des métrorrhagies qui ne cèdent à aucune des médications que nous venons d'étudier, et qui, en raison de l'abondance de l'écoulement sanguin, menacent la vie des malades.

Que faire en pareil cas? Il faut, sans hésiter, avoir recours au tamponnement vaginal. Ce tamponnement s'opère avec des boulettes de charpie, unies ensemble par un fil, que l'on introduit dans le vagin à l'aide du spéculum.

On peut remplacer ce mode de tamponnement par une vessie en caoutchouc (Gariel).

Ce genre de traitement a pour effet de retenir dans le vagin ou dans l'utérus le sang qui se coagule, forme un caillot obturateur et fait cesser l'hémorrhagie.

Nous sommes d'avis de n'avoir recours au tamponnement que lorsqu'il n'est pas possible d'arrêter autrement la métrorrhagie. On doit en surveiller les effets, et le renouveler, s'il y a lieu, au bout de deux ou trois jours. On peut rendre le tamponnement plus efficace en imbibant les boulettes de charpie d'une solution astringente, et particulièrement de perchlorure de fer.

Il ne faut pas oublier toutefois qu'avant d'employer ce traitement local et direct, il est nécessaire de s'assurer, par un examen très attentif de l'utérus et de ses annexes, qu'il n'existe aucune complication inflammatoire autour de la matrice.

C'est pour n'avoir pas pris cette précaution que les cautérisations utérines ont été suivies parfois d'accidents graves et même mortels.

§ 4. — Soins hygiéniques et moyens adjuvants.

Indépendamment des moyens qui viennent d'être décrits, et dans le but de leur venir en aide, le médecin doit prescrire aux malades atteintes de métrorrhagie le repos absolu dans la position horizontale, le siége étant un peu élevé et soutenu par un coussin ou un matelas un peu dur, en crin, en balle d'avoine, en son, jamais en plume ni en laine, qui favoriseraient l'hémorrhagie par un excès de chaleur. La femme sera légèrement couverte et entourée d'une température peu élevée; les portes et les fenêtres de sa chambre seront ouvertes de temps en temps pour renouveler l'air et le rendre plus frais. On prescrira des lavements à peine tièdes et même presque froids, afin de vider le rectum; des boissons délayantes ou légèrement acidulées et une alimentation très légère. Enfin, on éloignera de la malade tout ce qui serait de nature à lui causer quelque émotion.

Quand la métrorrhagie est très faible, quand elle est survenue spontanément à la suite de quelque impression morale vive, ou d'une cause traumatique légère, comme une course prolongée, une fatigue corporelle, un effort, une chute, etc., quand elle a une grande tendance à s'arrêter d'elle-même, les soins élémentaires, les moyens hygiéniques que nous venons d'exposer suffiront pour la faire cesser. Le médecin, dans ce cas, n'aura, pour ainsi dire, qu'à venir en aide à la nature.

Mais, si la perte résiste à ces premiers moyens, on aura recours aux diverses médications que nous avons fait connaître plus haut, en se conformant aux indications fournies par une connaissance parfaite de la cause et une détermination exacte de la forme de la métrorrhagie. C'est uniquement sur une étude approfondie de ces deux éléments qu'on peut, nous ne saurions trop le répéter, établir une thérapeutique rationnelle, et partant efficace, des pertes utérines.

Dans la métrorrhagie idiopathique il suffit de s'adresser directement à la perte utérine, par les moyens les mieux appropriés, et qui doivent varier, ainsi que nous l'avons établi, suivant que la métrorrhagie est active ou passive.

Mais, dans la métrorrhagie symptomatique, la perte utérine n'est qu'un effet, une des manifestations de la maladie principale ; supprimée une première fois, elle tendra sans cesse à se reproduire tant que la cause persistera. Il faut donc combattre directement la lésion qui est la cause de l'hémorrhagie, si on veut la voir disparaître pour jamais. Suivant les cas, on appliquera donc le traitement qui convient aux phlegmasies utérines et péri-utérines, aux granulations intra-utérines, aux ulcérations fongueuses, à l'hématocèle, aux polypes, aux tumeurs fibreuses et au cancer. Cependant, comme il n'est pas toujours possible de détruire, d'anéantir la cause, comme dans les cas de productions fibreuses et cancéreuses, on se contente de lutter contre l'écoulement anormal de sang par les procédés les plus actifs et les plus généralement usités dans ces affections, en tenant compte toujours de la forme de l'hémorrhagie.

Enfin, si la métrorrhagie est réfractaire à tous les moyens que nous venons d'énumérer, et qu'elle menace les jours du malade, faut-il recourir à la transfusion du sang ? C'est une question qui, dans l'état actuel de la science, est loin d'être résolue ; nous nous contentons de la poser ici sans la discuter. Les essais qui ont été faits jusqu'à présent ne sont guère de nature à encourager les praticiens dans cette voie.

CHAPITRE XXX.

DE LA LEUCORRHÉE.

On donne les noms de *leucorrhée*, *écoulement blanc*, *flueurs blanches*, *pertes blanches*, à l'issue, par la vulve, d'une matière liquide, autre que le sang, et assez abondante pour souiller le linge des malades.

La leucorrhée constitue encore un de ces points litigieux de la pathologie gynécologique sur lesquels on discute depuis longtemps sans pouvoir parvenir à tomber d'accord.

Pour les uns, la leucorrhée est une maladie propre, une entité morbide; pour les autres, ce n'est qu'un symptôme. D'autres enfin, se jetant dans un éclectisme hasardé, professent que cet écoulement est, suivant les cas, tantôt une maladie, tantôt un symptôme; ils admettent donc deux sortes de leucorrhée : une leucorrhée *idiopathique* et une leucorrhée *symptomatique.*

Ceux qui considèrent la leucorrhée comme une affection *sui generis*, la rangent parmi les flux : c'est, disent-ils, une altération de sécrétion des membranes muqueuses, vaginale ou utérine, indépendante de toute lésion de tissu.

Sans doute, la leucorrhée est un flux, un produit de sécrétion morbide; mais quelle est la cause de ce flux? sous quelle influence s'opère cette hypersécrétion morbide? Ne faut-il pas admettre forcément ici l'action d'une lésion de quelque élément anatomique de l'utérus ou du vagin? En d'autres termes, n'est-on pas obligé de reconnaître, en dernière analyse, que la leucorrhée, loin d'être un flux idiopathique, essentiel, doit se produire sous l'influence de quelque irritation morbide, ayant son point de départ dans une phlegmasie ou une névrose de l'appareil utéro-vaginal? Nous avouons que nous ne comprenons guère qu'une sécrétion soit altérée sans que l'organe sécréteur ait subi lui-même quelque lésion matérielle, quelque modification dans ses conditions anatomiques.

C'est assez dire qu'à nos yeux la leucorrhée n'est point une entité morbide, mais simplement un symptôme, pouvant se rattacher à toutes les affections de la matrice ou du vagin.

On comprend tout de suite combien doivent être différentes les conséquences pratiques de deux doctrines si diamétralement opposées. Imbus de cette fausse idée, que la leucorrhée n'est simplement qu'un flux catarrhal, bon nombre de praticiens traitent cet écoulement sans examen et, pour ainsi dire, les yeux fermés ; ils prescrivent, à l'aventure, des injections vaginales émollientes ou astringentes, sans s'enquérir de l'organe qui fournit l'écoulement, ni de la cause qui l'entretient.

Mais tout change avec la doctrine que nous développons ici. La leucorrhée, n'étant plus qu'un symptôme, devient, au point de vue des indications thérapeutiques, une chose secondaire, accessoire; mais elle acquiert une immense valeur relativement à la séméiologie. En effet, c'est le symptôme le plus commun des affections utérines, presque toujours c'est le premier, et très souvent c'est le seul qui attire l'attention des malades.

Aussi, en présence d'une femme atteinte de leucorrhée, le premier soin du médecin doit-il être de chercher à remonter jusqu'à la maladie d'où provient l'écoulement. C'est un conseil sur lequel nous ne saurions insister avec trop de force. Il est temps de sortir de cet empirisme aveugle qui, faisant de la thérapeutique des affections utérines une espèce de jeu de hasard, expose les femmes qui en sont atteintes à des incommodités sans fin, ou même les condamne à des souffrances continuelles et à des infirmités incurables. Au lieu de faire ainsi de la médecine comme à tâtons, ne vaut-il pas mille fois mieux rechercher soigneusement le siége, la nature et la source du mal, tirer de ces notions des indications thérapeutiques précises, afin de pouvoir fonder, en définitive, un traitement rationnel et efficace? Aujourd'hui, grâce aux méthodes d'investigation qui sont en notre pouvoir, les maladies de l'utérus et de ses annexes ne doivent plus compter, comme il y a quelques années, au nombre des arcanes de notre art. S'il existe encore quelque mystère en gynécologie, ce ne peut être que pour ceux qui négligent ou qui dédaignent de recourir, autant qu'il le faudrait, aux procédés de diagnostic qui sont en leurs mains, ceux qui refusent de croire à l'évidence et dont on pourrait dire qu'ils ont des yeux pour ne pas voir.

Bien que l'étude de la leucorrhée se trouve éparse, pour ainsi dire, dans les différents chapitres de ce livre, nous avons pensé qu'en raison de son importance, il serait utile d'en tracer ici l'histoire synthétique, d'en résumer les principaux caractères et de faire voir comment on pouvait du phénomène de l'écoulement remonter à son origine et à son siége.

Nous étudierons donc successivement la leucorrhée sous le rapport de la quantité, des qualités physiques, organoleptiques, chimiques et micrographiques, et enfin au point de vue de la séméiotique.

§ 1. Étude du produit de sécrétion.

La quantité de l'écoulement est très variable. Chez quelques femmes, il laisse à peine quelques taches sur le linge; chez d'autres, il est tellement abondant que les malades sont obligées de prendre les mêmes précautions que pour leurs règles.

Les qualités du liquide sont sujettes aussi aux plus grandes variétés : tantôt il est clair, limpide, séreux ; tantôt il est muqueux et filant comme un mucilage ; d'autres fois il est épais et visqueux comme du blanc d'œuf ; dans certains cas, il est opalin, lactescent et encore homogène ; dans d'autres circonstances, il est dense, jaunâtre, mal lié et comme grumeleux ; quelquefois il est opaque, verdâtre ou d'une teinte plus ou moins foncée, brune, roussâtre, sanieuse, visiblement altéré par son mélange avec le sang, le pus ou des détritus organiques.

Il est rarement sans odeur; le plus souvent celle-ci est fade et nauséeuse ; d'autres fois elle est repoussante, fétide, rappelant l'odeur des lochies, du liquide blennorrhagique ou de la matière cancéreuse.

Le liquide leucorrhéique offre une réaction soit acide, soit alcaline, rarement neutre.

Il est constitué tantôt par de la sérosité albumineuse, tantôt par de la sérosité sanguinolente ; dans certains cas par du mucus sans mélange ; d'autres fois par du muco-pus, ou enfin par le mélange de ces divers éléments, et même, comme nous l'avons dit plus haut, d'une certaine proportion de détritus organiques.

Au microscope, on trouve ce liquide constitué, suivant les cas, par des corpuscules muqueux, des globules purulents, des globules sanguins, des cellules épithéliales, etc.

Toutes ces variétés de couleur, d'odeur, de nature, de composition et de réaction chimique se rattachent au siége de l'écoulement et à la nature même de la maladie à laquelle il se lie.

La leucorrhée a tantôt sa source dans l'utérus, tantôt dans le vagin : quelquefois elle provient des deux organes simultanément. De là, trois variétés de leucorrhée : l'une *utérine*, l'autre *vaginale*, la troisième mixte ou *utéro-vaginale*.

§ 2. — De la leucorrhée au point de vue séméiologique.

Peut-on, à l'aide des seuls renseignements fournis par les flueurs blanches, déterminer d'une manière exacte quels sont la nature et le siége de la lésion d'où elles dérivent? L'étude de la leucorrhée est assurément incapable de conduire par elle-même à un pareil résultat. Mais elle peut mettre sur la voie du diagnostic, ainsi que nous allons essayer de le prouver, nous réservant de dire ensuite par quels moyens on pourra suppléer à cette insuffisance et confirmer les présomptions acquises par ces premières données.

Il faut, tout d'abord, tenir compte de la quantité de l'écoulement. Il est clair que les proportions du produit sécrété sont toujours en raison directe de l'étendue de la surface sécrétante. D'où il est permis d'inférer qu'un écoulement très abondant doit provenir, soit seulement de la totalité du vagin, soit de la surface vaginale et de la muqueuse utérine simultanément; une leucorrhée peu abondante, au contraire, aura sans doute sa source uniquement dans la cavité utérine.

Un écoulement muco-purulent, parfois mêlé de sang, accompagné de douleurs très aiguës dans le bas-ventre et d'une réaction fébrile intense, assez abondant à l'apogée de la maladie, diminuant à mesure que l'état de la malade s'amende, appartient, en général, à la *métrite aiguë*. Tantôt cet écoulement cesse entièrement, si la résolution de la phlegmasie est complète; tantôt il persiste en prenant les caractères du mucus albumineux, si la phlegmasie revêt la forme chronique.

Une leucorrhée, peu abondante, constituée par une matière glaireuse, comparable à du blanc d'œuf, provient toujours de la cavité utérine et se rattache à l'existence d'une *métrite chronique interne*.

Les pertes muco-purulentes, d'une teinte blanche et laiteuse, proviennent généralement du vagin et sont l'indice d'une *vaginite*.

La leucorrhée jaune verdâtre est fournie le plus souvent aussi par la muqueuse vaginale.

Néanmoins la muqueuse utérine exhale, dans certains cas, un muco-pus semblable à celui du vagin; de sorte que les écoulements blancs et laiteux et les écoulements jaune-verdâtre peuvent quelquefois être tout aussi bien le signe d'une métrite chronique interne que d'une vaginite.

Toute matière leucorrhéique alcaline provient de la cavité de l'utérus; la leucorrhée vaginale est toujours acide. L'écoulement mixte est, suivant les proportions du mélange, alcalin, acide ou neutre.

Lorsque, en dehors de l'époque menstruelle, ces mucosités leucorrhéiques sont striées de sang, il est à présumer qu'il existe quelque *granulation* ou quelque *ulcération*, soit sur le museau de tanche, soit sur la muqueuse vaginale. Quand le sang est mélangé en assez grande quantité au mucus ou au muco-pus, il est probable qu'on a affaire à une métrite chronique compliquée de *fongosités intra-utérines*, de *polypes* ou de *corps fiibreux*.

Un écoulement séro-sanguinolent, comparable à une eau roussâtre, abondant et continu, est un signe presque certain de *cancer* au début.

Plus tard, le cancer se décèle par l'écoulement d'une matière épaisse, semi-liquide, ichoreuse et fétide, mélange de pus, de sang et de détritus cancéreux.

Le mélange de ces détritus et la continuité de l'écoulement serviront à distinguer les matières provenant d'une affection cancéreuse de celles qui, par suite d'un séjour plus ou moins long dans la matrice, dans les cas de métrite chronique interne compliquée de rétrécissement du conduit utérin, ont acquis une odeur et une coloration capables d'en imposer.

La métrite parenchymateuse ne fournit point une leucorrhée particulière. Les pertes blanches qui accompagnent habituellement cette phlegmasie doivent être attribuées, non point à l'inflammation du tissu propre, mais à celle de la muqueuse utérine qui la complique presque toujours.

La leucorrhée, qu'on observe généralement dans l'hystéralgie, provient, soit d'une métrite ou d'une vaginite concomitante, soit d'un surcroît de mouvement circulatoire et d'activité fonctionnelle dans la muqueuse et dans les follicules mucipares, sous l'influence de l'irritation morbide du système nerveux utérin.

La leucorrhée qu'on observe dans certaines lésions organiques de l'utérus, telles que môles, polypes, corps fibreux, hydrométrie, etc., provient d'un certain degré de métrite, que ces espèces de corps étrangers ont fait naître dans la muqueuse utérine, qu'ils irritent sans cesse par leur contact.

L'écoulement blanc qui accompagne si souvent aussi les lésions mécaniques de la matrice et que beaucoup d'auteurs n'hésitent pas à leur attribuer, est le résultat, non point du déplacement ou de la déviation, mais de la métrite, qui très souvent les complique.

L'ovarite et les phlegmons péri-utérins ne déterminent la leucorrhée que d'une manière indirecte, c'est-à-dire en provoquant, par voie de contiguïté ou de voisinage, une phlegmasie utérine.

Nous venons d'esquisser à grands traits l'étude de la leucorrhée, au point de vue de la séméiotique, et nous avons cherché à rappeler ses principaux caractères dans les différentes affections d'où elle dérive.

Mais, ainsi que nous l'avons dit précédemment, et comme on a pu s'en convaincre par la lecture du présent paragraphe, les notions relatives à la quantité et aux diverses qualités de l'écoulement constituent des données diagnostiques manifestement insuffisantes et propres seulement à faire soupçonner la nature et le siége de la lésion. Cette remarque est d'autant plus juste, que, dans la grande majorité des cas, le liquide qui s'écoule par la vulve n'est point homogène ; c'est un liquide mixte, provenant le plus souvent du mélange des matières sécrétées par l'utérus et par le vagin.

Il faut donc, si l'on veut arriver à un diagnostic certain, rechercher la cause et le point de départ de la leucorrhée par tous les moyens d'investigation qui sont en notre pouvoir, et à l'aide desquels on peut parvenir à un degré de précision qui laisse peu à désirer.

Il serait hors de propos de rappeler ici les signes tant rationnels que sensibles, les symptômes locaux, généraux et sympathiques, qui caractérisent les différentes formes de la métrite et les diverses affections dont l'utérus et ses annexes peuvent devenir le siége. Mais nous ne saurions trop recommander, toutes les fois qu'il est possible et applicable, l'examen au spéculum, qui permet de voir sans entrave la source même de la leucorrhée et d'assister, pour ainsi dire, à la sécrétion des mucosités morbides.

Lorsque le spéculum est introduit jusqu'au fond du vagin, essuyez soigneusement le museau de tanche et la muqueuse vaginale à l'aide d'une boule de coton ou de charpie, et bientôt vous verrez reparaître de nouvelles mucosités. Si elles proviennent de la cavité utérine, elles s'écoulent, sous forme de larges gouttes ou de larmes épaisses, par l'orifice utéro-vaginal; si elles sont fournies par la muqueuse qui recouvre le museau de tanche, ou par celle qui tapisse le vagin, le liquide ne se reproduit pas immédiatement; ce n'est qu'au bout d'un certain temps qu'on voit la muqueuse se recouvrir d'une nouvelle couche de mucosités.

Nous n'avons point à traiter spécialement de l'étiologie, des signes, de la marche, du diagnostic, du pronostic et du traitement de la leucorrhée. Au point de vue auquel nous nous plaçons, c'est-à-dire en la considérant comme un symptôme, il est clair que, pour tous ces points, nous n'avons qu'à renvoyer le lecteur à l'étude des différentes affections qui s'accompagnent de flueurs blanches.

Cependant il est certaines particularités que nous ne saurions passer entièrement sous silence, parce que, si nous ne les abordions pas, elles pourraient servir d'arguments contre nous à ceux qui admettent encore l'existence de la leucorrhée idiopathique.

Ainsi, au point de vue étiologique, on a fait jouer un grand rôle au tempérament lymphatique, à la constitution scrofuleuse et à l'état chloro-anémique sur le développement de la leucorrhée.

Nous ne saurions nier l'influence du lymphatisme et de la scrofule sur la production des flueurs blanches; mais nous ne croyons pas que ce soit là un résultat direct de ces formes de tempérament. On sait avec quelle facilité se développent les phlegmasies chroniques des muqueuses chez les sujets strumeux, témoin l'ophthalmie dite scrofuleuse. Pourquoi donc le lymphatisme et la scrofule ne produiraient-ils pas aussi bien la métrite ou la vaginite chronique? Nous pensons, en effet, que telle est la véritable cause des leucorrhées si fréquentes chez les femmes d'un tempérament ultra-lymphatique.

On pourrait encore invoquer en faveur de la leucorrhée idiopathique l'âge auquel apparaît quelquefois cet écoulement. Ainsi on l'observe, dira-t-on, chez des enfants, des jeunes filles impubères. Cette objection n'a plus de valeur depuis que nous avons démontré par des faits que la métrite et la vaginite peuvent n'épargner aucun âge, et se manifester parfois chez les enfants et les jeunes filles vierges, sous l'influence du tempérament ou de certaines causes assez difficiles à apprécier.

Lisfranc a insisté d'une manière toute spéciale touchant l'influence du café au lait sur la production des flueurs blanches. Les faits nombreux qu'il cite à l'appui de cette opinion la mettent hors de doute. Maintes fois aussi nous avons eu l'occasion de vérifier la justesse de l'observation de Lisfranc à cet égard. Chose remarquable, et qui avait été constatée également par l'ancien chirurgien de la Pitié, l'usage isolé du lait et du café ne produit point sur l'utérus le même effet que le mélange des deux substances.

Comment interpréter le phénomène que nous signalons en ce moment? Nous pensons que l'explication la plus satisfaisante consiste à admettre que le café au lait exerce sur la muqueuse utérine une action élective, semblable à celle que le café seul exerce sur le cerveau, la strychnine sur la moelle, la digitale sur le cœur, la belladone sur l'iris, la cantharide sur les reins et la vessie, etc.

Il est évident que l'examen de la matière leucorrhéique ne saurait par lui-même servir de base au pronostic; il n'y conduit que d'une manière indirecte, par les lumières qu'il fournit au diagnostic. On conçoit dès lors que le pronostic varie suivant qu'on reconnaît que la leucorrhée est liée, soit à une métrite interne, soit à une vaginite, soit à une lésion organique de la matrice, en un mot, à quelqu'une des affections que nous avons énumérées ci-dessus.

Plus haut, en discutant sur la nature de la leucorrhée, nous avons dit combien la solution de cette question importe à la thérapeutique des affections utérines; nous avons cherché à montrer à quelles méprises s'exposent ceux qui, considérant la leucorrhée comme une maladie, lui appliquent un traitement spécial. Fidèle aux principes que nous avons émis, nous croyons qu'il n'existe point pour les flueurs blanches une thérapeutique particulière, mais qu'il faut varier les médications suivant la nature bien constatée des lésions dont elle est le symptôme.

Cependant il est une question qui trouve ici sa place et que nous ne devons pas laisser passer sous silence, vu l'importance que lui ont accordée certains auteurs et Lisfranc en particulier; c'est celle de savoir s'il est toujours opportun et s'il n'est pas quelquefois dangereux de faire cesser l'écoulement leucorrhéique. Suivant quelques médecins, en effet, ce n'est pas impunément qu'on supprime le flux habituel des pertes blanches chez certaines femmes présentant les attributs de la diathèse tuberculeuse. Il est incontestable qu'on a vu parfois les symptômes de la phthisie pulmonaire se manifester rapidement ou prendre une marche plus prompte à la suite de la suppression de la leucorrhée. Lisfranc a rapporté quelques faits à l'appui de cette opinion.

Il ressort de là qu'avant de combattre la leucorrhée, il importe d'étudier avec soin la constitution des malades et leurs prédispositions organiques, et d'explorer avec attention l'appareil respiratoire. Si on découvre les signes d'une tuberculisation commençante, il faut, en général, respecter la leucorrhée. On ne s'écartera de ce précepte que dans le cas où les lésions utérines sont d'une telle gravité qu'elles compromettent la vie des malades d'une manière plus immédiate encore que la lésion pulmonaire. Mais, dans ces circonstances exceptionnelles, le traitement devra être conduit avec une extrême prudence, de façon à ne pas supprimer trop brusquement la leucorrhée ou même à modérer plutôt qu'à faire entièrement cesser cet écoulement.

CHAPITRE XXXI.

DE L'OVARITE.

Définition. — L'ovarite est l'inflammation des ovaires.

Fréquence. — L'ovarite simple, c'est-à-dire l'inflammation exclusivement bornée à l'ovaire, est tellement rare, que nous n'avons pas pu en trouver un exemple bien authentique dans la science.

En général, pour ne pas dire toujours, l'inflammation du parenchyme ovarique s'accompagne de celle du tissu cellulaire ambiant ; de sorte qu'il est vrai de dire que l'ovarite se confond avec le phlegmon des ligaments larges. Les développements que nous avons donnés précédemment à l'étude de l'engorgement aigu et chronique du tissu cellulaire péri-utérin nous dispensent d'entrer dans de nouveaux détails à propos de l'ovarite.

Nous ne ferons que résumer succinctement l'histoire de cette phlegmasie, afin que le lecteur puisse plus facilement se convaincre de l'identité que nous signalons.

Anatomie pathologique. — L'ovaire enflammé est sensiblement augmenté de volume ; son parenchyme est rouge et fortement hypérémié ; les vaisseaux qui le parcourent sont gorgés de sang, et ce liquide forme, par place, des taches ecchymotiques ou des infiltrations plus ou moins profondes. Comme nous l'avons dit plus haut, le tissu cellulaire environnant participe à l'inflammation et s'offre avec les caractères anatomiques que nous avons assignés au phlegmon péri-utérin aigu.

A une période plus avancée de la maladie, des produits plastiques se sont épanchés dans la trame ovarique et y forment des noyaux d'induration fibrineuse, d'une couleur blanc-jaunâtre et d'une consistance lardacée.

Dans certains cas, on trouve l'ovaire au centre d'un foyer de suppuration plus ou moins étendu : des clapiers purulents, variables en nombre et en volume, occupent différents points de l'organe dont le parenchyme est ainsi détruit en partie : quelquefois même la fonte de l'ovaire est complète, ou c'est à peine si on peut en reconnaître les vestiges dans une espèce de détritus cellulo-fibreux nageant au milieu du pus. Lorsque la suppuration s'est propagée au tissu cellulaire des ligaments larges, on observe en outre tous les désordres que nous avons décrits à propos des abcès péri-utérins : péritonite partielle ou générale, décollements des tissus, infiltrations purulentes dans la région pelvienne, ouverture du foyer dans le péritoine, dans l'intestin, dans le rectum, dans la vessie, dans le vagin, etc.

Etiologie.—Rétrocession des menstrues, suppression brusque des règles sous l'influence du froid ou d'une émotion vive ; violences extérieures exercées sur le vagin, l'utérus ou la région hypogastrique ; — propagation du travail phlegmasique de l'utérus au tissu cellulaire péri-utérin et à l'ovaire, dans les cas de métrite ; — fausses couches, travail de la parturition, accidents puerpéraux, etc. : telles sont les causes les plus fréquentes de l'ovarite.

Symptomatologie. — Douleurs plus ou moins vives dans la région de l'ovaire, tantôt lancinantes, tantôt aiguës et analogues au point de côté dans la pleurésie, rarement bornées à l'ovaire, mais s'irradiant dans les lombes, dans les reins, dans les membres inférieurs ; — sensibilité extrême des parois de la région iliaque, qui parfois sont tendues et notablement tuméfiées. Ces phénomènes augmentent à l'époque des règles, qui tantôt sont supprimées temporairement, tantôt, au contraire, se manifestent avec une abondance inaccoutumée. Les malades éprouvent en même temps des troubles divers du côté des organes digestifs et génito-urinaires : de l'anorexie, des nausées, des vomissements, des borborygmes, de la constipation, des selles pénibles et douloureuses, du ténesme vésical, des envies plus fréquentes d'uriner et un sentiment de cuisson pendant le passage des urines.

Si l'ovaire enflammé forme une tumeur volumineuse, on peut en sentir le relief en déprimant avec précaution la paroi hypogastrique.

Par le toucher vaginal, on constate sur les parties latérales de l'utérus, dans un des ligaments larges, une tumeur très sensible à la pression, assez consistante, à surface lisse, unie, convexe, quelquefois parcourue à sa base par une ou plusieurs artères dont on sent fort bien les battements.

MARCHE. DURÉE. TERMINAISONS. — L'ovarite affecte tantôt une marche aiguë, tantôt une marche chronique.

L'*ovarite aiguë* est caractérisée par l'exagération des symptômes précédemment décrits, qui s'accompagnent en outre des phénomènes généraux caractéristiques des phlegmasies aiguës : fréquence et plénitude du pouls, chaleur de la peau, sentiment de malaise et de lassitude générale, etc.

L'ovarite aiguë se termine, soit par la résolution, qui survient au bout de deux ou trois septénaires ; — soit par une péritonite mortelle ; — soit par la suppuration ; — soit par le passage à l'état chronique.

L'*ovarite chronique* peut donc succéder à l'ovarite aiguë ; elle peut aussi survenir d'emblée, comme le phlegmon péri-utérin. Elle est caractérisée par les signes locaux que nous avons énumérés plus haut et ne s'accompagne point de réaction générale, à moins qu'il ne s'opère quelque recrudescence. Cet accident s'observe, en effet, aussi souvent dans le cours de l'ovarite chronique que dans le cours du phlegmon péri-utérin chronique. Sous l'influence d'une cause excitante, à l'occasion d'un effort, d'une chute, d'un coup, d'un excès de coït, mais spécialement sous l'influence de la congestion menstruelle, la phlegmasie chronique de l'ovaire peut revêtir la forme aiguë ou subaiguë. Ces recrudescences, caractérisées par l'exacerbation des symptômes locaux et l'apparition des phénomènes généraux, sont le plus souvent passagères et cèdent aisément à des soins appropriés ; mais quelquefois elles acquièrent un très haut degré d'intensité, et l'inflammation revêt définitivement tous les caractères de l'état aigu.

L'ovarite chronique peut se terminer aussi par résolution, au bout d'un temps généralement fort long ; — par suppuration, en affectant la forme suraiguë, sous l'influence d'une vive recrudescence ; — enfin par l'induration et l'atrophie de l'ovaire, sa dégénérescence en un tissu fibreux ou cellulo-fibreux, dans lequel il est impossible de retrouver la forme et la structure primitives de l'organe.

Nous n'insisterons pas sur la terminaison par résolution et par atrophie, qui s'annoncent par la diminution progressive et enfin la disparition complète des signes caractéristiques de la phlegmasie ovarienne, mais nous dirons quelques mots de la terminaison par péritonite et par suppuration.

Lorsque l'inflammation de l'ovaire se communique au péritoine, on voit soudain se manifester tous les accidents de la péritonite suraiguë : météorisme et sensibilité exagérée des parois abdominales ; douleurs atroces ; frissons, nausées, vomissements, hoquets ; extrême fréquence et petitesse de pouls ; émaciation rapide du visage, altération profonde des traits, facies hippocratique, etc ; terminaison habituellement funeste.

La suppuration s'annonce par la lenteur du travail de résolution, la persistance de l'état fébrile et des troubles digestifs ; par des douleurs tensives et lancinantes, des frissons irréguliers, la teinte subictérique de la peau, une altération particulière des traits, la mollesse et la dépressibilité du pouls, des redoublements fébriles, revenant sous forme d'accès intermittents, mais irréguliers.

La tumeur ovarique augmente de volume ; par le palper hypogastrique et le toucher vaginal, on perçoit d'abord une sorte d'empâtement dans les tissus malades ; bientôt on ne tarde pas à constater la fluctuation, qui ne peut plus laisser aucun doute sur la formation du pus.

En traitant des abcès péri-utérins, nous avons dit de quelle manière le foyer purulent pouvait s'ouvrir spontanément au dehors, rarement par la paroi abdominale, quelquefois par la vessie, et le plus fréquemment par le vagin ou le rectum.

Diagnostic. — L'ovarite aiguë pourrait être confondue avec une péritonite partielle, si l'exploration directe ne venait, dans le premier cas, révéler dans la région iliaque, sur les parties latérales de l'utérus, la présence d'une tumeur qui manque toujours dans le second cas.

La situation de la tumeur, sa forme ovoïde, son volume en général peu considérable, sa consistance ferme, distinguent l'ovarite aiguë de l'hématocèle péri-utérine, qui le plus souvent est située derrière l'utérus, forme dans le vagin une saillie prononcée et une tumeur molle et fluctuante.

Quant au diagnostic de l'ovarite chronique et de l'ovarite suppurée, il ne diffère en rien de celui du phlegmon péri-utérin chronique et de celui des abcès péri-utérins. Pour éviter des redites superflues, nous renvoyons aux chapitres IX et XI, où il est question de ces deux lésions.

Pronostic. — L'ovarite est toujours une affection sérieuse, soit qu'en altérant le tissu de l'ovaire, elle compromette les importantes fonctions départies à cet organe, soit qu'en se terminant d'une manière funeste, elle mette en danger les jours de la femme.

D'ailleurs, il est inutile de dire que la gravité de cette affection est toujours subordonnée à l'intensité et à l'étendue du travail phlegmasique.

Le médecin devra soigneusement veiller aux recrudescences qui se manifestent à l'époque des règles et s'appliquer à prévenir la terminaison de la phlegmasie par suppuration et sa propagation au péritoine.

Thérapeutique. — L'ovarite aiguë réclame, comme le phlegmon péri utérin aigu, un traitement antiphlogistique : saignées locales et générales, fomentations émollientes et narcotiques sur l'abdomen, embrocations avec la pommade mercurielle; bains entiers, de guimauve ou de son; lavements adoucissants ou huileux; repos absolu; régime sévère.

L'ovarite chronique comporte absolument les mêmes indications et les mêmes règles de traitement que le phlegmon péri-utérin chronique. Nous ne reviendrons pas sur des moyens thérapeutiques auxquels nous avons consacré un chapitre tout entier (p. 291 et suiv.).

Si l'ovarite se termine par suppuration, on se conformera aux préceptes que nous avons exposés en parlant du traitement des abcès péri-utérins (p. 223).

CHAPITRE XXXII.

DE L'APOPLEXIE DE L'OVAIRE.

Comme tous les organes parenchymateux, l'ovaire peut devenir le siége d'une extravasation sanguine plus ou moins abondante, se traduisant tantôt par une suffusion ecchymotique, tantôt par de petits foyers hémorrhagiques disséminés, tantôt par des tumeurs sanguines volumineuses ou même un épanchement considérable de sang dans le tissu cellulaire voisin ou dans la cavité péritonéale.

Les deux premières variétés d'apoplexie, la suffusion ecchymotique et les petits foyers miliaires, étant promptement résorbées, n'ont pu être observées que sur des femmes qui avaient succombé intercurremment, ou peu de temps après, à des affections plus graves.

Quant aux foyers hémorrhagiques circonscrits et aux épanchements diffus, ils laissent des traces durables, et on a pu les étudier aux diverses phases de leur évolution.

Les foyers hémorrhagiques circonscrits se présentent sous la forme de tumeurs d'un volume qui varie entre la grosseur d'une noisette et les dimensions d'une orange. Ces tumeurs font corps avec l'ovaire et sont recouvertes par le péritoine. Ce rapport explique la possibilité de leur rupture dans cette séreuse.

Leur nombre est très variable ; tantôt on ne trouve qu'un seul foyer apoplectique ; tantôt on en trouve plusieurs réunis sur le même ovaire, soit isolés, soit en communication les uns avec les autres.

Ces tumeurs consistent en une poche membraneuse dont les parois, assez épaisses, sont constituées par deux tuniques distinctes : une externe, dense, cellulo-fibreuse ; l'autre interne, molle, tomenteuse, tapissée d'épithélium, et offrant dans sa structure quelque analogie avec les membranes séreuses.

L'état du contenu varie suivant l'ancienneté de l'apoplexie. Dans les foyers récents, la tumeur contient du sang noir demi-liquide et un ou plusieurs caillots peu consistants et d'une teinte rougeâtre.

A mesure qu'on s'éloigne du début, la collection sanguine subit les modifications habituelles : la sérosité se résorbe; le caillot se décolore, diminue progressivement ; et dans les foyers apoplectiques anciens, on ne rencontre plus ou qu'une sorte de magma jaunâtre, couleur de rouille, ou qu'une certaine quantité de sérosité limpide, la matière colorante du sang ayant entièrement disparu. Nous pensons que c'est là l'origine de la plupart des petits kystes séreux de l'ovaire.

Dans quelques cas, les foyers apoplectiques s'enflamment ; leurs parois suppurent, et on trouve des proportions plus ou moins grandes de pus mélangé avec le sang.

Lorsque, par suite de la rupture du foyer sanguin ou d'un vaisseau assez volumineux, l'épanchement se fait en dehors de l'ovaire, il peut encore s'enkyster ou se répandre d'une manière diffuse dans le tissu cellulaire péri-utérin ; il peut aussi se faire jour dans la cavité du péritoine. Telle est la source la plus ordinaire de l'hémotocèle extra et intra-péritonéale.

Nous ne nous étendrons pas davantage sur l'étude de l'apoplexie ovarique, lésion parfois obscure et qui doit, lorsque l'épanchement est peu considérable, se confondre assez souvent avec le phlegmon subaigu des ligaments larges. L'erreur, du reste, est sans importance, attendu que les mêmes moyens thérapeutiques conviennent aux deux affections. Seulement elles suivent, sous l'influence du traitement, une marche différente et qui peut servir à jeter du jour sur le diagnostic. En effet, les foyers apoplectiques de l'ovaire cèdent plus promptement à la médication antiphlogistique et révulsive que les engorgements inflammatoires du tissu cellulaire péri-utérin.

On trouvera le complément de l'histoire des collections sanguines intra ou extra-ovariques dans les chapitres consacrés à l'hématocèle péri utérine, aux abcès péri-utérins et aux kystes de l'ovaire.

CHAPITRE XXXIII.

DES KYSTES DE L'OVAIRE.

S'il est une lésion dont l'histoire laisse peu à désirer, c'est bien l'hydropisie enkystée de l'ovaire. Il est peu de maladies qui aient été l'objet de recherches plus sérieuses, de travaux plus étendus, de mémoires plus complets, de monographies et de discussions plus savantes.

Aussi n'avons-nous pas la prétention de rien dire de neuf sur ce sujet, et ne ferons-nous, à la manière des auteurs les plus récents, que répéter, en le résumant, ce qui a été si bien développé par MM. Cruveilhier, Cazeaux, Houël, Boinet, etc., dans différentes publications, et par MM. Malgaigne, Velpeau, Jobert (de Lamballe), Robert, Huguier, etc., dans le fameux débat académique de 1856-1857.

Définition. — On entend par *kyste*, ou *hydropisie enkystée de l'ovaire*, une tumeur renfermant une matière liquide ou demi-liquide et développée aux dépens d'un ou de plusieurs éléments anatomiques de l'ovaire.

Anatomie pathologique. — Tout porte à croire que c'est dans les vésicules de Graaf qu'est le point de départ des kystes ovariques; de sorte que ces espèces de tumeurs ne seraient, à vrai dire, qu'une ou plusieurs vésicules de Graaf énormément dilatées et démesurément hypertrophiées.

Étudions tour à tour et succinctement la structure de la tumeur et les qualités du liquide qu'elle renferme.

Siége. — Ces tumeurs, ainsi que nous l'avons dit, se développent dans l'ovaire même et aux dépens de sa substance. Il faut donc en bien distinguer les kystes séreux *extra-ovariques*, situés entre les deux feuillets des ligaments larges, et que M. Follin regarde comme une altération de l'organe de Rosenmüller.

Nombre. — Le plus souvent on ne rencontre qu'un seul kyste sur le même ovaire; rarement on en trouve deux ou un plus grand nombre, à des degrés divers de développement.

En général, un seul ovaire est affecté; les deux le sont rarement à la fois.

Volume. — Il varie depuis celui d'un pois ou d'un grain de raisin jusqu'à des dimensions énormes.

Forme. — Sphériques dans les premières phases de leur évolution, les kystes de l'ovaire, à mesure qu'ils grossissent, prennent la forme d'un ovoïde dont le grand axe est vertical.

Rapports de la tumeur. — Ils sont variables suivant son volume. Limité d'abord à la surface de l'ovaire, sur laquelle il forme un relief arrondi, le kyste, à mesure qu'il se développe, absorbe, pour ainsi dire, la substance de l'organe qui lui a donné naissance, de manière à ne plus en laisser de vestiges. En même temps il s'épanouit dans la cavité pelvienne, et ne tarde pas à envahir successivement le détroit supérieur, qu'il franchit, l'une des fosses iliaques et la plus grande partie de la cavité abdominale jusqu'au delà de l'ombilic. Chemin faisant, il refoule la matrice, la vessie, le rectum et la masse intestinale. Par sa face antérieure, il est en rapport, en bas, avec l'utérus et la vessie, qu'il refoule contre le pubis; en haut, avec les parois abdominales directement. En arrière, il est adossé à la colonne vertébrale et aux parois lombaires; il comprime le cæcum, les côlons ascendant et descendant, l'S iliaque, le rectum, l'aorte, la veine cave ascendante, les artères et les veines iliaques, les plexus et les nerfs lombaires et lombo-sacrés, etc. En haut et sur les côtés, il est enveloppé par la masse intestinale. Sa partie inférieure plonge dans l'excavation pelvienne, en se rapprochant plus ou moins du plancher périnéal.

Structure. — La face externe de la poche kystique, dont nous venons de signaler les rapports, est habituellement lisse, unie, d'une teinte opaline ou blanchâtre et nacrée, comme le tissu fibreux; quelquefois elle est inégale et rugueuse en certains points.

La paroi de la tumeur est généralement translucide, si ce n'est dans certaines places où le tissu, plus dense, plus épais, présente une opacité laiteuse ou une teinte jaunâtre.

Sauf dans les points que nous venons d'indiquer et qui offrent une consistance notable, cette paroi est douée d'une extrême souplesse et d'un certain degré d'élasticité.

On voit, d'après ce que nous venons de rapporter, que cette membrane, dans ses caractères extérieurs, présente quelque analogie avec la vessie urinaire.

Son épaisseur varie entre 2 et 3 millimètres, et parfois davantage.

Elle est formée de deux couches ou tuniques : l'une externe séreuse, l'autre interne fibro-séreuse. Cette dernière présente parfois, de distance en distance, des plaques cartilagineuses et des incrustations osseuses plus ou moins épaisses, plus ou moins étendues, et qui altèrent la transparence, l'épaisseur et le poli ordinaire de la membrane kystique.

La paroi du kyste est parcourue par des vaisseaux formant deux couches : une superficielle, la plus riche, où l'on voit de grosses veines creusées dans l'épaisseur de la couche fibreuse, à la manière des sinus de la dure-mère ; l'autre, profonde, composée de vaisseaux beaucoup moins développés.

Les artères sont bien moins nombreuses que les veines.

La structure intérieure des kystes ovariques offre des variétés qui ont servi de base à une classification de ces tumeurs. M. Cruveilhier en a distingué quatre espèces :

1° Les kystes *uniloculaires*, constitués par une poche unique, tantôt simple, tantôt cloisonnée ;

2° Les kystes *multiloculaires*, dont la cavité est subdivisée en un certain nombre de petites poches, séparées par des cloisons complètes et indépendantes les unes des autres ;

3° Les kystes *aréolaires* ou *vésiculaires*, ne différant des précédents qu'en ce que les cloisons sont percées de petits orifices, par lesquels les petites poches, ou vésicules, communiquent entre elles ;

4° Les kystes *composés*, dans lesquels on trouve la réunion des diverses dispositions anatomiques que nous venons de décrire.

Du liquide contenu dans les kystes ovariques. — La quantité de ce liquide varie depuis quelques grammes jusqu'à dix, quinze, vingt litres, et même cinquante litres, au dire de quelques auteurs.

Le liquide des kystes ovariques possède des propriétés très diverses : il est tantôt aqueux et citrin, constitué par de la sérosité presque pure, comme celui de l'hydrocèle ; tantôt il est séro-albumineux, filant et visqueux comme un mucilage de gomme ; dans d'autres cas, il est épais, demi-transparent, et comparable à de la gelée de pommes ou à une gelée de viande bien claire.

Ce liquide est ordinairement clair, d'une teinte citrine ; mais parfois il est trouble, blanchâtre ou grisâtre, lactescent, puriforme, ou d'une coloration rousse et brunâtre, comme du marc de café, du chocolat, etc. Dans certains cas, le kyste est rempli de pus presque pur.

L'odeur du liquide kystique est généralement fade et douceâtre, comme celle de la plupart des liquides de l'économie ; mais parfois elle est aigre ou même fétide et repoussante, comme si le liquide avait subi un certain degré de fermentation putride.

Sa réaction est toujours alcaline ou neutre, jamais acide.

Le liquide clair et transparent est formé par de l'eau, de l'albumine pure, quelquefois des traces de fibrine, par des matières grasses, notamment de la cholestérine, et par des sels alcalins (chlorures et carbonates). Nous avons ouvert un kyste de l'ovaire, dans lequel la cholestérine était en si grande quantité, qu'elle donnait au liquide une consistance très épaisse, et s'y présentait sous forme de paillettes nacrées.

Dans les liquides troubles et opaques, on trouve, en outre, du pus, du sang et des caillots.

Les divers éléments que nous venons de signaler ont été constatés, non-seulement par l'analyse chimique, mais encore par l'examen microscopique.

Le liquide séreux homogène appartient principalement aux

kystes uniloculaires; le liquide épais, aux kystes multiloculaires et aux kystes aréolaires; mais quelquefois les loges de ces derniers renferment des liquides de différente nature, de sorte qu'un même kyste peut contenir toutes les variétés de liquides que nous venons de décrire.

PATHOGÉNIE ET ÉTIOLOGIE. — Nous avons déjà dit plus haut que les auteurs s'accordent à considérer les kystes ovariques comme un développement anormal, une distension excessive d'une ou de plusieurs vésicules de Graaf par un épanchement extraordinaire de sérosité. Sous quelle influence se produit ce travail? C'est un problème dont il est difficile de donner une solution satisfaisante. Mais il est probable qu'on ne s'éloignerait pas de la vérité en rattachant l'hydropisie enkystée de l'ovaire à une altération primitive du travail de l'ovulation, sous l'influence d'une irritation sécrétoire de longue durée.

Il résulte d'une statistique, dressée par M. Scanzoni, que les kystes de l'ovaire, extrêmement rares avant l'âge de vingt-cinq ans, se montrent surtout de vingt-cinq à quarante-cinq ans, et qu'ils deviennent de plus en plus rares à partir de cinquante ans.

Il n'est pas douteux qu'on ne rencontre, et même assez fréquemment, les kystes de l'ovaire chez les femmes continentes ; mais tout ce qu'on a dit sur l'influence du célibat et du mariage ne repose sur aucune donnée certaine, et ne peut servir à résoudre la question très obscure de la fréquence relative des kystes de l'ovaire chez les femmes mariées et chez celles qui ne le sont pas, chez les femmes nullipares et chez celles qui ont eu des enfants.

M. Scanzoni, imité en cela par M. Becquerel, a fait jouer un rôle aux troubles de la menstruation dans l'étiologie des kystes ovariques. Nous pensons qu'il est difficile et même impossible de décider si les troubles de la menstruation sont cause ou effet dans cette circonstance ; nous inclinons même à croire qu'ils sont plutôt la conséquence que le point de départ de la maladie.

La plus grande obscurité règne sur les causes déterminantes des kystes de l'ovaire. Sans nier l'influence des agents traumatiques, des violences extérieures, des excès vénériens, des avortements, des accouchements laborieux, des opérations obstétricales, de la suppression brusque des règles, en un mot de toutes les actions capables de produire un état congestif vers les ovaires, nous sommes forcé de reconnaître qu'il y aurait, pour le moins, de la témérité à exagérer l'importance de toutes ces causes, et nous ne trouvons pas que les statistiques publiées à ce sujet par R. Lee et par Scanzoni soient de nature à entraîner les convictions.

Symptomatologie. — *Troubles fonctionnels.* — Ils varient suivant le volume de la tumeur, la nature du liquide qu'elle contient, et suivant qu'elle existe avec ou sans complication. Dans la première phase de son évolution, le kyste peut ne révéler son existence par aucun désordre, par aucune modification sensible dans la santé des femmes. Très rarement les malades soupçonnent la lésion dont elles sont atteintes avant qu'elle n'ait acquis un certain degré de développement.

Les premiers symptômes que déterminent les kystes de l'ovaire sont : des anomalies menstruelles, aménorrhée ou dysménorrhée, un sentiment de gêne et de pesanteur dans le bassin, des tiraillements dans les lombes et dans les régions inguinales, quelquefois même des douleurs assez intenses du côté de l'ovaire malade.

A mesure que la tumeur augmente, elle refoule et comprime les organes voisins, vessie, rectum, intestins, vaisseaux et nerfs cruraux : d'où, envies fréquentes d'uriner, constipation, gêne de la circulation, stase du sang veineux dans les membres pelviens, varices, œdème des jambes, fourmillements et engourdissements dans les extrémités inférieures. Ces derniers phénomènes, qui se rattachent à un grand développement du kyste ovarique, ne s'observent que dans les dernières périodes. C'est aussi dans ces périodes qu'on remarque la gêne des mouvements respiratoires et les désordres de la circulation générale, dus à la distension des parois abdominales et au refoulement du diaphragme; les troubles digestifs (dyspepsie, nausées, vomissements, etc.) provenant de la compression des intestins et de l'estomac; l'ascite résultant d'une irritation sécrétoire du péritoine autour du kyste; l'embarras et la difficulté de la marche, déterminés par le poids du kyste; la diminution des sécrétions, et en particulier de la sécrétion urinaire, qui devient plus foncée et plus riche en matériaux salins; enfin les troubles profonds de la nutrition, le dépérissement des forces, l'amaigrissement graduel des malades et l'altération progressive des traits.

A moins d'une complication inflammatoire, les kystes de l'ovaire ne s'accompagnent d'aucune réaction fébrile.

Signes sensibles. — Le kyste ne devient apparent à l'extérieur que lorsqu'il a franchi le détroit supérieur du bassin. Il forme une tumeur globuleuse ou ovoïde sous les parois abdominales. Cette tumeur, placée, au début, dans l'une ou l'autre des régions ovariques, ne tarde pas à se rapprocher de la ligne médiane, qu'elle dépasse, plus tard, de manière à occuper toute la partie moyenne de l'abdomen et à devenir bilatérale. A mesure qu'elle augmente, elle s'élève de plus en plus dans cette cavité, franchit successivement le bord supérieur du pubis, l'ombilic, et arrive jusqu'à l'épigastre, en refoulant derrière elle et sur ses côtés les intestins grêles et en se mettant en rapport immédiat avec la paroi antérieure du ventre.

Si la tumeur est formée d'un seul lobe, elle donne au ventre une forme bombée, uniformément globuleuse; si elle est bilobée, on observe une dépression des téguments au niveau de la séparation des deux lobes.

La palpation de l'abdomen donne des sensations variables avec la forme du kyste, l'épaisseur et la résistance de ses parois, la nature et la densité du contenu. Elle permet d'apprécier le siége, la direction, la forme, le volume, le degré de mobilité et de consistance de la tumeur.

La percussion donne une matité complète dans toute l'étendue de la tumeur; sur ses limites supérieures et latérales, le son devient hydropneumatique, à cause de la présence des intestins.

Si le kyste est uniloculaire, composé de parois minces, si son contenu est suffisamment liquide, quelle qu'en soit la nature, on y perçoit une fluctuation très manifeste; ses parois présentent un certain degré de rénitence et d'élasticité.

Le kyste est-il formé de parois épaisses, renferme-t-il une matière dense et gélatiniforme, il est divisé en plusieurs loges distinctes et séparées par des cloisons assez épaisses, il est résistant et dur, au lieu d'être élastique et rénitent, et la fluctuation y fait défaut.

Par le toucher vaginal on sent une tumeur lisse, régulièrement convexe, rénitente et, le plus souvent, fluctuante, peu ou point sensible à la pression, tantôt occupant l'un des côtés de l'utérus, tantôt s'étendant derrière cet organe, et déprimant le cul-de-sac postérieur et même parfois une grande partie de la paroi postérieure du vagin, de manière à effacer plus ou moins le calibre de ce conduit.

En pratiquant simultanément le palper abdominal et le toucher vaginal, on peut mesurer le volume du kyste et même apprécier le degré de consistance du liquide qu'il contient. Pour cela, on percute légèrement la tumeur, d'une main, sur l'abdomen, en même temps qu'on refoule doucement, de l'autre main, la portion qui fait saillie dans le vagin. Par ce procédé, on parvient à sentir la fluctuation si la tumeur est liquide.

Le toucher vaginal doit encore être pratiqué dans le but de reconnaître la direction et la situation de la matrice. Dans les kystes ovariques, cet organe subit toujours un certain degré de déplacement ou de déviation; il est le plus souvent refoulé en bas et en avant, de sorte qu'on le trouve habituellement abaissé et porté plus ou moins, soit en antéversion, soit en antéflexion. Ce n'est qu'exceptionnellement que la tumeur, passant au devant de l'utérus, dans le cul-de-sac vésico-utérin, refoule la matrice en arrière. Il arrive encore assez souvent que la matrice est repoussée du côté opposé au kyste de l'ovaire.

Le toucher par le rectum permet de sentir aisément le kyste, qui déprime, ainsi que nous l'avons dit, la paroi antérieure de cet intestin.

Marche. Durée. Terminaisons.— Le début des kystes ovariques est tellement obscur, qu'il est impossible d'assigner à ces tumeurs une durée précise. Il est certain qu'au moment où les malades commencent à s'en plaindre, la lésion existe, en général, depuis longtemps ; et, lorsqu'elle est assez volumineuse pour fournir des signes objectifs, on peut déclarer hardiment, sans crainte de se tromper, que son origine est déjà d'assez vieille date. Ces tumeurs se développent donc avec une lenteur extrême, et affectent une marche essentiellement chronique. Leur durée n'est jamais moindre de trois à six mois ; mais le plus communément elle s'étend à une ou plusieurs années : les kystes de l'ovaire qui durent dix, quinze, vingt ou vingt-cinq ans, ne sont pas très rares.

Leur évolution n'est pas toujours uniforme. Elle subit des oscillations nombreuses et variées. On voit, en effet, le kyste, tantôt augmenter, tantôt diminuer de volume, et d'autres fois rester plus ou moins longtemps stationnaire. Ces modifications sont quelquefois spontanées, d'autres fois elles s'opèrent sous l'influence de différentes causes. Ainsi, la diminution du kyste peut être le résultat d'une transpiration abondante, d'une diurèse considérable, d'une exhalation séreuse à la surface du tube digestif, etc. Son augmentation peut être déterminée par des écarts de régime, des fatigues, des violences extérieures, des excès de coït, la suppression brusque d'un flux habituel, etc.

Mais il n'est pas d'influence plus active sur la marche des kystes ovariques que celle qu'exerce la congestion menstruelle. Cette influence se traduit, à chaque époque, par un sentiment de malaise extraordinaire, une augmentation très notable du volume de la tumeur et de la tension des parois abdominales ; enfin, par une exacerbation des douleurs qui chez certaines malades deviennent insupportables. Nous verrons bientôt que ces recrudescences peuvent acquérir les proportions de véritables accidents inflammatoires.

Les kystes ovariques sont susceptibles de différents modes de terminaison :

1° Quelques auteurs affirment avoir vu des kystes de l'ovaire se résorber et disparaître, soit spontanément, soit sous l'influence d'une médication très simple, telle que l'emploi des diurétiques ou des purgatifs.

2° Le plus souvent ces tumeurs, quand elles disparaissent spontanément, déversent leur contenu dans quelqu'un des organes creux du voisinage, après avoir contracté des adhérences avec lui.

Si l'on en croit une statistique dressée par Tilt, les ruptures des kystes de l'ovaire ne sont pas aussi graves qu'on pourrait le penser. D'après cet auteur, sur 70 femmes ayant éprouvé ce genre d'accident, 22 sont mortes, 2 ont éprouvé une amélioration notable et 30 ont guéri. Ce sont là des résultats tellement extraordinaires qu'ils méritent confirmation.

L'ouverture des kystes ovariques dans les intestins grêles est extrêmement rare. On les voit de préférence s'ouvrir dans le côlon ou dans le rectum. Enfin, ce n'est que bien rarement aussi qu'on les a vus s'ouvrir dans la vessie, dans l'utérus et dans le vagin.

3° Les kystes peuvent s'évacuer directement au dehors par les parois abdominales ; on a cité des exemples de kystes de l'ovaire qui s'étaient ouverts par la région ombilicale.

4° Mais quelquefois le liquide, au lieu de s'écouler au dehors, tombe dans la cavité péritonéale, et alors, tantôt il se résorbe, soit d'une manière définitive, soit d'une manière passagère, avec quelques symptômes de péritonite légère ; tantôt il détermine dans le péritoine une inflammation suraiguë promptement mortelle.

5° La péritonite peut aussi se montrer dans le cours des kystes ovariques sous l'influence de la simple irritation déterminée par le contact de la tumeur, agissant sur la séreuse à la manière d'un corps étranger.

6° La péritonite peut enfin résulter de la propagation à la séreuse abdominale d'un travail phlegmasique primitivement développé dans le kyste.

7° Ces sortes de tumeurs sont, en effet, susceptibles de s'enflammer sous l'influence d'un coup, d'une chute, d'une excitation trop vive des organes générateurs, et principalement sous l'influence d'une fluxion menstruelle exagérée.

L'inflammation aiguë d'un kyste de l'ovaire, caractérisée par des douleurs atroces dans la tumeur, une augmentation rapide de son volume, la suppuration de ses parois, une réaction fébrile intense, aboutit presque invariablement à une terminaison funeste. Elle se termine d'autant plus promptement par la mort qu'elle est assez généralement compliquée de péritonite, comme nous venons de le dire.

Mais l'inflammation du kyste, si elle est modérée, si elle ne dépasse pas certaines bornes, peut devenir un mode de guérison, soit en provoquant un travail de résorption du liquide épanché et l'oblitération de la cavité, soit en déterminant l'adhérence du kyste aux intestins, et plus tard sa rupture dans ces organes.

8° Enfin, les kystes ovariques peuvent amener la mort des malades par suite des troubles profonds qu'ils produisent dans les principales fonctions de l'organisme, par la gène de la circulation et de la respiration, par l'insuffisance de la nutrition et la soustraction continuelle de certains éléments du sang par les parois de la tumeur.

Dans ce cas, les malades sont sujettes à une dyspnée incessante; elles perdent l'appétit, le sommeil et les forces; leurs membres s'infiltrent, et elles ne tardent pas à succomber avec tous les signes du marasme et de la fièvre hectique.

Diagnostic. — Les kystes de l'ovaire doivent être distingués des tumeurs développées dans l'utérus ou dans le tissu cellulaire péri-utérin: enfin, d'un simple épanchement péritonéal.

Un examen minutieux ne permettra pas, en général, à un observateur attentif de confondre les kystes ovariques avec une tumeur utérine. Nous avons insisté plus d'une fois, dans le cours de cet ouvrage, sur la nécessité de recourir aux différentes méthodes d'exploration pour arriver à la détermination précise de la nature et du siége de certaines lésions affectant les organes générateurs. Nous avons indiqué de quelle manière on pouvait toujours s'assurer qu'une tumeur, par exemple, est située dans l'utérus ou en dehors de cet organe. Ces principes, qui consistent uniquement à constater que la tumeur est indépendante de la matrice, trouvent particulièrement leur application dans le diagnostic des kystes de l'ovaire.

Les signes différentiels des kystes de l'ovaire et de l'ascite ont été clairement indiqués par M. Rostan, dans son *Cours de médecine clinique ;* ils sont tellement précis qu'il n'est guère permis aujourd'hui de confondre ces deux lésions. Dans le kyste ovarique le ventre est bombé, proéminent; la tumeur est régulièrement ovoïde et ses limites sont assez nettement tranchées; sa consistance présente une rénitence très marquée. Dans l'ascite l'abdomen est élargi, les flancs sont évasés, de manière à produire ce que l'on a justement nommé un *ventre de batracien;* la tumeur est comme diffuse; ses limites sont moins bien accusées et sa consistance est moins élastique. Suivant M. Piorry, e son que fournit la percussion du kyste est beaucoup plus mat que celui de l'ascite; il a, dit ce professeur, de l'analogie avec celui auquel donne naissance le foie immédiatement percuté. Dans le kyste ovarique les intestins étant refoulés derrière la tumeur et sur ses côtés, la matité occupe toujours la partie moyenne de l'abdomen, et le son tympanique les parties latérales et postérieures. Si la tumeur ne refoule pas entièrement l'estomac et le côlon transverse, le son clair se perçoit aussi à la partie supérieure de l'abdomen, dans la région épigastrique; dans ce cas, qui est le plus commun, la résonnance s'étend suivant une ligne courbe à concavité inférieure qui circonscrit la tumeur en haut et sur les côtés. Quelque position que l'on donne aux malades, les rapports de la matité et de la résonnance restent invariables.

Dans l'ascite, les intestins surnageant le liquide, la matité n'est pas fixe; elle occupe, comme l'épanchement, les parties déclives, tandis que le son tympanique se porte avec la masse intestinale vers les régions élevées. Quand l'ascite est très considérable le liquide peut se placer entre les parois abdominales et les anses intestinales retenues par le mésentère; de sorte que la percussion donne un son moins clair; mais alors, si on déprime légèrement la paroi de l'abdomen au niveau des limites supérieures de l'épanchement, le liquide est refoulé; on se rapproche davantage de la masse des intestins, et la percussion donne un son plus clair; ce qui ne saurait avoir lieu dans les kystes de l'ovaire.

Enfin, dans le kyste, le toucher vaginal et le toucher rectal donnent des signes positifs qui manquent dans l'ascite.

Ces considérations, tirées de l'examen physique et comparatif des deux sortes de tumeurs, ne doivent pas faire négliger les renseignements importants que peuvent fournir l'état des fonctions et de la santé générale, l'analyse chimique des urines, l'étude du début et de la marche de l'affection. Ce sont là des notions toujours utiles, soit qu'elles viennent simplement confirmer les données de l'exploration directe, soit même qu'elles jettent une plus grande précision et qu'elles ajoutent un degré de certitude au diagnostic.

Il ne suffit pas de constater la présence d'un kyste de l'ovaire; il importe encore, pour le pronostic et le traitement, de reconnaître la nature du kyste, sa structure et les qualités de son contenu. Nous rappellerons donc ici que les kystes uniloculaires, à parois minces et à liquide clair et séreux, sont élastiques, rénitents et donnent une fluctuation très manifeste ; que les kystes, au contraire, à parois épaisses, multiloculaires et aréolaires, à contenu semi-liquide ou mucilagineux, sont généralement dépourvus d'élasticité et ne donnent qu'une fluctuation obscure, souvent même n'en présentent aucune.

Dans certains cas, le diagnostic offre de si grandes difficultés, que la ponction exploratrice devient indispensable pour faire reconnaître la présence du liquide.

Cette partie du diagnostic trouvera son complément dans le chapitre suivant, consacré à l'histoire des tumeurs solides des ovaires.

Pronostic. — Il varie suivant le volume du kyste, sa structure, les qualités de son contenu, et aussi selon l'état de la santé générale des malades.

Plus un kyste ovarique est volumineux, plus il est grave, non-seulement parce que les troubles fonctionnels qu'il détermine sont en raison de ses dimensions ; mais aussi parce que, comme nous le verrons bientôt, le traitement des kystes volumineux offre plus de dangers et moins de chances de succès que celui des kystes d'une moindre grosseur.

Les kystes multiloculaires et les kystes à contenu semi-liquide ou consistant, n'étant pas susceptibles d'une cure radicale, sont infiniment plus graves que les kystes uniloculaires, à liquide clair et limpide, auxquels sont applicables les moyens curatifs que nous allons faire connaître.

L'ancienneté du kyste exerçant une influence directe sur le volume de la tumeur et sur l'état général des malades, dont il fait souffrir presque toutes les fonctions, est une circonstance aggravante dans le pronostic de ces sortes de tumeurs. Toutes choses égales, d'ailleurs, les tentatives de cure radicale auront beaucoup plus de chances de réussir sur une femme encore robuste, dont la santé générale sera demeurée intacte, que sur une malade affaiblie et épuisée par les troubles prolongés de la respiration, de la circulation et des phénomènes nutritifs.

Abstraction faite de ces circonstances si propres à aggraver le pronostic des kystes de l'ovaire, ces tumeurs présentent par elles-mêmes des inconvénients sérieux, et qui méritent d'être pris en considération : elles détruisent le tissu de l'ovaire, et, partant, elles suppriment ses fonctions. Néanmoins, comme un seul de ces organes se trouve généralement envahi, il en résulte que la femme n'est pas frappée de stérilité, un seul ovaire, comme un seul testicule, suffisant à la fécondation. Mais, quand la tumeur a acquis un certain volume, elle est pour l'utérus une voisine incommode; elle le comprime, elle gêne son évolution dans la grossesse, et devient de la sorte une cause fréquente de fausses couches. Cependant nous avons observé, en 1830, dans le service de Chomel, une femme dont la grossesse avait pu parcourir toutes ses périodes et arriver à terme, malgré la présence d'un kyste ovarique d'un volume assez fort. Enfin nous avons dit, à l'occasion de la symptomatologie, les incommodités de tout genre et les troubles divers qu'une pareille lésion détermine dans les organes abdominaux et thoraciques; et, à propos de la terminaison, nous avons signalé les dangers de l'inflammation et de la suppuration du kyste, de l'ouverture de la tumeur dans le péritoine, etc.

Les kystes de l'ovaire méritent donc qu'on les regarde comme des lésions sérieuses, dont on doit chercher à débarrasser les femmes qui en sont affectées.

Mais ne doit-on pas redouter les récidives? L'hydropisie enkystée de l'ovaire est, en effet, une maladie essentiellement sujette à se reproduire, si l'on se contente de la traiter par une simple évacuation du liquide. Il est commun de voir les malades qui ont été soumises à cette méthode de traitement venir de nouveau réclamer nos soins à des intervalles de plus en plus rapprochés, et mourir d'épuisement, après avoir subi jusqu'à vingt, trente, quarante, cinquante ponctions et même davantage.

Mais aujourd'hui la chirurgie est en possession d'une méthode de traitement qui, convenablement appliquée, amène quelquefois la cure radicale de certains kystes de l'ovaire.

THÉRAPEUTIQUE. — **Traitement médical**. — On a essayé contre les kystes ovariques les révulsifs, et en particulier les larges vésicatoires et les cautères sur l'abdomen, les pommades dites fondantes et résolutives, les sudorifiques, et spécialement les bains de vapeur, les purgatifs drastiques, les diurétiques et toute la série des médicaments réputés hydragogues; on a conseillé encore l'usage interne et externe des mercuriaux, des préparations d'iode, d'or, de ciguë, etc.

Il n'est pas une de ces médications qui ne se prévale de quelques succès; mais ces succès, s'ils sont authentiques et de bon aloi, sont tellement rares qu'on est forcé de confesser l'impuissance du traitement médical sur l'hydropisie enkystée des ovaires, dans la très grande majorité des cas.

Traitement chirurgical. — Il comprend plusieurs méthodes opératoires, qui sont : la *ponction simple*, la *ponction* suivie d'*injections iodées*, la *ponction* suivie du *séjour d'une sonde creuse dans le kyste*, l'*incision* et l'*extirpation*.

Ces deux dernières méthodes, dont l'exécution est pleine de hardiesse et entourée de périls, sont généralement abandonnées en France. On ne devrait y recourir que pour les kystes multiloculaires et à contenu demi-solide, réfractaires à la ponction; encore ne faudrait-il s'y résoudre que sur les instances expresses des malades, et après leur avoir fait envisager toute la gravité de semblables opérations.

Ponction simple. — C'est une opération facile et généralement sans suites fâcheuses; on la pratique avec un gros trocart, soit par le vagin, soit par la paroi abdominale. Dans ce dernier cas, on enfonce habituellement l'instrument à la partie moyenne de l'espace compris entre l'ombilic et l'épine iliaque antéro-supérieure, du côté de l'ovaire malade.

On laisse la canule du trocart jusqu'à ce que la totalité du liquide soit évacuée, en ayant soin de l'enfoncer à mesure que le kyste revient sur lui-même, afin d'éviter l'épanchement dans le péritoine. Après l'avoir retirée, on applique une rondelle de diachylon sur l'ouverture, et on entoure le ventre d'un bandage de corps convenablement serré.

Nous avons dit que la ponction simple était une opération généralement exempte de dangers; ce n'est que dans des cas exceptionnels qu'elle a donné lieu à des accidents graves ou mortels, tels que : une péritonite aiguë par suite de la piqûre du péritoine, ou de l'épanchement d'une certaine quantité de liquide dans cette séreuse; l'inflammation suppurative de la surface interne du kyste; enfin une hémorrhagie dans la cavité de la tumeur, par suite de la lésion d'un des gros vaisseaux qui parcourent ses parois.

Si la ponction simple a l'avantage de causer peu de dangers, elle a l'inconvénient d'exposer à des récidives presque certaines. Ce n'est pas qu'elle ne puisse être suivie quelquefois d'une guérison complète; mais ces cas sont si exceptionnels, et les exemples en sont tellement rares dans la science, que ce procédé est en général regardé comme purement palliatif, et qu'il a fallu, pour le rendre curatif, songer à l'addition d'un moyen devenu désormais, pour ainsi dire, le complément de l'opération : ce moyen, c'est l'injection dans le kyste d'un liquide irritant.

Ponction avec injection iodée : — M. Boinet, le premier, a proposé et pratiqué des injections de teinture d'iode dans les kystes séreux de l'ovaire, ainsi que M. Velpeau l'avait fait avant lui pour l'hydrocèle. Après avoir ponctionné la tumeur avec un trocart, comme à l'ordinaire, M. Boinet remplace la canule de l'instrument par une sonde en caoutchouc. Si le liquide est clair et transparent, il le laisse écouler simplement; s'il est filant et visqueux, il lave l'intérieur de la poche kystique par des injections d'eau tiède, additionnée ou non d'iodure de potassium.

La première injection irritante est habituellement composée de 100 grammes d'eau, 100 grammes de teinture d'iode et 4 grammes d'iodure de potassium. La sonde de caoutchouc est laissée à demeure, fermée avec un bouchon et fixée à la paroi de l'abdomen à l'aide de fils et de bandelettes agglutinatives. Les injections sont répétées tous les deux ou trois jours avec une solution de plus en plus concentrée, jusqu'à l'emploi de la teinture d'iode pure. Lorsque le volume du kyste est suffisamment réduit, on change la sonde tous les sept ou huit jours, en la remplaçant par une sonde d'un plus gros calibre; plus tard on substitue à la sonde en caoutchouc une canule métallique munie d'un robinet. M. Boinet déclare qu'on ne peut préciser d'avance le nombre d'injections qu'il faut pratiquer pour opérer une guérison radicale. Il est impossible, en effet, de poser à cet égard une règle précise. C'est une question dont la solution est subordonnée à des circonstances toutes particulières; il appartient donc au praticien seulement de la résoudre, en se guidant sur la marche rétrograde de la tumeur et sur les modifications apparentes qu'elle subit sous l'influence des injections irritantes.

D'après M. Boinet, il s'établit d'abord des adhérences entre le kyste et la paroi abdominale, au niveau de l'ouverture faite par le trocart, de sorte qu'on n'a rien à redouter du côté du péritoine. Quant au kyste, sous l'influence des injections iodées, sa surface interne s'enflamme et devient le siége d'une exhalation très active. Bientôt ce liquide se résorbe; les parois du kyste reviennent sur elles-mêmes, arrivent au contact et contractent entre elles des adhérences qui déterminent l'oblitération complète et définitive de la poche; en un mot, il se passe là un travail identique à celui qui s'opère dans la poche d'une hydrocèle à la suite d'une injection irritante de vin ou de teinture d'iode.

La question du traitement des kystes de l'ovaire par les injec tions iodées devint l'objet d'une longue discussion, à l'Académie de médecine, en 1856. Les avis furent très partagés relativement à l'utilité et à la bénignité de la nouvelle méthode.

M. Malgaigne, après avoir déclaré, dans un premier discours, que la méthode des injections iodées présente de sérieux dangers, et qu'il attendra, avant de l'adopter, que son opportunité soit bien établie, l'accepte, dans un dernier discours, pour les kystes uniloculaires, et la regarde comme dangereuse dans les autres variétés de ces tumeurs.

M. Cazeaux rapporte qu'il a vu un certain nombre de kystes ovariques, même volumineux, guéris radicalement sans fistule consécutive par le procédé de M. Boinet. Ce médecin, sur trente-deux kystes appartenant à trente malades, a eu vingt-sept guérisons, trois récidives, deux morts. M. Nélaton, sur neuf injections, a eu trois guérisons; M. Monod, sur huit, a eu six guérisons, un insuccès, une mort. Dans les cas nombreux que M. Cazeaux a réunis, il a pu constater que jamais les injections n'ont causé de bien graves accidents et que toujours les malades non guéries en ont retiré quelque profit.

M. Briquet nous a affirmé que, sur une dizaine de kystes de l'ovaire traités par des injections iodées dans sa division, il n'avait obtenu aucun cas de guérison.

M. Trousseau, pour mieux apprécier la valeur relative des divers modes de traitement des kystes ovariques, oppose aux résultats des injections iodées ceux fournis par la ponction simple: 1° d'après une statistique de *Medical Gazette* (1834), sur vingt et une ponctions simples, il y eut quatre morts dans les premières vingt-quatre heures, trois dans le cours du premier mois et quatorze avant la première année; 2° dans trente-six observations de Robert Lee (1847), trois morts dans les premières vingt-quatre heures, six au bout de quelques heures, douze dans la première année, cinq dans les deux années suivantes, une après six ans, une après quinze ans; 3° Kiwisch, sur soixante-quatre ponctions, compte neuf morts dans les premières vingt-quatre heures, six après la deuxième ponction, quinze après les troisième, quatrième, cinquième et sixième ponctions; puis une guérison, trois améliorations, trois morts par maladies indépendantes du kyste ovarique.

M. Trousseau n'admet qu'avec une grande réserve l'efficacité des injections irritantes.

M. Velpeau se déclare partisan des injections iodées; mais il rejette le procédé qui consiste à laisser dans la plaie la canule du trocart; il est d'avis qu'il ne faut rien tenter dans les kystes multiples, aréolaires èt compliqués de dégénérescences diverses.

MM. Jobert (de Lamballe), Robert, Gimelle et Cruveilhier émettent des principes analogues; ils estiment que la ponction avec injection iodée doit être pratiquée à une période peu avancée de la maladie, alors que le volume du kyste n'est pas encore trop considérable.

M. Huguier préfère à la ponction par l'abdomen la ponction par le vagin, parce qu'elle permet d'ouvrir le kyste dans sa partie la plus déclive et qu'elle n'expose pas aux adhérences de la tumeur avec la paroi abdominale.

La principale conclusion à tirer de cette importante et célèbre discussion, le grand enseignement qui en ressort, c'est que la ponction suivie d'injections iodées constitue une bonne méthode de traitement pour certains kystes de l'ovaire, qu'elle est surtout applicable aux kystes uniloculaires, dont le volume est peu considérable et dont le contenu est séreux et clair; qu'elle peut être encore tentée, mais avec moins de chance de succès, pour les kystes de même nature et d'un grand volume; enfin, qu'elle est formellement contre-indiquée dans les cas de kystes ovariques multiloculaires, ou dans ceux dont le contenu est épais, visqueux et comme gélatiniforme.

Deux procédés nouveaux pour le traitement chirurgical des kystes de l'ovaire ont été proposés dans cette discussion, l'un par M. Barth, l'autre par M. Jobert (de Lamballe).

M. Barth exposa devant l'Académie, qu'il avait essayé de traiter une de ces tumeurs par une double ponction. Ce fut même là le point de départ de la discussion. M. Barth, à l'aide d'un trocart courbe, avait pratiqué une première ponction de dehors en dedans pour pénétrer dans la cavité du kyste; puis, par une seconde ponction de dedans en dehors, il avait fait ressortir l'instrument à 5 ou 6 centimètres plus bas. Il avait enfin remplacé la canule de trocart par une sonde de caoutchouc, fenêtrée à sa partie moyenne qui plongeait dans la cavité du kyste, et ouverte à chacune de ses extrémités, qui sortaient par les ouvertures de la double ponction. Ce procédé, qui n'est en définitive qu'une imitation de celui qu'a imaginé M. Chassaignac pour la cure radicale de l'hydrocèle, n'a pas réussi dans le seul cas où il a été appliqué jusqu'à présent.

Le moyen préconisé par M. Jobert (de Lamballe) consiste dans l'emploi de la galvanisation. L'opération se fait à l'aide d'aiguilles à acupuncture; elle a pour résultat de déterminer la coagulation du liquide, qui s'obtient en cinq ou six séances, sans provoquer aucun travail inflammatoire. Dans l'observation rapportée par M. Jobert, la tumeur s'affaissa progressivement, et, au bout de deux ans, il ne resta plus qu'une dureté circonscrite à la place du kyste de l'ovaire. Ce fait est encourageant, mais il ne suffit pas pour permettre de prononcer en dernier ressort.

CHAPITRE XXXIV.

DES TUMEURS SOLIDES DE L'OVAIRE.

Nous décrirons sommairement, dans ce chapitre, les kystes pileux, les tumeurs fibreuses et les différentes variétés de tumeurs ovariques, désignées sous les noms de cancer alvéolaire ou gélatiniforme, de cystosarcômes, de cystocarcinômes, d'enchondrômes, etc.

§ 1er. — Des kystes pileux.

On désigne sous le nom de *kystes pileux* des tumeurs ovariques constituées par une poche membraneuse, renfermant des débris organiques divers, tels que des poils, des dents, des os, des amas de graisse, etc.

Les poils sont les plus communs et les plus abondants de ces débris; c'est ce qui a valu à ces sortes de kystes le nom qu'ils portent.

La structure de leur paroi offre des particularités qui ont été bien étudiées surtout par M. Lebert. Cette paroi est constituée, selon cet auteur, par une couche fibro-cellulaire, doublée d'une couche fibreuse qui forme un véritable kyste adventif. En dedans de cette couche se trouve souvent une coque ossiforme qui n'est qu'une partie de la couche fibreuse ossifiée. En dedans de cette couche fibreuse, il y en a une troisième analogue à la peau, ayant quelquefois des papilles, des glandes sébacées, des glandes sudoripares et des follicules pileux.

Les poils que renferme le kyste sont tantôt libres, tantôt adhérents à la surface interne de la tumeur. Les poils libres sont rarement épars; le plus souvent collés entre eux par de la matière grasse, ils forment des masses ou des espèces de pelotons, enchevêtrés parfois d'une manière inextricable, et que M. Rokitansky appelle *globes pili-graisseux.*

Les dents qu'on y trouve quelquefois appartiennent, en général, à la première dentition. Ordinairement leur nombre ne dépasse pas six, et on doit considérer comme tout à fait exceptionnels les cas où l'on a rencontré jusqu'à cinquante, soixante et même cent dents. Ces dents sont tantôt libres, tantôt implantées dans un os ou dans des parties molles.

Quant aux os, ils sont généralement petits, rudimentaires, informes et difficilement reconnaissables.

Les kystes pileux ne sont pas des lésions exclusivement propres aux femmes pubères et ayant eu des rapports sexuels. Dans un mémoire communiqué par M. Pigné à la Société anatomique, en 1846, on lit que, sur dix-huit cas de kystes pileux analysés par cet auteur, cinq ont été trouvés chez de jeunes filles âgées de moins de douze ans, six chez des enfants de six mois à deux ans, quatre chez des fœtus femelles arrivés à terme; enfin trois chez des fœtus avortés au huitième mois.

Ces faits sont bien de nature à démontrer que les kystes pileux ne doivent pas toujours être rapportés à une grossesse extra-utérine, et qu'il faut invoquer une autre doctrine pour rendre compte de tous les cas. On admet généralement que les kystes pileux qui ne résultent pas d'une grossesse ovarienne dérivent d'une inclusion parasitaire, c'est-à-dire du développement imparfait, rudimentaire, d'un germe ou d'un embryon dans un autre embryon.

M. Lebert a proposé une autre explication. En se fondant sur la structure des parois kystiques, si analogue à celle de la peau, et sur la nature des produits renfermés dans la tumeur, cet habile anatomiste enseigne qu'il y a génération spontanée d'une partie du tégument sur l'ovaire ou sur quelque point des organes intra-pelviens. Il désigne ce phénomène sous le nom d'*hétérotopie plastique*. M. Lebert a développé cette théorie d'une manière très séduisante et même il l'a appuyée sur des faits nombreux et incontestables ; néanmoins, on ne peut s'empêcher de dire avec M. Houel et de répéter avec M. Becquerel, « qu'on ne comprend que difficilement cette production sur place d'une membrane aussi complexe que la peau. »

Quelle que soit celle des théories qu'on adopte, reste encore à expliquer pourquoi les kystes pileux n'ont été rencontrés jusqu'à présent que dans des fœtus femelles ou dans des cadavres de jeunes filles. Le sexe exercerait-il une influence déterminante absolue sur la production de l'inclusion fœtale ou de l'hétérotopie plastique? Il y a là une *inconnue* que nos embryologistes n'ont pas encore dégagée.

§ 2. — Des corps fibreux de l'ovaire.

L'histoire de ces sortes de lésions est entourée d'obscurité. En lisant ce qu'a écrit M. Cruveilhier à ce sujet on reste convaincu que les différentes variétés de tumeurs fibreuses ovariques admises par cet auteur peuvent être rapportées à des kystes aréolaires ayant subi une sorte de transformation fibreuse.

M. Scanzoni décrit une tumeur solide de l'ovaire dont la structure offre aussi très peu d'analogie avec celle des corps fibreux utérins. En effet, cette tumeur, qui avait le volume d'une tête d'adulte et qui pesait 9 kilogrammes, était formée d'un tissu fibreux lâche, renfermant de nombreux vaisseaux, et, sur quelques points, des lacis veineux, dont l'organisation était semblable à celle des corps caverneux.

§ 3. — Des enchondrômes de l'ovaire.

Kiwisch, d'après M. Scanzoni, aurait observé deux fois des *enchondrômes* de l'ovaire. Mais le professeur de Würzbourg n'est guère porté à partager l'avis de son collègue de Prague sur la nature chondroïde de ces tumeurs. C'est donc un point d'anatomie pathologique qui est encore à résoudre entièrement.

§ 4. — Des tumeurs cancéreuses et des dégénérescences kystiques de l'ovaire.

Le cancer primitif de l'ovaire est extrêmement rare ; le plus souvent ce n'est que secondairement que le tissu ovarien est envahi par un carcinôme, développé d'abord sur un organe voisin, l'utérus, le péritoine ou le rectum.

Nous croyons que c'est ici le lieu de décrire certaines tumeurs dont la nature n'est pas encore très bien connue, mais qui paraissent être des kystes dégénérés et transformés en tissus de mauvaise nature, se rapprochant plus ou moins de la constitution des cancers. Ces tumeurs ont été bien étudiées, surtout par les anatomo-pathologistes allemands. Nous ne ferons qu'analyser la description assez complète qu'en donne M. Scanzoni, dans son *Traité des maladies des organes sexuels de la femme*.

I. *Tumeurs colloïdes de l'ovaire*. — Virchow, Kiwisch et Scanzoni décrivent le cancer alvéolaire ou gélatiniforme des anatomistes français sous le nom de *tumeurs colloïdes* de l'ovaire. Ces tumeurs sont constituées par une poche fibreuse, dont l'intérieur est traversé par des lames ou cloisons de tissu cellulaire, circonscrivant des espaces coniques dont le sommet converge vers le centre et la base regarde la périphérie ; ces grandes loges sont divisées à leur tour par des brides ou des cloisons plus petites en un nombre considérable d'alvéoles ; il en résulte une charpente réticulaire, un filet à mailles nombreuses, irrégulières, ordinairement polygonales, et des cavités de formes variées, cylindriques, prismatiques, polyédriques, remplies ordinairement d'une masse homogène, semblable à de la gélatine.

Cependant, les parois de la poche et son contenu sont susceptibles de diverses modifications pathologiques, ce qui altère l'homogénéité de la tumeur. Ainsi les cloisons et les tractus celluleux subissent assez souvent la dégénérescence graisseuse; il s'ensuit que des corpuscules graisseux et des cristaux de cholestérine se mêlent à la matière gélatiniforme. La paroi alvéolaire peut devenir le siége d'une exsudation albumineuse ou fibrineuse ou même d'une exhalation purulente; quelques-uns des vaisseaux qui parcourent les cloisons celluleuses peuvent se rompre et déterminer une hémorrhagie plus ou moins abondante. Il en résulte qu'en certains points la matière gélatiniforme du kyste se ramollit et se liquéfie, et qu'une ou plusieurs de ses loges renferment un liquide de couleur et de consistance variables, laiteux, jaune-paille, gris-rougeâtre, sanguinolent et semi-liquide comme une solution de chocolat.

II. *Cystosarcômes.* — Ce sont des tumeurs de l'ovaire, composées d'une masse cellulo-fibreuse, au milieu de laquelle sont creusées des cavités, dont le contenu est très variable. Ces cavités, circonscrites par des parois épaisses, très vasculaires, quelquefois comme caverneuses, renferment rarement un liquide clair et limpide; le plus souvent ce liquide est jaunâtre, sanieux ou purulent; quelquefois on y trouve du sang presque pur; dans certains cas rares, on y a vu de la graisse ou des poils.

M. Scanzoni considère ces tumeurs comme « des sarcômes accompagnés d'une hydropisie enkystée. » Ne serait-il pas plus juste de les regarder comme des kystes multiloculaires ou pileux, dont les parois ont subi une transformation de mauvaise nature?

III. *Cystocarcinômes.* — Suivant M. Scanzoni, ce sont des kystes multiples remplis de cancer médullaire. Tantôt le cancer se développe dans l'épaisseur de la paroi kystique, sous forme d'infiltration; tantôt il adhère à la surface interne de cette paroi, sous forme de tumeurs plus ou moins volumineuses ou d'excroissances papillaires. « Ces tumeurs sont tantôt pédiculées, tantôt fixées sur une base large; elles sont toujours molles, tuméfiées, très riches en vaisseaux. Elles remplissent quelquefois les cavités du kyste, et l'on en a même vu qui avaient fini par en perforer les parois et qui se développaient dans une cavité voisine où à l'extérieur de la tumeur. » (Scanzoni.)

Les cavités du cystocarcinôme peuvent, en outre, contenir de la sérosité, du sang, du pus, un liquide sanieux ou ichoreux, de la matière colloïde, et plus rarement de la graisse, des poils, des dents ou des os.

Toutes les variétés de tumeurs ovariques que nous venons de décrire donnent lieu aux mêmes troubles fonctionnels que les simples kystes de l'ovaire. Mais elles s'en distinguent, généralement, par les signes tirés de l'exploration physique. Au lieu d'une tumeur homogène, rénitente dans toute son étendue, habituellement fluctuante, à surface régulièrement convexe, on trouve une tumeur hétérogène, à surface inégale, alternativement anfractueuse et bosselée, molle et fluctuante dans un point, consistante et dure dans un autre.

Toutes ces tumeurs peuvent acquérir un développement énorme. Elles constituent des lésions graves par elles-mêmes et par la gêne qu'elles déterminent dans la plupart des grandes fonctions.

On ne peut guère conseiller contre elles qu'un traitement palliatif. C'est en vain qu'on espérerait en triompher par l'usage des résolutifs et des altérants. Les préparations d'or, de mercure, d'iode, de ciguë, etc., échouent dans ces altérations de l'ovaire, comme dans toutes les autres espèces de lésions organiques.

On doit donc se contenter de soutenir le ventre et d'immobiliser la tumeur à l'aide d'une ceinture abdominale ou mieux d'une ceinture hypogastrique, et de prévenir ou de calmer les accidents et les douleurs par la prescription d'un régime convenable, de précautions hygiéniques et, quand il y a lieu, par l'usage des bains, des cataplasmes, des fomentations émollientes ou narcotiques, ou même par l'administration de l'opium, de la belladone, du chloroforme, etc.

Si la malade veut se soumettre à une opération chirurgicale, si elle demande instamment à être débarrassée de sa tumeur, la gastrotomie et l'extirpation de l'ovaire malade constituent la seule méthode applicable à la cure radicale des tumeurs dont nous venons de donner une courte description. Toutefois nous ne pensons pas qu'il soit prudent de tenter une opération si grave et qui expose les malades à une mort presque certaine.

CHAPITRE XXXV.

DES MALADIES DE LA VULVE ET DU VAGIN.

La vulve et le vagin peuvent être le siége de lésions nombreuses et variées, soit congénitales, soit accidentelles.

Les difformités et les affections auxquelles la vulve est sujette sont les suivantes : 1° l'*hypertrophie des grandes et des petites lèvres*, rare dans nos climats, mais assez fréquente dans les pays chauds, où l'on rencontre quelquefois des femmes dont les lèvres vulvaires, atteintes d'un développement éléphantiasique prodigieux, pendent entre les cuisses jusqu'au voisinage du genou; 2° l'*allongement hypertrophique du clitoris*, qui peut en imposer pour une verge et faire croire à l'existence d'un véritable hermaphrodisme; 3° l'*atrésie* ou l'*oblitération* plus ou moins complète de l'orifice vulvaire, soit par l'imperforation de la membrane hymen, soit par le défaut de déhiscence des deux grandes lèvres; 4° des *tumeurs* diverses (collections sanguines ou *thrombus*, résultant toujours d'un froissement, d'une contusion, particulièrement au moment de l'accouchement, occasionnée, soit par la tête de l'enfant, soit par le forceps ou le céphalotribe; *abcès*, *kystes séreux*, *loupes*, *corps fibreux*, ordinairement développés dans l'épaisseur des grandes lèvres); 5° des *fistules*, communiquant, soit avec le vagin, soit avec la vessie, soit avec le rectum; 6° le *cancer*, très rare à la vulve, s'y présentant habituellement sous la forme de cancroïde ou cancer épithélial ; 7° le *lupus*, *esthiomène* ou *ecdermoptosis* de la vulve, éruption papulo-pustuleuse, décrite pour la première fois par M. Huguier et rattachée par les dermatologistes à l'acné varioliforme ; 8° des affections *syphilitiques* (chancres, plaques muqueuses, végétations); 9° la *névralgie* vulvaire, tantôt primitive et essentielle, tantôt secondaire et liée, soit sympathiquement à une affection de l'utérus ou de ses annexes, soit directement à une lésion de la vulve (inflammation aiguë, excoriation, ulcération, déchirure, brûlure : dans ce cas, les douleurs névralgiques sont analogues à celles qui accompagnent la fissure à l'anus); 10° le *prurit* vulvaire, qui est tantôt une forme de névralgie, tantôt le symptôme d'une éruption eczémateuse; 11° enfin, l'*inflammation* aiguë ou chronique de la vulve, rarement simple, mais compliquée le plus souvent d'une phlegmasie de la muqueuse vaginale.

Au vagin, on observe aussi : 1° des *rétrécissements* et des *oblitérations* complètes ; 2° l'ouverture anormale de ce conduit dans la vessie ou dans le rectum ; 3° la séparation du canal en un double vagin par une cloison médiane antéro-postérieure ; 4° des *fistules* ou des *ruptures* complètes, faisant communiquer le vagin avec la vessie ou avec le rectum (fistules vésico et recto-vaginales) ; 5° la hernie de la vessie ou du rectum dans le vagin (*cystocèle* et *rectocèle* vaginales); 6° des *tumeurs fibreuses*, des *polypes*, des *cancers ;* 7° des lésions *syphilitiques* (chancres, plaques muqueuses, végétations); 8° l'*inflammation* aiguë ou chronique.

La plupart des affections que nous venons de nommer sont du domaine de la chirurgie et se trouvent décrites dans tous les traités de pathologie externe, avec les opérations qu'elles réclament ; nous ne croyons pas devoir en tracer l'histoire dans cet ouvrage. Nous ne ferons d'exception que pour l'inflammation de la muqueuse vulvo-vaginale, à laquelle nous allons consacrer un chapitre spécial, en raison de l'importance qu'elle emprunte d'une part à son extrême fréquence et, d'autre part, à ses rapports avec la métrite dont elle est très souvent une complication.

CHAPITRE XXXVI.

DE L'INFLAMMATION DE LA MUQUEUSE VULVO-VAGINALE.

On décrit généralement sous le nom de *vaginite* l'inflammation de la membrane muqueuse qui recouvre la vulve et le vagin. Quelques auteurs ont exclusivement réservé ce nom à la phlegmasie du vagin, et ont décrit à part la phlegmasie de la vulve, sous le nom de *vulvite*. Mais l'inflammation vulvaire existant rarement seule et s'étendant presque toujours au vagin, nous confondrons dans un même chapitre la description de ces deux phlegmasies sous la dénomination de vaginite.

Variétés. — La vaginite peut donc être *partielle*, ou *générale*, occuper l'entrée du vagin ou la totalité de ce conduit ; cette division est de peu d'importance.

Mais il en est une autre fondamentale, qui consiste à distinguer la vaginite en : 1° *simple*, 2° *virulente* ou *blennorrhagique*.

Étiologie. — La *vaginite simple* peut naître spontanément sous l'influence de certaines dispositions natives et, en particulier, du vice scrofuleux, qui constitue, comme on le sait, la prédisposition la plus active aux phlegmasies des muqueuses. Les causes efficientes les plus communes sont : la propagation d'un travail phlegmasique primitivement développé dans l'utérus ; l'irritation continuelle de la muqueuse vaginale par les mucosités ou le muco-pus provenant de l'utérus dans la métrite ; les injections trop chaudes ou pratiquées avec des substances irritantes ou caustiques ; les abus de coït ; la disproportion des organes sexuels, l'introduction trop souvent répétée ou le séjour d'un corps étranger solide (sondes, canules, spéculum, pessaires), les tentatives de viol, les manœuvres obstétricales, les opérations qui se pratiquent sur la vulve ou sur le vagin ; l'abus des chaufferettes, des bains de pieds, l'exercice de l'équitation, le séjour trop prolongé au lit, la station assise, la constipation habituelle, etc.

La *vaginite blennorrhagique* ne reconnaît qu'une cause unique, c'est la contagion directe, s'opérant habituellement dans un coït impur, par le dépôt du muco-pus virulent de la blennorrhagie uréthrale de l'homme sur un point de la vulve ou du vagin.

Symptomatologie. — La vaginite simple et la vaginite virulente ne diffèrent guère que par leur étiologie et leur mode de propagation ; jusqu'à présent on n'a découvert dans leur appareil séméiologique aucune différence qui puisse justifier pour chacune d'elles une description spéciale ; mais nous décrirons séparément la vaginite *aiguë* et la vaginite *chronique*.

§ 1. — De la vaginite aiguë.

La membranne enflammée est d'un rouge vif plus ou moins intense, quelquefois même violacée, au lieu de la teinte légèrement rosée ou rose pâle qui est habituelle à la muqueuse du vagin. Cette rougeur est tantôt uniformément répandue, tantôt disséminée, soit par petites taches arrondies, formant un pointillé assez régulier, soit par plaques plus ou moins larges, affectant des formes et une distribution irrégulières et capricieuses. Quelquefois on observe çà et là des élevures papillaires qui donnent à la muqueuse vaginale un aspect chagriné et une surface raboteuse. Cette disposition, assez fréquente chez les femmes enceintes, a été bien décrite par MM. Ricord, Blatin et Deville, sous les noms de vaginite *papuleuse*, *glanduleuse* ou *granuleuse*.

D'autres fois, l'inflammation détermine sur la muqueuse vaginale des pertes de substance, variables en profondeur et en étendue, des érosions, des ulcérations, analogues à celles que nous avons signalées dans la métrite externe sur le museau de tanche. Quelques auteurs voient là une autre variété de vaginite qu'ils nomment *ulcéreuse*. Nous croyons que le plus souvent ces ulcérations sont de mauvaise nature et appartiennent probablement à la syphilis.

Dans la vaginite aiguë, la muqueuse est encore tuméfiée, boursouflée, et le tissu cellulaire sous-muqueux, participant quelquefois à la phlegmasie, présente un certain degré d'empâtement et d'infiltration.

La région malade est le siége d'une modification de la sensibilité, se traduisant tantôt par des picotements ou des démangeaisons vives, tantôt par un sentiment de cuisson, d'ardeur, et même de brûlure, très prononcé surtout à la vulve ou dans la profondeur du vagin. En même temps existe une douleur incommode, tensive ou pulsative, qui s'exalte sous l'influence de la chaleur, de la marche et du mouvement, qui rend le toucher vaginal impossible et le rapprochement sexuel impraticable.

Il s'écoule par la vulve un liquide abondant, présentant tous les caractères de muco-pus, d'une couleur habituellement jaune verdâtre, d'une odeur fade et souvent fétide et repoussante. Ce liquide est quelquefois teint de sang. Il présente une réaction franchement acide. Examiné au microscope, il offre des cellules épithéliales, des corpuscules sanguins et des globules purulents ou pyoïdes : il n'est pas rare d'y trouver aussi un infusoire auquel M. Donné a imposé le nom de *trichomonas vaginalis.*

Le liquide de la vaginite détermine autour de la vulve et à la partie supérieure des cuisses une rougeur érythémateuse, et quelquefois même des érosions de la peau, qui rendent la marche très pénible.

La vaginite aiguë, et surtout la vaginite blennorrhagique, se propage assez souvent à l'urèthre ; il en résulte pour les malades des envies fréquentes d'uriner, du ténesme vésical, des douleurs cuisantes pendant la miction, de l'ischurie et même de la strangurie. La défécation est douloureuse aussi, et quelques malades éprouvent une répugnance extrême à aller à la garde-robe.

Lorsque la vaginite aiguë est peu étendue ou lorsqu'elle offre peu d'intensité, elle ne s'accompagne d'aucun phénomène de réaction générale ; mais, quand elle occupe toute la cavité vaginale ou quand elle présente un certain degré d'acuité, et surtout quand elle se complique de métrite, elle provoque la plupart des accidents fébriles caractéristiques des phlegmasies aiguës.

La majeure partie des symptômes locaux de la vaginite peuvent être vérifiés par l'exploration directe.

La tuméfaction de la vulve, la rougeur de la muqueuse vulvo-vaginale, l'érythème des cuisses, l'écoulement leucorrhéique, sont des phénomènes faciles à constater par la vue.

Le toucher, qu'on doit pratiquer avec une prudence extrême et des ménagements excessifs, permet de juger de la chaleur brûlante, du boursouflement, de l'hyperesthésie, et parfois de l'état granuleux de la muqueuse vaginale. Lorsque les douleurs sont trop vives, il faut expressément s'abstenir de ce mode d'examen.

A plus forte raison doit-on renoncer à l'introduction du spéculum, jusqu'à ce que, les symptômes suraigus étant tombés, la muqueuse vaginale puisse supporter facilement le contact d'un corps étranger.

Lorsque cet examen est devenu possible, on constate l'étendue de la rougeur inflammatoire et son intensité, l'état de la surface vaginale, la présence de granulations ou d'ulcérations, leur siége, leur quantité, leur étendue, leur profondeur, etc.

§ 2. — De la vaginite chronique.

La vaginite chronique peut débuter d'emblée ou succéder à la vaginite aiguë.

Elle ne diffère de celle-ci que par le degré moins élevé des symptômes et par l'absence de tout phénomène de réaction.

Ainsi, la rougeur de la muqueuse est beaucoup moins intense ; la tuméfaction est ordinairement nulle. La douleur est nulle aussi le plus souvent, ou bornée simplement à quelques picotements, à des démangeaisons, qui généralement ne sont insupportables que par leur opiniâtreté. Les caractères de l'écoulement sont variables. Il est tantôt jaune verdâtre, comme dans la vaginite aiguë ; tantôt il est blanc et laiteux, analogue à de la crème.

Rarement les malades éprouvent des troubles du côté de la vessie et du rectum, ou bien, lorsque ces phénomènes existent, ils sont très modérés.

En général, on peut aisément pratiquer le toucher et l'examen au spéculum dans la vaginite chronique. Cependant il est des malades douées d'une hyperesthésie vaginale native qui rend impossible l'exploration directe.

On y aura recours toutes les fois qu'elle sera praticable, pour vérifier l'état de la muqueuse vaginale et reconnaître la véritable source de l'écoulement leucorrhéique.

MARCHE. DURÉE. TERMINAISONS. — La vaginite aiguë affecte ordinairement une marche assez régulière; les symptômes qui la caractérisent atteignent assez promptement leur *summum* d'intensité; puis ils vont en diminuant progressivement, et la phlegmasie le plus souvent passe à l'état chronique. C'est sa terminaison la plus commune; très rarement elle se termine spontanément par résolution.

La vaginite chronique est une affection rebelle, qui se perpétue pendant des années entières, et dont il ne faut guère attendre la guérison spontanée.

Dans son cours, elle est sujette à des exacerbations, provoquées par la fluxion menstruelle ou par l'intervention de quelqu'une des causes mécaniques que nous avons énumérées dans l'étiologie, et particulièrement des excès de coït ou de l'abus des injections chaudes ou irritantes.

COMPLICATIONS. — La vaginite, soit aiguë, soit chronique, se complique fréquemment d'une phlegmasie de la muqueuse utérine, et surtout de celle qui recouvre le museau de tanche; d'une inflammation de l'urèthre et de la vessie; d'une lésion chirurgicale du vagin, et en particulier de fistule vésico-vaginale.

Dans ce dernier cas, la vaginite est sans cesse entretenue par l'irritation que détermine le passage des urines sur une muqueuse qui n'est pas accoutumée à leur contact.

Les chancres, les plaques muqueuses, les ulcérations syphilitiques de la vulve ou du vagin, les bubons vénériens, accompagnent quelquefois la vaginite blennorrhagique.

DIAGNOSTIC. — Il n'est guère plus difficile de reconnaître une vaginite qu'une stomatite; car on a, pour ainsi dire, sous les yeux et sous la main les signes de la maladie.

Mais le médecin doit s'appliquer à constater le degré, le siége précis, l'étendue, les causes, la nature de la phlegmasie et ses complications, s'il en existe.

Il importe surtout de déterminer si la vaginite est simple ou virulente.

La vaginite virulente se reconnaît à sa contagiosité, et parfois aussi à ce qu'elle est compliquée de quelques-uns des accidents de la syphilis.

PRONOSTIC. — La vaginite simple ne met jamais immédiatement en danger les jours des malades ; considérée en elle-même et par rapport à la santé générale, c'est donc une affection de peu de gravité. Mais elle peut acquérir des conséquences fâcheuses par sa durée, par son opiniâtreté, par la propagation du travail inflammatoire à l'utérus, à la vessie, à l'ovaire et même au péritoine.

La vaginite aiguë occasionne plus d'incommodités et de douleurs que la vaginite chronique ; mais elle est moins rebelle aux moyens de traitement. Parmi les formes de la vaginite simple, la vaginite granuleuse et la vaginite ulcéreuse sont les plus difficiles à guérir, en raison de la profondeur et de l'intensité de la lésion inflammatoire.

La vaginite blennorrhagique emprunte à sa virulence, à sa tendance à la propagation, ainsi qu'à la propriété contagieuse de son produit de sécrétion, un degré de gravité que n'offre point la vaginite simple.

Ici se présente le problème relatif à la *nature* de la vaginite blennorrhagique. Cette affection constitue-t-elle une inflammation purement locale? ou bien ne participe-t-elle pas des propriétés virulentes de la syphilis et n'est-elle pas susceptible d'infecter secondairement l'économie? Les auteurs sont divisés sur la solution qu'il convient de donner à ces questions. Suivant M. Lagneau, dont Dupuytren et Lisfranc avaient adopté la doctrine, la vaginite chez la femme, comme la blennorrhagie chez l'homme, serait un accident de nature syphilitique et exposerait à tous les dangers d'une infection générale. M. Ricord a soutenu des principes opposés. S'appuyant sur l'observation clinique et sur les résultats de l'expérimentation, il a établi que la vaginite blennorrhagique constitue une phlegmasie différente de la vaginite simple par ses propriétés contagieuses, mais différente aussi des affections syphilitiques en ce qu'elle n'infecte jamais l'économie et qu'elle n'est pas suivie des manifestations secondaires et tertiaires de la vérole. A ce compte, ce serait donc une inflammation spéciale, mais non spécifique; une inflammation vénérienne, mais non syphilitique. Dans les cas où la vaginite a été suivie d'accidents consécutifs chez la femme, ou bien dans ceux où elle a déterminé chez l'homme des phénomènes syphilitiques, c'est qu'elle était compliquée de chancre ou de plaque muqueuse; et alors l'infection était due à ces deux dernières lésions, et non point à la phlegmasie vaginale. Nous nous rangeons complétement sous ce rapport à l'opinion de M. Ricord. Nos propres observations sont en parfaite harmonie avec la doctrine de cet éminent syphilographe.

La contagion de la vaginite blennorrhagique n'est révoquée en doute par aucune école. Mais la vaginite simple peut-elle, comme l'ont soutenu quelques auteurs, devenir elle-même contagieuse?

Des faits très nombreux nous ont démontré jusqu'à l'évidence que l'inflammation simple de la muqueuse vaginale n'est pas habituellement contagieuse. Mais ne peut-elle pas le devenir quelquefois, soit sous l'influence de certaines modifications subies par le produit de sécrétion, soit sous l'influence des conditions organiques dans lesquelles se trouve l'homme au moment du coït? On a observé des exemples de contagion pendant la période menstruelle, à la suite des abus du coït, des excès de table, de l'ingestion immodérée du café, de la bière et de toute espèce de liqueurs excitantes et alcooliques.

La blennorrhagie contractée de cette façon peut-elle devenir contagieuse à son tour?

Ces questions sont tellement délicates, et dans la majorité des cas tellement enveloppées de mystère, qu'il n'est guère possible de les résoudre d'une manière satisfaisante. Aussi ne saurait-on apporter trop de réserve, trop de circonspection dans l'appréciation des faits qui s'y rattachent.

THÉRAPEUTIQUE. — **Traitement local.** — La vaginite aiguë, au début, lorsque les phénomènes inflammatoires sont très prononcés, lorsque la tuméfaction et la sensibilité des parties sont portées très loin, réclame le repos absolu, un régime sévère, l'usage des boissons délayantes, des bains entiers ou des bains de siége tièdes, émollients, à l'eau de son ou de guimauve, additionnée d'une décoction de pavots : on peut aussi, quand la vulve est fortement enflammée, prescrire l'application de cataplasmes adoucissants sur le bas-ventre et entre les cuisses. A ces moyens, on doit ajouter encore les lavements émollients, qui exercent une action sédative sur les tissus malades et les lavements légèrement laxatifs, afin de lutter contre la constipation.

Dans certains cas, où l'inflammation est très intense et s'accompagne de réaction fébrile, il est utile d'appliquer des sangsues autour de la vulve ou sur l'hypogastre.

Lorsque l'inflammation est diminuée, que la tuméfaction est moindre et la douleur moins vive, on ajoute aux moyens précédents les injections vaginales émollientes et narcotiques. Mais plus tard, lorsque l'état des parties permet l'introduction d'un spéculum dans le vagin, on doit renoncer aux émollients, qui ne sont que des moyens purement palliatifs, et recourir à la médication substitutive, la seule dont on puisse attendre des résultats satisfaisants.

Parmi les substitutifs, les uns sont simplement astringents, comme l'alun, le sulfate de zinc, le sulfate de fer, le sous-acétate de plomb, le tannin, les décoctions de tan, de feuilles de noyer, etc., les autres sont caustiques, comme la teinture d'iode, le nitrate d'argent et le nitrate acide de mercure.

Ces substances peuvent être employées sous diverses formes et suivant différents procédés, qui sont : l'insufflation, les injections, le tamponnement et le badigeonnage.

On peut jeter directement ou insuffler dans le vagin de la poudre d'alun, de sulfate de zinc, de tannin ou de sous-nitrate de bismuth.

Les injections se pratiquent avec une solution plus ou moins concentrée des substances précédemment indiquées.

Le tamponnement consiste à placer dans le vagin et à y laisser séjourner des tampons de charpie imbibés de ces solutions et renouvelés toutes les vingt-quatre heures.

Le badigeonnage consiste à toucher avec l'agent substitutif, soit en nature, soit en suspension ou en solution dans l'eau, toute la surface du conduit vaginal, préalablement essuyée et débarrassée de toute impureté. Pour cela, un spéculum est introduit dans le vagin, puis retiré avec lenteur. On touche ainsi successivement toutes les parties de la muqueuse enflammée qui se présentent dans le champ de l'instrument, d'arrière en avant, depuis le cul-de-sac vaginal jusqu'à la vulve.

Les astringents proprement dits : alun, sulfate de zinc, sous-acétate de plomb, tannin, sous-nitrate de bismuth, s'emploient souvent en lotions, en injections et en tamponnement.

Le tannin, la teinture d'iode et le nitrate d'argent s'emploient en tamponnement et en badigeonnage.

On ne se sert du nitrate acide de mercure que pour pratiquer le badigeonnage.

L'alun, le sulfate de zinc, le sous-acétate de plomb, le tannin, le sous-nitrate de bismuth sont employés à la dose de 1 à 10 grammes pour 1 litre d'eau; la teinture d'iode, tantôt pure, tantôt étendue d'eau en proportions variables; le nitrate d'argent à la dose de 1 partie pour 3 d'eau distillée, ou à parties égales; le nitrate acide de mercure, suivant la formule du Codex.

Indications de ces divers modes de traitement. — L'emploi des astringents en injections constitue une médication très insuffisante et généralement illusoire. Ces mêmes substances, portées dans le vagin par le procédé du tamponnement, peuvent guérir dans certains cas où la vaginite est bénigne; mais, même alors, le traitement est d'une longue durée, et souvent il amende la lésion plutôt qu'il ne la fait disparaître.

Quelques praticiens assurent avoir retiré de bons effets de la teinture d'iode, appliquée suivant le procédé du tamponnement ou celui du badigeonnage. Les expériences de M. Becquerel et les résultats numériques qu'il consigne dans le tome Ier de son ouvrage, paraissent assez favorables à la médication iodée, que je n'ai expérimentée que rarement, et sans y trouver les avantages fournis par le nitrate d'argent.

M. Becquerel préconise beaucoup aussi l'emploi du tannin

en solution concentrée, et lui attribue les meilleurs effets dans le traitement de la vaginite.

Dans ces derniers temps, on a singulièrement vanté l'usage des injections concentrées de sous-nitrate de bismuth dans la blennorrhagie chez l'homme et chez la femme; mais nous pensons que ce moyen convient surtout aux vaginites chroniques et de peu d'intensité.

La médication qui nous a fourni les meilleurs résultats, celle en définitive que nous n'avons jamais cessé d'employer depuis plusieurs années, c'est la cautérisation de la muqueuse vaginale avec le nitrate d'argent.

Nous préférons le badigeonnage au tamponnement, et l'emploi de la solution concentrée à celui du crayon d'azotate d'argent.

Nous avons grand soin et nous recommandons expressément de n'épargner, pour ainsi dire, aucun point de la muqueuse enflammée; c'est là une condition indispensable au succès de la méthode. Si elle échoue quelquefois, si elle ne procure pas des guérisons assez promptes, ou si elle est suivie de récidives, c'est que certains plis du vagin, et surtout le cul-de-sac utéro-vaginal, ont échappé à la cautérisation. Pour parvenir plus sûrement à cautériser le cul-de-sac vaginal et à chasser l'inflammation de ce retranchement, je pratique l'opération en deux temps. Dans le premier temps, je fais ce que j'appelle la cautérisation *péri-cervicale,* c'est-à-dire que je promène un petit pinceau intra-utérin autour du col de la matrice jusqu'au fond du cul-de-sac; de cette manière, toute cette région du vagin se trouve cautérisée; car, si quelque point du cul-de-sac n'est pas touché par le pinceau, il est ultérieurement cautérisé lorsque, au moment du retrait du spéculum, il se remet en contact avec le pourtour des lèvres du museau de tanche, encore imbibées de la solution caustique. Dans le second temps, je cautérise le reste du vagin avec un gros pinceau de charpie, au fur et à mesure que je retire le spéculum, selon la méthode ordinaire.

Le premier effet de la cautérisation est de déterminer une véritable recrudescence dans les phénomènes inflammatoires. Les parties deviennent plus rouges, plus tuméfiées et plus douloureuses; la sécrétion pathologique augmente. Au bout d'un temps qui varie entre une heure et six heures, cette exacerbation se dissipe graduellement; et, les jours suivants, on constate une amélioration caractérisée par la diminution de l'écoulement et les modifications favorables que le liquide a subies dans ses qualités.

Lorsque les choses se passent ainsi, il est à propos de revenir à la cautérisation tous les cinq ou six jours, et avec le même caustique, jusqu'à ce qu'on observe une amélioration très sensible, un amendement durable dans les phénomènes inflammatoires et une marche franchement rétrograde dans le travail phlegmasique. Alors on doit se servir de solutions caustiques de plus en plus faibles et éloigner les cautérisations de manière à ne pratiquer les dernières qu'à dix ou douze jours de distance. Dans l'intervalle des cautérisations, et afin de modérer les douleurs et les autres symptômes de recrudescence, il est bon de prescrire des cataplasmes sur l'hypogastre et sur la vulve, des lotions et des injections fraîches et émollientes, des bains de siége ou des bains entiers, etc. Les lotions, les injections et les bains auront, en outre, l'avantage de débarrasser les parties malades des produits de l'écoulement et de les entretenir dans un état de propreté qui n'est pas indifférent au succès du traitement et à la rapidité de la guérison. A une certaine période, et comme complément, lorsque les cautérisations sont bien supportées et n'occasionnent plus de douleurs, je fais faire des injections vaginales astringentes ou balsamiques.

Quelquefois l'exacerbation qui accompagne l'emploi des moyens substitutifs, astringents et caustiques, au lieu d'être passagère et de se dissiper spontanément au bout de quelques heures, persiste et même augmente au point de constituer un état suraigu plus grave que le premier. Il peut arriver même, dans les cas de ce genre, que l'inflammation se propage promptement à la vessie, à l'utérus, aux ovaires, au tissu cellulaire péri-utérin et même au péritoine.

De semblables accidents peuvent provenir de trois causes différentes: ou de ce qu'on a eu recours prématurément aux moyens substitutifs, ou de ce qu'on a employé un caustique trop énergique, ou, ce qu'on voit le plus souvent, de ce qu'on a méconnu certaines phlegmasies préexistantes de l'utérus ou de ses annexes.

Il faut donc, pour éviter ces fâcheuses recrudescences, procéder avec une prudence extrême, et attendre que tous les phénomènes aigus aient fait place aux symptômes de l'état subaigu, avant d'employer les injections astringentes ou les cautérisations.

Il faut aussi se préoccuper de l'état de la matrice, des ovaires et du tissu cellulaire péri-utérin. Car, s'il existe quelque phlegmasie dans un de ces organes, il importe au plus haut degré de la combattre par les médications appropriées, avant d'attaquer directement la vaginite.

Tels sont les moyens les plus généralement employés dans le traitement de la vaginite aiguë et subaiguë; tels sont aussi les principes qui doivent guider dans l'emploi de ces moyens.

Sauf la médication antiphlogistique, qui convient à la première période de la vaginite aiguë, la même thérapeutique est applicable à la *vaginite chronique*.

Dans cette dernière forme, on a moins à redouter les exacerbations, les recrudescences inflammatoires; aussi peut-on employer plus hardiment les astringents et les caustiques. Pourtant, il faut encore ici se défier des complications de métrite, d'ovarite ou de phlegmon péri-utérin, et instituer le traitement de ces phlegmasies avant d'aborder celui de la vaginite, si on ne veut voir survenir des accidents graves du côté de la matrice et de ses annexes. Il est, d'ailleurs, une autre raison qui doit faire attaquer d'abord l'inflammation de l'utérus, de l'ovaire ou du tissu cellulaire péri-utérin, c'est que ces phlegmasies exercent l'influence la plus funeste sur celle de la muqueuse vaginale, et que bon nombre de vaginites ne guérissent pas, parce qu'elles sont entretenues par une complication inflammatoire dans un organe voisin et dans l'utérus en particulier, ainsi que nous l'avons observé dans plusieurs cas.

La vaginite chronique fait souvent par son opiniâtreté le désespoir des médecins ; ainsi s'expliquent la variété des traitements qu'on lui a opposés et la multiplicité des remèdes qui ont été tour à tour préconisés et rejetés.

C'est surtout dans ces vaginites réfractaires que l'on a employé les injections balsamiques de goudron et de copahu, les injections sulfureuses, les injections avec la décoction de suie, de teinture d'iode, le sous-nitrate de bismuth, le tamponnement du vagin avec la poudre d'amidon seule ou mélangée d'alun pulvérisé.

C'est dans les mêmes cas que M. Velpeau a recommandé les injections fréquemment répétées de décoction de roses de Provins dans du gros vin ; et que M. Maisonneuve a employé avec succès les irrigations froides à l'aide d'un irrigateur à double courant, prolongées pendant une demi-heure ou une heure.

Enfin, dans un cas de vaginite invétérée qui avait résisté à un traitement continu de dix-huit mois par les injections astringentes variées et par la cautérisation au nitrate d'argent, je suis parvenu à obtenir une guérison prompte et radicale à l'aide d'une seule cautérisation de toute la surface vaginale par le nitrate acide de mercure du Codex. J'ai dû ce succès à la méprise d'un de mes aides qui m'a donné, par mégarde, le nitrate acide de mercure au lieu du nitrate d'argent. Ayant reconnu tout de suite l'erreur, je me hâtai de laver le vagin à grande eau afin d'entraîner l'excédant du caustique. Cette cautérisation a provoqué rapidement des douleurs atroces, tous les accidents de l'intoxication mercurielle, une augmentation considérable de l'écoulement vaginal ; mais peu à peu ces phénomènes se sont dissipés : au bout d'un mois environ, la malade était entièrement guérie, sans lésion consécutive du vagin.

Malgré cet heureux résultat, nous ne conseillons pas de recourir habituellement à une médication aussi énergique. On pourrait l'employer uniquement dans quelques cas exceptionnels, quand on a épuisé vainement, pendant longtemps, les ressources ordinaires de la thérapeutique. Alors il serait nécessaire de procéder par cautérisations lentes, partielles et successives, alternant avec des lotions froides, destinées à entraîner l'excédant du caustique. De cette manière on pourrait éviter peut-être, et certainement atténuer les effets de l'intoxication mercurielle.

Traitement général. — Est-il nécessaire de soumettre à un traitement général les malades affectées de vaginite? Nous avons répondu implicitement à cette question en discutant la nature de la phlegmasie vaginale. Ceux qui, avec M. Lagneau et son école, regardent la vaginite comme une affection syphilitique, ne se bornent point à combattre cette phlegmasie par des moyens locaux; ils instituent simultanément une médication spécifique, consistant dans l'emploi des mercuriaux. M. Ricord a rendu un immense service en démontrant l'inutilité de ce traitement dans une maladie purement locale et de nature inflammatoire. Ici encore nous partageons les doctrines de l'éminent syphilographe, et nous avons l'habitude de ne recourir à des moyens généraux que lorsque leur emploi est justifié par quelque complication.

Les complications qui réclament une médication générale dans le cours de la vaginite sont : l'existence d'un chancre ou de plaques muqueuses (traitement mercuriel), d'une cystite, d'une métrite interne ou d'un phlegmon péri-utérin (traitement antiphlogistique), d'un état chloro-anémique (traitement tonique; ferrugineux, préparations de quinquina), d'un état nerveux général, d'une disposition hystérique (traitement calmant et antispasmodique).

Dans les cas où la vaginite est manifestement liée à une prédominance du tempérament lymphatique ou à la constitution franchement scrofuleuse, on administre à l'intérieur les médicaments réputés altérants et antiscrofuleux : les composés d'iode, l'huile de foie de morue, le sirop antiscorbutique, les tisanes amères, etc.

Traitement hygiénique. — Nous avons déjà dit que dans la vaginite aiguë les malades devaient être assujetties à un régime sévère et au repos le plus complet.

Dans la vaginite chronique, le repos et le régime ne sont pas de rigueur; mais ce sont des adjuvants utiles au traitement local; et celui-ci réussira d'autant mieux et d'autant plus vite, que les malades observeront des prescriptions hygiéniques plus sévères.

Dans la vaginite aiguë, les malades ont une telle répugnance pour les rapports sexuels, qu'il est à peu près superflu de leur en interdire l'usage ; mais il ne faut pas négliger de prescrire la continence absolue aux femmes atteintes de vaginite chronique. Souvent c'est pour avoir enfreint trop facilement ce précepte, que le plus grand nombre voient se perpétuer indéfiniment la phlegmasie vaginale, et épuisent en vain, pendant des mois et même des années, toutes les ressources de la thérapeutique.

DEUXIÈME PARTIE.

OBSERVATIONS.

Le nombre des malades que nous avons soignées pour des affections utérines ou péri-utérines, tant à l'hôpital qu'en ville, dans l'espacé de treize ans, ne s'élève pas à moins de quatorze ou quinze cents. Cinq cents de ces faits ont été recueillis avec détail, et nous ont servi à tracer, pour ainsi dire d'après nature, l'histoire de ces maladies, qui forme le sujet de la première partie de cet ouvrage.

Nous aurions pu rapporter ici toutes ces observations; mais certaines n'offrant qu'un intérêt secondaire ou se rapportant à des affections bien connues sur lesquelles tout le monde est d'accord, beaucoup d'autres ayant entre elles de très grandes analogies, nous avons mieux aimé faire un choix et ne mettre sous les yeux du lecteur que les cas les plus instructifs et les plus capables d'éclairer les points encore obscurs de la pathologie utérine. Nous croyons devoir publier surtout, à titre de pièces justificatives, les faits relatifs à des sujets nouveaux et contestés. C'est le meilleur moyen d'asseoir sur des bases solides ce que nous sommes accoutumé à proclamer depuis longtemps comme des vérités cliniques. Particulièrement en ce qui concerne la métrite interne, le phlegmon péri-utérin et les accidents symptomatiques des phlegmasies utérines ou péri-utérines, on pourra se convaincre qu'il n'est rien de ce que nous avons dit qui ne s'appuie sur des preuves authentiques et qui ne soit le fruit d'une scrupuleuse observation.

Nous diviserons ces faits en neuf séries.

La première série comprendra les observations relatives à la *métrite interne;*

La deuxième, les observations de *phlegmon péri-utérin;*

La troisième, les observations de *métrite interne compliquée de phlegmon péri-utérin ;*

La quatrième série comprendra les observations relatives aux *abcès péri-utérins ;*

La cinquième, les observations de *granulations intra-utérines;*

La sixième, les cas relatifs à certains *accidents symptomatiques* des affections utérines (*antérite glaireuse, hystérie, paralysies, toux nerveuse, dyspepsie*, etc.) ;

La septième, les observations d'*hématocèle péri-utérine ;*

La huitième, les observations de *métrorrhagie*, et particulièrement de *métrorrhagie symptomatique.*

La neuvième, enfin, comprendra seulement quelques faits relatifs au *traitement de la vaginite.*

PREMIÈRE SÉRIE.

OBSERVATIONS DE MÉTRITE INTERNE CHRONIQUE.

OBSERVATION Ire.

Métrite interne. — Antéflexion. — Douleurs névralgiques symptomatiques. Cathétérisme utérin. — Cautérisation intra-utérine. — Cautérisation transcurrente. — Calmants. — Bains. — Repos. Guérison.

Madame Duv..., âgée de vingt-huit ans, d'un tempérament nerveux, d'une constitution assez bonne, mais très débilitée par la souffrance, était malade depuis cinq ans, à la suite d'une couche. Elle ressentait de vives douleurs dans le bas-ventre, des deux côtés ; ses règles étaient douloureuses, et elle perdait abondamment en blanc. Depuis deux mois et demi, ses souffrances avaient acquis le plus haut degré d'intensité et revenaient chaque jour, par crises violentes, qui quelquefois même se répétaient à plusieurs reprises dans une journée. Malgré l'emploi des bains, des calmants, du repos, des injections, les accidents n'avaient fait que s'aggraver de plus en plus.

M. le docteur Beylard, qui lui donnait des soins, me fit appeler en consultation, le 11 janvier 1857. Voici dans quel état je trouvai la malade. Elle était pâle, décolorée; un bruit de souffle se faisait entendre dans les carotides ; en un mot, elle offrait, tous les symptômes de la chloro-anémie. Sa physionomie exprimait la tristesse, l'abattement; son ventre était un peu gonflé, tendu, d'une sensibilité extrême des deux côtés. Le toucher vaginal fut très douloureux par suite de l'extrême sensibilité des parois du vagin. L'utérus était en antéflexion et un peu abaissé. Il était très sensible à la pression. Des douleurs très vives se faisaient sentir de chaque côté, au niveau des ligaments larges, qui n'offraient aucune trace d'engorgement. Ces douleurs s'irradiaient de la région utérine dans les reins et dans les cuisses. Des matières blanches, abondantes, analogues à du blanc d'œuf, s'écoulaient par la vulve. Les garderobes étaient douloureuses et l'envie d'uriner très fréquente.

Vu au spéculum, le col était rouge, injecté, baigné de mucosités abondantes qui s'échappaient de l'orifice utéro-vaginal.

La pression sur les points douloureux du bas-ventre provoquait des élancements pénibles dans les côtes et les bras, et la pression sur ces régions retentissait à son tour dans le bas-ventre. L'appétit était modéré ; les digestions un peu difficiles ; pas de fièvre, du reste.

Le cathétérisme fut pratiqué immédiatement et provoqua de vives douleurs, qui prirent la plus grande intensité au moment où la sonde franchit l'orifice cervico-utérin : c'étaient les douleurs des règles exagérées. Au bout de quatre jours, le cathétérisme fut de nouveau pratiqué, mais il se fit facilement et ne fut que peu douloureux.

Le 17 janvier, frappé du caractère névralgique des douleurs ressenties par la malade, je fis sur le bas-ventre une cautérisation transcurrente superficielle avec le fer rouge, et la malade en éprouva de très heureux effets. Le 19, je fis, avec le porte-caustique de Lallemand, une cautérisation intra-utérine, qui fut suivie, le jour même, du retour des règles, en avance de dix jours. Des souffrances aiguës se manifestèrent après cette cautérisation et persistèrent pendant tout le temps des règles. — Inhalations de chloroforme; pilules d'opium ; cataplasmes laudanisés et chloroformés ; lavements émollients.

Le 4 février, huit jours après la cessation des règles, nouvelle cautérisation intra-utérine; mêmes accidents que la première fois. Le lendemain, cautérisation transcurrente superficielle, et traitement calmant *ut suprà.* — Amélioration rapide. Diminution des pertes blanches.

Le 12 février, troisième cautérisation intra-utérine, qui est mieux supportée que les précédentes. — Bains.

Le 18, les règles se montrent avec beaucoup moins de douleurs. La leucorrhée est moins abondante.

Dans les premiers jours de mars, quatrième et dernière cautérisation intra-utérine, suivie de douleurs passagères. — Bains et calmants.

A dater de cette époque, l'état de la malade s'améliore de plus en plus ; l'utérus a perdu de sa sensibilité morbide ; les règles reviennent sans souffrance ; la leucorrhée est réduite à un écoulement muqueux insignifiant ; les douleurs névralgiques du ventre, des reins et des membres disparaissent pour toujours ; l'appétit renaît ; les digestions se rétablissent ; la malade reprend des forces et de l'embonpoint, et depuis deux ans la guérison ne s'est pas démentie.

Observation II.

Métrite interne. — Antéversion. — Douleurs lombo-ovariques des deux côtés, et surtout à droite.
Emissions sanguines. — Calmants. — Bains. — Vésicatoires.
Cautérisation transcurrente.
Guérison.

Madame Big...., âgée de quarante-six ans, d'un tempérament sanguin-nerveux et d'une bonne constitution, souffrait depuis quatorze ans dans le bas-ventre des deux côtés, mais principalement à droite. Ses règles étaient douloureuses depuis la même époque, et ses pertes blanches analogues à du blanc d'œuf. Les douleurs s'irradiaient dans les reins, dans les flancs, dans la vulve, dans la cuisse et très souvent jusque dans l'hypochondre droit. Elles revenaient de temps en temps par crises, et alors la malade ressentait des maux d'estomac, suivis de vomissements bilieux. Ces crises simulaient parfaitement des coliques hépatiques.

Madame Big... avait déjà subi plusieurs traitements à différentes époques, consistant en émissions sanguines, injections émollientes et astringentes. Ces moyens n'avaient apporté qu'un soulagement passager.

Au mois d'août 1853, les douleurs étant devenues beaucoup plus vives, la malade vint réclamer mes conseils. Je la trouvai dans l'état suivant. L'utérus était porté en avant, engorgé et douloureux à la pression. Pas de traces d'engorgement dans les ligaments larges, mais la pression exercée à leur niveau, autour de l'utérus, déterminait une douleur qui retentissait dans tout le bas-ventre, les reins et les cuisses. L'hypogastre était sensible et tendu. Vu au spéculum, le col était rouge, injecté et parsemé de quelques granulations. L'orifice utéro-vaginal, très rouge, laissait suinter une grande quantité de liquide muqueux, filant et analogue à du blanc d'œuf. Envies fréquentes d'uriner; douleurs et cuisson pendant la miction. Constipation; garderobes un peu douloureuses. Règles peu abondantes, durant trois ou quatre jours, et s'accompagnant de douleurs assez intenses, surtout le premier jour. Élancements dans la vulve, dans les cuisses et dans les reins. Les artères latérales de l'utérus avaient pris un grand développement; elles égalaient les deux tiers de l'artère radiale. Chaleur dans le vagin et sur le col de l'utérus. Embonpoint conservé; aucun trouble de la nutrition.

Le 12 août 1853, le lendemain des règles, je fis appliquer dix sangsues sur le col de l'utérus. A peine furent-elles posées que madame Big.... sentit une recrudescence de toutes ses douleurs.

Ce mauvais résultat me conduisit à pratiquer une saignée du bras de 125 grammes. Diminution des douleurs.

Septembre. Trois saignées de 125 à 150 grammes; soulagement passager. Les règles apparaissent à la fin du mois, et sont suivies d'une exacerbation des douleurs, qui prennent un caractère névralgique.

Octobre. Deux saignées, suivies d'un soulagement passager; puis retour des douleurs avec une intensité plus grande qu'avant le traitement.

Cet état de souffrances se continua pendant plusieurs mois, malgré l'emploi de tous les moyens calmants. Chaque apparition des règles amena des douleurs plus intenses.

En résumé, dans l'espace de huit mois, quatorze saignées du bras, les premières de 125 à 150 grammes, les autres de 60 à 90 grammes; douze applications de ventouses scarifiées; dix fois des sangsues sur le bas-ventre. La malade fut d'abord soulagée par la saignée, puis par les ventouses, et plus tard par les sangsues. Des onctions furent pratiquées, en outre, sur les membres avec une pommade chloroformée. Les douleurs n'en restèrent pas moins très intenses; les élancements se répétaient dans tous les membres; la peau était d'une sensibilité extrême, que les onctions chloroformées pouvaient seules modérer. Tel fut le traitement jusqu'au mois de mai 1854. Les injections émollientes, les calmants, les lavements, le repos absolu, un régime sévère, furent concurremment employés.

Enfin, au mois de novembre 1854, j'eus recours, pour combattre l'état névralgique, à des vésicatoires morphinés, qui furent suivis d'une courte amélioration. Bientôt la malade souffrit au point de ne pouvoir plus se tenir debout. En décembre 1854, je fis une cautérisation transcurrente superficielle au fer rouge sur le bas-ventre, les reins et les cuisses ; et je la répétai en janvier et en mars 1855. Chaque fois il s'ensuivit un soulagement marqué, et finalement la guérison. Depuis ce moment les douleurs ne reparurent plus.

Dans les derniers temps, la malade eut quelques accès de fièvre nerveuse, qu'il fallut combattre à l'aide du sulfate de quinine en lavements. En juillet 1855, madame Big.... se trouva très bien de quelques douches froides, reçues sur les épaules. Enfin je la soumis aux ferrugineux, aux toniques ; elle prit quelques bains de mer ; et depuis lors elle se porte à merveille. Les règles sont régulières et sans douleurs ; il n'y a plus de pertes blanches : et ce résultat a été obtenu sans cautérisation intra-utérine. L'embonpoint et les forces sont revenues ; enfin il n'existe plus de chloro-anémie.

La malade se remaria en 1855, et elle continua de se bien porter jusque dans les premiers jours de 1856. A cette époque madame Big.... se donna une entorse qui fut suivie de vives et longues douleurs dans le pied malade, sans que les souffrances du bas-ventre aient reparu.

Observation III.

Métrite interne. — Antéflexion. — Douleurs lombo-ovariques à gauche.
Gastralgie.
Émissions sanguines. — Cathétérisme utérin. — Cautérisation transcurrente. — Calmants.
Guérison.

Madame Th.... (de Châtillon), âgée de trente-cinq ans, d'un tempérament sanguin-nerveux et d'une bonne constitution, me fit appeler au mois de mai 1856. Depuis quatorze ans elle perdait en blanc et souffrait dans le bas-ventre, surtout à gauche. Elle avait consulté plusieurs médecins, qui lui avaient conseillé des bains, des injections vaginales, et qui en outre lui avaient fait un grand nombre de cautérisations sur le col de la matrice avec le nitrate d'argent fondu. Ces divers moyens n'avaient été suivis d'aucun soulagement.

Jusque dans ces derniers temps, les douleurs s'étaient montrées peu intenses; mais depuis quelques mois elles avaient acquis une grande violence, surtout à l'époque des règles. Les digestions étaient difficiles, accompagnées d'éructations gazeuses et d'aigreurs, parfois même de vomissements. L'appétit était capricieux, les garderobes rares, pénibles et quelquefois très douloureuses. Il existait un sentiment continuel de pesanteur dans le bas-ventre et de tiraillement dans les reins.

L'utérus était en antéflexion. Le col, peu développé et conique, était dirigé dans l'axe du vagin et un peu abaissé. Le corps, fléchi en avant sur le col, était placé derrière le pubis et un peu incliné à gauche; il était douloureux à la pression. Il n'y avait aucune trace d'engorgement dans les ligaments larges. Au spéculum, le museau de tanche était rouge, injecté, baigné par un liquide visqueux et analogue à du blanc d'œuf.

Je cautérisai le col de l'utérus avec le nitrate d'argent, et, quoique la malade fût plus souffrante après cette première opération, je la répétai trois fois à huit jours d'intervalle. Les douleurs devinrent de plus en plus vives. Je cessai les cautérisations. Deux saignées de 100 grammes, bains, cataplasmes, nourriture légère et repos absolu. Diminution des souffrances.

Vers la fin de mai, je pratiquai le cathétérisme utérin, qui fut très douloureux, surtout au moment où la sonde franchit l'orifice cervico-utérin; aussi, en vue de prévenir les accidents inflammatoires, je fis immédiatement une saignée de 150 grammes. Quatre jours après, une nouvelle saignée fut pratiquée. Je revins au cathétérisme utérin, qui offrit moins de difficultés et fut moins douloureux que la première fois.

En juin, je fis retirer 60 grammes de sang par des ventouses, qui produisirent un grand soulagement. Vers la fin de ce mois, madame Th...., qui, malgré mes conseils, continuait de se lever une partie de la journée, fut prise de douleurs très aiguës dans le ventre, dans les reins, dans les espaces intercostaux. L'exagération de la sensibilité fut telle dans tous les membres que la moindre pression arrachait des cris à la malade. La respiration était gênée, la face plombée, l'anxiété extrême, le pouls fréquent. Je pratiquai alors la cautérisation transcurrente superficielle. Cette opération eut un plein succès, et à peine eut-elle été faite que les douleurs disparurent comme par enchantement. Le surlendemain je trouvai la malade dans les meilleures conditions; elle avait de l'appétit, digérait bien, ne ressentait plus aucune souffrance.

A dater de ce jour et malgré une profession pénible et fatigante, madame Th.... n'a plus jamais éprouvé de douleurs; ses règles apparaissent régulièrement et sans souffrances, et les pertes blanches sont presque nulles.

Au bout de quelques mois, la malade devint enceinte, et j'ai appris qu'elle est accouchée heureusement.

Depuis lors elle continue de se bien porter.

OBSERVATION IV.

Métrite interne. — Anté-rétroflexion. — Douleurs lombo-ovariques à droite. Gastro-entéralgie. — Chloro-anémie. Cathétérisme utérin. — Cautérisation intra-utérine. — Cautérisation transcurrente. Guérison.

Madame Chev..., âgée de trente et un ans, d'un tempérament lymphatique nerveux et d'une constitution faible, fut réglée à seize ans, et devint mère à vingt-deux ans. A la suite de sa couche, elle perdit en blanc; puis elle ressentit des douleurs dans le bas-ventre, des phénomènes gastralgiques et de la dyspepsie. Son embonpoint et ses forces ont très sensiblement diminué. Madame Chev... éprouve souvent des palpitations, des douleurs névralgiques dans la région du cœur, sur le trajet des nerfs intercostaux et des nerfs de la face. Elle est sujette à l'eczéma du cuir chevelu.

La malade vint me consulter en 1852 pour les troubles gastriques que nous venons de signaler. Je prescrivis un traitement approprié, qui produisit un soulagement marqué. A cette époque, l'affection utérine était peu prononcée, la leucorrhée peu abondante, et, comme la malade souffrait peu du bas-ventre, je ne fis aucun traitement spécial.

L'année suivante, au mois de novembre 1853, je fus appelé auprès de madame Chev... Depuis huit mois, les pertes blanches étaient devenues abondantes, les règles douloureuses, les souffrances du bas-ventre plus intenses. Le col de l'utérus était rouge, injecté, sans granulations ni érosions; l'orifice utéro-vaginal laissait suinter un liquide analogue à du blanc d'œuf. L'utérus était en anté-rétroflexion. Des douleurs assez vives se faisaient sentir à droite au fond du cul-de-sac vaginal et à l'hypogastre; elles s'irradiaient du même côté dans le flanc, dans les reins, dans la cuisse et la vulve. A gauche, pas de douleurs. Point de traces d'engorgement péri-utérin; retour des accidents gastriques, des palpitations et des douleurs névralgiques indiqués plus haut.

Aux pertes blanches, aux douleurs du bas-ventre et aux crises qui se produisaient dans l'intervalle des règles, je reconnus l'existence d'une métrite interne du col et du corps et de douleurs névralgiques symptomatiques.

Je commençai le traitement en janvier 1854, après avoir soumis la malade au repos et à l'usage des cataplasmes et des bains.

Je pratiquai d'abord le cathétérisme utérin, que je répétai deux fois par semaine avec des sondes de différents calibres. Chaque fois l'opération fut accompagnée de douleurs très aiguës qui retentissaient dans la jambe droite. J'introduisis plus tard la curette comme moyen de dilatation. La malade se trouva un peu soulagée au bout de ce traitement, continué pendant deux mois.

En mars, avril et mai, je fis huit cautérisations intra-utérines avec le porte-caustique de Lallemand à huit jours d'intervalle, et il en résulta une grande amélioration. Les règles revinrent sans douleur, les pertes blanches disparurent. Mais il existait toujours des souffrances dans le bas-ventre et dans la cuisse; je fis appliquer un vésicatoire, qui procura beaucoup de soulagement.

En décembre 1854, comme il existait encore quelques douleurs névralgiques dans le bas-ventre et dans la cuisse droite, j'eus recours, à deux reprises, à la cautérisation transcurrente avec le fer rouge, qui fut suivie de la disparition des douleurs. Des frictions avec l'huile de croton tiglium sur l'abdomen firent cesser complétement les accidents gastro-intestinaux (entérite glaireuse), symptomatiques de l'affection utérine, et, depuis lors, la guérison s'est maintenue.

OBSERVATION V.

Métrite interne. — Phlegmon péri-utérin chronique du côté gauche. Douleurs lombo-ovariques à gauche. — Gastralgie. — Antéversion. Cautérisations intra-utérines. Guérison.

Gautier (Célestine), femme de chambre, âgée de vingt-neuf ans, entrée à la Pitié le 4 mai 1854, a été réglée à dix-neuf ans, avec beaucoup de difficulté. Depuis l'âge de dix ans, elle a des flueurs blanches et souffre dans le bas-ventre. Depuis trois ans, ses douleurs ont augmenté et se font sentir principalement à gauche, dans la cuisse et dans la hanche; elles se montrent plus intenses surtout à l'époque des règles, et reviennent par crises qui simulent des attaques de nerfs. La malade éprouve aussi des maux d'estomac depuis longtemps, ainsi que des douleurs névralgiques dans la tête. Une fièvre typhoïde paraît avoir été le point de départ d'une aggravation notable des accidents.

Avant son entrée à l'hôpital, vers la fin de décembre 1853, j'avais déjà soumis la malade au traitement suivant : 2 saignées de 60 grammes; 60 sangsues en quatre fois ; 4 vésicatoires sur le ventre; repos absolu, régime sévère ; sous-nitrate de bismuth. Au bout de six semaines, soulagement marqué. Plus tard les douleurs ont reparu, avec les règles, et tous les autres accidents se sont reproduits.

État actuel (4 mai). Le col est un peu douloureux, l'utérus en antéversion. Il existe un petit noyau d'engorgement à gauche. — 15 sangsues amènent une amélioration sensible.

Le 9 mai, ventouses scarifiées (100 grammes). Jusqu'au 21 mai, deux applications de sangsues sur le bas-ventre, une saignée et une fois les ventouses ; deux vésicatoires sur l'estomac.

Sous l'influence de ce traitement, la leucorrhée devient de moins en moins abondante; les crises qui accompagnent les règles diminuent également.

Jusqu'à la fin de mai, ventouses scarifiées (une fois), pour combattre une recrudescence inflammatoire.

Le 9 juin, le toucher est moins douloureux; la malade ne souffre plus dans la cuisse gauche, ni à l'hypogastre. Le col utérin est dans l'axe du vagin; il est conique, se recourbe en avant, et forme avec le corps de l'organe un angle presque droit. — Le 12, le ventre est bien moins tendu, la fièvre est tombée; mais les digestions sont encore pénibles. — Le 15, la malade se lève sans éprouver de douleurs. — Le 25, elle sort en voie de guérison ; mais, au bout d'un mois, les accidents renaissent et l'obligent à rentrer dans ma division (28 juillet).

Le 29 juillet, ventouses scarifiées, renouvelées le lendemain ; mieux sensible.

Le 2 août, recrudescence des douleurs; — ventouses scarifiées. Le lendemain, saignée de 200 grammes : soulagement durant quelques jours. — Le 9, retour des douleurs ; — nouvelle saignée de 150 grammes ; frictions sur le ventre avec l'axonge et le laudanum. Cette recrudescence est sans doute le résultat d'un retard de plusieurs jours dans l'éruption menstruelle. Enfin, le 14 août, les règles paraissent et avec moins de douleurs qu'aux époques précédentes. — Le 20 août, nouvelle exacerbation des douleurs, particulièrement dans la région épigastrique ; leucorrhée plus abondante ; — onctions d'axonge et de laudanum, *ut supra*. — Le 22, vésicatoire à l'épigastre : diminution des douleurs d'estomac; persistance des pertes blanches et des douleurs du bassin et des reins. Ces douleurs sont profondes et ne sont point exaspérées par la pression. Dans le but de les combattre, cautérisatiou transcurrente superficielle, qui ne produit aucun soulagement.

Le 19 septembre, cautérisation intra-utérine avec le porte-caustique. L'opération est suivie de douleurs très vives, de fièvre, de nausées et d'une leucorrhée très abondante; — ventouses scarifiées et applications de chloroforme. — Le 20, les accidents persistent; pouls à 84; — application de 15 sangsues; lavement émollient; cataplasme; diète. — Le 21, amélioration prononcée. — Le 23, les règles viennent sans douleur. Jusqu'au 10 octobre, je pratiquai encore deux fois la cautérisation de la cavité utérine avec le nitrate d'argent. Les douleurs vont en diminuant, ainsi que la leucorrhée. La malade est soumise à un régime tonique (vin de quinquina, pilules de lactate de fer), et elle quitte l'hôpital dans un état satisfaisant, le 23 octobre 1854.

Observation VI.

Métrite interne. — Douleurs lombo-ovariques à gauche. Rétroversion. Cathétérisme utérin. — Émissions sanguines. — Repos. Cautérisations intra-utérines. Guérison.

Camille Roche, âgée de vingt-huit ans, fleuriste, est entrée à la Pitié, salle Saint-Charles, n° 28, le 31 octobre 1855. Elle a été réglée à douze ans, régulièrement, et n'a point eu d'enfants. Depuis trois ans elle souffre dans le bas-ventre à gauche, et perd en blanc. La marche et le mouvement rendent les souffrances plus vives. Les règles sont précédées et suivies d'une recrudescence des douleurs. La malade fut traitée d'abord par Sandras, qui lui prescrivit des toniques, une bonne nourriture et des calmants, sans s'occuper de l'affection de l'utérus. Ces moyens n'ayant amené aucun soulagement, la malade alla consulter Valleix, qui essaya de redresser l'utérus avec la sonde de Simpson. Le cathétérisme utérin fut répété, tous les trois jours, pendant deux mois : en même temps, régime tonique, vin de quinquina, pilules de Vallet, bicarbonate de soude : bains, injections avec l'eau de feuilles de noyer. Les pertes blanches ont un peu diminué, ainsi que les douleurs.

Deux mois après, les accidents reparurent avec une nouvelle intensité, et la malade vint réclamer mes soins.

État actuel : pâleur chloro-anémique; embonpoint ordinaire; aucun trouble des fonctions digestives. Écoulement par le vagin de matières semblables à du blanc d'œuf : douleurs dans le bas-ventre à gauche, dans les reins, dans le flanc gauche, et dans la fesse du même côté : sentiment de pesanteur dans les lombes ; tiraillements dans les reins. Aucune douleur à droite. Utérus abaissé et en rétroflexion ; il est douloureux à la pression, ainsi que le ligament large gauche. Nulle trace d'engorgement péri-utérin. Le cathétérisme de la matrice est douloureux, surtout au niveau de l'orifice cervico-utérin. La sonde pénètre à 7 centimètres et demi.

Cette opération est suivie de vives douleurs dans le bas-ventre et dans les reins, d'un accroissement de la sensibilité de l'utérus ; le col était devenu plus rouge, plus engorgé, et on y sentait des battements artériels plus intenses ; les pertes blanches avaient augmenté ; en outre il y avait un sentiment de malaise général plus prononcé : — repos, bains, calmants, régime doux ; deux saignées du bras de 125 grammes chacune, à quelques jours d'intervalle. Soulagement très-marqué et persistant. Au bout d'un mois, toute trace d'accident avait disparu.

Mais la malade fut reprise de douleurs à la suite d'une vive frayeur, et elle se décida à entrer dans ma division, le 31 octobre 1855. Il y avait déjà une grande amélioration dans son état : elle ne ressentait presque plus d'élancements dans les reins. Au bout de huit jours, je trouvai le col moins rouge et moins engorgé que la première fois. Il s'écoulait par l'orifice utérin une matière muqueuse, transparente comme du blanc d'œuf. Je portai dans le col, puis dans la cavité du corps de l'utérus, un pinceau imbibé d'une solution de nitrate d'argent : cette opération amena un léger écoulement de sang. La douleur ne persista que quelques heures : j'insistai d'ailleurs sur les calmants et sur les boissons émollientes. La malade continua à aller de mieux en mieux. Je répétai quatre fois la même cautérisation, et chaque fois la malade n'accusa que peu de souffrances. Enfin, le vendredi 7 décembre, je pratiquai la cautérisation intra-utérine avec le porte-caustique de Lallemand, sans provoquer ni d'écoulement sanguin, ni beaucoup de douleur : le lendemain, la malade déclara être bien soulagée. Les pertes blanches diminuèrent de plus en plus ; et le 11 décembre elle quitta l'hôpital, parfaitement guérie.

J'ai eu occasion de voir cette malade le 28 juillet 1857, et j'ai constaté que la guérison s'est très bien maintenue.

Observation VII.

Métrite interne. — Rétroversion — Rétrécissement de l'orifice utéro-vaginal. Divers traitements dirigés sans succès contre la déviation. Calmants. — Cautérisation transcurrente. — Débridement du col. — Amélioration.

Joséphine Richelet, coloriste, âgée de trente ans, est entrée dans mon service, à la Pitié, le 25 avril 1855. Depuis sa dernière couche, en 1845, elle éprouva dans le bas-ventre et dans les reins des douleurs qui l'obligèrent, en 1848, à réclamer les soins d'un médecin. Elle fut traitée chez elle sans résultat, pendant deux ans. En 1849, elle entra à l'hôpital Beaujon, dans le service de M. Huguier, qui la soumit successivement aux divers moyens de traitement suivants : sangsues et ventouses scarifiées sur le bas-ventre; cautérisation du col utérin avec le nitrate d'argent; cathétérisme utérin et tentatives de dilatation ; résection partielle du col de la matrice; introduction répétée de grosses mèches de charpie dans le rectum, afin de refouler la matrice en avant et de remédier à la rétroversion ; injections de chloroforme dans le vagin ; douches vaginales froides. Au bout de dix-sept mois, la malade quitta l'hôpital Beaujon aussi souffrante qu'à son entrée.

En 1852, elle fut traitée, pendant huit mois, par M. Malgaigne à l'hôpital Saint-Louis; puis elle entra à l'Hôtel-Dieu dans le service de M. Jobert (de Lamballe), qui cautérisa quatre fois le col de la matrice avec le fer rouge. La malade n'en éprouva aucun soulagement, non plus que de l'application de vésicatoires morphinés sur le bas-ventre, d'une saignée du bras et de bains froids répétés.

Les fomentations de chloroforme, les lotions froides sur le bas-ventre, les cautérisations du col utérin, mises en usage par M. Michon n'eurent pas de meilleurs résultats.

En désespoir de cause, la malade se mit entre les mains d'un homœopathe qui ne changea rien à son état. Elle désespérait de sa guérison quand elle vint me consulter, le 17 avril 1855.

Je trouvai une exaltation extrême de la sensibilité dans tout l'appareil génital. L'utérus était en rétroversion; et les douleurs que provoquait la pression sur cet organe s'irradiaient dans la région lombo-sacrée, dans les nerfs intercostaux, dans les cuisses et dans les bras. Ces phénomènes étaient beaucoup plus marqués à droite qu'à gauche, et s'accompagnaient d'une diminution remarquable de la sensibilité cutanée.

Le museau de tanche était fortement hypérémié ; l'orifice utéro-vaginal, assez étroit, donnait issue à un liquide visqueux, transparent, analogue au blanc d'œuf, et caractéristique d'une métrite interne. Le conduit utérin ne pouvait admettre que la petite sonde Simpson, qui provoqua des douleurs très vives, en franchissant l'orifice cervico-utérin. Les règles s'accompagnaient de douleurs expulsives, et de crises nerveuses d'une grande violence. Miction pénible, garderobes douloureuses, constipation habituelle, peu d'appétit, digestions difficiles ; quelquefois vomissements ; pas de fièvre ; pâleur des traits, maigreur prononcée, diminution des forces.

Je portai le diagnostic suivant : 1° métrite interne ; 2° exaltation de la sensibilité de l'utérus et de ses annexes ; 3° névralgies sympathiques et symptomatiques dans différentes régions du corps ; 4° rétroversion de la matrice.

J'eus recours au traitement suivant : 1° trois saignées générales de 50 à 60 grammes ; 2° inhalations de chloroforme ; 3° cataplasmes chloroformés et laudanisés sur le bas-ventre et bains entiers ; 4° régime sévère.

Sous l'influence de ces moyens, l'hyperesthésie des organes génitaux diminua au point que je pus bientôt pratiquer le cathétérisme utérin sans trop incommoder la malade. L'introduction de la sonde étant insuffisante pour dilater le conduit utérin, je pratiquai à plusieurs reprises le débridement du col, qui fut toujours suivi d'un soulagement marqué. Plus tard je me servis de l'éponge préparée.

Au bout de deux mois, lorsque l'exaltation de la sensibilité utérine fut dissipée et le canal utérin suffisamment dilaté, je prévins la malade que j'allais commencer le traitement direct de la métrite interne ; mais elle s'y refusa obstinément.

En vue de combattre les douleurs névralgiques des reins, des cuisses, et des parois thoraciques, je pratiquai deux ou trois fois la cautérisation transcurrente superficielle avec le fer rouge ; mais ce fut en vain : preuve bien évidente que ces douleurs étaient sympathiquement liées à la métrite interne.

La malade sortit, sur sa demande, dans un état d'amélioration très notable.

OBSERVATION VIII.

Métrite interne chronique du col et du corps. — Rétroversion de la matrice. — Chloro-anémie. — Douleurs névralgiques symptomatiques. Emissions sanguines. — Calmants. — Cautérisation transcurrente. Pas de traitement direct de la métrite. Guérison.

Mademoiselle Fleur..., âgée de dix-sept ans, d'un tempérament lymphatique, d'une constitution délicate, vint me consulter dans les premiers jours de novembre 1855.

A l'âge de quatorze ans elle eut ses règles, et fut prise en même temps de douleurs dans le bas-ventre, très intenses du côté gauche; peu de temps après elle perdit abondamment en blanc; elle eut des douleurs d'estomac, et ses digestions devinrent difficiles.

Mademoiselle Fleur... avait déjà suivi divers traitements, consistant surtout dans l'emploi des toniques et des ferrugineux.

Cependant les accidents n'avaient fait que s'aggraver de plus en plus.

Lorsque je vis la malade, elle était d'une grande pâleur; elle éprouvait dans le bas-ventre et surtout à gauche, des douleurs qui s'irradiaient dans les reins, dans les flancs et dans la cuisse gauche, dans l'estomac, dans le dos, et dans les espaces intercostaux. Ces souffrances s'exaltaient, à l'époque menstruelle, au point de déterminer de véritables crises; les règles s'accompagnaient de flueurs blanches très abondantes.

L'intégrité de l'hymen ne me permit pas de fixer le diagnostic par l'exploration directe; toutefois l'ensemble des phénomènes me fit soupçonner l'existence d'une métrite interne chronique avec exaltation de la sensibilité de l'utérus, spécialement de l'orifice cervico-utérin. Je fondai mon diagnostic : 1° sur la présence de flueurs blanches analogues à du blanc d'œuf; 2° sur les douleurs expulsives qui accompagnaient la sortie du sang menstruel ou des matières contenues dans l'utérus.

La malade était tellement faible que j'hésitai à recourir immédiatement aux émissions sanguines. J'essayai d'abord de combattre les phénomènes de chloro-anémie, et les accidents gastralgiques; mais, loin d'y réussir, je vis les souffrances et la leucorrhée s'accroître d'une telle manière, que je ne reculai plus devant l'emploi des antiphlogistiques, dans le but de triompher de la métrite interne.

Par le toucher rectal, je m'assurai qu'il n'y avait point de phlegmon péri-utérin et que l'utérus était en rétroversion.

Les deux premières saignées (de 45 à 50 gr.), que je pratiquai à quinze jours d'intervalle, furent suivies immédiatement d'un soulagement de courte durée, auquel succéda une exacerbation des douleurs. — Cataplasmes laudanisés sur l'abdomen ; lavements calmants; manuluves sinapisés ; régime sévère.

Le 10 décembre : apparition des règles; crises nerveuses d'une grande violence; douleurs excessives, se généralisant dans tous les membres. — Narcotiques et calmants ; applications de chloroforme *intus et extra*.

Deux jours après la cessation des règles, saignée de 45 grammes : soulagement passager ; puis, applications répétées de ventouses, soit sèches, soit scarifiées, sur les fesses et sur les reins, tantôt d'un côté, tantôt de l'autre.

Les émissions sanguines, tant locales que générales, n'amenaient qu'un amendement de courte durée, qui était suivi de souffrances plus vives qu'auparavant.

Au bout de six semaines, l'état de la malade semblait s'être fort aggravé. Le ventre était tendu comme dans la péritonite; des nausées et des vomissements fréquents rendaient impossible l'ingestion des aliments et des boissons; les garderobes et la miction étaient affreusement douloureuses ; les crises nerveuses se succédaient jour et nuit presque sans interruption ; l'hyperesthésie était tellement grande que la malade ne pouvait exécuter le plus petit mouvement sans pousser des cris. Plus tard la peau devint insensible sur presque toute la surface du corps; mais les plans musculaires conservèrent une extrême exaltation de la sensibilité.

Tous les moyens usités en pareil cas, anesthésiques, opiacés, antispasmodiques, ne procurèrent aucun soulagement. Pendant deux mois, mademoiselle Fleur... ne prit que du bouillon froid et de la glace.

Je fis alors, sur les cuisses et sur le ventre, une cautérisation transcurrente superficielle qui amena dans ces parties une diminution passagère des douleurs. Deux autres cautérisations transcurrentes de la peau, pratiquées à huit jours de distance, produisirent un grand soulagement.

La quatrième et dernière cautérisation transcurrente, pratiquée vingt jours après la précédente, fut suivie d'un succès complet. Les douleurs diminuèrent aussitôt et la malade put soulever les jambes, que depuis trois mois elle n'osait ni ne pouvait remuer.

A dater de cette époque, sans le secours d'aucune médication, l'appétit est revenu, les forces se sont relevées, les règles ont cessé d'être douloureuses et les flueurs blanches ont presque entièrement disparu.

Six semaines après la dernière cautérisation, mademoiselle Fleur... put se lever et marcher dans sa chambre; puis elle fit quelques promenades au dehors. Au mois de juillet, elle est allée aux bains de mer, qui, avec un régime tonique et un air pur, ont favorisé son rétablissement. A son retour des eaux, elle est partie pour la campagne, d'où elle est revenue dans un état très satisfaisant. Depuis lors, la guérison s'est maintenue.

OBSERVATION IX.

Métrite interne. — Douleurs lombo-ovariques à droite. Émissions sanguines. — Bains. — Calmants. — Repos. — Régime sévère. Guérison.

Mademoiselle Sim..., âgée de dix-huit ans, d'un tempérament sanguin-lymphatique et d'une constitution assez bonne, fut réglée à quinze ans et demi d'une manière assez irrégulière. A seize ans, elle présentait tous les signes de la chloro-anémie, et je la soumis aux ferrugineux, au vin de quinquina, à un régime fortifiant. Au bout de quelques mois, une très grande amélioration se manifesta dans sa santé et persista pendant une année.

A dix-sept ans, mademoiselle Sim... fut prise tout à coup, sans cause connue, dans le bas-ventre à droite, d'une douleur qui augmentait par la pression, par les mouvements et par la marche. Bientôt les règles devinrent douloureuses, et les flueurs blanches apparurent au bout de quelques mois. La malade n'en continua pas moins l'usage des ferrugineux et des toniques, qui ne diminuèrent en rien ses souffrances.

Au mois de février 1851, dix mois après l'invasion des accidents, les souffrances s'étant accrues, et les pertes blanches étant devenues plus abondantes, je soupçonnai l'existence d'une métrite interne et peut-être d'un engorgement dans le ligament large du côté droit. Ce qui augmenta mes présomptions, c'est que les douleurs du bas-ventre s'irradiaient dans le flanc droit, dans les reins, dans la cuisse droite, qui était lourde, engourdie à un tel point que la malade ne pouvait plus supporter la moindre fatigue.

Émissions sanguines; cataplasmes, bains, repos absolu, régime sévère (bouillons, potages).

Après la première saignée (de 100 gr.), soulagement très marqué;

chaleur moins prononcée dans le bas-ventre; moins de pesanteur dans la jambe. — Amélioration passagère.

Deux autres saignées de 90 gr., pratiquées à huit jours de distance, amenèrent encore un grand soulagement. Les règles revinrent vers la fin de février, à leur époque ordinaire, et ne furent pas aussi douloureuses qu'auparavant; elles durèrent quatre jours. Le lendemain, saignée de 70 gr. Dans le courant de mars, trois saignées de 90 grammes.

Le mieux fit des progrès; les souffrances disparurent peu à peu; et vers la fin de mars, elles n'existaient plus. Le 28 mars, les règles vinrent sans douleur.

Le 20 avril, la guérison était complète. L'engourdissement et la pesanteur de la jambe droite s'étaient dissipés. Il n'existait plus trace de leucorrhée.

Quatre mois après environ, je donnai des ferrugineux, du vin de quinquina et un régime tonique. La guérison s'est bien maintenue.

Observation X.

Métrite interne. — Douleurs lombo-ovariques à gauche. — Rétroflexion. Cathétérisme. — Cautérisations intra-utérines. Guérison.

Madame Val..., âgée de vingt-sept ans, d'un tempérament sanguin-lymphatique, d'une assez bonne constitution, a eu deux enfants; le premier à dix-neuf ans, et le second à vingt-deux ans. Depuis sa première couche elle souffrait dans le bas-ventre et voyait en blanc; mais à la suite de la deuxième couche ces accidents se sont beaucoup accrus.

La malade consulta d'abord M. Michon qui, pendant deux mois, pratiqua plusieurs cautérisations du col utérin avec le nitrate d'argent. Plus tard, elle fut traitée par M. Maisonneuve qui renouvela, sans plus de succès, les cautérisations du col, et lui conseilla l'usage d'un pessaire, que la malade ne put garder.

Je vis madame Val... au mois de juin 1854. Je trouvai l'utérus un peu incliné à gauche, et en rétroflexion; il était aussi abaissé et douloureux à la pression. Le col était un peu gros, très injecté; mais il ne présentait ni granulations, ni érosions. Au niveau de la région ovarique gauche, la sensibilité était exagérée. Il n'existait cependant aucune trace d'engorgement péri-utérin. Pertes en blanc analogues à du blanc d'œuf; dysménorrhée; douleurs vives dans les reins, qui rendaient la marche presque impossible, surtout à l'approche des règles. Rien dans les autres organes.

Vers la fin de juin, quelques jours après l'époque menstruelle, je pratiquai le cathétérisme utérin, qui fut difficile, en raison de la courbure de l'utérus, et qui excita de vives douleurs au moment où la sonde franchit l'orifice cervico-utérin.

Le cathétérisme fut répété cinq fois, à quatre jours d'intervalle. Au mois d'août, je commençai à cautériser la cavité de l'utérus avec le porte-caustique de Lallemand. Les cautérisations furent répétées une douzaine de fois. Les douleurs et les pertes blanches diminuèrent graduellement et finirent par disparaître complétement dans le mois d'octobre. Des bains, des lavements, des cataplasmes, quelques calmants, ont formé le complément de la médication.

Nous ferons remarquer que la malade, le jour même de la cautérisation, s'en retournait à Saint-Germain sans que jamais il en soit résulté le moindre accident.

Observation XI.

Métrite interne. — Phlegmon péri-utérin chronique à gauche. — Douleurs lombo-ovariques du même côté. — Granulations intra-utérines. Anté-latéroflexion à gauche.
Émissions sanguines. — Cautérisation intra-utérine. — Raclage de la face interne de l'utérus. Guérison.

Himonel (Marie), femme de chambre, âgée de vingt-quatre ans, d'une bonne constitution, entra à l'hôpital de la Pitié, salle Saint-Charles, n° 5, le 7 novembre 1854. Elle s'est très bien portée dans son enfance; ses règles ont paru il y a sept ans, et pendant les trois premières années elles sont venues régulièrement, sans souffrances. Au bout de trois ans, à la suite d'une grande fatigue souvent répétée (frottage de grands appartements), les règles devinrent douloureuses. Dans le principe, les souffrances commençaient et finissaient avec les menstrues : plus tard, la malade ressentit des douleurs dans l'intervalle des règles, avec des exacerbations marquées aux époques menstruelles.

Pendant deux ans, elle put continuer de vaquer à ses travaux; mais bientôt les douleurs devinrent assez intenses pour l'obliger à suspendre ses occupations. Quoi qu'il en soit, c'est toujours du côté gauche que les souffrances se manifestaient avec le plus d'intensité. La malade se décida alors à consulter un médecin qui lui fit prendre des boissons amères, du quinquina, des poudres ferrugineuses, une alimentation substantielle, et qui, en outre, lui prescrivit des injections vaginales astringentes avec l'eau de feuilles de noyer et d'écorce de chêne. Ces moyens n'amenèrent aucun soulagement. Les douleurs de bas-ventre, les pertes blanches avaient plutôt augmenté que diminué. La malade, voyant son état s'aggraver chaque année, vint à Paris dans l'espoir d'y trouver une place moins pénible ; mais au bout de quelques mois, en raison de l'accroissement de ses souffrances, elle fut de nouveau contrainte d'interrompre ses occupations, et elle entra à l'hôpital de la Charité, dans le service de M. Briquet. Bains de siége froids (deux par jour d'une demi-heure chacun); introduction, dans le vagin, de quelques fragments de glace. La malade se trouva d'abord un peu mieux, mais l'amélioration ne fut pas de longue durée ; il y eut bientôt une recrudescence des douleurs dans les reins et le bas-ventre; les règles se supprimèrent tout à fait. Plus tard, en vue de rappeler le flux menstruel, on eut recours aux bains de pieds, aux applications de sangsues à la vulve, aux boissons amères, aux ferrugineux, à une alimentation substantielle, et on conseilla à la malade de prendre de l'exercice. Celle-ci suivit exactement les prescriptions de M. Briquet, sauf toutefois la marche, que les souffrances rendaient impossible. Ce traitement n'ayant eu aucun succès, et même les souffrances allant toujours croissant, on fit trois cautérisations du col de la matrice avec le nitrate d'argent; ces opérations n'eurent d'autre résultat que de faire souffrir beaucoup la malade. On essaya alors de remédier au déplacement de l'utérus, et, dans ce but, d'après les indications de M. Briquet, un pessaire à air fut appliqué par M. Gariel lui-même. La présence de cet instrument fut bientôt suivie de douleurs intenses qui obligèrent de le retirer au bout de sept jours. Après un traitement de quatre mois la malade, souffrant de plus en plus, malgré les moyens cités plus haut et quelques autres encore, tels que : pilules de valériane, de belladone, d'opium, de mica panis, etc., etc., quitta l'hôpital dans un état moins satisfaisant qu'au moment de son entrée. Un mois après sa sortie elle entra dans ma division, et voici dans quel état je la trouvai, le 8 novembre 1854.

Rien, dans sa physionomie, ne traduisait ses souffrances; son teint était assez coloré : peu ou pas d'altération de la nutrition générale; langue humide, d'une couleur naturelle, appétit conservé, digestions bonnes, seulement douleurs d'estomac une demi-heure après le repas;

en un mot, la plupart des fonctions s'accomplissaient régulièrement; mais la malade éprouvait profondément, dans le bas-ventre, des douleurs, qui s'irradiaient dans les reins, dans la hanche et dans la jambe du côté gauche. La vulve et le vagin étaient le siége d'une grande exaltation de la sensibilité; le col utérin était petit, conique et un peu abaissé. Dans le ligament large gauche il existait un noyau d'engorgement du volume d'une noix, très sensible à la pression. Leucorrhée abondante; mucosités utérines analogues à du blanc d'œuf. Aménorrhée depuis trois mois; garderobes douloureuses; pas de fièvre.

Du 9 au 22 novembre : saignée de 125 grammes, 15 sangsues une application de ventouses scarifiées, un vésicatoire sur le bas-ventre; cautérisation transcurrente superficielle sur la fesse gauche. Il en résulte une grande amélioration.

Le 22 novembre, cathétérisme utérin, qui est très douloureux. Le 27, nouvelle cautérisation transcurrente sur le bas-ventre, le flanc et les reins, à gauche. Soulagement immédiat.

Le 5 décembre, la malade ne souffre plus à la pression dans les points cautérisés; mais, dans la profondeur du bassin, les douleurs sont aussi vives qu'avant la cautérisation. — Bains, cataplasmes laudanisés, lavements, calmants et laxatifs.

Le 10 décembre, je constatai l'existence d'une fissure à l'anus, dont j'obtins la guérison à l'aide de la dilatation forcée.

Le 24 décembre, examen au spéculum, et cautérisation de la cavité du col utérin avec le nitrate d'argent liquide : recrudescence passagère des douleurs. Le lendemain, amélioration.

4 janvier, ventouses scarifiées. Le 5, nouvelle cautérisation intra-utérine. Le 8, 14 sangsues sur le bas-ventre.

Les règles paraissent le 10 janvier, après cinq mois d'aménorrhée, s'accompagnant d'une recrudescence des douleurs des reins et du bas-ventre, qui dure jusqu'au 27. — Après les règles, 15 sangsues sur le bas-ventre.

Le 27, examen au spéculum : le col de l'utérus est moins rouge. — Cautérisation au nitrate d'argent liquide dans la cavité du col utérin. Amélioration marquée, moins de douleurs dans les reins.

Le 3 février, les règles reviennent et sont encore suivies d'une recrudescence.

Du 8 février au 30 avril : cathétérisme gradué et deux cautérisations de la cavité utérine; deux fois les ventouses scarifiées sur les reins. Les règles ont apparu chaque mois avec moins de douleurs ; la leucorrhée a diminué. Amélioration notable sous tous les rapports.

Du 1er mai au 16 août, j'insistai sur les mêmes moyens sans obtenir des progrès sensibles dans l'amélioration notée plus haut. Le cathétérisme utérin était toujours très douloureux ; les flueurs blanches persistaient au même degré ; les époques menstruelles avaient des retours irréguliers et de plus en plus rapprochés, elles duraient plus longtemps et revêtaient l'aspect de véritables ménorrhagies. Toutes ces raisons me déterminèrent à opérer le raclage de la cavité utérine à l'aide de la curette de Récamier ; je ramenai quatre granulations d'un gris rougeâtre du volume d'un grain de chènevis. Cette opération fut suivie d'un grand soulagement. Les douleurs du bas-ventre et des reins diminuèrent rapidement, et les fonctions de l'utérus s'accomplirent avec plus de régularité.

Du 22 août au 10 novembre : cinq cautérisations intra-utérins avec le porte-caustique de Lallemand ; deux applications de ventouses scarifiées ; deux vésicatoires sur le bas-ventre ; bains, calmants, etc., pour combattre les effets immédiats de la cautérisation. L'état de la malade va s'améliorant ; et, après avoir été soumise, pendant près de trois mois, aux ferrugineux, aux toniques et à un régime réparateur, elle est sortie entièrement guérie, le 27 novembre 1855. La malade étant affectée d'une antéflexion très prononcée avec un peu d'abaissement de l'utérus, je lui conseillai l'usage d'une ceinture hypogastrique avec pelote périnéale.

Des faits renfermés dans cette première série, et d'un grand nombre d'autres analogues, que l'espace ne nous permet pas de citer, nous croyons pouvoir tirer les conclusions suivantes :

I. La métrite interne chronique est beaucoup plus commune qu'on ne le croit généralement.

II. Cette affection n'est pas seulement propre aux femmes mariées ou ayant eu des enfants ; mais on l'observe aussi chez des femmes nullipares et chez des filles vierges (*obs.* V, VI, VIII, IX, XI, *et beaucoup d'autres que nous possédons encore, ou que nous rapportons dans les séries suivantes*).

III. La leucorrhée provenant de la cavité utérine n'est pas un flux catarrhal, une simple lésion de sécrétion, comme l'admettent la plupart des médecins ; mais elle se rattache, sans contredit, à un état phlegmasique de la muqueuse; elle est un phénomène constant de métrite interne, ainsi que nous l'avons avancé dans nos généralités; elle cède aux mêmes moyens que la phlegmasie utérine, qui en est la source.

IV. Non-seulement la métrite interne chronique se traduit par des signes locaux, tels que : douleurs, flueurs blanches, dysménorrhée, etc.; mais encore elle donne lieu très souvent à des phénomènes éloignés, à des troubles sympathiques de l'estomac ou du système nerveux (*obs.* I, II, III, IV, VII, VIII, *et toutes celles de la sixième série*).

V. La métrite interne est rarement simple; elle se complique assez souvent soit des phénomènes sympathiques dont nous venons de parler, soit d'une autre lésion de l'utérus ou de ses annexes (déviations, rétrécissements du conduit utérin, hystéralgie, métrite parenchymateuse, métrite granuleuse du col, phlegmon péri-utérin, vaginite, etc.).

VI. On a beaucoup exagéré, dans ces derniers temps surtout, l'importance de quelques-unes de ces complications, telles que les déviations et la métrite externe, dont on a fait, pour ainsi dire, les affections dominantes de l'utérus. Ces lésions ne sont, en général, que secondaires, ou même parfois insignifiantes, et la majeure partie des accidents qu'on leur a faussement attribués doivent être rapportés et appartiennent, en réalité, à la métrite interne chronique.

Ce qui le prouve principalement, c'est que, dans tous les cas, nous avons triomphé de ces accidents, sans nous préoccuper de la déviation ou de la lésion du museau de tanche, et en traitant seulement la métrite interne.

VII. Deux modes de traitement sont applicables à cette affection :

1° Le traitement antiphlogistique et indirect (émissions sanguines, révulsifs, bains, etc.); 2° le traitement substitutif ou direct (cautérisations intra-utérines).

VIII. Toutefois, ces deux modes de traitement ne doivent pas être employés indifféremment dans tous les cas.

1° Il convient de recourir au traitement général chez les filles vierges, afin de respecter, s'il est possible, l'intégrité de la membrane hymen, qui est un obstacle à l'institution du traitement local (*obs.* VIII, IX, etc.)

2° Le traitement antiphlogistique est formellement indiqué dans les cas de métrite interne aiguë ou subaiguë, et dans ceux de métrite interne chronique, compliquée soit de métrite parenchymateuse, soit de phlegmon péri-utérin (*obs.* II, V, VI, VII, XI).

3° Dans certains cas le traitement antiphlogistique suffit pour guérir entièrement la métrite interne et ses complications (*obs.* II, VIII, IX).

4° Dans d'autres cas, il est nécessaire de faire suivre le traitement général de l'emploi des moyens locaux ou directs, pour obtenir une guérison complète (*obs.* III, V, VI, XI).

5° On ne doit cesser le traitement général, pour entreprendre le traitement local, que lorsqu'on a triomphé des lésions qui réclamaient essentiellement l'emploi des antiphlogistiques (métrite aiguë ou subaiguë, phlegmon péri-utérin, métrite parenchymateuse). La stricte observation de ce précepte met à l'abri des accidents graves qui ont été signalés quelquefois à la suite des cautérisations intempestives de la cavité utérine.

6° L'état anémique des malades n'est pas une contre-indication absolue du traitement antiphlogistique. Les émissions sanguines conviennent dans les cas où la réaction locale est intense, et surtout dans ceux où les artères utérines battent avec force et présentent un grand surcroît de volume (*obs.* V, VI, VII, VIII, IX).

7° Le traitement local et direct suffit et peut être employé seul et d'emblée, lorsque la métrite interne affecte une forme franchement chronique, qu'elle ne présente qu'un degré médiocre, et qu'elle n'est point compliquée de phlegmon péri-utérin (*obs.* I, IV, X).

IX. Dans les cas de métrite interne chronique compliquée de névralgie utérine, il est quelquefois avantageux de pratiquer le cathétérisme utérin, avant de cautériser la muqueuse utérine, afin d'émousser la sensibilité de cette membrane (*obs.* I, III, IV, VI, X, XI).

X. Dans les cas de métrite interne compliquée, de rétrécissement du conduit utérin, il faut préalablement détruire la coarctation, soit par l'introduction de sondes graduées, soit même par le débridement, s'il est nécessaire (*obs.* VI, VII, X, XI).

XI. Dans les cas compliqués de déviation utérine, il est toujours inutile, et très souvent dangereux, de chercher à redresser l'utérus par des moyens mécaniques : redresseurs intra-utérins, pessaires vaginaux (*obs.* VI, VII, XI). Nous ne saurions trop le répéter, la métrite interne est la lésion principale; c'est elle seule qu'il faut combattre. Dans la grande majorité des cas, nous avons traité la métrite interne sans nous préoccuper de la déviation utérine; et les malades ont guéri parfaitement, malgré la persistance de la lésion mécanique.

XII. Ce que nous venons de dire des déviations utérines pourrait s'appliquer aux lésions superficielles du museau de tanche, décrites sous les noms de métrite externe *granuleuse* et *ulcéreuse*. Souvent nous avons vu des granulations ou des ulcérations du col utérin céder au traitement de la métrite interne, tandis qu'elles avaient résisté à un traitement direct longtemps prolongé, à des cautérisations énergiques et répétées. Dans les cas de ce genre, la lésion du museau de tanche est déterminée et entretenue par le contact des matières qui s'écoulent de la cavité utérine. Il est clair que pour la guérir, il faut d'abord combattre la métrite interne, qui est la source de cet écoulement (*obs.* III, VII, X, XI).

XIII. Quant aux complications éloignées, telles que dyspepsie, accidents gastralgiques, crises nerveuses, paralysies, etc., elles ne peuvent disparaître aussi qu'à la condition d'avoir triomphé au préalable de la métrite interne, dont elles procèdent (*obs.* I, II, III, IV, VII, VIII, *et toutes celles de la sixième série, spécialement consacrée aux faits de ce genre*).

DEUXIÈME SÉRIE.

OBSERVATIONS DE PHLEGMON PÉRI-UTÉRIN CHRONIQUE.

OBSERVATION XII.

Phlegmon péri-utérin chronique, à gauche et en arrière. — Antéversion de la matrice. — Métrite interne. — Douleurs lombo-ovariques à gauche.
Émissions sanguines. — Vésicatoires. — Iodure de potassium.
Régime sévère. — Guérison de l'engorgement.
Persistance de la métrite interne.

Madame Crit..., trente-quatre ans, d'un tempérament sanguin, d'une forte constitution, avait joui d'une santé excellente, lorsqu'à l'âge de dix-sept ans, elle fut prise, à la suite d'une couche, d'accidents de métro-péritonite aiguë, avec prédominance des douleurs dans la région ovarique gauche. Sous l'influence d'un traitement antiphlogistique, cette affection se dissipa au bout de trois mois. Depuis lors : douleurs continuelles dans le bas-ventre, à gauche ; leucorrhée abondante ; menstrues douloureuses et accompagnées de temps en temps de véritables métrorrhagies, qui avaient pour effet d'exaspérer les douleurs et d'amener une recrudescence inflammatoire. Ces accidents étaient combattus avec avantage par la saignée, les bains et les cataplasmes sur l'abdomen ; mais ils ne tardaient pas à reparaître avec la même intensité.

Trois ans après, en 1836, appelé à donner des soins à la malade, je constatai un engorgement considérable du col et du corps de l'utérus, une métrite granuleuse et une antéversion, sans m'expliquer pourquoi les souffrances étaient plus vives à gauche qu'à droite. J'instituai alors un traitement conforme aux préceptes de Lisfranc : — saignée révulsive du bras (90 grammes) après la cessation des règles ; bains, cataplasmes émollients, repos absolu, régime sévère. Je renouvelai ces moyens toutes les fois qu'il survenait une recrudescence.

Au bout de trois semaines, quand les douleurs se furent calmées, j'examinai la malade au spéculum. Le col de l'utérus était rouge, engorgé, et présentait à sa surface, principalement au pourtour de l'orifice utéro-vaginal, plusieurs érosions et des granulations folliculeuses. —

Bains prolongés, injections émollientes, et plus tard, cautérisations de la surface du museau de tanche avec une solution de nitrate d'argent.

Diminution des pertes blanches, mais persistance de l'engorgement.

Cependant, depuis lors, la malade n'a pas cessé de souffrir dans le côté gauche, particulièrement à l'époque des règles; et chaque année elle éprouvait une ou deux recrudescences inflammatoires qui cédaient à l'emploi des antiphlogistiques.

Dans la suite, les érosions et les granulations du col ayant reparu, je les cautérisai de nouveau ; mais je fus obligé de renoncer aux cautérisations, en raison des accidents inflammatoires dont elles étaient chaque fois suivies.

En 1848, deux ans après avoir commencé mes recherches sur les tumeurs phlegmoneuses des ligaments larges, je soupçonnai que les souffrances opiniâtres que la malade ressentait dans le bas-ventre, depuis quinze ans, pouvaient bien dépendre d'une affection de cette nature. Ayant exploré soigneusement l'utérus et ses annexes, je ne tardai pas à reconnaître que la grosseur qui remplissait la cavité pelvienne n'était point, comme je l'avais supposé d'abord, formée uniquement par l'utérus engorgé, mais qu'elle était constituée en grande partie par une tumeur développée en dehors de cet organe, dans le ligament large du côté gauche et dans la cloison recto-utérine. Cette tumeur qu'un sillon séparait de l'utérus était adhérente à la paroi du bassin ; une artère du calibre de la radiale se faisait sentir à sa base, au fond du cul-de-sac vaginal. Rien de semblable n'existait à droite.

La matrice était portée en antéversion.

L'utérus et la tumeur étaient douloureux à la pression, et les douleurs s'irradiaient dans le flanc gauche et sur le trajet du nerf sciatique du même côté.

Envies fréquentes d'uriner ; miction difficile, douloureuse. Sentiment de pesanteur dans le bas-ventre ; faiblesse des membres inférieurs plus prononcée à gauche qu'à droite ; marche pénible ; station debout difficile. Phénomènes gastralgiques peu intenses ; digestions assez bonnes. Embonpoint conservé ; diminution des forces.

Malgré l'ancienneté de la maladie, je crus devoir mettre en usage les moyens qui m'avaient déjà réussi souvent dans des cas analogues : — émissions sanguines générales et locales ; vésicatoires volants ; bains ; régime peu substantiel ; repos absolu ; iodure de potassium ; pommade d'iodure de plomb.

Au bout de six mois de traitement et après vingt saignées de 60 à

90 grammes, quatre applications de ventouses scarifiées, soit sur les lombes, soit sur l'abdomen, la tumeur péri-utérine avait complétement disparu, ainsi que les douleurs de bas-ventre.

Sous l'influence d'un régime substantiel, madame Crit... ne tarda pas à recouvrer ses forces. Les règles devinrent moins douloureuses, mais les pertes blanches persistèrent, à un moindre degré, il est vrai.

L'état de la malade resta le même pendant deux ans. Puis tout à coup, sous l'influence de vives émotions morales et à la suite de grandes fatigues physiques, les douleurs se réveillèrent du côté gauche de l'hypogastre, la leucorrhée reparut avec son abondance primitive, les règles s'accompagnèrent de nouveau de grandes souffrances : en un mot, une recrudescence venait d'éclater. Ne trouvant pas la raison de cette rechute dans l'engorgement péri-utérin qui ne s'était pas reproduit, et tenant compte, en outre, de la nature des douleurs utérines qui étaient expulsives, je fus naturellement conduit à rattacher ces nouveaux accidents à la métrite interne.

Je revins alors aux émissions sanguines. Mais je n'osai pas attaquer directement la métrite interne et je me contentai de la médication générale; aussi, après huit mois de traitement, n'ai-je obtenu qu'une guérison imparfaite : la leucorrhée a beaucoup diminué, les règles sont devenues plus régulières et moins douloureuses; la malade a pu reprendre sans inconvénients ses occupations habituelles; et depuis onze ans, l'amélioration ne s'est pas démentie. Cependant, madame Crit... souffre encore de temps en temps du côté gauche de l'abdomen. Une ou deux saignées par an suffisent pour maintenir l'amélioration et empêcher le retour de nouveaux accidents.

Cette observation prouve :

1° Qu'il y a eu primitivement erreur de diagnostic et qu'il a dù exister dès le principe un engorgement péri-utérin en même temps que tous les symptômes d'une métro-péritonite. La fixité de la douleur à gauche ne peut laisser à cet égard aucun doute dans notre esprit;

2° De quelle importance il eùt été de reconnaître dès l'origine l'engorgement péri-utérin, en vue d'instituer un traitement plus convenable;

3° Que le traitement proposé et adopté par Lisfranc contre la métrite chronique est demeuré insuffisant contre l'engorgement péri-utérin;

4° Que l'engorgement péri-utérin, après dix ou quinze ans de durée, peut encore être combattu avec succès, à l'aide d'un traitement approprié;

5° Que le traitement qui réussit si bien contre l'engorgement péri-utérin est parfois insuffisant contre la métrite interne, laquelle réclame l'emploi de moyens directs, et en particulier de topiques substitutifs;

6° Que les cautérisations dirigées contre la métrite externe du col sont impuissantes ou même nuisibles alors que cette affection se complique de métrite interne et d'un engorgement péri-utérin: d'où le précepte de s'abstenir de ces cautérisations, quand il existe quelqu'une de ces complications;

7° Que le phlegmon péri-utérin exerce une influence très grande sur la localisation de la douleur de la métrite interne, si bien que si la métrite persiste, la douleur qui l'accompagne persévère encore au même endroit, c'est-à-dire dans le lieu même occupé par l'engorgement, malgré la disparition de la tumeur péri-utérine.

Observation XIII.

Phlegmon péri-utérin chronique à droite. — Métrite interne. Antéversion de la matrice. — Dyspepsie. Émissions sanguines. — Calmants. — Bains. — Régime sévère. Guérison.

Madame Vign..., âgée de vingt et un ans, d'un tempérament lymphatique-sanguin, d'une assez bonne constitution, vint réclamer mes soins au mois de février 1841. Accouchement il y a un an, et, depuis cette époque: douleurs plus ou moins intenses dans le bas-ventre, principalement à droite; pertes blanches abondantes, règles douloureuses, digestions difficiles, et, consécutivement, amaigrissement et diminution remarquable des forces. En raison du siége des douleurs, mon attention se porta de suite du côté des organes génitaux; mais l'excessive sensibilité des parois vaginales ne me permit pas de pousser mon examen aussi loin que je le désirais. Je constatai seulement l'existence d'une vaginite et d'un engorgement inflammatoire du col et du corps de l'utérus. — Cataplasmes émollients et calmants, injections vaginales adoucissantes, bains souvent répétés à l'eau de son, repos absolu et alimentation appropriée aux forces digestives de l'estomac.

Six mois après l'emploi de ces moyens, amélioration. Lisfranc, appelé en consultation, partage mon sentiment sur la nature de la maladie, et il est d'avis de continuer le même traitement et d'y joindre l'administration de quelques toniques amers.

Au bout d'un an, madame Vign... allait mieux ; elle put sortir et faire quelques promenades à pied. C'était assurément un grand pas vers la guérison, mais cela n'était pas suffisant. En effet, les souffrances du bas-ventre, les pertes en blanc, l'augmentation du volume de l'utérus, la sensibilité exagérée de ses parois, persistaient presque au même degré qu'auparavant, et dénotaient que la matrice était toujours le siége d'une subinflammation.

Fallait-il combattre directement cette subinflammation? Je n'osai le faire, et je donnai à la malade le conseil de se rendre à la campagne, où elle passa deux ans.

A son retour, en 1844, madame Vign... était toujours souffrante; mais ses digestions étaient faciles et ses forces s'étaient relevées d'une manière sensible.

Je lui pratiquai alors une saignée de 60 grammes, le lendemain de la cessation des règles, et je répétai cette émission sanguine, une fois par mois, pendant les trois mois qu'elle passa à Paris.

Je revis la malade tous les ans pendant l'hiver, et je mis en usage la même médication, à laquelle je joignis l'application de quelques vésicatoires volants sur le bas ventre. Ces moyens produisirent constamment de bons effets; mais ils ne firent point disparaître les douleurs du bas-ventre, et ils n'eurent presque aucune action sur la leucorrhée.

En 1846, d'après les conseils d'un médecin d'Orléans, la malade alla prendre les eaux de Vichy, qui ne lui réussirent pas, ainsi qu'il était facile de le prévoir.

En février 1849, madame Vign... souffrait moins que de coutume; je pratiquai l'examen au spéculum. Le museau de tanche était rouge, injecté, et présentait quelques érosions superficielles; il y avait en outre un écoulement vaginal d'un blanc jaunâtre, mêlé de mucosités visqueuses analogues à du blanc d'œuf.

A huit jours d'intervalle, six cautérisations de la surface externe du col avec le nitrate d'argent fondu.

Au mois de juillet de la même année, la malade retourna à la campagne, près d'Orléans. Je l'adressai à mon confrère, M. Debrou, qui lui pratiqua seize nouvelles cautérisations. Sous l'influence de ce traitement, les pertes blanches diminuèrent, mais les douleurs du bas-ventre s'accrurent

Au mois de février 1850, madame Vign... revint à Paris, et réclama mes conseils. Soupçonnant alors que la persistance des douleurs n'était pas due seulement à la métrite, j'explorai de nouveau l'utérus et ses annexes, et, comme je l'avais prévu, je trouvai dans le ligament large du côté droit une tumeur dure, solide, non fluctuante, adhérente à l'utérus et à la paroi du bassin. Cette tumeur était douloureuse à la moindre pression; un sillon distinct la séparait de l'utérus; une artère du volume de la radiale rampait à sa base. Les douleurs accusées par la malade s'irradiaient dans la hanche, dans les reins et dans la cuisse du même côté, et elles étaient accompagnées de la sensation d'une chaleur brûlante.

Rien de semblable ne se rencontrait à gauche.

En vue de combattre l'engorgement péri-utérin, j'eus recours au traitement suivant : douze saignées du bras de 60 à 90 grammes, dix applications de ventouses scarifiées (45 à 60 grammes), quatre vésicatoires volants, cataplasmes émollients, grands bains à l'eau de son, repos absolu, régime sévère.

Au bout de six mois, la tumeur péri-utérine avait complétement disparu; les pertes blanches avaient beaucoup diminué, et les douleurs du bas-ventre ne se faisaient plus sentir.

Depuis ce dernier traitement, dont nous croyons inutile d'indiquer tous les effets, madame Vign... habite constamment la campagne, et elle y jouit d'une bonne santé.

Observation XIV.

Phlegmon péri-utérin chronique à gauche. — Chloro-anémie. Antéversion.
Émissions sanguines. — Vésicatoires. — Bains. — Calmants, etc. Guérison.

Chassaignac (Denise), âgée de vingt-huit ans, d'un tempérament sanguin lymphatique, d'une constitution assez forte, réglée à dix-huit ans, a eu un enfant à l'âge de vingt ans. Depuis cette époque, elle a toujours été souffrante, et elle n'a pas cessé de perdre en blanc. Elle entra en 1847 à l'hôpital Cochin, dans mon service.

Le bas-ventre était très douloureux ; l'utérus un peu engorgé et en antéversion. Il existait une petite tumeur dans le ligament large du côté gauche, et elle paraissait avoir pour siége l'ovaire. La constipation était habituelle : les règles douloureuses ; enfin la malade présentait tous les symptômes de la chloro-anémie.

Je me bornai à combattre la chlorose, à l'aide des préparations ferrugineuses, sans oser recourir aux émissions sanguines. Au bout de six semaines, la malade quitta l'hôpital sans aucune amélioration du côté de l'utérus.

Elle rentra dans ma division en 1848. Depuis un an, ses règles étaient peu abondantes et peu colorées. Les douleurs du bas-ventre étaient devenues très vives, surtout aux époques menstruelles : la tumeur péri-utérine avait augmenté de moitié. Je n'hésitai plus alors à attaquer l'engorgement péri-utérin par les émissions sanguines, malgré la constitution chloro-anémique de la malade. — Saignée de 60 grammes, suivie d'une diminution marquée des douleurs de bas-ventre : lavements et purgatifs, calmants, repos ; nourriture peu substantielle.

Douze jours plus tard, nouvelle saignée de 60 grammes. A la fin de la semaine les règles apparurent avec assez d'abondance et durèrent pendant trois jours. Retour de l'appétit : constipation opiniâtre qui nécessite l'emploi fréquent des purgatifs.

Sous l'influence des toniques et des ferrugineux, les forces revinrent et la malade quitta l'hôpital, en voie de guérison : mais la tumeur péri-utérine n'avait pas entièrement disparu.

L'année suivante, 1849, la malade revint, pour la troisième fois, à l'hôpital. Le phlegmon péri-utérin avait considérablement augmenté et avait envahi le tissu cellulaire rétro-utérin, et le ligament large du côté droit. — Dans l'espace de 7 mois : 20 saignées de 50 à 60 grammes, dix applications de ventouses scarifiées ou de sangsues, 6 vésicatoires volants sur la fosse iliaque gauche, et, comme moyens adjuvants : bains, cataplasmes, repos absolu, alimentation peu substantielle. Le soulagement se manifesta rapidement, et les douleurs perdirent toute l'intensité qu'elles avaient reprise. La tumeur diminua sensiblement de volume, et elle finit par disparaître entièrement.

Depuis lors, la malade a toujours joui d'une excellente santé, et aucun accident n'est venu troubler la guérison. Sous l'influence d'un régime tonique, tous les signes de la chloro anémie ont disparu.

Observation XV.

Phlegmon péri-utérin chronique du côté gauche. — Ulcérations granuleuses du col. — Antéversion de l'utérus. Cautérisations inutiles pendant cinq mois. — Emissions sanguines. Vésicatoires. — Bains. — Régime sévère. Guérison.

Madame Maug..., vingt-six ans, bonne constitution, tempérament sanguin-nerveux, réglée à quatorze ans et demi, mariée à dix-neuf ans, pas d'enfants. A vingt-quatre ans, pertes blanches, douleurs dans le bas-ventre, à gauche. Pendant cinq mois, cautérisations au nitrate d'argent, à huit jours d'intervalle, par le médecin ordinaire de la malade; bains entiers, injections vaginales émollientes. Ce traitement ne fut suivi d'aucune amélioration. Les règles devinrent très douloureuses et les souffrances prirent de l'intensité.

Au mois de juillet 1849, deux ans après le début de la maladie, madame M.... vint me consulter. Un examen attentif me fit soupçonner, dans le ligament large du côté gauche, une tumeur dont le volume paraissait être celui d'une amande. N'ayant pas à cet égard une certitude suffisante, je m'occupai d'abord de l'ulcération qui existait sur le col de l'utérus, et qui avait la dimension d'une pièce de deux francs. Cette ulcération présentait une surface granuleuse et d'un rouge vif. En conséquence, j'essayai de nouveau la cautérisation avec le nitrate d'argent, sans plus de succès. Au bout de trois semaines, après trois cautérisations, répétées tous les huit jours, l'ulcération avait conservé le même aspect qu'auparavant, et les souffrances de la malade avaient plutôt augmenté que diminué. Le 28 juillet, les règles vinrent à leur époque ordinaire et s'accompagnèrent de très vives douleurs, surtout dans le côté gauche.

Un nouvel examen me permit de constater l'existence du phlegmon péri-utérin que j'avais soupçonné la première fois. La pression exercée sur la tumeur du ligament large s'irradiait dans les reins et dans la cuisse du même côté.

Je cessai la cautérisation, et j'attaquai directement l'engorgement péri-utérin. Huit saignées du bras, de 125 à 150 grammes, furent faites dans l'espace de trois mois. Une application de sangsues sur le bas-ventre, à gauche; deux vésicatoires, des bains, des cataplasmes émollients, un régime sévère : tel fut l'ensemble des moyens qui amenèrent la disparition complète de l'engorgement péri-utérin et des pertes blanches. Je fis alors un nouvel examen du col de l'utérus, et, à mon grand étonnement, je pus m'assurer qu'il n'y avait plus de traces d'ulcération.

Depuis lors la guérison s'est maintenue

OBSERVATION XVI.

Phlegmon péri-utérin chronique gauche. — Antéversion de l'utérus. Métrite interne du col et du corps. — Vaginite. Chloro-anémie. — Gastralgie. Emissions sanguines. — Vésicatoires. — Iodure de potassium. Bains. — Régime sévère. Guérison.

Madame Levil..., vingt et un ans, tempérament lymphatique-nerveux, constitution peu forte, chloro-anémique au plus haut degré, réglée à quinze ans et demi. A partir de cette époque, pertes blanches et douleurs dans le bas-ventre, du côté gauche. Mariage à dix-huit ans. Pendant trois ans, même état de santé : puis, tout d'un coup, souffrances plus vives, règles extrêmement pénibles, douleurs gastralgiques, digestions difficiles. Soumise pendant cinq ans à un régime tonique et aux ferrugineux, la malade vit ses souffrances s'accroître, loin de diminuer. C'est alors que je fus appelé à lui donner mes soins.

Madame Levil... était très pâle et présentait tous les symptômes de la chloro-anémie. La douleur du bas-ventre était exaspérée par la pression, par la station prolongée et par la marche. Pendant l'intervalle des règles, les flueurs blanches étaient abondantes. Toucher vaginal fort douloureux ; la paroi vaginale gauche était surtout d'une grande sensibilité. Col de l'utérus petit, conique, dirigé en arrière ; corps de volume normal et en antéversion. A gauche, au niveau du ligament large, la pression était douloureuse. A ce premier examen je crus reconnaître en ce point l'existence d'un petit noyau d'engorgement ; mais il resta dans mon esprit des doutes sur la nature de cet engorgement. A droite, je ne trouvai rien d'anormal.

Vu au spéculum, le col de l'utérus était d'un rouge vif, baigné de muco-pus et couvert de petites granulations rouges ; il existait aussi une vaginite très prononcée, avec une métrite interne du col.

Premier traitement.—Injections à l'eau de son, à l'eau de guimauve ;

cataplasmes sur l'abdomen, bains, lavements et quelques laxatifs, demi-repos; ensuite, cautérisation du col avec le nitrate d'argent, tous les huit jours. Ces cautérisations furent très douloureuses. Au bout de trois mois, la malade perdait beaucoup moins en blanc et se trouvait mieux.

Deuxième traitement. — Le premier traitement fut suspendu pendant quatre mois, et la malade fut reprise des mêmes accidents qu'auparavant. Emploi des mêmes moyens, suivis du même résultat.

Troisième traitement. — Au bout de trois ou quatre mois, nouvelle rechute. Voyant alors les accidents se reproduire toujours, malgré les cautérisations du col de l'utérus et des parois vaginales, je pratiquai, nonobstant la chloro-anémie, qui m'en avait détourné jusque-là, deux saignées du bras, de 60 grammes, après l'époque des règles. Elles amenèrent un grand soulagement.

A dater de ce moment, les souffrances du bas-ventre furent beaucoup moins grandes et les pertes blanches moins abondantes. Le traitement, commencé en juillet, était fini presque complétement au mois d'août; mais au mois de septembre, la malade, qui était mariée depuis quatre ans et demi, devint enceinte pour la première fois, et cette circonstance m'obligea à interrompre le traitement. Pendant la grossesse, l'influence des règles se fit sentir tous les mois par des douleurs dans le bas-ventre, surtout à gauche. Le repos et les manuluves procurèrent un grand soulagement. La malade accoucha heureusement et à terme. Un mois après, les règles reparurent et continuèrent très régulièrement et sans douleurs.

Mais au bout de cinq mois, nouvelles douleurs dans le bas-ventre du même côté; pertes blanches très abondantes. Cinq mois après le retour de ces accidents, la malade vint réclamer de nouveau mes conseils. Je retrouvai l'utérus en antéversion, le col rouge, granuleux, douloureux au toucher, un peu augmenté de volume, et, dans le ligament large du côté gauche, une tumeur qui avait le volume d'un œuf de pigeon. Elle était solide, lisse, accolée à la paroi de l'utérus. A sa surface inférieure rampait une artère grosse comme la moitié de l'artère radiale. La pression y faisait naître des douleurs qui s'irradiaient dans le flanc, la hanche et la cuisse du côté correspondant.

Du mois de juin 1851 au mois d'avril 1852 : douze saignées du bras, ventouses, dans l'ordre suivant :

Juin, quatre saignées de 60 à 80 gr.; une appl. de ventouses, 30 gr.

Juillet, deux saignées de 60 à 70 gr.; trois appl. de ventouses, 45 gr.

Août, deux saignées de 60 gr.; trois appl. de ventouses, 30 gr.

Septembre, une application de ventouses, 45 gr.

Octobre, une saignée de 45 gr.; deux appl. de ventouses, 45 gr.

Novembre, une saignée de 50 gr.; une appl. de ventouses, 40 gr.

Décembre, deux saignées de 60 gr.; une appl. de ventouses, 45 gr.

Janvier, trois applications de ventouses, 45 gr.

Février, pas d'émissions sanguines.

Mars, deux applications de ventouses, 50 gr.

Indépendamment de ces moyens, je fis poser à la malade cinq vésicatoires sur le bas-ventre, du côté gauche. Deux d'entre eux furent suivis d'une recrudescence des douleurs et d'une augmentation des pertes blanches. Deux vésicatoires sur l'estomac amenèrent un soulagement marqué dans les troubles gastriques.

Dans les quatre derniers mois, je prescrivis l'iodure de potassium à la dose de 25 à 30 centigrammes.

A ces moyens j'ajoutai, pendant tout le traitement, le repos absolu, un régime sévère, les calmants, les bains. Dans les derniers temps, j'essayai l'usage du fer; mais il fallut y renoncer, car son administration était suivie de douleurs très vives dans le ventre et d'un léger écoulement de sang. Le fer fut ainsi plusieurs fois repris et suspendu.

Au mois d'avril, je m'assurai que la tumeur avait complétement disparu. Les pertes blanches avaient cessé en grande partie, sans nouvelles cautérisations.

Treize mois après, madame Levil.. redevint enceinte. Cette fois sa grossesse ne fut pas, comme la première, accompagnée de douleurs à l'époque des règles; l'accouchement s'accomplit très bien (12 février 1854). Dans le but de prévenir une nouvelle fluxion utérine, je conseillai à la malade de nourrir son enfant pendant six semaines, et, depuis cette époque, sa santé ne s'est pas dérangée. Il ne reste plus que quelques pertes blanches très légères, et parfois des douleurs d'estomac.

Observation XVII.

Phlegmon péri-utérin chronique à gauche. — Rétroversion. — Métrite interne du col et du corps.
Emissions sanguines. — Emollients. — Iodure de potassium.
Repos. — Régime sévère.
Guérison.

Madame Y..., âgée de vingt-huit ans, d'un tempérament lymphatique-nerveux, d'une constitution débilitée par la souffrance, fut réglée à seize ans, et depuis lors elle l'a toujours été régulièrement, mais elle n'a pas cessé de souffrir à chaque époque menstruelle. Mariée à dix-sept ans, elle eut, à dix-neuf ans, un enfant. Les couches furent suivies de douleurs dans le bas-ventre du côté gauche et de pertes blanches. Les règles continuèrent d'être très douloureuses. Pendant dix ans la malade vit ses souffrances s'accroître, sans l'obliger pourtant à garder le repos.

Madame Y... réclama mes conseils en novembre 1848. A l'examen des organes génitaux, je crus sentir un noyau d'engorgement dans le ligament large du côté gauche; mais je n'en étais pas suffisamment sûr pour procéder immédiatement au traitement de cette affection. Je trouvai le col rouge, augmenté de volume, recouvert de granulations, baigné de muco-pus mélangé d'un liquide albumineux. Il existait, en outre, quelques troubles gastriques et des signes de chloro-anémie.

Premier traitement. — Au début, trois saignées du bras de 90 gr.; à un mois d'intervalle; injections vaginales émollientes; cataplasmes, bains, repos et régime approprié; plus tard, quelques cautérisations, quatre ou cinq, au nitrate d'argent sur le col de l'utérus; iodure de potassium à la dose de 0,25 à 0,30 centigrammes, dont la malade continua encore l'usage pendant quelques mois. Au bout de trois mois, elle ne souffrait presque plus dans le bas-ventre, et ses pertes blanches avaient considérablement diminué.

Cette amélioration persista pendant deux ans et demi; les règles seules continuaient d'être douloureuses.

En février 1852, la malade vint me consulter de nouveau; elle souffrait très vivement dans le bas-ventre depuis quatre mois; ces douleurs s'irradiaient dans la hanche et la cuisse du côté gauche. Les pertes blanches avaient augmenté. Digestions difficiles; abaissement des forces; pâleur extrême; amaigrissement; physionomie exprimant la souffrance. Je constatai alors l'existence d'une tumeur dans le ligament large du côté gauche; elle était de la grosseur d'une petite orange, adhérait à la paroi de l'utérus et du bassin; elle était immobile, solide, non fluctuante, lisse, douloureuse à la pression et séparée de l'utérus par un sillon très marqué; elle envoyait un léger prolongement entre l'utérus et le rectum. Cette tumeur s'élevait en haut, au niveau du détroit supérieur du bassin, et sa surface inférieure présentait une artère grosse comme la radiale, qui se rendait au col de l'utérus. Rien à droite. La matrice était en rétroversion; le col était engorgé et doublé de volume. Constipation; garderobes douloureuses; sentiment de pesanteur dans le bas-ventre, quand la malade était debout ou assise; engourdissement dans les reins et dans les cuisses. Pouls à 80 pulsations.

Deuxième traitement. — Une saignée du bras de 60 à 80 grammes, à la fin de chacun des trois premiers mois, ne procura à la malade qu'un soulagement passager. A partir du troisième mois, j'insistai sur les émissions sanguines générales, les cataplasmes, les bains, le repos, le régime; plus tard l'iodure de potassium. En sept mois : treize saignées de 70 à 80 grammes, deux applications de ventouses, quatre vésicatoires volants sur le bas-ventre, et plus tard frictions avec la pommade d'iodure de plomb. Le soulagement se fit sentir graduellement à partir du troisième mois; l'état de la malade s'améliora et ses forces reparurent, malgré les émissions sanguines et le régime. Au bout de neuf mois, la tumeur avait complétement disparu.

En dernier lieu, et pour remédier aux douleurs qui persistaient à l'époque des règles et aux crises nerveuses qui les accompagnaient, je pratiquai le cathétérisme utérin avec deux sondes d'un calibre différent, et après neuf ou dix séances, répétées tous les trois ou quatre jours, les règles vinrent sans douleur et sans crises. Les pertes blanches étaient presque nulles.

La malade continua l'iodure de potassium, les manuluves, dans l'intervalle des règles et prit du repos. Pendant la convalescence j'ordonnai un régime tonique, du fer, du quinquina. La guérison s'est soutenue, et la malade jouit encore aujourd'hui, depuis plus de six ans, d'une santé parfaite.

OBSERVATION XVIII.

Phlegmon dans le ligament large droit. — Antéversion de la matrice. Métrite du col. Traitement antiphlogistique. — Révulsifs. — Fondants. Régime sévère. — Repos. Guérison.

Madame Cous...., âgée de vingt-huit ans, d'une bonne constitution, d'un tempérament sanguin et nerveux, eut deux enfants, le premier à vingt-deux ans et le second à vingt-sept ans. Aucun accident ne suivit la première couche; mais il n'en fut pas de même de la seconde. Une douleur sourde, qui s'était manifestée dans le bas-ventre du côté droit, pendant les six derniers mois de la grossesse, continua de se faire ressentir après l'accouchement. Bientôt cette douleur se répandit dans la hanche et la cuisse du même côté. Son médecin ordinaire crut qu'il s'agissait simplement d'une douleur rhumatismale, et fit faire sur les parties douloureuses des frictions avec des liniments de diverse nature. La malade n'éprouva aucun soulagement, et vint réclamer mes soins le 15 septembre 1849, un an environ après sa seconde couche.

Je constatai l'existence d'une tumeur dans le ligament large du côté droit. Cette tumeur, placée entre la paroi du bassin et l'utérus, dont elle se détachait par un sillon, avait le volume et la forme d'une forte orange; elle était mobile, d'une consistance solide, très douloureuse avec ou sans pression. Elle remontait au-dessus du détroit supérieur, et s'étendait jusqu'à la ligne blanche. L'utérus était en antéversion, augmenté de volume. Pertes blanches abondantes; règles régulières, mais suivies d'une exacerbation des souffrances.

Rien de particulier dans les autres fonctions. Absence complète de fièvre.

Le 16 novembre, je fis à la malade une première saignée de 100 gr.; j'abaissai la nourriture, et je prescrivis un repos absolu. Madame Cous...., n'observa pas ces prescriptions; aussi n'éprouva-t-elle aucun soulagement de la première saignée. — Saignée de 150 gr. le 22 novembre, et de 125 gr. le 28 novembre. La malade se trouva sensiblement mieux.

Le 1er décembre, les règles apparurent à leur époque accoutumée et durèrent deux jours. Dans la nuit du 4 octobre, douleur très intense dans le bas-ventre; réaction fébrile très forte; vomissements, et à leur suite tous les symptômes d'une métro-péritonite aiguë. — Vingt-cinq sangsues sur le bas-ventre. Les jours suivants, j'insistai encore sur les émissions sanguines, tant générales que locales, et les onctions mercurielles à haute dose. Au bout de huit jours, j'étais maître de tous les accidents.

Je trouvai alors la tumeur considérablement augmentée de volume. Elle s'étendait jusque dans le côté gauche, et occupait ainsi tout le bas-ventre. En haut, elle dépassait le pubis de cinq travers de doigt.

Je continuai les émissions sanguines, locales et générales, les cataplasmes émollients, les bains, le repos et le régime sévère. J'eus ensuite recours aux vésicatoires volants. Après sept mois de traitement, et une vingtaine de saignées de 90 à 100 grammes, les douleurs avaient disparu complétement, et l'on ne retrouvait plus par le toucher la moindre trace de la tumeur.

La malade se rendit alors aux eaux d'Enghien, d'où elle revint très bien portante. Depuis neuf ans que le traitement est achevé (mai 1850), la guérison ne s'est pas démentie. Les règles sont toujours venues régulièrement, avec quelques douleurs à peine sensibles ; les pertes blanches sont presque nulles.

Je dois ici mentionner un fait qui est de la plus haute valeur pour établir combien la guérison obtenue était complète. Dans le courant de 1856, madame Cous.... a ressenti des douleurs dans le bas-ventre du côté gauche, et bientôt dans l'estomac. Ces accidents, très faibles pendant les deux premiers mois, acquirent tout à coup une grande intensité. Le ventre devint tendu et douloureux, surtout dans la région ovarique gauche, d'où les souffrances s'irradiaient dans le flanc du même côté. Quelques sangsues, appliquées sur le point le plus douloureux, n'apportèrent que bien peu de soulagement. Le lendemain il y eut une recrudescence telle que, pendant vingt-quatre heures, la malade ne cessa de crier et ne put faire aucun mouvement. Pendant cette crise, j'eus recours au chloroforme et aux pilules d'opium, à la dose de 15 centigr. dans les vingt-quatre heures. Les onctions mercurielles ne produisirent aucun effet. Il existait, de plus, une constipation opiniâtre, des nausées, des vomissements, qui me forcèrent d'interrompre même les boissons.

Sous l'influence des calmants, la crise perdit de son intensité, et bientôt la malade rendit beaucoup d'eau par la vulve. A mesure que le liquide s'écoulait, elle ressentait un soulagement infini, et les douleurs expulsives qui l'avaient jusqu'alors fatiguée disparaissaient peu à peu. Au bout de trois semaines, les règles, qui étaient un peu en retard, reparurent sans s'accompagner de douleurs. Depuis lors la convalescence a été franche et suivie d'une guérison complète.

Ce fait prouve d'une manière incontestable que la tumeur du côté droit avait été parfaitement guérie dès le principe, puisque la fluxion sanguine, qui s'est fait sentir dans l'utérus et à gauche autour de cet organe n'a nullement retenti dans le côté droit, primitivement affecté. J'ai pu, du reste, m'assurer qu'il n'existait plus la moindre trace d'engorgement dans le ligament large de ce côté.

Observation XIX.

Phlegmon chronique dans le ligament large du côté droit. — Métrite granuleuse et engorgement du col. — Métrite interne du col. Antéversion et abaissement.
Antiphlogistiques. — Cautérisations du col utérin — Iodure de potassium Guérison.

Madame Coua..., âgée de vingt-cinq ans, douée d'une bonne constitution et d'un tempérament sanguin, avait joui d'une excellente santé jusqu'à vingt-deux ans. A cette époque, elle fut prise de douleurs dans le bas-ventre du côté droit, à la suite d'une couche. En même temps apparurent des flueurs blanches, qui depuis lors n'ont pas cessé de couler en abondance. Les règles, qui jusque-là n'avaient duré que quatre ou cinq jours, se prolongèrent pendant sept ou huit jours et furent très abondantes. — Cataplasmes, bains.

Au mois de mai 1852, madame Cou.... étant venue me consulter, je constatai l'existence d'une tumeur dans le ligament large du côté droit. Cette tumeur avait le volume d'un œuf de poule ; elle était lisse, non fluctuante, douloureuse à la pression, adhérente à la paroi de l'utérus. A sa surface inférieure rampait une artère grosse comme la moitié de la radiale. Le col utérin était doublé de volume et dirigé en arrière, sa surface veloutée, l'orifice utéro-vaginal très dilaté, le corps de l'utérus en antéversion et plus gros que dans l'état normal. A gauche, rien de particulier. Écoulement très abondant de muco-pus par la vulve. Vu au spéculum, le col était d'un rouge vif, et parsemé de petites granulations analogues à la surface d'un vésicatoire récemment en suppuration. Sentiment de pesanteur dans le bas-ventre quand la malade était assise ; douleurs s'irradiant dans la hanche et le flanc du côté droit ; constipation ; envies d'uriner plus fréquentes que de coutume. Rien dans les autres organes.

Traitement —Mai, 2 saignées du bras de 150 grammes. Juin, 2 saignées de 150 grammes. Juillet, saignée de 125 grammes. Août, 2 saignées de 125 grammes. Octobre, saignée de 90 grammes, Novembre saignée de 90 grammes. Cataplasmes, bains, repos, régime sévère.

Les émissions sanguines ont chaque fois soulagé la malade, et, à partir du second mois, la tumeur a diminué graduellement de volume. Vers la fin du sixième mois, elle avait tout à fait disparu.

Dans les deux derniers mois, je cautérisai le col de l'utérus avec le nitrate d'argent liquide ou solide. A la suite de ces cautérisations, répétées à huit jours d'intervalle, les pertes blanches diminuèrent graduellement, puis disparurent. En même temps j'administrai l'iodure de potassium à la dose de 0,25 à 0,50. La guérison fut complète au mois de décembre. L'antéversion seule persista, mais sans causer aucune incommodité

Observation XX.

Phlegmon péri-utérin à gauche et en arrière, entre l'utérus et le rectum. Antéversion. — Métrite interne. — Abaissement de la matrice. Emissions sanguines. — Révulsifs. — Calmants. Guérison.

Madame Rue...., âgée de trente-six ans, douée d'une bonne constitution et d'un tempérament sanguin, fut réglée à seize ans et demi et mariée à vingt-deux ans. A vingt-sept ans, elle ressentit tout à coup, sans cause connue, les premiers symptômes de l'affection dont je vais tracer l'histoire.

Des douleurs se manifestèrent dans le bas-ventre du côté gauche, et presque en même temps apparurent des pertes blanches. Un peu plus tard les règles s'accompagnèrent de souffrances insolites. Depuis lors la malade n'a pas cessé de souffrir plus ou moins.

Pendant deux ans elle ne suivit aucun traitement; puis, d'après les conseils de son médecin ordinaire, elle prit des bains, des lavements, des boissons amères, et fit quelques injections vaginales, soit émollientes, soit astringentes. Sous l'influence de ces moyens, les accidents diminuèrent.

Plusieurs années s'écoulèrent ainsi; puis, les douleurs s'étant accrues dans le courant de l'année, la malade consulta un éminent chirurgien qui, s'attachant surtout à combattre l'abaissement de l'utérus et la leucorrhée, conseilla une ceinture hypogastrique, des injections vaginales avec une décoction de roses de Provins dans du gros vin.

Les douleurs ne firent qu'augmenter, et, au bout de quinze jours madame Rue.... fut obligée de renoncer à ce traitement.

Enfin, au mois de juin 1850, au moment où la malade, découragée, commençait à désespérer de sa guérison, elle vint me consulter, et je la trouvai dans l'état suivant :

Rien dans son extérieur ne trahissait les souffrances qu'elle éprouvait; elle avait conservé de l'embonpoint et de la fraîcheur. En l'interrogeant avec soin, j'appris qu'elle souffrait depuis longtemps dans le bas-ventre, et je procédai à l'examen des organes génitaux. L'utérus était abaissé, le col dirigé en arrière et un peu augmenté de volume, l'orifice utéro-vaginal arrondi et d'un diamètre étroit, le corps incliné en avant et un peu engorgé. A gauche de la matrice existait une tumeur volumineuse, solide, sensible à la pression, parcourue par une artère grosse comme les deux tiers de la radiale. Cette tumeur passait derrière l'utérus, adhérait à sa paroi postérieure, à son côté gauche et à la paroi du bassin : elle s'élevait un peu au-dessus du détroit supérieur du bassin.

Pertes blanches abondantes, analogues à du blanc d'œuf. Douleurs lombo-ovariques à gauche ; engourdissements dans la jambe du même côté.

Après quatre mois de traitement (8 saignées de 100 à 125 gram. ; cataplasmes émollients ; bains ; repos ; régime sévère), il y eut une amélioration très grande : l'engorgement péri-utérin avait diminué de moitié ; il n'adhérait plus à la paroi du bassin et la matrice avait repris sa mobilité normale. Tout allait très bien et la guérison semblait prochaine, lorsque la malade prit un lavement additionné, par mégarde, de plus de 80 gouttes de laudanum et s'empoisonna. Bientôt les accidents furent conjurés, et, au bout de trois semaines, il ne restait plus aucun signe de cette fâcheuse complication qui nous avait forcé d'interrompre le traitement du phlegmon péri-utérin.

Il fut repris au mois de novembre : saignée de 45 grammes. Même traitement les mois suivants. La malade était dans un état satisfaisant, quoique les règles ne fussent pas revenues, lorsqu'une nouvelle méprise amena un second empoisonnement par le laudanum, dans le mois de février 1851. Mêmes troubles gastriques pendant deux mois. En avril, je pus recommencer le traitement de la phlegmasie péri-utérine.

Au mois de juin la guérison était complète, sans le secours de l'iodure de potassium, qui ne put être toléré par l'estomac. La tumeur avait entièrement disparu, et les flueurs blanches étaient presque nulles. La malade alla à la campagne, d'où elle revint très bien portante. A partir du mois de mai, les règles reparurent régulièrement et sans douleurs.

Pendant sa convalescence, madame Rue.... a fait seulement quelques injections émollientes, pris du fer, du quinquina et suivi un régime substantiel. Malgré la persistance de l'antéversion, madame Rue.... n'a plus éprouvé d'accidents du côté du bas-ventre, et depuis huit ans la guérison ne s'est pas démentie.

OBSERVATION XXI.

Phlegmon péri-utérin chronique du côté droit. — Antéversion avec engorgement du col. — Douleurs lombo-ovariques à droite. Traitement antiphlogistique. — Émollients. — Injections. — Irrigations d'eau froide. Guérison.

Madame Sim...., âgée de trente-six ans, d'un tempérament sanguin et d'une bonne constitution, souffrait depuis dix ans dans le bas-ventre du côté droit. Depuis la même époque elle avait des pertes blanches. Les règles étaient devenues douloureuses depuis quatre ans. Elle avait déjà subi plusieurs traitements. Lisfranc, suivant sa méthode, lui avait pratiqué tous les mois une petite saignée du bras pendant dix mois, et des cautérisations nombreuses du col de l'utérus avaient été faites, soit par le même chirurgien, soit par M. Hervez de Chégoin. Pendant plusieurs années, des injections astringentes ou émollientes avaient été employées sans succès, à des températures diverses, par les conseils de son médecin ordinaire.

La malade, désespérée de l'impuissance de ces moyens, ne croyait plus à sa guérison, lorsque, le 15 août 1850, elle vint me consulter. L'utérus était engorgé et doublé de volume. Le col hypertrophié était d'une rougeur insolite et parsemé de granulations. L'orifice utéro-vaginal, dilaté, laissait suinter un liquide filant, analogue à du blanc d'œuf et provenant de la cavité utérine. A droite, il existait dans le ligament large une tumeur grosse comme une noix, mobile, non fluctuante, douloureuse au toucher. Sur les parties latérales droites de l'utérus, se trouvait une artère grosse comme la moitié de la radiale. Constipation habituelle; envies fréquentes d'uriner; sentiment de pesanteur dans le bas-ventre; marche et station difficiles. Depuis deux ans surtout, ces symptômes avaient pris de l'accroissement.

J'insistai d'abord sur les émissions sanguines, sur les bains entiers, et plus tard sur les injections et les irrigations à l'eau froide : en même temps, repos absolu; cataplasmes émollients; lavements; régime peu substantiel.

Août. 3 saignées de 30 grammes.

Septembre. 2 saignées de 90 grammes; 5 applications de ventouses de 45 grammes.

Octobre. 4 saignées de 60 grammes et 4 applications de ventouses.

Sous l'influence de ces moyens, les souffrances diminuèrent peu à peu, l'engorgement du ligament large ne tarda pas à se résoudre, et dans l'espace de trois mois et demi, la guérison fut complète. Les règles ne manquèrent d'apparaître que dans le dernier mois, et revinrent le mois suivant sans douleur. Comme de temps en temps la malade souffrait dans le bas-ventre, je lui fis porter une ceinture hypogastrique simple, dont elle put bientôt se passer.

Faible et anémique à la fin du traitement, madame Sim.... a repris rapidement de l'embonpoint et des forces, grâce à un traitement tonique et reconstituant.

Observation XXII.

Phlegmon péri-utérin chronique à gauche et en arrière. — Antéversion de la matrice avec engorgement du col et du corps.
Métrite interne.
Émissions sanguines. — Vésicatoires. — Calmants. — Iodure de potassium.
Repos. — Régime sévère.
Guérison.

Femme Stratewiez, trente-quatre ans, d'un tempérament sanguin-nerveux et d'une assez bonne constitution, réglée à quatorze ans et demi; malade depuis quatorze ans, à la suite d'une couche. Douleurs dans le bas-ventre, à gauche; pertes blanches; dysménorrhée.

Aucun traitemement pendant onze ans.

Depuis trois ans : toniques, amers, ferrugineux, injections astringentes, bains, cautérisations, etc. Homœopathie pendant un an (Pétroz). — En dernier lieu, traitement par la curette. Aggravation des accidents.

La malade entre dans mon service, à l'hôpital Cochin, en octobre 1850. *État actuel* : pâleur de la face, altération des traits, amaigrissement marqué, douleurs dans le bas-ventre à gauche, s'irradiant dans les flancs, les reins, les cuisses et la vulve Utérus augmenté de volume et en antéversion considérable, dilatation de l'orifice utéro-vaginal. A gauche, au fond du cul-de-sac vaginal, tumeur très volumineuse, solide, non fluctuante, douloureuse à la pression, adhérente à la paroi de l'utérus et à celle du bassin, se prolongeant en arrière entre l'utérus et le rectum, s'avançant jusque dans le ligament large du côté droit, et dépassant le pubis de quatre travers de doigt, parcourue enfin, inférieurement, par une artère du volume de la radiale.

Diminution de l'appétit, digestions difficiles, garderobes douloureuses, envies d'uriner fréquentes ; pertes blanches abondantes ; règles douloureuses et suivies de crises violentes. En outre, tous les signes de la chloro-anémie.

Traitement. — Vingt-deux saignées (de 80 à 90 gr.), et dix fois les ventouses, dans l'espace de huit mois ; alimentation modérée, repos absolu ; émollients et calmants ; bains, une ou deux fois par semaine.

Sous l'influence de ce traitement, les douleurs diminuèrent peu à peu, tout en présentant, aux époques menstruelles, des recrudescences qui furent combattues avec succès par la saignée. Vers le quatrième mois du traitement, plusieurs vésicatoires sur le bas-ventre produisirent de très bons effets. La tumeur diminua peu à peu de volume, et, au bout de cinq mois, la malade sortit en voie de guérison. La tumeur était réduite au volume d'une noix et ne se prolongeait plus entre l'utérus et le rectum. La malade continua chez elle l'iodure de potassium, que je lui donnais depuis quelques semaines à la dose de 0,50 centigr., et plus tard je constatai que la tumeur avait complétement disparu.

Plusieurs mois après la disparition de la tumeur, je combattis la métrite parenchymateuse du col à l'aide de la potasse caustique de Filhos. Deux cautérisations suffirent pour en obtenir la guérison.

A dater de ce moment, les pertes blanches devinrent beaucoup moins abondantes et les règles cessèrent d'être douloureuses. La malade, soumise à un régime reconfortant, ne tarda pas à recouvrer ses forces et son embonpoint. Je l'ai revue au bout de neuf ans, et jamais la guérison ne s'est démentie.

Observation XXIII.

Phlegmon péri-utérin chronique à gauche. — Antéversion de la matrice. Traitement dirigé sans succès contre l'engorgement de l'utérus. Émissions sanguines. — Emollients, etc. Amélioration.

Madame Clau..., âgée de cinquante-cinq ans, douée d'une forte constitution, d'un tempérament sanguin bilieux, était malade depuis trente ans, et, malgré les divers traitements qu'elle avait suivis, elle n'avait jamais cessé de souffrir dans le bas-ventre du côté gauche. En 1826, la malade consulta en premier lieu Lisfranc, qui la fit admettre dans son service, à la Clinique, et lui pratiqua l'amputation du col de a matrice. L'opération n'eut point de suites fâcheuses, mais elle n'exerça aucune influence sur la marche des accidents. Depuis lors Lisfranc continua de donner des soins à madame Clau... Il eut recours aux saignées révulsives, aux bains, aux boissons amères. Après chaque émission sanguine, la malade se trouvait soulagée; mais ses douleurs ne tardaient pas à renaître.

Au bout de quinze ans, madame Clau... a été traitée, pendant dix ans, par le docteur Pauli, qui, à différentes reprises, cautérisa le col de la matrice, et insista sur les bains, les cataplasmes, les injections émollientes et astringentes.

Ces moyens ne firent point disparaître la douleur que la malade ressentait dans le bas-ventre à gauche.

Enfin, depuis cinq ans, elle avait renoncé à toute espèce de traitement, lorsqu'au mois de juin 1855 elle vint me consulter.

État actuel (12 juin). — Expression naturelle de la face, appétit conservé, digestions faciles; constipation; à gauche, douleur dans le bas-ventre, les reins, le flanc et la cuisse.

Utérus en antéversion, à peine engorgé; tumeur grosse comme une pomme d'api dans le ligament large gauche. Cette tumeur adhère à la paroi latérale gauche de la matrice; elle est solide, non fluctuante; elle présente en bas une artère dont le volume égale celui de la moitié de la radiale. Elle est douloureuse à la pression.

Vu au spéculum, le col utérin est un peu rouge, mais il ne présente ni granulations, ni ulcérations. Leucorrhée peu abondante.

Les règles ont cessé depuis quatre ans.

Saignée de 100 grammes, émollients, calmants, bains; quelques laxatifs.

Ces médications soulagèrent la malade; mais, en raison de l'ancienneté de son affection, je ne crus pas devoir tenter un traitement curatif.

On comprend pourquoi la maladie de madame Clau... s'est montrée rebelle aux divers moyens employés soit par Lisfranc, soit par Pauli. L'amputation du col de la matrice, la cautérisation utérine, ne pouvaient avoir aucun succès.

Ce fait prouve combien un diagnostic incertain conduit à une thérapeutique vague, incertaine aussi, et que, si la guérison s'obtient, elle est un effet du hasard.

Ainsi j'ai pu retrouver, au bout de trente ans, la lésion qui a été, suivant moi, la cause de tous les accidents.

Nul doute que, si cette lésion eût été reconnue par Lisfranc, il eût eu recours à un mode de traitement tout différent, et qui aurait, sans aucun doute, amené de meilleurs résultats.

Observation XXIV.

Phlegmon péri-utérin chronique à gauche et dans le tissu cellulaire rétro-utérin. — Engorgement du col et du corps de l'utérus. — Antéversion.
Émissions sanguines. — Cataplasmes. — Iodure de potassium. — Repos. Manuluves. — Régime sévère.
Guérison.

Madame Div...., âgée de quarante-huit ans, d'une bonne constitution, d'un tempérament sanguin, mère de trois enfants, habituellement bien réglée, jouissait en apparence d'une bonne santé. Cependant elle éprouvait, depuis une douzaine d'années, des douleurs dans le bas-ventre, du côté gauche; mais, jusqu'au mois de janvier 1850, ces douleurs ne revinrent qu'à des intervalles assez éloignés, et ne l'obligèrent pas à garder le repos.

Au mois de janvier 1850, madame Div... fut prise tout à coup de tous les symptômes d'une métro-péritonite aiguë, qui céda, au bout d'un mois, à l'emploi des émissions sanguines, des onctions mercurielles, etc. Mais la malade continua de souffrir dans le bas-ventre, du côté gauche, et, vers le mois de mai, les douleurs s'accrurent et se répandirent dans la cuisse gauche. Madame Div... consulta Chomel, qui lui conseilla des bains de Plombières artificiels. Un mois après, en juin, la malade souffrant davantage retourna chez Chomel, qui reconnut l'existence d'une tumeur dans le bas-ventre, du côté gauche, et fut d'avis de ne rien faire.

A partir de cette époque, l'état de madame Div... ne fit que s'aggraver, et ses douleurs devinrent plus vives et plus étendues, au point de rendre la marche et le sommeil impossibles.

Les règles étaient très abondantes et accompagnées de vives souffrances. Les forces de la malade diminuaient de jour en jour; les digestions se faisaient mal et l'appétit était presque nul.

Au mois d'août, un de mes anciens internes, M. le docteur Boyer (de Draguignan), m'adressa cette malade, et, après un examen attentif, je reconnus l'existence d'une tumeur péri-utérine, occupant le ligament large du côté gauche et la cloison rétro-utérine. Cette tumeur descendait presque au niveau du museau de tanche, adhérait à la paroi du bassin et à l'utérus, remontait jusqu'au détroit supérieur, de telle sorte qu'elle était nettement perçue à l'hypogastre. Elle était solide, dure, non fluctuante, douloureuse au toucher, parcourue par des élancements qui s'irradiaient dans le flanc et jusque dans la jambe. A sa surface rampait une artère grosse comme la radiale et qui se rendait au col de l'utérus. Ce dernier était engorgé, plus ferme que dans l'état normal. Le corps, en antéversion, était hypertrophié aussi. Rien à droite. Pertes blanches peu abondantes. Constipation opiniâtre. Pouls régulier; point de chloroanémie.

Je commençai le traitement dans les derniers jours d'août.

Je pratiquai d'abord une saignée de 90 gr. qui fut suivie d'une amélioration immédiate; mais les souffrances reparurent bientôt. Nouvelle saignée, suivie du même soulagement. Dans le premier mois, je fis ainsi cinq saignées de 80 à 90 gr. Avant le retour des règles, la malade se trouvait beaucoup mieux; mais le lendemain de leur apparition, les douleurs revinrent. Dès qu'elles eurent cessé, je pratiquai une saignée de 125 gr. La malade sentit ses douleurs se calmer. Dans l'espace de cinq mois, je fis vingt-huit saignées de 60 à 90 gr.

A cette époque, la malade se trouva si bien qu'elle voulut cesser le traitement. Mais, au bout de cinq semaines, elle réclama de nouveau mes soins. Depuis le mois d'avril jusqu'au mois d'août, dix saignées furent pratiquées et toutes procurèrent un soulagement immédiat. Chaque époque menstruelle réveillait des douleurs intenses, qui cédaient à une émission sanguine. Au mois de juillet survint une recrudescence des plus vives. Trois saignées furent encore pratiquées pendant le mois d'août, et les règles vinrent à l'époque habituelle et sans douleur. Plus de souffrances dans le bas-ventre ni dans la jambe; plus de flueurs blanches. La tumeur avait complétement disparu.

J'ai administré, à plusieurs reprises, l'iodure de potassium, mais j'ai été obligé, chaque fois, d'en suspendre l'usage, parce que cette médication était suivie d'une exacerbation des douleurs.

Depuis le mois d'août 1851, après un an de traitement, la guérison s'est maintenue. La malade a traversé l'âge critique sans accidents.

Observation XXV.

Phlegmon péri-utérin chronique à gauche. — Antéversion de la matrice. Insuccès du redresseur de Simpson. Émissions sanguines. — Calmants. — Bains. Guérison.

Ferron (Louise), âgée de trente-trois ans, d'une constitution robuste, d'un tempérament sanguin-nerveux et impressionnable à l'excès, a été réglée à dix-neuf ans : elle a eu deux enfants ; le premier à vingt-deux ans, le deuxième à vingt-quatre ans et demi. Elle rapporte l'origine de sa maladie à une fausse couche qui remonte à six ans. Les douleurs se sont montrées dans le bas-ventre, du côté gauche, et en même temps dans la région de l'estomac. La malade fut traitée successivement par M. Velpeau (sangsues et larges vésicatoires à l'hypogastre); par M. Robert (deux saignées, trois ou quatre fois des ventouses scarifiées, bains sulfureux, une cautérisation de l'utérus) ; et par M. Huguier (sangsues et cautère sur le bas-ventre) ; le tout sans succès. Enfin elle a été soignée à Beaujon et à la Pitié par Valleix, pendant huit mois, à partir d'octobre 1851 ; la malade a porté le redresseur intra-utérin de Simpson soixante et dix jours, en huit fois. L'application de cet instrument était suivie chaque fois d'une aggravation des accidents, de douleurs plus vives et de métrorrhagie.

Ayant eu l'occasion d'examiner cette malade avec Valleix, je reconnus un engorgement péri-utérin, et j'affirmai que le redresseur serait impuissant à amener la guérison. En effet, des accidents nouveaux ne tardèrent pas à se manifester avec une telle intensité, qu'il fallut les combattre par des moyens énergiques (sangsues, vésicatoires). Au bout d'un mois, la malade souffrant de plus en plus, réclama sa sortie et vint, à quelque temps de là, dans ma division.

Elle éprouvait des douleurs très vives dans le bas-ventre, dans les reins et dans la hanche du côté gauche, des élancements, un sentiment de chaleur, de déchirement et de pesanteur dans le rectum, un peu au-dessus de l'anus. La surface du museau de tanche était lisse, non granuleuse, et par son orifice s'écoulait un liquide transparent, filant comme du blanc d'œuf. Le corps était très douloureux à la pression, et à peine hypertrophié : au fond du cul-de-sac vaginal gauche, on sentait, entre la matrice et la paroi du bassin, une tumeur du volume d'une petite orange, aplatie, qui contournait l'utérus auquel elle était adhérente : elle était lisse à sa surface, dure, non fluctuante, très douloureuse au toucher et traversée à sa partie inférieure par une artère grosse comme les deux tiers de la radiale. Cette tumeur s'élevait jusqu'au niveau du détroit supérieur du bassin. La malade éprouvait des douleurs névralgiques, et l'ingestion des aliments réveillait les douleurs du bas-ventre. Les urines et les garderobes étaient douloureuses. Pas de fièvre, pouls à 80. Chloro-anémie.

Madame Ferron est restée six mois dans mon service Pendant les trois premiers mois, les douleurs, beaucoup plus vives qu'auparavant, se sont répandues dans les cuisses, dans la hanche et dans le bras, dans les parois thoraciques du côté gauche : ce n'est qu'à partir du troisième mois qu'elle a commencé à éprouver du soulagement.

Traitement. — Vingt saignées, de 60 à 100 gr. chacune ; trois fois les sangsues sur le bas-ventre ; huit fois les ventouses scarifiées; quatre fois les sangsues sur le col de la matrice, trois vésicatoires sur le ventre et sur l'estomac. Les vésicatoires ont toujours augmenté les douleurs du bas-ventre. La malade a quitté mon service, débarrassée de sa tumeur péri-utérine et de ses douleurs, autrefois si intenses.

Madame Ferron est venue ensuite à ma consultation. Elle a été cautérisée, pendant deux mois, avec le crayon de nitrate d'argent. Ces cautérisations déterminèrent un léger rétrécissement de l'orifice utéro-vaginal, qui fut sans conséquence.

J'ai revu cette malade, au bout de six ans : la guérison s'était parfaitement maintenue.

Observation XXVI.

Phlegmon péri-utérin chronique du côté gauche. — Douleurs lombo-ovariques à gauche. — Antéversion et abaissement. Manuluves. — Bains. — Calmants. — Régime sévère. — Iodure de potassium. Guérison.

Madame Chiche..., âgée de quarante-cinq ans, d'un tempérament sanguin et d'une constitution très affaiblie, mère de quatre enfants, souffrait dans le bas-ventre, à gauche, depuis sa dernière couche, qui remontait à dix ans; mais depuis trois ans les douleurs avaient considérablement augmenté. En raison du sentiment de pesanteur qu'elle éprouvait dans le bas-ventre, on lui fit porter un pessaire en caoutchouc, qui lui réussit très bien d'abord, mais qui plus tard n'empêcha pas les douleurs de revenir et même avec une telle intensité que la malade fut obligée de retirer l'instrument.

Lorsque madame Chich .. vint me consulter, elle était très souffrante, marchait avec difficulté et ne pouvait rester debout sans ressentir de grandes fatigues ; ses forces avaient diminué et diminuaient chaque jour.

Au mois de mai 1856, je constatai l'existence d'une tumeur dans le ligament large du côté gauche ; elle était de la grosseur d'une pomme d'api, descendait à deux travers de doigt au-dessus du museau de tanche, adhérait à la paroi du bassin et à l'utérus ; elle était immobile, solide, non fluctuante et lisse. L'utérus était en antéversion, le col engorgé; l'orifice utéro-vaginal, un peu dilaté, laissait suinter un liquide composé de muco-pus et de matières albumineuses. Le corps de l'utérus était un peu augmenté de volume ; les douleurs ressenties ou provoquées dans le bas-ventre retentissaient à gauche dans les reins, la hanche et la cuisse, qui était un peu engourdie ; l'appétit était diminué, les digestions difficiles, les garderobes rares et un peu douloureuses. Pas de fièvre. Rien dans les autres organes.

A cause de la faiblesse de la malade, je ne crus pas devoir recourir aux émissions sanguines. Je prescrivis des manuluves, des bains répétés, des cataplasmes, des lavements et des purgatifs, un repos absolu et une nourriture peu substantielle.

Dans les mois de juin et de juillet, je fis retirer 50 à 60 grammes de sang par des ventouses. La malade s'en trouva soulagée. Je donnai alors l'iodure de potassium à l'intérieur, je fis faire des frictions d'iodure de plomb, et peu à peu l'engorgement diminua. Au bout de trois mois et demi la guérison était complète.

Je fis alors deux cautérisations du col de l'utérus avec le nitrate d'argent liquide. Les pertes blanches disparurent, les règles vinrent sans douleur, l'appétit et les digestions se rétablirent ; enfin la malade put s'en retourner à la campagne, au milieu du mois d'août, dans un état très satisfaisant. Je lui recommandai seulement l'usage d'une ceinture abdominale avec pelote périnéale dont elle s'est bien trouvée.

Observation XXVII.

Phlegmon péri-utérin chronique.—Métrite interne du col et du corps. Engorgement de l'utérus. — Antéversion. Emissions sanguines. — Emollients. — Vésicatoires. — Bains. — Iodure de potassium. — Repos absolu et régime sévère. Cautérisations intra-utérines. Guérison.

Madame Bond.. , âgée de quarante cinq ans, a eu deux enfants, dont le plus jeune avait vingt-deux ans à l'époque où elle réclama mes soins. Elle est d'une constitution peu forte, d'un tempérament lymphatique et nerveux. Depuis longtemps, dix ans au moins, elle est sujette à des douleurs dans le bas-ventre ; elle a des flueurs blanches et de la dysménorrhée. Peu à peu ces accidents ont augmenté au point de rendre les mouvements et la progression pénibles, les garderobes difficiles, etc.

Le 15 juillet 1852, M. le docteur Laudibert m'adressa madame Bond .. Indépendamment des symptômes précités, je trouvai la région hypogastrique tendue et très sensible au niveau de la fosse iliaque gauche ; on y sentait une tumeur s'élevant à gauche jusqu'à deux travers de doigt au-dessous de l'ombilic, et à droite jusqu'à quatre travers de doigt seulement ; vers le milieu, elle dépassait le pubis de 6 ou 7 centimètres.

Par le toucher vaginal, je retrouvai la même tumeur occupant les deux ligaments larges et la cloison rétro-utérine. De chaque côté et en arrière, elle refoulait le cul-de-sac du vagin presque jusqu'au niveau du museau de tanche ; de toutes parts elle adhérait à la paroi du bassin et à l'utérus, qui n'était libre que par sa face antérieure, et qu'elle repoussait contre le pubis et un peu au-dessus du détroit supérieur. Cette tumeur présentait partout une consistance presque aussi ferme que celle des corps fibreux ; elle était peu sensible à la pression. De chaque côté, une artère volumineuse rampait à sa surface inférieure, celle du côté gauche plus grosse que celle de droite. La malade sentait battre ces artères dans la région utérine.

Les douleurs que madame Bond... éprouvait dans le bas-ventre s'irradiaient dans les flancs, les hanches, les jambes et surtout la cuisse gauche. Les membres étaient tous un peu engourdis et plus faibles qu'autrefois. Du reste, pas de fièvre, pas de bruit de souffle dans les troncs vasculaires du cou.

Malgré l'ancienneté de la tumeur, malgré sa consistance solide et presque fibreuse, je ne désespérai pas d'en obtenir la résolution à l'aide du traitement qui m'avait déjà réussi dans des cas analogues.

En conséquence, je pratiquai une saignée de 125 grammes et j'abaissai de moitié la nourriture, en recommandant un repos absolu. — Soulagement passager.

Au bout de huit jours, saignée de 90 grammes : même soulagement.

Les règles vinrent, après ces deux saignées, à leur époque ordinaire, mais ne durèrent que deux jours au lieu de trois.

Les règles finies, la malade éprouva une légère recrudescence : — troisième saignée.

Quinze jours plus tard, autre saignée de 70 à 80 gr. Prompt soulagement. Mais, au bout de quelques jours, nouvelle recrudescence caractérisée par des douleurs plus intenses, une augmentation de la tension du ventre et du volume de la tumeur, une plus grande fréquence du pouls.

Ce changement subit dans l'état de la malade me donna lieu de craindre qu'elle ne fût menacée de très graves accidents, et, vu la faiblesse de son organisation, je me décidai à suspendre le traitement. Je permis à madame Bond... de faire quelques pas dans sa chambre et de prendre une nourriture plus substantielle. Les règles apparurent à leur époque habituelle, et avec elles les douleurs du bas-ventre prirent une nouvelle intensité. Après les règles, les accidents s'aggravèrent encore, au point de simuler une métro-péritonite aiguë : ventre météorisé ; pouls fréquent, filiforme ; nausées, vomissements, etc. — Saignée de 125 gr.; vingt sangsues sur le bas-ventre ; onctions mercurielles à haute dose. Chomel et Laudibert furent appelés en consultation et approuvèrent les moyens que j'avais employés. L'état de la malade devenant de plus en plus inquiétant, je couvris tout l'hypogastre d'un large vésicatoire, et, dès le lendemain, l'amélioration était sensible. Peu à peu, le ventre devint moins douloureux, moins tendu ; les vomissements cessèrent, le pouls perdit sa fréquence. Au bout de huit jours, j'étais maître des accidents, et bientôt la recrudescence fut complétement vaincue.

Cependant la tumeur avait pris un volume considérable. A partir de ce jour, elle diminua d'une manière graduelle sous l'influence d'un traitement très simple. La fièvre tomba et la malade put prendre quelque nourriture. Un mois après, madame Bond... entrait en pleine convalescence. Pendant cette recrudescence, elle avait eu six saignées, trois applications de sangsues et deux applications de ventouses scarifiées, quatre vésicatoires sur les fosses iliaques, qui n'amenèrent aucun soulagement.

Quatre mois environ après la métro-péritonite, je donnai à la malade de l'iodure de potassium à la dose de 10, 15 et 20 centigr. Je ne pratiquai plus de saignées qu'à l'époque des règles ; je fis poser de temps en temps quelques sangsues ; je prescrivis des bains répétés, des cataplasmes sur le ventre, des frictions d'iodure de plomb, quelques lavements ou légers purgatifs, et une alimentation assez substantielle.

La tumeur disparut à droite en huit mois, et à gauche en quatorze mois. La résolution était parfaitement achevée, comme je pus le constater, et depuis lors la guérison s'est maintenue.

La matrice était encore volumineuse et en antéversion.

L'année suivante, je pratiquai sept ou huit cautérisations intra-utérines avec le nitrate d'argent ; mais il ne m'a pas été possible de faire cesser complétement les symptômes de la métrite interne. Toutefois les pertes blanches avaient beaucoup diminué et les règles n'étaient plus douloureuses. La malade se trouvait bien sous tous les autres rapports.

Observation XXVIII.

Phlegmon péri-utérin chronique. — Métrite interne.
Traitement antiphlogistique. — Bains. — Calmants. — Vésicatoires.
Iodure de potassium.
Guérison.

La nommée X..., trente-huit ans, tempérament sanguin-bilieux, forte constitution, entre à la Pitié dans le mois de mars 1853. Habituellement bien réglée, mère de trois enfants.

Depuis sa dernière couche, qui date de six ans, cette femme souffre dans le bas-ventre, surtout à gauche, et perd beaucoup en blanc. Pendant les trois dernières années, elle a été soumise par M. Ricord au traitement suivant : injections émollientes et astringentes ; cautérisations multipliées du col utérin ; régime fortifiant ; amers et ferrugineux.

La malade souffre de plus en plus et continue de voir abondamment en blanc.

D'après les conseils de M. Ricord lui-même, la malade vint réclamer mes soins.

Elle se plaignait des douleurs signalées plus haut. Je trouvai dans le ligament large gauche une tumeur solide, du volume d'un œuf de poule, adhérente à l'utérus et à la paroi du bassin, envoyant un petit prolongement derrière la matrice et remontant jusqu'au niveau du pubis. Une artère ayant le tiers du volume de la radiale rampait à la face inférieure de la tumeur et se rendait au col utérin.

Le côté droit était sain.

L'écoulement leucorrhéique était muco-purulent. Le col de la matrice était tuméfié, rouge, couvert de quelques granulations ; l'orifice utéro-vaginal dilaté.

Les douleurs lombo-ovariques s'exaltaient à l'époque des règles. Elles s'irradiaient à gauche dans la hanche et dans la jambe et rendaient la marche très pénible.

Digestions assez bonnes. — Pas de fièvre.

Traitement. — Dans l'espace de quatre mois, douze saignées de 100 à 125 gr. chacune ; — émollients ; — régime sévère ; — bains ; — cataplasmes sur l'abdomen ; — trois vésicatoires volants sur la fosse iliaque gauche.

Sous l'influence de cette médication, les douleurs diminuent, l'engorgement péri-utérin se résout graduellement, l'artère signalée autour de la tumeur s'atrophie peu à peu.

Dans les deux derniers mois : — iodure de potassium (de 25 à 50 centigr.) ; — frictions avec la pommade d'iodure de plomb ; — alimentation plus substantielle.

Au bout de quatre mois et demi, la tumeur phlegmoneuse-péri-utérine a complétement disparu.

La leucorrhée persiste, mais beaucoup moins abondante. J'institue alors le traitement direct de la métrite interne. Après sept ou huit cautérisations intra-utérines avec la solution concentrée de nitrate d'argent, la malade quitte l'hôpital en voie de guérison (juillet 1853). — Depuis lors j'ai pu m'assurer que la guérison ne s'est pas démentie.

Observation XXIX.

Phlegmon péri-utérin chronique à gauche. — Métrite interne. Chloro-anémie.

Emissions sanguines. — Bains. — Vésicatoires. — Repos absolu. — Régime sévère.

Guérison.

Mademoiselle Clém..., vingt-deux ans, d'un tempérament sanguin-lymphatique, d'une assez bonne constitution, chloro-anémique à un très haut degré, réglée à quinze ans et demi. Menstruation irrégulière et douloureuse; leucorrhée; maux d'estomac très fréquents; douleurs névralgiques, soit dans la tête, soit dans le côté gauche de la poitrine. Ces accidents étaient devenus très intenses depuis quatre ans.

Sous l'influence des préparations de fer et de quinquina, la santé de mademoiselle Clém... parut d'abord s'améliorer.

En 1850, la malade éprouva dans le côté gauche de la poitrine des douleurs névralgiques pour lesquelles j'employai, pendant sept mois successivement et sans succès : les frictions avec des pommades opiacées, les vésicatoires morphinés, la belladone, l'huile de crotontiglium, les calmants à l'intérieur.

L'année suivante, en janvier 1851, elle ressentit les mêmes souffrances; mais, en outre, elle se plaignit, pour la première fois, de douleurs dans le bas-ventre, les reins, la hanche, la cuisse du côté gauche. De l'aveu de la malade, ces douleurs se faisaient sentir de temps en temps, surtout à l'époque des règles. Depuis un an, les digestions étaient devenues difficiles et les garderobes douloureuses. A gauche, le bas-ventre était tendu et douloureux à la pression. Pertes blanches analogues à du blanc d'œuf. Ces phénomènes me paraissant liés à une subinflammation de l'utérus et du ligament large gauche, je n'hésitai pas à recourir aux émissions sanguines.

Une saignée du bras de 125 gr. fut immédiatement pratiquée et suivie d'un soulagement notable. Dix saignées de 60 à 90 gr. furent faites successivement, et des ventouses scarifiées furent appliquées quatre fois sur les reins du côté gauche. — Bains; vésicatoires; repos absolu; régime sévère. — Au bout de deux mois, plus de dysménorrhée ni de maux d'estomac; diminution des pertes blanches; garderobes faciles et sans douleurs.

Guérison complète au bout de quatre mois.

Un mois après, la malade fut soumise à un régime tonique; et depuis six ans et demi aucun accident n'a reparu.

Observation XXX.

Phlegmon péri-utérin subaigu à droite.
Émissions sanguines. — Bains. — Calmants. — Vésicatoires. — Régime sévère.
Guérison.

Lagier (Eugénie-Françoise), âgée de vingt-deux ans, couturière, d'une taille moyenne, d'une constitution délicate, d'un tempérament nerveux-lymphatique, d'une mauvaise santé habituelle, fut prise, à l'âge de sept ans, d'une singulière affection nerveuse qui dura trois ans, jour et nuit. C'étaient des mouvements désordonnés et tellement violents que plusieurs personnes avaient peine à la contenir. Ces crises ont cessé un an et demi avant l'apparition des règles, qui se sont établies à douze ans et demi.

Elle vint à Paris, en 1849, et, quinze jours après son arrivée, le 20 août, elle accoucha, à la Clinique, d'un enfant vivant et non à terme. Elle sortit au bout de neuf jours, ressentant des douleurs dans le bas-ventre, étant très faible et ne pouvant se livrer à aucun travail. Elle resta six jours chez elle, gardant le lit le plus possible ; enfin elle entra à l'hôpital Cochin, le 5 septembre 1849.

État actuel (15 jours après l'accouchement) : la malade souffre beaucoup dans le bas ventre; elle dit avoir eu chez elle plusieurs frissons irréguliers. Le toucher vaginal est douloureux; on constate à droite une tumeur dans le ligament large : le col utérin est augmenté de volume; la douleur du flanc s'irradie dans tout le côté droit. — Sangsues sur le point douloureux : potion diacodée; cataplasmes. Le troisième jour, saignée de 200 grammes. Le quatrième, vingt-cinq sangsues; une nouvelle saignée de 200 gram. : diète.

Le 10 septembre, la malade souffre encore beaucoup dans le flanc droit : — saignée de 150 gram., vingt-cinq sangsues.

Le 16, la malade se plaint d'avoir eu hier plusieurs frissons irréguliers. Le pouls est petit et fréquent, de 125 à 130 ; la douleur est plus forte à gauche qu'à droite : — saignée de 150 gram., onctions sur le ventre avec 200 grammes d'onguent mercuriel.

Le 7 novembre, la malade ne souffre plus. Le pouls est moins fréquent et plus plein. L'état général s'est amélioré. Cataplasmes sur le ventre. — Le 8, la malade ayant eu l'imprudence de se lever, les douleurs abdominales reparaissent; et le 9, on pratique une saignée de 200 grammes; frictions avec 200 grammes d'onguent mercuriel. — Le 10, le mieux continue et on cesse les frictions. Le soir, une réaction intense se manifeste; il y a de nouveau des douleurs dans le ventre surtout à droite ; pouls à 112 : — saignée de 60 grammes.

Le 11, vingt sangsues sur le bas-ventre, à droite. Le 12, la douleur persiste; le pouls est à 112, petit, serré, difficile à déprimer : saignée de 125 grammes. Le 13, la malade souffre toujours beaucoup : large vésicatoire sur la fosse iliaque droite et saignée de 125 grammes. Le 14, les douleurs ont disparu : la malade va très bien jusqu'au 21 ; une portion.

A partir de ce moment, la convalescence marche sans entraves, et la malade sort complétement guérie, dans les premiers jours de décembre, après trois mois de traitement. J'ai pu constater depuis, et à plusieurs reprises, que la tumeur ne s'est point reproduite.

Dans cette série, comme dans la première, j'aurais pu multiplier le nombre des observations; mais celles que je viens de rapporter me paraissent suffisantes pour établir les propositions suivantes :

I. — Dès l'année 1847, j'ai reconnu l'existence du *phlegmon péri-utérin chronique, non puerpéral*, et je me suis occupé de l'étude de cette affection bien avant qu'elle ne fixât l'attention des autres pathologistes, ainsi que le démontrent les observations XII, XIII, XIV, XV, XVI, XVII et XVIII de cet ouvrage, et les observations rapportées dans la thèse de M. le docteur Boyer, mon ancien interne.

II. — Ce n'est qu'après de nombreux tâtonnements, après une observation soutenue, laborieuse et persévérante, que je suis parvenu à déterminer le siége et les caractères anatomiques de cette affection, à saisir les principaux faits qui la distinguent, à préciser le diagnostic et à poser les bases d'une thérapeutique rationnelle.

On peut voir, en parcourant les observations XII, XIII, XIV, XV, XVI et XVII, combien il nous a été difficile d'arriver à la solution des différentes questions qui se rattachent à l'histoire nosologique du phlegmon péri-utérin. C'est pour mieux faire ressortir aux yeux du lecteur ces difficultés, que j'ai cru devoir rapporter les observations de cette série dans l'ordre chronologique. Les premiers faits témoignent des incertitudes, des hésitations du début, ainsi que de la timidité thérapeutique qui était la conséquence de ces doutes. On verra, par exemple, dans les observations XII, XIII, XIV, XVI et XVII, que ce n'est qu'après plusieurs années d'un traitement infructueux que je me suis décidé à instituer une médication plus active et plus efficace, arrêté que j'étais d'abord, soit par l'incertitude du diagnostic dans certains cas, soit par les conditions générales des malades, et principalement par l'état chloro-anémique.

III. — Le phlegmon péri-utérin chronique est une affection très commune.

IV. — Souvent il se développe spontanément et en dehors de l'état puerpéral. (Obs. XIV, XV, XVI et XX.)

V. — Il peut se montrer non-seulement chez les femmes mariées, mais encore chez les jeunes filles vierges. (Obs. XXIX, XXXII, etc.)

VI. — Il est très rarement simple. Dans l'immense majorité des cas il est compliqué, soit d'une lésion de l'utérus (métrite interne, déviation, etc.), soit de divers accidents nerveux (névralgies, hystérie, paralysies, entérite glaireuse, etc.) (Obs. XII, XIII, XVI, XVII, *et toutes celles de la troisième série.*)

VII. — Le phlegmon péri-utérin chronique reste habituellement stationnaire pendant de longues années. Abandonné à lui-même il n'a de tendance ni à suppurer, ni à se terminer par résolution. (Obs. XII [quinze ans], XIII [neuf ans], XIV [quinze ans], XXIII [trente ans].)

VIII. — Le phlegmon péri-utérin chronique réclame d'abord l'emploi des émissions sanguines, proportionnées à la force des sujets, à l'étendue de la lésion, à son ancienneté et au développement des artères qui traversent la tumeur.

L'état chloro-anémique n'est pas une contre-indication formelle du traitement antiphlogistique. Seulement il est essentiel de n'employer les saignées qu'à très petite dose, de manière à produire un effet dirivatif plutôt que déplétif. (Obs. XIV, XVI, XVII, XXII, XXVIII, XXIX.)

Au début de mes recherches, intimidé par l'appauvrissement du sang, je n'osais pas recourir aux saignées; et je ne parvenais qu'à soulager les malades, sans obtenir la résolution de l'engorgement péri-utérin. Plus tard, frappé de l'insuccès de la médication palliative, j'ai appliqué aux sujets anémiques le traitement antiphlogistique qui m'avait bien réussi chez les malades fortement constituées, avec des résultats aussi satisfaisants. (Obs. XIII, XIV, XVI, XVII, XXII, XXVIII et XXXI.)

IX. — Dans quelques cas exceptionnels, j'ai pu obtenir la résolution du phlegmon péri-utérin, sans le secours des émissions sanguines. (Obs. XXVI.)

TROISIÈME SÉRIE.

OBSERVATIONS DE MÉTRITE INTERNE, COMPLIQUÉE DE PHLEGMON PÉRI-UTÉRIN.

OBSERVATION XXXI.

Métrite interne. — Phlegmon péri-utérin à gauche. — Antéversion. Douleurs lombo-ovariques. — Vaginite. Traitement antiphlogistique. — Cautérisation intra-utérine. Cautérisation transcurrente. Guérison.

La nommée Linst..., âgée de vingt-six ans, d'un tempérament lymphatique, femme de chambre, est entrée à la Pitié, dans ma division, le 14 juillet 1855. Elle a été réglée à treize ans et demi, régulièrement, jusqu'en 1850 ; pertes blanches peu abondantes depuis plusieurs années.

En 1850, la malade, à la suite de grandes fatigues, fut prise de vomissements, de fièvre et de douleurs dans le ventre. Elle entra à Necker, où elle fut traitée pour une affection intestinale. Elle en est sortie sans avoir éprouvé aucun soulagement. Les vomissements continuaient.

De retour chez elle, la malade fut mise sans relâche à l'usage des ferrugineux ; puis on lui administra pendant trois ou quatre mois des vomitifs et des purgatifs. Les règles venaient toujours régulièrement, mais avec de grandes douleurs qui duraient huit jours avant l'époque et quinze jours après.

Après ce laps de temps, environ en 1851, cette femme se voyant de plus en plus malade, entra à la Charité, dans le service de M. Cruveilhier, et y resta six semaines, pendant lesquelles elle subit le traitement suivant : vésicatoires sur la région épigastrique ; potions; glace à l'intérieur ; diète. Les vomissements ont diminué ; mais les douleurs de bas-ventre ont augmenté et même ont envahi toute l'étendue de l'abdomen. Des réparations dans la salle forcèrent la malade d'entrer chez M. Piorry, où elle resta quinze jours. Ce médecin la traita pour un engorgement de la rate et pour une affection du cœur (six vésicatoires morphinés ; bains de pieds sinapisés tous les jours ; eau de Spa). Du service de M. Piorry, la malade passa dans la division de M. Briquet, et y resta deux mois. Tous les jours on lui posa des sinapismes sur le dos, le ventre et l'estomac. Elle buvait tous les matins un verre d'eau de chaux pour combattre les aigreurs qui suivaient les repas. Les règles venant difficilement, on pratiqua la faradisation des parties génitales. Cette médication, sans remédier à la dysménorrhée, fit naître dans ces parties des douleurs qui ont persisté jusqu'à ce jour. Il survint en outre des étouffements nerveux, se reproduisant par crises trois ou quatre fois par jour ; on les combattit par les opiacés et les boissons froides.

La malade se sentant un peu soulagée, sortit au bout de deux mois; mais elle ne tarda pas à être reprise des mêmes accidents. Cinq mois après, elle rentra chez M. Briquet, présentant la même série de symptômes que la première fois.

Les douleurs névralgiques qui occupaient particulièrement la région abdominale furent combattues tour à tour par des vésicatoires, des sinapismes, des bains presque froids ; l'usage des ferrugineux, des préparations de belladone ; la faradisation, et en dernier lieu, les compresses de chloroforme, qui seules soulagèrent un peu la malade.

Elle quitta l'hôpital et put reprendre ses travaux pendant quelque temps.

En 1853, elle prit des bains de mer qui la soulagèrent beaucoup. Puis, en raison de la dysménorrhée, on lui fit prendre des fumigations locales aromatiques et des infusions d'armoise ; le tout sans résultat.

Le 27 février 1855, elle entra de nouveau dans le service de M. Cruveilhier: douleurs excessives dans le ventre et dans la jambe gauche, progression difficile, claudication. Deux fois des ventouses scarifiées dans le dos, deux fois sur les reins ; une fois les sangsues sur le côté gauche du ventre ; sept vésicatoires sur le ventre, le dos et l'estomac ; peu de soulagement. Au bout de quatre mois, la malade sort de l'hôpital. Mais les douleurs devinrent bientôt assez intenses pour rendre la marche impossible. Au mois de juin, elle entra pendant huit jours dans le service de M. Gibert ; ventouses sur le ventre; sinapismes, régime lacté. Ensuite elle vint à la Pitié dans le service de M. Maisonneuve, qui lui prescrivit des pilules de Vallet, des bains, des cataplasmes de fécule. Enfin, le 14 juillet, elle entra dans mon service.

État actuel (15 juillet 1855) : ventre très sensible au toucher, douleurs névralgiques le long du rachis, augmentant à la pression. Les garderobes douloureuses ; chloro-anémie ; toucher vaginal très douloureux, utérus en anté-latéroflexion ; pertes blanches abondantes et analogues à du blanc d'œuf. Engorgement péri-utérin avec pulsations d'une artère volumineuse à gauche : saignée de 90 grammes ; sous-nitrate de bismuth ; cataplasme ; une portion. — Le 17, la malade se trouva un peu soulagée par la saignée : compresses de chloroforme, qui calment un peu les douleurs générales, sans diminuer toutefois celles du ventre. — Le 19, nouvelle saignée de 100 grammes, non couenneuse, qui produit un excellent effet : les selles ne sont presque plus douloureuses. — Le 21, céphalalgie ; la pression sur le ventre est encore douloureuse, six ventouses scarifiées sur cette région, et dès le lendemain, la malade dit se trouver beaucoup mieux ; le ventre est moins sensible au toucher ; la physionomie est meilleure. Le mieux persiste jusqu'au 27, jour où la malade est un peu plus souffrante, à cause de l'approche des règles. — Le 30, apparition des règles ; douleurs plus vives, moins intenses cependant qu'au début. Mouvement fébrile léger. Après la cessation des règles (1er août), six ventouses scarifiées qui améliorent encore l'état général. Jusqu'au 9, le ventre n'est presque plus douloureux et la fièvre a disparu. A cette époque, une angine intercurrente amène une recrudescence des douleurs. — Le 10, quatre ventouses scarifiées sur les reins à gauche. — Le 11, douleurs à droite, quinze sangsues : dès le lendemain la physionomie est meilleure ; le ventre est moins douloureux. — Le 12, quinze sangsues et le mieux continue. — Le 14, le toucher est bien moins douloureux ; la malade affirme que les sangsues la soulagent plus que les ventouses. L'amélioration continue jusqu'au 25, et la malade marche alors sans difficulté ; les règles sont venues sans fièvre et sans douleur, mais non sans quelques crises hystériformes, beaucoup moins fortes pourtant qu'autrefois ; elles durent jusqu'au 31 août. — Le 3 septembre, cinq ventouses ; soulagement ; mais le lendemain (4 septembre), retour des douleurs sous l'influence d'une émotion morale ; ventouses scarifiées, compresses imbibées de chloroforme. — Le 9 septembre, un peu de soulagement ; toucher vaginal moins douloureux. L'engorgement péri-utérin est diminué ; l'abaissement persiste, mais la métrite interne est moins intense ; l'utérus se sent toujours à gauche et en avant. Cathétérisme ; douleurs vives pendant l'opération ; la sonde pénètre à 7 centimètres. Pendant la journée, applications de chloroforme et ventouses scarifiées. Le 11, la malade n'éprouve plus qu'un sentiment de pesanteur dans le bas-ventre, mais la marche est devenue plus difficile qu'avant l'opération.

Le toucher vaginal provoque toujours des souffrances excessives ; on emploie le chloroforme, et pour la première fois on pratique la cautérisation transcurrente sur le ventre et sur la cuisse gauche. Dès le 17, la marche est beaucoup plus facile ; on pratique une deuxième cautérisation transcurrente sur les reins, les lombes et le ventre. Le lendemain la pression ne réveille pas de douleurs. La malade est assez bien jusqu'au 22, jour où les règles viennent, presque sans douleur. Rien de remarquable ne se passe pendant un mois, jusqu'au 20 octobre, époque où le flux menstruel paraît de nouveau : l'état général s'est amélioré ; la marche est de plus en plus facile. Pourtant le 24 octobre, des crises assez fortes surviennent, accompagnées de douleurs dans le ventre, à l'épigastre et dans les cuisses. Vésicatoire volant ; inhalation de chloroforme. Les accidents disparaissent et le mieux se soutient jusqu'au 6 novembre. A cette époque on pratiqua de nouveau le cathétérisme ; le passage de la sonde est plus facile ; on constate encore l'existence de l'antéflexion. Il n'existe plus de douleur que sur la partie médiane du bas-ventre, région où l'on applique un vésicatoire volant.

La sensibilité du vagin étant moins prononcée, examen au spéculum ; vaginite : rougeur et granulations du col de la matrice : cautérisation avec le nitrate d'argent du col utérin et de la muqueuse vaginale. — Le 15 novembre, les règles viennent sans douleurs et durent quatre jours ; tout va bien, sauf quelques légères douleurs dans les parties génitales externes. — Le 19, nouvelle cautérisation de l'intérieur du col et du vagin. Le 30, en raison de l'ancienneté de la leucorrhée et de l'écoulement de sang qui suivait la cautérisation, je crus devoir appliquer la curette de Récamier, qui détermina des douleurs assez vives et ramena cinq ou six granulations. Le lendemain, la malade a perdu beaucoup de sang ; cependant elle a peu souffert et elle marche facilement. Jusqu'au 10, elle va bien et ses pertes blanches ont diminué. Le 10, nouvelle application de la curette, qui ne ramène plus de granulations. Les règles viennent sans souffrances le 15 décembre ; la malade se trouve très bien.

Le 21, le toucher vaginal ne provoque plus de douleurs qu'à la vulve ;

cautérisation de la surface interne de l'utérus avec le porte-caustique de Lallemand.

Jusqu'au mois de janvier, l'état de la malade va s'améliorant de plus en plus ; mais les garderobes sont rendues très douloureuses par une fissure à l'anus, que j'opérai, le 4 janvier, par la dilatation forcée. Aussitôt les douleurs diminuent et la malade se trouve bien. Le 13 janvier, les règles arrivent, trois jours avant leur époque, sans douleur. Elles s'arrêtent le 15, et le 17 des douleurs névralgiques peu vives reparaissent dans la hanche et dans la cuisse ; persistance de la vaginite ; cautérisations au nitrate d'argent, répétées tous les huit jours. — Le 23, recrudescence des douleurs abdominales : application de quatre ventouses scarifiées, répétées le lendemain. Diminution des douleurs. — Le 1er février, la vaginite est beaucoup moins intense. — Le 23, l'inflammation des parois vaginales disparaît : je cautérise l'intérieur du corps utérin ; les battements des artères utérines sont moins forts. — Le 9 mars, vésicatoire volant, et le 10, ventouses scarifiées.

La malade sort guérie le 15 mars 1856.

Observation XXXII.

Métrite interne. — Douleurs lombo-ovariques à gauche. Chloro-anémie. Guérison.

Mademoiselle Can..., âgée de dix-neuf ans, d'une assez bonne constitution, fut réglée pour la première fois à treize ans. A l'âge de dix-huit ans, elle fut prise de douleurs assez vives dans le bas-ventre, et commença à perdre en blanc ; les digestions ne tardèrent pas à se déranger ; la nutrition se fit incomplétement ; les forces diminuèrent et le sang s'appauvrit rapidement. On donna à la malade, pour combattre l'anémie, des préparations ferrugineuses, du vin de quinquina et une nourriture substantielle. Ces moyens n'eurent aucune action sur la marche de la maladie.

Au bout d'un an, en janvier 1849, mademoiselle Can... vint me consulter. Ses douleurs de bas-ventre s'irradiaient dans la hanche et dans la cuisse. La jambe gauche était plus faible que la jambe droite, et quelquefois elle était engourdie. Les garderobes étaient rares et douloureuses ; la marche, la station, l'exercice presque impossibles. Depuis quelques mois, les pertes blanches étaient analogues à du blanc d'œuf ;

les douleurs s'étaient propagées jusque dans les espaces intercostaux, et les digestions étaient devenues de plus en plus difficiles.

Je soupçonnai l'existence d'une métrite interne et peut-être d'un engorgement péri-utérin du côté gauche.

Les émissions sanguines, les émollients, le repos et un régime sévère : tel fut le traitement que j'employai pour combattre les accidents. Au bout de quatre mois, après huit saignées de 80 à 90 grammes, la malade, dont les douleurs avaient disparu graduellement, se crut complétement guérie : les règles n'étaient plus douloureuses, les pertes blanches avaient diminué beaucoup, et les souffrances du bas-ventre avaient disparu.

Le traitement fut donc interrompu, et tout alla bien pendant un mois ; mais alors, les douleurs revinrent peu à peu, reprirent leur intensité première, et il fallut recommencer un nouveau traitement. Il consista en douze saignées, une application de huit sangsues, trois applications de ventouses scarifiées, deux vésicatoires volants sur la fosse iliaque gauche, en cataplasmes émollients, bains, nourriture peu substantielle. Il n'en fut pas de ce second traitement comme du premier : les douleurs ne cédèrent pas aussi rapidement. J'insistai de préférence sur les émissions sanguines et le régime, sans obtenir d'amélioration. Je ne fis plus poser de vésicatoires, parce qu'ils avaient provoqué un écoulement plus considérable des pertes blanches et amené une recrudescence des douleurs. Les règles cessèrent pendant deux mois et, lorsqu'elles reparurent, elles s'accompagnèrent de douleurs moins vives. Au bout de cinq mois, la malade n'éprouvait plus rien, ni dans le bas-ventre, ni dans la cuisse.

Je fis prendre du fer, du vin de quinquina, des viandes noires ; les pertes blanches diminuèrent rapidement, et bientôt la chloro-anémie avait totalement disparu.

Cette observation nous met sous les yeux un exemple de métrite interne, chez une jeune fille, dont la guérison a pu être obtenue par la méthode antiphlogistique, malgré la chloro-anémie.

Observation XXXIII.

Métrite interne chronique. — Phlegmon péri-utérin chronique. Antéversion et abaissement. Mauvais effets du redresseur intra-utérin. — Antiphlogistiques. Cautérisation intra-utérine. — Cautérisation transcurrente. Guérison.

Madame Bul..., âgée de vingt-six ans, d'une bonne constitution, d'un tempérament nerveux et sanguin, fut réglée à l'âge de quinze ans et mariée à seize. Deux ans après elle eut un enfant. Huit mois après sa couche, la malade contracta une inflammation de bas-ventre à gauche. Deux saignées et deux applications de sangsues, des bains et le repos amenèrent bientôt la cessation des accidents. Six mois après la même affection se reproduisit et elle céda aux mêmes moyens. Plus tard la malade eut quatre ou cinq fausses couches sans accidents.

Pendant quatre ans les règles furent assez régulières, ne durèrent qu'un jour ou deux ; mais elles s'accompagnèrent toujours de douleurs assez vives.

En 1854, la malade éprouva de grandes fatigues, et à leur suite, elle eut une suppression de règles qui devint l'origine de nouvelles douleurs très aiguës dans le bas-ventre, du côté gauche, s'irradiant dans les reins et autour de l'anus.

A la fin de janvier 1855, madame Bul... vint me consulter. Je trouvai un engorgement dans le ligament large du côté gauche. Cet engorgement, douloureux à la pression, formait une tumeur grosse comme une petite orange, accolée à l'utérus et adhérente à la paroi du bassin, dont elle dépassait le détroit supérieur ; elle était solide, lisse, et ne présentait aucune trace de fluctuation. L'utérus était en antéflexion, et de plus on trouvait tous les symptômes de la métrite interne.

Avant de songer à combattre cette dernière affection, il était nécessaire de faire disparaître la tumeur péri-utérine. En conséquence, je conseillai à la malade l'emploi des antiphlogistiques, des cataplasmes émollients, des bains et des injections vaginales.

Dès son retour à Troyes, madame Bul... commença le traitement sous la direction d'un médecin qui s'engagea à suivre ponctuellement mes prescriptions. Trois semaines après, il y avait déjà un soulagement marqué. Mais son médecin crut devoir apporter quelques modifications à mon traitement. Il cautérisa prématurément à plusieurs reprises le col de l'utérus, et les douleurs de bas-ventre ne tardèrent pas à reparaître avec une plus grande intensité.

Un autre médecin fut appelé et suivit pendant quelque temps avec une grande exactitude toutes mes prescriptions. Puis, de son propre mouvement, il institua une médication tonique. La malade, soumise à ce régime, perdit en peu de temps ce qu'elle avait gagné, et toutes ses souffrances reparurent. Au bout de trois mois, ce médecin, partageant les idées de Valleix, son ancien maître, pensa que les accidents tenaient à la déviation de l'utérus, et il fit porter à madame Bul... le redresseur de Simpson ; mais les douleurs de bas-ventre devinrent tellement intenses qu'il fallut retirer l'instrument trois jours après son application. Une seconde fois, on essaya le redresseur ; mais cette dernière tentative fut suivie des mêmes accidents que la première, et il fallut renoncer complétement à son emploi.

Vers le milieu de juin 1855, quatre mois et demi après ma première consultation, je revis madame Bul..., et je trouvai son état singulièrement aggravé.

Je la soumis alors à un traitement qui consista dans l'emploi des émissions sanguines, des vésicatoires volants, des bains, des injections vaginales, de l'iodure de potassium, du repos et d'un régime sévère.

Je pratiquai en juin deux saignées du bras, de 150 grammes ; en juillet, quatre saignées de 125 grammes ; en août, deux saignées de 90 grammes ; en septembre, deux saignées également de 90 grammes. En octobre, je fis poser deux fois des ventouses scarifiées ; en novembre une fois. En décembre, je recourus pour la dernière fois aux ventouses.

Quand, à l'aide de ces moyens, je fus parvenu à faire fondre la tumeur péri-utérine, je m'occupai de la métrite interne.

Dans ce but je pratiquai d'abord le cathétérisme utérin et je le répétai quatre ou cinq fois, à quatre jours de distance ; puis je cautérisai la surface interne de l'utérus avec le nitrate d'argent fondu. Je fis successivement six cautérisations intra-utérines, au moyen du porte-caustique de Lallemand. Ces opérations, répétées tous les huit jours, produisirent les effets que j'en attendais. A la fin du traitement, je recourus à la cautérisation transcurrente superficielle sur le bas-ventre, les reins et la fosse du côté gauche. Ce genre de cautérisation fut employé deux fois et il fit disparaître les douleurs qui s'irradiaient dans ces différentes régions.

Après sept mois de traitement, la malade put retourner à Troyes en bonne voie de guérison. La tumeur péri-utérine avait totalement disparu ; les pertes blanches étaient presque nulles ; les douleurs du bas-ventre ne se manifestaient plus. La malade pouvait marcher sans fatigue à l'aide d'une ceinture abdominale munie d'une pelote périnéale en caoutchouc. Les règles n'étaient plus douloureuses. En un mot, l'état de la malade était aussi satisfaisant que possible. L'air de la campagne et un régime réparateur ne devaient pas tarder à rendre à madame Bul... ses forces, affaiblies par de longues souffrances et par les émissions sanguines. Depuis lors la guérison s'est bien maintenue.

Observation XXXIV.

Phlegmon péri-utérin chronique à gauche. — Métrite interne. — Gastralgie. Douleurs lombo-ovariques à droite et à gauche. Emissions sanguines. — Vésicatoires. — Bains. — Calmants. — Repos. Régime sévère. — Cautérisations intra-utérines. — Curette. Guérison.

Madame Dup..., âgée de quarante ans, d'un tempérament sanguin et d'une forte constitution, fut réglée à treize ans Mariée à vingt ans, elle eut à vingt et un ans un enfant dont elle accoucha heureusement. Ce fut en juin 1848 qu'elle vint me consulter. Elle se plaignait alors de douleurs qui, depuis une dizaine d'années, avaient leur siége dans le bas-ventre et se manifestaient à des degrés divers. Ces douleurs ne l'empêchaient pas d'ailleurs de vaquer à ses occupations. La malade perdait en blanc ; ses règles étaient très douloureuses ; mais elle se préoccupait surtout du trouble de ses digestions qui, depuis dix-huit mois, se faisaient très difficilement. Vomissements fréquents après chaque repas ; sentiment de pesanteur dans la région de l'estomac, avec oppression et battements de cœur. Depuis quelques mois, ces accidents prenaient une intensité de plus en plus grande.

Différents moyens avaient été conseillés par M. Velpeau contre l'affection utérine : amers, bains, injections astringentes et principalement avec la décoction de roses de Provins dans du gros vin. Une éponge imbibée de cette décoction fut introduite dans le vagin, mais, au bout de huit jours, on fut obligé d'enlever ce corps étranger qui renouvelait toutes les souffrances.

J'attaquai d'abord les accidents gastriques par des vésicatoires répétés sur la région de l'estomac et un régime doux et approprié. Il y eut une amélioration sensible ; les digestions se firent mieux, et, au bout de trois mois, la malade se croyait guérie.

Bientôt les accidents reparurent : j'eus recours aux mêmes moyens et j'obtins les mêmes résultats passagers.

En 1850, le retour des troubles gastriques me fit présumer qu'ils pouvaient être liés à une affection de l'utérus. En effet, le 5 août, je trouvai l'utérus dirigé en avant, très engorgé et douloureux à la pression. Le col utérin était augmenté de volume et couvert de granulations rouges, injectées. A gauche, au fond du cul-de-sac vaginal, il existait une tumeur un peu plus grosse qu'un œuf de pigeon, très sensible au toucher. Elle était lisse, non fluctuante, mobile, et paraissait avoir pour siége l'ovaire. Une artère grosse comme les deux tiers de la radiale rampait à sa base et se rendait au col de l'utérus. A droite, pas d'engorgement appréciable dans le ligament large. Un petit noyau phlegmoneux se rencontrait derrière l'utérus, un peu au-dessus du museau de tanche; une douleur s'irradiait de ce point dans la région sacro-coccygienne, et rendait pénible la station debout ou assise; garderobes rares et douloureuses; absence de fièvre et conservation de l'embonpoint.

Saignée de 150 grammes, cataplasmes sur le ventre, calmants, repos, alimentation peu substantielle.

Du 6 août au 1er octobre, cinq saignées de 90 à 100 grammes, le reste *ut supra*. Amélioration lente, mais progressive. Vers la fin d'octobre, retour des souffrances à la suite de fatigues et de contrariétés.— Saignée de 100 grammes, repos, bains, régime sévère : soulagement rapide. A dater du 15 novembre, je continuai le traitement antiphlogistique, et, au bout de huit mois, après neuf saignées nouvelles, six applications de ventouses scarifiées, quatre vésicatoires volants, les douleurs du bas-ventre avaient presque entièrement cessé; l'engorgement péri-utérin était imperceptible, et l'artère qui rampait à la face inférieure de la tumeur avait beaucoup diminué de volume. Alors la station debout ou assise avait lieu sans souffrance; les règles venaient régulièrement et exemptes de douleurs; les fonctions digestives étaient rétablies; en un mot, la malade entrait en pleine convalescence.

Sous l'influence d'un régime substantiel et de l'air de la campagne, les forces revinrent vite, ainsi que l'embonpoint.

A partir du mois de janvier 1852, jusqu'en 1853, la malade ne subit aucun traitement et continua de se bien porter, malgré la persistance des flueurs blanches.

En 1853, les douleurs reparurent de nouveau, mais avec moins d'intensité. A la suite des époques menstruelles, je fis de temps en temps une petite saignée, dont la malade se trouva toujours bien.

En 1854, mêmes accidents, même traitement. Pendant ces deux dernières années, douze saignées de 60 à 90 grammes et une application de ventouses de 45 grammes. Malgré ces moyens, la malade ressentait de temps en temps des douleurs dans le bas-ventre et perdait toujours en blanc.

En 1855, nouvel examen au spéculum, même état du museau de tanche qu'en 1850.

Cautérisation du col de l'utérus avec le nitrate d'argent fondu, puis avec la potasse caustique de Filhos. La leucorrhée persistant, malgré ces opérations, je cautérisai la surface interne de l'utérus avec le porte-caustique de Lallemand, et je répétai cette opération tous les huit jours. Au bout de six semaines, la malade n'allait pas mieux et les flueurs blanches restaient aussi abondantes. Le 20 janvier 1856, je raclai la face interne du corps de l'utérus, avant de faire de nouvelles cautérisations. A deux reprises, à huit jours d'intervalle, je retirai quatre ou cinq granulations rougeâtres, riches en vaisseaux et du volume d'un pois à cautère. La malade perdit peu de sang après l'emploi de la curette et les douleurs qui accompagnèrent l'opération ne furent pas de longue durée. A dater de cette époque, les douleurs du bas-ventre et les pertes blanches diminuèrent. Je revins aux cautérisations intra-utérines avec le porte-caustique de Lallemand, et, au mois d'août 1856, après vingt-six cautérisations, la malade cessa de souffrir et de perdre en blanc. En dernier lieu, une saignée fut pratiquée de temps en temps, à d'assez longs intervalles.

La malade alla à la campagne au mois d'août et, au mois de novembre, elle en revint bien portante. Aujourd'hui, ses règles ne sont plus douloureuses ; ses digestions se font très bien ; sa santé ne laisse rien à désirer.

Observation XXXV.

Phlegmon péri-utérin chronique à gauche. — Antéversion de la matrice. Métrite interne.
Emploi prolongé de la cautérisation, des astringents, des irrigations froides. — Bains de mer. — Cautères sur le bas-ventre.
Raclage de la surface interne de la matrice, par Récamier. — En dernier lieu, émissions sanguines. — Alimentation légère. — Repos absolu. Guérison.

Madame de Bel..., âgée de vingt-neuf ans, d'un tempérament nerveux, d'une constitution assez bonne, mais affaiblie par de longues souffrances, vint me consulter au mois de février 1850. Elle avait eu quatre enfants ; et c'est à la suite de sa troisième couche, dont le travail fut long et pénible, qu'elle ressentit les premiers symptômes de sa maladie. Depuis lors, en effet, madame de Bel... n'a pas cessé de se plaindre d'une douleur plus ou moins intense dans le bas-ventre, du côté gauche ; des flueurs blanches ont paru à la même époque et n'ont pas cessé depuis. Quelques mois après l'invasion des accidents, la malade consulta M. Hervez de Chégoin, qui la cautérisa avec le nitrate d'argent fondu. Cette opération fut répétée tous les quinze jours, pendant trois mois. Après chaque cautérisation, il y avait une recrudescence marquée des douleurs de bas-ventre. Madame de Bel..., étant devenue enceinte pour la cinquième fois, cessa tout traitement et garda le repos sur une chaise longue. D'ailleurs elle accoucha très heureusement et elle eut la prudence de ne se lever qu'au bout de trois mois.

Cependant, les mêmes douleurs de bas-ventre ne tardèrent pas à revenir avec une égale intensité et les flueurs blanches reparurent. De nouvelles cautérisations furent pratiquées par M. Hervez de Chégoin, sans plus de succès. La malade fut prise de pertes sanguines aux époques menstruelles, et elle commença à ressentir les premières atteintes des crises qui, depuis lors, n'ont pas cessé de se manifester cinq ou six jours après les règles, avec plus ou moins de violence. Ces crises duraient habituellement vingt-quatre heures.

Madame de Bel..., n'allant pas mieux, consulta M. le professeur J. Cloquet. Ce chirurgien distingué lui donna des soins pendant deux ans, jusqu'en janvier 1849, et mit en usage divers moyens qui, loin de diminuer les accidents, ne firent que les aggraver : cautérisations du col, irrigations froides ; calmants ; révulsifs cutanés ; huile de croton-tiglium, cautères sur l'abdomen ; boissons astringentes (ratanhia), quinquina, houblon, petite centaurée, etc. Les bains de mer, qu'avait conseillés aussi M. Cloquet, amenèrent une recrudescence des douleurs ; madame de Bel... fut obligée de quitter promptement Dieppe, et elle eut pendant son retour une crise très violente.

Madame de Bel... est allée en outre consulter MM. Paul Dubois, Cruveilhier, Marjolin, qui tous furent d'avis de continuer la médication conseillée par M. Cloquet.

Cependant, comme elle n'éprouvait encore aucun soulagement, elle cessa tout traitement. Cinq mois après (juin 1849), elle fut prise d'accidents, qu'on attribua à une fièvre inflammatoire, et qui durèrent trois mois. Pendant ce temps-là, madame de Bel... garda le repos, fut soumise à un régime sévère et, chose digne de remarque, la malade s'aperçut qu'à la suite de cette affection, elle n'avait presque plus de douleurs dans le bas-ventre. Puis, à mesure que la convalescence fit des progrès, et que le retour des forces lui permit de prendre de l'exercice et des aliments, ses douleurs sont revenues au même degré qu'auparavant, et les crises n'ont pas tardé à reparaître.

Le flux menstruel a manqué deux ou trois fois après la fièvre inflammatoire.

Au mois de novembre 1849, madame de Bel..., souffrant de plus en plus, alla consulter Récamier. Cet éminent praticien s'est borné à prescrire des injections d'amidon, qui ont amené une exaspération des douleurs de bas-ventre. Au bout de huit jours, après un deuxième examen, Récamier procéda avec sa curette au raclage de la face interne de la matrice. Cette opération, qui a duré une demi-heure, a été accompagnée de douleurs très aiguës et suivie d'une hémorrhagie peu abondante pendant vingt-quatre heures.

C'est alors que madame de Bel... me fut adressée. Je la trouvai dans l'état suivant : elle était pâle, amaigrie et portait sur sa physionomie l'expression de la souffrance ; elle désespérait de sa guérison, car ses douleurs étaient plus vives que jamais, et ses crises se répétaient à chaque époque menstruelle avec une très grande intensité : l'appétit avait diminué, les digestions étaient difficiles, les selles rares et douloureuses; la jambe gauche était engourdie, faible et comme demi-paralysée ; le sang appauvri, les forces prostrées ; un bruit de souffle continu s'entendait dans les carotides : le pouls était petit et assez fréquent, à 88.

Au toucher vaginal, je trouvai la matrice en antéversion, le col très engorgé et douloureux. Je m'assurai ensuite qu'il existait un noyau d'engorgement dans l'épaisseur du ligament large du côté gauche, entre l'utérus et le bassin. Cet engorgement formait une tumeur du volume d'un œuf de pigeon ; il était solide, non fluctuant, douloureux à la pression ; un sillon très prononcé séparait nettement la tumeur de l'utérus. Madame de Bel... éprouvait de fréquentes envies d'uriner.

Malgré l'appauvrissement du sang, je pratiquai une saignée du bras de 90 gram., le 2 mars 1850. Il y eut un soulagement non équivoque, mais de peu de durée. — Le lendemain, 4 mars, nouvelle saignée de 80 gram. La malade se sent un peu mieux, mais elle ne tarde pas à voir renaître ses douleurs.— Le 8 mars, saignée nouvelle, même soulagement. — Le 12 mars, saignée de 60 gram. Les règles paraissent le lendemain de la saignée. — Le 16, retour de la crise, qui survient à la suite des règles et qui est caractérisée, comme les précédentes, par des douleurs universelles et atroces, la perte de la voix et l'accélération du pouls : cinq sangsues sur le bas-ventre à gauche. Dès que les sangsues eurent commencé à prendre, les douleurs allèrent en diminuant, et ne tardèrent pas à cesser. Cette crise fut la dernière. A partir de ce moment, je revins aux applications de sangsues, qui furent répétées douze fois dans l'espace de quatre mois ; je recommandai, en même temps, le repos absolu et un régime très sévère.

La malade était affaiblie, mais beaucoup moins souffrante et, le 10 juillet, elle fut en état de retourner à Versailles. Depuis cette époque, je fis mettre une ou deux fois des ventouses scarifiées. Au bout de huit mois, la malade ne souffrait plus ; elle put alors reprendre ses habitudes.

En février 1851, je procédai à un nouvel examen, et je pus constater que la tumeur avait disparu entièrement. Je dois faire remarquer que la malade continua de perdre la voix à la suite des règles, après une émotion, et sous l'influence de toutes les causes qui rappelaient le sang vers le bas-ventre. Elle a encore de temps en temps des crises légères, des douleurs peu vives et des flueurs blanches, qui dépendent de la métrite interne, qu'il ne m'a pas été possible de combattre directement, à cause des répugnances invincibles de la malade pour toute opération intra-utérine, depuis le traitement de Récamier.

En 1851, vers la fin de juillet, j'ai envoyé madame de Bel... prendre les bains de mer à Trouville. Cette fois, l'opportunité de cette médication fut justifiée par les bons effets qu'en éprouva la malade. Elle revint des bains de mer dans un état très satisfaisant.

Observation XXXVI.

**Phlegmon péri-utérin chronique. — Métrite interne.
Rétro-antéflexion. — Douleurs névralgiques symptomatiques.
Émissions sanguines. — Repos prolongé. — Calmants. — Cautérisation transcurrente.
Vésicatoires. — Régime sévère. — Cautérisations utérines.
Guérison.**

Madame Herb..., âgée de vingt-neuf ans, d'un tempérament nerveux et d'une sensibilité extrême, avait, depuis neuf ans, des douleurs à gauche, dans le bas-ventre. Ces douleurs, survenues à la suite de sa première couche, en 1842, n'envahirent le côté droit que quelques années après. En 1844, elle eut une deuxième couche, après laquelle les douleurs continuèrent, sans augmenter sensiblement, jusqu'en 1850.

Au mois de janvier 1851, elle vint me consulter, elle avait conservé de l'embonpoint et toutes les apparences de la santé. Rien dans son aspect extérieur n'eût fait soupçonner la grave affection dont elle était atteinte. Quoi qu'il en soit, depuis un an environ elle ressentait dans le bas-ventre des douleurs de plus en plus intenses. Les règles étaient régulières, mais précédées, accompagnées et suivies de souffrances aiguës qui ressemblaient aux douleurs expulsives de l'enfantement. A chaque époque, il s'écoulait par la vulve des caillots dont l'expulsion était précédée des souffrances les plus vives. Dans l'intervalle des règles, madame Herb... perdait beaucoup en blanc, et avait des douleurs qui revenaient par crises. Depuis un an, les garderobes et l'émission des urines, très douloureuses, étaient pour la malade un sujet d'effroi. Elle n'avait pas un instant de calme, ni le jour ni la nuit. Le moindre exercice la fatiguait; elle était obligée de mener une vie sédentaire, et son existence lui était à charge.

En raison des douleurs accusées dans le bas-ventre, j'explorai cette région, et je découvris de chaque côté de la matrice une tumeur solide, lisse, douloureuse à la moindre pression, adhérente à l'utérus et aux parois du bassin. A la surface inférieure de cette tumeur, qui remplissait une grande partie de la cavité pelvienne, rampaient des artères grosses comme la radiale, et qui se rendaient au col de la matrice. Celui-ci était peu augmenté de volume, et ne dépassait que d'un centimètre l'extrémité inférieure de la tumeur. Le corps de l'utérus était refoulé en avant, et paraissait un peu plus gros qu'à l'état normal. L'extrême sensibilité des parois hypogastriques m'empêcha de fixer les limites supérieures de l'engorgement péri-utérin.

La malade avait de vives souffrances dans les flancs, les reins et les cuisses des deux côtés, surtout à gauche. Parfois elle éprouvait dans les cuisses un sentiment de constriction, comme si ces membres eussent été serrés par un anneau. Elle ressentait aussi, au moment des crises, des élancements dans toutes les parties douloureuses; d'autres fois c'était un sentiment de chaleur brûlante qui parcourait les mêmes régions. Le ventre était développé, tendu, très douloureux à la moindre pression. Tout en ayant conservé de l'appétit, la malade prenait peu d'aliments, à cause de l'exaspération des douleurs qui suivait les repas. La soif était ardente, la fièvre presque nulle; le pouls marquait 80 pulsations.

Saignée de 250 grammes. Soulagement, bientôt suivi d'une recrudescence des douleurs. Au bout de quinze jours, nouvelle saignée de 150 grammes; boissons délayantes ; repos absolu; bouillons, potages. Très peu de soulagement.

A dater de ce moment, la malade souffrit de plus en plus, non-seulement dans le bas-ventre et les cuisses, mais encore dans les côtes et dans les membres supérieurs. En vain je répétai les émissions sanguines, les souffrances ne furent jamais que momentanément calmées, et reparurent toujours avec la même intensité. Une nuit cependant la malade se crut guérie; son illusion ne fut pas de longue durée, car elle reconnut bientôt que la cessation de ses douleurs était due à l'écoulement d'une certaine quantité de sang par la plaie de la veine récemment ouverte.

Pendant trois mois et demi j'insistai sur les émissions sanguines, petites saignées ou ventouses scarifiées (40 grammes de sang chaque fois). La malade ne prit que de la glace, du jus d'orange, et très peu d'aliments, et encore les vomissait-elle presque tous.

Depuis le commencement du traitement les souffrances avaient toujours augmenté, et revenaient par crises d'une violence extrême. Les matières fécales, longtemps retenues dans l'intestin, passaient moulées comme à travers une filière. Le ventre était toujours tendu, gonflé, douloureux comme dans la péritonite aiguë.

Plus tard, comme la malade continuait de souffrir de plus en plus, je procédai à un nouvel examen, et je m'assurai qu'il existait entre l'utérus et le rectum une tumeur très douloureuse à la plus légère pression. Je continuai les émissions sanguines, les calmants, le laudanum, les inspirations de chloroforme dans les crises ; le régime sévère, le repos absolu ; les sinapismes sur les membres supérieurs ; les vésicatoires volants, les manuluves, etc.

Au bout d'un an, toute trace de douleurs et d'engorgement avait disparu du côté droit, mais il n'en était pas de même du côté gauche et en arrière. Après trois mois et demi de traitement, la malade put aller à la garderobe sans souffrir. Je répétai de temps en temps les émissions sanguines, en ayant soin de les proportionner aux forces de la malade; et, six mois après, la résolution de la tumeur était complète à gauche et en arrière. La malade put se lever et faire quelques pas. Néanmoins elle ressentit encore quelques douleurs à gauche, mais sa santé s'améliora de plus en plus.

Pendant le cours du traitement, je fis appliquer des vésicatoires sur le bas-ventre et sur la région de l'estomac; mais je n'ai pu insister sur cette médication, parce qu'elle exaspérait les souffrances. La douleur que provoquaient les vésicatoires retentissait d'une manière très marquée dans les parties malades, et était suivie de crises plus intenses qu'auparavant.

Quand la tumeur péri-utérine eut entièrement disparu, j'explorai l'utérus, et je le trouvai dans l'état suivant :

Le col utérin était d'un volume normal; mais il était rouge, injecté, et présentait quelques granulations à sa surface extérieure. L'orifice utéro-vaginal était dilaté d'une manière sensible, et offrait une rougeur anormale. Il laissait suinter un liquide blanchâtre, visqueux, analogue à du blanc d'œuf. Ce liquide coulait en abondance, et provenait de la cavité utérine. Le corps de l'utérus était dirigé en arrière et fléchi en avant ; il y avait donc rétro-antéflexion. Il était un peu augmenté de volume, douloureux à la pression. La malade accusait d'ailleurs des souffrances dans le bas-ventre, au niveau de l'utérus et du ligament large gauche. Ces souffrances s'irradiaient encore dans les reins, la hanche, la fesse et la cuisse du côté gauche, mais avec moins d'intensité qu'autrefois.

Persuadé que la métrite contribuait beaucoup à entretenir les accidents, je cautérisai d'abord le col de la matrice avec le nitrate d'argent. Une huitaine de cautérisations répétées une fois par semaine amenèrent une amélioration marquée. Toutefois, des souffrances assez vives continuaient de se faire sentir, et les pertes en blanc n'avaient pas cessé. Les règles venaient assez régulièrement, mais elles étaient toujours accompagnées de vives douleurs.

Je crus devoir explorer la surface interne de l'utérus; je portai une sonde jusque dans la cavité du corps. Au moment où la sonde franchit l'orifice cervico-utérin, la malade ressentit de vives douleurs qui retentirent surtout à gauche, dans toute l'étendue des parties habituellement douloureuses.

Je répétai plusieurs fois le cathétérisme utérin à quelques jours de distance. Cette opération parut, au premier abord, soulager la malade; un jour même, les douleurs cessèrent presque entièrement, mais elles ne tardèrent pas à revenir avec une égale intensité. Plus tard je cautérisai la surface interne du col et du corps de l'utérus avec le porte-caustique de Lallemand. Cette opération fut suivie de douleurs très aiguës, qui ressemblaient aux anciennes crises, et qui retentissaient dans toutes les parties douloureuses. Quelques sangsues furent mises sur le col, mais elles provoquèrent une crise qui persista après la chute des sangsues, et qui fut combattue par une petite saignée.

Je dus recourir au chloroforme et à la saignée, en vue d'atténuer les accidents, qui diminuèrent peu à peu, mais ne cessèrent complétement qu'au bout de deux ou trois jours. Plus tard, madame Herb... se trouva sensiblement mieux qu'avant la cautérisation intra-utérine. Il eût été sans doute nécessaire de répéter cette opération, mais la malade s'y étant absolument refusée, je dus me borner à combattre les accidents, soit à l'aide d'une petite saignée, soit à l'aide des calmants.

Malgré ces moyens, la malade continua de souffrir plus ou moins dans son côté gauche, lorsqu'au mois de février 1855 j'eus recours à la cautérisation transcurrente superficielle. Un fer rouge fut promené rapidement sur le bas-ventre et sur les reins. Dès le même jour, il y eut un soulagement marqué. Les mouvements étaient devenus plus libres, la malade ne pouvait auparavant ni se baisser ni se relever; elle put exécuter ces mouvements aussitôt après la cautérisation.

Cet heureux effet dura plusieurs jours, et il se dissipa ensuite graduellement. Je répétai plusieurs fois la cautérisation transcurrente, et presque toujours avec les mêmes avantages. Je dois faire remarquer que cette opération ne réussit jamais quand je l'appliquai seulement sur le bas-ventre et sur la région de l'estomac. Chaque fois, au contraire, que je cautérisai les reins exclusivement, le soulagement fut constant.

A partir de cette époque, la malade s'est trouvée mieux, et a pu faire quelques promenades sans trop de souffrances. Cependant ses douleurs ont rarement disparu d'une manière complète.

Au mois d'août 1855, madame Herb... allait assez bien; elle se rendit à la campagne, près d'Orléans. Quelques jours avant son retour à Paris, elle fut prise d'une fièvre intermittente tierce, qui fut promptement coupée par le sulfate de quinine. Les douleurs du bas-ventre augmentèrent sous l'influence des accès de fièvre et du sulfate de quinine. Cette dernière circonstance ne me permit pas de donner le sel de quinine à une dose suffisante pour empêcher le retour de la fièvre, qui le mois suivant, octobre 1855, reparut à l'époque des règles. Le sulfate de quinine fut de nouveau administré et produisit les mêmes effets que la première fois.

Tous les mois, aux époques des règles, la fièvre revint, et céda toujours au sulfate de quinine à petites doses; chaque fois aussi il y eut une recrudescence des douleurs du bas-ventre. Enfin le 20 mars 1856, voyant la fièvre se reproduire d'une manière opiniâtre, je donnai le sulfate de quinine à une dose plus élevée, et j'en continuai l'usage pendant un temps plus long; en outre, j'eus soin de l'administrer quelques jours avant l'époque des règles, pour empêcher le retour de la fièvre. A partir de ce moment la fièvre ne reparut plus, et au mois de mai je cessai l'emploi du sulfate de quinine.

La malade ressentait encore de temps en temps des douleurs dans le bas-ventre à l'époque des règles. Au mois d'octobre, je fis quelques nouvelles cautérisations au fer rouge, et depuis lors madame Herb... ne souffrit que très peu.

En 1858 et 59, elle prit chaque année des bains de rivière, dont elle s'est parfaitement trouvée.

OBSERVATION XXXVII.

Phlegmon péri-utérin chronique à droite et en arrière, entre l'utérus et le rectum. — Engorgement du tissu cellulaire de la fosse iliaque droite. Rétroversion. — Métrite interne. Émissions sanguines. — Bains. — Calmants. — Vésicatoires. Cathétérisme utérin et cautérisations intra-utérines. Guérison.

Rudrauf (Dorothée), âgée de trente-six ans, cuisinière, douée d'un tempérament sanguin-lymphatique, et d'une assez forte constitution, entra à l'hôpital de la Pitié le 12 novembre 1851.

Cette femme a eu trois enfants, et sa dernière couche remonte à dix ans. A cette époque, elle fut prise d'une douleur dans le bas-ventre, du côté droit, laquelle fut combattue par les émissions sanguines locales, les bains, les frictions mercurielles, le repos absolu. Ce traitement amena un soulagement de peu de durée; quelque temps après, les douleurs reparurent, mais avec peu d'intensité. En octobre 1851, les souffrances ont repris tout à coup un grand accroissement, et la malade est entrée à la Pitié, dans le service de Requin. — Sangsues à plusieurs reprises sur le bas-ventre, bains, frictions mercurielles. Ces moyens amenèrent peu de soulagement. Au bout de deux mois, je succédai à Requin et je trouvai la malade dans l'état suivant : elle était pâle, amaigrie, très manifestement anémique, avec bruit de souffle carotidien bien marqué.

Elle accusait dans le côté droit de l'abdomen une douleur intense, exagérée par la pression et s'irradiant dans les reins, dans les flancs et dans les cuisses. Ces souffrances rendaient la marche et même la station prolongée impossibles. Au niveau du point douloureux le bas-ventre était tuméfié et tendu; on y sentait une tumeur solide, non fluctuante, à surface lisse, égale. Cette tumeur me sembla située au-devant du muscle iliaque et s'enfoncer dans la cavité pelvienne. Il me fut impossible de pousser plus loin l'exploration, à cause de la douleur vive que faisait naître la moindre pression. La malade perdait en outre un peu de sang par le vagin et avait une diarrhée légère. Le pouls, petit et dépressible, donnait à peine 65 pulsations : — saignée de 150 grammes, le 26 janvier. Dans les quatre jours qui suivirent, il n'y eut pas d'amélioration sensible, mais la métrorrhagie fut arrêtée. — Nouvelle saignée de 150 gram., cataplasmes, lavements émollients, potages et bouillons. — 30 janvier, le toucher vaginal est encore trop douloureux pour me permettre de porter un diagnostic précis : cataplasmes laudanisés ; quart de lavement avec dix gouttes de laudanum. — Le 3 février, vomissements et douleurs épigastriques : application de ventouses scarifiées sur les reins ; eau de seltz, bouillons. — Le 5 février, les douleurs abdominales sont moins intenses ; la malade se plaint de palpitations et de battements de cœur, qu'elle dit avoir depuis deux ans, et qui tiennent à son état chloro-anémique : ventouses. — Du 5 au 11 février, rien de particulier. — Du 12 au 17 février, règles très douloureuses ; leucorrhée abondante ; saignée de 120 gram. après les règles. — Le 18, encore des vomissements et des douleurs épigastriques ; eau de seltz ; manuluves. — Le 20, même état : vésicatoire volant sur l'estomac, avec 2 centigr. de chlorhydrate de morphine : les troubles gastriques se calment. Cependant l'état général n'est rien moins que satisfaisant ; le souffle carotidien a augmenté d'intensité ; le pouls est petit et dépressible, et il existe toujours de la diarrhée : lavements laudanisés, bouillons, potages, manuluves. — 8 mars, pertes utérines qui durent depuis trois jours : trois ventouses scarifiées ; dès le lendemain le mieux se produit.

Le 11 mars, quinze sangsues sur la fosse iliaque droite, qui fournissent une quantité considérable de sang et amènent une syncope. Le pouls est à 72, faible, régulier et dépressible. — Le 15 mars, deux vomissements ; la faiblesse est extrême; douleurs épigastriques; vertiges. Les règles sont en retard de quatre jours. Douleur très prononcée du côté du lobe gauche du foie. L'exploration ne permet d'y rien constater. — Le 16, vésicatoire volant sur la fosse iliaque droite, qui est devenue de plus en plus douloureuse ; soulagement léger. — Le 23, ventouses scarifiées. Les vomissements ont bien diminué, mais les douleurs épigastriques persistent. — Le 25, les vomissements ont reparu avec une nouvelle intensité ; coliques ; selles fréquentes : dix sangsues, julep diacodé. Les douleurs, moins intenses, permettent enfin l'exploration vaginale. L'utérus est dur, augmenté de volume et douloureux : tilleul, cataplasmes laudanisés, bain sur place.

Le 2 avril, les règles se montrent de nouveau et réveillent les douleurs, avec une céphalalgie intense, des vomissements opiniâtres, des étouffements continuels. — Le 7 avril, tous ces phénomènes disparaissent, ou à peu près, sous l'influence d'une saignée de 100 gram. — Le 15 avril, je trouve l'utérus dans l'état précédemment décrit. L'exploration par le rectum, qui avait été impossible jusqu'à ce jour, me permet de sentir manifestement une tumeur volumineuse, douloureuse, située en arrière de l'utérus, et semblant se prolonger à droite ; je fais appliquer six ventouses scarifiées sur les reins et j'insiste sur les émissions sanguines à petite dose, les cataplasmes, les lavements émollients, les bains et une alimentation peu substantielle. La malade arrive sans accidents nouveaux jusqu'au 25 juillet, époque à laquelle je pus constater que la tumeur rétro-utérine avait sensiblement diminué de volume et n'était presque plus douloureuse. Cependant l'état général n'est pas modifié ; les forces sont affaissées, et des phénomènes nerveux se manifestent avec une intensité remarquable, se traduisant par des pleurs, des plaintes, une sensibilité morale exagérée, avec une abolition presque générale de la sensibilité. Cette anesthésie est bientôt suivie de douleurs insupportables, qui ont leur siége dans les tissus profonds. — Le 26 juillet, deux applications de chloroforme sur les membres, suivies d'un soulagement assez prompt. Des bains sur place, des applications éthérées et une alimentation légère firent disparaître entièrement ces accidents. — Le 30 août, la tumeur ne se sentait presque plus, et la malade avait recouvré l'appétit. — Le 31 août, le cathétérisme fut pratiqué pour la première fois et amena un grand soulagement. On recourut encore plusieurs fois à cette opération jusqu'au 8 septembre, afin d'obtenir la dilatation du col et de faciliter l'écoulement des règles. Celles-ci reparurent le 8 et sans douleurs, après une suspension de trois mois. Elles durèrent jusqu'à 11. — Le 12, une saignée de 100 gram. — Le 15, le cathétérisme de l'utérus fut recommencé et répété plusieurs fois. Avant la fin du mois, l'ouverture du col était assez largement dilatée pour permettre le libre écoulement des mucosités utérines. — Le 7 octobre, les règles reparurent régulièrement et sans la moindre douleur ; cependant il se manifesta encore quelques troubles du côté de l'estomac, qui disparurent au moyen d'un vésicatoire volant et par l'usage de l'eau de Seltz. — Nouvelle saignée le 11 octobre 1852. Tout symptôme inflammatoire du côté de l'utérus et de ses annexes ayant disparu, il ne reste plus que de la faiblesse, jointe à une extrême sensibilité nerveuse. Enfin, le 20 octobre, la malade sortit de l'hôpital parfaitement guérie.

Observation XXXVIII.

Phlegmon péri-utérin chronique à gauche.
Métrite granuleuse du col. — Métrite interne du col et du corps.
Antéflexion.
Antiphlogistiques. — Bains. — Calmants. — Vésicatoires.
Cautérisations utérines.
Guérison.

Madame de May..., âgée de vingt-huit ans, d'une constitution peu forte, d'un tempérament sanguin lymphatique, a eu deux enfants. Depuis sa dernière couche, c'est-à-dire depuis quatre ans, douleurs à gauche dans le bas-ventre; règles douloureuses; pertes blanches abondantes, analogues à du blanc d'œuf; sentiment de douleur et d'engourdissement dans la jambe gauche; constipation opiniâtre; digestions difficiles; point de nausées ni de vomissements. Pendant les trois premières années, les souffrances furent très faibles, mais, depuis un an, elles ont pris une intensité plus grande, et elles sont presque continues; la malade est obligée de garder le repos. Le traitement a été dirigé contre les flueurs blanches, et a consisté en injections, bains, lavements, fer, quinquina, amers. Ces moyens n'ont été suivis d'aucun soulagement.

Au mois de mai 1852, madame de May... vint me consulter, et je constatai l'existence d'une tumeur grosse comme une petite orange dans le ligament large du côté gauche; cette tumeur était lisse, adhérente à la paroi latérale de l'utérus, et descendait jusqu'à 2 centimètres au dessous du museau de tanche. Elle était solide, non fluctuante, douloureuse à la pression, et présentait à sa surface inférieure une artère grosse comme les deux tiers de la radiale. Le col de l'utérus était augmenté de volume; sa surface était granuleuse; l'orifice utéro-vaginal admettait l'extrémité du doigt indicateur. Le col était dirigé dans l'axe du vagin; le corps infléchi en avant sur le col et un peu douloureux à la pression, peu augmenté de volume, du reste. Les douleurs du bas-ventre s'irradiaient à gauche dans le flanc, dans la hanche et dans la cuisse. Pas de fièvre.

Quatorze saignées du bras de 45 à 50 grammes; quatre vésicatoires volants sur la fosse iliaque gauche; bains, cataplasmes, calmants et régime sévère. — Au bout de huit mois, la tumeur avait complétement disparu.

Plus tard, en raison de la persistance des flueurs blanches, j'examinai avec le spéculum le col de l'utérus, et je trouvai sur le museau de tanche une surface rouge, granuleuse, de la dimension d'une pièce de 2 francs, et ressemblant à une plaie entrée récemment en suppuration. Un liquide muco-purulent baignait le col de l'utérus, et suintait à travers l'orifice utéro-vaginal.

Je cautérisai une fois le museau de tanche avec le caustique de Filhos. Au bout de trois semaines, je fis à huit jours d'intervalle cinq cautérisations avec le nitrate d'argent. Sous l'influence de ces cautérisations, les pertes blanches diminuèrent graduellement et finirent par cesser; la surface du col redevint lisse.

Au bout d'un an, avril 1853, les règles n'étaient plus douloureuses, et toutes les souffrances avaient disparu; la malade était complétement guérie. Un régime fortifiant et des préparations ferrugineuses lui ont rendu rapidement les forces.

Observation XXXIX.

Métrite interne compliquée de phlegmon péri-utérin chronique. Anémie. — Phénomènes nerveux. Insuccès des toniques et des ferrugineux. — Traitement antiphlogistique. Guérison du phlegmon péri-utérin. — Amélioration de la métrite interne.

Militine Cassereau, âgée de dix-neuf ans, d'un tempérament lymphatique nerveux, d'une constitution moyenne, habituellement bien réglée, entra à la Pitié, dans ma division, le 26 février 1852.

La malade raconte que, depuis quatre mois, elle éprouve dans le bas-ventre, et particulièrement à gauche, des douleurs aiguës, lancinantes, mobiles, s'irradiant dans les reins et dans les jambes, où elles sont remplacées quelquefois par une sensation de froid et d'engourdissement. Ces douleurs deviennent plus vives à l'époque des règles, et prennent alors le caractère d'efforts expulsifs. Les menstrues sont précédées et suivies aussi d'un écoulement blanc assez abondant. La leucorrhée persiste dans l'intervalle des règles, mais elle est beaucoup moins abondante. La malade éprouve enfin des phénomènes gastralgiques : crampes et tiraillements d'estomac, goûts bizarres, etc.

Au mois de décembre 1851, elle fut traitée à la Charité par M. Bouillaud, qui, préoccupé surtout de l'état chloro-anémique, administra des toniques, des préparations martiales et un régime substantiel, sans que ce traitement, continué pendant six semaines, amenât la moindre amélioration. Intercurremment la malade fut prise d'une angine tonsillaire intense qui nécessita l'application de 40 sangsues, en deux fois, dans la région du cou. A la grande surprise de la malade, cette émission sanguine produisit un plus grand soulagement dans les douleurs du bas-ventre et des reins que dans l'état de la gorge. Elle eut le tort de ne pas le faire remarquer à M. Bouillaud ; car cet observateur éminent n'eût pas manqué de saisir l'indication, et de renoncer au traitement de la chloro-anémie pour s'adresser plus directement et par les antiphlogistiques à la phlegmasie utérine et péri-utérine, cause principale des accidents, ainsi que nous pûmes le constater par l'exploration des organes de la génération.

En effet, dans le ligament large gauche, on sent une tumeur du volume d'une grosse noix, dure, rénitente, sans fluctuation, séparée de la matrice par un sillon superficiel, sensible à la pression, et traversée à sa base par une artère du calibre de la radiale.

Le col utérin est engorgé ; la matrice est un peu inclinée en arrière. Il s'écoule de sa cavité des mucosités analogues à du blanc d'œuf.

Du 1er au 15 mars : quatre saignées du bras de 90 à 100 grammes ; deux fois les ventouses scarifiées sur les lombes et sur les reins ; cataplasmes laudanisés sur le bas-ventre ; repos absolu ; régime sévère.

Ce traitement produit un soulagement très marqué.

Du 16 au 18 mars : recrudescence sous l'influence probable de la congestion cataméniale. Saignée de 100 grammes.

2 mars : après un amendement passager, les douleurs du bas-ventre reparaissent avec une nouvelle intensité, et s'accompagnent de phénomènes gastralgiques très prononcés. Saignée de 100 grammes.

Le lendemain, apparition des règles, après un retard de dix jours. Elles durent cinq jours, et produisent d'abord un grand soulagement.

Mais deux jours après, 29 mars, nouvelle recrudescence. Saignée de 125 grammes, suivie d'une prompte amélioration.

Du 1er au 10 avril : deux saignées du bras de 150 grammes ; potions calmantes (sulfate de morphine). Le mieux persiste Les douleurs diminuent; la leucorrhée est beaucoup moins abondante; la tumeur péri-utérine est réduite au volume d'une amande.

Du 10 au 20 avril : iodure de potassium à la dose progressivement croissante de 25 à 50 centigrammes; frictions sur l'abdomen avec la pommade d'iodure de plomb.

Du 20 au 25 : la malade attend ses règles; légère recrudescence. L'emploi de l'iodure de potassium est momentanément suspendu. Saignée de 150 grammes.

Les règles ne paraissent pas; céphalalgie intense; douleurs iléo-lombaires; épistaxis abondante, suivie de la disparition de la céphalalgie et de la diminution des douleurs du bas-ventre.

Du 25 au 30 avril : iodure de potassium à la dose de 50 centigrammes; frictions sur le bas-ventre avec la pommade d'iodure de plomb.

2 mai : l'engorgement du col utérin a disparu; la rétroversion persiste au même degré; la leucorrhée est réduite à un écoulement insignifiant; la tumeur péri-utérine a fait place à un empâtement diffus, au sein duquel on sent encore un léger battement artériel, mais qui n'est plus douloureux à la pression.

Du 3 au 8 mai : règles assez abondantes et sans douleur, après dix jours de retard.

Le 9 mai, saignée de 125 grammes; iodure de potassium $0^{gr},75$.

Le 17 mai, la malade quitte l'hôpital, n'éprouvant plus qu'à de rares intervalles, dans les reins et dans la cuisse du côté gauche, des élancements fugaces, au lieu de ces douleurs vives et continues qui rendaient autrefois sa marche si pénible. J'ai revu plusieurs fois la malade, dont la guérison ne s'est pas démentie.

Observation XL.

Phlegmon péri-utérin à droite. — Métrite interne.
Rétro-antéflexion.— Chloro-anémie.
Emissions sanguines. — Vésicatoires. — Bains. — Iodure de plomb.
Cautérisations intra-utérines. — Cautérisation transcurrente.
Repos. — Régime sévère.
Guérison.

Madame Ev..., âgée de vingt-deux ans, d'un tempérament lymphatique-sanguin, réglée à quinze ans et toujours régulièrement, présenta dans son enfance tous les symptômes de la chloro-anémie et éprouva quelques douleurs d'estomac. Elle fut prise, il y a deux ans, à la suite d'une couche, de souffrances dans le bas-ventre, du côté droit, qui ont persisté avec une intensité variable jusqu'à l'année 1854.

Les injections astringentes, les cautérisations du col avec le nitrate d'argent n'avaient produit aucun résultat.

Je trouvai la malade dans l'état suivant, lorsqu'elle vint réclamer mes conseils (février 1854) :

Bas-ventre tendu et douloureux à droite, souple et indolent à gauche; col utérin dirigé dans l'axe du vagin et légèrement augmenté de volume; orifice utéro-vaginal largement ouvert et pouvant admettre l'extrémité du doigt indicateur; museau de tanche d'un rouge vif et couvert de granulations. Un liquide visqueux, analogue à du blanc d'œuf, s'écoulait par l'ouverture du conduit utérin. Le corps était fléchi sur le col, presque à angle droit, en avant. On corrigeait aisément cette courbure avec le doigt. A droite, au niveau du ligament large, il existait une tumeur grosse comme une pomme d'api, non fluctuante, douloureuse au toucher, à surface lisse. De là les douleurs s'irradiaient tout autour de l'utérus et dans l'utérus même, dans le flanc et dans la hanche du côté droit. A gauche, pas de traces d'engorgement; pas de douleurs. Besoin fréquent d'uriner; marche pénible; crises nerveuses survenant quelques jours avant et après l'époque des règles; palpitations; phénomènes gastralgiques; rien dans les organes respiratoires. Signes de chloro-anémie; souffle continu dans les gros vaisseaux du cou.

Malgré l'appauvrissement du sang, je crus pouvoir recourir aux émissions sanguines pour combattre l'engorgement péri-utérin. En sept mois douze saignées de 80 à 90 gram. et trois fois des ventouses scarifiées. La malade éprouva un grand soulagement après chaque saignée. Je prescrivis, en outre, des cataplasmes chloroformés sur l'abdomen, des frictions avec l'iodure de plomb, des bains, des laxatifs.

La tumeur avait disparu dès le troisième mois du traitement.

A partir du cinquième mois, cautérisations intra-utérines répétées tous les huit jours et continuées pendant deux mois. Vers le sixième mois, les douleurs persistant, mais avec un caractère nettement névralgique, j'eus recours à la cautérisation transcurrente superficielle, qui les fit cesser sur-le-champ.

Au bout de sept mois de traitement, la malade était guérie, et, depuis quatre ans, elle n'a pas eu de rechute. La rétro-antéflexion ayant seule persisté, je fis porter à madame Ev... une ceinture abdominale avec pelote périnéale, dont elle s'est bien trouvée.

Les phénomènes gastralgiques avaient disparu sans retour sous l'influence de quelques vésicatoires à l'épigastre.

Observation XLI.

Phlegmon péri-utérin chronique des deux côtés, passant ensuite à l'état aigu. — Métrite interne. — Antéversion. Saignées. — Ventouses. — Vésicatoires. — Bains. — Cautérisations intra-utérines.—Cautérisation transcurrente. Guérison.

Désirée Lacoste, âgée de trente-sept ans, a depuis longtemps des règles difficiles, douloureuses, qui s'accompagnent de crises nerveuses, se terminant par l'expulsion de matières blanchâtres et floconneuses.

Cette femme a eu trois enfants et une fausse-couche, il y a dix-sept ans. C'est depuis ce temps qu'elle souffre. Elle a subi divers traitements qui l'ont un peu soulagée : bains, cautérisations au nitrate d'argent, toniques, fer, etc. Il y a un an, elle fut soignée par M. Laugier, qui lui fit appliquer trois fois les sangsues sur le bas-ventre et qui essaya de débrider le museau de tanche ; il ne le fit qu'incomplétement. Quelque temps avant l'entrée de la malade dans mon service, j'avais eu l'occasion de constater qu'elle portait une tumeur péri-utérine.

Du 14 août, jour de son entrée, jusqu'au 22, je prescrivis trois fois les sangsues (quinze chaque fois) ; trois saignées (chacune de 150 gr.) ; des cataplasmes et la diète. Les règles paraissent assez abondamment le 28 ; la malade va mieux. Elle a des pertes blanches abondantes. Le col utérin est engorgé, abaissé et dirigé d'avant en arrière. Quand on déprime la paroi abdominale, on sent, au-dessus du pubis, une tumeur faiblement adhérente à l'utérus et au bassin, non fluctuante, située dans le cul-de-sac rétro-utérin et dans le ligament large gauche, et parcourue inférieurement par une artère assez volumineuse. Le corps de la matrice est un peu hypertrophié. Les matières qui s'écoulent de sa cavité sont semblables à du muco-pus.

Le 30 août, la physionomie de la malade est bonne : les douleurs ont diminué. — Le 3 septembre, à la suite d'une chute, la malade éprouve derechef des douleurs assez vives pour lesquelles on applique vingt-cinq sangsues : amélioration. — Le 15 septembre, règles peu abondantes et douloureuses.— Le 19, quinze sangsues sur le bas-ventre.—Le 29, le cathétérisme, pratiqué avec la sonde de Simpson, est douloureux et difficile : la sonde pénètre à 6 centimètres et demi. L'utérus est en rétroversion. Le col est très rouge, surtout à l'orifice. Cautérisation intra-utérine avec le porte-caustique de Lallemand. — Le 6 octobre, nouvelle cautérisation, accompagnée de douleurs. Le lendemain, cinq ventouses scarifiées ; soulagement. — Le 13 octobre, la sonde passe facilement, bien qu'avec un peu de douleur. La cautérisation éveille peu de souffrances. — Le 16, ventouses ; néanmoins la douleur persiste. — Le 2 novembre, une cautérisation transcurrente est suivie d'un grand bien-être. Cette cautérisation a été faite sur la fesse gauche, la partie supérieure de la cuisse et la hanche.

La malade, sur sa demande, sort de l'hôpital bien soulagée.

Il résulte des faits qui précèdent :

1° Que très souvent la métrite interne et le phlegmon péri-utérin chronique coexistent et se compliquent mutuellement ;

2° Que ces deux affections peuvent naître, soit simultanément, sous l'influence des mêmes causes, soit l'une après l'autre, par la propagation du travail inflammatoire de la muqueuse utérine au tissu cellulaire péri-utérin, et *vice versa ;*

3° Que les deux phlegmasies exercent l'une sur l'autre une influence réciproque, ayant pour effet d'augmenter la gravité des symptômes, le retour des recrudescences et la durée de la maladie ;

4° Que le phlegmon péri-utérin fixe toujours le siége de la douleur ; si bien que l'existence de la douleur, ou sa prédominance, dans un des côtés, peut faire soupçonner presque à coup sûr la présence d'un engorgement phlegmoneux dans le côté correspondant ;

5° Que le traitement du phlegmon péri-utérin doit toujours précéder celui de la métrite interne ;

6° Que le traitement du phlegmon péri-utérin guérit quelquefois et améliore toujours la métrite interne ;

7° Que le traitement, dans les cas compliqués, est plus long, plus difficile, et qu'il jouit d'une efficacité moins sûre et moins prompte que dans les cas d'engorgement simple. C'est à cette circonstance qu'il faut attribuer la nécessité des émissions sanguines si souvent répétées chez plusieurs de nos malades. (Obs. XXXI, XXXII, XXXIII, XXXIV, XXXVI, XXXVII.)

QUATRIÈME SÉRIE.

OBSERVATIONS D'ABCÈS PÉRI-UTÉRINS.

Observation XLII.

Phlegmon péri-utérin à gauche. — Abcès ouvert spontanément dans le vagin. — Fistule consécutive, persistant depuis huit mois. Agrandissement de l'ouverture. Injections émollientes. — Saignées. — Iodure de potassium. Bains. — Toniques. Guérison.

Madame Belz, âgée de trente-six ans, d'une bonne constitution, d'un tempérament sanguin, vint me consulter au mois de janvier 1853 et me donna sur ses antécédents morbides les détails suivants :

Elle souffrait depuis longues années dans le bas-ventre. Après avoir éprouvé dans cette région tous les symptômes d'une inflammation aiguë, elle avait rendu par la vulve au moins un litre de pus, dont l'évacuation lui avait immédiatement procuré le plus grand soulagement. Depuis huit mois que cet accident lui était arrivé, elle n'avait pas cessé de rendre journellement par le vagin environ un demi-verre de pus d'une fétidité repoussante. En même temps elle éprouvait dans l'hypogastre des douleurs continuelles, mais plus intenses du côté gauche. Tous ces accidents avaient résisté aux traitements les plus variés et même à l'application répétée des vésicatoires volants. La malade ajoute que, deux ans auparavant, elle avait eu déjà à droite un abcès qui s'était ouvert et guéri spontanément.

Madame Belz était pâle, affaiblie, découragée ; cependant elle avait conservé son appétit, et ses fonctions digestives n'avaient encore subi aucun trouble.

Ses règles étaient régulières et duraient de quatre à cinq jours ; mais elles s'accompagnaient de souffrances plus vives dans la région malade, d'un peu de malaise et d'une légère réaction fébrile.

Après avoir reconnu que l'écoulement du pus se faisait par le vagin, il importait d'en découvrir exactement la source. Le toucher vaginal me fit sentir à gauche de l'utérus, dans le ligament large, une tumeur de la grosseur d'une pomme d'api et composée d'une partie molle et fluctuante, plus rapprochée de la matrice, et d'une autre partie résistante et solide, située plus en dehors, du côté de l'ovaire. En pressant avec le bout du doigt sur la partie liquide, j'en sentis diminuer le volume et je fis couler une certaine quantité de liquide. La base de la tumeur était parcourue par deux artères grosses comme les deux tiers de la radiale, et distantes l'une de l'autre de 4 ou 5 millimètres.

A droite, je découvris aussi une tumeur solide, non fluctuante, du volume d'un abricot, douloureuse au toucher et traversée par une artère d'un calibre égal à la moitié de la radiale.

L'utérus était en antéversion, faiblement augmenté de volume et peu douloureux.

La surface du col était lisse et paraissait intacte au toucher.

L'examen au spéculum vint confirmer ce que le toucher m'avait révélé. Il me permit en outre de découvrir à gauche, au fond du cul-de-sac vaginal, l'ouverture de l'abcès, laquelle était tellement étroite qu'elle admettait à peine le bout d'un stylet.

Le museau de tanche était un peu rouge, sans traces d'érosion ni de granulations.

Je soumis la malade à un régime tonique composé de vin de quinquina et de viandes rôties ; puis je lui prescrivis l'iodure de potassium à la dose de 0 gr. 50 par jour ; et en même temps je lui conseillai des bains et des injections émollientes.

L'abcès se vidait chaque jour, mais incomplétement, et ne diminuait que d'une manière insensible. J'avais songé dès le principe à élargir l'ouverture de l'abcès, mais le peu de volume de la tumeur et la présence de deux artères à sa face inférieure me firent ajourner l'opération ; ce ne fut qu'au bout d'un mois, quand les parois du foyer me parurent suffisamment distendues, que je me décidai à pratiquer une ponction, au moyen d'un trocart lancéolé que je fis fabriquer tout exprès, afin d'éviter la lésion des deux artères dont il a été question plus haut. Puis j'agrandis la ponction transversalement entre les deux vaisseaux au moyen d'un bistouri boutonné. Il s'écoula une certaine quantité de pus, mélangé de sang veineux.

Puis, pour faciliter la sortie du liquide, je cautérisai le trajet de la plaie avec un crayon de nitrate d'argent, que je remplaçai, au bout de quelques jours, par le porte-caustique solide. Quinze jours après l'incision, j'introduisis dans le foyer une sonde d'argent à demeure, et je pratiquai des injections d'eau tiède d'abord, et de teinture d'iode ensuite.

L'écoulement du pus se faisait d'une manière facile et régulière ; mais, chose bien digne d'intérêt, et qui prouve d'une manière frappante le retentissement de la fluxion menstruelle sur les tissus voisins de l'utérus, c'est qu'à chaque époque menstruelle, et pendant toute la période, le pus sortait mélangé de sang qui suintait des parois du foyer ; en même temps survenait une légère recrudescence caractérisée par un accroissement des douleurs et une réaction fébrile.

Peu à peu la suppuration diminua et devint moins fétide. L'état général s'améliora rapidement ; mais, ayant observé une faible augmentation de volume dans le noyau d'engorgement du côté gauche, et une recrudescence au moment des règles, sitôt que la malade fut en état de supporter les émissions sanguines, je lui pratiquai trois saignées à un mois d'intervalle, après chaque époque menstruelle. Je continuai les injections, et, trois mois après la ponction de l'abcès, madame Belz était complétement guérie. Depuis cinq ans elle continue d'aller très bien.

Observation XLIII.

Phlegmon péri-utérin chronique des deux côtés et en arrière de la matrice. — Abcès consécutif. Ponction par le vagin. Guérison.

Lher (Joséphine), âgée de trente-neuf ans, sans enfants, douée d'une constitution assez bonne, mais déjà un peu affaiblie par la souffrance, fut prise, il y a trois ans, de douleurs dans le bas-ventre, principalement à droite, avec sentiment de pesanteur dans la région coccygienne, tiraillements pénibles dans les reins et pertes blanches.

Son médecin ordinaire lui fit porter un pessaire pour combattre en certain degré de prolapsus utérin. La présence de cet instrument provoqua une augmentation des douleurs de bas-ventre, et, au bout du quatre mois, la malade souffrant de plus en plus, cessa l'usage du pessaire.

Le 10 septembre 1857, Joséphine Lher vint me consulter. Je constatai une rétroflexion de la matrice et une tumeur péri-utérine, qui occupait les ligaments larges et se prolongeait en arrière entre l'utérus et le rectum.

Cette tumeur était solide, douloureuse à la pression; une artère grosse comme le tiers de la radiale rampait à sa surface inférieure.

Le 26 novembre, elle entra dans ma division à la Charité. Son état avait beaucoup empiré; ses douleurs étaient devenues plus intenses et se manifestaient plusieurs fois par jour, sous forme de crises violentes qui cessaient à la suite de l'expulsion de mucosités abondantes par la vulve. Les jambes étaient engourdies, les garderobes très douloureuses. Perte de l'appétit, face abattue, d'une teinte jaune terne.

La tumeur péri-utérine avait augmenté de volume. Elle était le siége de douleurs plus aiguës, et déjà elle présentait à droite une fluctuation obscure. Les règles avaient paru depuis deux jours et avaient probablement provoqué la recrudescence que nous signalons. — Tilleul, manuluves; lavements émollients; cataplasmes; bouillons.

Le 27, la malade est un peu moins souffrante; elle n'a point de fièvre.

Le 30, deux jours après la cessation des règles, nouvelle recrudescence des douleurs de bas-ventre. La tumeur offre une fluctuation manifeste.

Le 2 décembre, souffrances de plus en plus vives; pouls à 108, petit, abdominal; ventre très douloureux; tumeur augmentée de volume; fluctuation très évidente en arrière et à droite. — Ponction par le vagin avec un trocart, qui donne issue à un verre de pus fétide et sanguinolent. (Cataplasmes; potion calmante.)

Du 5 au 7 décembre, le pus continue de s'écouler par l'ouverture de la ponction. Amendement très marqué dans les douleurs locales et dans l'état général.

Le 8 décembre, je me disposais à agrandir l'ouverture du foyer par une incision, mais je ne retrouvai plus vestige de fluctuation.

L'écoulement du pus s'est promptement tari; la tumeur s'est affaissée avec une incroyable rapidité. La fièvre est entièrement tombée; l'appétit est revenu peu à peu, etc.

Lorsque la ponction a été cicatrisée, je me suis assuré que l'abcès ait complétement évacué et qu'il ne s'était pas formé de nouvelle collection purulente. Mais il existait encore dans le tissu cellulaire péri-utérin, du côté gauche, un noyau d'engorgement, qui témoignait qu'une partie de la tumeur ne s'était pas abcédée.

Au reste, la malade ne ressentait dans ce point que des douleurs très légères.

Le 28 décembre, les règles ont paru, à peu près à leur époque habituelle, sans aucun accident.

Joséphine Lher sort de l'hôpital, le 14 janvier 1858, dans un état très satisfaisant. Je l'ai revue depuis, et sa guérison s'est maintenue.

Observation XLIV.

Phlegmon péri-utérin à gauche et en arrière. — Métrite interne du col et du corps, avec resserrement de l'orifice cervico-utérin. Emissions sanguines. Abcès ouvert dans le rectum. Guérison.

Ruisseau (Louise-Adélaïde), âgée de trente ans, lingère, est entrée dans ma division, à la Pitié, le 18 avril 1854. Elle a été réglée à l'âge de quinze ans. Depuis vingt-neuf mois, et, à la suite d'une couche, leucorrhée assez abondante; plus tard, maux d'estomac; digestions difficiles. Depuis deux mois, métrorrhagies se prolongeant pendant quinze jours et accompagnées de vives douleurs.

État actuel (19 avril) : toucher vaginal douloureux; anté-latéroversion de l'utérus à droite. Au-dessus et en arrière du museau de tanche, on rencontre entre la matrice et le rectum une tumeur se prolongeant à gauche et en avant, solide, non fluctuante, peu mobile, adhérente à l'utérus, dont elle est séparée par un sillon. A sa surface rampe une artère grosse comme la moitié de la radiale. Le bas-ventre est douloureux et tendu, surtout à gauche; la malade ressent profondément des élancements et des battements.

Saignée de 125 gr. renouvelée le lendemain. Huit jours après, quinze sangsues.— Le 4 et le 5 mai, nouvelles applications de sangsues; régime sévère. Diarrhée intercurrente; lavements laudanisés. — Le 14 mai, recrudescence à la suite des règles; quinze sangsues. — Le 22 mai, vésicatoire volant à l'épigastre. — Le 27 et le 31 mai deux applications de sangsues au bas-ventre. — Au commencement de juin, diminution des maux d'estomac et des douleurs de bas-ventre. Vers la fin du même mois, douleurs expulsives dues sans doute à l'approche de l'époque menstruelle. Quinze sangsues sur le ventre; pas de soulagement; néanmoins la tumeur a beaucoup diminué du côté gauche. — Le 5 juillet, douleurs vives dans la fosse iliaque gauche. — Le 8, comme les règles ne sont pas encore venues, saignée de 45 grammes; soulagement. Sinapismes; chloroforme. — Le 11, la malade va beaucoup mieux. Le pouls est à 60-64. — Du 21 au 23, retour des douleurs et de la fièvre.

Le 27 juillet, la malade éprouva dans le ventre une sensation de craquement, et elle rendit avec les selles une matière purulente. Depuis lors, le ventre est moins tendu, moins douloureux, la fièvre est moins forte. Tous les jours une nouvelle quantité de pus s'échappe avec les garderobes; l'amélioration fait des progrès rapides.

Le 6 août, le toucher n'est plus douloureux, et il n'existe plus d'engorgement autour de l'utérus.

L'écoulement du pus par le rectum diminue peu à peu; bientôt les selles reprennent leur apparence normale. Le 15 août, Louise Ruisseau sort de l'hôpital en bonne voie de guérison.

Observation XLV.

**Phlegmon péri-utérin à droite. — Abcès ouvert spontanément dans la vessie.
Plus tard, incision par la paroi abdominale.
Guérison.**

Godefroy (Marie), âgée de vingt et un ans, repasseuse, habituellement bien réglée depuis l'âge de quinze ans, est entrée à la Pitié le 24 octobre 1855. Depuis son accouchement, il y a trois mois, les règles n'ont pas reparu; et des douleurs se sont déclarées dans le bas-ventre et dans les reins.

Etat actuel (25 octobre). — Utérus sain; à droite et au-devant de cet organe, tumeur phlegmoneuse, remontant au-dessus du pubis, s'étendant d'un côté dans la fosse iliaque, et, de l'autre, s'avançant tout près de la ligne médiane. — Quinze sangsues sur le bas-ventre. Le lendemain, application de ventouses scarifiées sur les reins.

Du 1er au 20 novembre: saignée de 100 grammes; sangsues sur le bas-ventre; ventouses sur les reins; vésicatoire volant, onctions laudanisées sur l'abdomen. Malgré ces moyens, la fièvre persiste; la tumeur augmente, devient superficielle et fluctuante.

Le 1er décembre, la malade fait une chute sur le siége du haut d'une chaise ; à la suite de cet accident elle rend des urines sanguinolentes et chargées de muco-pus ; en même temps la tumeur diminue de volume, la fièvre tombe, les douleurs se calment ; l'appétit renaît : il n'est pas douteux que le foyer ne se soit ouvert dans la vessie. — Toniques ; ferrugineux ; régime substantiel.

Au bout de huit jours, le pus cesse de couler par la vessie, la tumeur s'accroît de nouveau, les douleurs renaissent avec la fièvre. Un peu plus tard, les parois abdominales deviennent œdémateuses, et la fluctuation de la tumeur se reproduit.

Le 20, l'abcès est ouvert par une incision, au-dessus du pli de l'aine ; il s'écoule une grande quantité de pus, et la malade éprouve un soulagement immédiat. Le lendemain, le trajet de la plaie est cautérisé avec le nitrate d'argent solide.

Jusqu'au 20 janvier, cette cautérisation est répétée tous les deux ou trois jours dans le but d'entretenir l'ouverture du foyer. — Traitement analeptique.

Le 20 janvier, ayant reconnu l'insuffisance de la première incision, je pratiquai une contre-ouverture sur le point où la fluctuation s'était manifestée de nouveau. — Mêmes cautérisations du trajet de la plaie, répétées tous les trois ou quatre jours. A dater de ce moment, le pus s'écoula librement, la suppuration diminua, et, au bout de vingt jours, la malade sortit entièrement guérie.

Observation XLVI.

Phlegmon péri-utérin aigu et ovarite double. — Suppuration.
Incision par le vagin.
Phlébite des veines du membre inférieur gauche. — Infection purulente.
Abcès métastatiques.
Mort.

Bargot (Adélaïde), âgée de trente-cinq ans, multipare, d'une forte constitution, d'une bonne santé habituelle, entra à l'hôpital Cochin le 3 avril 1848. Menstruation peu abondante et douloureuse. Pas de leucorrhée.

Huit jours avant son entrée dans mon service, la malade fut prise, sans cause appréciable, de frissons, de fièvre et de douleurs aiguës dans l'hypogastre.

Etat actuel. — Bas-ventre douloureux et tendu, surtout à gauche. Dans le bassin, tumeur volumineuse, occupant le ligament large gauche et l'espace utéro-rectal, dépassant le pubis de quatre travers de doigt, formant dans le cul-de-sac vaginal un relief arrondi, lisse, solide, rénitent, d'une sensibilité extrême et traversé par une artère du calibre de la radiale. Nausées; constipation opiniâtre; soif vive; peau chaude; pouls plein, résistant, à 128. Je diagnostique un phlegmon péri-utérin aigu, à gauche et en arrière de l'utérus. — Saignée de 200 grammes, matin et soir; vingt sangsues sur l'hypogastre; cataplasmes; potion almante; eau gommée; sirop de groseille; diète absolue.

Malgré l'emploi d'un traitement antiphlogistique énergique et soutenu, la tumeur augmente graduellement de volume. Le 21 avril, elle s'élève jusqu'à l'ombilic; et elle est le siége d'une fluctuation obscure.

Les jours suivants, frissons irréguliers, altération profonde des traits; œdème de la jambe gauche. Vomissements bilieux; hoquets fréquents. La fluctuation devient plus évidente; on peut la percevoir, non-seulement par l'hypogastre, mais aussi par le vagin.

Le 8 mai, M. Michon constata, avec moi, la présence du pus dans cette énorme tumeur, et tenta de l'inciser par l'hypogastre; mais il fut obligé de s'arrêter au niveau du péritoine, car il reconnut que la tumeur n'avait pas contracté d'adhérences avec cette membrane.

Cinq jours après, la malade est examinée par Récamier et par M. Maisonneuve. M. Maisonneuve pensait, comme moi, qu'il y aurait opportunité d'ouvrir l'abcès par le vagin. Mais Récamier fut d'avis d'achever l'opération commencée par M. Michon, en provoquant, au préalable, des adhérences entre la tumeur et le péritoine, au moyen de la potasse caustique. On fit une seule application de ce caustique, qui détermina une inflammation très vive dans les parties intéressées.

Le 20 mai, la tumeur formait une telle saillie dans le vagin, la fluctuation y était devenue tellement évidente, que nous n'hésitâmes plus à ouvrir l'abcès par cette voie. L'incision fut pratiquée par M. Maisonneuve; elle donna issue à 2 litres d'un pus crémeux, bien lié, inodore et jaunâtre. Le ventre s'affaisse; la tumeur diminue, les douleurs sont calmées.

Les jours suivants, le pus devient fétide et s'écoule abondamment. Le trajet de l'incision est cautérisé, tous les trois jours, avec le crayon de nitrate d'argent, pour prévenir la réunion de la plaie.

Malgré les soins les plus appropriés et un régime réparateur, la malade s'affaiblit rapidement, tombe dans le marasme et meurt le 19 juillet, trois mois après l'opération, après avoir offert quelques jours avant sa mort de nouveaux signes d'une infection purulente.

Autopsie, vingt-quatre heures après la mort. Roideur cadavérique prononcée ; ventre rétracté; eschares au sacrum ; marasme porté au plus haut degré. La plaie de l'abdomen est tout à fait cicatrisée : les anses intestinales sont libres, non adhérentes entre elles, ni avec la paroi de l'abdomen.

L'utérus est sain. L'ovaire gauche est complétement transformé en un kyste, gros comme une orange, dont les parois très résistantes et épaisses de 3 à 4 millimètres adhèrent à la trompe utérine et au rectum. Sa face interne, tapissée par une membrane muqueuse accidentelle que l'on peut détacher par lambeaux, est grisâtre, ardoisée et rappelle l'intérieur d'une vessie à colonnes. Ce kyste contenait une certaine quantité de matière purulente. L'ovaire droit n'est pas entièrement détruit; une partie de son tissu est demeurée saine ; l'autre est creusée d'une cavité du volume d'un œuf de pigeon et qui renferme aussi un peu de pus. En outre, il existe dans la paroi recto-utérine un foyer purulent qui a 8 centimètres de circonférence, et qui communique d'une part avec les kystes ovariques par une ouverture assez large, et, de l'autre, avec le vagin, par l'ouverture artificielle pratiquée pendant la vie.

Le vagin présente une teinte ardoisée à sa partie supérieure.

Le rectum, le foie, la rate et le cœur sont sains. — Épanchement séreux dans la plèvre gauche, qui est recouverte de fausses membranes assez épaisses, molles et récentes. Les deux poumons renferment de nombreux abcès métastatiques, récents et anciens, de grosseur diverse et à différents degrés de développement. Pas de trace de tubercules.

La veine iliaque gauche est complétement oblitérée par un caillot fibrineux, jaunâtre, adhérent à la tunique interne. Ce caillot se prolonge dans la veine fémorale jusqu'au niveau du troisième adducteur, et il remonte d'un autre côté dans la partie inférieure de la veine cave, dont il oblitère le calibre dans une grande étendue (les trois quarts environ du côté gauche). Les parois de la veine iliaque externe et primitive sont épaissies, artérialisées, et offrent une teinte ardoisée.

A droite la veine iliaque est libre et parfaitement saine, ainsi que la veine fémorale et la partie correspondante de la veine cave inférieure.

Nous n'avons point trouvé de foyer purulent dans les veines iliaques ; mais le caillot logé dans la veine iliaque gauche avait une teinte bistre et un défaut de consistance qui nous ont fait supposer qu'il contenait une certaine quantité de matière purulente.

Observation XLVII.

Phlegmon péri-utérin des deux côtés et en arrière. — Abcès consécutif. Kyste séreux dans la cloison recto-vaginale. Onctions mercurielles. — Émollients. — Incision du kyste séreux par le vagin. Mort.

Une femme âgée de trente-cinq ans, nullipare, d'une constitution assez bonne, mais très débilitée, entra dans ma division à l'hôpital Cochin, le 15 février 1847. Elle avait, depuis un mois, des douleurs dans le bas-ventre. Ces douleurs étaient accompagnées d'un mouvement fébrile intense, de nausées, de vomissements et d'une grande prostration des forces. Jusqu'ici rien d'important n'avait été fait dans le but d'enrayer les accidents.

État actuel (16 février) : expression de souffrance et d'abattement sur la physionomie ; ventre développé, tendu, douloureux, surtout au niveau de l'hypogastre. Entre l'utérus et le rectum, il existait une tumeur volumineuse qui refoulait en bas le cul-de-sac postérieur du vagin, et dépassait le pubis de cinq travers de doigt. Cette tumeur était lisse, immobile, très douloureuse à la pression ; ses parois étaient tendues, résistantes, et donnaient la sensation d'une fluctuation profonde. Depuis deux jours, la malade a eu quelques frissons irréguliers. Pouls à 120, peu développé ; constipation ; envies fréquentes d'uriner.

Je pensai que la tumeur était de nature phlegmoneuse, et que déjà le travail de suppuration avait commencé. — Onctions mercurielles à haute dose sur tout l'hypogastre ; cataplasmes émollients, gomme sucrée ; lavements émollients, eau de Seltz, diète.

Le jours suivants, les accidents s'aggravèrent ; la tumeur augmenta de volume ; elle atteignit l'ombilic ; la fièvre devint plus intense ; les nausées et les vomissements se répétèrent plus souvent ; les forces baissèrent chaque jour. La malade ressentit encore de légers frissons ; bientôt la diarrhée succéda à la constipation.

Le 24 février, la tumeur présentait une fluctuation de plus en plus manifeste, surtout au fond du cul-de-sac vaginal postérieur.

Mon collègue, M. Michon, voulut bien, à ma prière, examiner la malade, et, après une exploration très attentive, il fit, par le vagin, une incision des parois de la tumeur. Cette opération donna issue à deux ou trois cuillerées à bouche d'un liquide séreux, transparent, et n'apporta aucun changement dans le volume de la tumeur principale.

Le 25 il s'écoula, par le vagin, une grande quantité de pus épais, phlegmoneux et fétide; en même temps la tumeur pelvienne diminua de volume. A dater de ce moment, la malade continua de rendre du pus par la vulve; la diarrhée s'accrut de plus en plus, le pouls devint plus fréquent, plus petit, plus dépressible, et, le 2 mars, la malade succomba, épuisée par la suppuration et la diarrhée.

Autopsie. — Ainsi que je l'avais soupçonné, il existait dans la cavité pelvienne, entre l'utérus et le rectum, une vaste collection purulente, qui s'étendait de l'une à l'autre des parois du bassin, descendait jusque dans la cloison recto-vaginale, et qui, après avoir refoulé le cul-de-sac péritonéal rétro-utérin, remontait un peu au-dessus de l'articulation sacro-vertébrale.

Des traces récentes de péritonite partielle se remarquaient en haut et établissaient des adhérences entre la paroi supérieure du foyer et les anses de l'intestin grêle.

Ce foyer contenait un verre de pus épais, phlegmoneux et fétide, et ne communiquait à l'extérieur que par l'intermédiaire du kyste logé dans la cloison recto-vaginale, et incisé pendant la vie par le vagin; des fausses membranes molles, récentes, tapissaient la paroi interne du foyer; elles se détachaient facilement, et avaient une teinte d'un blanc grisâtre.

La face postérieure de l'utérus était baignée par le pus, mais cet organe n'offrait aucune lésion appréciable. Sur les côtés de la matrice et en avant, on apercevait les ovaires, qui n'avaient subi aucune altération. Absence de collections purulentes dans d'autres organes.

Grande quantité de matières bilieuses fétides dans le gros intestin et dans les intestins grêles.

OBSERVATION XLVIII.

Phlegmon péri-utérin à gauche. — Foyers multiples. Croup intercurrent. Mort.

Une jeune fille âgée de dix-huit ans, cuisinière, d'un tempéramen lymphatique, d'une constitution peu forte, entra à la Pitié dans ma division, le 12 avril 1852. Réglée à quatorze ans et demi, elle l'avait été d'abord régulièrement ; mais, à dix-sept ans, sans cause appréciable, par suite de troubles survenus dans la menstruation, elle fut prise d'une douleur dans le bas-ventre à gauche. Depuis lors elle a constamment souffert dans cette région, sans toutefois être obligée de garder le repos.

Appelé à lui donner des soins, l'examen par le vagin étant impossible à cause de l'intégrité de l'hymen, je constatai, à l'aide du toucher rectal, l'existence d'une tumeur dans le bas-ventre, à gauche. Cette tumeur remplissait une grande partie de la cavité pelvienne ; elle avait le volume d'une forte orange et dépassait le pubis de trois travers de doigt ; elle était immobile, solide, non fluctuante, douloureuse à la pression. En même temps, leucorrhée assez abondante ; ventre tendu, douloureux ; appétit nul, soif assez vive, nausées, vomissements. En outre, depuis quelques jours, la malade présentait les signes d'une bronchite capillaire intense.

Ces accidents s'étant aggravés de plus en plus, la malade se décida à entrer à l'hôpital dans mon service.

13 avril. *Etat actuel :* persistance des mêmes phénomènes. — Tisane pectorale, julep béchique, pâte de lichen, sinapismes sur les membres supérieurs.

Du 14 au 20 avril, fièvre de plus en plus intense, prostration des forces. — Vésicatoires volants sur la poitrine, le reste *ut supra.*

Le 25 avril, la malade est prise de tous les symptômes du croup ; sa voix s'éteint, sa respiration est gênée, difficile ; son pouls s'accélère et devient petit, dépressible.

Le 26 avril, asphyxie imminente, qui bientôt amène la mort.

Autopsie. — Dans les voies aériennes, les lésions qui appartiennen au croup ; des fausses membranes occupent le larynx, la trachée-artère et les grosses bronches.

Ayant ouvert l'abdomen, je trouvai dans la cavité pelvienne, à gauche, une tumeur très considérable, qui refoulait la matrice à droite, et qui, comme je l'ai dit, remplissait une grande partie de la cavité pelvienne.

Cette tumeur adhérait à l'utérus et à la paroi du bassin ; sa consistance n'était pas la même dans ses différents points : molle et fluctuante en certains endroits, elle était ferme et dure dans d'autres.

Elle adhérait en haut à l'intestin grêle par le moyen de tractus celluleux, et elle envoyait en bas un prolongement entre l'utérus et le rectum.

Incisée, elle nous offrit plusieurs kystes séparés les uns des autres par des cloisons fibreuses ou cartilagineuses et contenant, les uns du pus, les autres de la sérosité pure ou mêlée de pus. Des vaisseaux sanguins se remarquaient en grand nombre dans les couches centrales ou périphériques de la tumeur.

L'ovaire gauche était complétement détruit, l'ovaire droit au contraire était sain.

L'utérus, ainsi que nous l'avons dit, refoulé à droite et un peu en a vant, adhérait intimement par sa paroi latérale gauche à la tumeur pelvienne; il avait d'ailleurs à peu près le volume qu'il doit avoir chez les jeunes filles vierges.

L'orifice utéro-vaginal était étroit, et baigné par un liquide épais, visqueux, analogue à du blanc d'œuf. Le même liquide se retrouvait en petite quantité dans la cavité utérine, dont la membrane interne était un peu rouge, injectée, sans changement notable dans son épaisseur et dans sa consistance.

La membrane hymen était d'une intégrité parfaite.

En présence de ce fait, il n'est pas possible de nier l'existence du phlegmon péri-utérin chez une jeune fille vierge. Les phénomènes observés pendant la vie, et les altérations constatées après la mort ne sauraient laisser à cet égard aucun doute dans l'esprit du lecteur.

Cela bien établi, il nous paraît évident aussi que la phlegmasie a d'abord envahi l'ovaire gauche, et qu'elle ne s'est propagée que consécutivement au tissu cellulaire péri-utérin.

Observation XLIX.

Phlegmon rétro-utérin. — Suppuration.
Ouverture spontanée dans l'intestin. — Ouverture artificielle pratiquée par le vagin.
Mort.

Brilland (Julie), âgée de trente-sept ans, douée d'un tempérament sanguin-lymphatique, d'une constitution très affaiblie, entra dans ma division, à la Pitié, le 2 août 1853.

Elle était nullipare, et, depuis sept ans, elle éprouvait dans le bas-ventre, à gauche, des douleurs qui s'exaspéraient à chaque époque menstruelle. Diarrhée permanente depuis trois mois, grande prostration des forces, perte de l'appétit et mouvement fébrile continu.

État actuel, 3 août : face profondément altérée, abattue, ventre douloureux en bas et à gauche ; utérus abaissé et refoulé fortement en avant ; lèvres du museau de tanche engorgées et indurées ; rien d'anormal dans le ligament large du côté droit. Au fond du cul-de-sac vaginal postérieur, il existe une tumeur solide, douloureuse au toucher, non fluctuante, qui, de la cloison recto-vaginale, remonte derrière l'utérus jusqu'au-dessus du détroit supérieur du bassin, se prolonge à gauche dans le ligament large et remplit une grande partie de l'excavation pelvienne. Cette tumeur est immobile et présente à sa face inférieure une artère grosse comme la radiale ; pouls à 96 ; coliques, diarrhée abondante : — gomme sucrée, pilules d'opium, 0, 05, cataplasmes, lavements laudanisés, bouillons, potages.

Du 4 au 8 août, même état ; persistance de la diarrhée, pouls à 120.

Le 9, aggravation des accidents; face grippée, cyanosée ; vomissements bilieux, selles très fétides et mêlées de pus : — eau de Seltz, glace, lavements laudanisés.

Le 10, le pouls est moins fréquent ; les vomissements ont cessé, la diarrhée est moins abondante : — prescriptions *ut supra*.

Du 11 au 15, rien de nouveau.

Le 16, moins bien ; retour des vomissements ; diarrhée plus abondante : — diascordium, 2 gram.

Du 18 au 24, amélioration légère.

Le 7 septembre, ventre moins ballonné, mais toujours douloureux ; diarrhée moins intense ; nouvelle exploration de la tumeur pelvienne, qui présente une fluctuation très évidente. — Incision des parois de la tumeur par le vagin, qui donne issue à un demi-litre environ d'un pus épais et fétide. Soulagement immédiat.

Les jours suivants, le pus s'écoule par le vagin ; le ventre diminue de volume, mais la diarrhée persiste ainsi que la fièvre : — même médication.

Du 19 au 27 octobre, la malade s'affaiblit de plus en plus, et elle succombe le 30.

Autopsie, 13 octobre. — En arrière de l'utérus et du vagin on trouve une tumeur volumineuse, qui s'étend jusque dans le ligament large gauche et refoule en haut et à droite l'extrémité du gros intestin, qui présente, d'ailleurs, la disposition suivante : l'S iliaque du côlon passe de gauche à droite au-dessus de la tumeur et du corps de l'utérus, avec lesquels elle a contracté d'intimes adhérences ; puis le rectum longe le côté droit et la paroi postérieure de la matrice ; il est par conséquent en rapport avec le côté droit de la tumeur. La vessie, ratatinée et très adhérente à l'utérus, offrait, sur la muqueuse, des traces d'inflammation. Les parois de l'utérus sont très épaissies ; sa cavité est très petite. Le vagin est d'une rougeur assez intense. A sa partie supérieure, dans le cul-de-sac postérieur, on distingue l'incision pratiquée pendant la vie. On incise l'utérus, et on pénètre dans un foyer purulent, ayant à peu près le volume d'un œuf de poule, et en rapport immédiat avec la paroi postérieure de la matrice. Sa partie inférieure plonge dans la paroi recto-vaginale et communique avec le vagin par l'ouverture artificielle.

Sa partie supérieure s'ouvrait par un trajet très étroit dans un autre foyer. Celui-ci, beaucoup plus vaste que le premier, s'étendait au-dessus, en arrière et à gauche ; il en était séparé par une cloison mollasse et noirâtre. Cette cloison étant incisée, on tombe dans une cavité anfractueuse, limitée en haut par l'S iliaque du côlon, en bas par la cloison de séparation des deux foyers, en avant par le bord supérieur de l'utérus, le cul-de-sac péritonéal refoulé en haut et quelques anses intestinales ; en arrière enfin, par le rectum et la paroi postérieure du bassin. Cet énorme clapier communiquait par plusieurs ouvertures fistuleuses étroites, anciennes, à bords noirâtres et fongueux avec l'S iliaque du côlon et avec le rectum.

Les fistules rectales étaient au nombre de deux, situées, l'une à 12, l'autre à 15 centimètres au-dessus de l'anus. La muqueuse de l'intestin était décollée entre ces deux ouvertures.

A gauche, le foyer principal s'étendait, comme nous l'avons dit, sur les parties latérales de l'utérus, dans le repli du ligament large, dont le tissu cellulaire était entièrement détruit, ainsi que l'ovaire.

Le ligament large droit est beaucoup moins altéré. Son repli péritonéal est épaissi et libre d'adhérences. L'ovaire contient plusieurs kystes, de volume différent, remplis d'un liquide séreux ou séro-purulent.

Rien d'important dans les autres organes.

Observation L.

Phlegmon péri-utérin des deux côtés, en partie abcédé.
Ouverture dans le rectum.
Émissions sanguines. — Vésicatoires. — Calmants. — Bains.
Guérison du phlegmon péri-utérin.
Phthisie pulmonaire.
Mort.

Marie-Sophie Braun, vingt-quatre ans, entra dans ma division, à la Pitié, le 15 janvier 1853. Tempérament lymphatique-nerveux, constitution moyenne. Réglée à dix-neuf ans, dysménorrhée; attaques fréquentes d'hystérie; flueurs blanches; gastralgie. Grossesse difficile à vingt-deux ans; accouchement laborieux; suppression des lochies; symptômes d'inflammation aiguë utérine et péri-utérine.

A la suite de cette affection, douleurs permanentes dans le bas-ventre, des deux côtés; augmentation de la leucorrhée; diarrhée fréquente; faiblesse extrême, fièvre de temps en temps.

En avril et mai 1852, la malade fut traitée une première fois par Valleix : sangsues, ventouses; lavements laudanisés; chloroforme, etc. Quelques jours après sa sortie du service de Valleix, la malade entra une première fois dans mes salles. Outre les symptômes que j'ai notés plus haut, je constatai l'existence de deux tumeurs phlegmoneuses des ligaments larges adhérentes à l'utérus et à la paroi pelvienne; elles étaient d'un gros volume, solides, douloureuses au toucher, et parcourues inférieurement par des artères du calibre de la radiale. L'utérus, fixé par l'engorgement péri-utérin, était en rétroversion. — Dans l'espace de six semaines, deux saignées de 100 grammes, deux applications de 15 sangsues, lavements laudanisés, cataplasmes, bouillons, potages. Amélioration sensible.

La malade sortit sur sa demande et rentra dans le service de Valleix. Pendant un mois : sangsues, vésicatoires, lavements laudanisés; ensuite, pour obvier à la rétroversion, application du redresseur utérin. Aussitôt le ventre se gonfle, une perte considérable survient, accompagnée de douleurs intolérables. Au bout de trois jours, crises d'hystérie qui n'avaient pas reparu depuis l'accouchement. On retire le redresseur. Quelques jours plus tard, le redresseur est appliqué de nouveau; retour des mêmes accidents, qui obligent à retirer l'instrument. Recrudescence inflammatoire très aiguë, suivie de la formation d'un abcès péri-utérin, qui s'ouvre dans le rectum. Après la guérison de cet abcès, Valleix renvoie la malade, sous prétexte qu'il ne lui reste plus que des douleurs névralgiques.

Elle entre bientôt après dans le service de M. Gendrin qui, pendant trois mois, combat l'affection hystérique, dont les attaques sont journalières, au moyen des affusions froides et des antispasmodiques.

En quittant le service de M. Gendrin, la malade souffrant de plus en plus, revint, le 15 janvier 1853, pour la deuxième fois dans ma division. Elle est en proie à une fièvre intense, accompagnée de délire. Le ventre est tendu, douloureux. En déprimant ses parois, à l'hypogastre, on sent au niveau de chaque fosse iliaque, surtout à droite, une tumeur dure, fixe et très sensible à la pression. Toucher vaginal très doulouleux. Des deux côtés de l'utérus, qui est toujours en rétroversion, je retrouve les deux tumeurs perçues à l'hypogastre, avec les caractères signalés plus haut. Gastralgie intense; attaques d'hystérie quotidiennes; bruit de souffle anémique dans les carotides : — 15 sangsues sur le ventre; cataplasmes; bouillons.

Du 17 janvier au 20 mars : — une saignée de 150 gram., trois applications de 15 sangsues sur le bas-ventre; deux applications de vésicatoires volants sur les fosses iliaques; manuluves; bains; antispasmodiques; nourriture légère.

Sous l'influence de ces moyens, après de grandes variations dans la marche des accidents, la fièvre se calme et les douleurs de bas-ventre se dissipent presque entièrement. Les attaques d'hystérie continuent de revenir tous les jours, avec une égale intensité.

Le 21 mars, je constate une diminution très marquée des deux tumeurs péri-utérines, et, par suite d'un mouvement de bascule subi par la matrice, je trouve cet organe en antéversion. J'insistai sur les calmants, les antispasmodiques ; je donnai l'opium et l'asa fœtida à haute dose.

Les douleurs de bas-ventre perdirent de leur intensité, l'engorgement péri-utérin diminua graduellement. Il y eut encore deux applications de 15 sangsues, en vue de combattre les recrudescences qui succédaient aux époques menstruelles. Ces émissions sanguines ont toujours procuré du soulagement.

Quant aux attaques d'hystérie, elles se montrèrent réfractaires.

En dernier lieu, survint une anesthésie générale cutanée, à la suite des crises hystériques. Enfin, le 27 avril, la malade quitta l'hôpital d'après mes conseils.

Depuis sa sortie, elle revint me voir de temps en emps et, chose remarquable, ses attaques d'hystérie ont bientôt cessé d'elles-mêmes, et l'engorgement péri-utérin a marché peu à peu vers la résolution ; en même temps, les forces de la malade se sont relevées. Au bout de dix mois, il n'y avait plus que des traces presque imperceptibles des tumeurs péri-utérines.

Dans le courant d'avril 1856, la malade entra pour la troisième fois dans ma division.

Les tumeurs péri-utérines avaient disparu, mais il existait toujours des pertes en blanc, analogues à du blanc d'œuf (métrite interne). Je commençai le traitement direct de cette dernière affection, et, quelques semaines après, le 30 avril 1856, la malade sortit sur sa demande.

A cette époque, Marie Braun était assez bien, mais elle perdait toujours en blanc.

A peine hors de l'hôpital, elle eut à supporter de grandes fatigues, auprès d'une dame gravement malade. A la suite de ces fatigues, elle fut prise d'une toux intense qui, depuis lors, n'a pas discontinué ; en même temps elle maigrit, ses forces baissèrent rapidement, et, vers la fin du mois d'août, elle revint dans ma division, à l'Hôtel-Dieu, bien plus gravement malade que les autres fois. Ayant reconnu aussitôt qu'elle avait une tuberculisation des poumons à marche aiguë, je l'engageai à se rendre à la campagne où elle pourrait trouver un air plus salubre.

Quelques jours après sa sortie, elle entra à la Pitié, dans le service de M. Bernutz, où elle ne tarda pas à succomber, le 26 décembre 1856.

Je vais, en peu de mots, rapporter les lésions anatomiques, dont je dois la communication à l'obligeance de mon collègue M. Bernutz.

J'essayerai ensuite de démontrer qu'il n'a pas donné de ce fait une interprétation exacte.

Autopsie. — Les deux poumons étaient creusés de vastes cavernes au sommet et farcis de tubercules dans le reste de leur étendue.

Des tubercules existaient aussi dans les ganglions mésentériques et dans l'intestin, principalement dans le cæcum.

« De nombreuses adhérences péritonéales ne semblent plus faire qu'un tout de la vessie, des organes génitaux et de la fin de l'S iliaque ; ces adhérences sont beaucoup plus intimes à gauche qu'à droite. » Le feuillet péritonéal qui recouvre la vessie est plus épais qu'à l'état normal ; des brides celluleuses anciennes s'étendent de la face antérieure de l'utérus à la face postérieure de la vessie.

« On trouve très adhérente au rectum toute la partie gauche de la face postérieure de l'utérus, ainsi que tout le bord postérieur de sa face supérieure.

» Le ligament large gauche est tout incrusté d'adhérences péritonéales, qui réunissent à l'épiploon ses différents ailerons, ceux-ci entre eux et l'aileron postérieur aux courbures de l'S iliaque et au rectum, de manière à ce qu'il n'y a plus trace, à gauche, de la cavité pelvienne. Les adhérences de ce ligament large à l'S iliaque sont celluleuses, tandis qu'on trouve fibreuses, blanches, criant sous le scalpel, celles qui de ce ligament large vont au rectum.

» Les deux ovaires, adhérents par leur extrémité interne au bord correspondant de l'utérus, contenaient des tubercules crus. L'ovaire gauche, par son extrémité externe, adhérait complétement et d'une manière intime au pavillon. La trompe droite contournait l'ovaire du même côté et y adhérait intimement. Le ligament large droit renfermait un kyste séreux de la grosseur d'une noisette, interposé entre l'utérus et l'ovaire.

» Malgré toutes ces dissections, ajoute M. Bernutz, nous n'avons vu dans le tissu cellulaire des ligaments larges aucun noyau induré. La seule chose qui mérite d'être notée, c'est le *développement considérable des vaisseaux de ces ligaments*, qui formaient à la base un plexus remarquable, dont chacun des éléments avait un *calibre au moins double* de celui que présentent les mêmes vaisseaux à l'état normal. »

Dans le rectum, existaient deux ulcérations circulaires, taillées comme par un emporte-pièce dans la muqueuse épaissie et rouge à leur pourtour, et intéressant toutes les tuniques jusqu'au péritoine.

Réflexions. — Cette observation est une de celles qui ont servi à M. Bernutz pour contester l'existence du phlegmon péri-utérin chronique ou subaigu. « Dans ce fait, dit-il, nous trouvons, après la mort, pour » toute lésion, des adhérences péritonéales et une affection des ovaires, » mais sans stigmate aucun d'une inflammation antécédente du tissu » cellulaire, soit de l'utérus, soit des ligaments larges. Aussi croyons- » nous légitime de conclure que cette malade a été affectée d'une périto- » nite chronique, dont les produits simulaient des tumeurs phlegmo- » neuses. Nous croyons dès lors pouvoir rapporter à cette péritonite, » qui laissait de si nombreuses traces, et non à un phlegmon dont l'exis- » tence *n'a été indiquée par rien*, les douleurs continues que cette ma- » lade éprouvait et qui s'exaspéraient sous l'influence des causes les » plus légères, mais surtout à chaque menstruation. D'ailleurs, ces re- » tours fréquents des accidents aigus sont bien plus en rapport avec

» l'existence d'une péritonite qu'ils ne peuvent l'être avec la supposition » d'un phlegmon dont la marche habituelle n'a rien de semblable dans » tout autre tissu cellulaire. »

En lisant de semblables réflexions, on pourrait croire que M. Bernutz n'a pas eu connaissance de l'histoire complète de la maladie de Sophie Braun. Cependant je la lui ai communiquée tout entière. N'ai-je donc pas lieu d'être surpris de l'entendre déclarer que l'existence du phlegmon péri-utérin *n'a été indiquée par rien?* Il me semble pourtant qu'il est peu d'observations où cette affection apparaisse avec des caractères moins équivoques. En effet, la maladie éclate à la suite d'une couche; elle s'amende passagèrement sous l'influence d'un traitement antiphlogistique incomplet, institué par Valleix. La malade entre dans mon service quelques jours après sa sortie de la division de Valleix, et elle accuse la même série de symptômes qui, à des degrés divers, ont persisté depuis sa couche. Dès ce moment je constate, non une simple péritonite, mais deux tumeurs très volumineuses situées de chaque côté de l'utérus, remplissant une grande partie de la cavité pelvienne, et présentant tous les caractères des phlegmons péri-utérins. Si M. Bernutz venait à mettre en doute l'exactitude de mon diagnostic, je l'engagerai à lire avec attention la suite de l'observation. Il verra que la malade, sous l'influence du traitement de Valleix, par le redresseur intra-utérin, a été prise d'accidents inflammatoires aigus, qui ont abouti à l'ouverture d'un abcès dans le rectum! Est-ce ainsi, je le demande, que se comporte ordinairement la simple péritonite pelvienne? Pour moi, j'y vois, au contraire la marche habituelle du phlegmon péri-utérin, lorsqu'il vient à se terminer par suppuration. Cependant, une partie seulement de la tumeur s'était abcédée, comme j'ai pu m'en assurer par l'examen de la malade qui vint, un peu plus tard, réclamer de nouveau mes soins. Je la soumis, cette fois, à un traitement antiphlogistique proportionné à sa constitution, et je constatai, pour ainsi dire, jour par jour, la diminution graduelle de l'engorgement péri-utérin, et enfin sa disparition presque complète. Ce qui vient encore confirmer notre manière d'interpréter ces faits, c'est que l'utérus, fixe, immobile pendant longtemps, et comme enclavé entre les deux tumeurs, a tout à coup recouvré sa mobilité et subi un mouvement de bascule en avant, circonstance inexplicable dans l'hypothèse d'une péritonite.

M. Bernutz, il est vrai, argue surtout des données fournies par l'autopsie. Il objecte qu'il n'a pas trouvé trace d'engorgement phlegmoneux dans le tissu cellulaire péri-utérin. Quoi de surprenant? N'ai-je pas déclaré moi-même que tout vestige de phlegmon avait disparu à la suite du dernier traitement.

Quant aux *stigmates* de péritonite, dont M. Bernutz fait si grand cas, je suis loin d'en nier l'existence; mais, comme je l'ai dit, dans les généralités de cet ouvrage (pages 242 et 249), elles prouvent, ce que j'admets volontiers, que la péritonite partielle s'associe fréquemment à la phlegmasie péri-utérine, de même que la pleurésie accompagne presque toujours la pneumonie.

Observation LI.

Phlegmon péri-utérin. — Abcès consécutif. — Ouverture spontanée dans l'intestin et dans la vessie.
Émissions sanguines. — Révulsifs. — Purgatifs. — Calmants. — Bains. Mort.

Madame Werp..., trente ans, d'un tempérament lymphatique-nerveux, habituellement bien réglée, s'était toujours bien portée, lorsqu'au mois d'avril 1858, elle commença à ressentir des douleurs dans le bas-ventre. Tout à coup, vers la fin de juin, symptômes d'une métro-péritonite aiguë, combattue par les émissions sanguines locales, les bains, les purgatifs et les onctions mercurielles à haute dose; amélioration légère bientôt suivie d'une recrudescence des douleurs de bas-ventre, principalement à droite On constate plus tard l'existence d'une tumeur péri-utérine, qui remonte au-dessus du pubis et descend dans la cavité pelvienne; on insiste sur les émollients, les bains, les calmants et les purgatifs.

Dans les premiers jours de septembre, recrudescence inflammatoire bientôt suivie de frissons légers et d'une réaction fébrile intense. Le ventre devient plus tendu, plus douloureux; et, à la suite de coliques, la malade rend une grande quantité de pus dans les garderobes. Soulagement consécutif ; mais le ventre reste tendu, douloureux, la fièvre persiste, et chaque jour on retrouve du pus dans les déjections alvines. Vers la fin de septembre, le pus cesse de s'écouler par le rectum, et, quelques jours après, survient une nouvelle recrudescence inflammatoire : c'est alors que je vis la malade pour la première fois avec mon confrère M. le docteur Hiffelsheim.

Je la trouvai dans l'état suivant : ventre très développé, tendu, douloureux à la moindre pression. On sent, à l'hypogastre, une tumeur qui dépasse le pubis de quatre ou cinq travers de doigt, à gauche, et qui remonte jusqu'à l'ombilic du côté droit. On retrouve par le toucher vaginal la même tumeur autour de l'utérus qu'elle refoule en avant; absence de fluctuation. Constipation opiniâtre depuis huit jours, rétention de matières fécales, qui contribue à augmenter le volume de la tumeur : — onctions mercurielles, large vésicatoire sur l'hypogastre, lavements purgatifs. Garderobes abondantes qui amènent un grand soulagement. On donne de légers aliments, qui sont bien supportés.

Le 20 octobre, consultation avec M. Velpeau, qui explore la tumeur par le vagin et par le rectum, et n'y découvre aucune trace de fluctuation ; douleurs vives au moment de cet examen. Continuation des mêmes moyens.

Dès le lendemain, 21 octobre, madame Werp... fut prise d'envies fréquentes d'uriner, et elle rendit des urines qui avaient l'odeur et la couleur des matières fécales. Le 22 octobre, mêmes accidents du côté de la vessie ; les urines sont toujours fétides, et elles renferment, ainsi que j'ai pu m'en assurer moi-même, de petits grains de figues que la malade avait avalés la veille. Il n'était plus possible de douter qu'il n'y eût à la fois communication du foyer purulent avec l'intestin et la vessie.

Les jours suivants, la fièvre augmente, les vomissements reparaissent, l'appétit se perd, les forces diminuent rapidement, la diarrhée acquiert une grande intensité et, au bout de huit jours, la malade succombe, après avoir offert tous les symptômes de l'infection putride.

L'autopsie n'a pu être faite.

Des faits qui précèdent on peut tirer les conclusions suivantes :

I. — L'abcès péri-utérin n'est qu'un mode de terminaison du phlegmon péri-utérin. Il vient donc témoigner en faveur de cette dernière affection contre ceux qui sont disposés encore à en contester l'existence.

II. — L'abcès péri-utérin, comme le phlegmon dont il procède, peut se montrer chez une jeune fille vierge ; ce serait donc une erreur profonde que de le regarder toujours comme un accident puerpéral. (Obs. XLVIII.)

III. — L'abcès péri-utérin succède, soit à un phlegmon suraigu survenu d'emblée (obs. XLV, XLVI, XLVII), soit à une recrudescence inflammatoire développée dans le cours d'un phlegmon péri-utérin chronique. (Obs. XLII, XLIII, XLIV, XLVIII, XLIX, L, LI.)

IV. — La terminaison du phlegmon péri-utérin par suppuration peut résulter de l'insuffisance des moyens thérapeutiques, ou être provoquée par l'application inopportune, soit des agents mécaniques (pessaires, redresseurs intra-utérins), dans le but de remédier à une déviation de la matrice; soit des agents irritants et substitutifs, dans le but de combattre une métrite interne ou externe (cathétérisme intra-utérin, cautérisation du museau de tanche ou de la cavité utérine). (Obs. XLIII, L.)

V. — Ces observations démontrent une fois de plus la nécessité d'une exploration attentive des organes génitaux, avant de recourir à ces agents mécaniques ou substitutifs; elles prouvent en outre l'importance du précepte que nous avons posé, de ne traiter la métrite qu'après avoir obtenu la résolution du phlegmon péri-utérin.

VI. — Les abcès péri-utérins constituent des lésions extrêmement graves, qui peuvent faire succomber les malades, soit par infection putride, soit par épuisement, soit par suite d'un épanchement du foyer dans le péritoine, dans la vessie, etc.

VII. — Aussi, convient-il de prévenir la suppuration des phlegmons péri-utérins par les moyens que nous avons exposés dans nos généralités et dont une longue expérience nous a démontré l'efficacité.

VIII. — Lorsque l'abcès est formé, il ne faut pas l'abandonner aux ressources de la nature; mais, toutes les fois que la chose est possible, on doit se hâter de donner une issue au pus; dans plusieurs cas la ponction pratiquée tardivement est restée impuissante à enrayer les désordres profonds produits par le séjour prolongé du pus. (Obs. XLII, XLVII, XLIX.)

CINQUIÈME SÉRIE.

OBSERVATIONS DE GRANULATIONS INTRA-UTÉRINES.

OBSERVATION LII.

Granulations intra-utérines. — Métrorrhagie symptomatique. Anémie consécutive. — Astringents et hémostatiques longtemps employés sans succès. — Raclage de la surface interne de l'utérus. Guérison rapide.

Madame Roccard, âgée de quarante-neuf ans, d'un tempérament sanguin et d'une forte constitution, fut réglée à quatorze ans. Elle eut cinq enfants, le premier à vingt ans et le dernier à trente ans. Sans cause connue, il y a cinq ans, métrorrhagie abondante, qui dura trois semaines et qui revint ensuite tous les mois à l'époque des règles, avec la même intensité, malgré l'emploi des moyens les plus rationnels : seigle ergoté, ratanhia, grande consoude, application d'eau froide, glace sur le bas-ventre; injections vaginales froides, tamponnement, etc.

Ayant consulté inutilement plusieurs médecins, la malade se décida à entrer à la Pitié, dans ma division, au mois de novembre 1851. Elle était pâle et très anémique; bruit de souffle vasculaire continu; abaissement des forces, digestions difficiles depuis quelque temps, en outre perte plus abondante que de coutume : — manuluves; boissons froides acides et amères, ferrugineux; position horizontale.

Au bout de six semaines, la malade se trouvant mieux sort sur sa demande.

Un mois après, retour de la perte utérine. Appelé à donner des soins à madame Roccard, je la trouvai, le 11 avril 1852, dans l'état suivant : décoloration générale de la peau, anémie au plus haut degré; utérus en antéversion très engorgé et douloureux à la pression.

Le col utérin était peu injecté et par son orifice s'écoulait un liquide sanguinolent provenant de la cavité utérine : — cautérisation du museau de tanche avec le caustique de Vienne solidifié. Persistance de la métrorrhagie au même degré. Au bout de quinze jours, raclage de la surface interne de l'utérus avec la curette de Récamier. Cette opération fut peu douloureuse. Je la répétai trois fois à quatre jours d'intervalle, et chaque fois, je retirai quatre ou cinq granulations rougeâtres, fongueuses, grosses comme un pois à cautère : — sinapismes sur les membres supérieurs, cautérisation avec le caustique de Vienne, seigle ergoté.

A dater de ce jour, la métrorrhagie n'a point reparu ; je recommandai le repos absolu au moment des règles ; puis je soumis madame Roccard à un régime tonique (fer, quinquina, etc.).

Sous l'influence de ce traitement les forces se relevèrent et, depuis lors, la malade a continué de jouir d'une excellente santé.

Observation LIII.

Granulations intra-utérines. — Métrorrhagie symptomatique. Métrite interne. — Rétroversion. Émissions sanguines. — Astringents. — Bains froids. — Amélioration passagère. — Raclage de la face interne de la matrice. Cautérisations intra-utérines. Guérison

Frank (Rachel), trente ans, d'un tempérament sanguin-bilieux, d'une bonne constitution, entra à la Pitié dans ma division, le 7 mars 1853. Réglée à dix-huit ans, elle a eu trois enfants dont deux à terme. Quatre mois après sa dernière couche, à vingt six ans, pertes en blanc avec troubles gastriques. Ces accidents ont été attribués d'abord à un abaissement de l'utérus : —bains, cataplasmes, injections astringentes, application d'un pessaire.

Bientôt, perte en rouge avec douleurs et sentiment de pesanteur dans le bas-ventre. Trois mois après l'invasion de la métrorrhagie, Frank entra dans ma division à l'hôpital Cochin, en 1851 : — quatre saignées du bras de 90 grammes, qui, dans l'espace de cinq semaines, furent suivies d'une telle amélioration que la malade se crut guérie et demanda sa sortie.

Retour des mêmes accidents au bout de quelques semaines. Divers moyens sont employés inutilement ; la malade continue d'avoir des pertes utérines. Elle entre de nouveau dans ma division en 1852. Les émissions sanguines arrêtent la métrorrhagie aussi vite que la première fois ; la malade quitte l'hôpital avant sa guérison.

Un mois après sa sortie, nouvelle métrorrhagie qui dure deux mois. La malade entre dans le service de mon collègue M. Gendrin. Bains de siège froids et prolongés, manuluves, repos au lit.

Au bout de six semaines la malade demande sa sortie, et, à peine hors de l'hôpital, les accidents reviennent avec la même intensité. Enfin après avoir essayé en vain diverses médications, elle rentra, pour la troisième fois, dans ma division.

Etat actuel, 8 mars : faiblesse extrême ; la malade peut à peine se tenir debout ; utérus en rétroversion, augmenté de volume, et sensible à la pression ; le museau de tanche présente une teinte pâle; écoulement d'un liquide sanguinolent par l'orifice utéro-vaginal. En raison de la persistance des pertes utérines, soit en rouge, soit en blanc, je soupçonnai l'existence de granulations intra-utérines. Raclage de la face interne de l'utérus, qui ramène une huitaine de granulations rouges, injectées, grosses comme un grain de chènevis. Au bout de huit jours je répète cette opération et j'extrais encore trois granulations. La métrorrhagie diminue rapidement et elle cesse le 19 mars.

Le 25 mars, persistance de leucorrhée. Cautérisations intra-utérines.

A dater de ce moment la malade va de mieux en mieux et, le 15 mai, elle sort guérie.

J'ai revu plusieurs fois la malade, dont la guérison ne s'est pas démentie.

Observation LIV.

Granulations intra-utérines. — Métrorrhagie.
Raclage de la face interne de l'utérus.
Guérison.

Madame Val..., âgée de trente-cinq ans, d'un tempérament nerveux, d'une assez bonne constitution, mère de trois enfants, avait depuis dix-huit mois des pertes utérines abondantes qui se renouvelaient tous les mois, à l'époque des règles, et duraient de douze à quinze jours. On employa inutilement contre cet accident le seigle ergoté, le ratanhia, l'eau de Rabel, l'eau froide sur le ventre, etc.

Etat actuel, mai 1853 : aménorrhée depuis six semaines ; douleurs dans le bas-ventre des deux côtés; sentiment de pesanteur dans cette région et de tiraillement dans les reins ; pertes en blanc.

En raison du retard dans la menstruation, je soupçonnai un commencement de grossesse et je tins la malade en observation. Je me bornai à lui conseiller le repos.

Le mois suivant, métrorrhagie abondante pendant quinze jours. Cet accident s'étant répété plusieurs mois de suite, je pensai qu'il était lié à l'existence de granulations intra-utérines. Je raclai à trois reprises, à huit jours d'intervalle, la surface interne de l'utérus. Je retirai six granulations du volume d'un pois à cautère.

Ces opérations ne furent suivies d'aucun accident.

Les pertes s'arrêtèrent le 14 juillet après le second raclage, et, vers la fin du mois, les règles vinrent à leur époque habituelle et sans douleur. Depuis lors, elles sont venues régulièrement sans aucun accident, et la guérison s'est bien maintenue.

Observation LV.

Granulations intra-utérines — Métrorrhagie.
Raclage de la surface interne de l'utérus. — Cautérisations intra-utérines.
Fer. — Quinquina.
Guérison.

Madame Don..., âgée de quarante-quatre ans, d'un tempérament sanguin et d'une forte constitution, mère de trois enfants, dont le plus jeune avait douze ans, vint me consulter au mois de mai 1854. Depuis dix-huit mois elle avait, tous les mois, à l'époque des règles, des pertes très abondantes, qui duraient de dix-huit à vingt jours. Elle était affaiblie et très anémique ; elle éprouvait des éblouissements, des vertiges et divers troubles gastriques.

Le seigle ergoté, le ratanhia, les bains froids, les injections froides, le régime froid, les bains de mer, tout avait été essayé sans succès par son médecin ordinaire. L'action du froid, loin de diminuer la perte utérine, ne faisait souvent que l'augmenter.

L'utérus était en antéversion ; le col abaissé, d'une consistance ferme et d'un gros volume ; l'orifice était dilaté ; le corps dépassait le pubis de trois ou quatre travers de doigt.

Au bout de quelques jours, je raclai la surface interne de l'utérus avec la curette de Récamier et je retirai cinq granulations rougeâtres et vasculaires. L'opération ne fut pas douloureuse ; je la répétai huit jours après. Le mois suivant, la métrorrhagie reparut, mais elle ne dura que dix jours au lieu de dix-huit.

Je fis encore trois autres opérations et je retirai huit granulations ; les règles reparurent, mais ne durèrent que sept ou huit jours. Comme la malade voyait en blanc dans l'intervalle des époques, je pratiquai sept cautérisations intra-utérines avec le nitrate d'argent liquide, qui firent bientôt cesser la leucorrhée. En même temps, madame Don... fut soumise à un traitement tonique et à un régime réparateur.

Au bout de cinq mois madame Don... put retourner dans son pays complétement guérie.

Observation LVI.

Granulations intra-utérines. — Métrorrhagie. — Antéversion. Engorgement de l'utérus. Raclage de la surface interne de l'utérus. — Cautérisations intra-utérines. Cathétérisme utérin. Guérison.

Madame Trez..., âgée de quarante-quatre ans, d'une bonne constitution, d'un tempérament sanguin-bilieux, mère de trois enfants, me consulta en juin 1856. Depuis deux ans, elle avait des pertes utérines qui devenaient de plus en plus abondantes, et contre lesquelles avaient échoué les moyens les plus variés. Depuis sept ans, date de sa dernière couche, elle perdait en blanc. Elle était aussi sujette à des alternatives de diarrhée et de constipation, et souvent elle rendait des selles glaireuses. Enfin ses forces avaient baissé très rapidement, et son teint indiquait une anémie profonde.

Utérus en antéversion ; col engorgé ; orifice utéro-vaginal dilaté au point d'admettre facilement l'extrémité du doigt indicateur ; corps utérin volumineux, sensible à la pression ; écoulement par la vulve d'une grande quantité de matières muqueuses, analogues à du blanc d'œuf et parfois teintes de sang ; sentiment continuel de pesanteur dans le bas-ventre et de tiraillement dans les reins.

Au spéculum, col rouge, injecté, baigné de mucosités visqueuses, rosées et provenant de la cavité utérine.

Bruit de souffle continu dans les gros vaisseaux du cou ; palpitations ; essoufflement, etc. Ventre gonflé et tendu ; pas de fièvre.

Raclage de la surface interne de l'utérus avec la curette de Récamier, à trois reprises, à trois jours d'intervalle : je retirai huit granulations rougeâtres. L'opération n'occasionna que des souffrances passagères. La métrorrhagie fut complétement arrêtée, mais la leucorrhée persista.

Alors je cautérisai sept fois, à huit jours d'intervalle, la surface interne de l'utérus. Les pertes blanches diminuèrent peu à peu et finirent par disparaître.

Après trois mois de traitement, les forces revinrent rapidement; l'embonpoint reparut, et aujourd'hui la santé est excellente.

Observation LVII.

Phlegmon péri-utérin chronique. — Métrite interne. — Métrorrhagie. Émissions sanguines. — Curette. — Cautérisations intra-utérines. Vésicatoires. — Bains. — Repos. — Régime sévère. Guérison.

Madame Vanbes..., âgée de vingt-huit ans, d'un tempérament sanguin et d'une bonne constitution, éprouvait depuis trois ans, à la suite de sa couche, des douleurs dans le bas-ventre, du côté droit. Les règles étaient régulières, mais se prolongeaient avec une grande abondance sous la forme de pertes, pendant dix à douze jours. Dans l'intervalle des époques, pertes blanches analogues à du blanc d'œuf; sentiment de pesanteur dans le bas-ventre et de tiraillement dans les reins; marche pénible; recrudescence des douleurs à l'approche des règles.

Dix-huit mois après l'invasion de ces accidents, madame Vanbes... consulta son médecin ordinaire, qui lui fit faire des injections froides et astringentes, et lui ordonna du seigle ergoté et du ratanhia.

Ces moyens furent continués pendant cinq mois sans succès. Alors la malade entra à Beaujon, dans le service de M. Robert : — Ferrugineux, quinquina; applications de ventouses sur les reins. Au bout de deux mois, elle quitta l'hôpital sans avoir été soulagée.

Lorsque madame Vanbes... vint me consulter, au mois d'octobre 1855, elle était très pâle; l'abdomen était tendu, douloureux à droite; l'utérus, en antéversion, était très volumineux et très sensible à la pression; son orifice externe, largement dilaté, laissait suinter continuellement un liquide muqueux et filant comme du blanc d'œuf. Dans le ligament large droit, on sentait une tumeur non fluctuante et adhérente à la matrice; sa base était parcourue par une artériole; les vaisseaux utérins étaient un peu plus développés que d'ordinaire. Les douleurs du bas-ventre s'irradiaient dans la vulve, dans les reins, dans le flanc droit et dans la moitié supérieure de la cuisse, qui était engourdie. Constipation habituelle; digestions difficiles; nausées fréquentes.

Au spéculum, le col était rouge et très injecté.

A cause de la grande sensibilité de l'utérus et des ligaments larges, je me contentai d'abord de mettre la malade au repos, de diminuer le régime de moitié, de tenir le ventre libre et de prescrire des manuluves, des cataplasmes laudanisés sur l'abdomen, des quarts de lavements laudanisés chaque soir, des bains et des frictions avec la pommade d'iodure de plomb.

A la fin du mois d'octobre, deux saignées de 150 grammes, à huit jours de distance. Les règles, venues à leur époque ordinaire, durèrent huit jours, au lieu de dix ou douze comme auparavant.

Le lendemain des règles (en novembre), saignée de 125 grammes; puis, à dix jours d'intervalle, deux applications de ventouses de 45 gr. Chaque émission sanguine fut suivie d'un soulagement marqué.

En décembre, les règles vinrent avec moins d'abondance, à leur époque ordinaire, et durèrent huit jours : — Deux saignées de 100 grammes; deux applications de ventouses scarifiées.

En janvier, deux nouvelles applications de ventouses, qui amenèrent une grande amélioration et calmèrent les douleurs de reins. Les règles furent encore moins douloureuses et moins abondantes que les mois précédents.

En février, je constatai la disparition du phlegmon péri-utérin et je raclai la surface interne de l'utérus avec la curette, qui ramena six granulations, d'une teinte rosée assez foncée, molles, vasculaires, les unes arrondies, les autres oblongues. Douleurs dans le côté droit pendant l'opération. Huit jours après, je répétai le raclage et je retirai encore deux granulations très petites. Enfin, la semaine suivante, cautérisation intra-utérine avec le porte-caustique de Lallemand, suivie d'une application de ventouses.

En mars, les règles ne durèrent que cinq jours et furent peu douloureuses; la leucorrhée avait beaucoup diminué et la malade se trouvait très soulagée. — Trois nouvelles cautérisations intra-utérines. Cessation complète des pertes blanches et des douleurs.

Je fis porter à la malade, qui se plaignait d'un sentiment de pesanteur dans le bas-ventre, une ceinture abdominale avec pelote périnéale, dont elle put bientôt se passer.

Depuis lors, madame Vanbes... a continué de jouir d'une bonne santé.

Des observations qui précèdent, nous croyons pouvoir conclure :

1° Qu'il est une forme de métrorrhagie rebelle à tous les moyens habituellement employés contre ce genre d'affection ;

2° Que cette forme de métrorrhagie est causée et entretenue par la présence de granulations fongueuses, très vasculaires, sur la muqueuse utérine ;

3° Qu'il n'est possible de faire cesser l'hémorrhagie qu'en détruisant les fongosités intra-utérines au moyen de la curette de Récamier ;

4° Que cette opération est sans danger, lorsqu'elle est pratiquée suivant les règles, et surtout lorsqu'il n'existe aucune complication inflammatoire, soit dans l'utérus, soit dans le tissu cellulaire péri-utérin ;

5° Dans les cas où ces complications existent, il faut préalablement les combattre par des moyens appropriés. (Obs. LIII, LVII.)

6° La cautérisation intra-utérine, à la suite du raclage, n'est indispensable que s'il existe encore des signes de métrite interne chronique. (Obs. LIII, LV, LVI, LVII.)

SIXIÈME SÉRIE.

OBSERVATIONS RELATIVES A CERTAINS ACCIDENTS SYMPTOMATIQUES DES AFFECTIONS UTÉRINES.

Observation LVIII.

Phlegmon péri-utérin chronique du côté gauche et dans la cloison rétro-utérine. — Métrorrhagie. — Accidents intercurrents et métro-péritonite aiguë. — Troubles gastriques symptomatiques. Émissions sanguines. — Vésicatoires volants. — Cataplasmes émollients. Bains. — Régime sévère. — Repos. Guérison.

Madame Lap..., âgée de trente-six ans, douée d'un tempérament sanguin et d'une bonne constitution, eut, à l'âge de vingt-deux ans, un enfant dont elle accoucha heureusement ; cependant elle ressentit, depuis lors, à des intervalles plus ou moins éloignés, des douleurs dans le bas-ventre, surtout à gauche ; mais ces douleurs étaient supportables. En 1843, à la suite d'une émotion morale très pénible, madame Lap.... fut prise d'une métrorrhagie abondante, qui s'accompagna de fièvre et de douleurs plus vives dans le bas-ventre. Les émissions sanguines, les émollients et le repos mirent fin à cet accident, et, au bout de six semaines, la malade put reprendre ses occupations.

A dater de ce moment, les règles furent moins régulières que de coutume, et tantôt avancèrent, tantôt retardèrent. La quantité de sang fut aussi très variable. Chaque époque était accompagnée de douleurs très vives dans le bas-ventre du côté gauche. Les pertes blanches, qui existaient depuis douze ans, devinrent plus considérables ; cependant il n'y avait encore jusque-là rien de très grave. Mais, au mois de mars 1845, madame Lap.... fut prise de tous les symptômes d'une métro-péritonite aiguë, à la suite d'une époque menstruelle. Les émissions sanguines répétées, les onctions mercurielles, les bains, etc., ne tardèrent pas à amener une amélioration très grande. Trois semaines après l'invasion de la métro-péritonite, quand le ventre fut moins douloureux, je fis l'examen des organes génitaux.

Je constatai l'existence d'une tumeur considérable dans le bas-ventre, dépassant le pubis de cinq travers de doigt, et qui me parut formée par un engorgement de l'utérus. Sous l'influence du repos, du régime, des bains, des cataplasmes émollients, le volume de la tumeur diminua un peu ; mais, quatre mois après, émotion morale, immédiatement suivie d'une rechute. Cette fois les souffrances furent plus vives à droite qu'à gauche et bientôt gagnèrent la hanche, la jambe et le pied même : — Émissions sanguines. Persistance de l'engorgement ; concentration des douleurs dans le bas-ventre ; fièvre permanente ; vomissements incoercibles ; règles presque nulles et fort douloureuses ; leucorrhée abondante et fétide ; amaigrissement progressif ; ensemble des symptômes d'une affection cancéreuse, pendant cinq mois.

Lisfranc et M. Serres furent appelés en consultation, et tous trois nous fûmes d'avis, malgré l'épuisement de la malade, de faire une saignée de 30 grammes, que je pratiquai immédiatement. Cette émission sanguine fut suivie d'un grand soulagement, d'une diminution de la fréquence du pouls, ainsi que des vomissements. Au bout de six semaines, après une seconde saignée, les vomissements cessèrent complétement. A partir de ce moment, la malade alla de mieux en mieux, et, deux mois et demi plus tard, elle entrait en convalescence, après un an environ de traitement.

La tumeur a diminué peu à peu de volume, et a fini par disparaître tout à fait, sous l'action d'un traitement composé d'émissions sanguines, saignées et sangsues, de vésicatoires volants sur le bas-ventre, de cataplasmes et du repos. Madame Lap... se rétablit si bien qu'elle devint pléthorique, et qu'il fallut lui faire tous les ans une saignée.

En 1851, cette malade fut reprise de nouveaux accidents; les vomissements reparurent comme la première fois, mais les douleurs du bas-ventre furent beaucoup moins intenses. Un de nos honorables confrères de Poitiers essaya sans succès différents moyens, pendant trois mois : régime varié; eau de Seltz, de Vichy; calmants, etc. La malade continua de souffrir de l'estomac, elle devint très pâle, très maigre, et au mois de janvier 1852, elle revint à Paris.

L'insuccès de ces médications me fit présumer que les accidents gastriques étaient liés de nouveau à une affection de l'utérus, et ce qui me confirmait dans cette pensée, c'est que les vomissements devenaient plus fréquents à l'époque des règles. Je trouvai, en effet, l'utérus douloureux à la pression, le corps un peu augmenté de volume et en rétroversion, les artères utérines plus développées que de coutume, et des pertes blanches analogues à du blanc d'œuf. Aucune trace d'engorgement en dehors de l'utérus.

Malgré la faiblesse de la malade, je lui pratiquai une saignée du bras de 125 grammes, qui amena un soulagement immédiat. Dès le lendemain, les vomissements diminuèrent; deux jours après, nouvelle saignée, nouveau soulagement. Je répétai ainsi la saignée (70 à 80 gr.), tous les deux ou trois jours. Au bout d'une semaine, les bouillons et les potages étaient très bien supportés. Après quinze jours, la malade prenait du poulet, et bientôt elle rentrait graduellement dans ses habitudes ordinaires. En un mois, après neuf saignées, la guérison fut complète.

Madame Lap.... a continué de jouir d'une excellente santé, et n'a jamais rien ressenti de ses anciennes douleurs.

Observation LIX.

Métrite interne. — Phlegmon péri-utérin chronique à gauche.
Dyspepsie symptomatique. — Antéversion de l'utérus.
Émissions sanguines. — Vésicatoires. — Bains. — Repos. — Régime sévère.
Cautérisation transcurrente.
Guérison.

Madame Op..., âgée de vingt-huit ans, d'un tempérament nerveux-sanguin, et d'une assez bonne constitution, fut menstruée à quinze ans; ses règles furent toujours accompagnées de migraines. A dix-neuf ans, elle eut un enfant et, après sa couche, elle commença à perdre en blanc. Trois années plus tard, elle ressentit des douleurs dans le bas-ventre, du côté gauche; et, depuis dix-huit mois, elle éprouve des accidents dyspeptiques. Chaque repas est suivi d'un sentiment de pesanteur dans la région de l'estomac, d'éructations gazeuses, quelquefois de nausées, jamais de vomissements. Diminution de l'appétit; état saburral très prononcé de la bouche; constipation opiniâtre, abaissement des forces.

Appelé près de la malade, vers le mois de février 1854, j'essayai d'abord de combattre les troubles digestifs, pendant deux mois, par les moyens les plus variés (vésicatoires, huile de croton en frictions, etc.). L'insuccès de ce traitement me fit penser que les accidents étaient liés à une affection de l'utérus.

Le toucher vaginal fut très douloureux. L'utérus était en antéversion; le col peu volumineux, douloureux au toucher et recouvert de quelques granulations; le corps, très sensible à la pression, offrait son volume normal.

A gauche, au fond du cul-de-sac vaginal, je rencontrai une tumeur grosse comme un œuf de pigeon, séparée de l'utérus par un sillon, mobile, non fluctuante et descendant environ à 2 centimètres au-dessus du museau de tanche. A sa surface inférieure rampait une artère grosse comme la radiale, et qui allait se perdre dans le col de la matrice. De ce point, les douleurs se propageaient dans le bas-ventre, dans la vulve, dans les reins, dans la cuisse et jusque dans le genou, avec un caractère tout névralgique. Par la vulve, s'écoulait un liquide muqueux, analogue à du blanc d'œuf, qui sortait en abondance de l'orifice utéro-vaginal.

Je soumis madame Op... au traitement suivant : — Du mois d'avril 1854 au mois de novembre, deux saignées chaque mois, de 50 à 60 gr.; — en novembre, trois applications de ventouses scarifiées (45 gr.); — en décembre, une saignée de 60 gr.; — en février 1855, une saignée de 50 gr.; — en même temps, bains, cataplasmes; régime sévère.

Les émissions sanguines amenèrent un soulagement d'abord peu marqué; chaque époque menstruelle était accompagnée d'une recrudescence des accidents gastriques. Mais bientôt les digestions se firent mieux, les éructations gazeuses devinrent plus rares, et l'amélioration se manifesta rapidement. Je posai sur l'estomac quelques vésicatoires et quelques ventouses sèches.

Après de nombreuses alternatives de bien et de mal, la guérison semblait certaine, lorsqu'une violente émotion morale ramena tous les accidents, à la fin de décembre 1854. Je combattis aussi cette rechute par les émissions sanguines, et je ne tardai pas à triompher entièrement des troubles digestifs.

Mais la persistance de la métrite interne entretenait encore les douleurs névralgiques des lombes et des membres inférieurs.

Je fis alors (février 1855) deux cautérisations transcurrentes superficielles avec le fer rouge, et les souffrances diminuèrent.

Au mois d'avril, les règles ne venant pas, je présumai un commencement de grossesse. Néanmoins, comme les douleurs du bas-ventre et des membres inférieurs n'avaient point disparu complétement, que les accidents gastriques, quoique peu intenses, se reproduisaient, je promenai le fer rouge sur l'estomac et les parties douloureuses. Les digestions se rétablirent; les douleurs disparurent, et la leucorrhée diminua.

La malade eut une grossesse et une couche heureuses.

Le mari de la malade, que j'ai vu tout récemment, m'a assuré que la guérison ne s'était pas démentie depuis quatre ans.

Observation LX.

Métrite interne chronique. — Phlegmon péri-utérin à gauche.
Rétro-latéro-antéflexion. — Dyspepsie symptomatique.
Émissions sanguines. — Curette. Cautérisations intra-utérines.
Cautérisation transcurrente.
Guérison.

Mademoiselle Carp..., âgée de vingt-trois ans, d'une bonne constitution, d'un tempérament sanguin, bien réglée depuis l'âge de quatorze ans et demi, fut prise, au mois de janvier 1850, d'une dyspepsie intense, contre laquelle diverses médications avaient été employées sans succès par le médecin ordinaire de la malade.

Le 12 mars, mademoiselle Carp... vint réclamer mes conseils, je la trouvai dans l'état suivant : sentiment de douleur et de pesanteur dans la région de l'estomac, surtout après les repas ; éructations fréquentes de gaz ; dégoût prononcé pour les aliments ; les bouillons, les échaudés et les pommes de terre, pris en petite quantité, étaient seuls tolérés par l'estomac. D'ailleurs jusqu'ici pas de vomissements.

Vésicatoires volants, huile de croton tiglium en onctions sur le ventre, alimentation légère à une température différente, eaux de Seltz et de Bussang, continués pendant deux mois et demi, n'eurent aucune action sur les phénomènes dyspeptiques.

Je soupçonnai alors que les troubles gastriques avaient leur origine ailleurs que dans l'estomac, et je présumai que l'utérus n'y était pas étranger.

J'appris, en effet, que mademoiselle Carp... souffrait, depuis cinq ans, dans le bas-ventre, à gauche, surtout à l'époque des règles ; qu'elle perdait beaucoup en blanc depuis la même époque, et que sa jambe gauche était un peu affaiblie.

Je m'assurai ensuite, par le toucher rectal, qu'il existait dans le ligament large gauche une tumeur grosse comme une noix, douloureuse à la pression, solide, non fluctuante.

Du 1er août au 15 septembre 1850, huit saignées de 80 à 90 grammes, cataplasmes laudanisés, repos absolu.

Chaque saignée fut suivie d'un grand soulagement, et, immédiatement après la seconde saignée, les digestions devinrent plus faciles. J'augmentai graduellement la dose des aliments, qui furent de mieux en mieux tolérés. Enfin, au bout de six semaines, les phénomènes dyspeptiques avaient entièrement disparu.

La malade se considéra comme guérie, et elle partit pour la campagne. Le mieux continua pendant trois mois ; puis, à la suite d'une émotion morale, retour des douleurs de bas-ventre, à un faible degré. Longtemps les souffrances restent peu intenses ; plus tard, elles prennent de l'accroissement et elles obligent la malade à venir réclamer de nouveau mes soins.

Le 1er janvier 1852, dix-huit mois après cette rechute, je soumis mademoiselle Carp... à un second traitement, que je continuai jusqu'au mois de juillet, et qui ne réussit pas aussi bien que le premier.

Grâce aux émissions sanguines, aux calmants, au repos et à un régime sévère, je parvins encore à obtenir une guérison apparente.

En 1853, deuxième rechute, qui céda aux mêmes médications. (Dix saignées de 60 grammes, quatre applications de ventouses scarifiées, trois vésicatoires volants, régime sévère.)

En 1854, troisième rechute, plus grave que les précédentes, à la suite d'une vive émotion morale. Cette fois, la saignée générale n'amène aucun soulagement; les ventouses scarifiées produisent un effet plus favorable.

En janvier 1855, nouvelle recrudescence inflammatoire. (Ventouses scarifiées, calmants, chloroforme, opiacés, vésicatoires.) Malgré ces médications, l'état de la malade s'aggrave de plus en plus; tout à coup abolition presque complète des mouvements dans les membres inférieurs; hyperesthésie musculaire, anesthésie cutanée générale.

J'eus alors recours à la cautérisation transcurrente superficielle avec un grand succès. Immédiatement après l'opération les douleurs disparurent, et la malade, qui, un instant auparavant, pouvait à peine remuer les membres inférieurs, fut en état de se lever et de faire quelques pas.

Chaque fois que les douleurs revinrent, la même médication fut employée avec le même succès.

Persuadé que le retour des accidents était lié à la métrite interne, je fis comprendre à la malade et à sa mère qu'il était nécessaire d'attaquer directement cette affection.

Elle y consentit enfin, après bien des hésitations.

A dater de ce moment, je pratiquai successivement le cathétérisme utérin, le raclage de la surface interne de l'utérus, et, en dernier lieu, je fis une douzaine de cautérisations intra-utérines. Ces opérations furent d'abord très douloureuses; mais elles finirent par amener la cessation complète des souffrances et des pertes en blanc.

En 1856, mademoiselle Carp... est allée à la campagne, et depuis lors elle a continué de jouir d'une bonne santé.

Observation LXI.

Métrite interne chronique. — Gastralgie et vomissements symptomatiques. Flexion de l'utérus en forme d'S iliaque. Émissions sanguines. — Vésicatoires. — Cautérisations du col et du corps. Guérison.

Boutmy (Fanny), couturière, âgée de trente ans, anémique ; réglée à dix-neuf ans ; menstruation pénible, jeune fille vierge ; leucorrhée depuis huit ans. Il y a six ans, fièvre typhoïde ; et depuis : flueurs blanches plus abondantes, maux et crampes d'estomac ; vomissements presque continuels ; douleurs névralgiques dans le bas-ventre, surtout à gauche, s'irradiant dans les reins et dans les membres inférieurs ; douleurs utérines expulsives fréquentes. Tous ces phénomènes s'exaltaient sous forme de crises à chaque époque menstruelle.

Pendant longtemps, et à plusieurs reprises, la malade prit du fer, du quinquina, de la poudre de charbon, de la glace, de l'eau de Seltz ; on lui appliqua sur l'hypogastre des calmants et des révulsifs ; ce fut en vain.

En 1853, elle entra une première fois dans mon service à la Pitié. En quatre mois, elle eut deux saignées de 50 à 60 gramm., huit ou dix fois les sangsues, quinze fois les ventouses, deux vésicatoires sur l'estomac, de la glace, des bains, des lavements, et, en outre, repos, régime sévère.

Elle sortit en voie de guérison : ses vomissements et ses crises avaient cessé ; mais ses douleurs de bas-ventre reparaissaient encore à l'époque des règles.

Trois mois après (le 2 mai 1854), Fanny Boutmy rentra dans mon service. Les troubles gastralgiques avaient reparu, et les douleurs de bas-ventre s'étaient accrues, sous l'influence de la métrite interne, qui n'avait été qu'améliorée par le premier traitement.

Deuxième traitement : — Mai, deux applications de ventouses scarifiées sur les lombes ; une cautérisation intra-utérine avec le porte-caustique de Lallemand ; bains. Les règles sont peu douloureuses ; les vomissements cessent.

Juin : deux cautérisations intra-utérines avec le nitrate d'argent ;

une application de six ventouses scarifiées sur les reins. La leucorrhée diminue, les troubles gastralgiques se dissipent de plus en plus.

Juillet : traitement *ut supra;* bains, vésicatoire volant sur l'hypogastre. Les règles viennent sans souffrances ; les digestions sont excellentes ; les douleurs de bas-ventre et la leucorrhée disparaissent.

La malade sort guérie, le 12 août 1854.

OBSERVATION LXII.

Métrite interne chronique. — Phlegmon péri-utérin chronique à droite. Entérite glaireuse symptomatique. — Vaginite. — Chloro-anémie. Émissions sanguines. — Bains. — Vésicatoires. — Calmants. Repos. — Régime sévère. Guérison.

Mademoiselle L..., âgée de vingt-trois ans, d'un tempérament sanguin-nerveux et d'une assez bonne constitution, régulièrement menstruée depuis l'âge de quatorze ans et demi. A dix-huit ans, pertes blanches; règles douloureuses ; souffrances dans le bas-ventre du côté droit.

Depuis deux ans, augmentation croissante des douleurs ; sensibilité des parois abdominales ; distension énorme de l'abdomen, comme dans la grossesse ; exagération de l'appétit, alternatives de constipation et de diarrhée, glaires rendues en abondance par les garde-robes : exaltation de ces phénomènes à l'époque des règles.

Diminution des forces et de l'embonpoint.

Les amers, les ferrugineux, les préparations iodées, un régime substantiel, les exercices corporels, qu'on avait longtemps prescrits, n'aboutirent à aucun résultat favorable.

Je vis la malade en juin 1852, et je traitai les accidents gastro-intestinaux par des onctions d'huile de croton tiglium sur l'abdomen ; il s'en suivit une amélioration notable, mais de courte durée.

Deux mois après, les mêmes phénomènes morbides avaient reparu avec toute leur intensité. L'existence d'une leucorrhée abondante, d'une dysménorrhée, de douleurs vives dans le bas-ventre, dans les reins, les lombes et la cuisse, me firent soupçonner qu'une métrite interne chronique, et probablement aussi un phlegmon péri-utérin du côté droit, étaient le point de départ de tous ces accidents. L'état de la jeune personne ne me permit pas de m'en assurer par une exploration directe.

Je la soumis au traitement suivant : — Août, quatre saignées de 125 à

150 grammes; — septembre, quatre saignées de 125 grammes; — octobre, deux saignées de 60 grammes; — novembre, deux saignées de 60 grammes. En même temps, calmants à l'intérieur, bouillons, potages, repos, bains souvent répétés.

Ces moyens amenèrent une amélioration très sensible. Au bout de quatre mois, l'appétit boulimique était calmé, le ventre s'était affaissé, les phénomènes d'entérite glaireuse avaient disparu, les douleurs lombo-ovariques étaient presque entièrement dissipées; mais la malade éprouvait tous les signes d'une vaginite : sensation de chaleur et de cuisson à la vulve, pertes blanches abondantes. Pendant deux mois, elle cessa tout traitement et se mit à un régime plus substantiel.

Au mois de février 1853, les souffrances reparurent, mais avec moins d'intensité que la première fois.

J'entrepris, pendant cinq mois, un nouveau traitement, qui consista en saignées de 80 à 60 grammes, plusieurs vésicatoires volants sur les fosses iliaques, bains, calmants à l'intérieur.

Ce traitement amena un état anémique assez prononcé, accompagné de crises hystériformes, qui cédèrent à l'administration des antispasmodiques et, en particulier, de l'éther; mais il eut aussi pour résultat de faire entièrement cesser les douleurs et les troubles digestifs, de rendre au ventre son volume et sa souplesse ordinaires et de dissiper les symptômes de vaginite.

Mademoiselle L... reprit des forces et de l'embonpoint sous l'influence des ferrugineux et d'un régime tonique.

En septembre 1853, sa guérison était complète.

Observation LXIII.

Métrite interne chronique. — Entérite glaireuse symptomatique. — Rétro-antéflexion. — Cathétérisme utérin. — Ceinture abdominale avec pelote périnéale — Huile de croton tiglium. Amélioration.

Mademoiselle Bou..., âgée de vingt-neuf ans, d'un tempérament lymphatique-nerveux, d'une constitution peu forte, fut réglée à quatorze ans. A seize ans, pertes blanches, douleurs dans le bas-ventre, spécialement à gauche, menstruation très irrégulière, digestions pénibles, sentiment de pesanteur à l'épigastre, d'étouffement, de boule qui remontait dans l'estomac derrière le sternum; coliques, éructations gazeuses, ventre gonflé et tendu, sensation de tiraillement dans les reins, qui rendait la marche pénible; constipation opiniâtre, alternant avec des diarrhées glaireuses assez abondantes.

La malade avait consulté un grand nombre de médecins. Les ferrugineux, le safran, l'armoise en grande quantité, les calmants, les bains chauds et froids, le charbon végétal, les bains de pieds, les sangsues, etc., n'avaient produit aucun effet avantageux.

Lorsque je fus appelé auprès de mademoiselle Bou... (mars 1854), elle n'avait pas eu ses règles depuis quatre mois ; ses pertes blanches avaient augmenté et ses douleurs de bas-ventre et d'estomac s'étaient accrues au point de rendre la station et la marche impossibles.

Je constatai tous les signes d'une métrite interne chronique, et je rattachai à cette affection toute la série de phénomènes que je viens d'énumérer.

Je pratiquai d'abord le cathétérisme utérin (avec l'assentiment de la malade), dans le but d'émousser la sensibilité de la muqueuse utérine et de dilater le conduit utérin. Bains, injections émollientes, ceinture abdominale avec pelote périnéale. Amélioration très marquée, règles faciles et à peine douloureuses, diminution de la leucorrhée. Cependant, malgré l'emploi du sous-nitrate de bismuth, de l'eau de Vichy, du bicarbonate de soude, des vésicatoires à l'épigastre, les douleurs d'estomac et les troubles intestinaux persistèrent pendant un an.

Je fis pratiquer alors, à un mois d'intervalle, deux onctions d'huile de croton tiglium sur l'abdomen, et depuis lors le ventre est moins tendu, moins gonflé ; les pertes blanches ont encore diminué, les règles ont reparu avec régularité. Les digestions se font plus facilement et ne sont plus accompagnées des mêmes accidents qu'autrefois ; en un mot, la malade est très soulagée, sinon entièrement guérie.

Observation LXIV.

Métrite interne chronique. — Rétroversion de la matrice. — Douleurs lombo-ovariques à droite. — Entérite glaireuse.
Emissions sanguines. — Calmants. — Bains. — Vésicatoires volants. Purgatifs. — Régime sévère.
Huile de croton tiglium en onctions sur le ventre.
Guérison.

Françoise X..., âgée de trente ans, d'un tempérament sanguin, d'une bonne constitution, réglée à quinze ans, s'était bien portée jusqu'à l'âge de vingt-huit ans. A cette époque, au septième mois de sa grossesse, elle reçut un coup violent dans le ventre, du côté droit. Elle ressentit immédiatement une vive douleur dans toute la région hypogastrique. Deux saignées, pratiquées tout de suite, furent suivies d'une grande amélioration. Cependant la malade prétend que, depuis cette époque, elle n'a jamais cessé de souffrir dans le bas-ventre à droite. L'accouchement eut lieu à terme, sans accidents immédiats. Quelques jours après, fièvre intense et tous les symptômes d'une métro-péritonite aiguë : — Deux saignées du bras ; deux applications de sangsues sur le ventre ; bains ; onctions mercurielles. Sous l'influence de ces médications, la malade alla de mieux en mieux. Au bout d'un mois, elle entra en convalescence, et elle ne tarda pas à reprendre ses occupations.

Françoise X... recouvra peu à peu des forces et de l'embonpoint, mais elle continua de souffrir plus ou moins dans le bas-ventre, à droite. Depuis six mois, sans cause connue, aménorrhée, douleurs de plus en plus intenses qui s'irradiaient dans les reins, dans le flanc et dans la cuisse du côté droit ; constipation opiniâtre, tuméfaction remarquable du ventre ; leucorrhée analogue à du blanc d'œuf. (Bains ; cataplasmes émollients ; lavements.) Les accidents s'aggravent et obligent la malade à entrer à la Pitié, le 8 janvier 1856.

Etat actuel, 9 janvier : — physionomie naturelle ; ventre tendu, ballonné, augmenté de volume, douloureux en bas et à droite surtout ; toucher vaginal douloureux ; utérus en rétroversion, engorgé ; écoulement d'un liquide visqueux comme du blanc d'œuf, par l'orifice utéro-vaginal ; douleur vive au fond du cul-de-sac vaginal, à droite et en arrière ; pas de tumeur péri-utérine.

La malade ne peut rester debout ou assise, à cause de ses souffrances. Saignée de 150 gr. Soulagement passager.

Dans l'espace de deux mois, je prescrivis six saignées de 90 à 100 gram. L'amélioration ne fut pas de longue durée ; les douleurs revinrent avec la même intensité qu'avant le traitement.

Le ventre a augmenté de plus en plus de volume ; il est plus tendu, plus ballonné, plus douloureux.

J'insiste sur les calmants, les bains et sur le régime sévère, et je n'obtiens aucune diminution des accidents.

Alors, je soupçonne et je constate bientôt que le développement du ventre, et la constipation opiniâtre, sont le résultat d'une entérite glaireuse.

Les selles contiennent en effet une grande quantité de matières glaireuses.

Je prescris quinze gouttes d'huile de croton-tiglium en onctions sur le ventre.

Dès le lendemain, éruption considérable de boutons sur le ventre. Au bout de quatre jours, diminution du ventre de 20 centimètres ; retour des règles, qui n'avaient point paru depuis huit mois. Abdomen moins douloureux ; pouls normal.

Régime modéré.

Quelques jours après, moins bien ; retour du gonflement du ventre.

Au bout de six semaines une nouvelle application d'huile de croton-tiglium est suivie des mêmes effets.

Cinq semaines après, une troisième onction sur le ventre avec l'huile de croton-tiglium, produit le même soulagement ; les selles ne contiennent plus de glaires, et la malade sort parfaitement guérie.

Observation LXV.

Métrite interne chronique. — Rétro-antéflexion. — Douleurs lombo-ovariques à gauche. — Hoquet et dyspepsie symptomatiques. Emissions sanguines. — Calmants. — Vésicatoires. Régime sévère. — Cautérisation transcurrente. — Cautérisations intra-utérines. Guérison incomplète.

Mademoiselle P..., âgée de dix-neuf ans, d'un tempérament lymphatique-nerveux, d'une constitution peu forte, souvent malade dans son enfance, a été réglée à quatorze ans et demi.

A dix-huit ans, réaction fébrile avec douleur dans le bas-ventre, à gauche, qui céda promptement à une application de quelques sangsues.

Deux mois après, mademoiselle P... fut prise d'un hoquet spasmodique. Cet accident, d'abord peu intense et passager, ne tarda pas à devenir permanent : — Calmants ; antispasmodiques ; révulsifs sur la région de l'estomac, glace, aliments très légers. J'insistai sur ces médications pendant trois mois sans obtenir aucune amélioration ; les digestions étaient toujours pénibles, et le hoquet conservait la même intensité.

Comme dans d'autres cas analogues, l'insuccès du traitement destiné à combattre l'affection de l'estomac me conduisit à chercher ailleurs l'origine du hoquet et des phénomènes dyspeptiques.

J'interrogeai avec soin la malade, et je pus acquérir bientôt la conviction que ces accidents étaient sous la dépendance d'une lésion de l'utérus. Les douleurs qu'elle ressentait depuis six ans dans le bas-ventre, les pertes en blanc, analogues à du blanc d'œuf, qu'elle avait depuis la même époque, la dysménorrhée et l'engourdissement de la jambe gauche, ne pouvaient laisser à cet égard aucun doute dans notre esprit.

L'intégrité de la membrane hymen ne me permit pas de préciser davantage le diagnostic.

Quoi qu'il en soit, le 25 juillet 1850, je fis une saignée de 90 gram. Dès le lendemain, le hoquet était moins fréquent ; et, au bout de quinze jours, après trois autres saignées de 60 gram., ce phénomène disparut complétement. Deux saignées de 60 gram. furent encore pratiquées dans l'espace de cinq semaines. Alors la malade se trouva si bien qu'elle se crut guérie et qu'elle ne voulut pas continuer le traitement.

La guérison n'était qu'apparente, et, comme je l'avais prévu, le 14 novembre 1850, mademoiselle P... était reprise des mêmes accidents. J'eus de nouveau recours aux émissions sanguines, dont les effets ne furent pas aussi rapides que la première fois. Le hoquet diminua peu à peu, mais il ne cessa entièrement qu'au bout de quatre mois, après douze saignées de 60 à 80 gram.

De 1851 à 1854, mademoiselle P... alla bien, ses digestions étaient faciles, et le hoquet ne reparut qu'à de rares intervalles.

En novembre 1854, retour des douleurs dans le bas-ventre et dans la jambe du côté gauche; règles très douloureuses, pertes blanches abondantes.

Quatre saignées de 90 gram. et la cautérisation transcurrente amenèrent un grand soulagement.

En mai 1855, recrudescence des douleurs de bas-ventre à gauche, qui me parurent dépendre de la métrite interne.

Avec l'assentiment de la malade et de sa mère, je pratiquai le toucher vaginal. Utérus en rétro-antéflexion, très douloureux à la pression : — Cathétérisme utérin et cautérisations intra-utérines.

Ces opérations provoquèrent de vives douleurs, mais bientôt elles furent suivies d'une diminution des souffrances et des pertes blanches. Les règles devinrent moins douloureuses.

Vers la fin de 1855, mademoiselle P... était assez bien.

En 1856, le mieux continue, mais les pertes blanches ne cessent pas complétement.

En 1857, retour des accidents, douleurs dans le bas-ventre des deux côtés, hoquet et dyspepsie. Depuis lors, la malade, affaiblie par la souffrance, n'a pu supporter un nouveau traitement.

Je me bornai à modérer les douleurs, soit à l'aide des opiacés et du chloroforme, soit à l'aide de la cautérisation transcurrente.

L'histoire de cette malade nous offre un exemple remarquable d'un hoquet nerveux et symptomatique d'une lésion de l'utérus. Tout concorde avec cette interprétation des faits. Supposant d'abord que j'avais affaire à une affection de l'estomac, j'attaquai cette affection pendant deux mois et demi, sans aucun succès. En vain je modifiai le régime alimentaire, en vain j'eus recours à la glace, aux calmants, aux révulsifs appliqués sur l'épigastre; le hoquet persista au même degré.

Je soupçonnai alors que les troubles gastriques étaient liés intimement à une phlegmasie chronique de l'utérus, et le traitement dirigé contre cette dernière affection fut suivi promptement de la cessation du hoquet et des autres accidents gastriques.

Je ne doute pas que, si le premier traitement de la phlegmasie utérine n'eût pas été interrompu, je n'eusse mis la malade à l'abri des nombreux accidents qu'il est inutile de rappeler ici.

OBSERVATION LXVI.

Phlegmon péri-utérin chronique à gauche. — Métrite interne. Antéversion. — Toux nerveuse symptomatique de l'affection utérine. Gastralgie. — Chloro-anémie. Insuccès de divers traitements dirigés contre la toux. Traitement de l'affection utérine et péri-utérine. — Emissions sanguines. Calmants. — Vésicatoires. — Cautérisations transcurrentes. Guérison.

Élisa Giroux, âgée de dix-neuf ans, d'un tempérament lymphatique-nerveux, entra dans ma division, à la Charité, le 15 mars 1857.

Réglée à quatorze ans, elle ne tarda pas à être prise de douleurs dans le bas-ventre, à gauche, et, depuis cette époque, elle a continué de souffrir dans la même région. Bientôt elle perdit en blanc; les règles vinrent irrégulièrement, et elles s'accompagnèrent de douleurs expulsives de plus en plus intenses.

Il y a un an, apparut une toux revenant par quintes et présentant les caractères de la toux sèche, nerveuse, spasmodique. Ce phénomène fut combattu sans succès par des moyens différents. On eut recours aux calmants, aux antispasmodiques; on essaya les eaux sulfureuses, les préparations de fer, de quinquina. Toutes ces médications furent continuées avec persévérance pendant plusieurs mois et n'exercèrent aucun influence sur la toux.

Etat actuel. 16 mars : toux presque incessante, sèche, spasmodique, sonore, et revenant par quintes; absence de lésions appréciables du côté de l'appareil respiratoire.

Dans le bas-ventre, à gauche, douleur augmentant sous la pression et s'irradiant dans le flanc, dans les reins et dans la cuisse du même côté.

Toucher vaginal impossible, à cause de l'hymen.

Par le toucher rectal, je constatai que l'utérus était en antéversion, et je trouvai un engorgement dans le ligament large gauche; cet engorgement formait une grosseur du volume d'une noix.

Envies fréquentes d'uriner; constipation habituelle; maux d'estomac; digestions difficiles; éructations gazeuses. Règles douloureuses; toux plus intense quelques jours avant et après les règles. Pendant les règles, la toux diminue.

Sous l'influence des saignées générales, diminution rapide de la toux qui disparut au bout d'un mois.

Dans l'espace de quatre mois, douze saignées du bras, de 60 à 90 gr., dix applications de ventouses scarifiées sur les reins; quatre vésicatoires volants sur la fosse iliaque gauche; repos, régime sévère, calmants.

Elisa Giroux alla de mieux en mieux; sa toux reparut quelques jours avant le retour des règles, pendant les deux premiers mois, et, le troisième mois, les règles sont venues régulièrement, sans ramener la toux.

Vers la fin de juillet, la malade sortit dans un état satisfaisant.

Je l'ai revue au bout de quelques mois : sa guérison s'était maintenue et, grâce à un régime substantiel, ses forces s'étaient relevées.

Aujourd'hui, 17 novembre 1859, Elisa Giroux est enceinte de six mois et elle se porte à merveille. Elle a repris des forces et de l'embonpoint, et n'offre aucun signe de chloro-anémie.

Dans les quatre premiers mois de sa grossesse, elle a éprouvé des accidents gastriques, qui ont entièrement disparu depuis deux mois.

Observation LXVII.

Métrite interne chronique. — Toux nerveuse et douleurs névralgiques symptomatiques. — Chloro-anémie.
Émissions sanguines. — Vésicatoires. — Bains. — Cataplasmes. Calmants. — Repos. — Régime sévère. Guérison.

Mademoiselle Lab..., âgée de quinze ans et demi, d'une assez bonne constitution, d'un tempérament sanguin-lymphatique, fut réglée à onze ans et demi, et, peu de temps après, elle éprouva des douleurs dans le bas-ventre, particulièrement du côté gauche et eut des pertes blanches continuelles. Ces phénomènes, ayant été croissant pendant trois années malgré un traitement tonique, exercèrent une influence fâcheuse sur le caractère de la jeune fille, qui devint sombre, taciturne et perdit à la fois le goût du plaisir et du travail.

Au mois de décembre 1853, mademoiselle Lab... fut prise de douleurs très aiguës dans la région du cœur, accompagnées de palpitations, de dyspnée et de fièvre. Son médecin ordinaire crut à l'existence d'une endocardite et pratiqua deux saignées qui produisirent un soulagement immédiat et de courte durée. La fièvre cessa; mais bientôt les douleurs reparurent avec intensité et se propagèrent sur le trajet des nerfs intercostaux.

Appelé en consultation, au mois de février, six semaines après l'invasion de ces accidents, je crus, après un mûr examen, devoir les attribuer à l'état chlorotique, et j'instituai un traitement approprié.

Mais, au bout de trois semaines, un changement s'opéra dans la marche des accidents; les palpitations cessèrent et firent place à une toux nerveuse, spasmodique, incessante, qui fut combattue sans succès par les opiacés, les antispasmodiques, les vésicatoires morphinés sur la poitrine, les boissons chaudes de diverse nature, les sinapismes sur les membres supérieurs, etc.

L'insuccès de ces moyens me fit soupçonner que les troubles nerveux étaient dus à une affection inflammatoire de l'utérus. Les flueurs blanches, les douleurs du bas-ventre, des reins et des cuisses, l'exacerbation de ces phénomènes à chaque époque menstruelle venaient confirmer mes présomptions.

Convaincu de l'existence d'une métrite interne chronique, accompagnée de troubles nerveux symptomatiques, et ne pouvant chez la jeune malade recourir au traitement direct de la phlegmasie utérine, j'instituai la médication indirecte, et, malgré l'appauvrissement du sang, j'eus recours aux émissions sanguines.

Dans l'espace de quinze mois, mademoiselle Lab... fut soumise au traitement suivant :

Dix-huit saignées de 60 à 80 grammes, — quinze applications de ventouses scarifiées sur les lombes, sur les fesses ou sur les reins; une application de six sangsues sur le bas-ventre, du côté gauche; dix vésicatoires sur le bas-ventre et la fesse gauche. — Bains entiers; — cataplasmes laudanisés ou chloroformés ; — inhalations de chloroforme ; — sinapismes sur les membres supérieurs ; — calmants ; — lavements ; — régime peu substantiel.

La toux nerveuse céda pour jamais dès la première saignée.

Pendant les cinq premiers mois la saignée générale a été constamment suivie de soulagement ; puis, ayant cessé d'être efficace, je l'ai remplacée par les ventouses scarifiées, dont la malade s'est toujours bien trouvée. Quant aux sangsues, elles n'ont eu aucun résultat avantageux. Les vésicatoires ont beaucoup contribué à achever la guérison, qui ne s'est pas démentie depuis le mois de mai 1855.

A la suite de ce traitement mademoiselle Lab... a pris les bains de mer, elle a suivi un régime analeptique qui lui a rendu l'embonpoint, les forces et la plénitude de la santé.

Observation LXVIII.

Phlegmon péri-utérin chronique à droite. — Métrite interne. Anté-latéroversion à droite. — Toux sèche et aphonie symptomatiques. Émissions sanguines. — Calmants. — Bains. — Régime sévère. Cautérisation transcurrente. Guérison.

Bouillette, Amélie, âgée de vingt deux ans, lingère, d'un tempérament lymphatique, d'une constitution peu forte, entra dans ma division, à la Charité, le 29 janvier 1859.

Réglée à dix-sept ans, sans accidents, elle avait joui d'une bonne santé jusqu'à l'âge de vingt et un ans; à cette époque, elle devint enceinte. Pendant sa grossesse elle accusa des douleurs dans le bas-ventre, des deux côtés, mais surtout à droite. Accouchement très pénible. Le 15 janvier, suppression des lochies, douleurs vives dans le bas-ventre : — sangsues sur les fosses iliaques.

Il y un mois, retour des règles, métrorrhagie pendant vingt-cinq jours, recrudescence des douleurs : applications de quatre sangsues sur le bas-ventre et sur le col utérin. Amélioration marquée. — Le 15 janvier 1859, mêmes souffrances avec le retour du flux menstruel ; en outre, toux sèche, fatigante, accompagnée d'enrouement, puis d'aphonie complète. Jamais (et cette particularité est bonne à noter) la malade n'a éprouvé d'accidents hystériques.

État actuel. 24 janvier : persistance de l'aphonie, et de la toux sèche, revenant par quintes, spasmodique ; rien à l'auscultation ni à la percussion du côté des organes respiratoires ; hypogastre tendu, douloureux, surtout à droite ; de ce point s'irradient des douleurs dans les reins et dans les cuisses ; la station debout ou assise est pénible.

Toucher vaginal très douloureux, col utérin dans l'axe du vagin, porté à droite, et parcouru par des artères grosses comme la moitié de la radiale ; pertes blanches abondantes, analogues à du blanc d'œuf ; absence de fièvre ; chloro-anémie. — Onctions calmantes sur le ventre, boissons adoucissantes, bouillons, potages, repos absolu.

25 janvier, même état : — saignée de 60 grammes. Pas de soulagement.

26 janvier, 15 sangsues sur la fosse iliaque droite. Amélioration prononcée.

Du 28 au 30 janvier, ventre moins douloureux : — onctions mercurielles belladonées.

4 février, nouvelle exploration vaginale : je constate l'existence d'une tumeur péri-utérine à droite, ayant le volume d'un œuf de pigeon et présentant inférieurement une artère grosse comme les deux tiers de la radiale.

8 février, les règles paraissent sous forme de perte ; douleurs moins intenses.

12 février, cessation du flux menstruel : — saignée de 90 grammes, onctions opiacées et chloroformées sur le bas-ventre.

13 février, douleurs plus intenses dans la cuisse droite qui est le siége de contractures involontaires, et entraînée dans une flexion forcée. Ces phénomènes cèdent momentanément au chloroforme.

Le 20 avril, cinq jours après la cessation des règles, la cuisse droite est toujours dans le même état ; en outre elle est le siége d'une anesthésie cutanée, qui occupe aussi le bas-ventre et les reins du même côté.

— Cautérisation transcurrente superficielle sur la cuisse et sur les reins à droite, avec le secours du chloroforme.

Immédiatement après l'opération, la malade est prise d'une surexcitation nerveuse qui ne cesse que vers la fin de la journée.

Le lendemain, 21 avril, amélioration très grande : la cuisse a recouvré ses mouvements, les contractures ont disparu, ainsi que l'aphonie.

Du 25 avril au 1er mai, le mieux continue, les douleurs sont beaucoup moins intenses et l'anesthésie se dissipe rapidement.

5 mai, l'apparition des règles est suivie d'une légère recrudescence des douleurs du bas-ventre, sans contracture de la cuisse droite : — saignée de 45 grammes.

17 mai, souffrances un peu plus intenses : — saignée de 45 gram.

25 mai, la malade se trouve mieux, elle peut se lever et marcher sans difficulté.

Diminution très marquée de l'engorgement péri-utérin et de l'artère qui rampait à sa surface inférieure. Utérus toujours en antéflexion.

Peu de jours après, le 10 juin, à la suite d'une vive secousse morale, la malade fut contrainte de quitter l'hôpital. L'aphonie ayant alors reparu, on pouvait redouter une rechute ; mais heureusement ces appréhensions ne se sont pas réalisées, et, comme nous avons pu le constater, les accidents n'ont pas tardé à se dissiper.

Observation LXIX.

Phlegmon péri-utérin chronique du côté droit. — Métrite interne chronique. — Cris nerveux symptomatiques. Émissions sanguines. — Repos absolu. — Alimentation peu substantielle. Guérison.

Madame G... S.-H., âgée de trente-huit ans, d'un tempérament lymphatique et nerveux, d'une constitution peu forte, me fut adressée par mon savant maître et ami, M. le professeur Serres.

Mariée à vingt ans, elle fut prise, au bout de quelques années, à la suite d'émotions très pénibles, d'accidents nerveux, qui, depuis quinze ans, se succédaient à des intervalles plus ou moins rapprochés et dont la plus légère cause provoquait le retour. Depuis un an ces accidents consistaient en cris aigus et perçants ; dans les derniers temps même, ces cris étaient devenus si fréquents, que la malade était condamnée à vivre dans un isolement complet.

Pendant ces quinze années, on avait épuisé en vain toutes les ressources de la thérapeutique, pour atténuer les troubles nerveux : calmants de toute nature, antispasmodiques, bains de rivière, bains de mer, exercice modéré, distractions de toute espèce.

Le 20 mars 1850, madame G... S.-H..., étant venue me consulter, exposa avec une précision parfaite l'histoire de sa maladie et me fit remarquer que son état s'aggravait à l'époque des règles. Persuadé que les accidents morbides étaient sous la dépendance d'une affection de l'utérus ou de ses annexes, je me disposais à examiner les organes génitaux, lorsque la malade fut prise d'une crise violente et se mit à pousser des cris déchirants. Un instant après, je pus procéder à cet examen, qui fut très douloureux et amena une seconde crise, qui dura quelques minutes.

Je trouvai les lésions suivantes : utérus en antéversion, un peu augmenté de volume et sensible au toucher; dans le ligament large droit, une tumeur grosse comme une pomme d'api, lisse, solide, nettement circonscrite, douloureuse à la pression ; écoulement, par la vulve, d'un liquide analogue à du blanc d'œuf ; règles douloureuses ; marche pénible ; digestions assez bonnes ; constipation habituelle ; léger appauvrissement du sang.

Je prescrivis une nourriture peu substantielle, le repos, les bains, et des topiques calmants sur l'abdomen. Ces moyens procurèrent du soulagement, mais n'empêchèrent pas les crises de se produire.

Le 5 avril, je fis pratiquer une première saignée du bras de 100 grammes ; j'abaissai la nourriture, et je prescrivis un repos absolu. La saignée fut suivie d'un soulagement immédiat, mais passager. Quinze jours après, nouvelle saignée de 100 grammes : même soulagement. Je répétai la saignée à huit ou dix jours d'intervalle (60 à 80 grammes) ; j'ordonnai, en outre, des bains tantôt à l'eau de son, tantôt à l'eau salée, deux fois par semaine.

La malade eut une nouvelle crise, huit jours après le commencement du traitement ; cette crise fut la dernière. Au bout de deux mois et demi, je fis appliquer huit sangsues sur le bas-ventre, du côté droit. Contrairement à ma prescription, la malade laissa couler les piqûres de sangsues, depuis huit heures du matin, jusqu'à quatre heures du soir ; elle éprouva un tel soulagement que, suivant son expression, *elle sentit ses nerfs couler avec son sang*. Elle eut une défaillance momentanée, et, dès le lendemain, elle se trouvait beaucoup mieux.

A dater de ce moment, l'amélioration a été croissant, de jour en jour, et, au bout de quatre mois, les souffrances avaient complétement disparu ; les règles venaient sans douleur ; les pertes blanches avaient beaucoup diminué. Quant à la tumeur, elle n'existait plus, et le toucher vaginal n'était plus douloureux. Je soumis la malade à un régime plus substantiel et je lui permis de se lever et de prendre un exercice modéré.

En septembre, un mois après la cessation du traitement, madame G... S.-H., se rendit à la campagne, pour achever son rétablissement. Mais, au bout de trois semaines, sous l'influence d'une émotion morale, elle poussa un cri aigu, involontaire, sans éprouver aucune douleur dans le bas-ventre. Effrayée, elle revint à Paris, et réclama mes soins. Craignant une rechute, je lui fis pratiquer une saignée de 80 à 90 grammes et je conseillai un repos absolu. Deux ou trois saignées, deux applications de ventouses, des bains, des calmants, un régime peu substantiel, tel fut l'ensemble des moyens, qui suffirent, dans l'espace de deux mois, pour triompher de cette rechute et amener une guérison définitive.

Depuis neuf ans, aucun des accidents signalés plus haut ne s'est reproduit et madame G... S.-H... a pu reprendre sa vie habituelle et ses relations sociales.

Observation LXX.

Métrite interne chronique. — Granulations intra-utérines. — Coarctation spasmodique de l'orifice cervico-utérin. — Phlegmon péri-utérin chronique, à gauche et en arrière.
Accidents nerveux symptomatiques.
Émissions sanguines. — Vésicatoires. — Iodure de potassium.
Cautérisations intra-utérines. — Cathétérisme utérin. — Curette.
Cautérisation transcurrente superficielle.

Mademoiselle L. N..., âgée de vingt-deux, d'un tempérament lymphatique-nerveux, d'une constitution peu forte, vint me consulter au mois d'avril 1849.

Je laisse à la jeune malade le soin de raconter elle-même l'histoire de sa maladie.

« Depuis l'âge de neuf ans, j'ai toujours été sujette à de fréquents vomissements et aussi à une perte blanche presque continuelle. Ce fut après une chute, que je sentis pour la première fois de la douleur dans le côté gauche. — A treize ans, les règles vinrent; alors je commençai à souffrir davantage; tous les mois j'avais de fortes coliques, accompagnées de maux de cœur et d'estomac.

» Pour tout ceci, mon médecin m'ordonnait *beaucoup d'exercice*, ce qui augmentait sensiblement toutes mes souffrances et provoquait des pertes blanches plus abondantes. Comme régime, je devais prendre *uniquement* des toniques, du vin pur, des viandes noires et des préparations ferrugineuses. Plus je faisais usage de toutes ces choses fortifiantes, plus les vomissements étaient fréquents.

» Lorsque je me plaignais de l'inefficacité du traitement, le même médecin insistait sur l'emploi des mêmes moyens, conseillant même les voyages, les courses à cheval et autres exercices violents, toutes choses dont je me sentais parfaitement incapable, vu l'intensité de mes douleurs et le manque de forces. Néanmoins, dans l'espérance et le désir d'une guérison, je me forçais d'obéir à ces prescriptions, au grand détriment de ma santé, qui ne fit que s'altérer de plus en plus.

» Mes souffrances s'accrurent avec l'âge. De dix-sept à dix-huit ans, mêmes douleurs, toujours progressant sous l'influence des préparations de fer, dont on augmentait encore la dose. Tous les mois, à l'époque des règles, j'éprouvais un resserrement très douloureux qui, presque toujours, arrêtait le cours du sang, puis une grand pesanteur intérieure et des douleurs continuelles dans les reins, la jambe gauche, et aussi en arrière. A des intervalles réguliers, de deux ou trois jours au plus, les coliques dont j'ai déjà parlé revenaient à des heures régulières, suivies de tout ce que je viens de dire et se terminaient le plus ordinairement par des vomissements.

» J'étais forcée d'interrompre tout travail; le repos seul parvenait à me calmer. Dans ce cas, le médecin ordonnait des cataplasmes et des frictions, dont je ne pus continuer l'usage, le côté gauche ne pouvant supporter ni le plus léger frottement, ni la moindre pression.

» Plus tard, on m'appliqua, deux fois de suite, à l'époque des règles, des sangsues aux cuisses; loin d'en éprouver du soulagement, je sentis les douleurs intérieures devenir beaucoup plus vives. Mes maux d'estomac et mes vomissements augmentèrent. On m'ordonna, sans plus de succès, les eaux de Vichy et des bains de siége tous les jours.

» En février 1849, un autre médecin fut appelé; il reconnut des accès de fièvre intermittente, et prescrivit de la quinine, me mit à un régime froid, fit supprimer le vin, la viande et défendit expressément le fer et la marche. Pour les douleurs du côté gauche, il fit mettre deux emplâtres avec de l'émétique, qui n'eurent d'autre résultat que de me faire souffrir. La quinine occasionna de violents vomissements, mais réussit à apaiser la fièvre, au bout de trois mois de traitement. Le mois qui suivit, je retombai plus malade au moment de mes époques.

» M. Chomel fut appelé en consultation. Il fit doubler les doses de quinine, considéra la douleur du côté gauche comme purement nerveuse, ainsi que les autres souffrances intérieures. Il approuva le régime froid et défendit le fer. Mais il ordonna une *marche forcée* aux heures où les souffrances devenaient plus vives (c'est-à-dire lorsque j'en étais le plus incapable). Comme je lui représentai l'impossibilité où je me trouvais de remplir cette prescription, vu l'intensité de mes douleurs dans les entrailles, le côté, etc., et par suite l'engourdissement de la jambe gauche, il sourit de ces maux, qu'il traita d'imaginaires..., et me promit une *entière guérison* avec trois ou quatre heures de marche, chaque jour, et beaucoup de distractions, ajoutant que : « le bon Dieu m'avait « donné des jambes pour m'en servir ; » puis il m'assura que les purgations répétées avec le gros miel et le bouillon aux herbes me délivreraient de mes coliques et feraient disparaître l'enflure et la dureté du côté gauche.

» Les purgations redoublèrent mes coliques, la brûlure intérieure, ainsi que les élancements dans le côté, la jambe et en arrière. Il me fallut bientôt y renoncer ; j'allais de plus en plus mal ; les lavements provoquèrent des douleurs intolérables.

» Quant à la marche, inutile de dire que je ne pus obéir. Mes souffrances étaient devenues telles, que, dans certains moments, la jambe gauche devenait engourdie et comme paralysée et que je ne pouvais ni faire quelques pas, ni même me tenir debout.

» La quinine fut supprimée, et on m'ordonna des injections adoucissantes et des bains souvent répétés. Je n'en éprouvai aucun soulagement, et j'avais perdu tout espoir de guérison.

» La mort de ma grand'mère et la douleur que j'en ressentis achevèrent de m'abattre en augmentant toutes mes souffrances.

» Le 17 et le 21 août 1849, j'allai consulter M. Nonat.

» Le 22 de ce mois, l'époque vint mal. Le 24, les crises commencèrent. Cette première fut une des plus violentes ; elle dura de huit heures du soir, au lendemain sept heures du matin. Les calmants employés pendant ce temps restèrent sans aucun effet.

» Dans ces crises, comme dans toutes celles qui suivirent, j'éprouvais, dans le côté gauche, des souffrances analogues à celle d'une morsure ou d'un déchirement, puis comme un corps étranger qui cherchait à se faire passage et me causait des douleurs atroces, à me faire crier. En même temps une chaleur brûlante se produisait dans la jambe et le côté ; j'avais aussi un point très douloureux en arrière.

» Le 26 août, je fus saignée une première fois. Pendant l'écoulement du sang, je ne sentis presque plus de douleurs. La journée se passa sans crises. Mais elles revinrent, au nombre de trois, les jours suivants et autant chaque nuit. A la seconde et troisième saignée, les crises s'éloignèrent.

» La belladone était le seul calmant qui me réussissait un peu.

» Sous l'influence des saignées répétées, les douleurs aiguës s'éloignaient ou disparaissaient même tout à fait. Quand je sentais la crise venir, la saignée la retardait ou la rendait moins longue. Il y avait cette différence entre les saignées et l'application des sangsues, que les premières diminuaient ou empêchaient les crises, tandis que la piqûre des sangsues déterminait instantanément une crise ; et le bien ne se faisait sentir que longtemps après.

» Pendant le mois de septembre seulement, il y eut soixante-trois crises : les plus longues étaient d'une heure et demie, les moindres de quinze à vingt minutes. Dans ce mois j'ai eu huit saignées et cinq fois les sangsues.

» On essaya de me lever pendant les six premiers jours d'octobre, qui se passèrent sans crises. Mais le 7, elles revinrent aussi fortes que les premières, seulement moins rapprochées. Une d'entre elles fut si violente qu'elle nécessita l'usage du chloroforme.

» Je restai encore au lit, tout novembre. Les douleurs du côté diminuaient ; mais rien n'apaisait les battements et le resserrement que j'éprouvais dans le bas-ventre, non plus que les pertes blanches.

» Pendant octobre et novembre ; j'eus de nouveau treize crises, combattues par dix saignées et six applications de sangsues.

» Les pommades calmantes, les pilules d'opium ou de belladone, tout cela n'avait plus aucun succès. Je fis d'abord une diète absolue de quinze jours ; alors je ne rejetai plus ces eaux chaudes qui remontaient ordinairement de l'estomac. On me permit peu à peu de la glace et du laitage. Tel était le régime qui convenait le mieux à mon estomac ; si la quantité des aliments était augmentée, les crises devenaient plus fréquentes et plus fortes.

» Dans le même temps, il survint un flux de sang qui dura trois semaines et m'affaiblit plus que toutes mes saignées.

» En décembre, les accès de fièvre reparurent, mais je repris de la quinine, qui les fit cesser au bout de quinze jours : alors je me levai (pour la seconde fois depuis le traitement commencé).

» Les premiers jours de janvier 1850, je fis une ou deux sorties ; mais le flux du sang, qui s'était calmé, devint plus abondant et, après chaque perte, je me trouvais mal. Ce nouvel accident se produisit d'abord une fois, puis bientôt quatre fois par jour, et cela aux heures des anciennes crises. Je restais comme paralysée pendant vingt ou trente minutes. Cet état dura plus de six semaines. — Je ne sortais pas, et à peine si je marchais dans l'appartement ; car, dès que je cessais de tenir les jambes étendues, le flux de sang et les pertes blanches augmentaient.

» Le 17 février, au moment des règles, je perdis encore connaissance, et, immédiatement après, j'eus une crise et des douleurs aiguës semblables aux anciennes. — Je repris de suite le lit, puis une diète absolue, qui dura longtemps.

» Je restai depuis février jusqu'en mai, sans mettre pied à terre. — Pendant ce temps, j'avais eu dix saignées et cinq fois les sangsues.

» Je fis une première sortie en juin ; puis je partis à la campagne, où je restai trois jours. Les fatigues du voyage avaient ramené immédiatement le flux de sang, les pertes de connaissance et toutes les autres douleurs intérieures, excepté celle du côté gauche, où j'éprouvais la sensation d'un grand vide, qui me paraissait très agréable, après tout ce que j'avais souffert dans ce côté. (Aujourd'hui encore cette sensation n'est point effacée.) De retour à Paris, je cessai encore une fois de marcher, sans être cependant au repos complet, et j'observai un régime assez sévère, car les repas un peu copieux fatiguaient mon estomac et rendaient mes pertes plus abondantes.

» Cette amélioration relative fut de courte durée et, dans les premiers jours de septembre, il fallut reprendre le lit.

» Pour la troisième fois, j'eus recours aux soins de M. Nonat.

» Des applications de ventouses sèches et scarifiées produisirent un grand soulagement.

» Pendant les mois de septembre, octobre, novembre et décembre, j'ai eu dix-sept fois des ventouses scarifiées, et six ou sept fois des ventouses sèches, qui ne me soulageaient jamais autant que les autres ; cinq saignées, sept grands vésicatoires et plusieurs petits avec de la morphine, ce qui calmait *toujours* les douleurs du *côté* et de l'*estomac*.

» En janvier 1851, je me trouvai encore une fois beaucoup mieux. Il y eut surtout un mois de très bon ; ce fut le seul où les règles ne vinrent pas. Tous les mois qui suivirent, on employa alternativement, avant ou après chaque époque, les saignées ou les ventouses scarifiées.

» Les injections m'étaient le plus souvent impossibles, à cause du *resserrement*, qu'elles rendaient plus douloureux.

» Presque tous les mois, je me trouvais encore mal une fois, mais sans aucune crise.

» Je restai dix mois complets sans reprendre le lit, et dans un état assez satisfaisant, de janvier à novembre 1852.

» A cette époque, mes souffrances s'étant réveillées tout à coup avec une grande énergie, je me résignai à subir un nouveau genre de traitement, que l'état de ma santé ne me permettait plus d'ajourner. »

Ici commence le traitement direct de la métrite interne. Le défaut de précision que mademoiselle L. N.. apporte forcément dans la description des opérations, auxquelles elle va être soumise désormais et qu'elle ne peut ni voir ni comprendre, nous engage à compléter ce récit, tout en laissant à la malade le soin de dire elle-même les effets de la nouvelle médication.

Déjà dans le mois de décembre 1849 (la membrane hymen étant intacte), j'avais obtenu de la jeune personne et de ses parents, l'autorisation de pratiquer une exploration directe des organes génitaux, et j'avais pu constater l'existence d'une métrite interne chronique et d'un engorgement phlegmoneux, qui occupait le ligament large gauche et le tissu cellulaire rétro-utérin.

Au mois de novembre 1852, je reconnus que le phlegmon péri-utérin avait entièrement disparu, et que la persistance des accidents était due à la métrite interne, toujours très intense, et compliquée d'une métrite du col et d'une vaginite des plus aiguës. L'introduction du spéculum causa des douleurs très intenses et une perte de connaissance.

La vaginite céda à vingt-quatre cautérisations avec la solution de nitrate d'argent, et la métrite du col fut très améliorée par une cautérisation profonde avec le caustique de Filhos.

J'essayai de porter dans la cavité du col utérin un pinceau imbibé de la solution argentique, mais il en résulta une crise extrêmement violente, suivie d'une perte absolue de la sensibilité dans les membres inférieurs. Les crises s'étant renouvelées les jours suivants, je fis appliquer à deux reprises douze ventouses scarifiées ; et les jambes recouvrèrent leur sensibilité et les crises cessèrent.

Pendant soixante jours, mademoiselle L. N... garda le repos absolu sans éprouver de vives souffrances.

Un cinquième traitement fut commencé en juin 1853. Jusqu'au mois d'août, je me bornai à cautériser la surface externe du museau de tanche.

Une cautérisation intra-utérine, pratiquée en septembre, provoqua une nouvelle recrudescence, combattue par deux saignées du bras et le repos absolu. Au bout de trois semaines, je pus enfin, sans nouvel accident, recourir à la cautérisation de la cavité de l'utérus, que je renouvelai tous les huit jours, pendant six semaines. Chaque cautérisation intra-utérine fut suivie d'une perte de connaissance et d'une paralysie momentanée des membres inférieurs.

Les douleurs se calmèrent, la leucorrhée diminua ; mais il restait toujours un sentiment douloureux de resserrement dans la matrice, surtout à l'époque des règles. J'eus recours au cathétérisme utérin, que je pratiquai douze fois dans l'espace de trois mois. La malade en éprouva un soulagement très marqué.

En mars 1854, à la suite d'une cautérisation intra-utérine, la jambe droite resta comme paralysée pendant plusieurs semaines.

Après avoir de nouveau pratiqué le cathétérisme de l'utérus jusqu'à dilatation suffisante du conduit utérin, je raclai la surface interne de la matrice avec la curette de Récamier, à trois reprises différentes, et je ramenai quatre ou cinq granulations du volume d'un petit pois (septembre et octobre 1854). Toujours mêmes accidents passagers après les opérations intra-utérines.

Novembre. — La malade peut faire quelques sorties sans éprouver de nouveaux accidents ; mais, au moment des règles, elle est prise de vomissements et de coliques vives dans le bas-ventre ; puis, à la suite des règles, retour de la métrorrhagie.

J'employai alors la cautérisation transcurrente superficielle sur les régions qui étaient le siége habituel des douleurs névralgiques (reins, hanches, bas-ventre et membres inférieurs). Un soulagement marqué se fit sentir immédiatement. Je revins cinq fois à la cautérisation transcurrente dans l'espace de deux mois. La dernière, pratiquée vers la fin de décembre, fut presque immédiatement suivie de la cessation des douleurs et de la suppression des pertes utérines.

De janvier à juillet 1855, état satisfaisant. Nul traitement.

Au mois de juillet, les règles s'arrêtèrent et la malade éprouva des douleurs aiguës dans la poitrine et des étouffements continuels ; puis, quelques-uns des accidents décrits plus haut reparurent jusqu'au commencement de septembre : — deux saignées du bras de 50 à 60 gr.; une application de ventouses scarifiées; deux vésicatoires sur le bas-ventre ; cathétérisme utérin ; une cautérisation transcurrente superficielle.

État très satisfaisant jusqu'en décembre.

Au mois de janvier 1856, retour des accidents, mais beaucoup moins intenses qu'autrefois. La malade présenta aussi, plus tard, des symptômes d'entérite glaireuse.

Jusqu'en juin 1856 : — trois applications de sangsues sur le bas-ventre; deux cautérisations transcurrentes superficielles; quatre opérations de cathétérisme intra-utérin ; onze cautérisations intra-utérines avec le porte-caustique de Lallemand, qui ne déterminèrent aucun des accidents signalés plus haut ; onctions d'huile de croton tiglium sur l'abdomen. Soulagement très prononcé.

Après ce septième traitement, les douleurs disparurent entièrement; les règles vinrent régulièrement et sans douleurs ; la leucorrhée fut réduite à un écoulement presque insignifiant, ce qui a permis à mademoiselle L. N.... de terminer le récit de sa maladie par les lignes suivantes :

« Je suis aujourd'hui *parfaitement rétablie et remise*, au grand étonnement de tous ceux qui m'entourent et qui ont pu compter avec moi mes longues années de souffrances. »

Observation LXXI.

Métrite interne chronique. — Phlegmon péri-utérin chronique à gauche. Douleurs névralgiques symptomatiques. Traitement antiphlogistique. — Cautérisations intra-utérines. Cautérisations transcurrentes. — Calmants, etc. Guérison.

Bunkler, Eugénie, âgée de vingt-huit ans, couturière, entra à la Pitié le 29 avril 1854, dans ma division.

Elle a été réglée à seize ans. A dix-neuf ans, elle eut des flueurs blanches, accompagnées de symptômes de dyspepsie. Depuis trois ans, la malade souffre dans le bas-ventre à gauche, dans les reins, dans le flanc et dans la jambe du même côté. Depuis onze mois les douleurs sont devenues de plus en plus vives, et elles ont fini par empêcher les mouvements de la jambe gauche. Aux époques menstruelles, les souffrances augmentent et provoquent des crises nerveuses. Digestions pénibles, garderobes douloureuses, ténesme vésical, parfois même ischurie.

Divers traitements depuis neuf ans : — purgatifs, amers, ferrugineux, vésicatoires sur la poitrine, sur la région du cœur, sur l'estomac, sur les côtés ; digitale, belladone, morphine et différents emménagogues pour combattre l'aménorrhée. De toutes ces médications, la saignée seule a procuré du soulagement.

Cependant la malade, souffrant de plus en plus, vint à Paris, et entra d'abord dans le service de M. Michon, le 28 mars 1854. Cinq cautérisations ont été faites sur le col de la matrice avec le nitrate d'argent fondu. Chacune d'elles a été suivie de douleurs vives et même de crises nerveuses très violentes.

Quelques jours après sa sortie du service de M. Michon, elle entra dans ma division (30 avril 1854).

Etat actuel : l'utérus est en anté-latéroversion gauche ; le ligament large du même côté est le siége d'un engorgement peu volumineux, très douloureux à la pression et présentant des battements artériels ; pas de fièvre : — saignée de 125 gr. Les règles, qui étaient en retard de douze jours, ont paru dans l'après-midi. La malade se trouve soulagée.

Le 2 mai : nouvelle saignée de 125 gram. Le 3 et le 6, deux saignées nouvelles de 125 gram. chacune ; le 8, ventouses scarifiées ; le 10, autre saignée de 125 gram.

Le 12 mai, examen au spéculum. Des matières analogues au blanc d'œuf s'écoulent par l'orifice de l'utérus ; le col est rouge, mais sans ulcération. Le cathétérisme, pratiqué avec la sonde de Simpson, est extrêmement douloureux et amène une syncope qui dure deux heures : — bain, ventouses scarifiées sur les reins ; chloroforme. Diminution des douleurs.

13 mai, la malade urine facilement.

19 mai, crises avec suffocation : — quinze sangsues sur l'abdomen.

22 mai, retour des douleurs : — six ventouses scarifiées.

L'emploi répété des émissions sanguines amena, au bout de quatre mois, la résolution du phlegmon péri-utérin. Mais la métrite interne persistait, la sensibilité utérine était devenue excessive et les douleurs névralgiques symptomatiques avaient atteint un très haut degré d'intensité.

Après avoir essayé en vain, durant plusieurs mois, toutes les ressources de la médication antiphlogistique et calmante, je pratiquai sur les irradiations douloureuses (reins et membres du côté gauche), la cautérisation transcurrente superficielle (27 septembre 1854).

Le lendemain, la malade se trouve très soulagée ; les mouvements de la jambe sont devenus plus faciles et plus étendus ; la sensibilité, depuis longtemps émoussée, est en grande partie rétablie.

Le 30 septembre et le 2 octobre, la cautérisation transcurrente est pratiquée de nouveau sur les cuisses, les reins et les membres supérieurs, toujours avec le même succès.

Du 3 octobre au 22 novembre, cautérisation intra-utérine ; ventouses scarifiées ; puis, vin de quinquina, pilules de lactate de fer ; deux portions. Le mieux se soutient ; l'époque menstruelle n'amène qu'une recrudescence légère.

A la suite des règles, les douleurs de bas-ventre se réveillent avec une certaine intensité : — suppression des toniques et des ferrugineux ; ventouses scarifiées et, plus tard, cautérisation transcurrente superficielle.

Du 23 novembre au 24 décembre, une application de ventouses scarifiées sur les reins ; quinze sangsues sur le bas-ventre ; cautérisation transcurrente sur la fesse et les lombes gauches ; plusieurs bains sulfureux. Soulagement temporaire ; les douleurs se dissipent, puis reparaissent, mais avec beaucoup moins d'intensité. Cependant, le 25 décembre, les règles viennent abondamment et sans souffrances.

Janvier, trois cautérisations transcurrentes sur la cuisse gauche, le bas-ventre et les reins ; deux cautérisations intra-utérines ; deux applications de sangsues sur l'abdomen. Les règles paraissent sans douleur.

Février, deux cautérisations sur les régions endolories (lombes et flanc gauches).

Mars, dix sangsues sur le bas-ventre ; deux applications de ventouses scarifiées sur les reins ; cautérisation transcurrente entre les épaules, sur les reins et à l'hypogastre ; cautérisation intra-utérine avec la solution de nitrate d'argent. Diminution plus durable des douleurs, leucorrhée moins abondante ; règles faciles. La cuisse gauche conserve encore un certain degré d'engourdissement et de faiblesse.

Avril, cautérisation transcurrente de la cuisse gauche ; deux bains sulfureux ; cautérisation intra-utérine.

Mai, retour des douleurs et des pertes blanches ; coliques utérines très vives. Deux applications de vésicatoires volants sur le côté gauche de l'hypogastre et sur les reins ; bains sulfureux.

Juin, l'état de la malade s'améliore assez rapidement ; ses douleurs de bas-ventre et des membres se dissipent ; ses jambes prennent de la force et la marche est facile ; les règles sont régulières et ne s'accompagnent plus d'aucun phénomène morbide ; la leucorrhée persiste à un faible degré.

Eugénie Bunkler sort dans un état satisfaisant, le 20 juin 1856.

J'ai revu cette malade depuis, et sa santé ne laisse rien à désirer.

Observation LXXII.

Phlegmon péri-utérin chronique à gauche. — Métrite interne chronique. Antéflexion. — Douleurs névralgiques. Emissions sanguines. — Vésicatoires. — Bains. — Calmants. Cautérisation transcurrente. Guérison.

David (Élisa), dix-huit ans, d'un tempérament sanguin-lymphatique, d'une constitution moyenne, entra dans ma division, à la Pitié, le 20 juin 1855.

A dix-sept ans, elle fit une chute dans un escalier, et, depuis cet accident, douleurs dans le bas-ventre, dans les reins et dans la jambe du côté gauche. Règles abondantes, sous forme de métrorrhagie, pendant cinq mois ; plus tard, pertes en blanc, analogues à du blanc d'œuf.

La malade avait déjà subi trois traitements dans ma division, pour la même affection ; chaque fois elle avait été soulagée, mais elle n'avait pas tardé à être reprise des mêmes accidents.

Comme les premières fois, je constatai une tumeur phlegmoneuse péri-utérine à gauche ; cette tumeur était grosse comme une noix, douloureuse, solide, non fluctuante ; l'utérus était en antéflexion ; douleurs névralgiques dans la jambe gauche, qui était frappée de paralysie incomplète. Les souffrances retentissent jusque dans le bras gauche.

Applications successives de sangsues et de ventouses scarifiées plusieurs fois répétées ; bains, calmants, vésicatoires volants.

Après quatre mois de traitement, le 10 octobre, je m'assurai que l'engorgement péri-utérin avait disparu. Mais les douleurs persistaient avec une opiniâtreté désespérante. J'étais sur le point de demander son admission à la Salpêtrière, comme incurable, lorsque j'eus l'idée d'essayer la cautérisation transcurrente superficielle qui m'avait réussi chez une autre malade. Le 11, je pratiquai la cautérisation transcurrente sur la jambe, sur la cuisse, le ventre et les reins. Dès le 12, les douleurs sont notablement diminuées. Le 17, une angine est survenue et a produit une exacerbation des accidents. Six ventouses scarifiées amènent un grand soulagement. On les répète le 20. Les règles, qui surviennent le 22, sont bien moins douloureuses qu'avant la cautérisation transcurrente. Il n'y a plus de douleurs dans la cuisse, mais la région lombaire gauche est encore un peu douloureuse à la pression, ainsi que le côté droit du ventre. Le 31, les douleurs ont disparu et la malade s'en va complétement guérie.

Trois ans après, j'ai eu l'occasion de revoir cette malade : la guérison s'était maintenue.

OBSERVATION LXXIII.

Phlegmon péri-utérin chronique à droite. — Métrite interne
Crises douloureuses symptomatiques.
Émissions sanguines. — Calmants. — Bains. — Repos absolu.
Régime sévère.
Amélioration marquée.

Madame Cal..., trente et un ans, d'un tempérament sanguin nerveux, d'une bonne constitution, réglée à quinze ans, eut un enfant à vingt ans. Dans les quatre premières années qui suivirent l'accouchement, il ne survint aucun accident. Alors, sans cause connue, pertes blanches qui augmentent chaque année; douleurs dans le bas-ventre à droite, qui envahissent les reins et la cuisse du même côté. Ces douleurs, peu intenses d'abord, acquièrent plus tard une grande acuité et donnent naissance à des crises caractérisées par le refroidissement de tout le corps, la perte de la parole et un sentiment de faiblesse générale. Ces crises se manifestaient brusquement, et elles avaient lieu plus souvent le jour que la nuit. Leur durée variait entre un quart d'heure et une demi-heure. Vers la fin de chaque crise, la malade perdait par la vulve une grande quantité de liquide blanchâtre, muqueux. Appétit d'ailleurs conservé, digestions faciles, constipation habituelle, forces abaissées. Cet état s'était beaucoup aggravé depuis deux ans surtout.

Jusqu'ici, madame Cal... s'était bornée à prendre des bains fréquents et prolongés, des calmants et des antispasmodiques. Pas de soulagement.

Le 2 juin 1850, appelé à lui donner des soins, je la trouvai dans l'état suivant :

Utérus dévié en avant, augmenté de volume, immobile, douloureux à la pression. Dans le ligament large droit, tumeur solide, immobile, adhérente à la paroi du bassin, accolée à l'utérus, se confondant avec cet organe et remontant un peu au-dessus du pubis. Une artère grosse comme la radiale rampait à la base de la tumeur.

A gauche, rien de semblable. Pertes blanches analogues à du blanc d'œuf ; règles très douloureuses.

En présence d'un engorgement inflammatoire aussi considérable, je n'hésitai pas à recourir aux émissions sanguines.

Dans l'espace de six mois, dix-huit saignées du bras de 60 à 90 gram., huit applications de ventouses scarifiées sur les reins ; cataplasmes laudanisés, bains prolongés, alimentation légère, repos absolu. Sous l'influence de ces médications, la malade se trouva bientôt soulagée, et, vers la fin du quatrième mois, les crises douloureuses avaient presque entièrement cessé et la tumeur péri-utérine avait beaucoup diminué.

Deux mois plus tard, madame Cal... allait bien. Elle ne ressentait presque plus de souffrances dans le bas-ventre, les règles avaient paru sans douleur à leur époque habituelle, et il n'existait presque plus de traces de l'engorgement peri-utérin, plus de battements ni d'élancements dans la profondeur du bassin. Les flueurs blanches avaient beaucoup diminué ; les règles étaient venues régulièrement et sans douleur ; en un mot, tout annonçait une guérison prochaine. A cette époque, la malade était dans un état d'anémie très prononcé ; mais cet état eût cédé promptement à une alimentation réparatrice.

C'est dans des conditions aussi favorables, que madame Cal... se décida à faire appeler mon collègue Valleix. Comme il était facile de le prévoir, les soins les plus simples, une nourriture substantielle, les ferrugineux et quelques cautérisations pratiquées sur le col de la matrice suffirent pour achever une guérison qui était, je ne crains pas de le dire, en grande partie obtenue, avant l'intervention de Valleix.

Observation LXXIV.

Métrite interne chronique. — Phlegmon péri-utérin chronique. Rétroflexion et abaissement de la matrice. — Accidents nerveux symptomatiques. — Entérite glaireuse. Emissions sanguines. — Calmants. — Vésicatoires. — Cathétérisme utérin. Curette. — Cautérisations intra-utérines. — Iodure de potassium. Guérison presque complète.

Madame Neut ..., trente-cinq ans, d'un tempérament nerveux, d'une assez forte constitution, s'était toujours bien portée, lorsqu'il y a sept ans, à la suite d'un violent chagrin, elle fut prise d'accidents nerveux caractérisés par des étourdissements, un sentiment de faiblesse générale et un refroidissement de tout le corps. Ces accidents revinrent plusieurs fois chaque jour sous la forme de crises, dont la durée variait d'un quart d'heure à une demi-heure. Une grande surexcitation cérébrale précédait le retour des crises, et une sueur abondante en précédait la fin.

Malgré l'usage des calmants, des antispasmodiques, des amers et des bains de nature différente, madame Neut.... fut en proie aux mêmes accidents nerveux pendant quinze mois. Aussitôt qu'ils eurent cessé, des douleurs se firent sentir dans les reins avec une extrême violence. Ces douleurs, que la malade compare aux souffrances qui précèdent l'accouchement, envahirent les flancs, le bas-ventre, les cuisses et les côtes. En même temps des pertes blanches apparurent quelques jours après la cessation des règles.

Bien que, depuis ce moment, madame Neut.... ait été soumise à divers traitements, sa position s'est aggravée chaque année.

Après l'emploi infructueux des bains, des calmants, des injections émollientes ou astringentes, on lui a fait porter une ceinture hypogastrique, et on lui a appliqué un pessaire à air du docteur Gariel. Ces moyens mécaniques ont eu pour effet d'exaspérer les douleurs du bas-ventre et de ramener les crises nerveuses. En dernier lieu, on a essayé de redresser l'utérus à l'aide de la sonde de Simpson, et on a pratiqué plusieurs cautérisations intra-utérines sans plus de succès.

Madame Neut ... était en traitement depuis cinq ans lorsque, le 25 janvier 1858, elle vint me consulter de la part de mon honorable confrère M. le docteur Bourguignon.

État actuel. — Face abattue et exprimant la souffrance; douleurs de tête revenant par crises ; fatigue cérébrale pour la cause la plus légère, susceptibilité nerveuse au plus haut degré, diminution de la mémoire; sensations bizarres, dont la malade ne peut rendre un compte exact; abaissement prononcé des forces; digestions difficiles, éructations gazeuses; constipation opiniâtre; selles mêlées de glaires; ventre tendu, douloureux, surtout en bas et à gauche. Règles assez régulières; moins de souffrances pendant le flux menstruel; retour des douleurs et des pertes blanches cinq ou six jours après la cessation des règles. Chaque mois les mêmes accidents reparaissent avec plus ou moins d'intensité.

Utérus d'un volume normal, abaissé et en rétroflexion; douleur au niveau de sa face postérieure; de chaque côté de cet organe, une tumeur grosse comme un œuf de pigeon, douloureuse à la pression, solide, non fluctuante, très distincte de l'utérus. Une artère ayant le volume de la moitié de la radiale rampait à la base de la tumeur.

Trois ou quatre jours après les règles, pertes en blanc, comme du blanc d'œuf; en même temps, douleurs, qui, du bas-ventre, s'irradiaient dans toutes les parties du corps, et principalement dans les reins, dans les cuisses et dans le dos. Ces douleurs étaient à peine augmentées par la pression, et elles suivaient la même marche que les flueurs blanches.

Je ne me dissimulai pas la gravité de la position de madame Neut.... Je compris de suite qu'il me serait bien difficile d'en obtenir la guérison.

Quoi qu'il en soit, après un traitement qui a duré vingt mois, la malade est aujourd'hui dans un état très satisfaisant.

Voici, en peu de mots, l'exposé des médications que j'ai successivement employées.

En février, mars et avril, une saignée du bras de 45 gram. chaque mois: peu de soulagement; trois applications de ventouses scarifiées de 30 gram., produisent une amélioration passagère, et sont bientôt suivies d'une recrudescence marquée des douleurs de bas-ventre et des crises nerveuses.

Deux vésicatoires morphinés sur le bas-ventre, déterminent de bons effets.

En mai, juin et juillet, la malade est de plus en plus souffrante, malgré trois applications de ventouses scarifiées et quatre vésicatoires.

En août, deux cautérisations transcurrentes: peu de soulagement. En septembre, trois vésicatoires, qui soulagent beaucoup la malade. En octobre, le toucher vaginal n'est plus douloureux; du côté droit, l'engorgement péri-utérin a disparu, et celui du côté gauche est à peine gros comme une amande ; les artères voisines de l'engorgement périutérin ont subi une diminution considérable.

Je pratique le cathétérisme utérin, et je le répète deux fois par semaine pendant quinze jours.

Ces opérations sont d'ailleurs peu douloureuses.

En novembre, raclage de la face interne de la matrice (quatre granulations du volume d'un grain de chènevis). L'opération a été accompagnée et suivie de douleurs assez vives, qui ont cédé promptement aux calmants.

En décembre, cautérisation intra-utérine : recrudescence des douleurs de bas-ventre, qui m'oblige à suspendre les opérations intra-utérines. En janvier, février et mars, j'insistai sur les vésicatoires volants : diminution des souffrances. En avril, onction avec l'huile de croton tiglium (douze gouttes) sur le ventre.

Il en résulte une grande amélioration.

En juin, comme il n'existait plus d'engorgement péri-utérin, je recommençai les cautérisations intra-utérines, et je les répétai deux ou trois fois par mois, jusqu'à la fin de novembre 1859.

La malade va de mieux en mieux à mesure que je multiplie ces opérations ; elle a repris des forces et de l'embonpoint.

Je ne doute pas que la guérison ne soit prochainement obtenue.

Dans ce cas, les émissions sanguines ont évidemment exalté le système nerveux, tout en agissant d'une manière favorable sur l'élément inflammatoire. Mais, nous n'hésitons pas à le déclarer, les vésicatoires ont eu une grande part dans l'amélioration de la santé de madame Neut... Sans le secours de cette médication, il est très probable que nous n'aurions pu entreprendre le traitement direct de la métrite interne qui, définitivement me paraît devoir achever la guérison.

Observation LXXV.

Métrite interne chronique. — Douleurs névralgiques symptomatiques.
Entérite glaireuse.
Calmants. — Bains. — Cautérisations intra-utérines.
Emissions sanguines.
Huile de croton tiglium.
Guérison.

Madame P. ., trente-quatre ans, d'un tempérament nerveux, d'une constitution peu forte, mère de trois enfants, vint réclamer mes soins au mois de mai 1857, de la part de mon honorable confrère, M. le docteur Guérineau (de Poitiers).

Il y a neuf ans, à la suite de sa dernière couche, douleurs dans le bas-ventre, à gauche ; pertes en blanc. Plus tard, mouvement vibratoire, qui se faisait sentir jour et nuit dans les yeux et dans les membres, et jetait une grande perversion dans les sensations. Rien, suivant la malade, ne lui était plus pénible et plus désagréable que ce mouvement vibratoire. En même temps, douleurs vives dans la tête. Ces accidents revenaient par crises, qui se répétaient plusieurs fois dans la journée. A l'approche d'une crise, le mouvement vibratoire devenait plus intense, la vue se troublait davantage, et, chose remarquable, madame P... n'était plus, disait-elle, maîtresse de sa pensée; elle ne pouvait pas éloigner toute idée qui s'emparait alors de son esprit. Cependant elle répondait juste aux questions qui lui étaient adressées. Durant les crises, le regard était fixe, et les membres immobiles. Venait-on à exercer une pression sur un des membres ou un point quelconque du corps, on faisait naître une sensation qui retentissait par un effet croisé dans le point diamétralement opposé. J'ai eu l'occasion d'observer le même phénomène dans deux autres cas.

En proie à ces sensations bizarres et à une céphalalgie presque continuelle, madame P... était constamment préoccupée de sa maladie et elle avait perdu tout espoir de guérison.

Il y a un an, on avait déjà pratiqué plusieurs cautérisations sur le col de la matrice; ces cautérisations avaient un peu diminué les flueurs blanches, sans exercer aucune action sur les accidents nerveux que nous avons signalés plus haut.

État actuel, 8 mai 1857. — Utérus en antéversion, un peu abaissé et augmenté de volume; point d'engorgement péri-utérin ; au niveau du ligament large gauche, douleur qui s'irradie dans les reins, dans les cuisses et dans le flanc du même côté ; écoulement d'un liquide visqueux, analogue à du blanc d'œuf, par l'orifice du museau de tanche.

Station debout et marche pénibles, troubles gastriques, digestions souvent difficiles, sans nausées ni vomissements, garderobes rares, bruit de souffle chloro-anémique, abaissement des forces.

Cathétérisme et cautérisations intra-utérines répétées une fois par semaine pendant trois mois; bains, calmants, régime ordinaire.

Amélioration progressive, diminution des pertes blanches et des douleurs de bas-ventre ; mais persistance des accidents nerveux du côté de la tête et des membres.

Alors, quatre saignées du bras de 45 à 60 grammes apportent un grand soulagement. A mesure que le sang coule, Madame P... sent diminuer le mouvement vibratoire, sa tête devient moins douloureuse, moins serrée, sa vue plus nette, en même temps son ventre est moins tendu, moins douloureux.

Le chloroforme produit également de bons effets.

Vers la fin de septembre, madame P... se trouve bien, et elle retourne dans son pays.

Depuis cette époque, une saignée fut pratiquée de temps en temps après la cessation des règles.

Le mieux s'est soutenu pendant dix-huit mois, puis les accidents nerveux ont reparu, mais avec moins d'intensité qu'auparavant.

En juillet 1859, madame P... est venue de nouveau me consulter.

Elle se plaignait des mêmes accidents nerveux à un faible degré ; d'ailleurs l'affection utérine ne s'était pas reproduite.

J'appris alors que les digestions étaient lentes, difficiles, que le ventre était gonflé, tendu après le repas et que les selles étaient souvent mêlées de glaires.

L'huile de croton tiglium à la dose de douze gouttes en onctions sur le ventre, produisit un très bon effet. Sous son influence, la vue s'éclaircit, et le mouvement vibratoire diminua d'une manière très prononcée.

Au bout d'un mois, le même moyen fut suivi de la disparition complète des accidents nerveux.

Cinq mois après, j'appris que madame P... était dans un état satisfaisant.

Observation LXXVI.

Métrite interne chronique. — Douleurs et crises nerveuses symptomatiques. Saignées. — Calmants. — Cautérisations intra-utérines. — Cautérisation transcurrente. — Bains. — Repos. — Régime sévère. Guérison.

Madame Champ..., âgée de quarante et un ans, d'un tempérament sanguin-nerveux, et d'une bonne constitution, fut réglée à treize ans. Elle eut deux enfants, l'un à vingt et un, et l'autre à vingt-quatre ans. Depuis sa dernière couche, elle perdait en blanc et ressentait des douleurs dans le bas-ventre, surtout à l'époque des règles. Ces phénomènes se montraient assez souvent sous forme de crises extrêmement violentes. Constipation habituelle. Pendant six ans, on la traita vainement par les bains simples, les bains sulfureux, alcalins, émollients, les bains de siége, les injections variées, les calmants, les antispasmodiques ; la cautérisation souvent répétée du col de la matrice.

La malade vint me consulter au mois de juin 1852.

Je trouvai l'utérus augmenté de volume et recourbé en *S* italique ; le col utérin rouge et injecté ; son orifice plus ouvert que dans l'état normal. Il s'écoulait de la cavité utérine un liquide filant, analogue à du blanc d'œuf, et mêlé de muco-pus.

Juin. — Une saignée du bras de 150 grammes ; lavements ou purgatifs légers ; bains, calmants, repos modéré. La malade se trouve un peu soulagée.

Juillet. — Deux saignées de 60 à 80 grammes. Vers la fin de ce mois, les règles parurent à leur époque accoutumée, furent très douloureuses, et accompagnées de crises épouvantables et d'attaques convulsives fréquentes.

Quelques jours après l'époque menstruelle, je fis une troisième saignée. La malade en éprouva beaucoup de soulagement.

Dans le mois d'août, je pratiquai quatre fois le cathétérisme utérin.

Madame Champ... fut obligée de quitter Paris ; elle était dans un état assez satisfaisant.

Elle revint l'année suivante, et je la soumis au traitement suivant : — Du mois d'août au mois de décembre 1853, huit saignées de 60 à 80 gr. chacune ; plusieurs applications de ventouses et de sangsues sur le bas-ventre et les reins ; bains, lavements et laxatifs répétés ; repos et alimentation légère.

Du mois de janvier au mois de mars 1854, cathétérisme graduel de l'utérus deux fois par semaine, puis cautérisations intra-utérines avec la solution de nitrate d'argent, suivies de douleurs très intenses, et répétées tous les six ou sept jours pendant cinq mois.

Diminution très sensible des douleurs et des pertes blanches ; plus de crises nerveuses ; les règles paraissent sans souffrances.

Quelques cautérisations intra-utérines furent encore pratiquées de temps en temps, pendant six mois, et le 15 mai 1855, madame Champ... retourna dans son pays en bonne voie de guérison.

Au mois de novembre suivant, les pertes blanches ayant reparu, quatre nouvelles cautérisations intra-utérines, à peine douloureuses, suffirent pour en triompher.

Cependant les douleurs des reins, des cuisses et des espaces intercostaux reparaissaient quelquefois encore ; elles cédèrent rapidement à deux cautérisations transcurrentes superficielles.

Depuis lors, madame Champ... continue de se bien porter ; mais, pour prévenir le retour de la coarctation utérine, elle est soumise, tous les trois ou quatre mois, à l'opération du cathétérisme de la matrice.

Observation LXXVII.

**Métrite interne chronique. — Douleurs névralgiques et accidents nerveux hystériformes symptomatiques.
Cautérisation transcurrente superficielle. — Vésicatoires. — Ventouses.
Guérison.**

Aimée R..., âgée de vingt et un ans, coulisseuse, d'une constitution peu forte, d'un tempérament nerveux, est entrée le 26 février 1857 salle Saint-Joseph, à la Charité.

Elle a été réglée à l'âge de douze ans, abondamment et régulièrement.

Il y a quatre ans, à la suite d'une grande frayeur, elle ressentit une douleur vive dans la région du cœur, et ses règles, qu'elle avait depuis deux jours, s'arrêtèrent brusquement ; elles reparurent le lendemain, mais avec beaucoup moins d'abondance.

C'est à cette époque que cette jeune fille fait remonter le début de sa maladie.

Etat actuel. — Leucorrhée abondante ; sentiment de resserrement pénible dans le bas-ventre, suivi de l'issue, par la vulve, de matières muqueuses et filantes comme du blanc d'œuf ; douleurs névralgiques dans le cinquième espace intercostal, à l'épigastre, dans le dos, dans les reins et dans le bas-ventre ; dysménorrhée, digestions difficiles, constipation opiniâtre, envies fréquentes d'uriner, chloro-anémie assez prononcée.

Depuis le mois d'août 1856, crises hystériformes très violentes, à la suite des règles ; découragement ; dégoût pour le travail ; faiblesse et engourdissement de la jambe gauche.

Avant d'entrer à l'hôpital, la malade a consulté plusieurs médecins. Les uns l'ont soumise, sans aucun résultat, à un régime fortifiant (fer, vin de quinquina, etc.) ; d'autres lui ont fait appliquer des vésicatoires, qui la soulageaient beaucoup.

Je constatai, par l'exploration vaginale, tous les signes d'une métrite et d'un engorgement inflammatoire du ligament large gauche. — Cataplasmes laudanisés ; repos absolu. Bouillon, potages.

Jusqu'au 7 mars, rien de particulier.

Le 8, cautérisation de la surface externe du col, avec un gros pinceau imbibé de nitrate d'argent liquide. Bain alcalin.

Le 16, vésicatoire volant sur l'estomac, contre l'état dyspeptique.

Le 21, les digestions se font mieux. Cautérisation transcurrente au fer rouge sur le bas-ventre et sur la partie interne de la cuisse gauche.

Le soulagement a été presque instantané sur les points touchés par le fer rouge ; mais les autres parties sont beaucoup plus douloureuses. Vésicatoire volant sur l'estomac.

Le 26, nouvelle cautérisation transcurrente sur le ventre, sur le côté gauche et sur la jambe gauche.

Le 27, peu de soulagement. Cinq ventouses scarifiées sur la région des reins.

Le 28, bas-ventre très douloureux. Les ventouses n'ont procuré qu'un soulagement de très courte durée. — Cataplasmes laudanisés : sinapismes sur les membres supérieurs : infusion pectorale, édulcorée avec du sirop de gomme : julep béchique ; bouillons et potages : repos au lit.

Le 29, les douleurs se calment peu à peu, puis se dissipent entièrement : les règles viennent régulièrement et sans peine ; plus de pertes blanches.

Après quinze jours d'un régime fortifiant, la malade sort guérie, et depuis lors sa guérison s'est bien maintenue.

Observation LXXVIII.

Métrite interne chronique. — Phlegmon péri-utérin chronique. Crises nerveuses hystériformes. — Troubles digestifs symptomatiques. Émissions sanguines. — Cautérisation transcurrente. Bains — Calmants. — Régime sévère. — Repos. — Cathétérisme. — Curette. Cautérisation intra-utérine. Guérison.

Théron (Rosine), âgée de trente-quatre ans, d'une constitution affaiblie par la souffrance, d'un tempérament nerveux et d'un caractère très impressionnable, est entrée le 30 avril 1857, dans mon service, à la Charité.

Elle a été réglée à l'âge de treize ans. La menstruation, régulière d'abord, se dérangea, au bout de quelques mois, sans cause appréciable. La malade éprouva des retards de deux, trois, quatre mois et plus, et même une suppression qui dura un an. Cette aménorrhée s'accompagna de phénomènes gastralgiques, de douleurs dans le bas-ventre et dans les reins, d'un état de malaise général et de faiblesse extrême, avec altération des traits et décoloration des tissus. Le retour capricieux et imprévu des règles dissipait ces phénomènes, qui ne tardaient pas à reparaître avec une nouvelle aménorrhée.

La malade ne ressentit aucune amélioration des pédiluves sinapisés et du régime tonique, auquel on la soumit pendant longtemps. Au commencement de l'année 1855, les douleurs de l'estomac et du bas-ventre devinrent plus intenses, surtout à l'époque des règles; puis survinrent des vomissements.

M. Huguier fit suivre un traitement approprié à la gastralgie. Cependant les accidents prirent, à quatre reprises, une telle intensité que la malade fut contrainte de garder le lit pendant un mois. En octobre 1856, après quelques semaines de soulagement, l'époque menstruelle ramène de nouvelles crises, plus violentes que les anciennes, avec des vomissements incoercibles, des attaques de nerfs fréquentes, des coliques, des efforts expulsifs, des maux de reins, des démangeaisons, des picotements, des fourmillements et une sensation de tiraillement dans toute la moitié inférieure du rachis; enfin des douleurs jusque dans les cuisses et les jambes, surtout du côté gauche, etc.

Mademoiselle Théron consulta successivement plusieurs médecins : M. Raciborski, qui chercha à combattre les phénomènes gastriques; M. Bossu, qui crut à une maladie de la moelle épinière et fit appliquer des vésicatoires sur la colonne vertébrale; M. Sellier, qui prescrivit, dans le même but, des applications de sangsues, de vésicatoires et de cautères tout le long des reins. Enfin, au mois de janvier 1857, la malade entra à la Charité dans le service de M. Briquet, qui la traita comme hystérique d'abord, et plus tard comme hypochondriaque. Au bout de deux mois et demi, mademoiselle Théron sortit beaucoup plus souffrante qu'à son entrée.

Admise dans mon service, le 30 avril 1857, la malade présentait l'état suivant : coloration jaune térne de la face, amaigrissement général, diminution notable des forces, profond découragement, nausées, vomissements assez fréquents après les repas, perte de l'appétit, douleurs continuelles dans le bas-ventre, principalement à gauche. Ces douleurs retentissaient dans les membres inférieurs et s'irradiaient jusqu'aux parties supérieures du tronc, sous forme de fourmillements et d'élancements dans le dos, le long du rachis et du cou. Ces souffrances s'exaspèrent quelquefois au point de provoquer des crises nerveuse hybstériformes de la plus grande violence, qui durent de quinze à trente minutes, et surviennent tantôt une ou plusieurs fois par jour, tantôt une fois seulement en quarante-huit heures. Constipation opiniâtre, garderobes très douloureuses; leucorrhée datant de l'âge de dix-sept ans, devenue très abondante depuis la dernière époque menstruelle (15 avril). L'intégrité de l'hymen ne permet pas de pratiquer le toucher vaginal. L'exploration par le rectum, suivie d'une attaque de nerfs épouvantable, me fait reconnaître un empâtement assez prononcé dans les deux ligaments larges. Le diagnostic sera mieux précisé plus tard.

Le 1er mai, malgré l'état anémique et les accidents provoqués par l'examen superficiel des organes génitaux : — saignée de 90 grammes, lavements émollients, cataplasmes laudanisés sur l'abdomen, une portion.

Le 3 mai, légère amélioration, qui continue après une application de ventouses scarifiées sur les reins et l'usage de quelques bains simples. L'eau de Seltz a rendu les digestions moins pénibles. Jusqu'au 9 mai, une seule crise hystériforme, qui ne dure que cinq minutes. Le 9 mai, retour de douleurs intenses dans les reins, cautérisation transcurrente *loco dolenti*, suivie d'une attaque de nerfs, pendant laquelle la malade conserve assez de discernement pour indiquer une augmentation de souffrances dans l'abdomen. Le 12 mai, l'état général est plus satisfaisant : les douleurs sont partout moins vives et moins fréquentes.

Du 15 au 20 mai, apparition des règles, réveil des douleurs, sans accidents nouveaux. Le 21, ventouses scarifiées sur les reins. Amélioration marquée. Le 22, un bain qui, loin de soulager la malade, ranime les douleurs. Cependant, il n'y a plus de vomissements, ni de nouvelles attaques : — potion calmante, vin de quinquina, deux portions.

Aucun changement jusqu'au 28 : quinze sangsues amènent un léger soulagement de quelques heures; puis les douleurs reparaissent. Le 1er juin, attaque de nerfs, précédée de souffrances extrêmes dans tout le bas-ventre. La constipation n'est peut-être pas étrangère à cette recrudescence, qui diminue après l'administration de 30 grammes d'huile de ricin. 7 juin, soulagement complet, sous l'influence d'une application de ventouses sur les reins.

9 juin, à la suite d'une vive contrariété, douleurs extrêmement vives dans le bas-ventre et les reins, agitation continuelle, attaque de nerfs vers le soir. Les cataplasmes chloroformés ne font qu'exalter la sensibilité nerveuse : saignée de 30 grammes.

Le 11 juin, même état; ventre ballonné et très sensible à la pression, vomissements, pas de nouvelles attaques de nerfs : diète absolue.

Le 12 juin, légère amélioration jusqu'au 25 juin. Pendant ce temps, la malade n'a pris que des bouillons et des potages; enfin une portion dans les deux derniers jours. Les onctions d'axonge et de laudanum, et les lavements émollients ont réussi souvent à calmer les douleurs.

La contrariété éprouvée par la malade n'a-t-elle pas pu retarder le cours des règles qui devaient apparaître du 12 au 15 juin, et ce retard, par contre-coup, n'a-t-il pas donné lieu à la recrudescence que nous venons de signaler? Nous n'hésitons pas à le croire.

Le 25 juin, les règles apparaissent, après une exagération momentanée des douleurs, suivie d'une attaque de nerfs. Elles sont peu colorées, fort douloureuses et accompagnées de coliques expulsives. Le 1er juillet, après leur cessation, cinq ventouses scarifiées sur les reins : diminution sensible, mais passagère, des douleurs; elles reparaissent le lendemain avec une nouvelle intensité, à la suite d'une exploration des organes génitaux par le rectum. Cette recrudescence dure huit jours et cède à quatre applications de ventouses scarifiées, à l'emploi des cataplasmes chloroformés sur l'abdomen et des lavements émollients.

Le 27 juillet, nouvelle crise accompagnée de douleurs qui persistent jusqu'au 2 août, et cessent avec l'apparition des règles. La malade ne se plaint plus de cette sensation de fourmillement qu'elle accusait dans les reins.

Le 17 août, crise nerveuse. Le 19, cautérisation transcurrente sur les reins et le flanc gauche pour combattre les douleurs névralgiques; attaque de nerfs immédiate déterminée surtout par l'émotion que la malade éprouve un instant avant l'opération.

Le lendemain, les douleurs ont entièrement disparu sur les points cautérisés.

Le 22 août, saignée de 30 grammes, suivie d'une amélioration durable.

Du 2 au 9 septembre, sous l'influence de la congestion menstruelle, retour des mauvaises digestions, des souffrances du bas-ventre et des reins, sans crises hystériformes. Les règles, qui durent du 9 au 15 septembre, amènent un grand bien-être, qui est encore augmenté par une application de sangsues.

Octobre. — Deux vésicatoires volants sur le creux de l'estomac, contre la gastralgie; une onction avec l'huile de croton tiglium sur l'abdomen, contre l'entérite glaireuse. Mademoiselle Théron souffre à peine du bas-ventre et des reins; ses digestions se font assez bien, son teint est plus frais et plus animé ; elle descend au jardin et marche sans douleurs ; enfin, aucune crise nerveuse n'est survenue depuis le 19 août.

Le 25 octobre, les règles viennent et ne produisent qu'une très faible recrudescence : six sangsues sur le bas-ventre, et, quelques jours après, cautérisation transcurrente superficielle sur les reins.

Le 10 novembre, sous l'influence d'une forte émotion morale, les douleurs reparaissent avec une grande acuité. Saignée de 30 grammes. Dans la nuit, violente attaque de nerfs, pendant dix minutes. Deux applications de sangsues et une cautérisation transcurrente superficielle sur les reins, du 10 novembre au 4 décembre, procurent un soulagement très sensible, mais momentané. Nouvelle recrudescence à l'époque des règles (du 15 au 20 décembre). L'entérite glaireuse a reparu ; elle est de nouveau combattue avec succès par des onctions d'huile de croton tiglium sur l'abdomen.

A cette époque, la malade ayant bien voulu consentir à une exploration vaginale, je m'assurai par un examen direct qu'il existait dans les deux ligaments larges, et derrière la matrice, un engorgement phlegmoneux, à la surface duquel on sentait une artère grosse comme la moitié de la radiale. Le corps de l'utérus était en antéflexion et, sur son col, arrondi, conique, on sentait quelques granulations.

Aucun accident ne suivit cette exploration, et la malade alla de mieux en mieux, jusque dans les premiers jours de janvier 1858. Cinq applications de sangsues ; une application de ventouses et une cautérisation transcurrente superficielle ont été faites pendant ce mois.

Le 6 janvier, après une nouvelle contrariété, mademoiselle Théron est prise d'une attaque d'hystérie très violente, et de tous les accidents déjà signalés ; les crises nerveuses se répètent tous les deux jours, une ou deux fois dans les vingt-quatre heures. — Sangsues, ventouses, cautérisation transcurrente ; bains, bouillons et potages : pas d'amélioration. Les règles apparaissent le 20 janvier, après quinze jours de retard.

Cependant le toucher vaginal est devenu moins douloureux ; je constate une notable diminution des tumeurs des ligaments larges, et la disparition du phlegmon rétro-utérin.

Mieux sensible pendant le mois de février.

Mars. — Cautérisation transcurrente superficielle sur le bas-ventre et les reins : diminution des douleurs de reins. Une application de ventouses scarifiées sur les lombes et deux applications de sangsues sur le bas-ventre, font presque entièrement cesser les autres douleurs. L'appétit renaît ; les pertes blanches diminuent ; les attaques nerveuses se réduisent à quelques rares tressaillements musculaires.

Le phlegmon péri-utérin ayant disparu, et l'état nerveux étant suffisamment atténué, j'ai cru devoir, pour achever la guérison, attaquer directement la métrite interne.

Du 9 avril au mois d'août 1858 : cathétérisme utérin, répété deux fois par semaine, pendant trois semaines ; raclage de la face interne de l'utérus avec la curette, qui ramène cinq granulations du volume d'un grain de chènevis ; six cautérisations intra-utérines avec le nitrate d'argent liquide ; trois applications de ventouses scarifiées ; bains.

Ce dernier traitement a été suivi d'une guérison complète, qui s'est maintenue jusqu'à ce jour.

Observation LXXIX.

Phlegmon péri-utérin chronique. — Métrite interne. — Antéflexion. Rétention d'urine. — Crises nerveuses hystériformes symptomatiques. Emissions sanguines. — Vésicatoires. — Calmants. — Bains. Cautérisations transcurrentes. — Repos. Régime sévère. Guérison.

Adèle R..., âgée de vingt et un ans, d'un tempérament lymphatique-nerveux, d'une assez bonne constitution, réglée à dix-sept ans, fut prise, il y a trois ans, de douleurs dans le bas-ventre, à gauche, avec dysménorrhée, pertes blanches assez abondantes ; digestions difficiles et fréquemment suivies de vomissements ; dysurie, et depuis deux ans rétention complète d'urine ; enfin, il y a six mois, par suite de la suppression des règles, recrudescence des douleurs de bas-ventre et crises nerveuses hystériformes. Ces crises se répétaient une et même deux fois par jour, sous l'influence du cathétérisme vésical ou d'une vive émotion morale.

Divers moyens (bains simples, alcalins, sulfureux, calmants, antispasmodiques, amers, ferrugineux) avaient été successivement employés sans succès, lorsque la malade me fut adressée par un de mes anciens élèves, M. le docteur Defaucanberge (de Gien).

Le 20 juin 1857, je trouvai Adèle R... dans l'état suivant : rien de particulier dans l'expression de la face ; bas-ventre tendu, douloureux, surtout à gauche ; distension de la vessie par l'urine, qui forme à l'hypogastre une tumeur globuleuse, mate et rénitente.

Une sonde introduite dans la vessie donne issue à un litre et demi d'urine un peu foncée en couleur, mais ne présentant d'ailleurs aucune altération. Le passage de la sonde a été très douloureux, à cause de l'extrême sensibilité de l'urèthre ; et, au moment où je l'ai retirée, je me suis aperçu qu'elle était fortement serrée par la contraction spasmodique du col de la vessie.

Malgré l'hyperesthésie de l'urèthre, la malade me dit que jamais elle n'éprouvait le sentiment du besoin d'uriner.

En raison des pertes blanches et des douleurs accusées par la malade dans le bas-ventre, j'explorai avec soin les organes génitaux.

Toucher vaginal très douloureux ; utérus en antéflexion, sensible à la pression, d'un volume normal ; derrière le pubis, noyau d'engorgement gros comme une noix, solide, mobile et situé entre l'utérus et la vessie. De chaque côté, dans les ligaments larges, engorgement de même consistance, formant deux tumeurs grosses comme un œuf de pigeon. Ces tumeurs sont douloureuses, non fluctuantes, distinctes de l'utérus, et elles offrent à leur base une artère qui égale la moitié de la radiale.

Col utérin petit, conique, très rouge et injecté ; leucorrhée abondante et analogue à du blanc d'œuf ; engourdissement et faiblesse de la jambe gauche, garderobes difficiles ; chloro-anémie, abaissement des forces ; pas de fièvre.

J'essayai d'abord de combattre la rétention d'urine, en dirigeant un double courant électrique sur la vessie. Cette médication, répétée tous les matins pendant sept jours, par M. Bonnefin, n'eut d'autre effet que celui d'augmenter les souffrances.

J'eus ensuite recours aux préparations de belladone, aux injections d'eau froide dans la vessie, au cathétérisme gradué, aux douches froides générales, sans plus de succès.

J'attaquai en dernier lieu l'engorgement péri-utérin à l'aide des moyens suivants :

Six saignées de 45 à 90 grammes, quatre applications de ventouses scarifiées sur les reins, cinq applications de quinze sangsues, trois vésicatoires volants, quatre cautérisations transcurrentes ; calmants, bains, repos, régime sévère. Sous l'influence de ces médications, les accidents diminuèrent graduellement, et, au bout de cinq mois, les douleurs de bas-ventre avaient disparu, ainsi que la rétention d'urine et les crises hystériformes ; les règles, qui étaient supprimées depuis longtemps, vinrent à leur époque accoutumée, le 19 octobre. Depuis ce moment, elles ont continué de paraître très régulièrement.

J'ai pu m'assurer que les crises nerveuses étaient, comme je l'avais pensé, intimement liées à la phlegmasie péri-utérine ; car, à mesure que l'engorgement péri-utérin marcha vers la résolution, les douleurs de bas-ventre allèrent elles-mêmes en diminuant, les urines reprirent peu à peu leur cours naturel, les crises s'éloignèrent et elles finirent par cesser complétement. Depuis que la malade est sortie de l hôpital, sa guérison ne s'est pas démentie.

Observation LXXX.

Métrite interne chronique. — Phlegmon péri-utérin chronique. Crises hystériformes. — Paraplégie et dysurie symptomatiques. Emissions sanguines. — Cathétérisme utérin. — Repos. — Cautérisation transcurrente superficielle. — Plus tard, toniques, ferrugineux. Electrisation. Guérison.

Rosalie Thouvignon, couturière, âgée de vingt-deux ans, d'un tempérament lymphatique-nerveux et d'une assez bonne constitution, souffrit pendant deux ans dans le bas-ventre et dans l'estomac, avant d'être réglée. A l'âge de seize ans, ses règles apparurent, et ses douleurs augmentèrent.

A vingt et un ans, Rosalie Th... eut une grossesse pénible et une couche difficile. Six semaines après son accouchement, elle entra à l'hôpital Necker, ayant des élancements continuels et violents dans la région ovarique droite, des pertes blanches très abondantes, des digestions difficiles, suivies de nausées, de vomissements, de pesanteur insolite dans l'estomac, etc. M. Monneret cautérisa huit ou dix fois le col de l'utérus avec le nitrate d'argent et donna du sous nitrate de bismuth et de l'iodure de fer ; mais les souffrances s'accrurent encore et amenèrent des crises nerveuses hystériformes.

Ros. Th... entra à la Charité dans mon service, le 6 juillet 1857, onze mois après sa couche. Elle était pâle, affaiblie, anémique. Elle éprouvait dans le bas-ventre un sentiment de pesanteur et des douleurs très intenses, surtout à droite, qui s'irradiaient dans les membres inférieurs, dans la région sacro-coccygienne, dans les lombes, les espaces intercostaux et les aisselles. La jambe droite était très faible, presque paralysée. Ces phénomènes prenaient plus d'intensité à l'époque menstruelle. Leucorrhée abondante; miction difficile, douloureuse, garderobes rares et très pénibles. Digestions laborieuses ; vomissements ; perte de l'appétit. Céphalalgie incessante.

Toucher vaginal douloureux, ainsi que la pression hypogastrique ; rétroversion avec abaissement de l'utérus A gauche, petite grosseur située derrière le ligament de Fallope et paraissant être l'ovaire congestionné. En arrière et à droite tumeur assez volumineuse, solide, nettement séparée de l'utérus par un sillon non fluctuante, douloureuse à la pression.

Le 7 juillet, saignée de 150 grammes, sans soulagement. Le lendemain, cinq ventouses scarifiées sur les reins. Les règles paraissent le 10, beaucoup moins douloureuses qu'auparavant.

Le 16 juillet, cathétérisme utérin, très douloureux et suivi d'une paralysie complète du mouvement de la jambe droite.

Une application de sangsues, le 19, et de ventouses le 20 juillet, fait disparaître cette paralysie en cinq ou six jours.

Le 3 août, le cathétérisme est de nouveau pratiqué sans accident. Le 10, les règles viennent sans douleurs. Après leur cessation, cinq ventouses scarifiées sur les reins. Le cathétérisme, pratiqué le 24 et le 28 août, n'amène rien de particulier.

Le 2 septembre, douleurs et faiblesse dans la jambe droite, que la malade a peine à remuer ; souffrances du bas-ventre très vives ; émission de l'urine très pénible. Une cautérisation transcurrente, faite le 14 septembre sur les reins, le bas-ventre et les cuisses, détermine un soulagement immédiat, mais passager. Le 16 septembre, les souffrances ont repris leur intensité ; la jambe gauche est très faible ; la jambe droite est paralysée. — Saignée de 125 grammes.

Le lendemain, la jambe droite peut exécuter des mouvements peu étendus. Mais, le 18, les souffrances sont revenues avec la paralysie. Cette recrudescence ne peut être attribuée qu'à l'influence de l'époque menstruelle.

Les règles apparaissent, peu abondantes, le 20 septembre, après un retard de huit jours. La jambe droite est moins paralysée et moins douloureuse que les jours précédents. Le 26, après la cessation des règles, douleurs lancinantes dans les deux jambes.—Quinze sangsues sur l'hypogastre, le 28 septembre. Trois jours après, vésicatoire volant sur les deux fosses iliaques.

Le 5 octobre, plus de douleurs dans le bas-ventre. Iodure de potassium $0^{gr},25$. Cependant, la paralysie des membres inférieurs va en augmentant. Le 12 octobre, la jambe gauche et la jambe droite sont entièrement privées de mouvement et de sensibilité. L'hypogastre est également frappé d'anesthésie. Ces accidents, loin de diminuer aujourd'hui sous l'influence des émissions sanguines, augmentent au contraire à mesure que le sang s'appauvrit ; car ils ne dépendent plus seulement de l'affection utérine, comme au début, mais ils se rattachent aussi à un état anémique et hystérique très prononcé. D'ailleurs, le phlegmon péri-utérin a perdu beaucoup de son volume. Les douleurs lombo-ovariques se sont dissipées, et les pertes blanches ont presque totalement disparu.

Du 13 au 25 octobre : — pilules de Vallet ; iodure de potassium ; manuluves ; cataplasmes chloroformés ; quelques lavements émollients laudanisés.

Du 25 au 28 octobre, les règles paraissent sans amener aucun changement.

Le 3 novembre, rétention d'urine avec ténesme vésical ; le cathétérisme devient nécessaire, matin et soir. La pression sur l'abdomen et le toucher vaginal sont très douloureux.

Du 9 au 30 novembre, électrisation des membres inférieurs et de la paroi hypogastrique ; cathétérisme, puis faradisation de la vessie ; continuation du traitement tonique. Les mouvements et la sensibilité reviennent progressivement dans les membres paralysés, après neuf séances d'électrisation.

A la fin de ce mois les règles ont apparu normalement, et Rosalie Thouvignon sortit guérie, le 7 décembre.

OBSERVATION LXXXI.

Métrite interne chronique. — Hémiplégie droite et dyspepsie symptomatiques.
Saignées. — Vésicatoires. — Bains. — Calmants.
Guérison.

Marie X..., cuisinière, âgée de quarante-quatre ans, d'une bonne constitution et d'un tempérament sanguin-lymphatique, avait des pertes en blanc depuis une douzaine d'années et ressentait depuis cinq ans des douleurs dans le bas-ventre du côté droit, ainsi que des troubles digestifs. Un régime approprié, quelques révulsifs appliqués sur l'estomac, n'avaient réussi qu'à la soulager momentanément.

Depuis un an, le bras et la jambe du côté droit s'étaient peu à peu affaiblis et même avaient fini par être frappés d'une paralysie presque complète du mouvement. La sensibilité, au contraire, avait augmenté dans ces membres, et la plus légère pression y développait des douleurs qui s'irradiaient dans le bas-ventre, dans les reins, etc. La motilité était demeurée intacte dans les muscles de la face et du cou du même côté.

Cette paralysie du bras et de la jambe ne pouvait se rattacher à une affection des centres nerveux et me parut dépendre d'une influence réflexe. Les pertes blanches, les douleurs du bas-ventre et le retentissement dans l'utérus de la pression exercée sur les membres paralysés, me conduisirent à soupçonner comme cause une affection de la matrice. Cette pensée était confirmée par la forme partielle de la paralysie.

Cette femme était vierge, et se refusa à l'exploration directe par le vagin. J'appris seulement que les douleurs du bas-ventre revenaient par crises, que les règles étaient pénibles, l'émission de l'urine douloureuse. Je constatai que le ventre était gonflé et tendu à droite.

Dans l'espace de cinq mois, de la fin de février aux premiers jours d'août 1851, douze saignées du bras de 150 grammes ; cinq applications de ventouses de 40 grammes ; régime sévère ; suppression des aliments solides pendant les trois premiers mois ; repos, bains, calmants, vésicatoires.

Les émissions sanguines diminuèrent instantanément les douleurs du bas-ventre, et, à mesure que je les multipliais, l'amélioration devenait de plus en plus apparente ; les membres paralysés recouvraient de la force, et, vers la fin d'août, la malade ne souffrait plus, avait la liberté de ses mouvements, et ses digestions se faisaient bien. Après quelques mois de repos, elle put reprendre ses travaux.

Cette guérison, qui n'a pas été démentie depuis lors, est demeurée incomplète, parce que les excès de scrupules de la malade ne m'ont pas permis d'attaquer la métrite interne par des cautérisations intra-utérines.

Observation LXXXII.

Métrite interne chronique. — Antéversion. — Phlegmon péri-utérin à droite. Paralysie symptomatique de ce côté. Émissions sanguines. — Vésicatoires. — Iodure de potassium. Bains sulfureux. Guérison.

Jeanne B..., âgée de quarante ans, cuisinière, d'un tempérament sanguin-lymphatique, d'une constitution assez bonne, entra, en 1847, à l'hôpital Cochin, dans ma division. Elle était affectée d'une paralysie généralisée, qui n'avait respecté que la tête et le cou.

Je traitai l'affection présumée de la moelle épinière et, en mai 1848, après huit mois de traitement, la malade quitta l'hôpital, améliorée, mais non guérie. Le côté gauche avait conservé plus de force que le côté droit. Vers la fin du traitement, les règles disparurent pendant quatorze mois.

Le 16 décembre 1850, B... revint à Cochin pour un érysipèle très grave de la face. Celui-ci guéri, la malade vomit pendant plus de trois semaines ; la persistance de ces accidents me fit soupçonner l'existence d'une affection utérine.

Utérus en antéversion, engorgé et douloureux à la pression ; écoulement albuminoïde par l'orifice utéro-vaginal. Dans le ligament large droit tumeur, grosse comme une orange, solide, non fluctuante, douloureuse à la pression, adhérente à l'utérus et à la paroi du bassin. A sa partie inférieure, d'où part une artère grosse comme les deux tiers de la radiale, la douleur développée par la pression retentit dans le côté paralysé.

Le traitement comprit onze saignées révulsives de 80 grammes, vingt applications de ventouses scarifiées de 45 à 60 gr., huit vésicatoires volants sur la fosse iliaque droite, cataplasmes, repos absolu, nourriture peu substantielle.

La tumeur diminua peu à peu, et en neuf mois, la résolution fut complète. Quant aux vomissements, ils avaient disparu dès le début du traitement. Pendant les deux derniers mois, iodure de potassium à la dose de 0gr,50, bains sulfureux.

A la suite de ce traitement, la malade sortit de l'hôpital, bien guérie de sa tumeur et de sa paralysie, qui diminua dans le même rapport que la tumeur. Les règles, qui avaient disparu pendant les six derniers mois, sont revenues quatre mois après sa sortie, et ont continué régulièrement.

J'ai revu cette malade dix ans après : sa guérison ne s'était pas démentie.

Observation LXXXIII.

Phlegmon péri-utérin chronique à droite. — Hémiplégie symptomatique du même côté.
Émissions sanguines. — Bains. — Calmants. — Vésicatoires.
Iodure de potassium.
Guérison.

Adèle Laurent, âgée de vingt-huit ans, est entrée à l'hôpital Cochin le 26 août 1848. Cette femme, nullipare, souffre depuis un an dans le bas-ventre du côté droit; tout le corps du même côté, à l'exception de la face, est frappé d'une paralysie du mouvement, coïncidant avec une exaltation extrême de la sensibilité dans les mêmes régions. Elle a été traitée pour une affection de la moelle épinière, au moyen de cautères appliqués le long du rachis, de bains sulfureux, de noix vomique; le tout sans aucune amélioration. Elle fut ensuite soignée à l'hôpital Saint-Louis, dans le service de M. Malgaigne, pour une névralgie du col de l'utérus La section de cet organe fut suivie d'une perte assez abondante de sang et d'un soulagement marqué; mais, au bout de quelques jours, les accidents revinrent, et la malade entra à Cochin, dans ma division.

Je présumai que la paralysie était étrangère à une maladie de la moelle épinière, m'appuyant sur ce fait que, depuis un an, elle était localisée et n'avait pas envahi le côté opposé, et je pensai que tous les accidents avaient pour origine une maladie de l'utérus ou de ses annexes. Je trouvai dans le ligament large du côté droit une tumeur solide, non fluctuante, douloureuse à la pression, du volume d'un œuf de poule, adhérente à la paroi latérale droite de l'utérus, dont elle était séparée par un sillon assez profond. Les douleurs, réveillées par la pression, s'irradiaient du bas-ventre dans les membres paralysés, ce qui prouve la relation qui existait entre cette maladie et la paralysie.

Douze saignées, trois applications de quinze sangsues, cinq vésicatoires volants sur le bas-ventre; iodure de potassium; bains, repos, régime sévère.

Sous l'influence de cette médication, au bout de quatre mois, la malade était complétement guérie. Chose bien remarquable, à mesure que l'affection du bas-ventre diminuait, la paralysie elle-même diminuait dans le même rapport.

J'ai eu occasion de revoir cette malade, dont la guérison s'est parfaitement maintenue.

OBSERVATION LXXXIV.

Métrite interne. — Phlegmon péri-utérin chronique. — Paralysie symptomatique du mouvement de la jambe gauche. — Incontinence d'urine.

Émissions sanguines. — Vésicatoires, etc. — Cautérisation transcurrente superficielle. — Cautérisation intra-utérine. — Cathétérisme utérin. — Bains sulfureux, etc.

Amélioration.

Marie W..., lingère, âgée de trente ans, d'une forte constitution et d'un tempérament sanguin, réglée à treize ans, a eu deux enfants, l'un à seize, l'autre à dix-huit ans.

A vingt-quatre ans, fausse couche de sept mois; à vingt-huit ans, accouchement très pénible.

Trois ou quatre mois après, la malade est surprise par un orage : ses règles s'arrêtent brusquement et restent supprimées pendant onze mois.

Au mois de mars 1856, douleurs très vives et continuelles dans le bas-ventre; pertes blanches abondantes. Un peu plus tard, sentiment de faiblesse dans la jambe gauche, et bientôt paralysie complète du mouvement; incontinence d'urine.

Au mois de juin 1856, Marie W... entra à la Pitié, dans le service de M. Marrotte. Bains sulfureux, applications de sangsues, pilules ferrugineuses, vin de quinquina, faradisation répétée tous les deux jours, pendant trois mois, le long de la jambe paralysée, tout resta sans effet. La malade alla à la campagne, et revint dans le même état.

Le 11 août 1856, elle entra à la Charité, dans la division de M. Rayer. Les préparations de strychnine, les bains sulfureux, la faradisation, un traitement antisyphilitique, continués pendant dix mois, n'amenèrent aucun résultat favorable.

Le 12 juin 1857, après un séjour de quelques semaines à la campagne, Marie W... entra dans mon service.

État actuel. — Bonne physionomie; embonpoint conservé; habitude extérieure satisfaisante; digestions faciles, appétit excellent.

Douleurs gravatives dans le bas-ventre; sentiment de constriction pénible autour des reins; jambe gauche entièrement paralysée du mouvement; jambe droite seulement engourdie; incontinence d'urine permanente.

Toucher vaginal peu douloureux; utérus en rétroflexion, engorgé;

orifice utéro-vaginal largement ouvert ; leucorrhée abondante. Dans le ligament large gauche, tumeur phlegmoneuse grosse comme un œuf de poule, avec une artère d'un assez petit volume.

Le cathétérisme utérin détermine, au niveau de l'orifice cervico-utérin, un élancement douloureux très vif, qui retentit dans le côté gauche de l'abdomen.

13 juin, ventouses sur les reins du côté gauche, cataplasmes laudanisés en permanence sur l'abdomen, manuluves ; une portion.

Le 14, quinze sangsues sur le bas-ventre, à gauche.

15 juin, amélioration graduelle, qui continue même pendant la menstruation. Le lendemain des règles, qui durent du 18 au 21, saignée de 90 grammes, suivie de bons effets.

Du 22 juin au 20 août, quatre applications de sangsues ; deux vésicatoires volants sur les fosses iliaques. Diminution notable des phénomènes morbides ; menstruation facile et régulière.

Le 21 août, la jambe gauche devient très douloureuse ; les mouvements sont moins étendus et moins faciles que les jours précédents.

Le 23, cautérisation transcurrente superficielle sur les reins et sur la jambe gauche. Les douleurs de reins se dissipent entièrement. Les douleurs et la paralysie de la jambe droite disparaissent aussi subitement, mais seulement d'une manière momentanée.

Le 28 août, dix sangsues à l'hypogastre.

Du 1er au 5 septembre, règles sans accident.

Le 9 septembre, cautérisation transcurrente superficielle sur la jambe gauche, le bas-ventre et les reins. Amélioration très sensible et plus durable que la première fois. La malade retient bien ses urines, et recouvre la sensation du besoin d'uriner.

Du 10 septembre au 1er décembre : trois applications de sangsues sur le bas-ventre ; six cautérisations transcurrentes sur les reins, le bas-ventre et la jambe gauche ; deux applications de ventouses scarifiées : résultats très satisfaisants : la malade exécute toutes sortes de mouvements avec sa jambe ; elle marche avec lenteur et précaution, il est vrai ; mais elle n'éprouve plus qu'un peu de faiblesse, et de temps en temps des élancements douloureux dans le membre malade.

Décembre. Une application de sangsues et de ventouses scarifiées, une cautérisation transcurrente, une saignée de 90 grammes, dans le but de combattre les élancements douloureux.

Je m'assure par le toucher vaginal que le phlegmon péri-utérin a disparu.

Janvier. Retour de tous les accidents, sous l'influence d'une vive contrariété. Ventouses scarifiées sur les reins; cautérisation transcurrente sur le bas-ventre, les lombes et la jambe gauche. Les douleurs disparaissent, mais la paralysie ne se dissipe qu'incomplétement. Plusieurs tentatives d'électrisation sur la jambe paralysée demeurèrent sans effet.

Je revins à la cautérisation transcurrente superficielle. Je pratiquai à plusieurs reprises le cathétérisme utérin et la cautérisation intra-utérine, d'abord avec la solution de nitrate d'argent, puis avec le porte-caustique de Lallemand.

Les symptômes de métrite interne furent ainsi combattus avec succès; et en même temps les phénomènes de paralysie diminuèrent d'une manière très notable. Plus tard, sous l'influence des toniques, des bains, des ferrugineux, l'état de la malade s'améliora, au point qu'elle put sortir de l'hôpital, en voie de guérison, dans le courant du mois de novembre 1858.

Observation LXXXV.

Phlegmon péri-utérin des deux côtés. — Métrite interne chronique.
Dyspepsie.
Insuccès de la cautérisation du col utérin avec le fer rouge.
Emissions sanguines. — Bains. — Calmants. — Vésicatoires. — Repos.
Régime sévère.
En voie de guérison. — Application d'un pessaire. — Gangrène consécutive des parois vaginales. — Péritonite.
Mort.

Marie Quénot, domestique, âgée de trente-quatre ans, d'un tempérament sanguin-lymphatique, d'une bonne constitution, réglée à quinze ans et demi, a eu quatre enfants. Il y a onze ans, à la suite d'une couche, elle fut prise de douleurs dans le bas-ventre, avec pertes en blanc analogues à du blanc d'œuf: — cataplasmes, injections émollientes, bains, repos.

Au bout de trois mois, la malade se trouva mieux et put reprendre ses occupations. Depuis lors, persistance de la leucorrhée et douleurs, de temps en temps, dans le bas-ventre.

Il y a huit mois, recrudescence marquée des souffrances et pertes abondantes aux époques menstruelles. Entrée de la malade à la Pitié, dans le service de M. Becquerel : — deux applications de sangsues, purgatifs répétés ; amélioration légère. Plus tard, à cinq reprises différentes, cautérisation au fer rouge du col utérin. Augmentation des douleurs de bas-ventre. Sortie de la malade, le 15 novembre, après six mois de traitement.

Le 3 décembre 1857, elle entra dans ma division, à la Charité.

Etat actuel, 4 décembre : — douleurs intenses et parfois expulsives dans le bas-ventre des deux côtés, principalement à gauche; retentissement des souffrances dans les reins, dans les flancs et dans les cuisses ; sentiment de pesanteur au-dessus de l'anus, tiraillements dans les reins ; envies fréquentes d'uriner; garderobes quelquefois douloureuses ; digestions pénibles, pas de nausées, ni de vomissements. Chloro-anémie.

Utérus en antéversion, un peu abaissé et légèrement augmenté de volume. Tumeur phlegmoneuse péri-utérine dans les deux ligaments larges. Chacune de ces tumeurs avait le volume d'un œuf de pigeon; elle était oblongue, mobile, douloureuse au toucher, non fluctuante et recevait, à sa base, une artère grosse comme la moitié de la radiale. Saignée de 90 gram.; cataplasmes laudanisés; une portion. Soulagement rapide.

12 décembre. — Retour des douleurs de bas-ventre : — vésicatoires sur les fosses iliaques. Mieux sensible.

21 décembre. — Apparition des règles, qui s'accompagnent des mêmes douleurs que précédemment. Au bout de quelques jours, les douleurs se calment en partie.

8 janvier. — Recrudescence des douleurs de bas-ventre. Cautérisation transcurrente, répétée deux fois et suivie, chaque fois, d'une prompte diminution des souffrances.

15 janvier, même état : — quinze sangsues sur le bas-ventre.

22 janvier, les règles paraissent à leur époque habituelle et se montrent normales sous tous les rapports. A dater de ce moment, l'état de la malade s'améliore chaque jour. — J'insiste sur les manuluves, les bains, les calmants.

12 février, le mieux se soutient, l'engorgement péri-utérin a presque entièrement disparu ; mais il existe encore un peu de douleur dans le bas-ventre, surtout à gauche. Deux applications de ventouses scarifiées, faites à huit jours d'intervalle, amènent la cessation des souffrances.

22 février, retour des règles, sans douleur.

La malade allait de mieux en mieux ; elle commençait à recouvrer des forces, lorsque, le 26 février, elle fut obligée de quitter ma division.

Dénuée de toutes ressources, Marie Quénot passa dans la division de mon collègue, M. Briquet, qui, pour remédier à l'antéversion de la matrice, lui fit porter un pessaire à air en caoutchouc, du docteur Gariel.

Les deux premiers jours, la malade se trouva bien ; mais, dès le troisième jour, elle ressentit des douleurs dans le bas-ventre, et, le quatrième jour, ses souffrances avaient tellement augmenté, qu'il fallut retirer le pessaire. Dès ce moment, les accidents s'aggravèrent de plus en plus ; bientôt apparurent tous les symptômes d'une métro-péritonite aiguë, et, huit jours après l'invasion de ces accidents, Marie Quénot rentra, sur sa demande, dans ma division.

Son état avait singulièrement empiré ; la face était profondément abattue, altérée ; le ventre tendu, douloureux à la moindre pression ; écoulement, par la vulve, de matières putrides exhalant une odeur gangréneuse. Je trouvai les parois du vagin très épaissies, inégales, indurées ; le col utérin augmenté de volume, mais lisse au toucher. Vomissements de matières bilieuses, verdâtres ; pouls très fréquent, très petit, concentré, comme dans la péritonite aiguë. Je considérai la malade comme perdue. Les accidents s'aggravent de plus en plus, et, au bout de huit jours, elle succombe, épuisée par les souffrances et par la diarrhée colliquative, malgré l'emploi des moyens suivants : onctions mercurielles, cataplasmes, injections émollientes, désinfection.

Autopsie (16 juin, trente-six heures après la mort). — Il existait un épanchement de pus dans le péritoine. Ce liquide occupait surtout la cavité pelvienne ; il était épais, bien lié et phlegmoneux ; des fausses membranes récentes se remarquaient à la face interne de la séreuse.

Les parois du vagin étaient inégales, rugueuses, indurées ; elles étaient couvertes et imprégnées d'un liquide brun foncé, sanieux et très fétide. Leurs couches superficielles étaient ramollies et réduites en un détritus noirâtre, gangréneux ; leurs couches profondes avaient une consistance ferme et criaient sous le scalpel. Ces lésions s'étendaient depuis la vulve jusqu'au col de l'utérus. Ce dernier était hypertrophié, mais il avait conservé son aspect lisse, et n'était pas envahi par la gangrène qui, comme nous venons de le dire, occupait toute l'étendue des parois vaginales.

Le corps utérin lui-même était sensiblement augmenté de volume.

La membrane muqueuse qui tapisse la cavité de l'utérus était un peu injectée, mais elle n'offrait aucune altération dans sa consistance.

Les ligaments larges étaient épaissis et indurés ; le ligament large gauche était plus altéré que celui du côté opposé ; ils étaient tous deux injectés et parcourus par un grand nombre de vaisseaux sanguins.

Le cul-de sac péritonéal rétro-utérin était comme effacé par de nombreuses adhérences.

La capsule de l'ovaire gauche était épaissie, cartilagineuse ; elle avait un millimètre environ d'épaisseur ; le tissu propre des ovaires était rempli de sang.

Rien de particulier dans les autres organes.

Des faits consignés dans la sixième série, nous croyons pouvoir tirer les conclusions suivantes :

I. — Les phlegmasies utérines et péri-utérines peuvent donner lieu à des accidents sympathiques très variés, et dans des organes très différents.

II. — Ces accidents sont, en général, de nature nerveuse.

III. — Ce sont des phénomènes : 1° d'*irritation sécrétoire* (dyspepsie, entérite glaireuse) ; 2° *névralgiques* (gastralgie, douleurs lombo-ovariques, sciatiques, intercostales, etc.); 3° *convulsifs* (hoquet, toux, crises hystériformes, etc.); 4° *paralytiques* (aphonie, paralysies musculaires, anesthésie, etc.).

Ces phénomènes sont : 1° tantôt *localisés* (dyspepsie et gastralgie [obs. LVIII, LIX, LX, LXI]; entérite glaireuse [obs. LXII, LXIII, LXIV]; hoquet [obs. LXV]; toux [obs. LXVI, LXVII]; cris [obs. LXIX]; aphonie [obs. LXVIII]; hémiplégie [obs. LXXX]; paraplégie [obs. LXXXIV]) ; — 2° tantôt *généralisés* (crises névralgiques [obs. LXX, LXXI, LXXII, LXXIII, LXXIV, LXXV]; attaques hystériques [obs. LXXVI, LXXVII, LXXVIII, LXXIX]; paralysies [obs. LXXXI, LXXXII, LXXXIII]).

IV. — La relation de ces accidents avec l'affection utérine ou péri-utérine est généralement méconnue. De là une source d'erreurs que les praticiens les plus éminents n'ont pas toujours su éviter ; de là ces traitements si longs, si variés et toujours infructueux, qui, au lieu de s'attaquer à la cause du mal, ne s'adressent qu'à ses effets (obs. LIX, LX, LXII, LXV, LXVII, LXIX, LXX, LXXI, LXXII, LXXIII, LXXIV, LXXV, LXXVI, LXXIX, LXXX, LXXXII, LXXXIII).

V. — Quelle que soit la forme, quel que soit le siége de ces accidents, on ne peut espérer d'en triompher qu'en combattant directement la lésion utérine ou péri-utérine, qui en est le point de départ.

VI. — Le plus souvent, le traitement de la cause suffit pour faire disparaître concurremment les accidents sympathiques qu'elle provoque et qu'elle entretient.

VII. — Dans certains cas, ces accidents ne sont qu'atténués par le traitement de la phlegmasie utérine ou péri-utérine; il faut, pour en venir définitivement à bout, recourir à un traitement particulier et toujours approprié à la nature des symptômes : *cautérisation transcurrente superficielle*, *faradisation* (névralgies, paralysies); *vésicatoires morphinés* (gastralgie, névralgie intercostale); *antispasmodiques*, *calmants*, *hydrothérapie* (attaques hystériques); *huile de croton tiglium* (entérite glaireuse).

SEPTIÈME SÉRIE.

OBSERVATIONS D'HÉMATOCÈLE PÉRI-UTÉRINE.

Observation LXXXVI.

**Grossesse extra-utérine. — Hématocèle intra-péritonéale. Oblitération des deux trompes utérines. — Métrorrhagie. — Signes de péritonite suraiguë.
Mort, deux jours après l'entrée de la malade.
Autopsie.**

Adélaïde G..., âgée de trente-deux ans, domestique, entre dans mon service, à la Pitié, le 3 septembre 1855. Il y a trois semaines, après un retard de quinze jours dans l'apparition des règles, elle fut prise d'une perte utérine, faible dans le début, mais devenue très abondante depuis quatre jours. En outre, des douleurs de plus en plus vives se sont fait sentir dans le bas-ventre, principalement du côté droit. La malade comparait ses souffrances à celles qui précèdent l'accouchement.

Etat actuel (4 septembre). — Pâleur et décoloration des téguments, comme dans une anémie profonde ; regards abattus ; intelligence conservée ; réponses nettes et précises. — Perte d'appétit, nausées, vomissements ; selles douloureuses ; soif ardente ; pouls petit et fréquent (145) respiration gênée ; prostration des forces ; menaces de syncope, métrorrhagie abondante. Ventre augmenté de volume, tendu partout, mais surtout en bas, douloureux à la plus légère pression, comme dans la péritonite aiguë. La percussion de l'abdomen rend un son clair dans les deux tiers supérieurs, et un son moins clair dans le tiers inférieur : immédiatement au-dessus du pubis le son est même tout à fait mat.

La partie supérieure du corps utérin ne peut être explorée, à cause de la douleur accusée par la malade. Le toucher vaginal est très douloureux ; le col de l'utérus, entr'ouvert, admet l'extrémité du doigt indicateur ; il fait peu de saillie dans le vagin, il est refoulé en avant, dirigé d'avant en arrière, et un peu abaissé ; le corps est lui-même repoussé en avant ; derrière le pubis, il est plus incliné à gauche qu'à droite. Au fond du vagin, on rencontre une tumeur énorme, qui contourne l'utérus en demi-cercle, à gauche, en arrière et à droite. Le cul-de-sac vaginal postérieur est refoulé en bas par cette même tumeur, qui est fluctuante et fait une forte saillie dans le vagin. Au niveau du ligament large droit, on trouve une tumeur plus résistante, dans laquelle on ne constate pas de fluctuation.

Le toucher rectal est aussi très douloureux. Le doigt porté dans le rectum permet de sentir l'énorme tumeur qui contourne l'utérus et remplit la cavité pelvienne, et de constater, dans cette région, une fluctuation des plus évidentes. La malade porte, en outre, dans l'aine droite une grosseur du volume d'un œuf de poule, dont elle s'est aperçue il y a deux ans.

Je diagnostiquai une hématocèle péri-utérine ; mais, soupçonnant que l'épanchement sanguin s'était fait jour dans la cavité péritonéale, je crus devoir m'abstenir de la ponction et je me bornai à prescrire le traitement suivant : Sinapismes, manuluves ; glace ; eau de Seltz ; cataplasmes laudanisés presque froids. — Dans la journée l'hémorrhagie utérine devient un peu moins abondante.

5 septembre. — L'état de la malade s'est aggravé de plus en plus, la face est très abattue, les yeux sont enfoncés et présentent un cercle noirâtre ; le pouls est à 160, petit, filiforme, presque insensible.

Le 6, la malade se trouve dans un état désespéré, et en effet, elle meurt à deux heures de l'après-midi.

Autopsie, quarante-deux heures après la mort. — Les intestins sont remplis de gaz et refoulés en haut. Dans la cavité péritonéale, au-dessus du bassin, on trouve environ trois ou quatre verres de sang noir et liquide. La masse intestinale étant enlevée, à l'exception de l'*S* iliaque et du rectum, on constate que les organes contenus dans l'excavation pelvienne sont unis aux parois abdominales antérieure et postérieure, immédiatement au-dessus du détroit supérieur, par des caillots sanguins, abondants, noirâtres ; quelques-uns, mais en très petit nombre, sont fibrineux et présentent une coloration blanchâtre. Ces adhérences se détachent facilement. Des caillots semblables existent dans le cul-de-sac vésico-utérin. Les caillots contenus dans le cul-de-sac rétro-utérin sont plus nombreux que les précédents, et refoulent en avant le col de l'utérus. Tous ces caillots, dont le poids est environ de 750 grammes, étant enlevés, on voit à droite du corps de l'utérus, un peu en avant de l'aileron postérieur du ligament large droit, une tumeur ovoïde, recouverte par le péritoine, et qui est manifestement en dehors de sa cavité et dans l'épaisseur du même ligament.

L'utérus est plus volumineux qu'à l'état normal ; sa hauteur extérieurement est de $0^m,105$; sa largeur, $0^m,075$; sa cavité est agrandie, ainsi que l'orifice utéro-vaginal.

La région ovarique droite est occupée par une tumeur énorme, ovoïde, demi-fluctuante, verticalement dirigée, dont la grosse extrémité regarde en haut. Elle est divisée en deux parties par un sillon, à la réunion des deux tiers supérieurs avec le tiers inférieur : la partie supérieure est lisse, tapissée par le péritoine et quelques fausses membranes, et l'inférieure constituée par du sang noir, coagulé. En arrière, cette tumeur est aplatie, inégale et couverte de fausses membranes et de caillots adhérents. Le poids de cette tumeur est environ de 400 gr.; ses dimensions sont de $0^m,12$ dans le diamètre vertical, et de $0^m,18$ dans le diamètre transverse.

A gauche, on trouve l'ovaire creusé d'un foyer sanguin qui communique assez largement avec la cavité du péritoine. L'ouverture de communication est large de 6 millimètres environ ; ce foyer ne contient que quelques caillots sanguins. A l'extérieur, les trompes utérines paraissent diminuées de volume et atrophiées ; près de leur extrémité ovarique elles sont oblitérées à tel point qu'un stylet ne peut y être introduit. Cette oblitération fut encore constatée par l'inspection directe, en incisant avec soin leurs parois.

Après avoir séjourné pendant quinze jours dans l'alcool, la tumeur que je viens de signaler à droite, a beaucoup diminué de volume, par suite de la dissolution d'une grande partie du sang qu'elle contenait.

On trouve, à l'extérieur, des caillots fibrineux assez consistants, qui forment une espèce de coque, au centre de laquelle existe une autre tumeur liquide semblable à un œuf. Celle-ci se présente sous l'aspect d'une masse brunâtre, allongée parallèlement au grand diamètre de la tumeur principale; elle est recouverte d'une membrane pellucide, transparente, excessivement mince, envoyant, par sa face externe, quelques petits prolongements dans l'épaisseur des caillots fibrineux qui l'entourent. Incisée, elle renferme dans sa cavité un embryon, dont la tête, les bras, les mains et l'abdomen, sont assez bien développés : les membres abdominaux ne sont qu'à l'état d'appendices très courts. Cet embryon peut avoir environ deux mois.

Observation LXXXVII.

Hématocèle péri-utérine.
Emissions sanguines. — Repos. — Sortie de la malade en voie de guérison.

Louise M..., âgée de trente-six ans, couturière, entre à la Pitié, dans mon service, le 30 octobre 1855.

Cette femme a joui d'une bonne santé jusqu'à l'âge de trente-trois ans. Réglée à douze ans, elle le fut toujours régulièrement. Il y a trois ans, à la suite de grandes fatigues, elle ressentit des douleurs dans le bas-ventre, à gauche, puis dans les reins et dans le dos. Ces douleurs étant devenues plus vives, la malade fut admise dans mon service. Trois saignées de 90 grammes, deux applications de ventouses scarifiées, firent bientôt cesser les accidents et les souffrances de la malade, qui, au bout de six semaines, demanda sa sortie, bien qu'elle ne fût pas tout à fait guérie : il lui restait un peu d'engorgement dans le ligament large du côté gauche. Cependant, depuis lors, elle put vaquer librement à ses travaux.

Elle continuait de se bien porter, lorsque, dans les premiers jours d'octobre 1855, à l'époque de ses règles, elle eut une vive contrariété, et, sous l'influence de cette émotion, elle fut prise d'une perte utérine qui dura vingt jours ; en même temps elle ressentit des douleurs dans le bas-ventre qui allèrent chaque jour en augmentant; bientôt elle s'aperçut que son ventre grossissait, et, en raison de cet état, elle se décida à entrer de nouveau dans ma division.

La malade éprouvait alors de vives douleurs dans toute la région hypogastrique ; elle avait de la fièvre ; son pouls était fréquent, à 108, développé, mais régulier ; la peau était chaude, moite ; les garderobes rares. Il existait dans le bas-ventre une tumeur globuleuse qui remontait à deux travers de doigt au-dessus du pubis, à gauche, et un peu moins à droite ; cette tumeur était résistante : — vingt-cinq sangsues sur le bas-ventre.

Le 31 octobre, la malade se trouve un peu moins souffrante, mais le bas-ventre est toujours douloureux et sensible à la pression ; le pouls a encore de la fréquence, il est développé. La palpation montre que la tumeur remplit tout l'hypogastre, et qu'à gauche elle atteint presque le nombril ; cette tumeur est rénitente, douloureuse, et paraît formée par une collection liquide. Par le toucher vaginal, on trouve que le col de l'utérus est refoulé fortement derrière le pubis ; il est un peu plus élevé que dans l'état normal, plus gros que d'ordinaire ; ses deux lèvres, surtout l'antérieure, sont hypertrophiées ; elles ont d'ailleurs leur consistance habituelle ; l'orifice utéro-vaginal est étroit. On rencontre au fond du cul-de-sac vaginal une tumeur arrondie, fluctuante, refoulant l'utérus et la vessie, ainsi que le rectum. Cette tumeur remplit la cavité pelvienne ; son extrémité inférieure refoule le cul-de-sac vaginal postérieur ; elle est douloureuse, fluctuante. Il n'est pas aisé de déterminer le siége qu'occupe le corps de l'utérus, mais il est à croire qu'il est placé au-devant de la tumeur. Le pouls est à 110. Repos absolu, manuluves, vingt sangsues sur le bas-ventre, cataplasmes.

1er novembre, les sangsues ont amené un peu de soulagement ; le ventre est moins douloureux, la physionomie est meilleure. On renouvelle l'application des sangsues et des cataplasmes. La malade va mieux jusqu'au 12. Ce jour, on constate que la tumeur a beaucoup diminué de volume ; le doigt passe facilement entre le col utérin et le pubis.

Le 13, la malade sort, sur sa demande, en bonne voie de guérison.

Observation LXXXVIII.

Hématocèle péri-utérine extra-péritonéale.
Emissions sanguines. — Cataplasmes. — Purgatifs. — Sinapismes sur les membres supérieurs. — Régime sévère.
Repos absolu.
Guérison.

Madame Rouss..., vingt et un ans, d'un tempérament sanguin-lymphatique, d'une bonne constitution, bien réglée depuis l'âge de quatorze ans et demi, et ayant joui d'une bonne santé, eut l'imprudence de mettre sur la vulve une compresse imbibée d'eau froide, au moment où elle avait ses règles.

Presque aussitôt il y eut une suppression du flux menstruel, et le bas-ventre devint le siége d'une douleur très intense. Dès le lendemain de l'accident (12 novembre 1857), je trouvai madame Rouss... dans l'état suivant :

La face est un peu décolorée, et offre d'ailleurs son expression habituelle. La malade accuse de vives souffrances dans le bas-ventre, qui est tuméfié, tendu, et rend un son mat. On y sent une tumeur considérable qui dépasse le pubis de quatre travers de doigt et s'enfonce dans la cavité pelvienne.

Cette tumeur est molle et fluctuante, elle fait une saillie derrière l'utérus, et refoule en bas le cul-de-sac postérieur du vagin, en avant l'utérus et en arrière le rectum ; le col utérin se rencontre derrière la symphyse pubienne ; le corps de la matrice est placé au-devant de la tumeur, au-dessus du pubis. La tumeur que nous signalons a envahi la partie supérieure de la paroi recto-vaginale ; elle est à peu de distance de l'anus, et donne une teinte violacée très prononcée à la paroi postérieure du vagin.

La malade éprouve un sentiment de pesanteur dans le bas-ventre, au-dessus de l'anus ; pouls à 92, régulier et assez développé.

Appétit diminué, soif modérée, constipation.

Saignée de 100 grammes, limonade, sirop de gomme, potion calmante, cataplasmes, lavements émollients, diète.

13 novembre. — Ventre moins douloureux, moins tendu, réaction générale un peu moins forte.

14 novembre. — Même état que la veille ; saignée de 90 grammes. qui procure du soulagement.

Le 18 novembre, le mieux continue ; le pouls est descendu à 76 pulsations ; la tumeur pelvienne a diminué de volume d'une manière non équivoque.

Saignée de 90 grammes, bouillon et potages, le reste *ut suprà*.

A dater du 20 novembre, je fis promener des sinapismes sur les membres supérieurs ; j'eus soin de tenir le ventre libre, soit avec des lavements à l'eau de guimauve, soit avec un léger purgatif ; je recommandai une alimentation peu substantielle, le repos absolu.

Sous l'influence de cette médication, la tumeur péri-utérine diminua graduellement de volume.

Au bout de trois semaines, elle ne refoulait plus le cul-de-sac postérieur du vagin, et elle ne dépassait plus le pubis ; et trois semaines plus tard, je constatai que la tumeur avait entièrement disparu.

Depuis lors, madame Rouss... a continué de se bien porter.

Observation LXXXIX.

Hématocèle péri-utérine extra-péritonéale.
Incision. — Injections.
Guérison.

Vautrin (Adèle), agée de trente-cinq ans, d'un tempérament sanguin-bilieux, d'une bonne constitution, entra dans ma division, à la Pitié, le 11 avril 1854. Elle avait eu quatre fausses couches, et était accouchée, il y a trois semaines, d'un enfant à terme. Jusqu'à sa dernière couche elle s'était bien portée ; mais, dès le lendemain, elle ressentit dans la profondeur du bassin et autour de l'anus une douleur assez intense, qui continua de s'accroître les jours suivants et obligea la malade à venir réclamer mes soins.

État actuel, 12 avril : — le bas-ventre est le siége d'une douleur qui se fait sentir principalement à gauche et se répand dans la hanche et dans la cuisse du même côté, et jusqu'à l'anus.

Par le toucher vaginal, tumeur volumineuse, oblongue, dirigée suivant l'axe du vagin et descendant jusqu'à 3 centimètres au-dessous de l'orifice vulvaire. Cette tumeur est lisse, molle, fluctuante, douloureuse avec ou sans la pression ; elle repousse à droite le vagin et le rectum et refoule en avant l'utérus, dont le col est caché derrière la symphyse pubienne.

L'extrême sensibilité de la région hypogastrique ne m'a point permis d'explorer, comme je voulais le faire, la partie supérieure de la tumeur.

Écoulement par la vulve d'une certaine quantité de sang chaque jour ; pouls à 96, soif assez intense, appétit nul, constipation opiniâtre.

L'invasion subite des accidents, le siége de la tumeur pelvienne, sa consistance et ses divers caractères, me firent soupçonner qu'il s'agissait d'une tumeur sanguine.

Ponction exploratrice par le vagin, qui donna issue à du sang noir et liquide. Soulagement immédiat.

Le 14, incision des parois de la tumeur par le vagin, à l'aide d'un lithotome. L'ouverture, de 25 millimètres, donne issue à deux verres de sang noir, liquide, visqueux, mêlé de grumeaux.

L'incision a été maintenue au moyen d'une canule.

Le lendemain, à part quelques frissons, l'état de la malade est bon.

Le 16, même état ; — trois injections d'eau tiède dans le foyer.

Le 17, la malade a eu quelques coliques. L'écoulement par la vulve a pris une odeur fétide, la tumeur est revenue sur elle-même; les parois de la poche sont épaisses et l'ouverture en est rétrécie : — continuation des injections.

Le 21, cautérisation des lèvres de la plaie avec le crayon de nitrate d'argent, pour empêcher leur adhérence : — on continue les injections et on retire la sonde qui avait été placée à demeure.

Le 22, l'écoulement vaginal a beaucoup diminué. La malade a pu rester levée quelques heures et elle se trouve bien.

Le 28 mai, le mieux persiste; la tumeur diminue de volume et n'est plus formée que par les parois du kyste revenues sur elles-mêmes. Depuis le jour de sa sortie, qui eut lieu le 25 mai, aucun accident n'est venu entraver la guérison qui, comme nous avons pu nous assurer, ne s'est point démentie dans la suite.

Observation XC.

Hématocèle péri-utérine extra-péritonéale.
Incision. — Injections aqueuses et iodées.
Guérison.

Marie X..., âgée de trente-deux ans, d'un tempérament sanguin-lymphatique, d'une bonne constitution, entra dans ma division, à la Pitié, le 12 avril 1855. Hier matin, trois jours après l'apparition des règles, sans cause appréciable, douleur intense et brusque dans le bas-ventre, avec métrorrhagie abondante, sentiment de pesanteur au-dessus de l'anus, efforts expulsifs comme pour accoucher ou pour aller à la garde-robe, nausées, vomissements, pâleur générale, abaissement rapide des forces.

État présent, 13 avril : décoloration générale de la peau; ventre tuméfié, tendu, très douloureux, mat dans toute la région hypogastrique, où on sent une tumeur qui remonte jusqu'à l'ombilic, et s'enfonce dans la cavité pelvienne. Cette tumeur est rénitente et elle donne partout la sensation de la fluctuation. Le cul-de-sac postérieur du vagin est refoulé fortement en bas par une tumeur molle et fluctuante, douloureuse à la pression. Cette tumeur descend dans la paroi recto-vaginale et n'est distante de l'anus que de 4 centimètres.

On retrouve la même tumeur par le rectum, dont la paroi antérieure est déprimée.

Le col utérin est refoulé en avant contre la symphyse pubienne.

Le corps de la matrice est placé au-devant de la tumeur et dépasse le pubis de trois travers de doigt; il a son volume normal.

Teinte violacée de la paroi postérieure du vagin, constatée directement avec le spéculum.

La malade continue d'éprouver dans le bas-ventre les douleurs que j'ai signalées plus haut. Envies fréquentes d'uriner; nausées, vomissements des boissons, constipation, pouls fréquent à 112 : — vingt sangsues sur le bas-ventre, cataplasmes émollients, limonade, eau de Seltz, glace, diète, sinapismes sur les poignets. Soulagement de peu de durée.

14 avril, les accidents se sont aggravés, les souffrances sont de plus en plus aiguës; la malade est très affaiblie et découragée.

Persuadé que j'avais affaire à une hématocèle extra-péritonéale, je fis d'abord une ponction exploratrice par le vagin, et, immédiatement après m'être assuré que la tumeur était de nature sanguine, j'incisai largement ses parois; aussitôt il s'écoula une grande quantité de sang liquide ou en caillots.

Soulagement rapide, diminution des souffrances du bas-ventre, plus de nausées ni de vomissements, fièvre moins intense: — bouillon; le reste *ut supra*.

A partir de ce jour la malade alla de mieux en mieux. Écoulement d'une grande quantité de sang par la vulve. Les jours suivants, l'écoulement prend une teinte noirâtre et une odeur fétide. Sonde à demeure dans le foyer, qui facilite l'écoulement des liquides contenus dans sa cavité et qui permet de faire des injections répétées plusieurs fois par jour dans la tumeur.

Je soutins les forces de la malade en lui donnant des aliments et des boissons toniques.

Au bout de cinq jours, j'eus recours aux injections iodées, et j'augmentai graduellement la dose des aliments, vin de Bordeaux et vin de quinquina. Le mieux continua, le liquide provenant du foyer s'écoula librement, il devint moins foncé en couleur et moins fétide.

Au bout d'un mois il ne s'écoule plus par la sonde qu'une très petite quantité de pus, qui va diminuant chaque jour, et qui finit par prendre les qualités d'un liquide séreux, transparent. Je retirai définitivement la sonde, à la fin de la sixième semaine, et la malade sortit, le 2 août, dans un état très satisfaisant.

Observation XCI.

Hématocèle péri-utérine extra-péritonéale. Incision. — Injections aqueuses et iodées. Guérison.

Cécile Boussard, tapissière, âgée de vingt-six ans, d'un tempérament lymphatique et d'une assez bonne constitution, est entrée dans ma division, à la Charité, le 9 mars 1857.

Cette femme réglée à quinze ans l'a toujours été régulièrement jusqu'à présent. Elle a eu trois enfants, et ses couches ont été excellentes. Depuis la dernière (août 1856), elle éprouve quelquefois des tiraillements légers dans les reins, et des douleurs sourdes dans le bas-ventre. A partir de novembre (même année), la menstruation devient un peu irrégulière.

Le 16 janvier 1857, règles plus abondantes que de coutume, pendant huit ou dix jours, puis elles diminuent sans cesser complétement jusqu'à l'époque menstruelle suivante (16 février).

Depuis lors, la malade n'a pas cessé de perdre en rouge, tantôt plus, tantôt moins. Elle consulta un médecin qui lui prescrivit des bains et des injections sans aucune amélioration.

Le 10 mars, la malade se plaignait de douleurs intenses dans le bas-ventre, plus vives à gauche qu'à droite, de tiraillements et de pesanteur dans les reins, de lassitude et de faiblesse dans les jambes, et d'une constipation opiniâtre.

Toucher vaginal douloureux; utérus augmenté de volume et incliné à gauche et en avant; orifice du museau de tanche béant. A droite, au fond du cul-de-sac vaginal, tumeur mobile, libre de toute adhérence, oblongue, du volume d'un œuf de poule, s'étendant en bas presque au niveau du museau de tanche, et en haut jusqu'à quatre travers de doigt au-dessus du pubis. Sa surface est lisse, et ne présente aucune trace de battements artériels. — Métrorrhagie abondante; caillots volumineux.

Je soupçonnai que la tumeur péri-utérine était ou un épanchement sanguin ou une grossesse extra-utérine.

Le 10, la perte est diminuée. — Manuluves; cataplasmes; deux portions. — Rien de particulier jusqu'au 16.

Le 16, jour de l'époque menstruelle, la métrorrhagie augmente, sans recrudescence des douleurs du bas-ventre.

Le 18, saignée de 90 grammes. Soulagement et diminution de la perte. La tumeur n'augmentant pas de volume, j'éloigne l'idée d'une grossesse extra-utérine. L'amélioration se soutient jusqu'au 23.

Le 23, dans la soirée, douleurs très violentes dans le bas-ventre avec efforts expulsifs, revenant par crises nombreuses, suivies de la sortie, par la vulve, de caillots volumineux. Ces accidents ont duré toute la nuit, avec des rémissions très courtes.

Le lendemain, depuis six heures du matin jusqu'au moment de la visite, les souffrances sont devenues de plus en plus vives; face décomposée, oppression, vomissements répétés; fièvre intense: pouls petit, fréquent (130); ventre volumineux, tendu et douloureux. On sent, à travers l'abdomen, une tumeur énorme, qui s'élève de deux travers de doigt au-dessus de l'ombilic. Sur les parties latérales droites, on retrouve la première tumeur, ayant la même forme oblongue, le même volume, la même consistance; elle a été entraînée par la seconde au-dessus de l'ombilic. Conduit vaginal toujours très sensible au toucher. A 5 centimètres de la vulve, une tumeur soulevant la paroi postérieure du vagin, remplissant toute la cavité pelvienne, placée entre l'utérus et le rectum, forme, dans le vagin, un relief considérable. La paroi recto-vaginale est envahie par la tumeur dans une étendue de 0,02 à 0,03 centimètres. Cette tumeur, douloureuse au toucher, d'une consistance molle, donne une sensation de fluctuation des plus évidentes. Elle refoule fortement la matrice contre la symphyse pubienne, au point qu'il est difficile d'atteindre avec le doigt le col de l'utérus.

D'après le siége et les différents caractères de la tumeur, je n'hésitai pas à admettre qu'elle était due à un épanchement sanguin dans le tissu cellulaire péri-utérin.

En raison des souffrances si aiguës qu'elle provoquait et de la gravité des accidents, je pratiquai sur-le-champ une ponction exploratrice qui donna issue à quelques cuillerées de sang. Le diagnostic se trouvant ainsi confirmé, je procédai aussitôt, à l'aide d'un spéculum, à l'incision de la paroi postérieure du vagin, à 0,02 ou 0,03 centimètres en arrière du col utérin; puis j'agrandis l'ouverture transversalement, à gauche et à droite, avec un bistouri boutonné.

L'opération fut suivie de l'écoulement de deux cuillerées de sang liquide, et d'un soulagement immédiat. En introduisant le doigt dans la plaie, je pénétrai dans une vaste poche remplie de sang coagulé. J'aurais pu chercher à extraire une partie de ces caillots sanguins ; mais, dans la crainte que cette manœuvre ne fût trop douloureuse, je jugeai plus prudent de m'en abstenir.—Potion calmante; cataplasmes chloroformés.

Le 25, écoulement de sang peu abondant ; les crises ont cessé. La malade est très affaiblie; sa figure est moins anxieuse ; le pouls est à 110, le ventre est moins tendu :— injection d'eau tiède, matin et soir, dans le foyer, au moyen d'une sonde, en vue d'entraîner une partie du sang ; elle amène des débris de caillots.—Eau de Seltz, cataplasmes laudanisés; diète.

Vers le soir, la malade est prise de vives souffrances, et le ventre est redevenu gonflé et douloureux.

Le 26, la face est abattue, les forces déprimées ; le pouls fréquent, à 118 ; nausées, vomissements. La tumeur est remontée au-dessus de l'ombilic, et descend à $0^m,06$ de la vulve. Je soupçonnai que l'ouverture s'était oblitérée en partie, et qu'une nouvelle hémorrhagie avait eu lieu dans le foyer principal. Il existait une matité complète dans tout l'hypogastre. Après avoir essayé en vain de faire pénétrer le doigt dans la plaie, j'en agrandis l'ouverture avec un bistouri boutonné ; j'écrasai avec le doigt quelques-uns des caillots, et je pratiquai des injections d'eau tiède, qui entraînèrent une assez grande quantité de matières sanieuses d'une odeur fétide. — Eau vineuse ; glace ; cataplasmes ; sinapismes sur les membres supérieurs.

Le 27, l'opération a produit du soulagement.

Le 27 et le 28, injections, matin et soir, dans la tumeur : même résultat. Dans la journée, une certaine quantité de sang continue à s'écouler par la vulve.

Le 29, amélioration sensible ; plus de vomissements ; douleurs sourdes et rares ; physionomie meilleure ; pouls à 108 ; ventre moins tendu. La tumeur est descendue de deux travers de doigt au-dessous de l'ombilic. — Traitement, *ut supra;* onctions sur l'abdomen avec 200 gram. d'onguent mercuriel.

L'amélioration continue les jours suivants.

Le 31, diarrhée intense depuis hier soir, selles involontaires et fétides ; douleurs vives ; miction difficile, grande anxiété. — Injection, qui entraîne des détritus très fétides. Une sonde de gomme élastique est placée à demeure dans le foyer. — Bouillon, gomme sucrée ; potion calmante, glace ; onctions mercurielles, sinapismes aux extrémités supérieures ; vin de Bordeaux, 100 grammes.

Le 1er avril, la diarrhée a cessé ; la miction se fait bien ; le ventre est moins tendu ; la tumeur a encore diminué de $0^m,02$ à $0^m,03$.

Le mieux augmente jusqu'au 8.

Le 8 avril, la malade est plus faible et plus abattue que les jours précédents; elle présente tous les symptômes de l'infection putride. — Cataplasmes chlorurés ; injections chlorurées répétées trois fois par jour ; vin de Bordeaux, café ; poulet ; bain.

A partir du 9, les matières ramenées par les injections deviennent de moins en moins fétides ; la poche diminue de volume, et le mieux fait des progrès rapides.

Le 16 avril, jour qui répond au retour des règles, se passe sans aucun accident. Rien de particulier pendant les quatre jours suivants.

Le 20, les injections n'entraînent qu'une eau roussâtre peu fétide ; le liquide qui s'écoule dans l'intervalle des injections est plus noir que les jours précédents. — Injection iodée (1 p. d'iode pour 8 p. d'eau).

Les jours suivants, deux injections iodées par jour.

Du 22 au 30, le mieux va croissant ; la physionomie est meilleure, plus colorée ; le pouls descend à 70. L'appétit et les forces renaissent. Le liquide qui s'écoule par la sonde est peu abondant et devient purulent. On ne sent plus la tumeur au-dessus du pubis. L'utérus a repris sa position normale et l'ouverture faite dans le cul-de-sac vaginal est très rétrécie. L'injection ramène un liquide mêlé de pus non fétide.

Le 30, la malade est très bien ; il ne sort plus que de la sérosité par la sonde. La proportion d'iode dans les injections est portée à 3 p. sur 8 d'eau.

Le 5 mai, pas d'injection iodée ; le liquide qui s'écoule, en très petite quantité, par la sonde est albumineux et filant.

Le 7, dernière injection iodée.

Le 8, la sonde est retirée.

Le 22, après six jours de retard, les règles paraissent avec abondance, sans douleurs, sans réaction fébrile.

Les règles continuent jusqu'au 25, sans que la malade éprouve aucun malaise. Les forces se relèvent peu à peu, et la malade sort de l'hôpital, le 11 juin, complétement guérie.

Des observations qui précèdent, nous croyons pouvoir conclure :

1° Qu'il existe, relativement au siége, deux variétés d'hématocèle péri-utérine : l'une *intra-péritonéale*, l'autre *extra* ou *sous-péritonéale*, comme nous l'avons établi dans nos généralités;

2° Que la seconde variété, bien que contestée par certains auteurs, et en particulier par M. Nélaton, dont M. le docteur Voisin a reproduit les opinions dans sa thèse inaugurale, est plus fréquente et beaucoup moins grave que la première ;

3° Que cette distinction est de la plus haute importance, au point de vue pratique; car c'est sur elle, en grande partie, qu'est basé le pronostic et que reposent les indications thérapeutiques;

4° Que l'hématocèle péri-utérine, abandonnée à elle-même, se termine le plus souvent par résolution ;

5° Qu'on peut cependant favoriser ce travail de guérison spontanée par des émissions sanguines, et surtout par la saignée générale, proportionnée à la force des sujets (obs. LXXXVII, LXXXVIII);

6° Qu'il ne faut recourir à l'ouverture du foyer que dans les cas d'hématocèle sous-péritonéale, et lorsque l'intervention chirurgicale est commandée par la violence des douleurs, le volume de la tumeur et la gravité de l'état général (obs. LXXXIX, XC, XCI);

7° Qu'il est nécessaire d'ouvrir largement la tumeur, de placer dans le foyer une sonde à demeure, et d'y pratiquer des injections fréquentes, aqueuses d'abord, détersives ensuite, soit avec l'eau chlorurée, soit, de préférence, avec la teinture d'iode (obs. LXXXIX, XC, XCI).

HUITIÈME SÉRIE.

OBSERVATIONS DE MÉTRORRHAGIE.

OBSERVATION XCII.

Métrorrhagie ancienne. — Engorgement de la matrice. Emissions sanguines. — Repos. Guérison.

Madame de Soul..., âgée de quarante-cinq ans, était malade depuis quinze années. Elle avait eu, en premier lieu, une bronchite intense, qui ne se dissipa qu'au bout de cinq ans, après une saison passée au Mont-Dore. Depuis dix ans, menstruation irrégulière et abondante, sentiment de pesanteur dans le bas-ventre et dans les reins.

Il y a cinq ans, ces accidents se sont aggravés; les pertes sont devenues plus abondantes, et depuis dix-huit mois elles remplissent tout l'intervalle des règles. Le ventre était gonflé, tendu, surtout du côté droit.

Au mois de mai 1851, madame de Soul... consulta Chomel, qui constata l'existence d'une maladie du foie et un engorgement de la matrice. Il prescrivit trois bains alcalins par semaine, de l'eau de Vichy, des injections froides de décoction de feuilles de noyer, matin et soir, une ceinture hypogastrique en caoutchouc, un régime doux et un exercice très modéré. Ce traitement fut suivi pendant trois mois, d'août à novembre, et n'empêcha pas les accidents de s'aggraver de plus en plus. En novembre, Chomel fut d'avis de continuer les mêmes moyens jusqu'au printemps, en attendant la saison des eaux thermales de Plombières.

Mais madame de Soul..., désespérée de sa position, vint réclamer mes conseils.

Je la trouvai dans l'état suivant : face pâle, d'un jaune terne; amaigrissement général; diminution de l'appétit, digestions difficiles, constipation habituelle; métrorrhagie continuelle et très abondante; palpitations fréquentes; toux sèche et nerveuse; respiration gênée; aucun signe de tubercules pulmonaires; bruit de souffle continu au niveau des gros vaisseaux du cou, tel qu'on l'observe dans l'anémie au plus haut degré.

Légère hypertrophie du col de l'utérus, sans traces d'érosions ni de granulations; corps de l'utérus un peu augmenté de volume, en antéversion, pas d'engorgement dans les annexes de la matrice; d'ailleurs, nulle souffrance dans le bassin.

A cause de l'appauvrissement du sang et de l'abaissement des forces, je n'osai pas recourir aux émissions sanguines. Je prescrivis d'abord le repos, et un régime fortifiant et réparateur; puis je cautérisai le col de la matrice, quatre fois avec le nitrate d'argent et une fois avec le fer rouge. Ces opérations n'eurent aucune influence sur la marche de la métrorrhagie.

Au bout de trois mois, voyant les accidents persister et même s'aggraver, je pratiquai une saignée du bras de 30 grammes. Immédiatement après la saignée, la perte devint moins abondante; mais au bout de vingt-quatre heures, elle reparut, accompagnée d'une fièvre intense, qui dura une partie de la nuit. — Huit jours après, deuxième saignée de 45 grammes; diminution de la perte; mais, quarante-huit heures après, et comme la première fois, elle revint avec la fièvre. — Au bout de huit jours, troisième saignée de 30 grammes. La perte diminua pendant trois jours, puis elle revint encore, accompagnée de fièvre. Une quatrième saignée de 45 grammes, faite au bout de huit jours, fit cesser la métrorrhagie. Cinq autres saignées de 30 grammes, à huit jours d'intervalle, furent encore pratiquées, et depuis lors, ni la métrorrhagie ni la fièvre n'ont reparu.

Au bout de trois mois, la malade put se lever et reprendre sa vie habituelle. Sous l'influence d'un bon régime et de l'air pur de la campagne, le rétablissement de madame de Soul... fit des progrès rapides, et depuis lors, sa guérison ne s'est point démentie.

OBSERVATION XCIII.

Métrite parenchymateuse, — Métrorrhagie symptomatique.
Insuccès des hémostatiques. — Emissions sanguines. — Repos absolu.
Régime sévère.
Guérison.

Madame Chassinat, âgée de quarante-quatre ans, d'un tempérament sanguin, d'une forte constitution, jouissait d'une santé parfaite, lorsqu'il y a deux ans et demi elle fut prise d'une métrorrhagie abondante, qui dura trois semaines et qui, depuis, reparut tous les mois avec la même intensité. La malade consulta d'abord M. le docteur Bouchut, qui mit en usage les moyens suivants : seigle ergoté, ratanhia, alun, grande consoude, eau de Rabel, injections froides dans le vagin, compresses froides sur le ventre. Cette médication échoua, et, au bout de dix mois, madame Chassinat s'adressa à un médecin homœopathe, dont elle suivit les conseils pendant dix-huit mois, sans aucun résultat.

Voyant les accidents persister, la malade entra le 15 mars 1850, dans ma division, à l'hôpital Cochin.

Le 16 mars, je la trouvai dans l'état suivant : — malgré la grande quantité de sang qu'elle avait perdue depuis deux ans, madame Chassinat avait conservé de l'embonpoint ; sa face était encore assez colorée, l'appétit était conservé, les digestions faciles, les garderobes naturelles, mais les forces avaient beaucoup diminué.

Elle avait, tous les mois, à l'époque des règles, une perte utérine assez abondante, qui se prolongeait pendant dix, douze, quinze et même dix-huit jours.

Dans l'intervalle de ces pertes, la malade avait un peu de leucorrhée.

Je trouvai le col de la matrice hypertrophié, d'une consistance ferme, sans bosselures, sans inégalités, et le corps utérin lui-même augmenté de volume. Il existait une artère très grosse sur les côtés du col de la matrice. Rien dans les ligaments larges. Au spéculum, le col utérin était tuméfié, rouge, injecté, mais il ne présentait ni granulations ni ulcérations. Je vis le sang s'écouler à travers l'orifice utéro-vaginal.

En raison de l'activité circulatoire de l'utérus, en raison de l'hypertrophie de cet organe, je pensai qu'il existait chez madame Chassinat une hémorrhagie active de la matrice, et, en conséquence, je fis pratiquer, dans l'espace de trois semaines, trois saignées du bras de 250 gr. chacune.

La première saignée apporta un soulagement peu marqué. La deuxième eut pour effet de diminuer la perte utérine ; immédiatement après la troisième saignée, la métrorrhagie cessa complétement et, depuis lors, elle n'a plus reparu.

Je fis pratiquer trois saignées nouvelles, le mois suivant, et, au bout de trois mois, la malade est sortie de l'hôpital dans un état très satisfaisant.

Depuis ce temps, madame Chassinat a joui d'une bonne santé.

OBSERVATION XCIV.

Métrite parenchymateuse. — Antéversion. — Métrorrhagie symptomatique. — Anémie. Emissions sanguines. — Cautérisations du museau de tanche. Guérison.

Madame Piv...., institutrice, âgée de trente-six ans, d'une très forte constitution et d'un tempérament sanguin, fut réglée à quatorze ans. Elle eut deux enfants, le premier à vingt ans et le second à vingt-quatre ans. Ses couches furent heureuses. Jusqu'à l'âge de trente et un ans, sa santé fut excellente. A cette époque, elle commença à ressentir des douleurs dans le bas-ventre et à perdre en blanc. Les règles devinrent abondantes et douloureuses. La profession de la malade, qui l'obligeait à rester debout une grande partie de la journée, contribua sans aucun doute à entretenir les accidents. Enfin, depuis dix-huit mois, à chaque époque menstruelle, pertes en rouge très abondantes, et se prolongeant pendant quinze ou dix-huit jours. Le seigle ergoté, le ratanhia, les injections froides, astringentes, etc., furent employés sans succès ; la métrorrhagie persista avec la même intensité.

Le 24 février 1851, je vis madame Piv.... pour la première fois : elle était affaiblie, très pâle, sans cette teinte cachectique toutefois qui appartient aux affections cancéreuses. L'utérus était en antéversion et augmenté de volume, un peu douloureux à la pression ; le col très engorgé, d'une consistance ferme, mais sans inégalités ni bosselures. L'orifice utéro-vaginal arrondi et dilaté. De chaque côté, sur les parties latérales de l'utérus, rampait une artère presque aussi grosse que la radiale et allant se perdre dans le museau de tanche. Au spéculum, col utérin rouge, présentant à sa surface quelques granulations ; écoulement d'un liquide muqueux, analogue à du blanc d'œuf par l'orifice utéro-vaginal.

La malade éprouvait de violentes coliques suivies de l'expulsion de caillots sanguins, un sentiment de pesanteur dans le bas-ventre qui rendait la station pénible, et des douleurs pulsatives dans la profondeur du bassin. Aucune trace d'engorgement dans les ligaments larges.

Signes de chloro-anémie très prononcés ; constipation habituelle.

Le développement considérable des artères utérines me fit penser que la métrorrhagie était liée à un surcroît d'activité de la circulation locale, et, dans le but de le combattre, j'eus recours aux émissions sanguines, au repos absolu, à une nourriture légère, aux manuluves, etc.

Mars. — Sept saignées de 100 à 125 grammes. Amélioration très grande. Les battements artériels autour de l'utérus disparurent et les douleurs diminuèrent, ainsi que les pertes.

Avril. — Sept saignées de 100 à 125 grammes. L'amélioration fait des progrès ; les pertes sont moins abondantes, et ne durent que dix jours au lieu de quinze.

Mai. — Deux saignées de 90 grammes et une application de ventouses de 60 grammes. La métrorrhagie diminue encore.

Juin. — Deux applications de ventouses de 60 grammes. Les règles ne durent que six jours, et sont seulement un peu plus abondantes que dans l'état normal.

Juillet. — Deux saignées de 100 grammes. Les règles reprennent leur cours normal.

Août. — Deux saignées de 90 grammes.

Septembre. — Dernière saignée, de 60 grammes. La métrorrhagie n'a plus reparu.

Je combattis l'engorgement du col utérin par deux cautérisations au fer rouge, pratiquées à trois semaines de distance.

L'engorgement diminua ; mais la persistance de la leucorrhée m'obligea de cautériser quatre fois la surface interne du conduit utérin avec le nitrate d'argent.

Au mois de novembre la guérison était confirmée.

Observation XCV.

Phlegmon péri-utérin chronique. — Métrite interne. Metrorrhagie symptomatique. — Emissions sanguines. — Calmants. Bains. - Vesicatoires. — Iodure de potassium. — Repos. Régime sévère. Guérison.

Céline Guiet, trente et un ans, cuisinière, d'un tempérament sanguin, d'une bonne constitution, entra dans ma division, à la Charité, le 18 juillet 1858. Elle fut prise, il y a trois ans, sans cause connue, de pertes en blanc et de douleurs dans le bas-ventre, surtout à gauche. Deux ans après l'invasion de ces accidents, métrorrhagie à l'époque des règles, qui dure douze ou quinze jours. Cet accident fut inutilement, combattu à l'aide des hémostatiques : seigle ergoté, ratanhia, grande consoude, eau de Rabel, perchlorure de fer, eau froide sur le ventre.

Loin de diminuer, les accidents s'aggravèrent.

Il y a cinq semaines, la malade fut admise dans le service de M. Briquet. Faradisation sur les points douloureux ; cautérisation du col de la matrice, répétée trois fois, avec le nitrate d'argent fondu. Ces médications amenèrent une recrudescence des douleurs du bas-ventre, et, huit jours après sa sortie, la malade entra dans ma division.

Le lendemain, 19 juillet, je la trouvai dans l'état suivant :

Physionomie d'une expression assez bonne ; ventre tendu et douloureux ; toucher vaginal douloureux également ; utérus en antéversion, un peu engorgé ; derrière cet organe, et de chaque côté, il existe une tumeur qui remplit une grande partie de la cavité pelvienne, descend au niveau du museau de tanche, et remonte au-dessus du détroit supérieur du bassin. Elle est solide, non fluctuante, douloureuse à la pression, et elle adhère à l'utérus et à la paroi du bassin. Une artère grosse comme la radiale, rampe à la base de cette tumeur. De ce point s'irradient des douleurs dans le bas-ventre, dans les reins, les hanches et les cuisses.

La malade ne peut rester debout ou assise sans éprouver un sentiment de pesanteur très incommode dans le bas-ventre, et de tiraillement dans les reins.

Appétit conservé, digestions assez bonnes, constipation habituelle; point de fièvre. — Saignée de 150 grammes; gomme; sirop de groseille; potion calmante; lavements émollients; bouillon et potage.

Immédiatement après la saignée la malade est soulagée.

23 juillet, saignée de 100 grammes, même résultat qu'à la suite de la première.

2 août, les règles paraissent moins abondantes que de coutume.

10 août, même état: —saignée de 90 grammes; manuluves; le reste *ut suprà.*

Du 14 au 26 août, amélioration sensible; deux saignées de 90 gram.

1er septembre, retour des règles, qui durent cinq jours au lieu de quinze; plus de métrorrhagie; persistance des douleurs de bas-ventre à un moindre degré.

De septembre en décembre, la malade continue d'avoir moins de souffrances; les règles viennent régulièrement et ne s'accompagnent plus de pertes utérines. — Cinq saignées de 60 à 90 grammes; bains, topiques calmants, laxatifs, de temps en temps; une portion.

De décembre au mois d'avril 1859, quatre saignées de 60 grammes, cinq applications de ventouses scarifiées, trois vésicatoires; diminution très notable de la tumeur péri-utérine et des artères qui s'y rendent.

Du mois d'avril à la fin de mai, de mieux en mieux; la tumeur péri-utérine marche vers la résolution: — deux saignées de 90 grammes, deux vésicatoires, iodure de potassium, bains, deux portions.

Vers la fin de juin, l'engorgement péri-utérin a presque entièrement disparu, et la malade est sortie dans un état satisfaisant.

Je l'ai revue depuis lors, et j'ai constaté que sa guérison ne s'est pas démentie.

Observation XCVI.

Phlegmon peri-utérin chronique à gauche. — Métrorrhagie symptomatique. — Anémie
Insuccès des hémostatiques. — Emissions sanguines.
Iodure de potassium. — Repos. — Régime sévère.
Guérison.

Mademoiselle Tilq..., dix-neuf ans, d'un tempérament sanguin, d'une bonne constitution, fut réglée à treize ans et continua de l'être régulièrement jusqu'à l'âge de dix-huit ans.

A cette époque, par suite d'une forte émotion morale, métrorrhagie abondante qui dura trois semaines, et fut suivie de douleurs dans le bas-ventre et dans la hanche du côté gauche. On mit successivement en usage les divers agents hémostatiques : seigle ergoté, ratanhia, grande consoude, eau de Rabel, compresses imbibées d'eau glacée sur le ventre et les cuisses. Ces médications, employées avec persévérance par le médecin ordinaire de la malade, n'eurent aucune influence sur la marche des accidents. Au bout de dix mois, le 15 mars 1850, je vis mademoiselle Tilq... pour la première fois, et je la trouvai dans l'état suivant :

Face un peu décolorée et d'une expression assez bonne ; ventre tendu, tuméfié, douloureux, à gauche principalement ; de ce point, douleurs vives s'irradiant dans la hanche et dans la cuisse du même côté. Par le toucher rectal, je constate dans le ligament large gauche l'existence d'une tumeur grosse comme un œuf de pigeon, solide, non fluctuante, douloureuse par ou sans la pression : un sillon la sépare nettement de l'utérus ; pertes en blanc dans l'intervalle des règles. D'ailleurs, appétit conservé, digestions faciles, constipation habituelle ; pas de fièvre ; bruit de souffle chloro-anémique dans les gros vaisseaux du cou.

Persuadé que la métrorrhagie était le résultat de l'engorgement péri-utérin, je dirigeai le traitement contre cette dernière affection. Une saignée de 150 grammes fut immédiatement pratiquée ; il en résulta un soulagement marqué.

Je répétai deux fois la saignée jusqu'à la fin de mars, avec les mêmes avantages. Le 30 mars, les règles parurent avec moins d'abondance que les mois précédents.

Le 5 avril, saignée de 100 grammes. Le mieux se soutient.

Le 26, la métrorrhagie revient avec les règles, mais elle est moins intense.

Le 2 mai, saignée de 200 grammes. Cessation brusque de la perte utérine, et, en même temps, sentiment d'étouffement et de suffocation. Ces phénomènes ne tardent pas à se dissiper par le seul effet de la suppression complète des aliments et des boissons.

Le 6 mai, la malade va beaucoup mieux, elle n'a plus de métrorrhagie ni de douleurs dans le bas-ventre : — eau de Seltz glacée.

Le 8, l'amélioration se soutient : — bouillon froid à doses fractionnées.

A dater de ce jour, mademoiselle Tilq..... va de mieux en mieux : plus de pertes utérines, plus de souffrances. — Alimentation plus substantielle.

En juin, l'état de la malade s'améliore de plus en plus : — iodure de potassium 30 centigrammes, onctions sur le bas-ventre avec la pommade d'iodure de plomb, bains, repos absolu.

La métrorrhagie n'est point revenue, les douleurs se sont définitivement dissipées, l'engorgement péri-utérin a disparu graduellement, et, au bout de quatre mois et demi, la guérison était complète.

Depuis lors elle s'est maintenue.

Observation XCVII.

Phlegmon péri-utérin à gauche et rétro-utérin.
Métrorrhagie symptomatique.
Rétroversion.
Emissions sanguines. — Iodure de potassium. — Vésicatoires.
Repos. — Régime sévère.
Guérison.

Madame Billoué, vingt-sept ans, d'un tempérament sanguin-nerveux, d'une assez bonne constitution, réglée à quatorze ans et demi, nullipare, s'est bien portée jusqu'à vingt-trois ans. A cette époque, apparition de douleurs dans le bas-ventre à gauche ; pertes blanches abondantes ; troubles gastriques, digestions lentes, pénibles, nausées, pesanteur dans la région de l'estomac ; éructations gazeuses, aigreurs fréquentes ; constipation ; garderobes très douloureuses ; palpitations ; sentiment d'oppression ; toux sèche, nerveuse. Ces accidents font peu de progrès pendant plusieurs années.

Il y a un an, l'état de madame Billoué s'est beaucoup aggravé : les douleurs de bas-ventre deviennent continues, elles se répandent au loin dans les reins, dans le dos, dans les côtes et dans la cuisse gauche. Rien de semblable à droite. Ces douleurs s'exaspèrent à certaines heures et donnent lieu à de violentes crises qui se répètent la nuit comme le jour. Ces crises durent quinze ou trente minutes, et souvent elles amènent la perte du sentiment.

A partir de ce moment, les règles vinrent avec abondance, sous forme de véritables pertes, dont la durée s'accrut peu à peu, et qui finirent par se prolonger pendant quinze ou vingt jours. Ces métrorrhagies étaient accompagnées d'une recrudescence de tous les accidents.

Madame Billoué consulta successivement plusieurs médecins, qui lui conseillèrent, les uns une ceinture hypogastrique, les autres un pessaire ;

ceux-ci les calmants et les antispasmodiques, ceux-là les astringents en boissons et injections ; quelques-uns furent d'avis qu'elle était malade imaginaire. Il en est un qui crut reconnaître un commencement de grossesse. Enfin, d'autres pensèrent qu'elle était atteinte d'une tumeur fibreuse incurable.

Voyant les accidents résister à toutes les médications qu'on avait successivement employées, madame Billoué s'adressa à des médecins homœopathes, qui la traitèrent pendant plusieurs mois sans lui procurer aucun soulagement.

Le 10 avril 1850, elle vint réclamer mes conseils. Je la trouvai dans l'état suivant :

Utérus en rétroversion, abaissé et augmenté de volume ; à gauche, dans le ligament large, tumeur solide, dure, presque fibreuse, non fluctuante, lisse, adhérente à l'utérus et au bassin. Cette tumeur avait le volume d'une orange, et envoyait un prolongement entre l'utérus et le rectum ; elle était le siége de douleurs qui s'irradiaient dans le bas-ventre, les reins, la hanche et la cuisse ; artère grosse comme la radiale ; pas de fièvre.

Malgré l'ancienneté de la maladie et la consistance presque fibreuse de la tumeur, j'eus recours à la méthode de traitement qui m'avait réussi dans plusieurs cas analogues, et qui consistait principalement dans l'emploi des émissions sanguines.

Deux saignées de 150 grammes furent pratiquées dans le mois d'avril, et procurèrent un soulagement notable. Les règles parurent le 28 avril, et ne durèrent que dix jours au lieu de quinze. Les crises s'éloignèrent et perdirent de leur intensité.

Mai : trois saignées de 125 grammes. Amélioration progressive : les douleurs de bas-ventre diminuent de plus en plus ; les règles apparaissent à leur époque habituelle, et ne durent que cinq jours.

En juin : deux saignées de 125 grammes, suivies de la même amélioration. Les règles s'accompagnent de douleurs moins vives. Les garde-robes cessent d'être douloureuses.

Juillet : deux saignées de 150 grammes. Deux vésicatoires volants sur le bas-ventre. Les règles manquent pour la première fois.

Août : une saignée de 125 grammes ; un vésicatoire sur l'épigastre. Aménorrhée.

Septembre : deux saignées de 90 grammes ; deux applications de ventouses de 60 grammes : vésicatoire sur les fosses iliaques. Les règles manquent, mais l'amélioration n'en persiste pas moins. La tumeur a diminué de moitié et l'artère est réduite également de moitié.

Octobre : saignée de 90 grammes ; deux applications de ventouses ; iodure de potassium à la dose de 40 à 50 centigrammes ; pommade d'iodure de plomb. Pas de règles.

Novembre : deux saignées de 90 grammes ; une application de ventouses, de 60 grammes ; iodure de potassium ; iodure de plomb. Les règles reprennent leur cours habituel.

En décembre, je continue l'iodure de potassium. La tumeur disparaît complétement. Plus de pertes blanches ; plus de douleurs dans le bas-ventre ; règles normales. Persistance de la rétroversion.

Depuis lors j'ai revu plusieurs fois madame Billoué et j'ai constaté que sa guérison s'est bien maintenue.

OBSERVATION XCVIII.

Métrite parenchymateuse subaiguë. — Métrorrhagie symptomatique. Rétroversion de la matrice. — Insuccès des hémostatiques. Émissions sanguines. — Repos. — Régime sévère. Cautérisations intra-utérines. — Hydrothérapie. — Bains d'Enghien. Guérison.

Madame Sell..., âgée de trente ans, d'un tempérament sanguin-nerveux, d'une bonne constitution, ayant eu trois enfants, avait, depuis trois mois, une métrorrhagie abondante qui était survenue à la suite d'une fausse couche et pour laquelle on avait employé sans succès les hémostatiques les plus usités en pareil cas : seigle ergoté, ratanhia, eau de Rabel, perchlorure de fer, injections vaginales froides, glacées, compresses froides sur le ventre. Madame Sell... continuait de perdre beaucoup de sang et était déjà très affaiblie, quand, le 16 septembre 1858, je fus appelé à lui donner des soins.

Etat actuel : pâleur anémique au plus haut degré ; céphalalgie assez intense ; palpitations ; pouls fréquent, élevé, mais faible et facilement dépressible ; soif vive ; diminution de l'appétit ; ventre tendu, douloureux à la pression.

Utérus en rétroflexion, abaissé et engorgé, douloureux à la pression. Au niveau des ligaments larges, noyau d'engorgement formant une tumeur grosse comme une amande.

Les artères utérines donnent des battements très forts.

Ecoulement de sang continu par la vulve.

En raison de l'activité de la circulation autour de la matrice, je n'hésita pas à considérer la métrorrhagie comme liée à l'affection de l'utérus et de ses annexes.

J'instituai le traitement suivant :

Immédiatement, saignée de 45 grammes. Dès le lendemain madame Sell... se trouva soulagée, et la métrorrhagie avait sensiblement diminué.

Au bout de huit jours, le mieux continue : — nouvelle saignée de 45 grammes. Cessation de la métrorrhagie.

J'insistai sur les manuluves, les sinapismes promenés sur les membres supérieurs. Repos absolu; ferrugineux; viandes noires.

J'augmentai graduellement la dose des aliments; la malade continua d'aller bien.

Au bout de quatre mois madame Sell... fit quelques promenades à pied et en voiture, et aussitôt la métrorrhagie revint.

Une saignée de 60 grammes pratiquée immédiatement fit cesser, dès le lendemain, la perte utérine.

Depuis ce moment, comme la malade perdait en blanc, je fis, à huit jours d'intervalle, une huitaine de cautérisations intra-utérines, qui ont mis un terme à la leucorrhée.

Un régime fortifiant, l'hydrothérapie, les bains d'Enghien ont rapidement relevé les forces et complété la guérison.

Des observations renfermées dans la huitième série, nous croyons pouvoir tirer les conclusions suivantes :

I. — La métrorrhagie, au point de vue pathogénique, doit être distinguée en : 1° métrorrhagie *idiopathique* ou *essentielle* 2° métrorrhagie *symptomatique*.

II. — La métrorrhagie symptomatique, en dehors de l'état puerpéral, est bien plus fréquente que la métrorrhagie idiopathique.

III. — La métrorrhagie symptomatique est souvent liée à une lésion inflammatoire de l'utérus ou de ses annexes, et offre tous les caractères des hémorrhagies actives.

IV. — Cette importante relation étiologique a été généralement méconnue jusqu'à ce jour ; ce qui a fait considérer à tort comme idiopathiques un grand nombre de métrorrhagies dont l'origine se rattachait à une phlegmasie utérine ou péri-utérine (obs. XCIII, XCIV, XCVI, XCVII, XCVIII).

V. — On comprend, dans ce cas, l'insuccès des agents hémostatiques ordinaires, qui, presque toujours, ne s'adressant qu'à l'effet, laissent persister la cause (obs. XCIII, XCIV, XCVI, etc.).

VI. — Il importe donc avant tout de combattre l'état inflammatoire de l'appareil utérin.

VII. — Le traitement le plus rationnel et le plus efficace des métrorrhagies symptomatiques d'une phlegmasie utérine ou péri-utérine consiste dans l'emploi de la saignée générale, ainsi que le prouvent toutes les observations rapportées dans cette série.

VIII. — Les émissions sanguines locales sont généralement impuissantes, et même le plus souvent nuisibles. En rappelant la fluxion sanguine vers les organes malades, elles augmentent ou elles font reparaître la métrorrhagie.

IX. — Les hémostatiques ordinaires sont formellement contre-indiqués dans ces sortes de métrorrhagies. On ne doit y recourir que dans les cas où, l'élément inflammatoire étant éloigné, la métrorrhagie survit à sa cause et prend les caractères d'une hémorrhagie passive.

NEUVIÈME SÉRIE.

OBSERVATIONS DE VAGINITE TRAITÉE PAR LA CAUTÉRISATION VAGINALE ET PÉRI-CERVICALE.

Observation XCIX.

Célina C..., âgée de vingt-deux ans, est atteinte d'une vaginite intense. Écoulement abondant d'un liquide jaune verdâtre ; muqueuse vaginale rouge, granuleuse, d'une extrême sensibilité.

Douze cautérisations pratiquées à huit jours de distance, par la méthode ordinaire, n'amènent aucune diminution sensible des symptômes.

Persuadé que la persistance de la vaginite dépend de la cautérisation incomplète du vagin, j'étendis la cautérisation autour du col de l'utérus, suivant le procédé qui a été décrit, page 679 de ce livre. Chaque cautérisation est suivie d'une diminution de la sécrétion vaginale, et sept cautérisations suffisent pour amener la guérison complète de la vaginite.

Observation C.

Hermance C... vint à la consultation pour une vaginite assez intense, qui disparut après deux cautérisations par le nouveau procédé. Deux mois après, la guérison s'était maintenue.

Observation CI.

Clémence B... était atteinte d'une vaginite intense, attaquée sans succès par douze cautérisations et par des injections astringentes. Cinq cautérisations par la nouvelle méthode ont suffi pour amener la guérison.

Observation CII.

Une femme, âgée de cinquante-quatre ans, était atteinte d'une vaginite qui datait de deux ans. La surface du vagin, d'un rouge vif, saignait facilement et sécrétait un liquide d'un jaune verdâtre, très abondant et infect. Cinq cautérisations péri-cervicales, à huit jours d'intervalle, ont complétement fait disparaître cette vaginite ancienne.

Observation CIII.

Adeline G..., âgée de trente-six ans, avait, depuis un an, une vaginite que de nombreuses cautérisations par l'ancien procédé n'avaient pu faire cesser. Quatre cautérisations par la nouvelle méthode amènent la guérison.

Observation CIV.

Claire L..., âgée de trente-trois ans, perdait abondamment par la vulve du muco-pus, sans mélange de matières albumineuses. La membrane muqueuse vaginale était rouge, granuleuse.

Des cautérisations pratiquées pendant huit mois, à huit ou quinze jours d'intervalle, ne donnent aucun résultat favorable. La vaginite disparaît après huit cautérisations péri-cervicales.

Observation CV.

Juliette M... avait une vaginite datant de trois mois, qui céda à deux cautérisations péri-cervicales.

Observation CVI.

Louise D... avait une vaginite qui remontait à deux années, et contre laquelle on avait employé sans succès des tampons de charpie imbibés de préparations astringentes ou caustiques. On obtint la guérison avec quatre cautérisations péri-cervicales.

Observation CVII.

Françoise B... a été traitée sans succès, pendant quinze mois, pour une vaginite intense. Les pertes par la vulve étaient abondantes, muco-purulentes, verdâtres ; la surface du vagin, saignant facilement, était d'un rouge vif, depuis la vulve jusqu'au col de l'utérus. Cinq cautérisations péri-cervicales, pratiquées à huit jours d'intervalle, amènent une guérison complète.

Observation CVIII.

Madame E... est atteinte d'une vaginite très-forte : écoulement abondant ; muco-pus jaune verdâtre ; surface vaginale granuleuse, d'un rouge vif, de la vulve au fond du vagin ; sensibilité très vive des parois vaginales. Une prompte amélioration s'opère sous l'influence des cautérisations péri-cervicales, et la guérison est complète après neuf cautérisations par ce procédé.

Des faits qui précèdent on peut conclure :

1° Que les procédés ordinaires de cautérisation sont insuffisants dans un certain nombre de vaginites ;

2° Que cette inefficacité tient à la cautérisation incomplète de la muqueuse vaginale ;

3° Qu'il est nécessaire, dans tous les cas, de cautériser toute la surface vaginale, en ayant soin de porter l'agent caustique sur la muqueuse qui entoure le col de l'utérus.

4° Que ce mode de cautérisation, que nous avons nommée *péri-cervicale*, triomphe des vaginites invétérées et réfractaires aux procédés usuels.

En terminant, je ne saurais trop recommander de ne pas combattre la vaginite, soit par les astringents, soit par les caustiques, dans les cas où l'inflammation vulvo-vaginale est compliquée d'une phlegmasie utérine ou péri-utérine. Le traitement de la vaginite ne doit être institué qu'après avoir préalablement éloigné ces graves complications.

FIN.

TABLE DES MATIÈRES.

PRÉFACE ... v à IX

HISTORIQUE ... 1 à 26

PROLÉGOMÈNES ... 27

ARTICLE I. Considérations sommaires sur l'anatomie et la physiologie de l'utérus et de ses annexes ... 27

§ 1. Anatomie ... 27

§ 2. Physiologie ... 35

ART. II. Méthodes d'exploration de l'utérus et de ses annexes ... 46

§ 1. Du toucher ... 46

1° Toucher vaginal ... 46

2° Toucher rectal ... 48

3° Toucher hypogastrique ... 48

§ 2. Examen au spéculum ... 50

§ 3. Cathétérisme utérin ... 55

PREMIÈRE PARTIE.

DES AFFECTIONS UTÉRINES ET PÉRI-UTÉRINES.

CHAPITRE I. — *De la métrite en général* ... 59

CHAP. II. — *De la métrite aiguë* ... 67

§ 1. De la métrite aiguë non puerpérale ... 67

§ 2. De la métrite aiguë puerpérale et post-puerpérale ... 73

CHAP. III. — *De la métrite chronique* ... 77

ART. I. De la métrite chronique externe ... 78

ART. II. De la métrite chronique interne ... 86

ART. III. De la métrite parenchymateuse ou de l'engorgement de l'utérus ... 112

§ 1. Engorgement du col utérin ... 116

§ 2. Engorgement du corps utérin ... 117

CHAP. IV. — *Traitement de la métrite chronique* ... 120

ART. I. Traitement de la métrite chronique interne ... 120

§ 1. Traitement général et indirect..................... 121
§ 2. Traitement local et direct..................... 152
Art. II. Traitement de la métrite parenchymateuse............. 173
§ 1. Traitement de la métrite parenchymateuse ou de l'engorgement du corps utérin..................... 174
§ 2. Traitement de la métrite parenchymateuse ou de l'engorgement du col utérin..................... 176
Art. III. Traitement de la métrite chronique externe............ 187

CHAP. V. — *Des granulations ou fongosités intra-utérines*......... 193
§ 1. Des granulations intra-utérines simples.................. 199
§ 2. Des granulations intra-utérines compliquées............ 202

CHAP. VI. — *Rétrécissements du conduit utérin*.................. 216
CHAP. VII. — *Généralités sur le phlegmon péri-utérin*........... 232
CHAP. VIII. — *Du phlegmon péri-utérin aigu*.................. 250
CHAP. IX. — *Du phlegmon péri-utérin subaigu et chronique*....... 261
CHAP. X. — *Traitement du phlegmon péri-utérin chronique*........ 291
CHAP. XI. — *Des abcès péri-utérins*......................... 312
CHAP. XII. — *De l'hématocèle péri-utérine*..................... 327
CHAP. XIII. — *De quelques troubles fonctionnels symptomatiques et sympathiques, déterminés par les phlegmasies utérines et péri-utérines.* 372

Art. I. De l'entérite glaireuse........................... 373
Art. II. De l'hystérie symptomatique........................ 376
Art. III. Des paralysies symptomatiques de la métrite et du phlegmon péri-utérin..................... 381

CHAP. XIV. — *De la névralgie utérine ou hystéralgie*............. 393
CHAP. XV. — *Généralités sur les lésions mécaniques de l'utérus*..... 408
CHAP. XVI. — *Des déplacements*............................ 440

Art. I. Du déplacement en haut ou ascension de l'utérus......... 440
Art. II. Du déplacement en bas ou prolapsus................. 441
§ 1. Du prolapsus dans l'état de vacuité................ 445
§ 2. Du prolapsus dans l'état de gestation.............. 450
Art. III. Du déplacement latéral......................... 458

CHAP. XVII. — *Des déviations*............................ 459

Art. I. De l'antéversion................................ 459
Art. II. De la rétroversion.............................. 469
Art. III. Des latéroversions............................. 484

CHAP. XVIII. — *Des flexions ou incurvations de la matrice en général.* 485
Art. I. De l'antéflexion................................ 500
Art. II. De la rétroflexion.............................. 507

ART. III. Des latéroflexions........................ 512

CHAP. XIX. — *Des lésions mécaniques composées ou complexes*...... 513

CHAP. XX. — *Du renversement de l'utérus*.................. 515

CHAP. XXI. — *Du cancer de la matrice*.................. 518

CHAP. XXII. — *Des tumeurs fibreuses ou corps fibreux de l'utérus*... 539

CHAP. XXIII. — *Des polypes de la matrice*................ 548

CHAP. XXIV. — *Des moles utérines*.................. 556

CHAP. XXV. — *Des concrétions sanguines dans l'utérus*........... 560

CHAP. XXVI. — *De l'hydrométrie*.................. 562

CHAP. XXVII. — *De la physométrie*.................. 566

CHAP. XXVIII. — *Des troubles ou des anomalies de la menstruation*... 568

ART. I. De la dysménorrhée.................. 570

§ 1. Dysménorrhée symptomatique des maladies utérines........ 571

§ 2. Dysménorrhée symptomatique des maladies péri-utérines... 573

§ 3. Dysménorrhée symptomatique des maladies étrangères à l'appareil génital.................. 574

ART. II. De l'aménorrhée.................. 578

§ 1. Aménorrhée symptomatique d'une lésion de l'utérus...... 579

§ 2. De l'aménorrhée symptomatique d'une lésion des annexes de la matrice.................. 581

§ 3. De l'aménorrhée symptomatique d'une maladie étrangère à l'utérus et à ses annexes.................. 582

ART. III. De la menstruation supplémentaire.................. 586

ART. IV. De la rétention du sang menstruel.................. 588

ART. V. De la ménorrhagie.................. 592

CHAP. XXIX. — *De la métrorrhagie*.................. 593

§ 1. Des moyens propres à diminuer la masse générale du sang et à en dériver le cours.................. 618

§ 2. Des moyens propres à resserrer la fibre utérine ou hémostatiques astringentes.................. 621

§ 3. Hémostatiques mécaniques directs.................. 623

§ 4. Soins hygiéniques et moyens adjuvants.................. 625

CHAP. XXX. — *De la leucorrhée*.................. 626

§ 1. Etude du produit de sécrétion.................. 629

§ 2. De la leucorrhée au point de vue séméiologique.......... 630

CHAP. XXXI. — *De l'ovarite*.................. 636

CHAP. XXXII. — *De l'apoplexie de l'ovaire*.................. 641

CHAP. XXXIII. — *Des kystes de l'ovaire*.................. 643

CHAP. XXXIV. — *Des tumeurs solides de l'ovaire*.................. 662

§ 1. Des kystes pileux.................. 662

§ 2. Des corps fibreux de l'ovaire.......................... 664
§ 3. Des enchondromes de l'ovaire.......................... 665
§ 4. Des tumeurs cancéreuses et des dégénérescences kystiques de l'ovaire.......................... 665

CHAP. XXXV. — *Des maladies de la vulve et du vagin*.............. 668
CHAP. XXXVI. — *De l'inflammation de la muqueuse vulvo-vaginale*.. 670
§ 1. De la vaginite aiguë.......................... 671
§ 2. De la vaginite chronique.......................... 673

DEUXIÈME PARTIE.

OBSERVATIONS.

PREMIÈRE SÉRIE. — *Observations de métrite interne chronique*...... 686
Obs. I à XI à XXX.......................... 686-703
Conclusions.......................... 706

DEUXIÈME SÉRIE. — *Observations de phlegmon péri-utérin chronique*.......................... 710
Obs. XII à XXX.......................... 710-741
Conclusions.......................... 743

TROISIÈME SÉRIE. — *Observations de métrite interne, compliquée de phlegmon péri-utérin*.......................... 745
Obs. XXXI à XLI.......................... 745-771
Conclusions.......................... 772

QUATRIÈME SÉRIE. — *Observations d'abcès péri-utérins*........... 773
Obs. LXII à LI.......................... 773-793
Conclusions.......................... 794

CINQUIÈME SÉRIE. — *Observations de granulations intra-uterines*... 796
Obs. LII à LVII.......................... 796-801
Conclusions.......................... 803

SIXIÈME SÉRIE. — *Observations relatives à certains accidents symptomatiques des affections utérines*.......................... 803
Obs. LVIII à LXXXV.......................... 803-559
Conclusions.......................... 862

SEPTIÈME SÉRIE. — *Observations d'hématocèle péri-utérine*....... 863
Obs. LXXXVI à XCI.......................... 863-872
Conclusions.......................... 875

HUITIÈME SÉRIE. — *Observations de métrorrhagie*.............. 876
Obs. XCII à XCVIII.......................... 876-886

Conclusions 887

NEUVIÈME SÉRIE. — Observations de vaginite, traitée par la cautérisation vaginale et péri-cervicale 888

Obs. XCIX à CVIII.. 888-890

Conclusions.. 891

Table des matières.. 892

FIN DE LA TABLE DES MATIÈRES

Paris. — Imprimerie de L. MARTINET, rue Mignon, 2.

www.ingramcontent.com/pod-product-compliance
Ingram Content Group UK Ltd.
Pitfield, Milton Keynes, MK11 3LW, UK
UKHW020257200726
13857UKWH00001B/17